Fenichel's
Clinical Pediatric Neurology,
7th Edition A Signs and Symptoms Approach

J. Eric Piña-Garza

フェニチェル
臨床小児神経学

徴候と症状からのアプローチ

原著第7版　日本語版

■ 監訳
鳥取大学医学部脳神経小児科
前垣義弘・斎藤義朗・玉崎章子

Paroxysmal Disorders

Altered States of Consciousness

Headache

Increased Intracranial Pressure

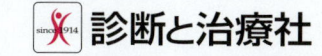

ELSEVIER

診断と治療社

ELSEVIER

Higashi-Azabu 1-chome Bldg. 3F
1-9-15, Higashi-Azabu,
Minato-ku, Tokyo 106-0044, Japan

Fenichel's Clinical Pediatric Neurology

Copyright Elsevier Inc. 2013, 2009, 2005, 2001, 1997, 1993, 1988.

ISBN：978-1-4557-2376-8

This translation of *Fenichel's Clinical Pediatric Neurology, Seventh Edition* by J. Eric Piña-Garza, was undertaken by Shindan to Chiryosha, Inc and is published by arrangement with Elsevier Inc.

本書，J. Eric Piña-Garza 著：*Fenichel's Clinical Pediatric Neurology, Seventh Edition* は，Elsevier Inc. との契約によって出版されている．
フェニチェル臨床小児神経学　原著第7版　日本語版
Copyright©2015, Elsevier Japan KK.

ISBN：978-4-7878-2175-1

No part of this publication may be reproduced or transmitted in any form or by any means, electronic or mechanical, including photocopying, recording, or any information storage and retrieval system, without permission in writing from the publisher. Details on how to seek permission, further information about the Publisher's permissions policies and our arrangements with organizations such as the Copyright Clearance Center and the Copyright Licensing Agency, can be found at our website：www.elsevier.com/permissions. This book and the individual contributions contained in it are protected under copyright by the Publisher（other than as may be noted herein）.

Notices

Knowledge and best practice in this field are constantly changing. As new research and experience broaden our understanding, changes in research methods, professional practices, or medical treatment may become necessary.

Practitioners and researchers must always rely on their own experience and knowledge in evaluating and using any information, methods, compounds, or experiments described herein. In using such information or methods they should be mindful of their own safety and the safety of others, including parties for whom they have a professional responsibility.

With respect to any drug or pharmaceutical products identified, readers are advised to check the most current information provided（i）on procedures featured or（ii）by the manufacturer of each product to be administered, to verify the recommended dose or formula, the method and duration of administration, and contraindications. It is the responsibility of practitioners, relying on their own experience and knowledge of their patients, to make diagnoses, to determine dosages and the best treatment for each individual patient, and to take all appropriate safety precautions.

To the fullest extent of the law, neither the Publisher nor the authors, contributors, or editors, assume any liability for any injury and/or damage to persons or property as a matter of product liability, negligence or otherwise, or from any use or operation of any methods, products, instructions, or ideas contained in the material herein.

日本語版監訳者序文

　本書は，Fenichel教授によって初版が1988年に出版され，その後，ほぼ4年ごとに改訂されている．2013年にPiña-Garza准教授に引き継がれ，*Fenichel's Clinical Pediatric Neurology*として第7版が出版された．改訂のたびに表や図が見やすくなっている．改訂の早さからも本書の人気の高さがうかがえる．私が医者になったのがちょうど1988年だが，診察所見から病巣診断と鑑別診断を考える教育を1年目から受けた．その当時，先輩から必ず買うように言われたのが，坂本吉正著『小児神経診断学』である．この本は症状・所見からの鑑別診断が詳細に書かれた名著であるが，残念ながら絶版となった．それから数年して*Fenichel's Clinical Pediatric Neurology*の初版を手にする機会を得た．以来，私は改訂される度に新しい版を買うようにしている．本書は，症状や所見からの鑑別疾患を表で示しながら，疾患の概要を本文で説明しているため，実用的で読みやすい．また，著者の豊富な経験が随所に盛り込まれているため，面白く読むことができる．小児神経を志す方には本書をお勧めする．

　小児神経疾患は種類が非常に多く，てんかんや発達障害などの一部を除くと一つひとつの疾患の発生頻度は少ない．数千～数万人に1人の疾患が多数存在する．また，同じ病気でも発症年齢によって症状が異なり，経過とともに症状が加わりながら病像が変容してくることもある．したがって，神経疾患の全貌を網羅することは困難である．また，診断のついていない患者もまだまだ多い．このような症例に遭遇した時に，症状や診察所見から鑑別疾患をどれだけあげられるかが診断に到達するためのポイントである．画像診断や遺伝子解析が飛躍的に発展している今日にあっても，臨床診断は基本である．

　鳥取大学医学部脳神経小児科は昭和46年の開設以来，小児神経疾患の診療と研究および若手医師教育を担ってきた．また，若手小児科医向けに小児神経学入門講座を毎年秋に開催している（http://www.med.tottori-u.ac.jp/nousho/）．当科は，出身大学や経歴によらず，自由に小児神経学を学べることが伝統である．当科で学んでいる研修医が自主的に本書を訳しながら勉強していたものをまとめたのが，この翻訳版である．

　なお，本書の記述が日本の実情に合わない点がいくつかあり，適宜，訳注をつけている（未承認薬や薬用量の違いなど）．また原著出版時期と日本での認知度を考慮し，DSM-5ではなく，DSM-Ⅳ-TRでの訳語となっていることをお断りしておく．最後に，本書の翻訳にご理解とご支援を頂きました診断と治療社の川口晃太朗氏と堀江康弘氏に感謝申し上げます．

2015年2月
鳥取大学医学部脳神経小児科　教授
前垣義弘

監訳者・訳者一覧

監 訳
鳥取大学医学部脳神経小児科
前垣義弘,斎藤義朗,玉崎章子

訳 者（五十音順）

板倉文子	西部島根医療福祉センター脳神経小児科
板村真司	広島市立広島市民病院小児科
上田理誉	鳥取大学医学部脳神経小児科
大野光洋	鳥取大学医学部脳神経小児科
喜多俊二	東京小児療育病院小児科
北形 仁	社会福祉法人みなと舎ライフゆう
近藤典子	東京都立小児総合医療センター児童・思春期精神科
佐伯有祐	鳥取県立中央病院小児科
井上恵理子	姫路赤十字病院小児科
白井謙太朗	土浦協同病院小児科
杉原 進	鳥取大学医学部脳神経小児科
底田辰之	守山市民病院小児科
田邊文子	鳥取県立総合療育センター小児科
玉崎章子	鳥取大学医学部脳神経小児科
坪内祥子	国立病院機構米子医療センター小児科
戸川雅美	鳥取県立中央病院小児科
中村和幸	山形大学医学部小児科
中村裕子	国立病院機構松江医療センター小児科
成田 綾	鳥取大学医学部脳神経小児科
西村洋子	鳥取大学医学部脳神経小児科
百崎 謙	熊本大学医学部小児科
平山良道	那覇市立病院小児科
松村 渉	鳥取県立厚生病院小児科

原著第 7 版刊行によせて

　私はみずからの長い研究生活を通して，本書を執筆できたことをとても誇りに思っている．本書はいまや何度も版を重ね，5つの言語に翻訳され，また私が指導する時にも本書はとても役立ってくれた．そして月日は流れ，私は一線を退く身となった．本書の執筆にはたゆまない臨床経験が必要であり，私は本書の執筆からも退くこととした．幸いなことに，ピーニャ＝ガルーサ博士は私のもとで研鑽を積み，長年准教授をつとめ，今ではヴァンダービルトこども病院の小児神経科部長として活躍している．本書の伝統を引き継ぐのにこれほど最適な人物はいないと考えている．これまで本書を愛読いただいた読者ならびに出版社に感謝するとともに，今後も本書に同じ精神が宿り続くことを期待している．

ジェラルド・M・フェニチェル（医学博士）
ヴァンダービルト大学医学部神経学講座　名誉教授
テネシー州ナッシュビル

原著者序文

　筆者が本書の初版と出会ったのは1988年のことであった．当時の筆者はインターン中で，本書が従来の医学教科書とは大きく異なることに強い衝撃を受けていた．それは疾患ごとにカテゴライズされたものではなく，主訴に基づいたコンセプトで，これこそがまさに患者から臨床家に対して投げかけられるものだからである．そしてこの編集方針は，筆者が小児科医として成長するうえで，きわめて有益であることがわかった．気づくとその約3年後には，著者であるジェラルド・M・フェニチェル先生の講座に入局していた．小児神経学を先生の元で学びたいというみずからの思いを裏付けるものであった．このとき，フェニチェル先生はたんなる指導教官ではなく，師であり，偉大なる友人となったのである．16年間，先生とともに勉強させていただき，2010年には光栄なことに先生の後任として本書の執筆を任せていただけることとなった．

　今版では，小児期・思春期の神経学的疾患を診る医師に向けた臨床情報の提供という目的を維持することに注力した．ガイドラインや標準治療，EBMはできるだけ取り込んだが，そうした基準の示されていないものについては，筆者らの経験に基づく知見や，ときには独断と偏見も盛り込まれている．

　本書の新しい版を執筆するにあたり，筆者はまた一から勉強する貴重な経験をした．医学文献を渉猟し，考えをまとめ，いままでの経験を目録化することで，小児神経学分野のより包括的な知識を得ることができた．読者にとって，そしてなによりも患者のみなさんにとって，本書が福音となることを願ってやまない．

J・エリック・ピーニャ＝ガルーサ（医学博士）

謝　辞

　父ホセ・ピーニャ・メンデスと母マリア・エデリア・ガルーサ・ゴンザレス，そして家族みんなに対して．いつもたくさんの愛と助言と心身両面からの支えをありがとう．彼らが示す規範がなければ，いまの自分は存在しえなかったであろう．

　もちろん，美しい妻ケイトリン・C・ジェームズと，思春期真っ只中の愛娘ジョセフィーン・アンナ・マリア・ピーニャ＝ジェームズにも．ふたりがいなければ，やはりいまの私は存在しない．ありがとう．

　最後に，師であるジェラルド・M・フェニチェル先生に．先生のこの偉大な著作の後を継ぐ機会をいただいたことに感謝申し上げる．

J・エリック・ピーニャ＝ガルーサ（医学博士）

フェニチェル臨床小児神経学
原著第7版 日本語版　徴候と症状からのアプローチ

CONTENTS

日本語版監訳者序文 ……………………………… iii
監訳者・訳者一覧 ………………………………… iv
原著第7版刊行によせて ………………………… v
原著者序文 ………………………………………… vii
謝　辞 ……………………………………………… ix

第1章　発作性疾患　　　　　　　　　　　　　2

- **A. 発作性疾患へのアプローチ** ……………… 2
- **B. 新生児期の発作性疾患** …………………… 2
  1. 発作のパターン ………………………… 2
     - ①焦点性間代発作　3　②多焦点性間代発作　3
     - ③ミオクロニー発作　4　④強直発作　4
  2. 発作様イベント ………………………… 4
     - ①無呼吸　4　②良性入眠時ミオクローヌス　5
     - ③jitteriness　5
  3. 発作の鑑別診断 ………………………… 5
     - ①アミノ酸代謝異常症　6　②良性家族性新生児けいれん　8　③ビリルビン脳症　9　④薬物離脱症状　9　⑤低カルシウム血症　10　⑥低血糖　11　⑦低酸素性虚血性脳症　11　⑧有機酸代謝異常症　13　⑨単純ヘルペス脳炎　14　⑩外傷と頭蓋内出血　15　⑪ピリドキシン（ビタミンB_6）依存症　16　⑫葉酸依存症　16　⑬色素失調症（Bloch-Sulzberger症候群）　17
  4. 新生児けいれんの治療 ………………… 17
     - ①抗けいれん薬　17　②治療期間　18
- **C. 2歳以下の小児における突発性疾患** …… 18
  1. 無呼吸と失神 …………………………… 19
     - ①無呼吸発作（てんかん性無呼吸）　19　②息止め発作（泣き入りひきつけ）　19
  2. 熱性けいれん …………………………… 20
  3. 無熱性けいれん ………………………… 21
     - ①点頭てんかん　22　②良性乳児ミオクローヌス　24　③良性ミオクロニーてんかん　24　④バースト・サプレッションを伴う早期乳児てんかん性脳症　24　⑤乳児重症ミオクロニーてんかん　24　⑥ビオチニダーゼ欠損症　25　⑦Lennox-Gastaut症候群　25
  4. 片頭痛 …………………………………… 26
- **D. 小児期の発作性疾患** ……………………… 26
  1. 発作性ジスキネジア …………………… 26
     - ①家族性発作性舞踏アテトーゼ　27　②家族性発作性非運動誘発性ジスキネジア　27
  2. 過換気症候群 …………………………… 27
  3. 睡眠障害 ………………………………… 28
     - ①ナルコレプシー・カタプレキシー　28　②夜驚症，睡眠時遊行症　29
  4. 驚愕病 …………………………………… 29
  5. 失　神 …………………………………… 29
  6. 動作停止 ………………………………… 30
     - ①欠神てんかん　30　②複雑部分発作　32　③欠神を伴う，あるいは伴わない眼瞼ミオクローヌス（Jeavons症候群）　33
  7. ミオクロニー発作 ……………………… 33
     - ①若年ミオクロニーてんかん　33　②進行性ミオクローヌスてんかん　34
  8. 部分発作 ………………………………… 35
     - ①後天性てんかん性失語　35　②後天性てんかん性弁蓋部症候群　36　③常染色体優性夜間前頭葉てんかん　36　④後頭葉に突発波を持つ小児てんかん　37　⑤中心側頭部に棘波を持つ良性小児てんかん（BECTS）　38　⑥徐波睡眠時のてんかん放電重積状態（ESES）　38　⑦Epilepsia partialis continua　39　⑧Rasmussen症候群　39　⑨読書てんかん　39　⑩側頭葉てんかん　40
  9. 全般発作 ………………………………… 40
     - ①覚醒時に全般強直間代発作を起こすてんかん　41　②偽発作　41　③テレビゲーム誘発発作　42
- **E. 発作の治療** ………………………………… 42
  1. 抗けいれん薬療法 ……………………… 42
     - ①治療開始の適応　42　②治療のやめ時　42　③治療の原則　42　④抗けいれん薬の選択　44
  2. けいれん（てんかん）重積状態の管理 … 49

①急性期の管理 49　②薬物療法 50
3. ケトン食療法 50
4. 迷走神経刺激療法 51
5. 小児てんかん外科手術 51

①病巣切除術，側頭葉切除術，海馬切除術 51
②大脳半球切除術 51　③半球間交連離断術 51
References 52

第2章　意識変容状態　　55

A. はじめに 55
B. せん妄の診断的アプローチ 55
　1. 病歴と身体診察 56
　2. 検査内容 56
C. 傾眠と昏睡の診断的アプローチ 58
　1. 病歴と身体診察 58
　2. 検査内容 59
D. 低酸素と虚血 59
　1. 遷延性低酸素 59
　2. 急性無酸素と虚血 59
　3. 持続性植物状態 60
E. 脳　死 61
F. 感染性疾患 61
　1. 細菌感染症 61
　　①ネコひっかき病 61　②グラム陰性桿菌による
　　敗血症 62　③出血性ショック脳症症候群
　　（HSES）62　④リケッチア感染症 63　⑤中
　　毒性ショック症候群（TSS）64
　2. ウイルス感染症 64
　　①無菌性髄膜炎 65　②アルボウイルス（節足動
　　物媒介）脳炎 65　③単純ヘルペス脳炎 67
　　④麻疹脳炎 68
G. 急性散在性脳脊髄炎 69
H. Reye症候群 70
I. 予防接種後脳症 71
J. 代謝と全身性疾患 71
　1. 浸透圧の異常 71
　　①糖尿病性ケトアシドーシス 71　②低血糖 72
　　③高ナトリウム血症 72　④低ナトリウム血症
　　72
　2. 内分泌疾患 73
　　①副腎疾患 73　②副甲状腺疾患 73　③甲状
　　腺疾患 73
　3. 肝性脳症 74

　4. 先天代謝異常 75
　　①中鎖アシルCoA脱水素酵素欠損症 75
　5. 腎疾患 76
　　①急性尿毒症性脳症 76　②慢性尿毒症性脳症
　　76　③透析脳症 77　④透析認知症症候群 77
　　⑤高血圧性脳症 77
　6. その他の代謝性脳症 78
　7. 全身性エリテマトーデス 78
　8. 抗N-メチル-D-アスパラギン酸（NMDA）
　　受容体抗体脳症 79
K. 片頭痛 79
　1. 急性錯乱性片頭痛 79
　2. 片頭痛性昏睡 79
　3. 一過性全健忘 80
L. 精神疾患 80
　1. パニック障害 80
　2. 統合失調症 80
M. 中毒性脳症 81
　1. 免疫抑制薬 81
　2. ステロイド精神病 81
　3. シクロスポリン脳症 81
　4. OKT3髄膜脳炎 81
　5. 処方薬過量摂取 81
　6. 中　毒 82
　7. 薬物乱用 82
N. 外　傷 83
　1. 脳震盪 83
　2. 重度の頭部外傷 84
　　①ゆさぶられっ子症候群 84　②閉鎖性頭部
　　外傷 84　③開放性頭部外傷 85　④外傷後て
　　んかん 86
References 86

第3章　頭　痛　　87

A. 頭痛に対するアプローチ 87
　1. 痛みの起源 87
　2. 病歴聴取 88

　3. 評　価 88
B. 片頭痛 89
　1. 片頭痛の遺伝 89

2. 誘発因子 ································· 89
　①ストレスと運動 89　②頭部外傷 89　③月経周期 90
3. 臨床症候群 ································· 90
　①前兆を伴う片頭痛 90　②前兆を伴わない片頭痛 91
4. 診　断 ······································· 91
5. 治　療 ······································· 91
　①急性発作の治療 92　②片頭痛の予防 92

C. 群発頭痛 ···································· 93
D. インドメタシン反応性頭痛 ················ 94
1. 慢性発作性片側頭痛 ······················ 94
2. 持続性片側頭痛 ···························· 94
3. 良性労作性頭痛 ···························· 94

E. 慢性軽度非進行性頭痛 ···················· 95
1. 鎮痛薬リバウンド頭痛 ···················· 95
2. カフェイン頭痛 ···························· 95
3. ストレス，うつ病，心因性による頭痛 ·· 96
4. 外傷後の頭痛 ······························ 96

5. 緊張型頭痛 ································· 96
F. 食物と薬物に関連する頭痛 ················ 97
1. 食品添加物 ································· 97
2. マリファナ ································· 98

G. 頭痛と全身性疾患 ··························· 98
1. 血管炎 ······································· 98
2. 膠原病 ······································· 98
3. 過敏性血管炎 ······························ 98
4. 高血圧 ······································· 98

H. 頭蓋内の他の構造物からくる頭痛 ········ 99
1. 眼精疲労 ···································· 99
2. 反復性緊張型頭痛 ························· 99
3. 副鼻腔炎 ···································· 99
4. 顎関節症 ··································· 100
5. むち打ちとその他の頸部外傷 ·········· 100

I. てんかん性頭痛 ····························· 100
References ·· 101

第4章　頭蓋内圧亢進　103

A. 病態生理 ····································· 103
1. 脳脊髄液 ··································· 103
2. 脳血流 ····································· 103
3. 脳浮腫 ····································· 104
4. 占拠性病変 ································ 104

B. 症状と徴候 ·································· 104
1. 乳児の頭蓋内圧亢進 ····················· 104
2. 小児の頭蓋内圧亢進 ····················· 105
　①頭　痛 105　②複視と斜視 105　③視神経乳頭浮腫 105
3. 脳ヘルニア症候群 ························ 107
　①大脳鎌ヘルニア 107　②片側性（鉤）テント切痕ヘルニア 107　③両側性（中央）テント切痕ヘルニア 107　④小脳ヘルニア 107

C. 内科的治療 ·································· 108
1. 頭蓋内圧測定 ····························· 108
2. 頭部挙上 ··································· 108
3. 恒常性の維持 ····························· 108
4. 過換気 ····································· 108
5. 浸透圧利尿薬 ····························· 108
6. 副腎皮質ステロイド ····················· 108
7. 低体温 ····································· 109
8. バルビタール昏睡 ························ 109

D. 水頭症 ······································· 109
E. 脳腫瘍 ······································· 109
1. 脈絡叢腫瘍 ································ 110

2. グリア細胞の腫瘍 ························ 110
　①星細胞腫 110　②上衣腫 112
3. 原始神経外胚葉性腫瘍 ·················· 112
4. 松果体部腫瘍 ····························· 113
5. その他の腫瘍 ····························· 114

F. 頭蓋内くも膜嚢胞 ··························· 114
G. 頭蓋内出血 ·································· 114
1. 頭部外傷 ··································· 114
2. 新生児脳室内出血 ························ 114
　①早産児での脳室周囲-脳室内出血 115
3. 満期産児の脳室内出血 ·················· 116
4. 動脈瘤 ····································· 116
5. 動静脈奇形 ································ 117
　①深部正中奇形 117　②テント上奇形 118
6. コカイン乱用 ····························· 118

H. 感染症 ······································· 118
1. 細菌性髄膜炎 ····························· 118
　①新生児の髄膜炎 118　②乳児・幼児期の髄膜炎 119　③学童期の髄膜炎 120　④病原体ごとの特徴 120　⑤脳膿瘍 122　⑥硬膜下・硬膜外膿瘍 122
2. 真菌感染症 ································ 123
　①カンジダ髄膜脳炎 123　②コクシジオイデス症 124　③クリプトコッカス髄膜炎 124　④その他の真菌感染症 125

I. 特発性頭蓋内圧亢進症（偽脳腫瘍） ······ 125
References ·· 126

第5章 精神運動発達遅滞と退行 　　128

A. 発達遅延 …………………………… 128
1. 言葉の遅れ …………………………… 128
   ①自閉症スペクトラム　129　　②両側海馬硬化　130　　③聴力障害　130
2. 運動発達の遅れ ……………………… 131
3. 全般的な発達の遅れ ………………… 131
   ①染色体異常　131　　②脳奇形　132　　③子宮内感染症　132　　④周産期障害　135
4. 両親に悪い情報を伝えること ……… 135

B. 2歳以前に発症する進行性脳症 …… 136
1. 後天性免疫不全症候群（AIDS）脳症 …… 137
2. アミノ酸代謝異常症 ………………… 137
   ①グアニジノ酢酸メチルトランスフェラーゼ（GAMT）欠損症　138　　②ホモシスチン尿症　138　　③メープルシロップ尿症（中間型）　139　　④フェニルケトン尿症　140
3. ライソゾーム病 ……………………… 142
   ① Gaucher 病 2 型（グルコシルセラミドリピドーシス）　142　　② Krabbe 病（グロボイド細胞性白質ジストロフィー）　142　　③糖蛋白代謝異常症　143　　④ GM_1 ガングリオシドーシス　143　　⑤ GM_2 ガングリオシドーシス　144　　⑥ I-cell 病　144　　⑦ムコ多糖症　145　　⑧ Niemann-Pick 病 A 型（スフィンゴミエリンリピドーシス）　146　　⑨糖蛋白糖鎖不全症候群　146
4. 甲状腺機能低下症 …………………… 146
5. ミトコンドリア病 …………………… 147
   ① Alexander 病　147　　②進行性乳児灰白質変性症（Alpers-Huttenlocher 症候群）　148　　③亜急性壊死性脳脊髄症（Leigh 脳症）と NARP　148
6. 神経皮膚症候群 ……………………… 149
   ①神経線維腫症 1 型（von Recklinghausen 病）　149　　②結節性硬化症　150
7. その他の灰白質疾患 ………………… 151
   ①早期乳児型神経セロイドリポフスチン症（Santavuori-Haltia 病）　151　　②乳児神経軸索ジストロフィー　152　　③ Lesch-Nyhan 病　152　　④ Rett 症候群　153　　⑤白髪ジストロフィー（Menkes 病），Occipital Horn 症候群　153
8. その他の白質疾患 …………………… 154
   ①アスパルトアシラーゼ欠損症（Canavan 病）　154　　②ガラクトース血症（トランスフェラーゼ欠損）　154　　③ Pelizaeus-Merzbacher 病　155　　④進行性空洞化白質脳炎　155
9. 進行性水頭症 ………………………… 155

C. 2歳以降に発症する進行性脳症 …… 155
1. ライソゾーム酵素異常症 …………… 155
   ① GM_2 ガングリオシドーシス（若年型 Tay-Sachs 病）　155　　② Gaucher 病 3 型（グルコシルセラミドリピドーシス）　156　　③グロボイド細胞性白質ジストロフィー（遅発型 Krabbe 病）　156　　④異染性白質ジストロフィー（遅発型リピドーシス）　156　　⑤ムコ多糖症　157　　⑥ Niemann-Pick 病 C 型（スフィンゴミエリンリピドーシス）　158
2. 感染性疾患 …………………………… 158
   ①亜急性硬化性全脳炎　159
3. その他の灰白質疾患 ………………… 159
   ①セロイドリポフスチン症　159　　② Huntington 病　160　　③ミトコンドリア脳筋症　161　　④色素性乾皮症　161
4. その他の白質の異常 ………………… 162
   ①副腎白質ジストロフィー　162　　②脳腱黄色腫症　162

References ……………………………… 163

第6章 乳児の筋緊張低下 　　165

A. 筋緊張低下の所見 …………………… 165
1. 引き起こし反応 ……………………… 165
2. 垂直支持 ……………………………… 167
3. 水平支持 ……………………………… 167

B. 診断へのアプローチ ………………… 167
1. 中枢性筋緊張低下症を診断する手がかり …… 168
2. 運動単位疾患を診断する手がかり …… 169

C. 中枢性筋緊張低下 …………………… 169
1. 良性乳児筋緊張低下症 ……………… 169
2. 染色体異常症 ………………………… 169
   ① *MECP2* 重複症候群　170　　② Prader-Willi 症候群　170
3. 慢性非進行性脳障害 ………………… 171
4. 遺伝性疾患 …………………………… 172
   ①家族性自律神経異常症　172　　②眼-脳-腎症候群（Lowe 症候群）　172　　③ペルオキシソーム病　172　　④ピルビン酸カルボキシラーゼ欠損症　173　　⑤その他の代謝障害　173

D. 脊髄障害 ……………………………… 174
1. 低酸素性虚血性脊髄症 ……………… 174
2. 脊髄損傷 ……………………………… 174
   ①骨盤位分娩での外傷　174　　②頭位分娩での外傷　174

E. 運動単位疾患 ………………………… 175
1. 運動単位疾患の評価 ………………… 175
   ①血清クレアチンキナーゼ　175　　②電気的診断法　175　　③筋生検　175　　④神経生検　176

⑤テンシロンテスト　176
2. 脊髄性筋萎縮症 ……………………………………… 176
①乳児期発症型脊髄性筋萎縮症（SMAⅠ）　176
②呼吸窮迫を伴う乳児型脊髄性筋萎縮症1型（SMARD1）　178　③先天性頸髄性筋萎縮症　178　④神経原性関節拘縮　178　⑤シトクロームcオキシダーゼ欠損症　178
3. 多発ニューロパチー ………………………………… 179
①先天性髄鞘形成不全ニューロパチー　179
4. 神経筋伝達障害 ……………………………………… 179
①乳児ボツリヌス症　179　②先天性筋無力症　180　③一過性新生児型筋無力症　181
5. 先天性ミオパチー …………………………………… 181
①セントラルコア病　182　②先天性線維タイプ不均等ミオパチー　182　③マルチミニコア病　183　④ミオチュブラー（中心核）ミオパチー　183　⑤ネマリン（桿体）ミオパチー　184
6. 筋ジストロフィー …………………………………… 184
①先天性筋ジストロフィノパチー　184　②先天性筋ジストロフィー　184　③先天性筋強直性ジストロフィー　186
7. 代謝性ミオパチー …………………………………… 187
①酸性マルターゼ欠損症（Pompe病）　187
References ………………………………………………… 187

第7章　小児の弛緩性筋力低下 190

A. 神経筋疾患の症状 ……………………………………… 190
1. 初期症状 ……………………………………………… 190
2. 診察所見 ……………………………………………… 191

B. 進行性近位筋筋力低下 ………………………………… 192
1. 脊髄性筋萎縮症 ……………………………………… 192
①常染色体劣性遺伝型　192　②常染色体優性遺伝型　193　③X連鎖型　193
2. GM₂ガングリオシドーシス ………………………… 194
3. 筋無力症候群 ………………………………………… 194
①肢帯型筋無力症　194　②スローチャネル症候群　194
4. 筋ジストロフィー …………………………………… 195
①Bethlemミオパチー　195　②ジストロフィノパチー：Duchenne型とBecker型筋ジストロフィー　196　③顔面肩甲上腕型ジストロフィー　197　④近位筋強直性ジストロフィー　198　⑤重症小児期発症常染色体劣性筋ジストロフィー　198
5. 炎症性ミオパチー …………………………………… 198
①皮膚筋炎　199　②多発性筋炎　200
6. 代謝性ミオパチー …………………………………… 200
①酸性マルターゼ欠損症（Pompe病）　200　②その他の炭水化物代謝性ミオパチー　201　③カルニチン欠乏症　201　④その他の脂質性ミオパチー　201
7. 内分泌性ミオパチー ………………………………… 202

C. 進行性遠位筋筋力低下 ………………………………… 202
1. 末梢神経障害（neuropathy）と神経細胞体障害（neuronopathy）の診断 …………………… 202
2. 神経細胞体障害（neuronopathy） ………………… 203
①若年性筋萎縮性側索硬化症　203　②遠位型脊髄性筋萎縮症　203
3. 末梢神経障害（neuropathy） ……………………… 204
①Charcot-Marie-Tooth病　204　②その他の遺伝性ニューロパチー　205　③特発性軸索型ニューロパチー　206　④全身性疾患に合併する神経症　206
4. ミオパチー …………………………………………… 208
①遺伝性遠位型ミオパチー　208　②肩甲（上腕）腓骨症候群　209

D. 急性の全身性筋力低下 ………………………………… 210
1. 感染性疾患 …………………………………………… 210
①急性感染性筋炎　210　②急性炎症性脱髄性多発根ニューロパチー（AIDP）　211　③急性運動軸索型ニューロパチー（AMAN）　211　④慢性炎症性脱髄性多発ニューロパチー　212　⑤ウイルス感染症　212
2. 神経筋遮断 …………………………………………… 213

E. 周期性麻痺 ……………………………………………… 214
1. 家族性低カリウム性周期性麻痺 …………………… 214
2. 家族性高カリウム性周期性麻痺1型 ……………… 215
3. 家族性正カリウム性周期性麻痺 …………………… 216
4. Andersen-Tawil症候群 ……………………………… 216
References ………………………………………………… 216

第8章　筋けいれん，筋硬直，運動不耐 218

A. はじめに ………………………………………………… 218
B. 筋活動の異常 …………………………………………… 219
1. 持続的な運動単位活動 ……………………………… 219
①神経性ミオトニア　219　②Schwartz-Jampel症候群　220
2. 筋強直性疾患 ………………………………………… 220
①先天性ミオトニア　220　②変動型ミオトニア　221
3. 全身性疾患 …………………………………………… 221
①副腎機能低下症　221　②低カルシウム血症と

低マグネシウム血症　222　③甲状腺疾患　222
④尿毒症　222

C. 筋肉内エネルギー産生障害 222
　1. 筋肉内エネルギー産生障害の臨床症状 223
　2. 炭水化物利用障害 223
　　①筋ホスホリラーゼ欠損症（McArdle病，糖原病5型）223　②その他のグルコース利用障害 224
　3. 長鎖脂肪酸代謝障害 224
　　①カルニチンパルミトイルトランスフェラーゼ2欠損症 224　②極長鎖アシルCoA脱水素酵素欠損症 225
　4. ミトコンドリア（呼吸鎖）ミオパチー 225

　5. ミオアデニル酸デアミナーゼ欠損症 226

D. 筋硬直と筋けいれん 227
　1. Brodyミオパチー 227
　2. 筋けいれんと管状集合体 228
　　①孤発例 228　②常染色体優性の症例 228
　3. 家族性X連鎖性の筋痛症と筋けいれん 228
　4. 悪性高熱 229
　5. 向精神薬悪性症候群 229
　6. 強直性脊椎症候群 229
　7. 波打つ筋病（caveolinopathies） 230
References 230

第9章　感覚障害と自律神経障害　　232

A. 感覚症状 232
B. 四肢痛症候群 232
　1. 複合性局所疼痛症候群Ⅰ型 233
　2. 肢端紅痛症 234
C. 先天性無痛症 234
D. 大後頭孔腫瘍 234
E. 遺伝性ニューロパチー 235
　1. 遺伝性感覚性自律神経性ニューロパチー 235
　　①遺伝性感覚性自律神経性ニューロパチーⅠ型 235　②遺伝性感覚性自律神経性ニューロパチーⅡ型 236　③遺伝性感覚性自律神経性ニューロパチーⅢ型 236　④遺伝性感覚性自律神経性

ニューロパチーⅣ型（先天性無痛無汗症） 236
⑤遺伝性感覚性自律神経性ニューロパチーⅤ型 237
　2. 代謝性ニューロパチー 237
　　①急性間欠性ポルフィリン症 237　②遺伝性チロシン血症 238
F. 脊髄疾患 238
　1. 腰部椎間板ヘルニア 238
　2. 脊髄空洞症 239
G. 視床痛 240
References 240

第10章　失　調　　241

A. 急性・反復性の失調 241
　1. 脳腫瘍 242
　2. 転換反応（ヒステリー） 242
　3. 優性反復性失調症 242
　　①周期性失調症Ⅰ型（ミオキミアを伴う発作性失調症）243　②周期性失調症Ⅱ型（アセタゾラミド反応性失調症）243　③その他の周期性失調症 243
　4. 薬物の摂取 244
　5. 脳幹脳炎 244
　6. 先天代謝異常症 244
　　① Hartnup病 244　②メープルシロップ尿症（間欠型）245　③ピルビン酸脱水素酵素欠損症 245
　7. 片頭痛 246
　　①脳底型片頭痛 246　②良性発作性めまい 246
　8. 感染後／免疫関連疾患 247
　　①急性小脳失調症 247　② Miller-Fisher症候群 247　③多発性硬化症 248　④ミオクロー

ヌス脳症／神経芽細胞腫症候群（オプソクローヌス・ミオクローヌス症候群）249　⑤中枢神経系の髄鞘低形成を伴う小児期失調症／Vanishing white matter病 250
　9. 偽性運動失調（てんかん性失調） 250
　10. 外　傷 251
　　①脳震盪症候群 251
　11. 血管障害 251
　　①小脳出血 251　②川崎病 251　③椎骨脳底動脈閉塞 252
B. 進行性・慢性の失調 252
　1. 脳腫瘍 252
　　①小脳星細胞腫 252　②小脳血管芽腫（von Hippel-Lindau病）253　③上衣腫 254　④髄芽腫 254
　2. 先天奇形 255
　　①頭蓋底陥入症 255　②小脳奇形 255　③ Chiari奇形 257

3. 進行性遺伝性失調症 257
　①常染色体優性遺伝　257　②常染色体劣性遺伝　258　③X 連鎖遺伝　262

References 262

第 11 章　片麻痺　264

A. 片麻痺型脳性麻痺 264
　1. 先天奇形 264
　2. 新生児脳梗塞 264
　3. 新生児出血 265
B. 急性片麻痺 266
　1. 小児交互性片麻痺 266
　2. 脳血管障害 267
　　①動静脈奇形　268　②脳腫瘍　268　③頸動脈および椎骨動脈疾患　269　④コカイン中毒　270
　3. 糖尿病 270
　4. てんかん 270
　　①片麻痺性発作　270
　5. 心疾患 271
　　①先天性心疾患　271　②僧帽弁逸脱症候群　272　③リウマチ性心疾患　272
　6. 凝固能亢進状態 272
　7. 凝固能低下状態 273
　8. 虚血性動脈性梗塞 274
　　①内包梗塞　274　②動脈性脳梗塞　274　③リポ蛋白血症　274　④MELAS（mitochondrial encephalopathy, lactic acidosis and stroke）275　⑤もやもや病　275　⑥鎌状赤血球症　276　⑦血管障害　277
　9. 感染症 279
　　①水　痘　279
　10. 片頭痛 279
　　①複雑型片頭痛　279　②家族性片麻痺性片頭痛　279
　11. 外　傷 280
　12. 腫　瘍 280
C. 慢性進行性片麻痺 280
　1. Sturge-Weber 症候群 280

References 281

第 12 章　対麻痺と四肢麻痺　283

A. 対麻痺へのアプローチ 283
B. 脊髄性対麻痺と四肢麻痺 283
　1. 症状と所見 283
　2. 先天奇形 284
　　①くも膜嚢胞　284　②動静脈奇形　285　③環軸椎脱臼　285　④尾部退行症候群　286　⑤Chiari 奇形　286　⑥脊髄髄膜瘤　286　⑦係留脊髄　287
　3. 遺伝性痙性対麻痺 289
　　①常染色体優性遺伝　289　②常染色体劣性遺伝　289
　4. 感染症 290
　　①椎間板炎　290　②帯状疱疹脊髄炎　290　③結核性骨髄炎　291
　5. ループス脊髄炎 291
　6. 代謝障害 291
　　①副腎脊髄ニューロパチー　291　②アルギナーゼ欠損症（アルギニン血症）　292　③Krabbe 病　292
　7. 新生児脊髄梗塞 292
　8. 横断性脊髄炎 292
　　①Devic 病　293　②散在性脳脊髄炎　294
　9. 外　傷 294
　　①脊椎圧迫骨折　294　②脱臼骨折と脊髄離断　295　③脊髄振盪　295　④脊髄硬膜外血腫　296
　10. 脊髄腫瘍 296
　　①星細胞腫　296　②上衣腫　297　③神経芽細胞腫　297
　11. 脳性対麻痺・四肢麻痺 297
　　①脳性麻痺　297

References 299

第 13 章　単麻痺　301

A. 単麻痺へのアプローチ 301
B. 脊髄性筋萎縮症 301
C. 神経叢障害 302
　1. 急性特発性神経叢炎 302

①腕神経叢炎 302　②腰神経叢炎 303
2. 急性症候性神経叢炎 303
①喘息性筋萎縮症（Hopkins 症候群）303　②遺伝性腕神経叢障害 303　③新生児外傷性腕神経叢障害 304　④骨髄炎-神経炎 305　⑤出生後の障害 305
3. 神経叢腫瘍 306
4. 単神経症 307
①橈骨神経症 307　②尺骨神経症 307　③正中神経症 307　④腓骨神経症 307　⑤圧迫性麻痺を来しやすい遺伝性ニューロパチー 308
References 308

第 14 章　不随意運動　　　　　　　　　309

A. 患者へのアプローチ 309
B. 舞踏運動とアテトーゼ 309
1. 心肺バイパス術 311
2. 薬物誘発性舞踏運動 311
①遅発性ジスキネジア 311　②急性離脱症候群 312
3. 遺伝性疾患 312
①良性家族性（遺伝性）舞踏病 312　② Fahr 病 312　③有棘赤血球舞踏病 313　④発作性舞踏アテトーゼ 313
4. 全身性疾患 313
①甲状腺機能亢進症 313　②全身性エリテマトーデス 313　③妊娠（妊娠舞踏病）314　④ Sydenham 舞踏病（小舞踏病）314
C. ジストニア 315
1. 薬剤性ジストニア 315
①急性反応 315　②遅発性ジストニア 315
2. 局所性ジストニア 315
①眼瞼けいれん 315　②斜　頸 316　③書痙 317
3. 全身性遺伝性ジストニア 317
①ドーパ反応性ジストニア 317　②グルタル酸血症 1 型 318　③肝レンズ核変性症（Wilson 病）319　④特発性捻転ジストニア 319　⑤乳児両側線条体壊死 320　⑥パントテン酸キナーゼ関連神経変性症 320　⑦急性発症ジストニア-パーキンソニズム 321　⑧症候性全身性ジストニア 321
4. 片側顔面けいれん 322
D. 鏡像運動 322
E. ミオクローヌス 322
1. 本態性ミオクローヌス 323
2. 症候性ミオクローヌス 324
①脳虚血後のミオクローヌス（Lance-Adams 症候群）324　②分節性（局所性）ミオクローヌス 324
F. むずむず足症候群 324
G. 常同症 324
H. チックと Tourette 症候群 325
I. 振　戦 327
1. 本態性振戦 327
2. paroxysmal dystonic head tremor 327
References 328

第 15 章　眼球運動異常　　　　　　　　　330

A. 非麻痺性斜視 330
1. 内斜視 330
2. 外斜視 331
B. 眼筋麻痺 331
1. 先天性眼筋麻痺 331
①動眼神経麻痺/第Ⅲ脳神経 331　②滑車神経痺/第Ⅳ脳神経 331　③外転神経麻痺/第Ⅵ脳神経 332　④ Brown 症候群 332　⑤先天性外眼筋線維症 332　⑥先天性筋無力症 333　⑦先天性眼瞼下垂 334
2. 急性片側性眼筋麻痺 334
①動脈瘤 334　②脳幹部神経膠腫 335　③脳幹卒中 336　④頸動脈-海綿静脈洞瘻 336　⑤海綿静脈洞血栓症 336　⑥ Gradenigo 症候群 336　⑦特発性脳神経痺 337　⑧重症筋無力症 337　⑨眼筋麻痺性片頭痛 339　⑩眼窩の炎症性疾患 339　⑪眼窩内腫瘍 340　⑫外傷 340
3. 急性両側性眼筋麻痺 341
①ボツリヌス症 341　②中　毒 341
4. 慢性両側性眼筋麻痺 342
①甲状腺性眼筋症 342　② Kearns-Sayre 症候群 342
5. 注視麻痺 343
①水平性注視失行 343　②先天性眼球運動失行 343　③核間性眼筋麻痺 343　④中毒代謝疾患 344　⑤垂直性注視麻痺 344　⑥水平性注視麻痺 344
6. 輻輳麻痺 344
C. 眼　振 345

1. 生理的眼振 345
2. 先天性眼振 346
D. 後天性眼振 346
1. 点頭けいれん（spasmus nutans）........ 346
2. 振り子様眼振 347
3. 律動性眼振 347
　①薬剤誘発性眼振　347　②てんかん性眼振　347

　③前庭性眼振　347
4. 下方性眼振 348
5. 上方性眼振 348
6. 解離性眼振 348
　①開散性眼振　348　②片眼性眼振　348
　③シーソー眼振　348

References 349

第16章　視覚系の疾患　350

A. 視機能の評価 350
1. 臨床的評価 350
2. 視覚誘発反応 350
B. 先天性全盲 350
1. 先天性白内障 350
2. 先天性視神経低形成 352
3. コロボーマ（ぶどう膜欠損）................ 353
C. 急性の片眼または両眼盲 353
1. 皮質盲 353
　①低血糖症　354　②外傷後の一過性の大脳性の盲　355
2. 心因性盲 355
3. 視神経ニューロパチー 355
　①脱髄性視神経ニューロパチー　355　②虚血性視神経ニューロパチー　356　③中毒性・栄養性視神経ニューロパチー　356　④外傷性視神経ニューロパチー　357
4. 下垂体卒中 357
5. 網膜疾患 358

　①網膜中心動脈閉塞　358　②網膜性片頭痛　358
　③網膜損傷　359
D. 進行性視力低下 359
1. 圧迫性視神経ニューロパチー 359
　①頭蓋咽頭腫　359　②視覚路と間脳の神経膠腫　359　③下垂体腺腫　360
2. 遺伝性視神経ニューロパチー 361
　① Leber 先天盲　361　② Wolfram 症候群　361
3. 網膜芽細胞腫 361
4. 色素上皮網膜変性症 362
　① Bardet-Biedl 症候群　362　② Cockayne 症候群　362　③ Laurence-Moon 症候群　362
E. 瞳孔の疾患 363
1. 無虹彩 363
2. 良性本態性瞳孔不同症 363
3. 固定瞳孔・散大瞳孔 363
4. Horner 症候群 363
5. 緊張性瞳孔症候群（Adie 症候群）........ 364

References 364

第17章　下部脳幹と脳神経機能障害　365

A. 顔面筋力低下と嚥下障害 365
1. 解剖学的考察 365
　①顔面の動き　365　②吸啜と嚥下　365
2. 診断へのアプローチ 365
　①仮性球麻痺　366　②運動単位疾患　367
3. 先天症候群 367
　①先天性両側性シルビウス裂周囲症候群　367
　②先天性嚥下障害　368　③先天性顔面非対称　368
4. 免疫介在性疾患・感染性疾患 369
　① Bell 麻痺　369　②特発性多発脳神経ニューロパチー　370
5. 遺伝性疾患 371
　①顔面肩甲上腕型ジストロフィー　371　②若年性進行性球麻痺　371　③眼咽頭筋ジストロフィー　372　④大理石骨病（Albers-Schönberg 病）372　⑤ Melkersson 症候群　372

6. 高血圧 373
7. 感染症 373
　①耳性帯状疱疹（Ramsay Hunt 症候群）　373
　②サルコイドーシス　373
8. 代謝異常症 374
　①副甲状腺機能亢進症　374　②甲状腺機能低下症　374
9. 延髄空洞症 374
10. 中　毒 374
11. 外　傷 374
12. 腫　瘍 375
B. 難聴と聾 375
1. 解剖学的考察 375
2. 聴覚障害の症状 375
　①聴覚障害　375　②耳鳴り　375　③聴覚過敏　376

3. 聴力検査 ………………………………… 376
　①健診で行う検査　376　　②医療機関で行う検査　376　　③脳幹聴性誘発反応　377
4. 先天性難聴 ……………………………… 377
　①内耳形成不全　377　　②染色体異常症　377　　③遺伝性疾患　377
5. 遅発型遺伝性疾患 ……………………… 379
　① deafness-dystonia-optic neuronopathy 症候群（DDON 症候群）　380　　②難聴を伴う橋-延髄麻痺　380
6. 後天性聴力障害 ………………………… 380
　①薬剤性障害　380　　②感染性疾患　380　　③代謝性疾患　381　　④骨疾患　381　　⑤外傷　381　　⑥腫瘍　381

C. めまい ………………………………… 382
1. 解剖学的考察 …………………………… 382
2. めまいへのアプローチ ………………… 382
　①既往歴と身体所見　382　　②特殊検査　383
3. めまいの原因 …………………………… 383
　①薬剤　383　　②てんかん　384　　③感染症　384　　④ Ménière 病　385　　⑤片頭痛　385　　⑥乗り物酔い　385　　⑦外傷　386

References ……………………………………… 386

第 18 章　頭蓋内容量と形態の異常　　388

A. 頭囲の計測 …………………………… 388
B. 大頭症 ………………………………… 388
1. 交通性水頭症 …………………………… 389
　①良性くも膜下腔拡大　390　　②髄膜の悪性腫瘍　390
2. 非交通性水頭症 ………………………… 391
　①先天性中脳水道狭窄　391　　② X 連鎖性水頭症（L1 症候群）　392　　③ Dandy-Walker 奇形　392　　④ Klippel-Feil 症候群　393　　⑤先天性脳腫瘍　393　　⑥ Galen 大静脈奇形　394　　⑦ Walker-Warburg 症候群　395　　⑧水無脳症　395　　⑨孔脳症　395
3. 解剖学的巨脳症 ………………………… 396
　①軟骨無形成症　396　　②良性家族性大頭症　396　　③神経症状を伴う大頭症　396　　④巨人症を伴う大頭症　397　　⑤神経皮膚症候群　397
4. 代謝性巨脳症 …………………………… 398
　①皮質下嚢胞を伴う巨脳白質脳症　398
C. 小頭症 ………………………………… 398
1. 原発性小頭症 …………………………… 399
　①真性小頭症（遺伝性）　399　　②染色体異常症　399　　③神経胚形成の異常　399
2. 無脳症 …………………………………… 399
3. 脳瘤 ……………………………………… 400
4. 前脳胞形成不全 ………………………… 400
　①全前脳胞症　400　　②脳梁欠損　401　　③細胞遊走異常　401
5. 二次性小頭症 …………………………… 402
　①子宮内疾患　402　　②周産期脳損傷　403　　③出生後の全身疾患　403
D. 頭部の形態異常 ……………………… 403
1. 頭蓋内の力 ……………………………… 403
2. 頭蓋外の力 ……………………………… 403
3. 狭頭症 …………………………………… 403
　①尖頭合指症　404　　② Crouzon 症候群（頭蓋顔面骨形成不全症）　405

References ……………………………………… 405

索引 ……………………………………………… 406

フェニチェル臨床小児神経学
原著第7版
日本語版
徴候と症状からのアプローチ

第1章

発作性疾患

発作性疾患の特徴は、急性発症の神経機能障害が同じ形で反復することである。小児では、このような症状は完全に軽快することも多い。例えばてんかんや片頭痛、周期性麻痺、発作性運動障害である。

A 発作性疾患へのアプローチ

診察医が発作イベントを目撃することはまれである。そのため目撃者から発作の情報を得ることは重要であるため、又聞きの情報は望ましくない。情報は目撃者から両親、そして診察医へと伝わる際に、簡単に歪んでしまうからである。多くの"spell（発作）"はseizure（発作）ではなく、てんかんは除外診断ではない。失神はその終わり際に力が入り震えることから、けいれんとしばしば誤診される。決定的な違いは、失神は顔面蒼白を伴い視野がかすみ、意識朦朧とした感覚や汗がじっとりとして冷たい感じが先行するが、けいれんではまれである。

"発作"は、見たら解決する。"発作"の観察は診断をするために重要であり、家族に発作の状況を録画するよう依頼する。多くの家族は自前のものや借りたビデオカメラ、携帯電話の動画撮影機能のいずれかで撮影する。この動画は頭部画像評価よりしばしば費用対効果で勝り、このためにカメラを購入したとしてもその意義はある。また「以前にもありましたか？」「家族に同様の症状がある人はいますか？」と質問することも忘れずに。なぜならば、通常は診察医から尋ねられるまで、この重要な情報を自ら言う人はいないからである。持続時間がわずか数秒で、異常所見を生じないような発作症状は、通常は不明なままで、検査されない。さらに、発作性疾患の鑑別疾患は、新生児、幼児、小児、思春期などの好発年齢によってもいくらか異なる。

B 新生児期の発作性疾患

けいれんは新生児期の主要な発作性疾患であり、米国では出生あたり1.8～3.5%にみられる神経疾患の重要な徴候である（Silverstein & Jensen, 2007）。けいれんのコントロールが不良な場合、さらなる脳障害をもたらす可能性がある。遷延性のけいれんにより脳の糖が減少し、興奮性アミノ酸が遊離することでDNA合成に影響を及ぼす。そのため、呼吸管理のために麻酔をかけている新生児に対して、非けいれん性の発作を脳波で同定し、治療することは重要である。けいれんと正常の新生児の動きや、その他の原因（**Box 1-1**）による病的な動きを区別することは、臨床家の腕の見せ所である。

新生児期にけいれんがあった小児の長期予後は、未熟児より満期産児のほうが良好である（Ronen et al, 2007）。しかし、予後を最も規定するのはけいれんの病因である。

1 発作のパターン

新生児のけいれん、特に未熟児のけいれんは組織立っておらず、正常の動きと区別すること

Box 1-1　新生児けいれんに似た動き

良性入眠時ミオクローヌス*
jitteriness*
非けいれん性無呼吸
正常の動き
後弓反張
病的なミオクローヌス

*頻度が高く、病態修飾療法があるものを示す

Box 1-2	新生児のけいれん発作型

全身の強直を伴う無呼吸
一肢または片側上下肢の局所的な間代性の動き*
多発性の四肢の間代性の動き*
ミオクローヌス様の動き
突然の笑い
眼球上転または片側への偏位*
全身の強直

*頻度が高く，病態修飾療法があるものを示す

が難しい．水無脳症や無脳症の場合でも，あらゆる新生児発作パターンを呈する．このことは，発作は大脳半球だけでなく，脳幹からも生じるという概念を支持する．発作が伝播するために必要な髄鞘化された伝導路を欠くことが，脳幹で生じた発作の広がりを制限しているのかもしれない．一側半球に生じた発作が近接する皮質に広がりにくかったり，二次性の両側同期を来しにくかったりするのも同様であろう．

Box 1-2 は新生児のてんかん性放電と関連する臨床症状を示している．この分類は有用だが，実際に観察される多様なパターンを正確には示していない．また，遷延性てんかん性放電の50%を占める非けいれん性てんかん重積についても言及がなされていない．全身性強直間代発作はまれである．全身性強直間代発作が疑われる新生児の多くは，実際にはjitteriness（本章後述）を呈する．人工補助換気のために麻酔をかけられている新生児は，律動的な収縮期血圧や心拍数の上昇，酸素飽和度の低下がけいれんの可能性を示唆する．

微細発作とは，四肢の強直や間代性の動きを欠くような，いくつかの異なったパターンを示すものを指す．脳波モニターでは一貫して脳波対応が見出せない．眼球の強直性偏位は例外の1つで，通常発作症状である．幼児の発作症状で一般的なものの1つは動作停止と無反応である．動作停止は子どもが非常に活発な時にのみ明らかであり，元気のない新生児ではしばしば同定できない．

新生児発作の確定診断に脳波モニターが必要であり，とくに画面分割16チャンネルビデオ脳波はモニタリングに理想的な手段である．aEEGも有用なモニタリング方法で，新生児のてんかん性活動は，通常広範性で臨床的に無症候性の場合でも検出できる．

❶ 焦点性間代発作

☑ 臨床症状

反復性で不規則なゆっくりとした間代性運動（一肢ないしは片側上下肢の1〜3 Hz）が特徴的である．まれにこのような動きは長期間持続することがあるが，運動野の中で移動していくと考えられる"マーチ"にはならない．意識清明で反応良好な満期産新生児の場合，焦点性間代発作は脳梗塞や出血，局所性の形成異常を意味することが多い．意識状態が低下している新生児の場合，焦点性間代発作は，全般性脳障害に局所性脳梗塞が合併していることを示唆する．

☑ 診断

けいれん時，脳波では中心溝に近接して一側性焦点性高振幅鋭波を認めることがある．この放電は，同側半球の近接する領域を巻き込んで広がり，片側性けいれんや対側の頭部や眼球の向反性の動きに関連する．発作間欠期脳波で，局所性徐波や鋭波，振幅の低下を示すこともある．局在性間代発作を示す新生児は，直ちに拡散強調像MRIで評価すべきである．CTや超音波は状態が不安定でMRI室までの移動ができない場合や，MRI撮影を行う時間に耐えられない状態の新生児に行われる．

❷ 多焦点性間代発作

☑ 臨床症状

多焦点性間代発作では，移動性の律動的な動きが，初めは一肢にみられ，その後，別の一肢に出現する．顔面筋でも同様に認める可能性がある．発作部位の移動はランダムで，想定される発作の進展パターンには従わない．ときに一肢でけいれんが遷延することがあり，その場合は多焦点性よりも焦点性発作を示唆する．後になって看護記録で発作側がくいちがうことがわかってから，多焦点性であることに気づかれる．多焦点性間代発作は新生児にとっては全身性強直間代発作に相当する．通常，低酸素性虚血性脳症のような重篤で全般的な脳障害が合併してみられるが，一方では健康な児の良性新生

児けいれんでも同様にみられる．

☑ 診断

標準的な脳波でたいていは多焦点性のてんかん性活動が指摘できる．指摘できない場合は24時間モニタリングが望ましい．

❸ ミオクロニー発作

☑ 臨床症状

腕や足ないしは全ての四肢に生じる，短い非律動性の伸展・屈曲運動がミオクロニー発作の特徴である．新生児では一般的ではない発作パターンであるが，これがあるということは重篤で広範な脳障害があることを示唆する．

☑ 診断

新生児ではミオクロニー発作に特徴的な脳波所見はない．ミオクローヌス反射は薬物中毒の母より出生した児にしばしば認められる．これらの動きがけいれんなのか，jitterinessなのか，ミオクローヌスなのかははっきりしない．

❹ 強直発作

☑ 臨床症状

強直発作の特徴は体の伸展と硬直で，通常，無呼吸と眼球上転を伴う．他の所見を伴わない強直肢位だけのことはまれである．強直発作は満期産児より未熟児によくみられ，多くは代謝障害よりも構造的な脳障害を示唆する．

☑ 診断

未熟児出生の新生児に強直発作が起こった場合，それはしばしば脳室内出血の一症状であり，超音波検査の適応である．強直肢位はけいれんとしてだけでなく，脳幹反射の抑制不全として，新生児の前脳障害でも同様に生じる．遷延する抑制障害の結果として，除脳肢位〔体幹と四肢（腕は内旋を伴う）の伸展，瞳孔散大，眼球の下方偏位〕を呈する．除脳肢位は未熟児の脳室内出血において，上部脳幹が圧迫された際の最終症候となることがしばしばである（第4章 p.115）．

強直発作と除脳肢位は後弓反張に似ているが，こちらは持続する後方への弓のように反り返る姿勢で，眼球の位置異常は必ずしも伴わない．後弓反張は髄膜刺激と関係があり，核黄疸やGaucher病2型，アミノ酸代謝異常症などでも生じる．

❷ 発作様イベント

❶ 無呼吸

☑ 臨床症状

3～6秒の間欠的な呼吸停止と，その後10～15秒の過呼吸を伴うような不規則な呼吸パターンが，未熟児には生じることが多い．呼吸停止で心拍数や血圧，体温，皮膚色が明らかな変化を呈することはない．脳幹の呼吸中枢が未熟なため，このような呼吸パターンを呈する（周期性呼吸とよばれる）．周期性呼吸の発生率は未熟性の程度と直接関連がある．無呼吸発作（apneic spell）は静睡眠時より動睡眠時に多い．10～15秒の無呼吸は多くの未熟児と少数の満期産児に認められる．10～20秒の無呼吸発作で心拍数はおよそ20％低下する．無呼吸がさらに長いと，心拍数が40％かそれ以上低下する．無呼吸発作の頻度は脳幹の髄鞘化と関係がある．修正40週であっても，未熟児は満期産児より無呼吸の発生率は高い．修正52週になると無呼吸の発生は急速に低下する．徐脈を伴う無呼吸はけいれんの可能性は低く，一方，頻脈を伴う無呼吸はけいれんの可能性があり，同時脳波記録を行って評価すべきである．

☑ 診断

無呼吸発作は，その他の点では正常に見える新生児においては，脳幹の未熟性を示唆する所見で，病的な状態ではない．特に未熟児において，突然の無呼吸と意識レベルの低下は，頭蓋内出血とそれによる脳幹圧迫を示唆し，迅速な超音波検査がなされるべきである．無呼吸発作は，眼球偏位や体の強直，特徴的な四肢の動きがなければ，通常，けいれんではない．しかし，*徐脈を伴わない持続する無呼吸で，特に頻脈を伴う場合，他に原因がなければけいれんである．*

☑ 治療

短時間のエピソードであれば介入不要である．まれなてんかん性無呼吸では抗けいれん薬を要する．

❷ 良性入眠時ミオクローヌス

☑ 臨床症状

睡眠時の四肢の突然のビクッとする動きで，健康な全ての年齢層でみられる（第14章 p. 323）．主には睡眠初期にみられ，指や手首，肘を反復して屈曲させる動きである．常に限局した部位に生じるわけではなく，軽い抵抗で止まり，覚醒すると速やかに止まる．持続する時は局所性の間代けいれんやミオクロニー発作と間違われる．

☑ 診断

良性入眠時ミオクローヌスは寝ている時にだけ生じ，何かに誘発されるわけでもなく，脳波は正常であることで，けいれんやjitterinessと区別される．

☑ 治療

治療は不要であり，教育と安堵させることで十分である．まれにひどいミオクローヌスで度々覚醒してしまい，睡眠が妨げられる場合は，少量のクロナゼパムが考慮される．良性ミオクローヌスの他の小児たちの症状出現時の動画を観た家族はとても安堵することができる（インターネットでも観ることができる）．

❸ jitteriness

☑ 臨床症状

jitterinessや振戦は刺激に対する過剰反応である．触刺激や音，動きにより，低振幅で高頻度な動揺が四肢や顎に認められる．jitterinessはMoro反射の閾値が低いことと関係しているとされるが，明らかな誘因がなくとも生じることがあり，ミオクロニー発作と混同されることがある．

☑ 診断

けいれんと同様，jitterinessも通常，周産期仮死があった新生児に認められる．出現時の脳波所見，眼球運動や呼吸パターンの変化がないこと，誘発刺激があることにより，jitterinessとけいれんを区別できる．薬物中毒の母体出生児や代謝性疾患罹患児はびくびくしていることが多い．

☑ 治療

刺激を減らすことでjitterinessが減る．しかし，薬物中毒の母体出生児は，哺乳したり，エネルギー消費を抑えたりするために鎮静を要することがある．

❸ 発作の鑑別診断

けいれんは新生児のほとんど全ての脳障害の症状である．初回けいれんの時期で原因を考えることができる（**Box 1-3**）．初めの24時間，特に初めの12時間でけいれんが生じた場合は，通常，低酸素性虚血性脳症である．敗血症，髄膜炎，くも膜下出血はそれに次ぐ頻度で原因となり，子宮内感染と外傷がそれに続く．直接の薬の影響や満期産児の脳室内出血，ピリドキシンや葉酸依存性はけいれんの原因としては比較的珍しい．

生後24〜72時間のけいれんの原因として最も頻度が高いのは，未熟児であれば脳室内出血で，満期産児ではくも膜下出血や脳挫傷，そして全ての在胎週数において敗血症と髄膜炎があげられる．満期産児の局所性間代発作の原因としては，通常は脳梗塞か脳内出血である．頭部CTが診断に有用である．脳形成異常もこの時期のけいれんの原因となり，幼児期から小児期に至るまでのけいれんの原因として重要である．その他の原因は比較的まれである．*代謝性疾患罹患児は，通常，けいれんが起こる前から活気がなく，哺乳不良であり，けいれんが初発症状ではない．*

72時間以降は蛋白や糖の摂取開始により先天性代謝性疾患が出現してくる．特にアミノ酸代謝異常症を考慮することは最も重要である．**Box 1-4** に代謝性疾患のスクリーニングバッテリーの概略を示す．分娩時のHSV感染では初めの1週間の後半くらいに症状が出現する．脳形成異常，脳梗塞，脳内出血，家族性新生児けいれんも早期ないしは後期けいれんとして生じてくる．

Box 1-3　発症のピーク時間による新生児けいれんの鑑別

24 時間
細菌性髄膜炎，敗血症*（第4章）
薬剤の直接作用
低酸素性虚血性脳症*
子宮内感染症（第5章）
満期産の脳室内出血（第4章）
テントまたは大脳鎌の裂傷
ピリドキシン依存性けいれん*
くも膜下出血*

24〜72 時間
細菌性髄膜炎，敗血症*（第4章）
硬膜下出血を伴う脳挫傷
大脳形成異常*（第18章）
脳梗塞*（第11章）
薬物離脱
グリシン脳症
グリコーゲン合成酵素欠損症
副甲状腺機能低下症−低カルシウム血症
特発性脳静脈血栓症
色素失調症
脳実質内出血（第11章）
未熟児における脳室内出血*（第4章）
ピリドキシン依存性けいれん*
くも膜下出血
結節性硬化症
尿素サイクル異常症

72 時間〜1 週間
大脳形成異常*（第18章）
脳梗塞*（第11章）
家族性新生児けいれん
副甲状腺機能低下症
特発性脳静脈血栓症*
脳実質内出血（第11章）
核黄疸
メチルマロン酸血症
栄養性低カルシウム血症*
プロピオン酸血症
結節性硬化症
尿素サイクル異常症

1〜4 週間
新生児型副腎白質ジストロフィー（第6章）
大脳形成異常*（第18章）
フルクトース代謝異常症
Gaucher 病 2 型（第5章）
GM_1 ガングリオシドーシス（第5章）
単純ヘルペス脳炎
特発性脳静脈血栓症*
ケトーシス型高グリシン血症
新生児型メープルシロップ尿症*
結節性硬化症
尿素サイクル異常症

*頻度が高く，病態修飾療法があるものを示す

1 アミノ酸代謝異常症

(a) メープルシロップ尿症

分枝鎖ケト酸脱水素酵素の完全欠損（正常の＜2%）により，新生児型のメープルシロップ尿症（maple syrup urine disease：MSUD）が生じる．分枝鎖ケト酸脱水素酵素は6つのサブユニットからなるが，主要な異常は19q13.1-q13.2に位置するE1サブユニットの欠損による．ロイシン，イソロイシン，バリンは脱炭酸化を受けず，血液や尿，組織に蓄積する（図1-1）．遅発型に関しては第5章（p.139）と第10章（p.245）で後述する．常染色体劣性遺伝形式をとる (Strauss et al, 2009).

☑ 臨床症状

出生時は健康そうに見えるが，蛋白摂取後より不活発や哺乳障害，低緊張となる．生後2〜3日で進行性脳症を呈する．脳症として，不活発，間欠的無呼吸，後弓反張や，フェンシング様，自転車こぎ様の常同的な動きを認める．昏睡や中枢性呼吸不全が日齢7〜10で起こる．けいれんは生後2週目で始まり，これは脳浮腫と関連がある．いったんけいれんが始まると頻度も重症度も増加する．無治療では脳浮腫は進行性の増悪を呈し，1か月以内に昏睡，死に至る．

☑ 診断

血漿アミノ酸分析で3つの分枝鎖アミノ酸が増加している．リンパ球や培養線維芽細胞で酵素活性を測定することが確定診断に有用である．ヘテロ接合体も酵素活性は低下する．

☑ 治療

生命を脅かすような代謝性アシドーシスの場合は血液透析も考慮する．サイアミン（ビタミン B_1）投与（10〜20 mg/kg/日）はサイアミン反応型MSUDの状態を改善する．全ての蛋白質摂取を中止し，脱水および電解質異常，代謝性アシドーシスを是正する．経鼻胃管から速やかに始めることができれば，低分枝鎖アミノ酸の特殊食はさらなる脳症を防ぐ可能性がある．新生児期の初めの2週間で診断し，厳格な治療を行えば最も良い予後となる．

(b) グリシン脳症（非ケトーシス型高グリシン血症）

グリシン脳症はグリシン切断酵素系の欠損により生じる．常染色体劣性遺伝形式をとる (Hamosh, 2009)．

☑ 臨床症状

出生時は正常だが生後6時間～8日の間に易刺激性と哺乳障害が出現する．発症は通常48時間以内だが，軽症型だと数週間遅れることもある．吃逆は早期からみられ，持続する症状で，母親のなかにはお腹にいる時から吃逆をしていたと言う人もいる．進行性の活気低下，低緊張，呼吸障害に加え，ミオクロニー発作も引き続いて起こる．急性期を乗り切る児もいるが，知的障害やてんかん，痙性が経過を追って出現する．軽症型ではけいれん発作は新生児期以降である．発達予後は比較的良いが，知的障害は中等度以上となる．

☑ 診断

急性脳症時，脳波はバースト・サプレッションパターンで，乳児期に hypsarrhythmia に進展する．MRI は正常または脳梁の無形成ないしは低形成を示すこともある．髄鞘化遅延と萎縮は後にみられる所見である．高グリシン血症と，特に髄液でグリシン濃度の上昇，高アンモニア血症と有機酸血症を認めないこと，バルプロ酸による治療を行っていないことで診断できる．

☑ 治療

有効性が証明された治療法はない．血液透析は脳症を一時的に緩和するにとどまり，食事療法も予後を改善するほどのものではない．グリシン受容体の競合薬であるジアゼパムとコリンや葉酸，安息香酸ナトリウムを組み合わせて使うことでけいれんが収まることもある．安息香酸ナトリウム 250～750 mg/kg/日の経口投与で，血漿グリシン値は正常値まで低下する．髄液中のグリシン濃度はかなり下降するが正常化しない．カルニチン 100 mg/kg/日を投与すると安息香酸とグリシンの結合が増加する．

(c) 尿素サイクル異常症

カルバミルリン酸合成酵素（CPS）欠損症，オルニチントランスカルバミラーゼ（OTC）欠損症，シトルリン血症，アルギニノコハク酸血症，アルギニン血症（アルギナーゼ欠損症）は

Box 1-4　新生児けいれんの原因となる新生児代謝異常症のスクリーニング

低血糖
　フルクトース 1,6-ジホスファターゼ欠損症
　糖原病1型
　メープルシロップ尿症

低カルシウム血症
　副甲状腺機能低下症
　母体副甲状腺機能亢進症

高アンモニア血症
　アルギニノコハク酸血症
　カルバミルリン酸合成酵素欠損症
　シトルリン血症
　メチルマロン酸血症（正常の場合もある）
　マルチプルカルボキシラーゼ欠損症
　オルニチントランスカルバミラーゼ欠損症
　プロピオン酸血症（正常の場合もある）

高乳酸血症
　フルクトース 1,6-ジホスファターゼ欠損症
　糖原病1型
　ミトコンドリア病
　マルチプルカルボキシラーゼ欠損症

代謝性アシドーシス
　フルクトース 1,6-ジホスファターゼ欠損症
　糖原病1型
　メープルシロップ尿症
　メチルマロン酸血症
　マルチプルカルボキシラーゼ欠損症
　プロピオン酸血症

図 1-1　分枝鎖アミノ酸代謝
①転移酵素系，②分枝鎖 α-ケト酸脱水素酵素，③イソバレリル CoA 脱水素酵素，④α-メチル分枝鎖アシル CoA 脱水素酵素，⑤プロピオニル CoA カルボキシラーゼ（ビオチン補酵素），⑥メチルマロニル CoA ラセマーゼ，⑦メチルマロニル CoA ムターゼ（アデノシルコバラミン補酵素）

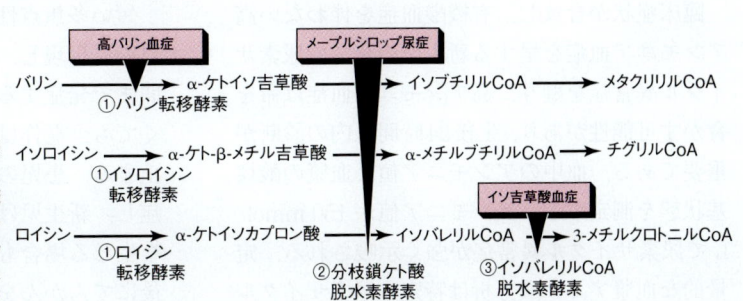

バリン →[高バリン血症／①バリン転移酵素]→ α-ケトイソ吉草酸 →[メープルシロップ尿症]→ イソブチリル CoA → メタクリリル CoA

イソロイシン →[①イソロイシン転移酵素]→ α-ケト-β-メチル吉草酸 →[メープルシロップ尿症]→ α-メチルブチリル CoA → チグリル CoA

ロイシン →[①ロイシン転移酵素]→ α-ケトイソカプロン酸 →[②分枝鎖ケト酸脱水素酵素]→ イソバレリル CoA →[イソ吉草酸血症／③イソバレリル CoA 脱水素酵素]→ 3-メチルクロトニル CoA

| Box 1-5 | 新生児高アンモニア血症の原因 |

肝不全
尿素サイクルの一次性酵素欠損
　アルギニノコハク酸血症
　カルバミルリン酸合成酵素欠損症
　シトルリン血症
　オルニチントランスカルバミラーゼ欠損症
その他のアミノ酸代謝異常症
　グリシン脳症
　イソバレリン酸血症
　メチルマロン酸血症
　マルチプルカルボキシラーゼ欠損症
　プロピオン酸血症
未熟児の一過性高アンモニア血症

尿素合成系に重要な酵素の欠損によって生じる疾患である．補酵素の合成にかかわる N-アセチルグルタミン酸合成酵素の欠損でも類似の症状を呈する．アルギナーゼ欠損症は新生児期には無症状である．OTC 欠損症は X 連鎖性で，それ以外は全て常染色体劣性遺伝形式をとる（Summar, 2011）．尿素サイクル異常症の罹患率は 3 万人に 1 人とされる．

☑ 臨床症状

尿素サイクル異常症の臨床症状はアンモニアの毒性による（Box 1-5）．進行性の活気低下，嘔吐，低緊張は，まだ蛋白栄養を開始する前であっても，早ければ生後 1 日目に出現する．進行性の意識障害とけいれんはその数日後に出現する．嘔吐と活気低下は血漿アンモニア値 200 μg/dL（120 μmol/L）以上とよく相関する．昏睡は 300 μg/dL（180 μmol/L）以上，けいれんは 500 μg/dL（300 μmol/L）以上と相関する．無治療の新生児は早くに死亡する．カルバミルリン酸合成酵素の部分欠損と OTC 欠損症の女性キャリアは，多量の蛋白摂取をするようになった後，症状を呈する可能性がある．

☑ 診断

臨床症状が合致し，有機酸血症を伴わない高アンモニア血症を呈する新生児の全てで尿素サイクル異常症を疑う．高アンモニア血症は命を脅かす可能性があり，生後 24 時間以内の診断が重要である．血中のアンモニア値と血漿の酸塩基状態を測定する．アンモニア値が 150 mmol/L で尿素サイクル異常症が強く示唆される．定量的な血漿アミノ酸分析は特定の尿素サイクル異常症の鑑別に有用である．遺伝学的検査はいくつかの疾患で可能であるが，その他の疾患の診断は肝生検体での酵素活性を測定することでなされる．最も一般的な高アンモニア血症の原因は採血困難と不適切な検体処理である．正確な血清アンモニア測定に必要なのは，上手な採血と検体の氷冷，そして迅速な処理である．

☑ 治療

尿素サイクル異常症による症候性高アンモニア血症を呈する新生児の治療は，診断確定前に始める必要がある．蛋白摂取量を 1.2〜2 g/kg/日に制限し，必須アミノ酸を併用して血漿アンモニア値を下げ，安息香酸ナトリウムとフェニル酢酸ナトリウムを用いて過剰な窒素の排泄を別経路で行い，食事中の窒素量を減らし，カロリー摂取を炭水化物と脂肪から行い，異化を抑える．アルギニン値はアルギナーゼ欠損症の新生児以外は，全ての尿素サイクル異常症の新生児で低値であり，補充を要する．

最適な治療を行っても高アンモニア血症のエピソードが出現し，昏睡や死亡に至る可能性もある．そのような場合には，安息香酸ナトリウムやフェニル酢酸ナトリウム，アルギニンの点滴を窒素フリーの栄養と併用して行うことが望ましい．薬物治療への反応が不良な時は，腹膜透析や血液透析が適応となる．

❷ 良性家族性新生児けいれん

生後数週間以内に発作を生じるが，後にてんかんや他の神経学的異常を伴わない家系がある．KCNQ2 と KCNQ3 の 2 つの遺伝子が本症に関連している．いずれも常染色体優性遺伝で，変異は電位依存性カリウムチャネルに影響する．

☑ 臨床症状

短い多焦点性の間代性けいれんが生後 1 週間以内に出現し，ときに無呼吸を伴う．生後 4 週間まで発症する可能性がある．治療してもしなくても，発作は通常，生後数か月の間に自然に止まる．患児の多くて 1/3 が熱性けいれんを発症し，新生児けいれんを認めず，熱性けいれんを生じる場合もある．罹患した新生児の 1/3 が後にてんかんを発症する．発作型は夜間の全身

強直間代性けいれんや口・顔面の単純部分発作である．

☑ 診断

健康な新生児に明らかな原因なく発作を発症した場合に疑う．臨床検査は正常である．脳波は発作間欠期にしばしば多焦点性てんかん発射を示すが，正常な場合もある．新生児発作の家族歴が診断に重要であるが，両親はしばしば自身が新生児発作を発症したかどうか知らないため，祖父母の確認が必要な場合もある．

☑ 治療

抗けいれん薬で治療する．オキシカルバゼピン（日本未承認）を 20 mg/kg/日，2 日間投与し，40 mg/kg/日へ増量する．治療に要する期間ははっきりしない．筆者らは約 9 か月間治療し，患児の発作が消失し脳波の正常化をもって治療を終了することが多い．

③ ビリルビン脳症

非抱合型ビリルビンは血中ではアルブミンと結合している．核黄疸は脳，とりわけ基底核と海馬に強く黄染し，血清の非結合型または遊離ビリルビン分画が過剰となった時に生じる．健康な新生児における遊離分画が過剰となる数値はおよそ 20 mg/dL（340 μmol/L）である．核黄疸は母児間血液型不適合による溶血性疾患の重大な合併症であるが，いまや多くの国でこの病態はほとんど聞かれなくなった．満期産新生児の他の高ビリルビン血症の要因の管理は難しくない．呼吸窮迫症候群，アシドーシス，敗血症などを伴う重篤な未熟児は最も危険性の高い患者群である．これらの新生児においてはより低いビリルビン値でもビリルビン脳症を引き起こす可能性があり，アルブミンと結合した分画でさえ血液脳関門を通過することがある．

☑ 臨床症状

無治療の溶血性疾患の満期産新生児において，3 つの異なるビリルビン脳症の病期を認める．筋緊張低下，嗜眠，吸啜反射の減弱が出生後 24 時間以内に生じる．脳のビリルビン染色はこの最初の病期の間においてもすでに明らかである．生後 2 日または 3 日目に新生児は発熱し，筋緊張亢進と後弓反張を呈する．発作は常に認める症状ではないが，この時期に生じる可能性がある．第 3 期の特徴は筋緊張の正常化を伴う明らかな改善である．これにより診断の正確さについて考え直す場合もあるが，改善は長続きしない．神経学的障害は 2 か月末には明らかになり始め，臨床症状は乳児期を通して進行性に悪化する．

未熟児では臨床症状は捉えづらく，筋緊張亢進と後弓反張の病期を欠くことがある．

生後 1 年以降の典型的な臨床症状は，ほぼ全例で認める錐体外路症状，通常はアテトーゼ（第 14 章 p.309），垂直性眼球運動障害（90%，しばしば下方視より上方視で強い），高音性難聴（60%），知的障害（25%）である．生存した患者はしばしば舞踏アテトーゼ型の脳性麻痺を呈する．

☑ 診断

溶血性疾患の新生児における臨床診断を推定する基本は，有意な高ビリルビン血症と，診断に矛盾しない症状を認めることである．しかし，重篤な未熟児においては診断を確定するのが困難であるが，これは脳障害の原因として核黄疸よりも仮死のほうがより多く認められるからである．

☑ 治療

光線療法や交換輸血で，血清ビリルビン値を毒性が生じる値よりも低く維持することで核黄疸を予防する．いったん核黄疸が生じると，血清ビリルビン値を下げることでそれ以上の障害は防げるが，改善することはない．脳性麻痺に伴うジストニア肢位の治療には，ジアゼパムとバクロフェンがしばしば必要である．

④ 薬物離脱症状

マリファナ，アルコール，麻薬性鎮痛薬，睡眠性鎮静薬は妊娠中でも常用されている場合がある．これらは処方箋なしで購入できる薬物である（日本ではマリファナ（大麻）は違法，麻薬性鎮痛薬は要処方箋薬，これらとアルコール（酒）は別に考える必要がある）．マリファナと有機溶媒に含まれるアルコール（メタノールなど）は胎児に依存性を生じず，離脱症状には関連しないが，酒に含まれるアルコール（エタノール）は胎児アルコール症候群を引き起こす可能性がある．バルビツレートなどの睡眠性

鎮静薬は摂取量が著明に多くない限り，通常は離脱症状を引き起こさない．フェノバルビタールは新生児における半減期が十分に長く，突然の離脱症状は生じない．新生児における麻薬の離脱症状の典型例はヘロインやメタドンで生じるが，同様の症候群がコデインやプロポキシフェンでも生じる．コカインやメタンフェタミンでも重大な離脱症状が生じる．

☑ 臨床症状

アヘン製剤の離脱症状は未熟児よりも満期産児でより重度で，より早期に発症する傾向がある（満期産：生後24時間，未熟児：24〜48時間）．初発症状は粗大な振戦で覚醒中にのみ認め，一肢全体を振る．過敏性（irritability），鋭く甲高い泣き声，過活動を後に認める．新生児は空腹にみえるが，哺乳が困難で嘔吐もある．下痢や自律神経の不安定性による他の症状が多くみられる．

ミオクローヌスは薬物離脱症状のある新生児の10〜25％で認める．これらの動きが発作かjitterinessのどちらなのかははっきりしない．明確な発作は5％未満にしか生じない．妊娠中母体のコカインの使用は早産や発育遅延，小頭と関連がある．胎内や出生後母乳を通してコカインに曝露された新生児はしばしば，頻脈，多呼吸，高血圧，過敏性，振戦などのコカイン中毒の症状を示す．

☑ 診断

母体に薬物乱用の病歴がある全ての新生児で薬物離脱症候群を疑い，予想し，対処する．薬物乱用の病歴がない場合であっても，過敏性，活動亢進，自律神経の不安定性の組合せは診断の手がかりとなるだろう．母親に対し，処方薬と処方薬以外の使用について詳細に問診することが必須である．血液，尿，胎便の分析で具体的な薬物を同定する．

☑ 治療

症状は3〜5日で自然に治まるが，治療されなかった新生児ではかなりの死亡が生じる．ベンゾジアゼピンかクロルプロマジン3 mg/kg/日の投与で症状が軽減し，死亡が減少する．難治例にはフェノバルビタール8 mg/kg/日の投与を考慮する．母乳中に分泌されるモルヒネ，メペリジン，アヘン，メタドンは新生児に薬物依存を起こしたり，薬物依存を軽減したりするには少ない．けいれんに対してはレベチラセタム40 mg/kg/日という選択もある．

発作が生じること自体は予後不良の徴候ではない．長期的な予後には母の薬物乱用に関連した他の危険因子がより強く関係する．

⑤ 低カルシウム血症

低カルシウム血症は血清カルシウムが7 mg/dL未満（<1.75 mmol/L）と定義される．生後72時間以内に発症する低カルシウム血症は，低出生体重，仮死，母体糖尿病，新生児一過性副甲状腺機能低下症，母体副甲状腺機能亢進症，DiGeorge症候群（DGS）に伴う．72時間以降に発症する低カルシウム血症は，不適切なミルク栄養の児や母体副甲状腺機能亢進症，DGSで生じる．

新生児の副甲状腺機能低下症は母体副甲状腺機能亢進症の結果か，原因不明の一過性副甲状腺機能低下症で生じる．低カルシウム血症はストレスのかかった新生児の10％未満で起こり，発作の生じやすさと関連するが，直接的な原因であることはまれである．

DGSは染色体22q11.2の微細欠失により生じる（McDonald-McGinn et al, 2005）．鰓弓や鰓囊への頸部神経堤の遊走の障害により表現型が説明される．第3, 4鰓弓に由来する器官（胸腺，副甲状腺，大血管）が低形成となる．

☑ 臨床症状

22q11.2欠失症候群はDGS，口蓋心臓顔面症候群（velocardiofacial syndrome：VCFS），Shprintzen症候群などのいくつかの類似した表現型を含む．CATCHという略語は心奇形（cardiac abnormality），T細胞減少（T-cell deficit），口蓋裂（clefting，顔面の多発小奇形），低カルシウム血症（hypocalcemia）の表現型を表すのに用いられる．DGSのほとんどの小児は新生児期に心奇形，低カルシウム血症，免疫不全から診断される．VCFSの患児は口蓋裂や頭蓋顔貌奇形により新生児期以降に診断される．

DGSの初発症状は先天性心奇形か低カルシウム血症，またはその両者により生じる．jitteriness とテタニーがたいてい生後 48 時間以内に生じる．発作発症のピークは生後 3 日目であるが，生後 2 週間まで生じる可能性がある．多くの新生児が生後 1 か月以内に心疾患のため死亡し，生存した患児は体重増加不良や細胞性免疫不全による頻回の感染症を来す．

☑ 診断

DGS の新生児は発作や心疾患のため医学的注意をひく．また，発作や QT 間隔の延長から低カルシウム血症へ注意が向く．分子遺伝学検査が確定診断となる．

☑ 治療

管理のためには循環器学，免疫学，医学遺伝学，神経学の専門家からなるチームが必要である．形成外科，歯科，小児の発達の専門家が後に必要となる．低カルシウム血症は一般的に副甲状腺ホルモンや経口のカルシウム，ビタミン D に反応する．

❻ 低血糖

一過性，無症候性低血糖は 10％の新生児で出生後初回哺乳までの数時間の間に認められる．一過性，無症候性低血糖は後の神経学的後遺症と関連しない．症候性低血糖はストレスや先天代謝異常により生じる（**Box 1-6**）．

☑ 臨床症状

症状発症の時期は基礎疾患に依存する．早期の発症は一般的に周産期の仮死や母体糖尿病，頭蓋内出血に関連し，後の発症は先天代謝異常に関連する．低血糖は古典的メープルシロップ尿症，メチルマロン酸尿症，イソ吉草酸血症の新生児ではまれで軽度であり，3-メチルグルタコン酸尿症，グルタル酸尿症 2 型，フルクトース代謝異常症では常に重症である．

低血糖の症状は，無呼吸，チアノーゼ，多呼吸，jitteriness，甲高い泣き声，哺乳不良，嘔吐，無気力，低緊張，発作，昏睡などである．症候性低血糖はしばしば後の神経学的障害に関連する．

☑ 診断

新生児低血糖は全血での糖濃度が未熟児・低出生体重児で 20 mg/dL（1 mmol/L）未満，生後 72 時間以内の満期産児で 30 mg/dL（1.5

Box 1-6 　新生児低血糖症の原因

一次性一過性低血糖症*
　難産
　子宮内での低栄養
　母体糖尿病
　未熟性
二次性一過性低血糖症*
　低酸素
　中枢神経疾患
　凍傷
　敗血症
遷延性低血糖症
　アミノ酸尿症
　　メープルシロップ尿症
　　メチルマロン酸血症
　　プロピオン酸血症
　　チロシン血症
　先天性下垂体低形成
　糖質代謝異常症
　　フルクトース 1,6-ジホスファターゼ欠損症
　　フルクトース不耐症
　　ガラクトース血症
　　糖原病 1 型
　　グリコーゲン合成酵素欠損症
　高インスリン血症
　有機酸尿症
　　グルタル酸尿症 2 型
　　3-メチルグルタリル-CoA リアーゼ欠損症

*頻度が高く，病態修飾療法があるものを示す

---

mmol/L）未満と定義され，生後 72 時間以降の満期産児で 40 mg/dL（2 mmol/L）未満と定義されている．発作のある新生児で低血糖を認めたら，その原因検索を行う．

☑ 治療

グルコースの静脈内投与で血糖を正常化するが，最終的な治療を行う前に基礎疾患を決定しなくてはならない．

❼ 低酸素性虚血性脳症

満期産の仮死は通常子宮内での出来事で，低酸素と虚血が同時に生じる．結果として低酸素性虚血性脳症（hypoxic-ischemic encephalopathy：HIE）となる．急性の完全な仮死（acute total asphyxia）はしばしば循環の虚脱により死亡の転帰をとる．生存した児は昏睡状態で出生する．低位の脳神経機能障害と重度の神経学的ハンディキャップを通常認める．

部分的，長時間の仮死（partial, prolonged asphyxia）は満期産の HIE でよくみる機序であ

る（Miller et al, 2005）．胎児循環は動脈血酸素濃度の低下に対して，他の臓器を犠牲にして脳血流，次いで心血流を最大にすることで適応する．

臨床研究で胎児は脳の障害を生じることなくかなりの低酸素に曝されている可能性が示されている．5分後のapgar scoreが0～3点の満期産新生児における脳性麻痺の発生率は，10分後のapgar scoreが4点以上ならわずか1%である．脳障害を来すほど強い低酸素のエピソードは他の臓器にも障害を引き起こす．軽度のHIEの新生児はいつも，心拍不整の病歴があり，多くは胎便を排泄する．重度のHIEの新生児は乳酸アシドーシスや血中の肝酵素上昇，腸炎，腎不全，致死的な心筋障害を来す可能性がある．

☑ 臨床症状

軽度のHIEは比較的よくみられる．新生児は嗜眠状態だが出生後即座に意識が改善する．他の典型的な特徴はjitterinessと交感神経系の過緊張（頻脈，瞳孔散大，気管支分泌物や唾液分泌の減少）である．筋緊張は安静時に正常，深部腱反射は正常または亢進，多くに足間代が認められる．Moro反射は完全で，1回の刺激で反復する伸展，屈曲の動きを引き起こす．発作は予測される症状ではなく，発作の出現は低血糖の併発，二次的な状況や，より重症なHIEであることを示唆する．

症状は出生後数日の間に減少し消失していくが，ある程度の過剰反応は残る可能性がある．軽度のHIEの新生児は完全に正常な脳機能を回復すると信じられている．後にてんかんや学習障害を発症する危険は高くない．

重度HIEの新生児は出生直後から混迷，または昏睡状態で，呼吸努力はたいてい周期的で，生命維持には不十分である．発作は生後12時間以内に始まる．低緊張は重度で，深部腱反射，Moro反射，緊張性頸反射は消失する．吸啜や嚥下は弱いか消失するが，瞳孔反射や前庭動眼反射は認められる．これらの新生児の多くは，臨床症状を伴わない脳波上の発作を頻回に認める．けいれん重積に進展する可能性もある．抗けいれん薬への反応はたいてい不十分である．頭蓋内圧亢進により，昏睡や大泉門膨隆，瞳孔反射や前庭動眼反射の減弱，呼吸停止を24～72時間で認めるようになる．

新生児はこの時期に死亡したり，数週間の昏迷状態となる可能性がある．脳症は3日目以降は軽減し，発作は頻度が減少し最終的には終了する．jitterinessは覚醒状態となった新生児でよくみられる．緊張は翌週のうちに四肢で増加する．重度HIEの新生児で神経学的後遺症が予測される．

☑ 診断

脳波とMRIはHIEの重症度や予後を評価するのに有用である．軽度のHIEでは基礎律動は正常，または変動が欠けている．重度のHIEでは基礎律動は常に異常で，基礎波の振幅が抑制される．抑制の程度はHIEの重症度と相関する．最も悪い所見は平坦脳波または，バースト・サプレッションパターンである．振幅が2週間以上抑制されたままだったり，いつまでもバースト・サプレッションパターンがみられたりする場合は，予後不良である．てんかん性放電もまた認められるが，背景活動の抑制と比較すると，予後予測には役立たない．

MRIの拡散強調像は病変の範囲を決定するのに有用である．HIEにより基底核と視床がしばしば障害される．

☑ 治療

新生児のHIEの管理は，複数の臓器障害に対する迅速な対応とアシドーシス補正を必要とする．発作のコントロール，適切な呼吸管理と循環の維持が，予後を改善する可能性を高めると，臨床経験からいえる．体全体または頭部の選択的冷却も用いる（Gluckman et al, 2005）．

別項（p.17）で新生児発作の治療について詳細が述べられている．レベチラセタムの静脈内投与は有望な治療である（Fürwentsches et al, 2010）．発作はしばしば生後2週目の間に自然に抑制され，長期間の抗けいれん薬投与は必ずしも必要でない．HIEにより新生児発作を来した乳児における後のてんかん発生率は30～40%である．初期の発作が抑制された後も抗けいれん薬治療を継続しても，後のてんかん発症には影響しない．

⑧ 有機酸代謝異常症

有機酸代謝異常症の特徴は化合物の蓄積であり，たいていはケトン体か乳酸が蓄積するためにアシドーシスを引き起こす（Seashore, 2009）．数十の有機酸代謝異常には，ビタミン代謝，脂質代謝，解糖系，クエン酸回路，酸化的代謝，グルタチオン代謝，4-アミノ酪酸代謝の異常がある．臨床症状はかなり異なり，本書のいくつかの章に記載されている．分枝鎖アミノ酸のさらに下流の代謝での欠損は有機酸代謝異常であり，しばしば新生児発作を引き起こす．遺伝学的検査は，メープルシロップ尿症（MSUD），プロピオン酸血症，メチルマロン酸血症，ビオチン無反応性3-メチルクロトニルCoAカルボキシラーゼ欠損症（メチルクロトニルグリシン尿症），イソ吉草酸血症，グルタル酸尿症1型など，いくつかの疾患で臨床的に利用可能である．

(a) イソ吉草酸血症

イソ吉草酸はロイシンから派生する脂肪酸である．イソバレリルCoA脱水素酵素がイソ吉草酸を3-メチルクロトニルCoAに変換する（図1-1参照）．遺伝形式は常染色体劣性遺伝である．ヘテロ接合体も培養線維芽細胞で検出できる．

☑ 臨床症状

2つの表現型が同じ酵素の欠損に関連している．1つは急性型で，新生児に発症する重篤な疾患であり，もう1つは慢性乳児型である．急性型では，出生時は正常だが，数日のうちに活気が低下し哺乳しなくなり，嘔吐するようになる．臨床症候は尿がメープルシロップではなく「汗臭い足のにおい」であること以外はMSUDに似ている．患児の60％が3週間以内に死亡する．生存した児は慢性乳児型に一致する臨床症候を示す．

☑ 診断

イソバレリルリジンの尿中排泄によりイソ吉草酸アシドーシスを検出する．イソバレリルCoA脱水素酵素の活性測定は培養線維芽細胞を用いる．分子遺伝学的検査も利用できる．臨床表現型は残存酵素活性の割合ではなく，グリシンによるイソバレリルCoAの無毒化の能力と相関する．

☑ 治療

食事蛋白，特にロイシンを制限することで，後の精神運動発達遅滞の発生が減少する．L-カルニチン50 mg/kg/日がイソ吉草酸血症の患児に有効なこともある．非常に重篤な新生児に250〜500 mg/日の経口グリシンを蛋白制限，カルニチンに追加することで死亡率が低下する．

(b) メチルマロン酸血症

D-メチルマロニルCoAはD-メチルマロニルラセマーゼによりL-メチルマロニルCoAにラセミ化（光学異性体の変化）された後，サクシニルCoAに異性化され，クエン酸回路へ入る．D-メチルマロニルCoAムターゼは異性化を触媒する．コバラミン（ビタミンB_{12}），補酵素のアデノシルコバラミンが必要な補因子である．この経路におけるいくつかの欠損の遺伝形式は常染色体劣性遺伝である．ムターゼ欠損は最も多い異常である．プロピオニルCoA，プロピオン酸，メチルマロン酸が蓄積し，高グリシン血症と高アンモニア血症を引き起こす．

☑ 臨床症状

患児は出生時正常である．ムターゼ完全欠損の患児の80％で症状は生後1週間以内に出現し，アデノシルコバラミンの合成障害では一般的に1か月以降に発症する．症状には，活気低下，体重増加不良，反復性の嘔吐，脱水，呼吸障害，低緊張があり，蛋白の摂取開始後に出現する．白血球減少，血小板減少，貧血は患児の半数以上で認められる．頭蓋内出血は出血性素因の結果生じる．ムターゼ完全欠損の新生児の予後は不良である．多くは診断から2か月以内に死亡し，生存した場合は反復性のアシドーシス，成長の遅延，知的障害を認める．

☑ 診断

新生児の代謝性アシドーシス，とりわけケトーシス，高アンモニア血症，高グリシン血症を伴う時にこの疾患を疑う．尿中のメチルマロン酸と血中のグリシンの上昇は診断確定の補助となる．酵素欠損は線維芽細胞で決定する．出生前診断も可能である（米国では可能）．

☑ 治療

新生児期発症例の一部はコバラミン反応性で

ある．ムターゼ欠損の治療はプロピオン酸血症と同じである．長期予後は不良である．ビタミンB_{12}の補充はアデノシルコバラミン合成障害において有用であり，確定診断を待っている間のヒドロキソコバラミンの投与は妥当である．蛋白制限（0.5～1.5/kg/日）とヒドロキソコバラミン（1 mg/週）を継続する．プロピオン酸血症と同様にL-カルニチンの経口投与で絶食によるケトン体産生を軽減する．

(c) プロピオン酸血症

プロピオニルCoAはメチオニン，トレオニン，分枝鎖アミノ酸の異化代謝物として形成される．これらがさらにD-メチルマロニルCoAにカルボキシル化されるためにプロピオニルCoAカルボキシラーゼと補酵素のビオチンが必要である．プロピオニルCoAカルボキシラーゼ単独の欠損でプロピオン酸血症を生じる．遺伝形式は常染色体劣性である．

☑ 臨床症状

多くの患児は出生時正常である．生後1日の早期の発症もありうるが，数か月や数年まで発症が遅れることもある．新生児において，症状は非特異的で，哺乳障害，活気低下，低緊張，脱水などがある．重大な代謝性アシドーシスの反復はしばしば高アンモニア血症を伴い，アシドーシス治療への反応が悪いことが特徴的である．未治療の新生児は急速に脱水となり，全身性けいれんまたはミオクロニー発作を生じ，昏睡状態となる．

脂質の浸潤によって生じる肝腫大は患者の1/3で生じる．好中球減少，血小板減少，また汎血球減少が生じる可能性もある．出血性素因は一部の新生児で広範囲の頭蓋内出血の原因となる．乳児期を生き延びた小児は基底核の梗塞を生じる．

☑ 診断

ケトアシドーシスや，ケトアシドーシスを伴わない高アンモニア血症を示す新生児でプロピオン酸血症を考慮する．血清中のグリシンとプロピオン酸塩の上昇，尿中グリシン，メチルクエン酸，β-ヒドロキシプロピオン酸塩の上昇がある時，プロピオン酸血症診断の可能性が高い．尿中プロピオン酸塩の濃度が正常なこともあるが，血中のプロピオン酸塩は常に高値で，メチルマロン酸塩の上昇を伴わない．

末梢血リンパ球または皮膚線維芽細胞の酵素活性の欠損により診断が確定される．分子遺伝学的検査も利用できる．プロピオン酸塩の特徴的な代謝産物であるメチルクエン酸の羊水での検出や，羊水細胞での酵素活性低下で，出生前診断を行う（米国では可能）．

☑ 治療

ケトアシドーシスを伴う新生児は毒性の代謝産物を取り除くため透析が必要である．脱水を防ぐために輸液を行い，蛋白除去栄養とする．0.5～1.5 g/kg/日の蛋白制限は後の発作の頻度と重症度を減少させる．L-カルニチンの連日の経口補充は絶食に対するケトン合成反応を減らし，有用である．間欠的な非吸収性の抗菌薬の投与は，腸内細菌のプロピオン酸塩産生を減少させる．

⑨ 単純ヘルペス脳炎

単純ヘルペスウイルス（herpes simplex virus：HSV）は大きなDNAウイルスで，HSV-1とHSV-2の2種類に分けられる．性器ヘルペスのうち80％はHSV-2で，20％はHSV-1が関与している．性器ヘルペスの全罹患率は増加しており，妊婦のおよそ25％でHSV-2の既感染を血清学的に証明できる（米国の1990年代の調査で21.9％，同時期の日本での調査では10％）．新生児へのHSV感染は子宮内，分娩前後，生後で起こる．しかし，新生児HSV症例の85％は，分娩中のHSV-2感染である．周産期感染で最も危険性が高いのは，HSV-1，HSV-2未感染の母親が分娩前の2週間以内に性器感染（初回一次感染）を起こした時である．出生後の感染は，HSV-1が母または他の介護者の口や手を介して感染することで起こる．

☑ 臨床症状

周産期のHSV感染の臨床症状は幅広い．新生児が有症状の場合，1/3が全身疾患で，1/3が脳に限局しており，1/3が眼，皮膚，口に限局している．感染が全身性でも局在性でも，約半数は中枢神経感染を合併している．全死亡率は60％以上で，生存した50％に永続的な神経学的後遺症が残る．

症状出現は早ければ5日目だが，多くは2週目である．紅斑を伴った水疱が30％にみられるが，たいてい頭位分娩では頭皮に，骨盤位分娩では臀部にみられる．結膜炎，黄疸，出血素因が起こりうる．脳炎の初期症状は易刺激性，けいれんである．けいれんは局在性または全身性であり，しばしば治療に抵抗性である．神経学的症状は進行し，昏睡や四肢麻痺を認める．

☑ 診断

培養検体を皮膚の水疱，口腔内，鼻咽頭，肛門または髄液から採取する．PCRがヘルペス脳炎の標準的な診断方法である．脳波は異常であり，徐波または棘波の周期性パターンを認める．髄液検査ではリンパ球優位の白血球増多，赤血球そして蛋白濃度の上昇を呈する．

☑ 治療

最も良い治療法は予防である．満期に入った性器ヘルペス合併の妊婦は全て，破膜前または破膜後4時間以内に帝王切開で分娩する．

全てのタイプの新生児HSV感染症で，アシクロビル静脈内投与が治療として選択される．投与量は60 mg/kg/日を分3で，皮膚・眼・口の病変に対しては14日間静脈内投与し，全身病変では21日間静脈内投与する．HSVの中枢神経感染を合併した症例では，全例，静脈内投与を終了する前に腰椎穿刺を反復して行い，髄液のPCRが陰性または正常化するのを確認する．治療はPCR陰性化が確認されるまで継続する．経静脈的アシクロビル投与の最も重大な副作用は急性腎不全である．全身罹患した新生児では致死率は50％以上である．

🔟 外傷と頭蓋内出血

新生児の頭部外傷は初産婦で，巨大児の場合に起こることが多い．胎児の位置異常や胎児骨盤不均衡のために分娩が遷延する場合や，娩出が難しい場合に多い．急に進行する分娩で外傷や出血が起こりうる．くも膜下，硬膜下出血，脳室内出血（第4章p.114）がありうる．

(a) 特発性大脳静脈血栓症

新生児の大脳静脈血栓症の原因は，凝固障害，多血症，敗血症である．大脳静脈血栓症，特に上矢状静脈洞血栓症の原因は不明な場合もある．おそらく比較的正常な分娩でも，なんらかの外傷によるのかもしれない．

☑ 臨床症状

初発症状は局在性けいれんまたは活気低下で，生後1か月であればいつでも起こりうる．頭蓋内圧は正常で，活気低下は徐々に改善し，けいれんも抗けいれん薬に反応する．長期的な予後は不明だが，おそらく大脳半球の出血性脳梗塞の範囲によると思われる．

☑ 診断

CT静脈造影あるいはMRI静脈造影が標準的な診断方法である．CT静脈造影は，より感度が高く，正確な画像モダリティである．

☑ 治療

抗凝固療法は血栓進行，出血や梗塞を引き起こす静脈うっ滞のリスクを減少し，静脈洞の再開通を促進する．治療への反応は様々である．通常，ヘパリンの投与量は，抗活性化第X因子値を0.5～1 U/mLで維持するように調節する．初期は，満期産児で1.7 mg/kgを12時間ごと，早期産児で2.0 mg/kgを12時間ごとに投与することが有用である(Yang et al, 2010)．もし診断がつけば，血栓の基礎疾患の治療を行う．

(b) 一次性くも膜下出血

☑ 臨床症状

くも膜下出血はおそらく，遷延した分娩中に頭部が変形し，表面静脈に剪断力がかかり断裂したことに起因する．軽度の低酸素性虚血性脳症（HIE）はくも膜下出血を合併することがあるが，日齢1～2に突然けいれんを起こすまでは，新生児は順調である．敗血症の鑑別のために行われる腰椎刺穿では髄液中に血液が混じっており，トラウマタップ（失敗した）と勘違いする．しかし，最初の髄液も終わりの髄液も変わらず赤い場合はくも膜下出血であり，徐々に赤色が薄く透明になっていく場合はトラウマタップである．くも膜下出血を合併した新生児の多くは神経学的後遺症は残さない．

☑ 診断

CTは出血の広がりをみるのに有用である．大脳半球間裂，テント上またはテント下の陥凹に出血している．脳波で突発波を認めることがあるが，背景活動の抑制は認めない．これは

HIEによるけいれんではないことと，予後は（HIEよりも）より良好であることを示唆している．凝固検査で出血素因の可能性を除外する．

☑ 治療
けいれんは通常，抗けいれん薬に反応する．出血に対する特別な治療は不要であり，出血後水頭症はまれである．

(c) 硬膜下出血
☑ 臨床症状
硬膜下出血は大脳鎌に接合するテント付近で架橋静脈が断裂することで起こる．断裂の原因は，頭位分娩で頭部が垂直方向へ過度に引っ張られたり，顔位分娩や額位分娩で力任せに頭部が前後に伸展されたり，骨盤位で頭部が娩出された後に分娩が遷延したりすることである．出血は後頭蓋窩に集まり，脳幹を圧迫することがある．初期症状は軽度から中等度のHIEと同様である．脳幹圧迫の臨床的証拠は分娩後12時間かそれ以上で出始める．特徴的な症状は呼吸不整，異常な泣き声，意識レベルの低下，筋緊張低下，けいれん，大泉門緊満である．小脳の出血も時々併発している．致死率は高く，生存者は神経学的後遺症を残すことが多い．

☑ 診断
MRI，CTまたは超音波検査で硬膜下出血がわかる．

☑ 治療
少量の出血は治療を必要としないが，大出血に対する外科的な血腫除去は脳幹圧迫を軽減させる．

⑪ ピリドキシン（ビタミンB_6）依存症

ピリドキシン依存症は常染色体劣性遺伝のまれな疾患である(Gospe, 2012)．遺伝子座は不明であるが，グルタミン脱炭酸酵素の活性を阻害すると考えられている．

☑ 臨床症状
新生児は生後まもなくけいれんを発症する．けいれん発作は初発時，多焦点性の間代性けいれんであることが多く，速やかにけいれん重積へ移行する．遷延するけいれん発作とけいれん重積を反復することが典型的であるが，部分けいれん，全身けいれん，脱力発作，ミオクローヌス発作，点頭発作など，自然に頓挫する発作を反復することもありうる．けいれんはピリドキシンのみに反応する．ピリドキシン中止後，3週間けいれんのない期間がある場合もある．早期診断と治療により，予後は改善し，認知障害を減らすことができる．

非典型的には遅発性（2歳まで）にけいれんを起こす，初めは抗けいれん薬に反応性であるが，後に効かなくなる，当初ピリドキシン無効だったが，後に有効になる，そしてピリドキシン中止後もけいれんのない期間が長い，といった場合がある．知的障害が多い．

☑ 診断
同胞に罹患者がいる場合や，けいれんが難治で脳波所見が悪化する場合は疑う．乳児期発症の特徴は間欠的なミオクローヌス発作，局在性間代性けいれん，または全般性強直間代性けいれんである．脳波は全般性または多焦点性の突発波が持続的にみられ，hypsarrhythmiaに移行する傾向がある．ピリドキシン100 mgを経静脈的に投与すると，臨床的な発作活動は止まり，10分以内に脳波は正常化する．しかし時々ピリドキシン500 mgの投与が必要となる．ピリドキシン静注した時に，覚醒状態が改善したようにみえる．hypsarrhythmiaは主に睡眠中にみられるため，ピリドキシン投与前後の脳波改善を確認するには睡眠時で比較することが必要である．髄液中神経伝達物質の測定は診断確定に有用である．

☑ 治療
けいれん発作を予防するために，ピリドキシン50〜100 mg/日を生涯内服する．早期からのピリドキシン治療が以後の発達のために最良だが，正常発達になる保証はない．知的障害を予防するためには，けいれんを止めるのに必要な量よりも多くの量が必要かもしれない．

⑫ 葉酸依存症

葉酸依存性けいれんはピリドキシン依存性けいれんと似た症状を呈する．

☑ 臨床症状
抗けいれん薬やピリドキシンに反応しないけいれんが，生後1週以内に出現する．

☑ **診断**

髄液の電気泳動で特徴的なピークを認めることで診断できる（Torres et al, 1999）.

☑ **治療**

葉酸 2.5～5 mg を毎日 2 回内服する.

⑬ 色素失調症（Bloch-Sulzberger 症候群）

色素失調症はまれな神経皮膚症候群で，皮膚，歯，眼，中枢神経が障害される．X 連鎖遺伝（Xq28）であり，ヘミ接合体の男性は致死的である（X 連鎖優性遺伝）(Scheuerle, 2010).

☑ **臨床症状**

男女比は 1：20 である．生直後または生後しばらくして表皮水疱症に似た紅斑や水疱性の発疹が，四肢の屈側や体幹の外側に出現する．発疹は生後数か月持続した後，疣状の発疹に置きかわり，数週間または数か月みられる．生後 6～12 か月の間に以前の発疹の場所に奇妙な多形的な模様（渦巻き状，マーブルケーキ模様，網状など）で色素沈着を呈する．色素は後に消失し，線状の脱色素斑となる．脱毛症，歯数不足，異常な歯の形，異形爪を合併することがある．網膜血管の異常を持つ症例もあり，小児期早期の網膜剝離の原因となる．

神経学的異常は半数以下の症例で認める．新生児期に特徴的なのは，生後 2～3 日で半身に限局するけいれん発作を起こすことである．神経学的後遺症は知的障害，てんかん，半身麻痺，水頭症が起こりうる．

☑ **診断**

臨床所見と発疹の生検で診断する．確定診断は臨床症状と *IKBKG* 遺伝子の分子学的検査で行う．

☑ **治療**

色素失調症が原因で起こる新生児けいれんは標準的な抗けいれん薬で効果がある．水疱性発疹は外用薬やオートミール風呂（水疱のかゆみ，皮膚の乾燥に効果があるとされる．痒感を抑え，潤いを与える）が必要である．網膜剝離に関して定期的な眼科的診察が必要である．

④ 新生児けいれんの治療

動物実験では脳内酸素分圧が正常でも，けいれん性活動が持続した場合，蛋白合成を阻害したり，ポリリボソーム（mRNA に多数のリボソームが結合した複合体）を破壊したり，神経伝達物質の毒性により，脳のダメージを起こすことが示唆されている．未熟な新生児ではさらに，けいれんによる脳血流の増加が脳室内出血のリスクを増やすと考えられている．未熟な新生児では，抗けいれん薬の蛋白結合が阻害されるため，測定される蛋白結合分画が治療効果を示していても，遊離分画濃度は中毒域となる．

新生児けいれんの治療の初期段階は，生命機能を維持すること，可能な限り根底にある原因を同定し是正すること（例えば，低カルシウム血症，敗血症），必要があれば抗けいれん薬の血中濃度を治療域まであげること，である．

これまで新生児けいれんの治療はエビデンスがほとんどなかった．古典的なフェノバルビタールとフェニトインは有効な場合と無効な場合は同程度のようである（Painter et al, 1999）．レベチラセタム，オキシカルバゼピン，ラモトリギンは 1 か月くらいの新生児で安全性と有効性が確認されている（Piña-Garza et al, 2005, 2008a, b, 2009）．

新生児けいれんの治療をする前に，まずこの 2 つの疑問に答えねばならない．（1）治療は有効か？　新生児では生後 1 週間は異なった Cl チャネルを持っており，GABA 活性化により Cl 管孔が開くと，抗けいれん作用よりも興奮状態を起こすかもしれない．さらに新生児でフェノバルビタールを使用すると，臨床発作は消失しているが，脳波上のけいれん発作は持続しているという神経運動乖離が認められる．（2）発達過程の脳において，例えばアポトーシスのような薬剤の悪影響よりも，けいれんが悪影響を及ぼしているのか？　治癒する新生児脳症において，数回の小さな部分けいれんは容認できる．

❶ 抗けいれん薬

(a) レベチラセタム　＊日本未承認

レベチラセタム（100 mg/mL）の静脈内投与の導入は，新しく安全な新生児けいれんの治療法である．レベチラセタムは未変化体で尿中に排泄され，肝臓では代謝されず，薬物相互作用

がない．使用するには尿量が保持されていることが必要である．この薬剤はとても有効な治療薬の1つと考え，初期治療として推奨する．初期量は30〜40 mg/kg，維持量は生後6か月までは40 mg/kg/日，6か月から4歳までは60 mg/kg/日である（Piña-Garza, 2009）．維持量は腎臓のクリアランスに依存する．低酸素に曝された新生児は腎機能が低下しているため，投与量を減量するか，投与間隔を開けるようにする．

(b) オキシカルバゼピン　＊日本未発売（2014年12月現在）

オキシカルバゼピン懸濁液は，腸管機能が良好で壊死性腸炎の危険性が少ない新生児には良い内服薬である．6か月以下の乳児では20〜40 mg/kg/日を投与し，6か月以上の乳児や幼児では60 mg/kg/日を2回または3回に分けて内服するのが適切である（Piña-Garza, 2005）．

(c) フェノバルビタール

フェノバルビタール静脈投与は新生児けいれんの治療薬として最も広く使用されている．しかし，その効果と安全性については検討中である．新生児のCl輸送体はフェノバルビタールをけいれん誘発剤や，ほとんど効果のない抗けいれん薬に変えてしまうかもしれない．静脈内投与されたフェノバルビタールの量（mg/kg）と投与後24時間の血中濃度（μg/mL）の間には相関関係がある．5 mg/分でフェノバルビタール20 mg/kgを1回静脈内投与すると，血中濃度は20 μg/mLに安全に到達する．通常の維持量は4 mg/kg/日である．初期量に反応が悪い症例には，10 mg/kgずつ，総投与量40 mg/kgまで追加投与する．HIEによる難治性けいれんの満期産児ではバースト・サプレッションパターンに到達するまで本剤を使用することもある．新生児のフェノバルビタールの半減期は50〜200時間まで幅がある．

(d) フェニトイン

静脈内投与に関してはフェニトインよりもホスフェニトインナトリウムのほうが安全である．フェニトインの経口投与を行っても新生児では吸収が悪く，効果はあまり期待できないうえ，潜在的アポトーシスが懸念される．0.5 mg/kg/分で20 mg/kgを単回投与すると，血中濃度は15〜20 μg/mL（40〜80 μmol/L）に安全に到達する．生後1週間は半減期が長く，追加投与については最新の血中濃度を測定してから検討する．多くの新生児が5〜10 mg/kg/日の維持量を必要とする．

❷ 治療期間

軽度のHIEのような，急性だが自然に軽快する脳症が原因のけいれんでは，長期的な維持療法は通常必要としない．ほとんどの新生児で，けいれん発作は急性脳症が過ぎた後に収束する．ゆえに，永続的な皮質損傷を示唆する脳波，画像検査，臨床症状の異常がなければ，完全にけいれんがコントロールできた後，治療中止することは理に適っている．けいれん発作が再発した場合は，抗けいれん薬を再開する．

軽快する急性脳症が原因で起こる新生児けいれんと比較して，脳形成異常や症候性てんかんが原因のけいれんは，ほとんどの症例で生涯けいれんを起こしやすい状態なので，継続して治療を行う．

C　2歳以下の小児における突発性疾患

乳児の突発性疾患の病態は新生児のそれよりもより多様である（**Box 1-7**）．けいれん，特に熱性けいれんは突発性疾患の主な原因であるが，無呼吸や失神（息止め発作）もまた比較的多い．乳児の突発性疾患ではてんかん発作を疑われて神経学的相談を求められることが多い．この発作（spell）がてんかん発作かどうかを決めるのは難しいことが多く，検査結果よりも発作時の詳細な記述が重要なことが多い．経時的な病歴を両親にたずねる．もし1回以上の発作が起これば，最もよく観察された発作か，最近の発作を最初に話してもらう．次に以下のような質問をする．「発作の前に児は何をしていたか？」「発作を誘発する要因がなかったか？」「児の皮膚色の変化はあったか？　もし変わっていたら何色だったか？」「眼球はどの方向を向いていたのか？」「発作は部分的だったか全体的だったか？」

発作時のホームビデオを入手するのに加えて，まれな発作の特徴を捉える唯一の方法は，外来あるいは長期に記録できる分割表示のビデオ脳波である．間欠的な意識レベルの低下を伴う活動性低下を特徴とするけいれんは，側頭部，側頭頭頂部，または頭頂後頭部由来である．一方，運動を伴う発作は前頭部，中心部または前頭頭頂部起源であることが多い．

1 無呼吸と失神

乳児の無呼吸の定義は 15 秒もしくはそれ以上，または徐脈を伴う場合は 15 秒以下の呼吸停止である．呼吸窮迫症候群を認める未熟児は，特に神経学的な異常がある場合，乳児期に無呼吸発作を反復する．

1 無呼吸発作（てんかん性無呼吸）

無呼吸のみが，てんかん発作の徴候であることはまれである（Freed & Martinez, 2001）．てんかん性無呼吸の頻度は年齢に反比例し，乳児より新生児に多く，そして小児ではまれである．無呼吸のみが乳児，幼児にてんかん発作の徴候として認められた際，ビデオで再検討した時に他の特徴も発見できる．全体的にみて，多くの乳児，幼児では胃食道逆流が無呼吸の原因となることが多い．不運なことに，てんかん性無呼吸を起こす乳児では，無呼吸時にのみ脳波異常が出現する．そのため診断にはモニタリングが必要である．

2 息止め発作（泣き入りひきつけ）

意識障害を伴う息止め発作は乳幼児のおよそ 5％でみられる．原因はおそらく不完全な浸透度を持つ常染色体優性遺伝の中枢性自律神経調節障害である．20～30％の患児の親が同様の病歴を持つ．呼吸は呼気で止まっているので，"息止め"という言葉は誤った名称である．チアノーゼ発作，青白くなる発作の両方が起こる．チアノーゼ発作は青白くなる発作より 3 倍頻度が高い．ほとんどの小児はいずれか一方であるが，20％は両方を持つ．

発作は有害な刺激に対する不随意な反応であ

Box 1-7 2 歳以下の乳幼児における発作性疾患

無呼吸と息止め（泣き入りひきつけ）
　チアノーゼ*
　蒼白
ジストニア
　グルタル酸尿症（第 14 章）
　乳児一過性発作性ジストニア
片頭痛
　良性発作性めまい*（第 10 章）
　周期性嘔吐症*
　突発性斜頸*（第 14 章）
けいれん*
　熱性けいれん
　　発熱に誘発されたてんかん
　　中枢神経感染症
　　単純型熱性けいれん
　無熱性発作
　　全身強直間代性発作
　　部分発作
　　　良性家族性乳児けいれん
　　　笑い発作
　ミオクローヌス発作
　点頭発作
　良性ミオクロニーてんかん
　重症ミオクロニーてんかん
　ミオクローヌス重積
　Lennox-Gastaut 症候群
　常同運動（第 14 章）

*頻度が高く，病態修飾療法があるものを示す

る．患児のおよそ 80％で 18 か月前に発作が始まり，全ての症例で 3 歳までには発症する．多くは 4 歳までに消失し，8 歳以降は起こらない．

(a) チアノーゼ性失神
☑ **臨床症状**

チアノーゼ発作を誘発する刺激は，怒り，疼痛，欲求不満または恐怖である．乳児の同胞がおもちゃを取り上げると児は泣いて呼気で呼吸を止める．急速にチアノーゼとなり，次いで全身の力が抜け，意識消失する．痛み刺激で誘発されたチアノーゼのエピソードでは啼泣が先行しないこともある．

発作の持続が数秒なら，乳児は覚醒して再び泣き始める．多くの発作，特に神経学的な評価を必要とするような発作は長く，強直姿勢や手や腕の震えを伴う．眼球は上転する．経験のある観察者でさえ，これらの動きをけいれん発作と間違えるが，おそらく脳幹の脱抑制現象をみているのだろう．同時記録脳波では，記録は平

坦となり，てんかん性活動は認めない．
　短時間の発作の後，児は急速に回復し，直後は正常にみえる．発作が長い場合，児は最初は目覚めるが，また眠ってしまう．いったん乳児が息止め発作を起こすと，数か月間は頻度が高くなり，その後減って最終的には消失する．

☑ 診断

　チアノーゼ，無呼吸，そして意識減損の典型的な順序が診断に重要である．チアノーゼ失神とてんかんは，誘発因子に注目されないため混乱されやすい．「呼吸を止めていたか？」という質問では不十分である．この質問は吸気で息を止めていたようなイメージを抱かせる．それよりもむしろ，誘発因子，呼吸停止，顔色，家族歴に問診をしぼる．多くは息止め発作または失神の家族歴がある．
　発作間欠期の脳波は正常である．発作時脳波では，広汎な徐波に引き続き，強直間代性の動きの間は背景活動の平坦化を認める．

☑ 治療

　教育と安心感を与えることである．児の意識が戻るまで仰臥位で気道を確保するように家族を教育するべきである．母親や養育者としては自然な動作だが，児を抱き上げていると発作は長びく．叱られたり児の希望が受け入れられない時に息止め発作が起こる場合は，養育者は児を安心させてよいが，養育者自身が決めたことは固く守るよう勧める．自分の希望を通すために児は泣くという方法を学習してしまうからである．これでは発作は増強してしまう．

(b) 青白くなる失神（迷走神経反射）

☑ 臨床症状

　青白くなる失神の誘発因子は，頭部打撲のような予期せず突然起こる痛みのある出来事である．児はめったに泣かないが，そのかわりに白く，だらりとなり，意識消失する．両親にとってはまさに恐怖の瞬間であろう．両親は例外なく，子どもが亡くなったと思い込み，口で人工呼吸を始める．最初に体がぐったりとした後に，固くなり，上肢に間代性の動きを認めることもある．チアノーゼ性失神のように，この動きは脳幹の脱抑制現象であり，てんかん性の活動ではない．観察者は驚いて，数秒のことでも何時間にも感じるので，発作の持続時間を決めることは難しい．発作後に児は入眠し，目覚めた時には正常である．

☑ 診断

　青白くなる失神は反射性徐脈の結果である．迷走神経を刺激するために眼球を圧迫すると発作が起こるが，診察時に発作を誘発することは勧めない．病歴のみで診断できる．

☑ 治療

　チアノーゼ発作と同様，発作中に児が亡くなることはないと両親に保証することが大切である．医師は説得力を持つべきである．

2 熱性けいれん

　乳児の初回けいれんはしばしば発熱時に起こる．3通りの原因が考えられる．(1) 中枢神経の感染症，(2) てんかんの素因があって，発熱によるストレスで発作が誘発され，後に無熱性けいれんを生じる，(3) 単純な熱性けいれんで，発熱時のみ生じる遺伝性，年齢依存性の疾患，である（神経系の感染は第2章，第4章を参照）．脳炎や髄膜炎によるけいれんの場合，発作後に覚醒せず，意識減損または昏睡状態となる．てんかんと熱性けいれんの鑑別はしばしば困難で，臨床検査よりも時間を必要とする．
　成人の海馬硬化症による難治性てんかんの大多数において，小児期に熱性けいれんの既往があるとてんかんの専門家たちは言及している（その逆は正しくない）．熱性けいれんの小児において，海馬硬化症の発生はまれである（Tarkka et al, 2003）．

☑ 臨床症状

　感染やその他の限定できる原因によらない熱性けいれんの頻度は，小児の約4％である（欧米では2〜4％，日本では5〜8％と報告されている）．初回の有熱時けいれんのたった2％が7歳までに無熱性けいれん（てんかん）を起こす．てんかん発症の最も重要な予測因子は神経学的異常あるいは発達の異常である．長引いたり，部分発作であったり，複数回あるといった複雑型のけいれんや，てんかんの家族歴はてんかん発症の確率を少し上げる．
　単発の短い全身性けいれんで，発熱に関連し

たものは単純型熱性けいれんの可能性が高い．けいれんは必ずしも体温の上昇中に生じるわけではない．"短い"と"発熱"の定義は難しい．両親はけいれんの持続時間を計っていない．児がけいれんすると，「秒」が「分」に感じる．長引くけいれんとは，病院まで続いているものや，救急受診のために家を出発する時まで続くものである．けいれん後の睡眠はけいれん時間に含めない．

単純型熱性けいれんは家族性で，おそらく常染色体優性遺伝で不完全浸透をする．初回の単純型熱性けいれんの1/3が，その後発熱時に2回目のけいれんを生じる．さらにそのうちの1/2の児が3回目の熱性けいれんを生じる．複数回引き起こすリスクは，初回発作が18か月未満であるか，40℃以下の発熱に伴うけいれんである．3回を超える単純型熱性けいれんは少なく，後に無熱性けいれんを起こすかもしれないことを示唆している．

☑ 診断

中枢神経系（CNS）感染が考えられれば髄液検査を行う．細菌性あるいはウイルス性の髄膜炎のおよそ1/4でけいれんがある．CNS感染によるけいれんの後は，意識減損が長引くことが予想される．

一方で単純型熱性けいれん後の乳児は，けいれん後は通常通りにみえる．短い全身性のけいれんで，すぐに完全回復するもの（特に自然に熱が下がる場合や，その他で説明がつくもの）は腰椎穿刺は不要である．

血算，血糖，カルシウム，電解質，尿，脳波，頭部CTあるいはMRIを常に行うことは，費用対効果が低く，推奨されない．臨床的な状況に応じて個別に検討される．脳波は神経学的に異常のある場合やてんかんの家族歴のある場合には全例施行する．複雑型熱性けいれんの場合は脳波やMRIが有用なこともある．

☑ 治療

乳児の初回の熱性けいれんのうち，1/3のみが2回目を起こすので，全員に治療をするのは不適当である．単発の短い全身けいれんといった，危険が低いグループにおいては不要である．2，3回目の単純型熱性けいれんは，もし長引いたとしても，てんかんや脳障害の原因になるという証拠はない．家族に対しては，長引くあるいは急性期に繰り返すけいれんに備えてジアゼパムゲル（注腸薬であり，日本未発売）を持っておくことを，提案している．

抗けいれん薬の予防投与の適応は以下の場合を考えている（抗けいれん薬の予防内服は，日本ではこれらの程度では開始されないのが標準的）．
1. 神経学的異常のある児の複雑型熱性けいれん
2. てんかんの濃厚な家族歴があり，単純型あるいは複雑型熱性けいれんを繰り返す場合
3. 有熱時のけいれん重積
4. 3か月に1回以上の頻度で熱性けいれんを起こす場合

3 無熱性けいれん

乳児期の無熱性けいれんは本質的に以後の小児期発症のものと変わらない．乳児期および小児期のてんかん発症の主なリスク因子は先天奇形（特に遊走異常），新生児けいれんや新生児期の障害，てんかんの家族歴である．

乳児期あるいは新生児期に発症する，複雑部分発作を来す症候群の1つに，視床下部過誤腫による笑い発作がある．発作は短く，日に数回認め，陽気な笑いであったり，くすくす笑いであったりする．初めは正常のように思えるが，引き続いて，顔面紅潮し瞳孔散大する．時とともに，失立発作と全般性発作が生じてくる．性格変化が生じ，思春期早発を合併することもある．

2歳未満の初回の運動部分発作は87％の確率で繰り返すが，2歳以上では51％である．初回の無熱性，無症候性の全般発作の再発率は全ての年齢で60〜70％である．無熱性けいれんは，どんなタイプであれ早期発症であるほど特発性よりも症候性てんかんである可能性が高い．

新生児けいれんと点頭てんかんを除いて，1歳までに発作を繰り返す児の約25％は，初回発作の時点で発達の異常あるいは神経学的異常を認める．初回の脳波は予後を予見する上で重要である．正常の場合，神経学的に良好である可能性が高い．

| Box 1-8 | 乳児けいれんの原因となる神経皮膚症候群 |

色素失調症
〈発作型〉
　新生児けいれん
　全身強直間代性けいれん
〈皮膚所見〉
　紅斑性水疱（新生児期）
　渦巻き状の色素沈着（乳児期）
　脱色素斑（小児期）

線状脂腺母斑症候群
〈発作型〉
　点頭てんかん
　Lennox-Gastaut 症候群
　全身強直間代性けいれん
〈皮膚所見〉
　線状顔面脂腺母斑

神経線維腫症
〈発作型〉
　全身強直間代性けいれん
　複雑部分発作
　単純運動発作
〈皮膚所見〉
　カフェオレ斑
　腋窩の雀卵斑
　神経腫瘍

Sturge-Weber 症候群
〈発作型〉
　epilepsia partialis continua
　単純運動発作
　てんかん重積
〈皮膚所見〉
　顔面片側の血管腫

結節性硬化症
〈発作型〉
　新生児けいれん
　点頭てんかん
　Lennox-Gastaut 症候群
　全身強直間代性けいれん
　単純運動発作
　複雑部分発作
〈皮膚所見〉
　毛髪の色素異常
　脂腺腫
　カフェオレ斑
　白斑
　粒起革様斑

2歳未満の難治性てんかんは，しばしば後に認知障害を伴う．発作型で認知障害と関連が強いのは，ミオクロニー，強直間代，複雑部分，単純部分発作の順である．

良性家族性乳児けいれんは常染色体優性遺伝である．早いと生後3か月で発症する．19番染色体に遺伝子座があり，良性家族性新生児けいれんとは異なる．動きの停止，反応の低下，睨むような目つき，うつろな目つき，軽度の四肢のけいれん性の動きが発作の特徴である．抗けいれん薬で容易にコントロール可能で2～4歳で自然に止まる．

❶ 点頭てんかん

年齢依存性のミオクロニー発作で（スパズム：ミオクロニー発作とは異なる発作型である），米国と西ヨーロッパでは10万人中25人に生じる（日本では宮城県での点頭てんかん発症率，出生1万人あたり4.2人という報告がある．*Epilepsy Res* 2009；87：299-301）．約75％に基礎疾患を認め，先天奇形や周産期仮死が主な原因となる．結節性硬化症が20％という報告もある（**Box 1-8**）．以前は関連が疑われていたが，ワクチンは点頭てんかんの原因とはならない．

点頭てんかん，脳梁欠損（その他大脳正中部の奇形），網膜の異常の組合せはAicardi症候群が示唆される（Sutton & Van der Veyver, 2010）．罹患は常に女児で，X連鎖優性遺伝形式である．男児は致死的である．

☑ 臨床症状

4～7か月が発症のピークで，1歳前がほとんどである．スパズムは屈曲あるいは伸展の動きで，両方を呈する児もいる．スパズムは通常群発し，うたたね時や食事中，あるいは目覚めてすぐの時に起こしやすい．頸，体幹，四肢を含む素早い屈曲するスパズムに引き続き2～10秒の強直相となるのが特徴的である（強直相を伴うのは一部の症例のみ）．程度の軽いものでは，頭部を落として，腕を外展させる，あるいは腰を屈曲させる型もある．伸展するスパズムはMoro反射の第2相に似ている．頭部を後ろに動かし，腕を突然広げる．屈曲でも伸展でも発作は通常対称性で短く，等間隔で群発する傾向がある．

原因があるスパズムの場合（症候性），発作が発症した時点で神経学的あるいは発達的な異常がある．小頭が多い．予後は，原因およびスパズムが出現してからhypsarrhythmiaが出現するまでの期間，および治療で脳波異常がコントロールされるまでの期間による．

特発性の点頭てんかんは，発症までの発達に異常なく，病歴上，出生前後の問題がない．頭囲を含めた神経学的所見が正常である．特発性

の点頭てんかんの40%が，その後の神経学的所見が正常，あるいは軽度の認知の異常を残すにとどまると考えられていた．おそらくこれらの多くは良性ミオクローヌスであったと考えられる．診断方法が向上し，特発性の点頭てんかんは減少している．

☑ 診断

スパスムの出現から診断まではしばしば遅れる．点頭てんかんは通常のけいれんの概念とは異なっているので，経験ある小児科医でも気づくのが遅れる．突然の屈曲運動なので，しばしばコリックが初期の診断となり，けいれんが疑われるまで数週間，治療が行われる．

脳波によって乳児良性ミオクロニーてんかんと鑑別する（**表 1-1**）．脳波が診断のための最も大切な検査である．しかし脳波所見は記録時間や睡眠ステージ，発病してからの期間，基礎疾患によって様々である．hypsarrhythmia が初期の点頭てんかんの通常のパターンである．高振幅で不規則な徐波と棘波からなる，無秩序で持続的な背景脳波の異常が特徴である．棘波は短時間で種々の部位にみられ，全般化もするが，反復はしない．典型的な hypsarrhythmia は REM 睡眠期（動睡眠期）に始まり，てんかん性脳症の進行に伴い静睡眠期から最後に覚醒時にもみられるようになる．静睡眠期には半球間での同期が生じ，背景活動はバースト・サプレッション様となる．

覚醒直後に，脳波が短時間正常化するかもしれないが，スパスムが生じると不意に背景脳波が抑制される，あるいは高振幅徐波が出現する．数週間の経過で無秩序な hypsarrhythmia のパターンから大脳半球間の同期が増してくる（ふつうは数か月以上後）．てんかん性発射の分布が，多原性から全般性となり，全般性発射に引き続き背景の抑制がみられる．

☑ 治療

点頭てんかんには診療指針がある（Mackay et al, 2004）．伝統的な治療薬である副腎皮質刺激ホルモン（ACTH）は，短期間の投与で点頭てんかんに効果があるが，基礎疾患に対する効果はない．短期間の対症療法である．標準的な量や期間については確立されていない．通常 150 U/

表 1-1	乳児のミオクローヌス様発作における脳波所見
発作型	脳波所見
点頭てんかん	hypsarrhythmia slow spike and wave バースト・サプレッション （発作時脳波所見は局在性速波，多相性徐波，低振幅化）
良性ミオクローヌス	正常
良性ミオクロニーてんかん	棘徐波（3 Hz） 多棘徐波（3 Hz）
重症ミオクロニーてんかん	多棘徐波（>3 Hz）
Lennox-Gastaut 症候群	棘徐波（2〜2.5 Hz） 多棘徐波（2〜2.5 Hz）

m^2/日の筋肉注射で開始し，6〜8週間かけて徐々に減量する．経口プレドニゾン 2〜4 mg/kg/日を行い，1週ごとに 6〜8 週間かけて減量中止する方法もある．反応が良好であっても，ACTH もプレドニゾンも 1/3 のケースで治療中あるいは治療後に再発する．

ACTH の副作用を避け，より長い効果が期待できる治療法としては以下のようなものがある．クロナゼパムやレベチラセタム（Gümüş et al, 2007 ; Mikati et al, 2008），ゾニサミド（Lotze & Wilfong, 2004）が安全な代替薬となる．バルプロ酸単剤は 20〜60 mg/kg/日使用することで 70% の乳児のスパスムをコントロールするが，致命的な肝障害の心配からこの年代には使用が制限される．このリスクは，先天的な代謝異常あるいはミトコンドリア病が基礎にある特発性の場合に高まるが，肝障害はバルプロ酸の使用に関連なく生じる．トピラマートは 30 mg/kg/日まで増量すると補助療法として効果的である（Glauser, 2000）．典型的には副作用は少なく耐えられるが（この用量ではかなり眠気がつよいようす），最も多いのは，高用量による代謝性アシドーシスである．これは，炭酸脱水酵素活性による．

ビガバトリンは結節性硬化症や皮質形成異常のスパスムに効果がある（Parisi et al, 2007）．他の病態においても効果があるが，求心性視野狭窄の副作用に注意する．West 症候群（点頭てんかん，発達退行，hypsarrhythmia）は，てんかん性脳症のために皮質性の視覚障害があることも多く，その使用は正当化される．そして，ビ

ガバトリンが有効であれば視機能は実際には回復する．

点頭てんかんに対する単剤治療はしばしば失敗する．これは，早期に多剤併用によって，てんかん性脳症の進行をコントロールできる可能性があることを示唆している．筆者は，ACTHやプレドニゾンと併せて，早期にトピラマート，ビガバトリンあるいはバルプロ酸を急速に有効量まで増量している．持続脳波測定をこまめに行うことが，治療の効果判定と他剤の追加決定に必要である．まさに「時は脳なり」である．

❷ 良性乳児ミオクローヌス

☑ 臨床症状

乳児期のスパズムのうち少数に正常脳波の児がいる．臨床症状では点頭てんかんと区別がつかない．なぜなら発症年齢や動きの様子が同じだからである．スパズムは群発し，しばしば食事中に起こる．数週間あるいは数か月の期間で群発は増悪し，自然に消失する．3か月後には通常全く消失する．その後，時折再燃するが，2歳以降は生じない．患児は神経学的にも発達的にもなんら正常である．良性ミオクローヌスはてんかんではなく不随意運動であることを示している．

☑ 診断

覚醒時と睡眠時，ミオクローヌスが起こっている時にも脳波が正常である点から，乳児期にミオクローヌスを来す他の疾患と鑑別できる．他の検査は必要ない．

☑ 治療

教育と安心である．

❸ 良性ミオクニーてんかん

良性と名づけられているが，脳波でてんかん原性がある場合は良い転帰をたどることはまれである（長期的に10%程度で知能指数40〜60台の知的障害を呈するという．病名の「良性」の語に疑義が呈され，2010年提案の国際分類では「良性」がはずされている）．

☑ 臨床症状

良性ミオクニーてんかんは原因不明のまれな疾患である．1/3でてんかんの家族歴があり，遺伝的背景が考えられる．4か月から2歳で発症する．患児は発症時に神経学的に正常で，経過を追っても正常である．短いミオクニー発作が特徴である．頭部を前屈させるだけのものや床に倒れるようなものまである．頭を胸に落とし，眼球上転させ，腕を上にあげ，足を曲げる．ミオクローヌスは単発または繰り返す．意識は消失しない．乳児期に他の発作型は合併しないが，思春期に全身強直間代発作を起こす可能性がある．

☑ 診断

けいれん時の脳波で全般性の棘徐波または多棘徐波を呈する．感覚刺激ではけいれんは誘発されない．特発性の全般てんかんのパターンである．

☑ 治療

バルプロ酸でコントロール可能であるが，レベチラセタムとゾニサミドが初期治療として安全である（バルプロ酸に抵抗性の場合，ベンゾジアゼピン系薬剤やラモトリギンの選択が一般的とされる）．早期治療下に発達予後は良いが，認知の問題が出現する児もいる．治療されなければ発作は数年間持続する．

❹ バースト・サプレッションを伴う早期乳児てんかん性脳症

てんかん性脳症には，てんかん活動が持続するいくつかの症候群が含まれる．乳児期早期てんかん性脳症（大田原症候群）と，早期ミオクニー脳症（Dulac, 2001）は生後3か月までに生じる，おそらく同じ疾患である（いずれにも分類できない中間例もあり，議論されている）．両者で強直性スパズムとミオクニー発作がみられる．両者とも重度の代謝疾患あるいは器質的異常に伴う．家族性のこともあり，遺伝的背景も示唆される．点頭てんかんやLennox-Gastaut症候群への進展が多く，いずれも難治なてんかんである．脳波ではサプレッションパターンとびまん性，高振幅な棘徐波複合の群発が交代で出現する．けいれんは難治，あるいは多くの抗けいれん薬に対して部分的な効果しかない．薬剤は，点頭てんかんに推奨されるものと同様である（フェノバルビタール大量療法など，異なる選択もある）．

❺ 乳児重症ミオクニーてんかん

乳児重症ミオクニーてんかん（Dravet症候

群）は重要だがあまり解明されていない症候群である．ナトリウムチャネル遺伝子（*SCN1A*）の変異がみつかる患者もいる（Korff & Nordli, 2006）．一見健康な乳児がけいれんを起こし，神経学的に悪化していき，慢性の脳障害となる（Dravet, 1978）．

☑ 臨床症状

てんかんの家族歴が25％にみられる．初回けいれんは有熱時で，長引く，全身性あるいは局在関連の間代発作であることが多い．有熱時と無熱性のけいれんが繰り返され，ときに重積する．全身性のミオクロニー発作は1歳以降に出現する．初期には軽度でけいれんとして気づかれにくいが，後には頻回に繰り返し，日常生活に支障を来す．複雑部分発作の二次性全般化も起こる可能性がある．ミオクロニー発作の出現する頃から発達の遅れと，失調と反射の亢進も徐々に出現する．

☑ 診断

初期の鑑別診断は熱性けいれんである．長引いたり，ときに部分発作であったりする場合に，症候性てんかんの疑いが出る．1歳以降にミオクロニー発作が出るまで正確な診断はできない．間欠期脳波は初期には正常であるが，1歳以降に突発性の異常が出現する．これらは，全般性の棘徐波あるいは多棘徐波複合で3Hzより速い．光刺激や眠気により，また静睡眠期に発作波が増加する．

☑ 治療

治療はとても困難で多剤を要する．フェニトインやカルバマゼピン，ラモトリギン，オキシカルバゼピンといったナトリウムチャネル薬は発作を増悪させる傾向がある．レベチラセタム（Striano et al, 2007），ジバルプロエクスナトリウム（バルプロ酸ナトリウムとバルプロ酸が1：1で安定に結合しているもの．日本未発売），トピラマート，ゾニサミド，ルフィナミドが良い選択肢である．（スチリペントール，臭化カリウムが重積発作を減少させる）．

⑥ ビオチニダーゼ欠損症

遺伝形式は常染色体劣性である（Wolf, 2011）．ビオチンの吸収あるいは輸送の異常が原因で，以前は，遅発性マルチカルボキシラーゼ欠損症とよばれていた．

☑ 臨床症状

重度の児で未治療の場合，初期症状は，けいれんと筋緊張低下である．後の症状は筋緊張低下，失調，発達の遅れ，聴力障害，皮膚の異常である．小児期には，筋力低下，痙性麻痺，視力障害がみられる．

☑ 診断

ケトアシドーシス，高アンモニア血症，有機酸尿症がみられる．新生児期のスクリーニングで血清のビオチニダーゼ欠乏により診断がつく．重度の欠乏では活性が正常の10％以下で，部分的な欠損であれば正常の10〜30％である．

☑ 治療

ビオチン5〜20mg/日を早期から投与開始することで多くの症状が改善し，知的障害を予防する．

⑦ Lennox-Gastaut 症候群

てんかん発作の3徴（非定型欠神，脱力，ミオクロニー），脳波で1.5〜2Hzの棘徐波複合，知的障害がLennox-Gastaut症候群（LGS）の特徴である．進行性のてんかん性脳症のスペクトラムの1つである．初めからLGSとして生まれてくるわけではない．LGSは内服管理に対して難治に経過するてんかんが，上記の症状を伴う症候性全般性てんかんに進展したものである．長期間経過すると，症候群としての特徴がなくなってきて，脳波は多焦点性の異常，発作は様々なタイプを持つものに変わっていく．筆者はしばしば，LennoxやGastautが記載したステージの前や後の段階を表すために，Lennox-Gastautスペクトラムという言葉を用いている．

☑ 臨床症状

発症年齢のピークは3〜5歳，半数以下が2歳未満で発症する．60％には明らかな原因が認められる．結節性硬化症などの神経皮膚症候群，周産期障害，新生児期の脳障害が主な原因である．LGSの20％に点頭てんかんの既往がある．

けいれんが始まる前に神経学的異常があることが多い．定型欠神発作以外の全ての発作型がみられる．非定型欠神はほぼ全ての児にみられ，失立発作（脱力と強直発作）は診断に必須である．脱力発作は突然頭や体が崩れて，地面

に投げ出される発作である．5歳までに多くの児で認知障害が出現する．

☑ 診断

脳波は必須である．覚醒の間欠期脳波で異常な背景の徐波に，特徴的な1.5〜2.5 Hzの遅棘徐波複合が前頭部優位にみられる．強直発作は1 Hzの徐波に引き続いて，発作後の抑制を伴わずに，全般性の速波が出現する．

脳波に加え，原疾患の検索として，神経皮膚症候群としての所見がないか皮膚所見を確認することが必要である（**Box 1-8** 参照）．MRIは，脳の形成異常，周産期障害や神経皮膚症候群を検索するのに有用である．

☑ 治療

けいれんのコントロールは薬剤，食事療法，手術をしても難しい．ルフィナミド，バルプロ酸，ラモトリギン，トピラマート，フェルバメート，クロバザム，クロナゼパムが通常最も効果のある薬剤である．薬でコントロール困難であれば，ケトン食あるいは手術を検討する．迷走神経刺激と脳梁離断が，薬と食事でうまくいかない場合の失立発作に対する代替療法である．

4 片頭痛

☑ 臨床症状

乳児期にはほとんどみられないが，もし起こると臨床症状は突発性でけいれんを疑わせる．周期性嘔吐がおそらく最も多い症状である．めまい発作（第10章 p.246）や斜頸（第14章 p.316）は特に困惑させる要素で，背中をゆすって不機嫌にみえるという発作の児もいる．

☑ 診断

良性発作性めまいの典型例は片頭痛の亜型と気づかれやすい．他の症状の場合，確実な片頭痛発作が出現するまで診断されにくい．片方の親（特に母親）に片頭痛があることは重要な要素である．

☑ 治療

この年齢では，根拠のある頓用薬や予防薬はない．予防が必要な症例で，少量アミトリプチリン（5 mg）が，またイブプロフェン，アセトアミノフェン，プロクロルペラジン，プロメタジンが頓用薬として有効な症例を経験している．

D 小児期の発作性疾患

小児期の発作性疾患では，通常けいれんを一番に考える．けいれんは医学的な診察を要する最も多い発作性疾患である．失神，特に失神前の状態はもっと多いが，けいれんを思わせる症状がある場合を除いて，通常診断と治療は家庭で行われる．

片頭痛はおそらく小児期の発作性神経疾患の原因で最も多く，その頻度はてんかんの10倍以上である．てんかんを思わせる可能性がある片頭痛症候群については第2, 3, 10, 11, 14, 15章で述べる．片頭痛とてんかんには以下のような関連がある（Minewar, 2007）．(1) 両者ともイオンチャネル異常が原因，(2)両者とも遺伝性，発作性で，一過性の神経症状と関連する，(3) 片頭痛患者ではてんかんの頻度が高く，てんかん患者では片頭痛の頻度が高い，(4) 両者とも脳皮質の過活動と関連する疾患である．てんかんと片頭痛のある小児では，両疾患とも共通の前兆があったり，一方が他方を引き起こしたりすることがある．脳底型片頭痛（第10章 p.246）と良性後頭葉てんかんは，てんかんと片頭痛の関連を示す好例である．両者の特徴はけいれん，頭痛，てんかん性活動である．てんかんと片頭痛の両方を持つ小児ではそれぞれに対する治療が必要であるが，両方の予防薬として働くものもある（バルプロ酸，トピラマート）．

1 発作性ジスキネジア

発作性ジスキネジアはいくつかの異なった症候群で生じる．最もよく報告されるのは家族性発作性（運動誘発性）舞踏アテトーゼ（familial paroxysmal choreoathetosis：FPC），発作性非運動誘発性ジスキネジア（paroxysmal nonkinesiogenic dyskinesia：PNKD），補足感覚運動野発作，発作性夜間ジストニアである．はじめの2つの臨床的な違いは運動で誘発されるかどう

かである．3つ目と4つ目はもっとはっきりしたてんかんで，本章で述べる．運動でジストニアと片頭痛が誘発される家族性の症候群は既知の発作性ジスキネジアの遺伝子とは関連がない(Münchau et al, 2000)．イオンチャネル疾患は全ての発作性ジスキネジアの原因となる（以下のPRRT2，MR1はいずれもイオンチャネル遺伝子ではない）．

❶ 家族性発作性舞踏アテトーゼ

遺伝形式は常染色体優性遺伝で遺伝子座は16p11.2である．この疾患は良性家族性乳児けいれんと発作性舞踏アテトーゼと同じ臨床的特徴がある．この3つの疾患は全て16番染色体の同じ位置に存在し，対立遺伝子疾患であることが示唆されている（原因遺伝子PRRT2が同定されている）．

☑ 臨床症状

FPCは普通小児期に発症する．ほとんどの例は孤発性である．突然の運動，驚愕，姿勢の変換で発作が起こり，発作は1分以内である．1日に数回の発作が起こる．発作はジストニア，舞踏アテトーゼ，バリスム（第14章 p.309）を含み，体の片側または両側に生じる．顔や四肢が固まる，または，ちくちくするといった"前兆"がある人もいる．

☑ 診断

臨床症状から診断する．

☑ 治療

少量のカルバマゼピンまたはフェニトインが発作抑制に効果がある．ラモトリギンやオキシカルバゼピンのような他のナトリウムチャネル薬も有効なことがある．ラコサミドはナトリウムチャネルに作用し有用である．

❷ 家族性発作性非運動誘発性ジスキネジア

遺伝形式は常染色体優性遺伝である(Spacey & Adams, 2011)．2番染色体のMR1が責任遺伝子である．

☑ 臨床症状

通常，小児期または思春期に発症する．ジストニア，舞踏病，アテトーゼの発作は5分から数時間持続する．誘因はアルコール，カフェイン，空腹，疲れ，ニコチン，精神的ストレスである．発作中の意識は保たれ，生命予後は良好である．

☑ 診断

遺伝子診断は研究レベルで利用可能である．発作時および間欠期脳波は正常である．てんかん性異常波を持つ小児では，てんかんであって発作性ジスキネジアではないと考えなければならない．

☑ 治療

治療は困難だが，クロナゼパムを連日内服または発作の初めのサインがあった時に内服することで，発作の頻度や重症度が減る可能性がある．一部の小児ではガバペンチンが有効なことがある．

❷ 過換気症候群

過換気は血液ガスの割合を変えることでアルカローシスを招く．これは成人より小児で起こりやすい．

☑ 臨床症状

感情がかき乱され，いつの間にか呼吸の回数が増え，深く呼吸をするようになる．初めはため息をついているようにみえ，その後明らかな過換気になる．指のちくちくする痛みが生じると患者はさらに不安になり過換気が悪化する．頭痛は随伴症状である．過換気が続くと結果として意識を失うこともある．

☑ 診断

診断には失神を引き起こす要因としての過換気を観察することが重要である．しばしば患者は過換気になっていることに気がついていないが，目撃者がいない場合にはよく質問することで病歴を引き出す．

☑ 治療

ペーパーバッグ法による呼吸が発作の進行を止める（著明な低酸素血症による窒息例の報告や器質的疾患がある患者では致命的になることもあるため，現在では施行されない．十分に息を吐くように指導する）．

3 睡眠障害

1 ナルコレプシー・カタプレキシー

　ナルコレプシー・カタプレキシーは睡眠開始からREM睡眠までの潜時が異常に短いことで特徴づけられる睡眠障害である．普通はREM睡眠になるまでに90分かかるが，ナルコレプシーの患者では20分もかからない．正常のREM睡眠の特徴は夢をみることと非常に低緊張であることであるが，ナルコレプシー・カタプレキシーでは，これらの現象が覚醒時に起こる．

　ヒトのナルコレプシーは他の動物とは異なり単一の遺伝形式ではない（Scammell, 2003）．ヒトのナルコレプシーでは，免疫的機序によりヒポクレチン（オレキシン）含有細胞が破壊されることが示唆されている．カタプレキシーを有するヒトのナルコレプシーの多くの症例で髄液中のヒポクレチン1が減少しており（Nishino, 2007），ヒポクレチン/オレキシン含有神経細胞数が85〜95％減少している．

☑ 臨床症状

　発症は小児期早期から成人期中期までどの時点でも起こりうる．通常10〜20代で，5歳より前に発症することはまれである．以下の5つの特徴がある．

1. ナルコレプシーは短い睡眠発作を指す．毎日3〜4回の発作が起こり，ほとんどは単調な活動の間に起こり，耐えがたい眠気である．患者の半数は睡眠発作から簡単に目覚め，60％は発作後に爽快感を感じる．ナルコレプシーは普通生涯続く．
2. カタプレキシーは笑い，興奮，驚愕で引き起こされる突然の筋緊張の喪失である．ナルコレプシーの患者のほとんど全てにカタプレキシーがある．患者は床に倒れてすぐに起き上がる．全身麻痺よりも部分麻痺が一般的で，顔だけまたは手だけが麻痺する．日に2〜4回の発作があり，午後に多い．患者は当惑するが身体的な害はない．
3. 睡眠麻痺は睡眠と覚醒の変わり目で起こる．患者は精神的には起きているが全身の低緊張のために動くことができない．部分麻痺は一般的でない．発作は自然に，または，触られると治まる．ナルコレプシー・カタプレキシー患者の2/3は週に1〜2回の睡眠麻痺がある．ナルコレプシー・カタプレキシーでない人でも時々睡眠麻痺は起こる．
4. 入眠時幻覚は睡眠と覚醒の変わり目で起こる鮮明で普通びっくりするような視覚や聴覚である．覚醒中に夢をみている感覚であり，ナルコレプシー・カタプレキシー患者の半分にある．頻度は週に1回以下である．
5. 夜間睡眠障害は75％で，自動症は30％で起こる．自動症は，意味のないことを話したり書いたり，運転して対向車線を走ったり知らない場所に行ったり，などの行動を繰り返し，後からそれらを思い出せない．これらの自動症のエピソードは部分的な睡眠に起因する可能性がある．

☑ 診断

　臨床経過で診断される．しかしながら，症状はきまりが悪く，"気が狂っている"ように思われるため，患者から全病歴を聞き出すにはかなりの促しが必要である．ナルコレプシーは他の日中の過眠との鑑別が難しいことがある．睡眠潜時反復検査（multiple sleep latency test：MSLT）は標準的な診断方法である．ナルコレプシー患者は入眠後数分以内にREM睡眠になる．

☑ 治療

　ナルコレプシーの症状は初めの数年間に悪化しその後安定化する傾向があり，それに対してカタプレキシーは時間とともに改善する．毎日2回15分昼寝をすることで過眠を防ぐことができる．ほとんどの患者で薬物療法が必要である．モダフィニル（興奮薬とは異なる覚醒促進剤）はナルコレプシーに効果が証明されており，第一選択薬である．成人量は毎朝200 mgで，小児には適応がないが体重に応じて減量し普通に使われている．もしモダフィニルが無効であればメチルフェニデートまたはペモリンが普通処方されるが，乱用の可能性があるので注意を払わなければならない．学校や仕事の日には少量を用い，可能なら週末や休日には使用しない．

服薬しない時は短い昼寝をとるよう努める．
　カタプレキシーの治療には選択的セロトニン再取り込み阻害薬（selective serotonin reuptake inhibitors：SSRI），クロミプラミン，プロトリプチリン（日本未発売）が用いられる．

② 夜驚症，睡眠時遊行症

　夜驚症と睡眠時遊行症は non-REM 睡眠からの部分的な覚醒である．家族歴があるのが一般的である．

☑ 臨床症状

　発症は普通4歳まで多くは6歳までである．入眠2時間後，驚愕状態で目覚め，人を認識せず慰めても治まらない．その状態が5〜15分続き，1時間続くこともある．この間，児は支離滅裂に叫び，抑えなければ走り，それから眠りに戻る．後で児はそのことを覚えていない．
　ほとんどの夜驚症の児は週に平均1回以上の頻度でエピソードがある．患児の半分で夜驚症は8歳までになくなるが，1/3では思春期まで続く．

☑ 診断

　夜驚症の小児の半分に睡眠時遊行症があり，多くは夜驚症か睡眠時遊行症の家族歴がある．病歴のみで診断する．睡眠の評価では，夜驚症の小児ではしばしば睡眠時呼吸障害がみられる（Guilleminault et al, 2003）．

☑ 治療

　呼吸障害を是正することでしばしばなくなる

<small>（同じくGuilleminault（2003）らによると，扁桃／アデノイド摘出術を受けた43例全例で3〜4か月後，睡眠随伴症が消失し，手術を受けなかった6例全例で6か月後に残存していたとしている）．</small>

④ 驚愕病

　この症候群には5つの遺伝子が関連している．常染色体優性遺伝と常染色体劣性遺伝の両方がある（De Koning-Tijssen & Rees, 2009）．

☑ 臨床症状

　発症は出生時または早期幼児期である．生直後から発症していると，新生児は睡眠中には低緊張にみえ，覚醒時には全身が固くなってくる．無呼吸や過剰驚愕反応を伴う．新生児の過緊張は普通みられない．睡眠中に固縮は軽減するが消失はしない．腱反射は亢進し，反応は他の筋にも波及する．
　固さは幼児期を通して自然に改善し，3歳までにはほとんどの小児で正常となる．しかしながら，固くなるエピソードは思春期から成人早期の間に驚愕，寒さへの曝露，妊娠時に再発する可能性がある．一生を通じて患者は普通の人は驚かないような視覚，聴覚，触覚に対して病的に過剰な驚愕反応を示す．中には驚愕で体全体が一時的に強直し，防御反応なしで倒れて怪我をする患者がある．固くなる反応はしばしば stiff man 症候群と混同される（第8章 p.219）．
　他の所見として，睡眠時の周期的な四肢の動き（periodic limb movements in sleep：PLMS）と，入眠時（眠りに落ちた時に起こる）ミオクローヌスがある．知能は普通正常である．

☑ 診断

　驚愕疾患の家族歴は診断の助けとなるが，しばしば家族歴はない．驚愕疾患では驚愕てんかんとは違って脳波はいつも正常である．

☑ 治療

　クロナゼパムは発作頻度を減少させるのに最も有効な薬剤である．バルプロ酸とレベチラセタムも有効である．患児は時間とともに症状が改善する．

⑤ 失　神

　失神は一時的な大脳血流の低下により起こる意識喪失である．病因は心拍数・リズムの不整や血液量・分布の変化である．*しかしながら失神は健康な小児でもよくみられ，特に10代女性に多い．診断のための検査はほとんどの場合必要ない．*

☑ 臨床症状

　機序は，感情的な体験で血液が末梢にプールされる迷走神経反射である．反射を引き起こすその他の刺激は，内臓の過伸展や突然の減圧，バルサルバ手技，頸部過伸展である．特に，暑くて大勢の人がいる教会の中で失神はよく起こる．普通，礼拝者が長時間ひざまずいた後に立ち上がった時に起こる．
　健康な小児では横になっている時に失神は起

こらず，座っている時にはめったにない．立っている時や起き上がった時以外の失神は不整脈が考えられ，さらなる検査が必要である．患児は初めにめまい（"気が遠くなりそうな"，"目が回る"，"ふらふらする"，と表現される）がするか，前兆なく意識を失う．顔は血の気が引き，皮膚は冷たくてじとじとする．意識を失うと床に転倒する．体が固くなり四肢が震えることもある．後者はけいれんではなく，震える動きは間代とは異なる．真っ直ぐ立たせておくと強直や震えは特によくみられるが，これは脳血流低下が持続しているためである．これは，信徒席に倒れるような空間がなく，人で混み合った教会でよく起こり，居合わせた人たちは児を"新鮮な空気の方へ"連れて行こうとする場合に多い．短時間の錯乱が引き続き起こるかもしれないが数分以内に完全に回復する．

☑ 診断

けいれんと失神の鑑別基準は引き起こす要因と患児の様子である．前者では蒼白や冷感，皮膚のじとじとはない．初期評価の際には必ず患児の顔色について確認する．予想されるような状況で失神が起こり，臨床所見が正常の場合，診断のための検査には意味がない．起立性失神が再発する場合は自律神経機能の検査が必要で，心臓の異常が疑われる場合は心電図モニタリングが有用である．失神の時あるいはその他の時に心拍または脈拍の不整がないかどうか必ず患児に質問する．

☑ 治療

明らかな原因があり頻度が少ない場合，治療は不要である．症状を感じた時に息を深く吸って止めると発作を避けられる可能性がある（Norcliffe-Kauffman et al, 2008）．適切な水分摂取や長時間の臥位から急に立位になることを避けることで，起立性失神を減らすことができる．

6 動作停止

白昼夢は全ての人にとって楽しい現実逃避である．小児は学校で急に逃げ出したくなって窓の外の行きたい場所をぼんやりみたりする．白昼夢を中断させるのは難しく，言葉の指示には反応しないことも多い．神経科医や小児科医はしばしば白昼夢の児に脳波検査を勧める．脳波では白昼夢の凝視とは関連のない睡眠時中心部棘波や他の異常がみられることがあり，不適切な抗けいれん薬を処方することになる可能性がある．動作停止で反応がない時，爪床を圧迫する等の軽い刺激をするのが最も良いテストである．行動上の動作停止の児はすぐに反応し，欠神や部分発作の児は反応が弱いか反応がない．

動作停止は欠神てんかんや複雑部分発作に特徴的である．欠神は短時間（5〜15秒）で患児はその後すぐに普通に戻るが，複雑部分発作では1分以上続きその後に倦怠感や精神活動が緩慢となる，という点で鑑別される．脳波検査所見や治療への反応は全く異なり，適切な治療の基本は治療開始前の正確な診断である．

欠神発作は4つのてんかん症候群でみられる．小児欠神てんかん，若年性欠神てんかん，若年ミオクロニーてんかん，覚醒時大発作てんかんである．4つの症候群全て常染色体優性の遺伝疾患である．表現型はオーバーラップすると考えられている．最も異なる点は発症年齢である．

① 欠神てんかん

小児欠神てんかんは通常5〜8歳で発症する．発症年齢が高い場合は若年性欠神てんかんの可能性が高く，高頻度に全身性強直間代発作を起こし，成人期まで持続する．

☑ 臨床症状

欠神てんかんの小児のてんかんの家族歴は15〜40％と様々である．一卵性双生児の一致は，けいれんは75％で特徴的な脳波異常が80％である．

患児はその他の点では健康である．典型的な発作は5〜10秒持続し，毎日100回にのぼることもある．患児はしていた活動を止め，ぼんやりとみつめ，ときに眼瞼の律動的な動きを伴い，そして再び活動を始める．前兆やけいれん後錯乱は決して起こらない．長い発作は1分も続くことがあり，観察だけでは複雑部分発作との鑑別が困難である．随伴症状としてはミオクローヌス，筋緊張の亢進また低下，服をつまむ，

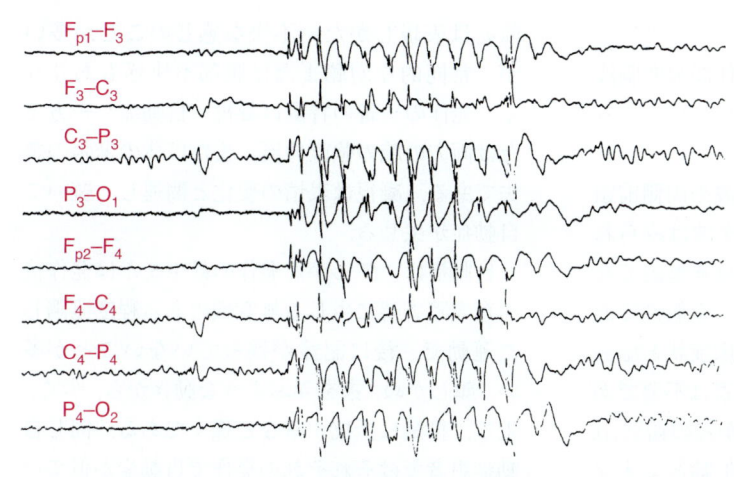

図 1-2 欠神てんかん
過呼吸中に全般性 3 Hz 棘徐波複合を認める

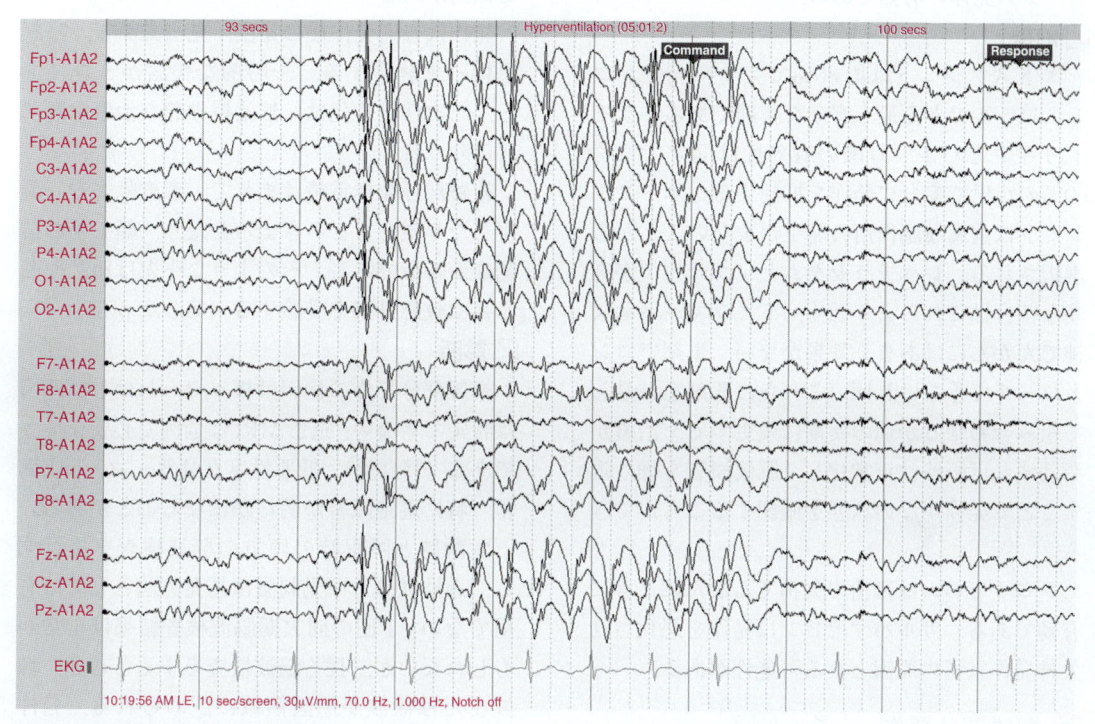

図 1-3 小児期欠神てんかん
過呼吸中に全般性の 3.2 Hz 棘徐波複合が 4.5 秒間持続している

頭部を回旋させる，共同偏視，がある．小児でも成人でもときに欠神発作重積が意識障害の原因となり，しばしば救急外来受診を要する（第2章）．

小児欠神てんかんの数％で全身性強直間代けいれんを伴う．無治療の小児で全身性強直間代けいれんを発症しても診断，予後は変わらないが，抗けいれん薬の選択が異なる．

☑ 診断

典型的な欠神発作の患者では背景活動は正常である．発作間欠期脳波は 3 秒以内の特徴的な 3 Hz 棘徐波で，臨床症状は起こらない（図1-2，図1-3）．3 Hz 棘徐波複合がそれより長い時は臨床的な発作を伴う（発作時脳波）．突発波の振幅は前頭中心部で最大であるが，後頭部優位のものもある．突発波は 3 Hz で始まるが，終わる頃には 2 Hz へとゆっくりとなる可能性があ

る.

過換気は突発波を誘発する．発作間欠期脳波は普通正常だが，短い全般性の突発波はよくみられる．

脳波異常は典型的だが，多棘徐波や両側前頭部または両側後頭部の 3 Hz デルタ波はみられうる．睡眠中にはしばしば突発波は典型的でなくなり，形や頻度が多様となるが，全般性である（睡眠時には前頭部に限局した単発の棘徐波がみられることも多い）．一度，臨床症状と脳波所見が結びついたら基礎疾患の検索は不要である．欠神てんかんと若年欠神てんかんの鑑別（p.33「ミオクロニー発作」）は発症年齢とミオクローヌス発作の有無である．

☑ 治療

エトスクシミドは約 80％で完全に発作がコントロールできる最も有効な薬剤である．ラモトリギンとバルプロ酸の有効性は同等で，約 60％の小児で完全に発作を抑制する．エトスクシミドは重篤な副作用の発生が少ないことから選択される．レベチラセタムとゾニサミドが有効な割合はこれらより低く，トピラマートは欠神てんかんにはあまり効果がない．単剤でコントロールできなければ，これらの薬剤を減量して組み合わせるか別の薬剤に変更する．治療が奏効すれば脳波は正常化し，脳波検査を繰り返すことで発作がない状態を確認することができる．

クロナゼパムは難治の欠神てんかんにときに有効である．カルバマゼピンは発作を悪化させ欠神発作重積の原因となる可能性がある．

② 複雑部分発作

複雑部分発作は大脳皮質が起源で，一番多いのは側頭葉だが，前頭葉や後頭葉，頭頂葉も起源となる．複雑部分発作は背景にある局在性病変の症状である可能性がある．

☑ 臨床症状

全身性強直間代けいれんのない意識障害が複雑部分発作の特徴である．精神状態の変容や発作の記憶や意識がなかったりするのは重要な特徴である．発作は自然に生じるか睡眠で誘発される．多くの発作は 1～2 分続き，30 秒以下はほとんどない．30％以下の患者で前兆がある．前兆は表現しがたい不快な感じのことが多いが，常同的な幻聴または腹部不快感もありうる．発作の一番の特徴は凝視，自動症，一方または両方の腕の強直伸展，または体の緊張の喪失である．凝視は表情の変化と関連し，続いて自動症が生じる．

自動症は，てんかん発作の最中または発作後の意識障害時に生じる無意識のある程度協調した運動で，後に記憶が残っていないことが多い．顔しかめ，指を弄ぶような動きから，歩く，走る，抑制に抵抗するなど様々である．同じ自動症患者ではそれぞれの発作で自動症が似ている傾向がある．

発作は普通発作後の錯乱，見当識障害，嗜眠を伴って終了する．一時的な失語がときにある．二次性全般化は，無治療や急な治療中断で起こりうる．

複雑部分発作重積はまれで，意識障害や，凝視したり眼をきょろきょろしたり，顔や手の自動症が特徴である．そのような小児は錯乱やせん妄で救急外来を受診する（第 2 章 p.55）．

☑ 診断

複雑部分発作の病因は様々で，しばしば原因は特定できない．造影 MRI は全例で必要な検査である（造影が必要なことは少ない）．低悪性度グリオーマ，形成異常，特に遊走障害が明らかになることがある．

覚醒時と睡眠時の両方の脳波検査を施行する．過換気および光刺激は誘発方法としては有用でない．1 回の間欠期脳波検査結果は正常かもしれないが，長く脳波検査をすると普通，棘波または徐波が原因領域に認められる．発作中，突発波は皮質のてんかん原性領域に生じ，振幅，頻度，形態が変化していく．

☑ 治療

エトスクシミドを除いて全ての抗けいれん薬は部分発作のコントロールに同等の効果がある．筆者はオキシカルバゼピン，レベチラセタム，ラモトリギンを，安全性，耐性，副作用に基づいて選択することが多い．トピラマートとジバルプロエクスナトリウムは，片頭痛で活動制限のある患者に対して良い選択である．難治性てんかんや副作用が強く外科治療の適応がある症例では手術を勧めるべきである．治療に部

分的にしか反応しない患者にはケトン食や迷走神経刺激を考慮する（p.50～51）．

❸ 欠神を伴う，あるいは伴わない眼瞼ミオクローヌス（Jeavons症候群）

Jeavons症候群は非常に特徴的な症候群である．

☑ 臨床症状

2～14歳の小児において，閉眼で誘発される発作性の眼瞼ミオクローヌス，光過敏性，および欠神発作と対応する脳波上の突発活動を認める．眼瞼ミオクローヌス，素早い眼球の上転，頭部後屈が特徴的な症状である．1回の発作は短いが，1日に複数回生じる．閉眼の他，明るい照明（ちらちらするものだけではなく）が誘因となる．Jeavons症候群は生涯にわたって継続すると考えられる疾患である．眼瞼ミオクローヌスは治療抵抗性であるが，欠神発作はエトスクシミド，ジバルプロエクスナトリウム，ラモトリギンに反応する．

これとは別の疾患で，欠神を伴う口周囲ミオクローヌスもやはり小児期に発症する．規則的な口輪筋の収縮により口唇は突出し口角がひきつる．欠神や全般性強直間代けいれんを伴うこともある．そうした例では，欠神が重積する傾向がある．

☑ 診断

ビデオ脳波により典型的な発作症状を確認する．

☑ 治療

その他の特発性全般てんかんに準じてエトスクシミド，ラモトリギン，レベチラセタム，ジバルプロエクスナトリウムを用いる．

7 ミオクロニー発作

ミオクローヌスは短い不随意な筋の収縮（jerk）であり，以下のいずれかである．(1) 若年ミオクロニーてんかんのようなけいれん，(2) 驚愕や入眠に対する生理的な反応，(3) 睡眠時の不随意な運動，(4) 脊髄の脱抑制によって生じる不随意運動である（**Box 14-7**, p.323）．ミオクロニー発作は，臨床的な見地からだけでは，不随意運動としてのミオクローヌスと区別することは困難である．第14章では本態性ミオクローヌスとその他の非てんかん性ミオクローヌスについて論じる．

❶ 若年ミオクロニーてんかん

若年ミオクロニーてんかん（juvenile myoclonic epilepsy：JME）は，常染色体優性と推定される遺伝性の疾患である（Wheless & Kim, 2002）．全てのてんかんの10％を占める．多くの異なる遺伝子座がJMEの原因となる．

☑ 臨床症状

発症率に男女差はみられない．発作は，強直間代発作やミオクロニー発作，欠神発作である．通常，欠神発作は7～13歳，ミオクロニー発作は12～18歳，全般性強直間代発作は13～20歳の間で始まる．ミオクロニー発作は，短く，両側性で，必ずしも左右対称性とは限らない上肢の急激な屈曲で，反復することもある．ときに発作は下肢に及び，転倒することがある．発作は朝に起きることが最も多い．意識は障害されないため，患者はこの動きを認識している．断眠や飲酒，睡眠からの覚醒は発作の誘因となる．多くの患者は全般性強直間代発作を合わせ持っており，1/3は欠神発作を伴う．全ての患者で神経学的な異常所見はみられない．全ての発作型が成人以降も継続しうる．

☑ 診断

診断が遅れることは珍しくなく，全身性強直間代けいれんを契機に医療機関を受診し，初めて診断がなされることがよくある．ミオクロニー発作は見過ごされやすい．*交通事故の際に記憶がない若年者がいる場合，頭部外傷のみならず，常にJMEを疑わなければいけない*．JMEの発作間欠時脳波は，3.5～6 Hzの左右対称性の棘波・多棘徐波で，通常は前頭中心部優位である（**図1-4**）．光刺激によりしばしば突発活動が誘発される．局所的な異常を伴うこともある．

☑ 治療

レベチラセタムが極めて有効で，ほとんど全ての症例で発作が消失する（Sharpe et al, 2008）．バルプロ酸，ラモトリギン，トピラマートも有効である．生涯にわたる投薬が必要である．

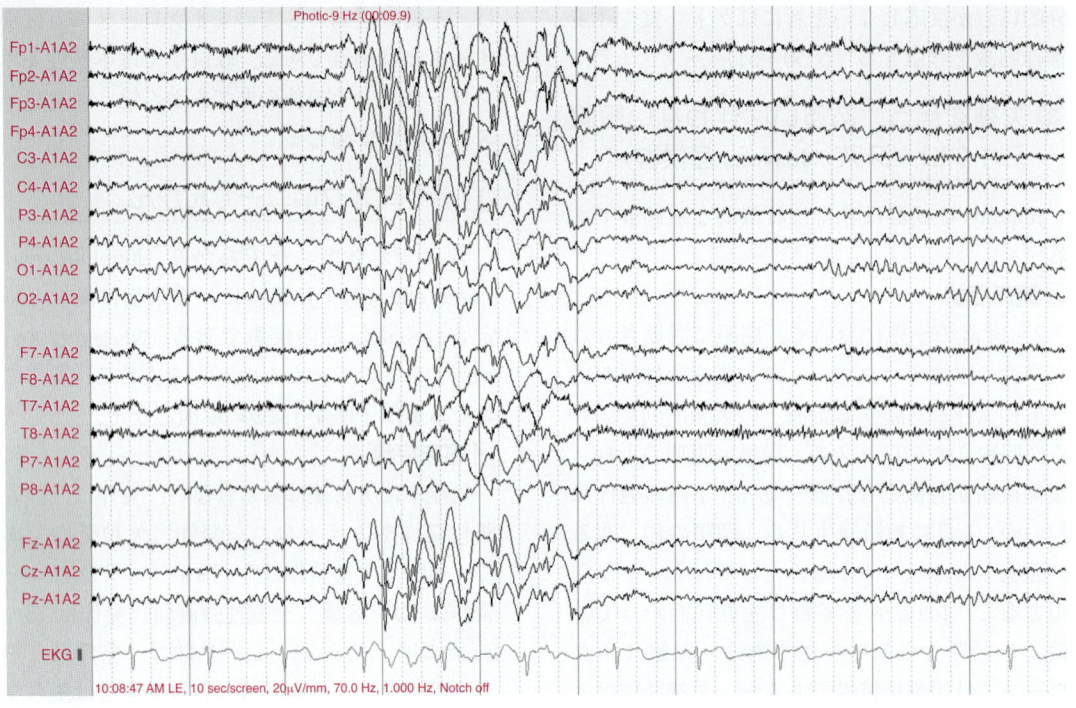

図 1-4 若年ミオクロニーてんかん
光刺激中に全般性の 4.7 Hz 棘徐波複合が 2.5 秒間持続している

❷ 進行性ミオクローヌスてんかん

この用語は，以下の特徴を持つ進行性神経疾患の総称である．(1) ミオクローヌス，(2) 強直間代・強直・ミオクロニー発作，(3) 知的退行，(4) 小脳失調，不随意運動のどちらか，あるいは両方．これらの疾患のうちのいくつかは特定のライソゾーム酵素の欠損に起因するものであり，またいくつかはミトコンドリア疾患である（**Box 1-9**）．

(a) Lafora 病

常染色体劣性遺伝によるまれな疾患である（Jansen & Andermann, 2011）．チロシンキナーゼを阻害するラフォリン（laforin）をコードしている *EPM2A* 遺伝子の変異が 80% の患者で認められる．ラフォリンはグリコーゲン代謝の制御にかかわるとされる．

☑ 臨床症状

発症は 11～18 歳の間で平均は 14 歳である．80% の症例で，強直間代けいれんかミオクロニー発作が初発症状となる．後頭葉発作による幻覚もしばしばみられる．ミオクローヌスは進行性に増悪し，分節性か全身性にみられ，動作時に増悪する．

発症早期から認知障害が始まり，増悪の一途をたどる．失調や痙性，不随意運動は後から出現する．発症から 5～6 年で死亡する．

☑ 診断

発症初期には脳波異常はみられない．後には非特異的な全般性の多棘波が覚醒時に認められる．背景波の形成不良が進んで，てんかん性の突発活動がより持続的にみられるようになる．光過敏による突発波は末期にみられる所見である．確定診断の基本は，既知の 2 つの突然変異の検索である．

Box 1-9　進行性ミオクローヌスてんかん

若年型セロイドリポフスチン症（第 5 章）
グルコシルセラミドリピドーシス（Gaucher 病 3 型）（第 5 章）
Lafora 病
赤色ぼろ線維を伴うミオクローヌスてんかん（第 5 章）
Ramsay-Hunt 症候群（第 10 章）
シアリドーシス（第 5 章）
Unverricht-Lundborg 病

（日本では DRPLA も多い）

☑ 治療

　発作はほとんどの抗けいれん薬に抵抗性である．ゾニサミド，レベチラセタム，ジバルプロエクスナトリウムがミオクロニー発作に最も効果的な薬剤である．ジバルプロエクスナトリウムは，診断がついて，ミトコンドリア疾患が疑われない場合は良い選択肢となる．原疾患に対する治療法はない．

(b) Unverricht-Lundborg 病

　この疾患は臨床的に Lafora 病に似ているが，細胞内封入体（Lafora 小体）はみられない．常染色劣性遺伝である．ほとんどはフィンランドやその他のバルト海沿岸の国々からの報告であるが，分布は世界中に及ぶ．シスタチン B 遺伝子の突然変異がシステインプロテアーゼインヒビターの機能欠損をもたらす（Lehesjoki & Koskiniemi, 2009）．

☑ 臨床症状

　発症は通常 6～15 歳である．主症状は，刺激により誘発されるミオクロニー発作と強直間代けいれんである．進行すると認知機能の低下や協調運動の低下といったその他の神経症状が出現する．

☑ 診断

　脳波は著明な光過敏性を示す．遺伝子診断が可能である．

☑ 治療

　ゾニサミド，レベチラセタム（Crest et al, 2004），ジバルプロエクスナトリウムがミオクロニー発作に最も効果的な薬剤である．ジバルプロエクスナトリウムは，診断がついて，ミトコンドリア疾患が疑われない場合は良い選択肢となる．原疾患に対する治療法はない．

❽ 部分発作

　この項では，複雑部分発作を除いた，局在性の皮質を起源とするいくつかの発作型について論じる．これらの発作は，純粋な運動発作であったり，純粋な感覚発作であったり，より高次の皮質機能に影響を与える発作であったりする．良性小児部分てんかんは，小児の部分けいれんの主要な原因である．中心側頭部に棘波を持つ良性部分てんかんと，良性後頭葉てんかんをよく目にする．様々な良性部分てんかんが同じような年齢で発症し，寛解し，同じような経過をたどり，さらに同じ家族内で発症する．これらの部分てんかんは，共通の遺伝子異常に基づいた異なる臨床表現型なのかもしれない．

　部分発作は基礎疾患に伴って二次的に出現することもある．これらは，焦点性，多焦点性，あるいは全般性であったりする．神経細胞の遊走障害とグリオーマはしばしば難治性部分てんかんとなる（Porter et al, 2003）．臨床的な部分発作，脳波上で原因不明の焦点性の異常を呈する場合，神経学的脱落症状が新規に出現あるいは進行している場合は全て MRI の適応である．

　脳嚢虫症は，メキシコや中米，そして今や米国南西部においても部分発作の重要な原因となっており（Carpio & Hauser, 2002），これに近接する地域でもよく目にするようになった．加熱が不十分な豚肉に含まれる有鉤条虫の，被嚢した幼虫が感染を引き起こす．

　皮質起源の発作は，全て全般性強直間代発作を来しうる（二次性全般化）．放電が局所的な範囲で 2～3 秒とどまれば，患者は意識を失う前に部分けいれんや前兆を体験する．しばしば二次性全般化は非常に急速に起こるため，初めから強直間代けいれんとなる．こうした場合，発作の起始部が脳波にて同定されることもある．単純部分発作の場合，脳波所見は正常であることがよくあるため，鑑別から除外してはいけない．

❶ 後天性てんかん性失語

　脳波上のてんかん性活動に関連した小児の後天性失語は Landau-Kleffner 症候群である．この疾患は聴覚障害の様相を呈するようにみえる．原因は，ときに側頭葉の腫瘍によることがあるのを除いては，不明である．

☑ 臨床症状

　発症年齢は 2～11 歳までで，3/4 が 3～10 歳の間で発症する．初発症状は，失語かてんかん発作である．言語性聴覚失認が失語の最初の特徴である．会話の理解が難しく，発語が減少する．「難聴」あるいは「自閉症」が疑われる状態になる．全身性強直間代発作，部分発作，ミオ

クロニー発作を含むいくつかの型のてんかん発作を生じる（Camfield & Camfield, 2002）．非定型欠神発作はときに初発症状となり，徐波睡眠時の持続性棘徐波を伴うことがある．

おそらく失語が原因で，半数の患者に多動と性格変化が現れる．他に神経学的所見に異常はみられない．言語は7歳以前に発症した場合は回復しやすい．てんかん発作はおおむね10歳までに，遅くとも15歳までに消失する．

☑ 診断

後天性てんかん性失語は，その名が示すように，自閉症や難聴とは異なっている．なぜなら，診断には，発症前までの言語や認知の発達が正常で，聴力に問題がないことが必要だからである．脳波では，側頭葉や頭頂葉優位に多焦点性の棘波を認める．88％の症例で両側性である．ジアゼパムの経静脈投与により脳波所見が正常化し，一過性に発語が改善するかもしれないが，てんかん性の活動によって失語が生じているわけではない．どちらも脳そのものの障害を反映している．わずかではあるが側頭葉腫瘍の可能性があるため，全例で頭部MRI検査が必要である．

☑ 治療

通常使われる抗けいれん薬により，てんかん発作はほぼコントロールできるが，発語は改善されない．副腎皮質ステロイド療法は，特に初期に投与を行った場合，脳波所見が正常化し，失語とてんかん発作について長期的な緩解をもたらす．5歳女児においてレベチラセタムの単剤投与（60 mg/kg/日）により，言語面での改善とてんかん発作のコントロールを認めた（Kossoff et al, 2003）．免疫グロブリン2 mg/kgの2日間連続投与も効果的である（原著の用量2 mg/kgでは少なすぎる．Epilepsia 50 (Suppl. 7): 55-58；2009では400 mg/kg/日を5日間としている）．

❷ 後天性てんかん性弁蓋部症候群

おそらく，この疾患と，発語失行を伴う常染色体優性ローランドてんかんは同一の疾患と思われる．後天性てんかん性失語とは別の疾患と思われるが，同一の病態に基づいた1つのスペクトラムに属すると考えられる．

☑ 臨床症状

発症は10歳前である．夜間に，顔面や口に起きる，短いが二次性全般化しうる発作を生じる．発音障害，複雑な顔面の動作（ろうそくを吹き消すような）の障害，失語，流涎がてんかん発作の発症とともに出現してくる．認知機能の障害も伴う．表現促進を伴う常染色体優性遺伝形式をとる．

☑ 診断

脳波にて中心側頭部の突発波か，徐波睡眠時の脳波上重積状態が所見である．

☑ 治療

構音障害は抗けいれん薬に反応しない．

❸ 常染色体優性夜間前頭葉てんかん

就寝中の異常行動や運動症状がこのてんかん症候群の特徴であり，よく睡眠障害や精神疾患と誤診される．いくつかの異なる遺伝子座が複数の家族から同定されている（CHRNA2, CHRNB2, CHRNA4, KCNT1などの責任遺伝子が同定されている）．

☑ 臨床症状

小児期に発症し通常成人後も続く．発作はnon-REM睡眠期に生じ，短時間の過動や強直を伴う突然の覚醒が特徴的な症状である．しばしば意識は保たれており，震えるような，あるいはヒリヒリするような胃や胸の感覚，その他の感覚的・心理的な前兆を訴える．

持続時間が1分以内の発作が一晩の中で群発する．ビデオ脳波では，前頭葉を起始とする部分発作が記録される．あえぐような，あるいはうなるような発声によってよく目を覚ます．その他の前兆としては，感覚的，心理的な事象（恐怖や不安），震えや呼吸困難などである．そして，打ちつけるような強直性の動きに，間代が重畳したものが引き続いて起こる．発作時には開眼しており，起こっている発作についての認識がある．患者の多くは座ってベッドをつかもうとする．

☑ 診断

家族歴が重要であるが，家族は多くの場合，自身の発作がてんかんの症状であることに気づいていないこともあり，自分の奇妙な経験を人に知られたくないことがある．発作間欠期の脳

波所見に通常異常はみられず，発作を捉えるにはビデオ脳波が必要である．発作時には，急速に全般化する突発活動が広範に分布する所見が認められる．動作によるアーチファクトにより最初の発作時の異常はみえにくくなってしまう．覚醒時の発作でてんかんの家族歴がない小児の場合は，補足運動感覚野発作（p.26）の可能性がある．

☑ 治療

エトスクシミドを除く全ての抗けいれん薬が有効な可能性がある．通常，多くの患者において単剤の使用では部分的なコントロールしか得られず，多彩な組合せが試みられる．筆者は，オキシカルバゼピンとジバルプロエクスナトリウムの組合せを使用し，けいれんがコントロールされた症例を多く経験した．

❹ 後頭葉に突発波を持つ小児てんかん

遺伝性後頭葉てんかんは，遺伝的な異常の相違から2つに分けられる．

(a) 良性小児後頭葉てんかん

遺伝形式は常染色体優性遺伝である．ローランドてんかんの亜系であるかもしれない．両者はいずれも片頭痛と関連性がある．

☑ 臨床症状

発症は4～8歳の間である．1/3の患者にてんかんの家族歴がある．多くはローランドてんかんである．発作の初発症状は，(1) 幻視，通常は閃光か輝点，(2) 盲，半盲，完全な黒内障，(3) 小視症，大視症，変視症といった視覚的な錯覚，(4) ときに12時間にも及ぶ意識消失，である．同時に2つ以上の発作症状を呈することもある．半側性の間代発作，複雑部分発作，二次性全般化強直間代発作が，視覚的な前兆に続いて起こる．その後，片頭痛様の頭痛や悪心を来すことがある．発作は入眠時にも覚醒時にも生じるが，最も多いのは，覚醒から睡眠に移行する際である．光刺激やテレビゲームが発作の誘因となる．

☑ 診断

神経学的所見や頭部CT・MRIは正常である．発作間欠期の脳波は，片側あるいは両側に独立した，後頭部の1.5～2.5 Hzの高振幅な棘徐波複合である．開眼により突発活動は増強し，軽睡眠により抑制される．欠神てんかんの患者の一部で同様の発作間欠期のパターンを呈するため，異なる良性の遺伝性てんかんに共通する遺伝的な障害が示唆される．発作時には，頻回な棘波の発射が一側，あるいは両側の後頭葉にみられる．

発作性嘔吐を伴うてんかん（Panayiotopoulos, 1999）は良性後頭葉てんかんの一型である．睡眠中に起こる嘔吐や眼球偏位，発語障害，片側性けいれんが特徴である．

☑ 治療

標準的な抗けいれん薬によって通常，発作は完全にコントロールされる．典型的な発作は12歳を過ぎてみられることはない．しかし，後頭部に突発波を持つ全ての小児のてんかんが良性というわけではない．遷延する，あるいはコントロールに難渋する発作は器質的な異常の可能性を念頭に，頭部MRI検査を要する．

(b) Panayiotopoulos 症候群

☑ 臨床症状

発症は3～6歳の間であるが，分布は1～14歳に及ぶ．発作は通常睡眠中に起こり，自律神経症状や行動異常が前面に出る．嘔吐や顔面蒼白，発汗，易刺激性，眼球偏位である．発作は1/3の児で数時間にわたり遷延する．発作の頻度は低く，最終的な予後は良好であり，1～2年のうちに緩解する．1/3の児において，発作は生涯，たった1度だけである．

☑ 診断

発作間欠期の脳波は，頭の後ろ1/4に出現する2～3 Hzの高振幅な鋭徐波複合である．多くの症例で中心側頭部や前頭部に棘波を持つ．発作時の所見は，後頭部の徐波である．

特発性光過敏性後頭葉てんかんは，5～17歳で発症する．テレビやテレビゲームにより発作が誘発される．発作は，視野の隅に，色彩に富んだ動く点が出現し始まる．発作が進むと，頭部や眼球の向反偏位が，霧視，悪心，嘔吐，頭部や眼窩の鋭い痛みとともに進行し無反応となる．認知機能や神経学的所見，頭部画像は正常である．発作間欠時脳波は，左右同期性の，あるいは非同期性の両側後頭部の棘波，棘徐波複

合である．間欠的光刺激により後頭部の光突波反応が引き起こされ，全般性の突発活動となることがある．発作時の所見は，後頭部の，一側から対側へと移動するてんかん性突発波である．このてんかんは特発性全般性光過敏性てんかんとは区別する必要がある．

☑ 治療
標準的な抗けいれん薬で発作はコントロールされる．

⑤ 中心側頭部に棘波を持つ良性小児てんかん（BECTS）

中心側頭部に棘波を持つ良性小児てんかん（benign childhood epilepsy with centrotemporal spikes：BECTS）は良性ローランドてんかんともいう．遺伝的には常染色体優性である．患者に近い親族の40％は熱性けいれんやてんかんを持つ．

☑ 臨床症状
発症は3〜13歳の間であり，7〜8歳がピークである．13〜15歳までに通常，発作は自然に消失する．しかし必ずしも良性ではない．実際，多剤を併用しても部分的にしか発作をコントロールできない場合もある．発作頻度や治療への反応性は，家族が寝静まっている時に軽い発作が起きる程度であれば"不完全な観察"によって不正確なものとなる．70％の患者は，睡眠時のみ発作を認め，15％が覚醒時のみ，15％が両方で発作を認める．

典型的な発作で患者は目を覚ます．片側の口に異常感覚が起こり，続いて同側の顔面や口，咽頭がひきつることにより，言葉を発することができなくなり（優位半球側の場合），あるいは構音ができなくなり（非優位半球であった場合），流涎を来す．意識はたいてい保たれている．発作は1〜2分間続く．日中に起こる発作は全般化しないが，夜間に5歳以下の子どもに起こる発作は，しばしば上肢に波及して全般化する．一部のBECTSにおいては認知や行動に問題を生じ，とりわけ集中力の維持や読み書きに支障を来す．

☑ 診断
夜間の全身性強直間代けいれんを初めて起こした子どもを診る場合，両親に，口がひきつっていなかったかどうかを尋ねるとよい．もし確信のある答えが返ってくるのであれば，おそらくその児の疾患はBECTSである．こちらから尋ねるまで両親はこのことを言わないことが多い．

神経学的検査や頭部画像所見に異常はみられない．発作間欠期脳波は，片側あるいは両側の中心部，中心側頭部の棘波を呈する．発作波は典型的には振幅が高く，眠気や入眠により賦活化される．突発波の出現頻度と臨床経過の間に相関はみられない．典型的な発作と脳波異常がある場合，とりわけ家族歴がある場合，頭部画像所見は必要ない．非典型的な発作やコントロールに難渋する場合は，低悪性度グリオーマを除外するため，頭部MRI検査が必要である．

☑ 治療
ほとんどの抗けいれん薬が有効である．筆者はレベチラセタムかオキシカルバゼピンを処方している．たいていの場合，治療の有無にかかわらず最終的に発作は消失する．しかし筆者は，多くがそこまで良性ではないという印象を持っており，なかには成人期まで続くこともある．

⑥ 徐波睡眠時のてんかん放電重積状態（ESES）

徐波睡眠時のてんかん放電重積状態（electrical status epilepticus during slow wave sleep：ESES）では，睡眠が脳波上の発作性活動を誘発する．発作波は睡眠中，持続的なこともあれば，そうでないこともある．通常活動は両側性であるが，ときに，純粋な片側性である場合があり，また，どちらか一方が優位な場合もある．

☑ 臨床症状
発症は3〜14歳の間である．覚醒時での発作は非定型欠神発作やミオクロニー発作，動作が停止する発作である．脳波上の突発活動が睡眠中に限られる場合は，臨床症状はみられない．こうしたケースでは診断が何か月あるいは何年もつけられないことがしばしばある．神経心理学的な能力低下や，行動障害はよくみられる．多動や学習障害，ときに精神的退行はESESが解消した後も遷延することがある．

☑ **診断**

　脳波上，最も典型的な突発活動は，1.5〜3.5 Hzの棘徐波複合であり，多棘波や多棘徐波となることもある．

☑ **治療**

　通常の抗けいれん薬が奏効することはまれである．高用量のステロイド，ACTH，高用量のベンゾジアゼピン，レベチラセタム，免疫グロブリンにおいては，いずれもある程度有効とする報告がある．

⑦ Epilepsia partialis continua

　部分運動発作で自然には頓挫しないものをこうよんでいる．重篤な症状であり，通常は脳における基礎疾患を示唆する．原因となりうるのは，梗塞や出血，腫瘍，高血糖，Rasmussen症候群，炎症である．頓挫のために，抗けいれん薬の経静脈投与を含むあらゆる努力が必要である（p.49）．治療への反応性や結果は，原因となる基礎疾患による．

⑧ Rasmussen症候群

　いまだに未解明な点が多い疾患である．もともとは部分的なウイルス性脳症として記載されたが，感染が原因とする説はいまだに確立されていない．

☑ **臨床症状**

　部分的なけいれんが，しばしば一側の顔面や手に始まり，そこから拡がってゆく．体幹の筋が侵されることはまれである．発作の頻度と程度は発症当初にはばらつきがあるが，次第に，睡眠時には決まって，しかもより長く続くようになる．発症から4か月が経過すると，全例に治療抵抗性の運動発作が認められる（Granata et al, 2003b）．発作は治療に反応せず，一側の上下肢，続いて対側の上下肢を侵す．進行性の半身麻痺は，発作が消失してからも残存する．

☑ **診断**

　発症当初はMRI，脳波とも，異常はない．やがて持続性の棘波が皮質の1か所に認められ，その周辺に波及し，対側にも対称性に波及してゆく．二次性全般化もみられる．経時的なMRI検査では，半球性の急速な萎縮の進行と，同側の脳室拡大を認める．PETでは，棘波が局所に留まっている時期からすでに患側半球の著しい代謝の低下を認める．髄液検査は正常で，ときに数個の単球を認めることもある．

☑ **治療**

　治療は非常に難渋する．発作や進行性の半身性麻痺は標準的な抗けいれん薬治療には反応しない．免疫抑制療法を勧める報告（Granata et al, 2003a）がみられる一方，抗ウイルス療法を勧める報告もみられる．これらの内科的治療が有効であることはまれで，早期の半球離断術が有効な選択肢となる（Kossoff et al, 2003b）．

⑨ 読書てんかん

　若年ミオクロニーてんかんと読書てんかんは同一疾患の亜系であると考えられていた．読書てんかんの多くの症例が，起床後すぐに四肢のミオクローヌスを起こすからである．しかし，最近の研究から，読書てんかんは左側頭葉を起源とする特発性てんかんであるとされる（Archer et al, 2003）．

☑ **臨床症状**

　発症年齢は通常は10代である．口唇・顔面や，顎のミオクローヌスが読書中に生じる．発作が起きるまでの時間はまちまちである．最初の発作は顎に生じ，よくロッキングやクリッキングと表現される．その他の初発症状は，口唇の震え，咽頭の震え，しゃべりづらさである．四肢のミオクローヌスが続き，読書を継続した場合，全般性の強直間代発作となることもある．全般性強直間代発作が読書以外の時に起こることもある．

☑ **診断**

　読書中や，その他，高いレベルの認知機能を必要とする状況でのミオクロニー発作が診断に不可欠である．発作間欠期脳波は全般性の放電，あるいは，読書によって誘発される顎の攣縮と同期した短い棘徐波複合である．

☑ **治療**

　患者のなかには，抗けいれん薬の服用を行わず，読書を，最初のサインである口唇・顔面や顎のけいれんが出現した時点で中止する者もいる．これは実際的なやり方ではないし，教育の

妨げにもなる．レベチラセタムやラモトリギンが良い選択肢である．

⑩ 側頭葉てんかん

小児における側頭葉てんかんには一次性と二次性があるとされる．遺伝性の一次性側頭葉てんかんは，常染色体優性の形式をとる．二次性の側頭葉てんかんの30％は，先行する既往やエピソードを持ち，40％はMRIにて器質的な異常が存在する．

☑ 臨床症状

一次性側頭葉てんかんの発作は，思春期もしくはそれ以降に生じる．発作は単純性の精神的な症状（既知感覚や認知の障害，錯覚，幻覚）あるいは自律神経症状（悪心，頻脈，発汗）である．二次性に全般化することは珍しい．二次性側頭葉てんかんは，10歳までにしばしば急性疾患の罹患中に発症する．発作型は通常，複雑部分発作であり，二次性全般化をより来しやすい．

☑ 診断

一次性の場合は，1回の脳波検査では異常はみつけにくい．発作間欠期の脳波で側頭葉に突発波をみる頻度は少なく，診断には，長時間のビデオ脳波を必要とする．二次性においては，発作間欠期の脳波で局所的な突発波を認める頻度は78％であるが，記録するには数回，あるいは長時間にわたる記録が必要である．

☑ 治療

どちらのタイプもオキシカルバゼピン，レベチラセタム，ラモトリギン，あるいはトピラマートの単剤投与で通常はコントロール可能である．フェニトインやカルバマゼピン，バルプロ酸も同様に有効である．筆者は，安全性，耐用性，副作用の可能性，費用を考慮して決定する．

⑨ 全般発作

全般性の強直間代けいれんは，小児期に最もよくみられる発作型である．発作は劇的で周囲に恐怖を抱かせ，例外なく医療機関の受診につながる．けいれんが長引いたり，または意識が

> **Box 1-10** 2歳以降の初発時無熱性強直間代けいれんで考慮すべき鑑別疾患
>
> 急性脳症または脳炎（第2章）
> まれな原因不明のけいれん
> 二次性全般化の原因となる部分発作
> 一次性全般性てんかん
> 中枢神経の進行性疾患（第5章）

回復せずにけいれんが反復する場合，けいれん重積状態とよばれる．全般性強直間代けいれんを起こす児は，幼児期に熱性けいれんの既往があることが多い．明らかな常染色体優性遺伝を示す症例もある．**Box 1-10**は強直間代発作を起こした小児の鑑別疾患である．

☑ 臨床症状

新生児期以降いつでも発症しうるが，欠神を伴わない全般てんかんは10代で発症することが多い．欠神発作を伴うてんかんになると，好発期は10歳以下である．

発作でまず特徴的なのは，突然の意識消失である．児は床に転倒し，身体は硬直し（強直期），続いて四肢の反復するけいれんが起こる（間代期）．この動きは最初，素早く律動的であるが，発作が終息するにつれ，ゆっくり不規則になっていく．眼球は眼窩の中で後ろに回ってしまう．呼吸は深く速く，流涎し，口唇から泡を吹く．尿または便失禁がみられることもある．発作に引き続いて発作後睡眠が起こり，目覚めるのは難しい．最終的に児は正常の状態に戻ったようにみえるが，筋肉痛と発作時に噛んでしまった舌の痛みが残る．

☑ 診断

初回の全般強直間代けいれんは，検査による評価が必要である．評価は患者によって変わってくる．重要なのは神経学的所見，家族歴，誘発因子である．もし目撃者が発作は部分的に始まったと言った場合や，本人が発作の前兆を覚えている場合は，部分発作の二次性全般化が考えられる．

発作の間，脳波は強直期に全般化した反復性の棘波を示し，間代期に周期的な棘波群発を示す．間代期にはたいてい体動によるアーチファクトが混入する．発作が終わると，背景は徐波となり，減高する．

発作間欠期には，短い全般性棘波や，多形性の棘徐波がみられる．てんかん性発射の頻度はうとうとした状態や浅い眠りで増加することが多い．局所的な発射は部分発作の二次性全般化を示唆する．

髄液は一次性の短い強直間代けいれん後では正常である．しかし，遷延または反復した発作の後では白血球増多が起こり，多核球優位に80/mm^{3}まで上昇することもある．蛋白も軽度に上昇するが，糖濃度は正常である．

☑ 治療

一度発作を起こしても，他に合併症がない児には抗けいれん薬の予防投与はしない．1年以内に次の発作を起こす確率は50％以下である．発作を反復し，治療を必要とする児には抗けいれん薬が有効である．

❶ 覚醒時に全般強直間代発作を起こすてんかん

覚醒時（睡眠から目覚めて2時間以内，という意味を含む）に全般強直間代けいれんを起こすてんかんは，若年ミオクロニーてんかんとは異なる家族性の症候群である．発症は10代で，発作の90％は覚醒時に起こり，時間帯は関係しない．夕方にリラックスしている時にも起こる．欠神やミオクロニー発作も起こりうる．遺伝形式は不明である．

☑ 臨床症状

発症は10代で，90％の発作は時間帯に関係なく覚醒時（睡眠から目覚めて2時間以内，という意味を含む）に起こる．夕方にリラックスしている時にも起こる．欠神やミオクロニー発作も起こりうる．

☑ 診断

脳波は特発性全般性てんかんのパターンを示す．

☑ 治療

治療は若年ミオクロニーてんかんと同様で，レベチラセタム，バルプロ酸，ラモトリギン，トピラマートである（Wheless & Kim, 2002）．

❷ 偽発作

心因性が多い．偽発作は，もともとてんかん発作を持つ児や，てんかんを知識として知っている児が心因性の症状として起こすことがよくある．ストレスコーピングが未熟な児童，青年が，適応できない環境から自己を防衛するため，無意識的に発作症状で訴えているのである．"治療抵抗性"のてんかんでは，偽発作の可能性を検討することが大切である．

偽発作は小児期より思春期によくみられ，女性に多い（男女比1：3）．10代の若者に共通のストレス因子（学業，スポーツ，人間関係，同級生からのプレッシャー等）がきっかけとなって心因性症状が発症することが，性的虐待（これも残念ながらよく起こることだが）に比べてより多くなっている．偽発作がある児は，真の発作を合併していることも多い．真の発作がコントロール良好となり始めた一方で，患児が迫りくるストレスに圧倒され，適切なストレス対応機能がない場合，偽発作が始まることはよくある．

☑ 臨床症状

偽発作はてんかんと誤診されていることが多い．"難治性てんかん"と診断された成人患者の30〜40％は，入院後の脳波モニタリングで偽発作と判明する．偽発作と真の発作の両方がある患者もいる．以下の特徴があれば偽発作の疑いがある．

1. 先行する神経学的な損傷がないのに，"重症の"発作を突然，連日，何回も繰り返す．
2. のたうち回ったり，がくがくさせたり，非対称的な動きが特徴的．首を左右に振ったり，非対称的に手足を上げ下げしたり，骨盤を押しつけたり，等も含まれる．
3. 非典型的で，バラエティに富む，複数の形の発作．
4. どちらかと言えば，感情的な出来事などで誘発される．
5. 無反応な状態の間，示唆によって発作が出現したり終わったりする．発作で怪我をしたり，失禁したりすることがない．しかし，怪我や失禁がみられる偽発作もある．
6. てんかん発作では舌や頬の側面を噛む．偽発作では舌先を噛む．
7. てんかん発作では発作後に呼吸が努力性で，緩徐になる．典型的な偽発作では発作後に多呼吸になる．

☑ 診断

偽発作の多くは観察だけで診断可能である．家族からの詳しい説明や，発作時を記録した動画でも十分である．疑いが残る場合は，ビデオ脳波モニタリングが最良の診断法である．

☑ 治療

偽発作を起こす児のストレスを取り扱うため，筆者らは心理カウンセラーの力を借りることが多い．さらに，不安や抑うつ症状のある児にはSSRI（シタロプラム10〜20 mg/日，エスシタロプラム5〜10 mg/日，セルトラリン50〜100 mg/日）も有用である．

③ テレビゲーム誘発発作

テレビゲーム中に発作を起こす小児は，光過敏性けいれんがあり，脳波は間欠的な光刺激によって異常を呈する．2/3は全般性てんかん（全般性強直間代けいれん，欠神発作，若年ミオクロニーてんかん）を有しており，残り1/3は部分てんかん，主に良性後頭葉てんかんを有する．

E 発作の治療

1 抗けいれん薬療法

抗けいれん薬療法の目的は，発作が消失しない場合でも，発作間欠期の患児の機能・脳機能を最大限のレベルに保つことである．言い換えれば，発作のコントロールと薬の副作用とのバランスをとりながら，最大限の正常機能を保つことである（Hirtz et al, 2003）．

① 治療開始の適応

症候性てんかんなど，神経学的異常のある児では，再発の可能性が高いため，通常初回発作の後に治療を開始する．神経学的異常のない児では，初回の全般性強直間代けいれんの後，2回目の発作を起こす確率は半分以下である．車やバイクを運転しない小児では，治療開始を遅らせても問題はない．若年ミオクロニーてんかんと欠神てんかんについては治療を開始したほうがよい．再発の危険性があるだけでなく，未治療の欠神発作は学業不振と外傷の危険性が高いからである．

② 治療のやめ時

急性脳障害（例：低酸素性脳症，頭部外傷，脳炎）で発作を起こしている間は抗けいれん薬療法が必要であるが，急性脳障害から回復し，発作が消失し，重篤な後遺症がなければ治療も中止してよい．

小児てんかん患者の蓄積されてきたデータからは，発作が2年間完全に抑制されていれば，治療を終了しても大丈夫だということがわかっている．しかし，データというのはどの患者にも当てはまるものではない．てんかん以外は健康な児で，初回発作の後に抗けいれん薬を開始され，2年間けいれんが全くないという症例では，そもそも最初から治療の必要はなかった，と考えられるのである．治療をやめる判断というのは，治療を開始する判断と同様に，個々の児と，てんかんの原因に合わせた個別なアプローチが必要である．神経学的に異常がある児（症候性てんかん），成人まで持ち越すことが知られているてんかん症候群の児は再発しやすい．一方，小児期の良性てんかんなら，1〜2回の発作の後でも，再発の確率は低い．再発する症例の3/4は，薬の減量中または2年以内に発作を起こす．世間で信じられているのに反して，薬物療法がもともと必要ない小児では，急に薬を減量しても発作の再発は起こらない．例外はベンゾジアゼピン大量療法を行っている場合である．しかしながら，親たちも抗けいれん薬を急に減らしてはいけない，急いで減らすと主張するのが馬鹿げている，と思っている．発作も神経学的異常もなく，てんかんが一生続く根拠がない児については，運転免許取得の1年前から抗けいれん薬治療中止を試みるのが良い（日本てんかん学会による「てんかんと運転に関する提言」最終版2012年9月27日によれば，「抗てんかん薬の減量中ならびに減量中止後6か月間は運転せずに経過観察をする」とある）．

③ 治療の原則

抗けいれん薬は単剤で開始する．てんかん患児のほとんどが，発作型に適した薬物を用いて単剤で発作を抑制することができる．発作がコントロールできない患児であっても，薬の種類

表 1-2　小児における抗けいれん薬

薬　剤	初期量	維持量	血中濃度（μg/mL）	半減期（時間）
カルバマゼピン	10 mg/kg/日	20〜30 mg/kg/日	4〜12	14〜27
クロナゼパム	0.02 mg/日	0.5〜1 mg/日	＊	20〜40
エトスクシミド	10 mg/kg/日	15〜40 mg/kg/日	50〜100	0〜40
フェルバメート＊＊＊	15 mg/kg/日	15〜45 mg/kg/日	40〜80	20〜23
ラモトリギン（バルプロ酸非併用）	0.5 mg/kg/日	5〜10 mg/kg/日	2〜20	25（単剤）
レベチラセタム	30 mg/kg/日	60 mg/kg/日	15〜40	5
オキシカルバゼピン＊＊＊	10 mg/kg/日	20〜40 mg/kg/日	10〜40	9
フェノバルビタール	3〜5 mg/kg/日	5〜10 mg/kg/日	15〜40	35〜73
フェニトイン	5〜10 mg/kg/日	5〜10 mg/kg/日	10〜25	24
プリミドン	5 mg/日	10〜25 mg/日	8〜12	8〜22
トピラマート	1〜3 mg/kg/日	5〜9 mg/kg/日	＊＊	18〜30
バルプロ酸	20 mg/kg/日	30〜60 mg/kg/日	50〜100	6〜15
ビガバトリン＊＊＊	40〜60 mg/kg/日	60〜80 mg/kg/日	＊＊	数日
ゾニサミド	1.5 mg/kg/日	6 mg/kg/日	＊＊	24

＊臨床上有用ではない．＊＊確立されたデータがない．多剤併用では薬物相互作用がある．＊＊＊日本未承認
※訳者補足：初期量，維持量ともに日本での常識よりかなり高用量となっている．日本国内での治療にあたっては注意されたい．

は少ないに越したことはない．多剤併用には以下の弊害がある．(1) 薬剤間で蛋白結合部位が競合する，(2) ある薬剤が，別の薬剤の代謝される速さや代謝経路を促進することがある，(3) 薬剤の毒性が蓄積する，(4) 服薬コンプライアンスが低下する，である．

2剤目の抗けいれん薬を追加する際は，1剤ずつ加えるのが原則である．一度に複数の変更があると，どの薬がコントロールを良くしたのか，または副作用を起こしたのか，決定するのが困難になる．

内服が1日2回以下ですむ薬を選び，家族には1週間分の薬を管理できるピルケースを購入してもらう．今痛みがあるわけでもなく，本人は起こったことすら覚えてもいない発作を予防するために，薬を欠かさず飲み続けるのは非常に困難である．飲み忘れがないかと尋ねたら，一度もないと答えるだろう．忘れてしまったことを思い出すのは不可能なのだから．

(a) 血中濃度

血中濃度測定技術の発展は，てんかん治療にとって大きな前進であった．しかし，血中濃度の基準値はあくまで目安にすぎない．基準値をはるかに下回る血中濃度で発作がコントロールされる児もいれば，明らかに中毒域に達しているのに状態が全く変わらない児もいる．筆者は血中濃度より，患児の反応を参考にしている．患児たちにとって幸いなことに，新規抗けいれん薬（例：ラモトリギン，レベチラセタム）は血中濃度を測る必要がないが，血中濃度が有用な場合もある．

血中の薬物には蛋白結合型と遊離型があり，有効性や副作用については遊離型が関係するが，薬物血中濃度の測定には慣習的に両方の総和を測定している．結合型に対する遊離型の割合は比較的一定だが，薬の中には他剤と比べて蛋白結合率が高く，他剤と併用すると競合するものもある．競合に負けたほうの薬では遊離型が増え，トータルの血中濃度が"治療域"であっても，毒性を持つ．

ほとんどの抗けいれん薬は一次関数的に，内服量に比例して血中濃度が上がる．例外の主たるものはフェニトインで，異化に関与する酵素システムが飽和すると，一次反応から零次反応（反応成分の濃度に関係なく進行する反応）にシフトする．そうなると，わずかな増量が血中濃度の急激な上昇を引き起こすことがある．

表 1-2 に示す半減期は定常状態のものであ

る．新しい薬を開始する時，半減期は長くなることが多い．血中濃度が定常状態になるまで，通常は半減期の5倍の時間がかかる．同様に，薬を中止して体内から消えるまでに半減期の5倍の時間が必要である．半減期の長さは個人によって差があり，また他の抗けいれん薬，抗生剤，解熱剤との併用の影響を受けて長くなったり短くなったりする．てんかんの児が発熱時に，薬の副作用が出たり，発作が増えたりするのはこういった理由からである．

ある種の抗けいれん薬が生成する活性代謝物には，抗けいれん作用や毒性がある．フェノバルビタールがプリミドンから代謝されるのは例外だが，これらの代謝産物は通常測定されていない．親結合物の血中濃度が低い時，活性代謝物は発作コントロールを良好にすることもあるし，毒性を持つ場合もある．

(b) 副作用について

抗けいれん薬の中には，消化管の粘膜を刺激して悪心・嘔吐を引き起こすものがある．その場合は粘膜保護剤を併用しながら，用量を減じて回数を増やし，食後の内服に変更すると症状が軽減する．

中毒性の副作用は用量依存性である．どの抗けいれん薬も，血中濃度が上がりすぎれば鎮静作用を持つ．患児や家族しか気づかない程度の認知・行動の異常は，血中濃度が低くても起こりうる．血中濃度が治療域の範囲内だからといって，副作用のチェックを怠ってはならない．内服量が増えると，注意の持続範囲，記憶，人間関係が損なわれることがある．特にバルビツレート系で多いが，他のどの薬でも起こりうる．

特異体質反応は用量依存性ではない．薬への過敏反応（通常，発疹，発熱，リンパ節炎として現れる）または代謝産物の毒性の結果として起こる．特異体質反応は必ずしも前もって予測できず，患児の観察に重きを置くことが重要である．添付文書には記載があり，訴訟のおそれもあるが，健康な小児の血算と肝機能をルーチンで検査するのは費用もかかり，役にも立たない．臨床症状が出た時に検査することが望ましい．

❹ 抗けいれん薬の選択

ジェネリック薬の使用は保険診療をするうえで避けられない．抗けいれん薬のジェネリックは複数の製薬会社が手掛けているが，困ったことに生体内での活性や半減期が製品によってかなり異なっており，予測される血中濃度を維持していくのを困難にしている．部分的にコントロールされている児で発作頻度が増えた場合，投与量を増量する．副作用を認めた場合は投与量を10％減量する．先発医薬品とジェネリック薬を変更する時に，血中濃度の10％の増減は看過すべきことではない．このような変更により，けいれんのコントロールが不良になったり，副作用が出現したりするのである．

発作コントロール良好だった患児が急に発作を起こす主な原因は，怠薬だけではない．先発医薬品からジェネリック薬への変更や，あるジェネリックから別のジェネリックへの変更の場合も考えられる．*患者は，自分の薬がジェネリック薬に変更になる場合はすぐに知らせてもらうように頼んでおくべきである．*

多くの場合，抗けいれん薬の選択は，神経科医が使い慣れていること，患者の健康状態や他の内服薬との兼ね合い，患児の年齢を考慮した剤形，薬の抗けいれん作用機序など，複数の要因に基づいて行われる．レベチラセタム，ラモトリギン，トピラマート，バルプロ酸，ゾニサミド，ルフィナミド，フェルバメートはスペクトラムが広く，様々なタイプの発作に有効である．以下の記述は，筆者の個人的な経験と症例報告に基づいている．小児の治験が行われた場合，FDAから特許延長が許可されるという制度のおかげで，抗けいれん薬の小児使用に関する知見は飛躍的に増大した．

(a) カルバマゼピン

【商品名】テグレトール®，カルバマゼピン「アメル」®，レキシン®

筆者の臨床経験から言えば，カルバマゼピンは完全にオキシカルバゼピン（日本では未発売）にとって代わられた．その理由は，副作用が少ないことと，忍容性である．

【適応】部分発作，一次性もしくは二次性全般

化強直間代発作が適応である．欠神発作，ミオクロニー発作はカルバマゼピンで発作が増えるので，禁忌である．

【使用法】約85%は蛋白と結合する．カルバマゼピンは自身の代謝経路を誘導する．中毒を防ぐために，初期投与量は維持量の25%とする．通常，維持量は15〜20 mg/kg/日（日本では 5〜8 mg/kg/日が普通），血中濃度は4〜12 μg/mLを目標とする．しかしながら，幼児では30 mg/kg/日必要なことも多い．定常状態での半減期は5〜27時間で，通常1日3回内服しなくてはならない．1日2回内服の徐放剤も2種が入手可能である．シメチジン，エリスロマイシン，フルオキセチン，プロポキシフェンの併用ならびにグレープフルーツジュースの飲用などは，カルバマゼピン代謝を妨げ，中毒を引き起こす．

【副作用】末梢血の白血球減少が起こりうるが，薬物療法を中止する根拠となる程度（ANC<1,000）まで下がることはまれである．定期外来のたびにルーチンで採血し，白血球数を確認するのは費用対効果の面で問題があり，生命をおびやかすような事態を予測するのにも役立たない．発熱疾患で受診した際に白血球数を調べるのが，最も情報が得られる方法であろう．

血中濃度が治療域の範囲であっても，認知機能の障害が起こりうる．中毒域になると鎮静，失調，眼振が起こってくる．

(b) クロバザム

【商品名】マイスタン®

【適応】Lennox-Gasteau症候群スペクトラムの発作で，定型欠神発作以外の全ての発作型．

【使用法】30 kg以下の患児には，初期投与量として5 mgから開始し，1日2回内服で20 mgまで1日ごとに増量する（訳者らは初期投与量として0.05 mg/kg/日から開始し，1日2回内服で0.3 mg/kg/日まで1週ごとに増量する）．30 kg以上の患児には10 mgから開始し，40 mgまで増量する（訳者らは5 mgから開始し，15 mgまで増量する）．

【副作用】鎮静．

(c) クロナゼパム

【商品名】リボトリール®，ランドセン®

【適応】点頭てんかん，ミオクロニー発作，欠神発作，部分発作に用いられる．

【使用法】初期投与量は0.025 mg/kg/日を1日2回に分けて内服する．必要に応じ，3〜5日ごとに0.025 mg/kg/日ずつの増量が推奨される．維持量は通常0.1 mg/kg/日を1日3回に分けて内服する．多くの児は，0.15 mg/kg/日以上の量には耐えられない．治療域血中濃度は0.02〜0.07 μg/mLである．47%が蛋白に結合し，半減期は20〜40時間である．必要があれば坐剤の剤形も維持に適している．

【副作用】副作用は治療域でもみられ，鎮静，認知機能障害，多動，流涎の増加が起こる．特異体質的な反応はまれである．

(d) エトスクシミド

【商品名】エピレオプチマル®，ザロンチン®

【適応】欠神てんかんに用いられる．ミオクロニー欠神にも有効である．

【使用法】この薬は吸収が速く，内服後4時間以内に最高血中濃度に達する．半減期は小児では30時間，成人では60時間である．初期投与量は20 mg/kg/日（訳者らは10 mg/kg/日），分3で開始し，消化管への刺激を避けるため食後服用とする．副作用なく発作コントロールが得られるまで，必要に応じて10 mg/kg/日ずつ増量することができる．治療域血中濃度は通常50〜120 μg/mLである．

【副作用】頻度の高い副作用は嘔吐と腹痛である．これは消化管を刺激するために出現する症状で，服用量が治療域内であっても起こるため，この薬は使い勝手が悪くなっている．シロップ剤のほうがカプセル剤より刺激が強い．残念なことにゲルカプセル剤（日本ではゲルカプセル剤は未発売）はサイズが大きく，年少児には拒否されることがある．必ず食後に服用する（副作用として蛋白尿にも注意が必要）．

(e) フェルバメート　＊日本未発売

【適応】フェルバメートの抗けいれん作用のスペクトラムは広い．難治性てんかん（部分性，全般性とも），Lennox-Gastaut症候群，非定型欠神，脱力発作に主に用いられる．

【使用法】フェルバメートは経口摂取後，速やかに吸収される．最高血中濃度に達するのは2〜6時間後である．初期投与量は15 mg/kg/日，分3で内服である．不眠が出現するなら，夜の内服を避ける．発作コントロールのためには1週間に15 mg/kgずつ増量し，必要あればおよそ45 mg/kg/日まで増量する．副作用が

あれば内服量を調整する．治療域血中濃度は通常 50～100 μg/mL である．

【副作用】 当初の報告は，フェルバメートの副作用（悪心，食欲不振，不眠，体重減少）は穏やかで，他の抗けいれん薬と併用しない限り，用量依存性であると言われていた．フェルバメートを追加することで，フェニトインとバルプロ酸の血中濃度は最大 30% 上昇する．カルバマゼピンの血中濃度は低下するが，活性エポキシド代謝物の血中濃度は約 50% 上昇する．

市販後，フェルバメートは 1/10,000 の割合で致死的な肝障害と再生不良性貧血を起こすことがわかった．血算と肝機能の定期的なモニターが必要だが，致死率を下げることはできない．しかし，難治性てんかんには有効な薬なので，副作用に十分注意し，インフォームド・コンセントを行ったうえで使用する．

(f) ガバペンチン

【商品名】 ガバペン®

【適応】 二次性全般化を伴う（あるいは，伴わない）部分発作，神経原性疼痛．

【使用法】 通常二次性全般化のある，またはない部分発作，2 週間かけて 10 mg/kg から 60 mg/kg まで増量する（訳者らは 4 週間かけて 40 mg/kg/日くらいまで増量する）．作用機序はプレガバリンと同じだが，効果ははるかに弱い．

【副作用】 鎮静，浮腫，体重増加．

(g) ラコサミド ＊日本未発売

【適応】 二次性全般化のある（あるいは，ない）部分発作．

【使用法】 通常 2～4 週間かけて，2 mg/kg/日から 10 mg/kg/日まで増量していく．ナトリウムチャネルに作用するが，従来のナトリウムチャネル作用型抗けいれん薬とは作用機序が異なる．

【副作用】 副作用は鎮静，失調，めまいである．

(h) ラモトリギン

【商品名】 ラミクタール®

【適応】 ラモトリギンは欠神てんかん，脱力発作，若年ミオクロニーてんかん，Lennox-Gastaut 症候群，一次性全身強直間代発作に有効である（Biton et al, 2005）．抗けいれん作用のスペクトラムはバルプロ酸と同じである．

【使用法】 初期投与量は単剤で 0.3 mg/kg/日，肝酵素誘導薬併用の場合は 0.6 mg/kg/日（日本では 0.3 mg/kg/日），バルプロ酸併用時は 0.15 mg/kg/日を 2 週間継続する．次の 2 週間で倍量を用い，その後は 1 週間ごとに同量ずつ追加していく．目標投与量は単剤で 5～7 mg/kg/日，肝酵素誘導薬併用時は 5～15 mg/kg/日，バルプロ酸併用時は 1～3 mg/kg/日である．

【副作用】 主な副作用は発疹であり，特に増量の速度が速い時に起こりやすい．他の副作用にはめまい，失調，複視，不眠，頭痛がある．

(i) レベチラセタム

【商品名】 イーケプラ®

【適応】 レベチラセタムは広い抗けいれん作用スペクトラムを持ち，ほとんどの発作型に有効である（Berkovic et al, 2007）．とりわけ若年ミオクロニーてんかんの治療には著効する（Sharpe et al, 2008；Noachtar et al, 2008）．幅広い作用スペクトラムを持ち，安全性が高く，他剤との相互作用が少ないため，ほとんどのてんかんに対する第一選択薬として期待されている．

【使用法】 錠剤，懸濁液，注射液の剤形が入手可能である（日本では懸濁液，注射液は未発売）．半減期は短く，作用時間は長い．1 日 2 回内服する．小児の初期投与量は 20 mg/kg/日（訳者らは 5～10 mg/kg～）で，目標投与量は 20～80 mg/kg（訳者らは 10～50 mg/kg）である．

【副作用】 レベチラセタムは肝臓ではほとんど代謝されない．血中で代謝され，尿中に排泄される．他剤の代謝に干渉せず，致死的な副作用もない．服用により不機嫌になる児がおり，当初の調査では非常にまれだったが，発生率は 10% にのぼる．低用量のピリドキシン（50 mg を 1 日 1～2 回）を併用するとイライラを和らげることができる．作用機序は，おそらく GABA に補助因子として働きかけている．

(j) オキシカルバゼピン ＊日本未発売

【適応】 オキシカルバゼピンはカルバマゼピンの活性分解産物である．治療効果はカルバマゼピンと同じだが，副作用がはるかに軽い．

【使用法】 オキシカルバゼピンは錠剤と懸濁液が入手可能である．1 日 2 回内服が必要である．初期投与量は 10 mg/kg で開始し，必要に応じて 20～60 mg/kg，分 2 まで増量する（Glauser et al, 2000；Piña-Garza et al, 2005）．

【副作用】主な副作用は眠気だが，これはカルバマゼピンほど強くはない．低ナトリウム血症は主に高齢者で問題になる．

(k) フェノバルビタール

【商品名】フェノバール®，ノーベルバール®，ワコビタール®

【適応】フェノバルビタールは強直間代けいれん，単純部分発作の治療に用いられる．けいれん重積状態の治療にも大変有用である．

【使用法】経口からの吸収は遅い．もし発作が入眠時に起こるのであれば，1日1回，就寝前よりは夕食と一緒に服用するのが望ましい．筋肉に吸収されるまでに1〜2時間かかるので，筋肉注射で急速なローディングはできない（p. 49）．薬剤の50％は蛋白結合型，50％は遊離型である．

初期投与量および維持量は3〜5 mg/kg/日である（訳者：学童期では0.5〜2 mg/kg/日）．半減期は成人で50〜140時間，小児で35〜70時間，満期産新生児では50〜200時間である．どの年齢層においても半減期がとても長いので，1日1回の投与で通常十分である．服用を開始して2週間で血中濃度は定常状態となる．血中濃度の治療域は15〜40 μg/mLである．

【副作用】多動は最も多く，そして小児だけにみられる副作用である．2〜10歳の小児の50％に行動変化が起こる．認知機能の障害がよくみられる．多動と行動の変化は特異体質的および用量依存性の両者ともみられる．

Stevens-Johnson症候群は他の抗けいれん薬と比較すると起こりやすい．10歳以上の小児においては，多動より眠気，認知機能の障害のほうが通常よくみられる副作用である．アレルギー性の発疹は特異体質的な反応である．

(l) フェニトイン

【商品名】アレビアチン®，ヒダントール®

【適応】フェニトインは強直間代発作，部分発作の治療に用いられる．

【使用法】経口では吸収は遅く，吸収時間は新生児では予測不能，幼児でも一貫性がなく，おそらく3〜5歳になるまでは確実ではない．成人でも個人差が大きい．フェニトインはいったん吸収された後，70〜95％が蛋白と結合する．小児における通常の維持量は7 mg/kg/日である．半減期は新生児では60時間に及び，早産児では140時間，小児では5〜14時間，成人では10〜34時間である．カプセル剤は通常1日2回内服する．錠剤は吸収が速いので1日3回の内服が必要である．維持量の3倍を経口で投与すると，急速にローディングすることができる．ホスフェニトインナトリウム（ホストイン®）は静注フェニトインにとって代わるものである（p. 50）．

【副作用】主な副作用は過敏反応，歯肉増殖，多毛である．過敏反応は，通常投与開始後6週間以内に起こる．発疹，発熱，リンパ節腫脹が特徴的である．このような症状がみられたら，薬は中止する．抗ヒスタミン薬との併用は避ける．フェニトインをそのまま継続すると，Stevens-Johnson症候群やループス様の症状が起こってくる可能性がある．

歯肉増殖の原因は，フェニトイン代謝物と歯垢が組み合わされるためである．口腔内を清潔にしていれば，歯肉増殖は起こりにくい．治療を始める前に，口腔内を清潔にするよう話しておく．多毛が問題になるのはまれで，女児にだけ問題となる．症状が出れば薬を中止する．記憶障害，注意の持続が短くなる，性格変化などは血中濃度が治療域でも起こるが，フェノバルビタールの副作用と比較すると頻度も少なく，症状も軽い．

(m) プレガバリン

【商品名】リリカ®

【適応】二次性全般化のある（あるいは，ない）部分発作．神経原性疼痛（日本では神経原性疼痛のみ保険適用）．

【使用法】通常2週間以上かけて，2 mg/kg/日から10 mg/kg/日に増やしていく．作用機序はガバペンチンと類似だが，有効性ははるかに高い．

【副作用】鎮静，浮腫，体重増加．

(n) プリミドン

【商品名】プリミドン®

【適応】強直間代発作と部分発作に用いられる．

【使用法】プリミドンは少なくとも2つの活性代謝物に代謝される．フェノバルビタールとフェニルエチルマロンアミド（PEMA）である．

プリミドンの半減期は6〜12時間で，PEMAは20時間である．通常，維持量は10〜25 mg/kg/日であるが，初期投与量は維持量の25%にしておかないと，過度の鎮静が起こる．プリミドンの治療域血中濃度は8〜12 μg/mLである．プリミドンから代謝されたフェノバルビタールの血中濃度はその4倍となるが，その比率は併用する他の抗けいれん薬によって異なってくる．

【副作用】 副作用はフェノバルビタールと同じであるが，初回投与で過度の鎮静が起こる危険性はプリミドンのほうが高い．

(o) ルフィナミド
【商品名】 イノベロン®
【適応】 Lennox-Gasteau症候群スペクトラムの発作で，典型的な欠神発作以外の全ての発作型．
【使用法】 初期投与量は15 mg/kg/日で，2週間以上かけて45 mg/kg/日（1日2回）に増量する．
【副作用】 鎮静，嘔吐，消化器症状．

(p) チアガビン　＊日本未発売
【適応】 部分発作と二次性全般化発作の追加薬として用いる．
【使用法】 初期投与量は0.2 mg/kg/日である．期待した効果が得られる，または副作用が出るまで2週間ごとに0.2 mg/kg/日ずつ増量する．
【副作用】 最も多い副作用は眠気と集中困難である．

(q) トピラマート
【商品名】 トピナ®
【適応】 部分発作の二次性全般化，特にLennox-Gastaut症候群に用いられる．片頭痛の予防薬としても有効なので，てんかんと片頭痛の両方の疾患を持つ児に良い適応である．
【使用法】 初期投与量は1〜2 mg/kg/日で，10〜15 mg/kg/日まで1日2回内服で増量していく．
【副作用】 体重減少は治療域範囲内でもみられる（肥満児に用いた場合は"副作用"とは言えないが）．認知機能の障害もよくみられ，患児自身より先に周囲が気づいて発覚する．中毒域で倦怠感，精神状態の変化が起こってくる．緑内障はまれに特異体質反応として起こる．発汗減少も多いので，医師は患児に過熱を避けるよう

注意すべきである．

(r) バルプロ酸
【商品名】 デパケン®，セレニカ®（他にサノテン®バレリン®がある）
【適応】 主に全般発作に用いられる．混合性の発作に大変効果があり，ミオクロニー発作，単純欠神発作，ミオクロニー欠神，ミオクローヌス，強直間代発作に適応がある．
【使用法】 経口からの吸収は迅速で，半減期は6〜15時間である．血中濃度を安定させるためにシロップ剤を1日3回内服する．徐放剤は吸収が遅いので，小児は1日2回の内服でよい．

初期投与量は20 mg/kg/日（訳者らは10 mg/kg/日）である．60 mg/kg/日（訳者らは20〜30 mg/kg/日）を目指して10 mg/kg/日ずつ増量していけば，50〜100 μg/mLの血中濃度を得られる．発作をコントロールするには80〜120 μg/mLの血中濃度を必要とすることが多い．血中濃度が50 μg/mLの時には95%が蛋白に結合し，100 μg/mLの時には80%が蛋白に結合している．よって，血中濃度を2倍に上げると，遊離型が8倍になる．バルプロ酸は血漿蛋白への結合性が高く，他の抗けいれん薬と競合し，置き換わってしまう．

バルプロ酸は注射薬も入手可能である（日本では注射薬は未発売）．1回に25 mg/kgを投与すると100 μg/mLの血中濃度が得られる．維持量として初期ローディング1〜3時間後に，20 mg/kg/日を2回に分けて投与する．

【副作用】 バルプロ酸は用量依存的にも，そして特異体質反応的にも肝毒性がある．用量依存性の肝障害は有害でなく，主に血中肝酵素が上昇する．用量依存性の副作用で重要なものは血小板減少と膵炎，そして高アンモニア血症である．血小板減少症は軽微な外傷による大出血を来しうる．膵炎と肝炎は悪心・嘔吐症状として現れる．高アンモニア血症は認知障害と嘔吐を引き起こす．これらの副作用は投与量を減らすことで改善する．バルプロ酸を内服している児では血中カルニチン濃度が低下する．カルニチンサプリメント摂取が認知機能障害に有効だという説も一部にある．

特異体質的な副作用の主なものは，致死的な肝臓壊死で，これは異常な代謝産物や中毒性の代謝物によって引き起こされる．リスク要因

は、2歳以下で多剤療法を行っている場合に800倍となる．こういったケースの多くは，バルプロ酸使用と先天代謝異常とが合併した結果生じた可能性がある．バルプロ酸単剤で治療されている10歳以上の小児では，致死的な肝臓壊死は起こりにくい．

特異体質的な肝障害は，Reye症候群に類似する（第2章p.70）．内服開始後1日で起こることもあれば，6か月後まで出現しないこともある．特異体質的な肝障害をモニタリングすることや事前予測の確実な手段がないのが現状である．

(s) ビガバトリン　＊日本未発売
【商品名】サブリル®
【適応】点頭てんかんと部分発作に有効であることが証明されている．
【使用法】ビガバトリンは超長時間作用型で，1日1回内服でよいが，副作用を軽減するためには1日2回に分けたほうが好ましい．初期投与量は50 mg/kg/日で，必要に応じて200～250 mg/kg/日まで増量する．
【副作用】周辺視力喪失が主な重篤な副作用である．視野欠損はまれで，鼻側を除いた周辺視野が制限される．問題行動，倦怠感，混迷，消化器症状などの副作用は通常症状は軽微で，用量依存性である．

(t) ゾニサミド
【商品名】エクセグラン®，ゾニサミド「アメル」®
【適応】レベチラセタム同様，ゾニサミドは幅広い抗けいれん作用スペクトラムを持つ．一次性の全般発作，二次性の全般発作の両方に有効であり，ミオクローヌスてんかんにも効果が高い．
【使用法】ゾニサミドは長時間作用型の薬剤で，1日1回就寝前に使用する．小児の初期投与量は2 mg/kg/日である．最大投与量はおよそ15 mg/kg/日である．
【副作用】主な副作用は眠気と食欲不振である．それより配慮すべきなのは，発汗減少と高体温の可能性があることで，この2つについては観察の必要がある．

❷ けいれん（てんかん）重積状態の管理

けいれん重積状態（status epilepticus）とは，1回の発作が30分以上持続する状態，または短い発作を反復し発作間欠期に意識の回復がない状態を言う．全身強直間代の重積は生命を脅かし，最もよくみられる小児神経の緊急事態である．けいれん重積状態を起こした新生児の予後は常に不良である（Pisani et al, 2007）．けいれん重積状態の原因としては，(1) 新規に発症した急性疾患（急性脳炎など），(2) 進行性の神経疾患，(3) てんかん患者のコントロール悪化，(4) 他の点では健康な小児の熱性けいれん，がある．けいれん重積後の予後は原因によって決まってくる．けいれん重積状態を反復しやすいのは，もともと神経学的異常のある小児である．熱性けいれんの場合，再発は少ない．小児のけいれん重積状態の評価は，米国小児神経学会の点数表に拠る（Riviello et al, 2006）．

欠神および複雑部分発作の重積は，けいれん重積状態と認識するのが難しい．患児は錯乱状態にしかみえないことがある．

❶ 急性期の管理

もともとてんかんがある児では，発作が長引いたり群発した際でも，坐薬のジアゼパムでけいれん重積状態を予防したり，止めたりすることによって，自宅管理は可能である（O'Dell et al, 2005）．ゼリー状のジアゼパム坐剤が市販されており（日本ではこの剤形は未発売），また注射用製剤を経直腸的に用いることもできる．用量は2～5歳児で0.5 mg/kg，6～12歳児で0.3 mg/kg，12歳以上の児では0.2 mg/kgで，20 mgを超えない．もし1回目の経直腸的投与で発作が止まらなければ，10分後に2回目を使用して救急を受診する必要がある．けいれん重積状態は緊急事態であり，すぐに対処しなければならない．循環・呼吸状態の評価，発作に至った病歴の聴取，神経学的所見等の初期評価を急ぐ．すぐに気道を確保し，換気を行う．次に静脈路を確保する．血糖，電解質，抗けいれん薬を内服している児なら血中濃度を測定する．必要があれば他の検査（例：

中毒のスクリーニング）も行う．静脈路が確保できたら，抗けいれん薬を使用するために生理食塩水を流し，50%ブドウ糖液を 1 mg/kg 静注する．

❷ 薬物療法

けいれん重積状態を治療する薬剤は，効き目が早く，効果が長く，鎮静がかからないものが理想的である．通常ベンゾジアゼピン系〔ジアゼパム，ロラゼパム（静注薬は日本未発売）〕が用いられるが，作用時間が短いので不適である．また，バルビツレート系を使用した後でベンゾジアゼピン系を用いると，呼吸抑制が引き起こされる．ジアゼパムの使用量は 0.2 mg/kg とし，全体で 10 mg，1分間に 1 mg を超えないようにする．ロラゼパムはジアゼパムに比べて作用時間が長いので好ましいと言える．小児の通常使用量は，12歳未満で 0.1 mg/kg，12歳以上で 0.07 mg/kg を用いる．

ホスフェニトインの経静脈投与は，作用時間が長い点でも，呼吸抑制がない点でも，意識が障害されない点でも理想的である．初回は 20 mg/kg（フェニトイン換算）を用いる．投与経路は静脈注射でも筋肉注射でも可能だが，経静脈投与のほうが好ましい．フェニトインは心毒性を避けるため緩徐に注射する必要があった（0.5 mg/kg/分）が，ホスフェニトインにはその必要はない．ホスフェニトインは急速に静注でき，先にベンゾジアゼピンを使用する必要もない．幼児には通常 30 mg/kg を用いる（日本の添付文書と投与量が異なることに注意．初日：ホスフェニトイン 22.5 mg/kg 静脈投与，投与速度 3 mg/kg/分または 150 mg/分を超えない．維持：ホスフェニトイン 5〜7.5 mg/日を1日または分割して静脈投与，投与速度は 1 mg/kg/分または 75 mg/分を超えない）．

ホスフェニトインは，重篤な急性脳障害によるけいれん重積状態でなければ，通常有効である．けいれん重積がおさまり，覚醒するはずの時間になっても覚醒してこない児については，脳波を記録して電気的な重積が続いていないか確認する．

レベチラセタム 20〜40 mg/kg の静注（日本未発売）をホスフェニトインに代わって使用するのも推奨される．肝代謝でなく，相互作用が少なく，心毒性がなく，注射速度も速くてよい．しかし，普遍的にけいれん重積のプロトコルとして受け入れられているわけではない．ペントバルビタール（日本では販売中止）やミダゾラムによる昏睡導入前に，ラコサミドとデパコン（いずれも日本未発売）も魅力的な選択肢である．

他が全て無効だった場合にも，いくつかの有効な手段がある．筆者はペントバルビタールによる昏睡を用いている．患児を救急から ICU に移動させ，挿管および人工呼吸管理下におく．動脈ラインを確保し，血圧，心拍，体温，そして血液酸素飽和度をモニターする．

持続脳波を記録しながら，10 mg/kg のペントバルビタールを，バースト・サプレッションパターンが出現するまでボーラス注射していく．最低でも 30 mg/kg 以上必要になることが多い．最も重篤な合併症は血圧低下で，昇圧剤が必要になる．40〜60 mg/kg 以上使用するまではこの副作用は起こらない．バルビツレートは蓄積しやすく，ペントバルビタール昏睡を維持するには 3 mg/kg/時が必要である．鎮静は数日間続けたほうが安全である．持続脳波記録は，バースト・サプレッションパターンを示す．けいれん抑制にまだ鎮静が必要かどうかを検討しながら，ペントバルビタールを 24〜48 時間ごとに減量・中止していく．

❸ ケトン食療法

聖書は，てんかん治療法としての断食と祈りについて言及している．食事療法によって断食に近いケトーシス状態を作り出す治療法が導入されたのは 1921 年のことで，当時は抗けいれん薬と言えばバルビツレートと臭化化合物しか手に入らなかった．効き目の強い新しい薬がもたらされると，この食事療法はすたれていった．しかしながら，この治療法は，中毒域以下の抗けいれん薬に反応しないてんかん患児において，今日でも有効な手段である．食事療法は乳児と若年小児で効果が高い．食事の 60% を中鎖脂肪酸，11% を長鎖飽和脂肪酸，10% を蛋白質，19% を炭水化物で構成する方法がよく用いられる．主な副作用は腹痛と下痢である（Nordli, 2002）．

ケトン食療法は，脳でエネルギー源として使

われる血中のケトン体を速やかに増やす．作用機序については確立していない．ケトン食療法が有効なのは，ミオクロニーてんかん，点頭てんかん，脱力発作/無動発作，そして Lennox-Gastaut 症候群における混合性の発作である．ケトン食療法は決して"自然"なてんかん治療法ではない．副作用もよくみられ，生化学検査値の異常も薬物治療より重大である．しかし，コントロール不良であったり，薬物に忍容性がなかったりする例では良い代替法となる．

4 迷走神経刺激療法

迷走神経刺激療法は難治性てんかんの治療として用いられる．胸部に埋め込んだジェネレータから皮下を通したリードを通じ，左頸部迷走神経のコイル電極へ制御された電気刺激を送るものである．現在の適応は，難治性の部位発作に対する補助療法である．主な副作用は，変声，嗄声である．12歳以下の小児では，迷走神経刺激よりもケトン食療法のほうが好ましいとされる（Wheless & Maggio, 2002）．しかし，難治性てんかんの児にとっては一考すべき治療選択肢である．この種のてんかん患児では発作後の時間が短縮され，感情が安定するようである．発作が30〜40％減少することが期待できる．

5 小児てんかん外科手術

てんかん外科は，手術適応のある難治性てんかんの児にとって素晴らしい選択肢である．しかし，外科手術は薬物療法にとって代わるものではなく，術後も抗けいれん薬の継続が必要であることが多い．病巣切除，大脳半球切除，半球間交連離断，側頭葉切除，海馬切除は異なる状態に適応がある．いずれも目新しい方法ではなく，導入されて以来，時代によって人気が出たり，下火になったりという変遷を経ている．機能的 MRI, 和田テスト, SPECT, PET, MEG が有用であり，てんかん発作焦点の位置特定の精度を高め，手術の成績を向上させる．

1 病巣切除術，側頭葉切除術，海馬切除術

てんかん発作起源の病巣切除は，腫瘍性病変が疑われる際に診断のために必要になる．病巣切除は，内科的治療に抵抗性で，MRI 所見で発作起源に器質的病変がある症例では，とても良い選択肢となる．限局性で単一の焦点を持つてんかん患者では，80％で術後の発作再発がない．海馬や側頭葉もしばしばてんかん外科手術の対象となりうる．MRI で異常所見がない例や発作症候が多彩な例，多焦点性の例では成功率は下がる．

2 大脳半球切除術

大脳半球切除術（正確には大脳半球皮質切除術）は難治性てんかんと片麻痺の児にとりわけ良い適応となる．原法では片側半球の皮質と，その下の基底核の一部を切除する．手術の範囲は基礎疾患によっても変わってくる．切除後のスペースは第三脳室と交通するようになり，次第に硬膜下に被膜ができる．手術直後の成績は良く，80％の患児で発作は軽減した．知能や麻痺側の運動機能の低下もなく，行動や痙性の改善がみられた．

しかしながら，35％の児には晩期合併症として出血，水頭症，ヘモジデローシスが起こり，ときには致命的になった．硬膜下の被膜は繰り返し裂け，脳室内へ出血し，脳室上衣，軟膜，くも膜に鉄が沈着した．

これらの合併症のため，現在ではより侵襲の少ない変法が好まれることが多い．変法には Montreal 半球離断術と，半球間交連離断術がある．Montreal 半球離断術は，患側半球の大部分を切除し健側の半球や脳幹からの交通を遮断するが，後頭葉と側頭葉をもとの場所に残しておくものである．最も効果があるのは，片側のみの病変を有する Sturge-Weber 症候群（Kossoff et al, 2002）と Rasmussen 脳炎である（Kossoff et al, 2003b）．

3 半球間交連離断術

半球間および脳幹との交通を離断する方法

は，難治性てんかんと片麻痺を有する児において，半球切除術に代わる治療である．その他の適応として，部分発作や微細な発作から二次性に全般化し強直間代発作になる率を減らすことができる．半球間交連切除術の有効性は，幼児期からの片麻痺に対しては半球切除術と同等だが，その他のてんかんについては不明である．

交連の一部分，または全体の離断が行われる．全離断では，脳梁全体と前交連，脳弓，海馬交連を切り離す．全離断術は一期的，または二期的に行われる．部分離断は脳梁と海馬交連の離断から，脳梁の前部分のみを切り離すものまでバリエーションがある．

半球間交連離断術を行うと，術後早期に2つの合併症が一過性に起こることが知られている．(1) 一過性の無言，左上下肢の失行，尿失禁，(2) 片側不全麻痺である．いずれも一期的な全離断術後に起こりやすく，おそらく術中に長時間，片側半球を牽引するためだと考えられている．長期的には吃音や手の協調運動障害の合併症がある．

References

- Archer JS, Briellmann RS, Syngeniotis A, et al. Spike-triggered fMRI in reading epilepsy. Involvement of left frontal cortex working memory area. Neurology 2003; 60: 415-21.
- Berkovic SF, Knowlton RC, Leroy RF, et al. Placebo-controlled study of levetiracetam in idiopathic generalized epilepsy. Neurology 2007; 69: 1751-60.
- Biton V, Sackellares JC, Vuong A, et al. Double-blind, placebo controlled study of lamotrigine in primary generalized tonic-clonic seizures. Neurology 2005; 65: 1737-43.
- Burn J. Closing time for CATCH22. Journal of Medical Genetics 1999; 36: 737-8.
- Camfield P, Camfield C. Epileptic syndromes in childhood: clinical features, outcomes, and treatment. Epilepsia 2002; 43 (Suppl 3): 27-32.
- Carpio A, Hauser WA. Prognosis for seizure recurrence in patients with newly diagnosed neurocysticercosis. Neurology 2002; 59: 1730-4.
- Connolly MB, Langill L, Wong PKH, et al. Seizures involving the supplementary sensorimotor area in children: A video-EEG analysis. Epilepsia 1995; 36: 1025-32.
- Crest C, Dupont S, Leguern E, et al. Levetiracetam in progressive myoclonic epilepsy. An exploratory study in 9 patients. Neurology 2004; 62: 640-3.
- Dravet C. Les epilepsies graves de l'enfant. Vie Med 1978; 8: 543-8.
- De Koning-Tijssen MA, Rees MI. Hyperekplexia. In: GeneClinics: Medical Genetics Knowledge Base (Database Online). Seattle: University of Washington. Available at http://www.geneclinics.org. PMID: 20301437. Last updated May 19, 2009.
- Dulac O. Epileptic encephalopathy. Epilepsia 2001; 92 (Suppl 3): 23-6.
- Freed GE, Martinez F. Atypical seizures as the cause of apnea in a six-month old child. Clinical Pediatrics 2001; 40: 283-5.
- Fürwentsches A, Bussmann C, Ramantani G, et al. Levetiracetam in the treatment of neonatal seizures: A pilot study. Seizure 2010; 19: 185-9.
- Glauser TA, Nigro M, Sachdeo R, et al. Adjunctive therapy with oxcarbazepine in children with partial seizures. Neurology 2000; 54: 2237-44.
- Gluckman PD, Wyatt JS, Azzopardi D, et al. Selective head cooling with mild systemic hypothermia after neonatal encephalopathy: Multicenter randomized trial. Lancet 2005; 365: 663-70.
- Gospe SM. Pyridoxine-dependent epilepsy. In: GeneClinics: Medical Genetics Knowledge Base [database online]. Seattle: University of Washington. Available at http://www.geneclinics.org. PMID: 20301659. Last updated April 26, 2012.
- Granata T, Fusco L, Gobbi G, et al. Experience with immunomodulatory treatments in Rasmussen's encephalitis. Neurology 2003a; 61: 1807-10.
- Granata T, Gobbi G, Spreafico R, et al. Rasmussen's encephalitis. Early characteristics allows diagnosis. Neurology 2003b; 60: 422-5.
- Guilleminault C, Palombini L, Pelayo R, et al. Sleepwalking and sleep terrors in prepubertal children: What triggers them? Pediatrics 2003; 111: e17-25.
- Gümüş H, Kumandaş S, Per H. Levetiracetam monotherapy in newly diagnosed cryptogenic West syndrome. Pediatric Neurology 2007; 37: 350-3.
- Hamosh A. Glycine encephalopathy. In: GeneClinics: Medical Genetics Knowledge Base [database online]. Seattle: University of Washington. Available at http://www.geneclinics.org. PMID: 20301531. Last updated November 24, 2009.
- Hirtz D, Berg A, Bettis D, et al. Practice parameter: Treatment of the child with a first unprovoked seizure. Report of the Quality Standards Subcommittee of the American Academy of Neurology and the Practice Committee of the Child Neurology Society. Neurology 2003; 60: 166-75.
- Jansen AC, Andermann E. Progressive myoclonus epilepsy, Lafora type. In: GeneClinics: Medical Genetics Knowledge Base [database online]. Seattle: University of Washington. Available at http://www.geneclinics.org. PMID: 20301563. Last updated November 3, 2011.
- Jarrar RG, Buchhalter JR, Meyer FB, et al. Long-term follow-up of temporal lobectomy in children. Neurology 2002; 59: 1635-7.
- Korff CM, Nordli DR Jr. Epilepsy syndromes in infancy. Pediatric Neurology 2006; 34: 253-63.
- Kossoff EH, Buck C, Freeman JM. Outcomes of 32 hemispherectomies for Sturge-Weber syndrome worldwide. Neurology 2002; 59: 1735-8.
- Kossoff EH, Boatman D, Freeman JM. Landau-Kleffner syndrome responsive to levetiracetam. Epilepsy and Behavior 2003a; 4: 571-5.
- Kossoff EH, Vining EPG, Pillas DJ, et al. Hemispherectomy for intractable unihemispheric epilepsy. Etiology vs outcome. Neurology 2003b; 61: 887-90.
- Lehesjoki A-E, Koskiniemi M-L. Unverricht-Lundborg

- Disease. In: GeneClinics: Medical Genetics Knowledge Base [database online]. Seattle: University of Washington. Available at http://www.geneclinics.org. PMID 20301321. Last updated June 18, 2009.
- Lotze TE, Wilfong AA. Zonisamide treatment for symptomatic infantile spasms. Neurology 2004; 62: 296-8.
- Mackay MT, Weiss SK, Adams-Webber T, et al. Practice parameter: Medical treatment of infantile spasms. Report of the American Academy of Neurology and the Child Neurology Society. Neurology 2004; 62: 1668-81.
- McDonald-McGinn DM, Emanuel MS, Zackai EH. 22q11.2 deletion syndrome. In: GeneClinics: Medical Genetics Knowledge Base [database online]. Seattle: University of Washington. Available at http://www.geneclinics.org. PMID: 20301696. Last updated December 16, 2005.
- Mikati MA, El Banna D, Sinno D, et al. Response of infantile spasms to levetiracetam. Neurology 2008; 70: 574-5.
- Miller SP, Ramaswamy V, Michelson D, et al. Patterns of brain injury in term neonatal encephalopathy. Journal of Pediatrics 2005; 146: 453-60.
- Minewer M. New evidence for a genetic link between epilepsy and migraine. Neurology 2007; 68: 1969-70.
- Münchau A, Shahidi GA, Eunson LH, et al. A new family with paroxysmal exercise induced dystonia and migraine: a clinical and genetic study. Journal of Neurology, Neurosurgery and Psychiatry 2000; 68: 609-14.
- Nicolai J, Aldenkamp AP, Arends J, et al. Cognitive and behavioral effects of nocturnal epileptiform discharges in children with benign childhood epilepsy with centrotemporal spikes. Epilepsy and Behavior 2006; 8: 56-70.
- Nishino S. Clinical and neurobiological aspects of narcolepsy. Sleep Medicine 2007; 8: 373-99.
- Noachtar S, Andermann E, Meyvisch P, et al. Levetiracetam for the treatment of idiopathic generalized epilepsy with myoclonic seizures. Neurology 2008; 70: 607-16.
- Norcliffe-Kaufman IJ, Kaufman H, Hainsworth R. Enhanced vascular response to hypocapnia in neutrally mediated syncope. Annals of Neurology 2008; 63: 288-94.
- Nordli D. The ketogenic diet, Uses and abuses. Neurology 2002; 58 (Suppl 7): S21-4
- O'Dell C, Shinnar S, Ballaban-Gil KR, et al. Rectal diazepam gel in the home management of seizures in children. Pediatric Neurology 2005; 33: 166-72.
- Painter MJ, Scher MS, Stein AD, et al. Phenobarbital compared with phenytoin for the treatment of neonatal seizures. New England Journal of Medicine 1999; 341: 485-9.
- Panayiotopoulos CP. Extraoccipital benign childhood partial seizures with ictal vomiting and excellent prognosis. Journal of Neurology, Neurosurgery and Psychiatry 1999; 66: 82-5.
- Parisi P, Bombardieri R, Curatolo P. Current role of vigabatrin infantile spasms. European Journal of Paediatric Neurology 2007; 11: 331-6.
- Piña-Garza JE, Espinoza R, Nordli D, et al. Oxcarbazepine adjunctive therapy in infants and young children with partial seizures. Neurology 2005; 65: 1370-5.
- Piña-Garza JE, Levisohn P, Gucuyener K, et al. Adjunctive lamotrigine for partial seizures in patients ages 1 to 24 months old. Neurology 2008a; 70 (22, pt 2): 2099-108.
- Piña-Garza JE, Elterman RD, Ayala R, et al. Long term tolerability and efficacy of lamotrigine in infants 1 to 24 months old. Journal of Child Neurology 2008b; 23: 853-61.
- Piña-Garza JE, Nordli D, Rating D, et al. Adjunctive levetiracetam in infants and young children with refractory partial-onset seizures. Epilepsia 2009; 50: 1141-9.
- Piña-Garza JE, Schiemann-Delgado J, Yang H, et al. Adjunctive levetiracetam in patients age 1 month to<4 years with partial onset seizures; subpopulation analysis of a prospective open-label extension study of up to 48 weeks. Clinical Therapeutics 2010; 32: 1935-50.
- Pisani F, Cerminara C, Fusco C, et al. Neonatal status epilepticus vs. recurrent neonatal seizures. Clinical findings and outcome. Neurology 2007; 69: 2177-85.
- Porter BE, Judkins AR, Clancy RR, et al. Dysplasia. A common finding in intractable pediatric temporal lobe epilepsy. Neurology 2003; 61: 365-8.
- Riviello JJ Jr, Ashwal S, Hirtz D, et al. Practice parameter: Diagnostic assessment of the child with status epilepticus (an evidence based review). Report of the Quality Standards Subcommittee of the American academy of Neurology and the Child Neurology Society. Neurology 2006; 67: 1542-50.
- Ronen GM, Buckley D, Penney S, et al. Long-term prognosis in children with neonatal seizures. A population study. Neurology 2007; 69: 1816-22.
- Scheuerle AE. Incontinentia pigmenti. In: GeneClinics: Medical Genetics Knowledge Base [database online]. Seattle: University of Washington. Available at http://www.geneclinics.org. PMID: 20301645. Last updated October 28, 2010.
- Scammell TE. The neurobiology, diagnosis, and treatment of narcolepsy. Annals of Neurology 2003; 53: 154-60.
- Seashore M. Organic acidemias: An overview. In: GeneClinics: Medical Genetics Knowledge Base [database online]. Seattle: University of Washington. Available at http://www.geneclinics.org. PMID: 20301313. Last updated December 22, 2009.
- Sharpe DV, Patel AD, Abou-Khalil B, et al. Levetiracetam monotherapy in juvenile myoclonic epilepsy. Seizure 2008; 17: 64-8.
- Silverstein FS, Jensen FE. Neonatal seizures. Annals of Neurology 2007; 62: 112-20.
- Spacey S, Adams P. Familial nonkinesiogenic dyskinesia. In: GeneClinics: Medical Genetics Knowledge Base [database online]. Seattle: University of Washington. Available at http://www.geneclinics.org. PMID: 20301400. Last updated May 3, 2011.
- Strauss KA, Puffenberger EG, Holmes Morton D. Maple syrup urine disease. In: GeneClinics: Medical Genetics Knowledge Base [database online]. Seattle: University of Washington. Available at http://www.geneclinics.org. PMID: 20301495. Last updated December 15, 2009.
- Striano P, Coppola A, Pezzella M, et al. An open-label trial of levetiracetam in severe myoclonic epilepsy of infancy. Neurology 2007; 69: 250-4.
- Summar ML. Urea cycle disorders overview. In: GeneClinics: Medical Genetics Knowledge Base [database online]. Seattle: University of Washington. Available at http://www.geneclinics.org. PMID: 20301396. Last updated September 1, 2011.
- Sutton VR, Van den Veyver IB. Aicardi syndrome. In: GeneClinics: Medical Genetics Knowledge Base [database online]. Seattle: University of Washington. Available at http://www.geneclinics.org. PMID: 20301555. Last updated April 27, 2010.
- Tarkka R, Pääkkö E, Pyhtinen J, et al. Febrile seizures and mesial temporal sclerosis. No association in a long-term follow-up study. Neurology 2003; 60: 215-8.

- Torres OA, Miller VS, Buist NMR, et al. Folinic acid-responsive neonatal seizures. Journal of Child Neurology 1999; 14: 529.
- Van Hove JLK, Kishnani P, Muenzer J, et al. Benzoate therapy and carnitine deficiency in non-ketotic hyperglycinemia. American Journal of Medical Genetics 1995; 59: 444-53.
- Wheless JW, Kim HL. Adolescent seizures and epilepsy syndromes. Epilepsia 2002; 43（Suppl 3）: 33-52.
- Wheless JW, Maggio V. Vagus nerve stimulation therapy in patiets younger than 18 years. Neurology 2002; 59（Suppl 4）: S21-5.
- Wolf B. Biotinidase deficiency. In: GeneClinics: Medical Genetics Knowledge Base [database online]. Seattle: University of Washington. Available at http://www.geneclinic.org. PMID: 20301497. Last updated March 15, 2011.
- Yang JY, Chan AK, Callen DJ, et al. Neonatal cerebral sinovenous thrombosis: sifting the evidence for a diagnostic plan and treatment strategy. Pediatrics 2010; 126: e693-700.
- Zimprich F, Ronen GM, Stögmann W, et al. Andreas Rett and benign familial neonatal convulsions revisited. Neurology 2006; 67: 864-6.

第2章

意識変容状態

A はじめに

意識障害の状態を表す用語を**表2-1**にあげた．これらの定義は，「昏睡」を除いては標準的ではない．しかし，それらは「半昏睡」や「半昏迷」といったような用語より正確で，より有用である．「脳症」という言葉は，①意識変容状態，②認知もしくは人格の変容，③けいれん，の中から，少なくとも2つの症状があるびまん性の脳障害を表している．脳炎は炎症を伴った脳症であり，通常，髄液細胞増多がある．

反応がないからといって，必ずしも意識がないわけではない．例えば，ボツリヌス症の乳児（第6章 p.179）は，刺激に反応して四肢や眼瞼を動かすこともできないくらい，非常に筋緊張が低下し，眼瞼も下垂している．その様子は，昏睡や昏迷といった状態にみえるが，実際には覚醒状態である．覚醒状態でも反応が減少してしまう他の例としては，閉じこめ症候群（情報解析をすることはできるが，反応することができない状態となる脳幹障害）や緊張病（カタトニア）がある．反応の欠如は，心因性の発作でもよくみられ，一過性の反応の欠如は不注意や強迫的な児でよくみられる．

覚醒から昏睡までの意識レベルは神経興奮の程度による．神経興奮（昏睡に至るまでのhigh road）が強い患者では，不穏になり，それから錯乱し，振戦，幻覚，せん妄（興奮した錯乱状態）を生じる．ミオクローヌスが起こる可能性もある．せん妄の終わりに発作が起こり，続いて昏迷や昏睡に至る．**Box 2-1**にhigh roadの鑑別診断をあげた．腫瘍と他の腫瘤病変は原因とはならない．代わりに，代謝疾患，中毒性疾患，炎症性疾患のほうが原因になる．

神経興奮の減弱（昏睡に至るまでのlow road）

表 2-1	意識減損状態
単　語	定　義
Lethargy（傾眠）	覚醒状態を維持することが困難な状態
Obtundation（昏蒙）	痛み以外の刺激に反応する状態*
Stupor（昏迷）	痛みだけに反応する状態*
Coma（昏睡）	痛みにも反応しない状態

*反応とは逃避反射ではなく，大脳の覚醒を意味する

は焦燥の段階を欠く．その代わりに意識は，傾眠から昏蒙，昏迷，昏睡と，次第に悪化する．鑑別診断は幅広く，腫瘍性病変や他の頭蓋内圧亢進の原因を含む（**Box 2-2**）．**Box 2-3**は反復性の脳症を引き起こす状態をあげている．**Box 2-1**と**Box 2-2**を比較すると，焦燥と錯乱状態が初期の特徴である状態と，傾眠と昏睡から始まる状態の間に共通部分がある．各々の原疾患はくり返しを避けるために一緒に記述している．

B せん妄の診断的アプローチ

せん妄（不安・焦燥，錯乱状態，妄想または幻覚）などの急性の行動変化を持つ児に対しては，否定されるまでは器質的脳症があると考える．通常，せん妄の原因は，広く両方の大脳半球に影響を及ぼしている中毒性障害か代謝性障害である．思春期前の児で急性せん妄をみた場合，統合失調症は考えがたい．統合失調症では，常に「妄想」を認める．統合失調症の偏執性妄想は，患者にとっては論理的であり，患者が脅迫されたと感じる不合理な内容を細かく述べることが多い．器質的脳症と関連した妄想は，非論理的で体系化されず，限られた一定のことを繰り返す傾向がある．

「幻覚」は，存在しない刺激の感覚を感受する

Box 2-1　不穏と錯乱の原因

てんかん性
　欠神発作重積*（第1章）
　複雑部分発作*（第1章）
　てんかん性脳症*
感染性疾患
　〈細菌性感染症〉
　　ネコひっかき病*
　　髄膜炎*（第4章）
　〈リケッチア感染症〉
　　ライム病*
　　ロッキー山紅斑熱*
　〈ウイルス感染症〉
　　アルボウイルス
　　無菌性髄膜炎
　　単純ヘルペス脳炎*
　　麻疹脳炎
　　感染後脳脊髄炎
　　Reye症候群
代謝性と全身性疾患
　〈浸透圧の異常〉
　　低血糖*
　　低ナトリウム血症*
　〈内分泌疾患〉
　　副腎不全*
　　副甲状腺機能低下症*
　　甲状腺の異常
　肝性脳症

〈先天代謝異常症〉
　　ピルビン酸代謝の異常（第5章）
　　中鎖アシルCoA脱水素酵素（MCAD）異常症
　　呼吸鎖の異常（第5, 6, 8, 10章）
　　ヘテロ接合体の尿素サイクル異常症（第1章）
　〈腎疾患〉
　　高血圧性脳症*
　　尿毒症性脳症*
片頭痛
　急性錯乱*
　失語症*
　一過性全健忘*
心因性
　パニック障害*
　統合失調症
中毒性
　免疫抑制薬*
　処方薬*
　薬物乱用*
　毒素
血管性
　うっ血性心不全*
　塞栓症*
　高血圧性脳症*
　全身性エリテマトーデス*
　抗NMDA受容体脳炎**
　くも膜下出血*
　血管炎

*頻度が高く，病態修飾療法があるものを示す．　**NMDA：N-methyl-D-aspartate

ことである．器質的脳症では通常幻視が起きるが，精神疾患では通常幻聴，特に非難するような声が聞こえる．記憶を繰り返すような常同的な幻聴は例外であり，側頭葉てんかんを示唆する．器質的脳症は，通常断片的で，常同的な幻聴もしくは幻視を伴う．

① 病歴と身体診察

せん妄状態の児は，たとえ生命機能が安定していたとしても，意識障害の悪化の可能性が高いため，迅速な診断を必要とする．次のような病歴に注意すべきである．(1) 行動変化のきっかけになった出来事，(2) 薬剤や中毒物質への曝露（処方薬は薬物乱用より間違って内服しやすい．来院した全ての児の自宅の救急箱の確認を指示すべきである），(3) 片頭痛もしくはてんかんの既往歴，家族歴，(4) 発熱，感染症，もしくは全身性疾患の有無，(5) 脳症の既往歴もしくは家族歴，である．

眼底検査をすることで，乳頭浮腫の有無がわかるだけでなく，他の病因の手掛かりを与える．対光反射に十分に反応せず，眼振または眼球運動障害があると，薬物または中毒物質への曝露を示唆する．眼球が偏位し側方へ寄ったままになることは，けいれんあるいは片側半球の強い機能障害を示唆する．身体診察と神経学的診察では，特に外傷，手足の針跡，髄膜症，リンパ節腫脹，そして心疾患に注意する．

② 検査内容

検査による評価は，全ての検査が各々の臨床状況に不可欠というわけではなく，個々に考える必要がある．培養，全血球数，血沈，尿中薬物スクリーニング，血糖，電解質，カルシウムとリン，尿素窒素，アンモニア，肝機能酵素，甲状腺刺激ホルモン，甲状腺抗体が有用であ

Box 2-2　傾眠と昏睡の原因

てんかん
　てんかん性脳症
　発作後の状態（第1章）
　てんかん重積状態（第1章）

低酸素―虚血
　心停止
　心臓不整脈
　うっ血性心不全
　低血圧
　　自律神経障害
　　脱水
　　出血
　　肺塞栓
　溺水
　新生児（第1章）

頭蓋内圧亢進
　脳膿瘍（第4章）
　脳浮腫（第4章）
　脳腫瘍（第4, 10章）
　ヘルニア症候群（第4章）
　水頭症（第4, 18章）
　頭蓋内出血
　　非外傷性（第4章）
　　外傷性

感染性疾患
　〈細菌感染症〉
　　ネコひっかき病*
　　グラム陰性菌敗血症*
　　出血性ショック脳症症候群*
　　髄膜炎*
　　中毒性ショック症候群
　　ワクチン後脳炎
　〈リケッチア感染症〉
　　ライム病*
　　ロッキー山紅斑熱*
　〈ウイルス感染症〉
　　アルボウイルス
　　無菌性髄膜炎
　　単純ヘルペス脳炎
　　麻疹脳炎
　　感染後脳脊髄炎
　　Reye症候群

代謝性と全身性疾患
　〈浸透圧の異常〉
　　糖尿病性ケトアシドーシス（高血糖）
　　低血糖
　　高ナトリウム血症
　　低ナトリウム血症
　〈内分泌疾患〉
　　副腎不全
　　副甲状腺機能低下症
　　甲状腺の異常
　肝性脳症
　〈先天代謝異常症〉
　　ピルビン酸代謝の異常（第5章）
　　糖原病（第1章）
　　中鎖アシルCoA脱水素酵素（MCAD）欠損症
　　呼吸鎖の異常（第5, 6, 8, 10章）
　　ヘテロ接合体の尿素サイクル異常症（第1章）
　〈腎疾患〉
　　急性尿毒症性脳症
　　慢性尿毒症性脳症
　　透析脳症
　　高血圧性脳症
　〈その他の代謝性脳症〉
　　熱傷脳症
　　低マグネシウム血症
　　中心静脈栄養による過栄養
　　ビタミンB複合体欠損症

片頭痛性昏睡
　〈中毒性〉
　　免疫抑制薬*
　　処方薬*
　　薬物乱用*
　　毒素*
　〈外傷性〉
　　脳震盪
　　脳挫傷
　　頭蓋内出血
　　　硬膜外出血
　　　硬膜下出血
　　　実質内出血
　　新生児（第1章）
　〈血管性〉
　　高血圧性脳症*
　　非外傷性頭蓋内出血*（第4章）
　　全身性エリテマトーデス*（第11章）
　　新生児特発性大脳静脈塞栓症（第1章）
　　血管炎*（第11章）

*頻度が高く，病態修飾療法があるものを示す

り，可能であれば，これらの検査結果が出るまでの間，頭部CTを行う．また，培養も有用である．検査を行うのに鎮静が必要ならば，短時間作用性ベンゾジアゼピンが好まれる．血液検査とCT検査で診断がつかなければ，感染または頭蓋内圧亢進を診断するための腰椎穿刺を行う．髄液圧を測定するためにも，常に圧の測定ができる状態にしておかなければならない．

　脳波は，精神の変容状態の評価に有用である．器質性の急性脳症は，少なくとも覚醒状態で後頭部律動が徐波化する．精神疾患では脳波異常を認めないことが多い．広範性のシータ波とデルタ波，速波の欠如，そして断続的で周期的なデルタ波の出現は，重度の脳症に特徴的で

> **Box 2-3　反復性脳症の原因**
>
> 熱傷脳症
> てんかん性脳症*
> 橋本脳症*
> 低血糖*
> 頭蓋内圧亢進*（反復性）
> 中鎖アシル CoA 脱水素酵素（MCAD）異常症
> 精神疾患
> 片頭痛
> ミトコンドリア異常症
> ピルビン酸代謝異常症
> 薬物乱用
> 尿素サイクル異常症

*頻度が高く，病態修飾療法があるものを示す

ある．特異的な異常所見としては，欠神発作，もしくは複雑部分発作と一致したてんかん波も含む．三相波は肝性脳症，尿毒症性脳症，もしくは他の中毒性脳症を示す．一方の側頭葉からの周期性片側性てんかん様放電（periodic lateralized epileptiform discharges：PLEDs）は，ヘルペス脳炎を示唆する．

C 傾眠と昏睡の診断的アプローチ

小児の意識障害の診断的アプローチは，より緊急性があることを除いては，せん妄の診断的アプローチと同様である．進行性の意識障害の原因は，びまん性あるいは局所の大脳半球障害，または脳幹の局所的障害である．身体所見にて局在診断を行う．

1 病歴と身体診察

腫瘍性病変を考慮することも重要だが，せん妄と同様に病歴聴取を行う．外傷や頭蓋内圧亢進の症状の先行がなかったか尋ねる．身体診察によって，脳の障害部位の特定とその原因を確定する．異常部位を特定するための重要な項目は，意識レベル，呼吸様式，瞳孔の大きさと反応，眼球運動と運動機能である．傾眠と昏蒙の原因は，通常大脳半球機能の軽い抑制である．昏迷と昏睡は，より広範な大脳半球の機能異常もしくは間脳と上位の脳幹が傷害されて起こる．意識には，優位半球の障害のほうが，劣位半球の障害より大きな影響を及ぼすことがある．

過呼吸と無呼吸が交互に起こる Cheyne-Stokes 呼吸は，通常両側の大脳半球もしくは間脳の傷害が原因となるが，前頭葉と橋上部をつなぐ下行性経路の両側性障害でも起こることがある．Cheyne-Stokes 呼吸を認める間の，覚醒度，瞳孔の大きさ，心調律は，多様である．呼吸が大きくなる際の方が覚醒度が上がる．中脳水道の腹側または第四脳室の障害で，持続的で速く深い過換気（中枢性神経原性過換気）が生じる．延髄と橋の異常は，呼吸中枢に影響を及ぼし，呼吸調節において，次の3つの異なるパターンを引き起こす．（1）持続性吸気；深吸気位での呼吸停止，（2）失調性呼吸；呼吸とその停止が予測のつかない不規則なもの，（3）いわゆる"オンディーヌの呪い"；睡眠時の呼吸機能不全，である．

通常，代謝性脳症では対光反射は保たれている．昏睡状態の患者に瞳孔反射が消失するということは，器質的異常があるということを示す．例外としては薬物がある．覚醒状態の患者で固定散大瞳孔を認める場合，原因は散瞳薬の局所投与である．昏睡状態の患者では，視床下部損傷によって片側の縮瞳，Horner 症候群が起こる．中脳病変では，中間位での固定瞳孔を引き起こす．橋病変では，瞳孔は小さいが対光反射を認める．延髄外側病変では Horner 症候群を引き起こす．

眼球の側方共同偏位は，注視と反対方向の前頭葉（急速眼球運動中枢）や注視と同側の頭頂葉（追従眼球運動中枢）由来のけいれん発作，または注視と同側の前頭葉の破壊性病変を示唆する．昏睡状態の患者の眼球運動制限の評価として，鼓膜を冷やす目的で，それぞれの耳に交互に15分間隔で冷水を注入する．右耳に冷水を入れると素早く右に共同偏位し，その後ゆっくり中央に戻る．右への偏位は脳幹反射で，その反射は脳幹の大部分が保たれていることを示す．左眼球が内転せず，右眼球が外転する場合は，内側縦束における障害を示す（第15章 p. 343）．眼球が緩やかに左に戻るためには，右半球から左側橋の側方注視中枢に終結する皮質橋核路が必要である．この動きがあれば，片側半

球機能が保たれていることを示す．一方の眼球が他方より上に偏位（上斜視）する斜偏位は，通常脳幹または小脳の障害を示す．

安静時の体幹や肢位，自発的な動き，痛み刺激への反応を慎重に観察する．四肢の自発的な動きは，一般的には器質的障害のない大脳半球の機能の軽度低下を示す．発作後の状態以外は，単麻痺または片麻痺は対側の大脳半球の器質的異常を示唆する．痛み刺激に対する体幹と四肢の伸展性反応は，除脳硬直とよばれる．最も重症の型は後弓反張である．後弓反張は，首を過伸展し，歯はくいしばり，腕を内転，過伸展し，過剰に回内させ，足は底屈させたまま下肢を伸展させた状態である．除脳硬直は脳幹圧迫を示し，安静時にみられても痛み刺激で出現しても，不穏な徴候とみなされる．腕の屈曲と足の伸展の状態は，除皮質硬直とよばれる．それは外傷性のものを除いて小児にはまれで，脳幹機能は保たれているが，大脳半球機能が障害されていることを示す．

2 検査内容

検査による評価は，せん妄に対する評価と同様である．腫瘍性病変とヘルニアの可能性を除外するため，速やかに頭部の造影CTを撮影する．状態がはっきりしない児を，症状進行の観察と治療介入ができる医療者の付き添いなしに，CT検査に送り出しては絶対にいけない．

D 低酸素と虚血

低酸素と虚血は通常併発する．遷延性低酸素状態は，初めに性格変化，次いで意識消失を引き起こす．急性無酸素状態は急速な意識消失を来す．

1 遷延性低酸素

☑ 臨床症状

遷延性の低酸素状態は，重度の貧血（酸素運搬能は少なくとも半分まで減少する）やうっ血性心不全，慢性肺疾患，神経筋疾患で生じうる．

遷延性の軽度な低酸素状態が最もよく研究されているのは，高地モデルである．軽度の低酸素は記憶と判断力を損ない，錯乱状態や運動能力低下を引き起こす．低酸素状態が悪化すると，知覚鈍麻や多焦点性ミオクローヌスを生じ，単麻痺や片麻痺のような局所神経症状を呈することもある．慢性心肺疾患の児では，動脈血中の酸素濃度が緩徐に低下するにつれて潜行性に行動変化が起こっている．

嚢胞性線維腫における神経合併症は慢性的な低酸素と高CO_2血症に起因し，倦怠感や眠気，ときには昏睡を起こす．筋ジストロフィーのような呼吸筋が弱っていく神経筋疾患では，呼吸不全の初期症状として夜間の低換気をしばしば認める．頻回に覚醒したり，眠ることに対して不安を感じたりすることが特徴的である（第7章p.197）．

☑ 診断

神経筋疾患の児で抑うつ的になったり，性格変化を生じたりする場合は慢性的な低酸素を考慮する．動脈酸素分圧（PaO_2）が40 mmHg以下では，通常は明らかな神経機能障害を生じる．低酸素が慢性的であれば，PaO_2が60 mmHgでも軽微な知的機能障害程度のこともある．

☑ 治療

脳障害はPaO_2が増加すれば通常可逆性である．しかし登山者が高地から平地に戻った際に，脳機能不全が改善せずに持続することもある．そして，永続的な脳機能不全が慢性的な低酸素にある児に生じることもある．先天性心疾患により，慢性的な低酸素状態にある児は非低酸素群よりIQが低い．また，知能低下の重症度は低酸素の持続期間と相関する．夜間睡眠中の症状がある神経筋疾患の児には間欠的陽圧換気を行う．

2 急性無酸素と虚血

急性の無酸素と虚血は，通常心停止や突然の血圧低下により生じる．虚血を伴わない無酸素状態は窒息（溺れかけたり，息が詰まる）で生

じる．遷延する無酸素状態は徐脈と心停止を招く．成人では，完全な無酸素と虚血状態が4分以上持続すると海馬とプルキンエ細胞は死に始める．無酸素や低酸素がいつ生じたか正確なタイミングを判断することは臨床的には難しい．驚くべきことに，溺水では冷水が脳の温度と代謝を下げるのに十分であった場合，生存することがある．新生児の低酸素性虚血性障害の形式は上とは異なり，その大部分は脳の成熟度に依存している（第1章 p.11）．

☑ 臨床症状

脳循環が障害されると8秒以内に意識が消失するが，虚血を伴わない無酸素状態ではより時間がかかることがある．失神前の症状としては立ちくらみと視覚障害があり，意識消失に先行することがある．大脳からの脊髄への抑制が欠如するため，初期にミオクローヌスを認めることがある．けいれんが続いて起こる．

低酸素性虚血性イベント後の予後は年齢と状況による．成人では，心肺停止後の1年で介助不要な状態に再度復帰するのはわずか13%である．小児ではもともと心肺疾患を有することが少ないため，小児の予後はそれよりは幾分か良い．初診時に瞳孔反応がないのは予後不良の所見である．そのような場合は介助不要な状態に復帰することはない．心停止24時間後に四肢や眼球運動に反応がない場合，予後は不良である．早期発症のミオクローヌスの遷延は予後不良因子である（Krumholz & Berg, 2002）．一方，キョロキョロしたり，共同注視したりする眼球運動や痛みに対する四肢の逃避運動を認める場合は予後良好である．小児で60日以上意識不明である場合，言語機能や歩行機能が回復することはない．

無酸素状態の後に神経学的機能低下が遅れて出現する症候群が2つある．1つは遅発性無酸素性脳症であり，明らかな回復から1～2週間後に無気力や精神錯乱が生じる．通常，引き続いて強剛や痙直などの運動症状が起こり，昏睡や死に至ることもある．機序は脱髄と考えられている．もう1つは無酸素後動作性ミオクローヌスである．通常，心肺停止による重度の無酸素や虚血性イベントに引き続いて起こる．全ての随意運動がミオクローヌスにより不能となる（第14章 p.324）．小脳失調も並存する．

☑ 診断

重度の低酸素後では，発症後72時間以内に脳浮腫が著明となる．その時のCTでは皮髄境界の不明瞭化を伴う吸収値の低下を示す．CTで全般性にかなりの低吸収域を認める場合は予後不良である．バースト・サプレッションパターンや背景活動の消失といった脳波所見は，予後不良または死亡と関連するが，それらの所見がないからといって予後を予測することはできない．MRIは最も感度の高い画像であり，拡散強調像やFLAIR画像で低酸素の程度がよくわかる．しかし，この撮影法でみられた変化は可逆性のことがある．

☑ 治療

低酸素性虚血性脳症が持続している患者の治療で重要なことは，他の昏睡状態にある患者と同じである．酸素化や循環，血糖値を保つことは必須である．十分な脳灌流を維持できるレベルに頭蓋内圧を調節する（第4章 p.108）．抗けいれん薬で発作を治療する（第1章 p.44）．無酸素は常に乳酸アシドーシスを伴うため，酸塩基平衡を保つことも不可欠である．

バルビツレート昏睡で脳代謝を低下させることは臨床的によく行われるが，心停止や溺水後に有効であるというエビデンスは，臨床的にも実験的にもない．低体温は低酸素や虚血が起こっている時には脳障害を防ぐとされ，イベント後にもいくらか価値はある．副腎皮質ステロイドは心停止後に全般性虚血となった患者の神経学的回復を改善しない．無酸素後動作性ミオクローヌスは，レベチラセタム，ゾニサミド，バルプロ酸に反応することもある．

③ 持続性植物状態

持続性植物状態（persistent vegetative state：PVS）とは，昏睡から回復してはいるが認知機能のない覚醒状態の患者のことである．PVSでは，開眼はするが永続的に意識はなく，認知機能は失われ，外界に対する意識もないが，睡眠覚醒のサイクルと脳幹機能は保たれ

Box 2-4　脳死の臨床的診断基準
必要条件 　全ての脳機能の停止 　直近の脳死原因が判明している 　状態は不可逆である **主要徴候** 　昏睡 　　脳幹反射の消失 　　対光反射の消失 　　角膜反射の消失 　　眼球頭反射の消失 　　動眼前庭反射の消失 　　咽頭反射の消失 　無呼吸（正式な無呼吸テストによる） **確認検査（適宜）** 　脳血管造影 　脳波 　放射性同位元素を用いた髄液灌流検査 　経頭蓋ドプラ超音波検査

る．良好な看護ケアにより長期生存できる．原因としては，頻度順に，無酸素と虚血，代謝性あるいは脳炎性昏睡，そして頭部外傷である．無酸素と虚血が最も予後不良である．3か月以上PVSが持続した児が回復することはない．

米国神経学会は，PVSと診断された患者に対して，患者がその状態の維持を望まないことが明らかであり家族の治療中止の同意が得られる場合に，栄養や水分投与を含めた治療を中止するという方針は倫理的に適っていると承認した．

E　脳死

米国神経学会が提言した脳死のガイドライン（1995）は広く受け入れられている．**Box 2-4**に重要な点を要約している．学会は5歳未満の小児に対してこの定義を適応することに注意喚起したが，その後の知見は新生児や小児に関しても基準として妥当であることが示唆された．脳血流がないことが最も早期で確実な脳死の根拠となる（日本では6歳未満では脳死判定を24時間以上あけて反復する（成人は6時間）ことが定められており，この基準でも2回目の脳死判定後に診断基準はずれる経過の症例があり議論が続いている）．

F　感染性疾患

1　細菌感染症

❶　ネコひっかき病

ネコひっかき病の原因菌は，グラム陰性桿菌である *Bartonella (Rochalimaea) henselae* であり，ネコにひっかかれたりネコに寄生するノミを介して感染する．この疾患は，小児および思春期にみられる慢性かつ良性のリンパ節腫大の原因として最も多い．米国では，年間2万2千件の発生がみられ，80％以上は12歳未満の小児である．

☑ 臨床症状

重要な特徴は，ひっかき傷の近位部のリンパ節腫脹である．発熱がみられるのは60％のみである．この疾患は，通常経過は良好であり，自然軽快する．まれな身体的合併症としては，Parinaud眼腺症候群，骨溶解病変，結節性紅斑および血小板減少性紫斑病等がある．最も多い神経学的合併症は，脳症である．横断性脊髄炎，神経根炎，小脳失調症，視神経網膜炎は，まれな合併症である．神経学的合併症が生じる場合には，リンパ節腫脹から2～3週間遅れて出現する．

神経学的症状はネコひっかき病の2％に生じるが，その90％は脳症として発症する．作用機序は不明だが，原因は直接的侵襲によるものか血管炎によるとされる．男女比は2：1である．全体のわずか17％が12歳未満の小児で発症し，15％が12～18歳に生じる．発熱および局所の熱感の出現頻度は，脳炎の有無に関わらず等しい．初期症状でかつ目立つ特徴は，嗜眠から昏睡の状態まで意識状態が低下することである．発作が46～80％に，攻撃的な行動が40％にみられる．巣症状はまれである（Florin et al, 2008）が，視神経網膜炎，Guillain-Barré症候群および横断性脊髄炎はみられることがある．

☑ 診断

診断には，ネコとの接触，ひっかき傷および局所のリンパ節腫脹を同定する必要がある．感

染組織を用いた ELISA や PCR 法も診断に用いられる．髄液所見は 70％の患者で正常である．異常所見が出現する場合には，30/mm³ を超えない程度のリンパ球増加がみられる．脳波では，広汎性徐波が出現する．頭部 CT または MRI では，患者の 19％でのみ所見がみられ，病変部位は白質，基底核，視床および灰白質である（Florin et al, 2008）．

☑ 治療

全ての小児患者で，完全な回復がみられ，その 50％は 4 週間以内の経過である．視神経網膜炎の治療には，ドキシサイクリンが眼内および中枢神経系への薬剤移行性が良好なため勧奨される（日本ではとくに推奨される薬剤はなく，マクロライド系，テトラサイクリン系の抗菌薬，視神経網膜炎にはステロイド治療がなされる）．8 歳未満の小児においては，歯牙への色素沈着の副作用があるため，エリスロマイシンのほうが望ましい．リファンピシンとの併用により，治癒効果を促進させ視機能および乳頭浮腫を改善し，脳症の罹病期間を短縮させる．脳症や視神経網膜症を合併した場合には，免疫能が正常な患者においては，2〜4 週間のドキシサイクリンとリファンピシンの併用を，また，免疫能の低下がみられる患者においては，4 か月の使用を行っている（Florin et al, 2008）．

❷ グラム陰性桿菌による敗血症

☑ 臨床症状

グラム陰性桿菌による敗血症の発症は突然であり，発熱や低体温，悪寒，過換気，血液循環動態の不安定や精神症状（易刺激性，せん妄，嗜眠，昏睡）等の特徴がある．神経学的症状として，羽ばたき振戦（固定姿勢保持困難），振戦，身体各部位のミオクローヌスなどがある．(1) 低血圧による腎不全，(2) ビタミン K 欠乏による低プロトロンビン血症，(3) 免疫グロブリンによる非特異的な結合による血小板減少症，(4) 複数臓器の梗塞や出血を伴う播種性血管内凝固症候群，(5) 進行性の呼吸不全などの多臓器不全がみられる．

☑ 診断

ショックの鑑別診断においては，常に敗血症を念頭に置き，血液培養を採取しなければならない．ショックが初発症状の場合には，グラム陰性桿菌の敗血症の診断の可能性が高い．黄色ブドウ球菌感染症の場合は，よりショックに陥る割合は高いが，初発症状としてではなく，経過途中に呈することが多い．髄液は通常正常であるが，蛋白が上昇することもある．頭部 MRI および CT では，初期には正常だが進行すると脳浮腫がみられる．

☑ 治療

敗血症性ショックは，内科的緊急症である．最大投与量で，直ちに抗菌薬を開始する（第 4 章 p.119）．血管内容量を補い低血圧の治療をし，凝固異常と関連する不足因子の補充を行う．最善の治療を行っても，死亡率は高い．

❸ 出血性ショック脳症症候群（HSES）

細菌感染症による敗血症が，出血性ショック脳症症候群（hemorrhagic shock and encephalopathy syndrome：HSES）の原因と推定されている．

☑ 臨床症状

多くの患児は 1 歳未満であるが，26 か月までみられる．患児の半数では，ウイルス性胃腸炎や呼吸器感染症等の軽い前駆症状がみられる．直前まで元気だった児が，突然反応低下およびけいれんの出現により発症することもある．38℃ 以上の発熱が常にみられる．末梢循環障害を伴う著明な血圧低下が，初期徴候である．多量の水様便または血便および呼吸性代償を伴う代謝性アシドーシスを呈する．播種性血管内凝固症候群が進行し，全ての静脈穿刺部位で出血がみられる．致死率は 50％であり，生存者は知的および運動面での障害を来す．

☑ 診断

この症候群は，中毒性ショック症候群，敗血症，熱中症，Reye 症候群に症状が類似している．腎機能の低下は全例にみられるが，血清アンモニア濃度は正常で，低血糖もまれで，血液培養も陰性である．

髄液検査は，圧の上昇以外に異常所見はない．頭部 CT では，脳浮腫により脳室の狭小化や脳溝の不明瞭化がみられる．発症時の背景脳波は，びまん性の徐波または平坦脳波である．"電気的嵐"とよばれる顕著な脳波所見が最初の

数時間から数日かけて進展していく．棘鋭波および徐波群発が，周波数，振幅および部位ともに変化することが特徴的な所見である．

☑治療

患児は，人工呼吸管理，循環管理，酸塩基平衡および凝固異常の改善，抗けいれん薬投与，脳浮腫のコントロールといった集中治療が必要である．

❹ リケッチア感染症

(a) ライム病

Borrelia burgdorferi というスピロヘータにより発症する．固い甲羅をもったマダニが媒介する．米国東部の *Ixodes dammini*，米国西部の *I. pacificus*，ヨーロッパの *I. ricinus* がいる．ライム病は，米国では虫が媒介する感染症の中で最も頻度が高い感染症である．米国北東部の6つの州でその80％の人が発症している（日本では年間10例ほどが届出されているのみである）．

☑臨床症状

神経学的合併症は多様であり，本症の症状かどうか未確定のものもあるが，病初期の神経合併症については広く合意が得られている．初期の症状は（ライム病第1期）患児の60〜80％でみられ，大腿，外陰部，腋窩の皮膚病変（慢性遊走性紅斑）である．この発疹の時期に，発熱，局所のリンパ節腫脹および関節炎を伴う．発疹は，ダニに咬まれた部位の紅斑からはじまり，拡大しながら一部は消褪し，環状紅斑を形成することもある．

神経学的合併症（神経ボレリア症）は，感染が全身に播種する，感染後数週から数か月の時期に出現する（ライム病第2期）(Halperin, 2005)．多くの患児では，頭痛のみで6週間以内に完全に症状は消失するが，原因は軽度の無菌性の髄膜脳炎によるものであり，発熱はないこともある．顔面神経麻痺，睡眠障害や乳頭浮腫などはまれである．多発性ニューロパチーは小児ではまれである．一過性の心合併症（心外膜炎，房室ブロック）も，ライム病第2期で生じることがある．

1年以上持続する慢性の移動性関節炎は，数週間から数年後から始まる（ライム病第3期）．たいていは膝といった単関節のみか複数の大関節を侵す．3期の間ずっと，患者は悩まされ続ける．髄液検査は正常であるが，認知記憶障害および錯乱状態となる脳症も起こりうる．その他の精神症状や慢性疲労症候群等はこの疾患との関連は弱いと思われる (Halperin, 2005)．

☑診断

スピロヘータは，ライム病第1期の皮膚病変からの培養で検出される．髄膜炎合併時の初回髄液は正常であるが，その後リンパ球増加（約100/mm^3），蛋白上昇，糖正常の所見を示す．*B. burgdorferi* は，髄膜炎時には髄液から培養することが可能である．2段階の細菌学的検査により，神経ボレリア症の診断が確定される．第1段階は，急性期に髄液中の特異的IgGおよびIgM産生を確認する．IgM抗体は感染後2週間目頃に，IgGは6週目以降に確実に検出が可能である．第2段階として，第1段階にて診断確定できなかった場合，PCRを用いて菌を検出する．

☑治療

セフトリアキソン（1日1回2g静注）またはペニシリン（300万〜400万単位静注3〜4時間ごと）の投与2〜4週間により，脳炎を治療する．2〜4週間治療完了後に髄液検査を行い，治療継続の必要性を判断し，その後再度治療終了6か月目に髄液検査を行う．髄液中の抗体産生は，治療成功後数年間は持続するため，抗体の検出そのものは病気の活動性を反映しない．しかし，髄液中のリンパ球増加が6か月以内に改善しない患者では，再治療が必要である．

末梢神経および中枢神経系の合併症に対する治療は，髄液検査が正常であればドキシサイクリン（100 mgを1日2回，14〜21日間）またはアモキシシリン（500 mgを8時間ごと，10〜21日間）で治療可能である．流行地域に住む小児に対しては，ライム病に対する有効なワクチンが使用可能である．

米国神経学会の分科委員会は，2007年にいくつかのエビデンスを基に成人および小児の神経ボレリア症患者におけるペニシリン，セフトリアキソン，セフォタキシムおよびドキシサイクリンの使用を支持するという結論を示した (Halperin et al, 2007).

(b) ロッキー山紅斑熱

ロッキー山紅斑熱は，*Rickettsia rickettsii* による急性の昆虫媒介感染症である．病名に付けられた地名は誤っており，米国北西部，東部およびカナダ，メキシコ，コロンビア，そしてブラジルでもみられる．

☑ 臨床症状

発熱，筋肉痛および発疹がよくある症状であり，ダニに咬まれた2～14日後に発症する．発疹は，発症3～5日後に手首と足首に出現し，その後，足の裏および前腕に広がる．斑状丘疹または出血斑あるいは両者の症状を呈する．頭痛は患者の66％に出現し，33％に髄膜炎または髄膜脳炎，14％に局所神経症状，6％にけいれんが生じる．局所神経症状は微小血栓により起こる．

☑ 診断

R. rickettsii は，発疹部の皮膚生検組織の蛍光染色または免疫ペルオキシダーゼ染色により直接的に証明が可能である．他の検査では，貧血，血小板減少，凝固異常，低ナトリウム血症，筋組織の崩壊を示す所見が得られる．血清学的には，後方視的であるが確定診断ができる．髄液検査では，軽度の白血球増加がみられる．

☑ 治療

本症が最初に疑われた時点で，治療を開始する．治療が遅れると20％の致死率である．テトラサイクリン（25～50 mg/kg/日）の経口または静注，クロラムフェニコール（50～75 mg/kg/日）を分4で内服，経口ドキシサイクリン（100 mgを1日2回，7日間）が有効である．解熱後2日間は，治療を継続する．

⑤ 中毒性ショック症候群（TSS）

中毒性ショック症候群（toxic shock syndrome：TSS）は黄色ブドウ球菌種の特定の株による感染または保菌による致死性の疾患である．

☑ 臨床症状

突然発症する．高熱，低血圧，嘔吐，下痢，筋肉痛，頭痛および表皮剥脱を伴う発疹が特徴である．表皮剥脱の出現中に多臓器不全が発症することがある．重篤な合併症としては，不整脈，肺水腫および乏尿性の腎不全である．初期の脳症様症状として，興奮および錯乱状態がある．その後，嗜眠，昏蒙および全身性の強直間代けいれんに至る場合がある．

多くの小児例が，月経期間中にタンポンを使用した女児で報告されたが，熱傷や外科手術後の閉鎖された創部がある小児や，気道に黄色ブドウ球菌を保菌している小児でインフルエンザや類縁疾患の合併症としても生じうる．

☑ 診断

診断確定に特定の検査はない．典型的な臨床経過および血液検査を元に診断される．半数以上の患者において，無菌性白血球尿，左方偏移を伴う白血球上昇，凝固異常，低カルシウム血症，低アルブミンおよび低蛋白血症，BUN，トランスアミナーゼ，ビリルビン，クレアチンキナーゼの上昇がみられる．感染巣の検体から *S. aureus* が培養される．

☑ 治療

低血圧は，通常生理食塩液による容量負荷が有効である．昇圧剤や新鮮凍結血漿が必要な患者もいる．黄色ブドウ球菌に効果がある適切な抗菌薬を開始する．

2 ウイルス感染

脳炎はたいてい脳と同様に髄膜にも炎症を起こしているので，「髄膜脳炎」という言葉のほうがより正しい．しかし無菌性髄膜炎と脳炎を区別することはウイルス診断を行ううえで有用である．大部分のウイルスは脳炎の原因となるものもあれば，髄膜炎の原因となるものもあるが，両方の原因にはならないからである．米国では髄膜炎の原因として頻度が多いのはエンテロウイルス，単純ヘルペスウイルス（HSV）そしてアルボウイルスである（日本ではエンテロウイルス属が無菌性髄膜炎の7～8割を占める．特にエコーウイルスとコクサッキーウイルスが多い）．しかし，どれだけ診断に力を入れようとも，ウイルス脳炎疑い例の70％で原因は不明である（Glaser et al, 2003）．

小児期の定期予防接種は社会の中で蔓延する病原性ウイルスの数を減少させた．エンテロウイルスとHSVは今でもなお小児の髄膜炎，脳炎の原因となる最も多いウイルスである．しか

し症例の15〜20％でしかウイルスは同定されない．

ウイルスの分類はたびたび変わるが，第一段階として常に行われるのは，その核がDNAかRNAかで分けることである．免疫能が正常な宿主において分娩後急性脳炎の原因となるDNAウイルスはHSVだけである．脳炎の原因となるRNAウイルスはミクソウイルス（インフルエンザ，麻疹脳炎），アルボウイルス（セントルイス脳炎，東部ウマ脳炎，西部ウマ脳炎，ラクロス-カリフォルニア脳炎），レトロウイルス〔後天性免疫不全症候群（AIDS）脳炎〕そしてラブドウイルス（狂犬病）である．RNAウイルス（特にエンテロウイルスやムンプスウイルス）は無菌性髄膜炎を起こす．

HSVのようにいくつかのウイルスは高い神経親和性を持つ（たいてい中枢神経系に感染する）が，神経毒性はほとんどない（めったに脳炎は起こさない）．一方，麻疹のようなウイルスでは神経親和性はめったにないが，高い神経毒性を持つ．脳や髄膜に直接感染するウイルスに加えて，脳症は全身のウイルス感染に引き続いて起こる．おそらくこれらは，感染に対する脳の免疫反応により結果として脱髄を起こしているのであろう．

❶ 無菌性髄膜炎

「無菌性髄膜炎」という言葉は，髄膜症（meningismus）の症候と細菌，真菌感染を伴わない髄液細胞数増加と定義される．薬剤やウイルス感染が主な原因である．ウイルス性髄膜炎は予後良好で，95％の患児が無治療で完全に回復する．

☑ 臨床症状

症状は急激に発症し，髄膜症でない乳児を除いて，発熱，頭痛，頸部強直を特徴とする．易刺激性，傾眠，嘔吐も多い．脳症症状は髄膜炎症候群の一部ではない．身体的な症状は珍しいが，存在すれば特定のウイルス感染症を示唆する．急性症状はたいてい1週間以内で軽快するが，倦怠感や頭痛は数週間続くこともある．

☑ 診断

無菌性髄膜炎の多くの症例では，髄液細胞数が10〜200/mm³に上昇するが，リンパ球性脈絡髄膜炎では1,000/mm³あるいはそれ以上になることもある．初期に反応するのはリンパ球であるが，経過の早期に多核球優位となることもある．蛋白濃度は一般的に50〜100 mg/dL（0.5〜1 g/L）である．糖濃度は正常だが，ムンプスやリンパ球性脈絡髄膜炎の児では若干低下する．

無菌性髄膜炎は通常春か夏に起こり，エンテロウイルスが小児では最も多い．非ウイルス性の無菌性髄膜炎はまれであるが，ライム病，川崎病，白血病，全身性エリテマトーデス，片頭痛は考慮しなければならない．

既往歴や家族歴に片頭痛のある患者は頸部硬直と，半身麻痺や失語といった局所的な神経症状を併発する重い頭痛発作を呈することがある．髄液検査では，主にリンパ球であるが5〜300/mm³の白血球増加，蛋白濃度は50〜100 mg/dL（0.5〜1 g/L）を呈する．髄膜炎を発症して片頭痛発作が起こるのか，片頭痛の髄膜炎型があるのかはわからない．発作が再発する患者では片頭痛を示唆する．非ステロイド系抗炎症薬もまた髄液細胞数増加を引き起こす．

小児で髄膜症をみたら細菌性髄膜炎を考える．髄液検査で細菌性とウイルス性とを鑑別することはできるが，髄液培養検査で細菌が陰性と出るまでは，無菌性髄膜炎の臨床症状を呈している全ての児に抗生剤投与を開始する（第4章 p.118）．髄液検査を行う前に抗生剤投与をされた児では特に言えることである．

☑ 治療

ウイルス性髄膜炎，脳炎を診断された児では，ヘルペス脳炎が除外されるまでアシクロビルを投与するのが通例である．ウイルス性無菌性髄膜炎の治療は対症的である．静かな環境でベッド上安静とし，鎮痛剤を投与することで多くの児は症状から解放される．

❷ アルボウイルス（節足動物媒介）脳炎

アルボウイルスの分類は構造よりも生態に基づく．ダニや蚊が媒介し，春夏に流行する．それぞれの脳炎のタイプは地域ごとに異なる．アルボウイルスは米国で報告される脳炎症例の10％を占める（日本では，成人を含めて日本脳炎が西日本を中心に年間10例程度，輸入感染症のデング熱が年間数十例と報じられている）．

(a) カリフォルニア-ラクロス脳炎

カリフォルニア血清型ウイルス，主にラクロス脳炎は米国で最も多いアルボウイルス脳炎である（McJunkin et al, 2001）．ニューヨーク州の中西部と中部の地域にみられる．7～9月の間に多い．小さな森林地帯の哺乳類が保有宿主となり，蚊が媒介する．

☑ 臨床症状

脳炎を発症するのは主に小児である．成人では通常無症候性感染である．初期症状は，2～3日続くインフルエンザ様症状である．頭痛が脳炎に先行する．続いて発作が起こり，急激に昏睡に至る．局所の神経症状は20％でみられる．症状は発症後3～5日で軽快しはじめ，多くの患児が神経学的後遺症を残さずに回復する．乳児を除いて死亡する症例はまれである．

☑ 診断

髄液検査はリンパ球優位の混合型白血球増加を呈する．細胞数は通常50～200/mm^{3}であるが，0～600/mm^{3}まで幅がある．ウイルスは培養が難しく，急性期と回復期の血清で4倍またはそれ以上の赤血球凝集阻止試験や中和抗体価の増加で診断される．

☑ 治療

治療は対症療法である．有用な抗ウイルス薬はない．

(b) 東部ウマ脳炎

東部ウマ脳炎はアルボウイルス脳炎でも最も重症型で，致死率は50～70％である．米国では年間10例以下である．

☑ 臨床症状

東部ウマ脳炎はニューヨークからフロリダにかけて起こる通年性のウマの感染症である．人間の症例は毎年5例を上回ることはなく，ウマの流行に引き続いて起こる．致死率は高い．野生の鳥類が保有宿主で，蚊が媒介する．結果的にほとんど全ての症例は夏に発症する．

発症は通常，急激で高熱，頭痛，嘔吐，引き続いて起こる傾眠，昏睡，けいれんが特徴である．非神経学的な前駆症状が長期間みられる場合は予後が良い徴候である．乳児では，けいれんや昏睡がたいてい初期症状である．年長児では髄膜症の症状が認められる．患児は急性脳炎から通常回復するが，精神障害，てんかん，運動機能障害といった後遺症を残す．

☑ 診断

髄液圧が通常上がっている．髄液細胞数は200～2,000/mm^{3}で半数が多核球である．MRIでは基底核や視床に局所的な異常を認める．急性期と回復期の血清で4倍またはそれ以上の補体結合試験の増加，中和抗体価の上昇があれば診断される．

☑ 治療

治療は対症療法である．有効な抗ウイルス薬はない．

(c) B型日本脳炎

B型日本脳炎は，アジアにおける主な脳炎である．予防接種を受けていない旅行者が夏期に罹患する危険がある．ウイルスは蚊，豚，鳥により媒介される．

☑ 臨床症状

初期症状は2～3日続く倦怠感，発熱，易刺激性である．髄膜症，錯乱そしてせん妄が続く．2～3週目には羞明と全身の筋緊張低下が起こる．けいれんはいつでも起こりうる．最終的には固縮，仮面様顔貌そして脳幹機能障害が生じる．曝露集団の年齢が違うため，ウイルスが常在している国（東南アジア）での致死率は高く，欧米からの旅行者の致死率は低い．

☑ 診断

髄液検査では細胞数増加（20～500/mm^3）を呈する．初期は多核球，リンパ球混合だが，後にリンパ球優位となる．蛋白濃度は通常50～100 mg/dL（0.5～1 g/L）で，ブドウ糖は正常である．急性期と回復期の血清で補体結合試験が4倍もしくはそれ以上上昇していれば診断できる．

☑ 治療

対症療法である．有効な抗ウイルス薬はないが，不活化ワクチンを接種することで90％以上の人は脳炎を予防できる．

(d) セントルイス脳炎

セントルイス脳炎は米国西部の風土病で，ミシシッピ渓谷やアトランタ州で流行する．米国で最も多い流行性ウイルス脳炎である．蚊が媒介し鳥が主な保有宿主である．

☑ 臨床症状

ほとんどは感染しても無症状である．神経疾患としては無菌性髄膜炎のような軽症例から死亡するような重症脳炎まで幅が広い．致死率は低い．頭痛，嘔吐，意識レベル低下が典型的な症状である．神経症候がゆっくりと進行する場合，全身の脱力や振戦が出現する場合，局所所見やけいれんがない場合は，単純ヘルペス脳炎よりもセントルイス脳炎を示唆する．症状は1～2週間続く．小児は通常完全に回復するが，成人は知的障害や運動障害を残すこともある．

☑ 診断

髄液検査ではリンパ球優位の細胞増加（50～500/mm^3）を呈する．蛋白濃度は50～100 mg/dL（0.5～1 g/L）である．糖濃度は正常である．

ウイルスは培養することが困難であり，診断は急性期と回復期の血清で補体結合反応や赤血球凝集阻止試験抗体価の4倍もしくはそれ以上の上昇で診断する．

☑ 治療

対症療法である．有効な抗ウイルス薬はない．

(e) ウエストナイルウイルス脳炎

ウエストナイルウイルスは世界で最も広く分布しているウイルスの1つである．1999年に米国北東部に出現し，アルボウイルス髄膜炎や米国大陸の急性弛緩性麻痺の最も重要な原因となった．感染した蚊に刺されることで伝搬する．しかし臓器提供や輸血，血液製剤投与，子宮内感染による人間間の感染も起こりうる．イエカ属の蚊が基本的に媒介し，主に鳥が宿主となり増幅する（Bode et al, 2006）．

☑ 臨床症状

感染してもほとんどは無症状である．非特異的な発熱が初期症状である．脳炎は感染者の1％以下で，主に高齢者である．感染を示唆する臨床症状は不随意運動（例えば振戦，ミオクローヌス，パーキンソニズム）や下位運動ニューロンの重度の筋力低下である（DeBiasi & Tyler, 2006）．筋力低下は脊髄運動神経の障害により，弛緩性の脱力や腱反射消失を認める．感染者の150人に1人が脳炎や髄膜炎を発症する（DeBiasi & Tyler, 2006）．致死率は12～14％である．

☑ 診断

筋力低下を呈した患者では筋電図や末梢神経伝導速度検査の所見が，運動神経の障害として一致する．髄液中のIgM抗体または血清IgM抗体，IgG抗体で診断する．

☑ 治療

対症療法である．有効な抗ウイルス薬はない．

③ 単純ヘルペス脳炎

2種類のHSVが人間に対して病原性がある．HSV-1は口腔顔面の感染症を，HSV-2は外陰部の感染症を起こす．両方とも世界中に分布している．小児の40％はHSV-1に対する抗体を持っているが，HSV-2に対する抗体が検出されるのは思春期に入ってからである．HSV-1は新生児期以降の急性ヘルペス脳炎の原因となり，HSV-2は新生児で脳炎の原因となる（第1章 p. 14）．

HSV-1による口腔顔面の初感染は無症状のこともある．ウイルスが皮膚で複製，神経終末そして三叉神経節に感染する．さらに神経節に潜伏する以前から神経節内でウイルスは複製されている．再活性化は，特に発熱性疾患などのストレス時に起こる．再活性化されたウイルスは通常顔面の皮膚の神経走行をたどるが，まれに近くの脳へ広がり脳炎を起こす．宿主の免疫があればウイルスは潜伏状態のままである．免疫不全状態では度々再活性化され，重症で広い範囲の感染を起こす．

HSVは非流行性脳炎の最も一般的な原因で，症例の10～20％を占める（Whitley, 2006）．推定年間発症数は100万人に2.3例で，そのうちの31％が小児である．

☑ 臨床症状

小児では初感染が脳炎であることが多い．脳炎患者の22％が，反復性口唇ヘルペス感染症の既往がある．典型的には，発症は急激で発熱，頭痛，傾眠，悪心，嘔吐が特徴である．小児例の80％で局所神経症状（半身麻痺，脳神経症状，視野欠損，無言，部分発作）を認め，残りは行動変容または局所神経症状のない全身けいれんを呈する．しかし，両方のグループとも神経画像検査や脳波では局在性の異常を認める．

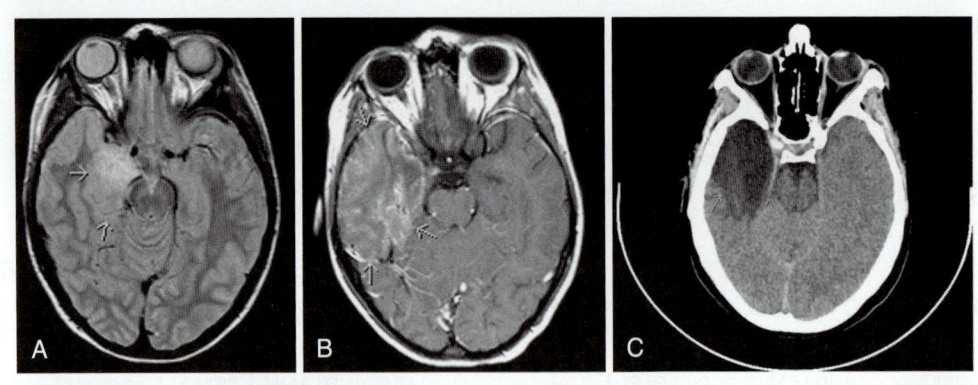

図 2-1　ヘルペス脳炎（同一患者の継時的画像）
(A) MRI T₂強調像軸位断で，脳炎早期に内側側頭葉に高信号を認める．(B) MRI T₂強調像軸位断で，側頭葉全体が侵されている．
(C) CTでは，側頭葉に脳軟化所見が残存している

一度けいれんが起こると患児は昏睡となる．脳炎の急性期はおよそ1週間続く．回復には数週間かかり，回復はしばしば不完全である．

ヘルペス髄膜炎は通常外陰部病変に合併する．原因となるのはHSV-2である．臨床症状は他のウイルス性髄膜炎と同様である．

☑ 診断

治療可能なため，迅速に単純ヘルペス脳炎を診断することは重要である．髄液細胞増加は97％の症例で認められる．平均は130/mm³（範囲：0～1,000）である．500/mm³程度の赤血球も同様に認める．蛋白濃度の平均は80 mg/dL（0.8 g/L）だが，罹患者の20％では蛋白濃度正常，40％では100 mg/dL（1 g/L）以上の濃度である．髄液糖濃度は通常正常であるが，7％の症例では血液糖濃度の半分以下である．

過去には，脳波で周期性片側性てんかん様放電を認めるとヘルペス脳炎を考える証拠となった．しかし，MRIのほうがヘルペス脳炎初期をより高い感度で捉えることができる．T₂強調像では側頭葉と前頭葉下面の皮質と白質で信号強度の増加を認める（図2-1）．病変はさらに広がり融合する．PCRによって髄液中のウイルスを検出することで，脳生検を行わずに診断できる．

☑ 治療

病歴に矛盾のない全小児に，ほとんどの医師はアシクロビルの静脈投与を開始する．標準的な投与量は思春期に10 mg/kgを8時間ごとに，新生児・小児で20 mg/kgを8時間ごとに14～21日間投与する．無治療では致死率70％のところを，この治療により致死率を25～30％に減少させた．治療開始時に昏睡に至っている患者は致死率が最も高い．正常に回復するのは症例の38％である．治療を中止した児で新しい神経症状が出ることがある（De Tiège et al, 2003）．初期治療が短期間である場合に起こりやすい．ステロイドの効果は不明である．後方視的研究ではアシクロビルにステロイドを併用することは，明らかな害はなく，若干の効果があることを示唆している（Kamei et al, 2005）．

舞踏様アテトーゼが脳炎罹患後1か月以内に起こる．脳MRIでは新しい壊死病変を認めず，機序は介在する免疫応答が考えられている．早期または数年後に認められるもう1つの病型は舞踏様アテトーゼではなく，初感染の症状によく似ている．原因はウイルスが新しく複製されるためと考えられる．

④ 麻疹脳炎

ワクチン接種の義務化により米国では麻疹の自然感染がほとんど消失していたが，ワクチン接種率が低下したため1990年に再び発生率が増加した．自然感染による脳炎のリスクは1：1,000である．麻疹脳炎の機序はウイルスの直接感染，アレルギー性脱髄，または両方が考えられている．第5章で慢性麻疹脳炎について記述している（p.159「亜急性硬化性全脳炎」）．

☑ 臨床症状

麻疹は神経親和性のあるウイルスで，脳炎症状のない場合でさえ，脳波異常を認める．脳炎

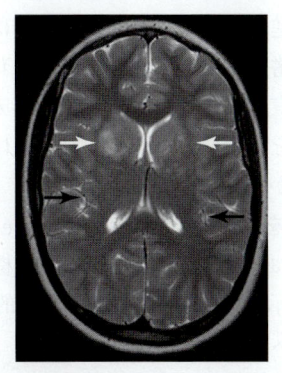

図2-2　急性散在性脳脊髄炎
MRI T₂強調像軸位断で，基底核とその周囲の白質に高信号を認める（黒矢印は原著の誤りと考えられる）

症状は通常紅斑が出現した1〜8日後に始まるか，または3週間遅れて出現する．発症は通常急激で，傾眠や昏蒙から急に進行する昏睡が特徴である．全身けいれんは患児の半分に起こる．神経症状は，半身麻痺，失調そして不随意運動にわたる．急性横断性脊髄炎も起こりうる（第12章 p.292）．神経後遺症（認知障害，てんかん，麻痺）の発症率は高いが，急性脳炎の重症度とは一致しない．

麻疹ワクチンは急性脳炎や慢性的な脳障害の原因にならない．全身けいれんがワクチン接種後に起こることがある．これは主に熱性けいれんであり，完全に回復する．

☑ 診断

髄液検査ではリンパ球優位の細胞増加を認める．初めの2〜3日はリンパ球数が最も高いが，100/mm³を超えることはまずない．蛋白濃度は通常50〜100 mg/dL（0.5〜1 g/L）で糖濃度は正常である．

☑ 治療

治療は対症療法である．抗けいれん薬により十分けいれんはコントロールできる．

G　急性散在性脳脊髄炎

急性散在性脳脊髄炎（acute disseminated encephalomyelitis：ADEM）は小児期における中枢神経の脱髄性疾患である．発熱が初発症状となるためADEMはウイルス感染に対する単相性の免疫学的反応であると信じられていた．この考えは次の2つの理由で誤っている．1つ目は発熱を先行感染の証明ではなくADEMの一部と考えられること，2つ目はADEMが必ずしも単相性ではなく，多発性硬化症と同じように再発性疾患の初回発作であることである．病態としては免疫学的機序が推定されている（Tenembaum et al, 2007）．

本書にはGuillain-Barré症候群（第7章 p.211），急性小脳失調症（第10章 p.247），横断性脊髄炎（第12章 p.292），上腕神経炎（第13章 p.302），視神経炎（第16章 p.355），Bell麻痺（第17章 p.369）など，感染後の疾患の例をいくつかあげている．ウイルス感染とこれら多くの症候群との因果関係を証明することは不可能であり，特にウイルス感染と神経症状の出現との間に30日もの潜伏期間があるとなおさらである．就学年齢の小児は平均して少なくとも毎年4〜6回のウイルス性疾患に罹患しており，半分もの小児が生活上の何らかの出来事の30日前にウイルス性疾患に罹患していることになる．保育を受けている就学前の小児では，ウイルス性疾患罹患の平均がより高い．

☑ 臨床症状

MRIにより小さな脱髄巣を検出できるようになったことで，ADEMに伴う症状のスペクトラムが広がっている．脳症には嗜眠状態や頭痛，嘔吐がしばしば先行する．これらの全身的な症状がウイルス性疾患によるものか，早期の脳症の症状なのかははっきりしない．神経症状の発症は突然で，局所的な運動症状や意識の変容の両方またはいずれかで特徴づけられる．視神経炎，横断性脊髄炎のいずれかまたは両方が脳症に先行する可能性がある（第12章 p.292）．患児のなかには局所的な神経症状を示さないものもあるが，他方で初発症状が局所の占拠性病変を示唆する場合もある．死亡率は最初の1週間が最も高い．必ずしも予後が良いわけではない．多くの患児がエピソードを反復し，その経過は多発性硬化症の経過に似る（Banwell et al, 2007）．MRIで認める病変の量と症状の多様性との関連は多発性硬化症よりも相関する．

☑ 診断

MRI の T_2 強調像で白質の著明な高信号が明らかとなるが（図 2-2），灰白質も含まれる．脳梁や脳室周囲白質もよく障害される（Hynson et al, 2001）．病変は数週間で改善する．男児では副腎白質ジストロフィーとの鑑別を考える（第 5 章 p.162）．髄液はしばしば正常である．軽度のリンパ球増加や蛋白上昇が時々認められる．

☑ 治療

高用量メチルプレドニゾロンの静脈内投与による治療がおおよそ 50％の症例で有効である．免疫グロブリン静脈内投与や血漿交換もステロイドに不応の患児で有効の可能性がある（Khurana et al, 2005）．治療プロトコールは全て経験的なものである．

H Reye 症候群

Reye 症候群はウイルス感染症の罹患中や感染後に起こる，ミトコンドリア機能の全身性障害である．その発生はウイルス性疾患罹患中に対症的に投与されるサリチル酸の使用でより高くなる．この関連性が認識されたことにより小児におけるサリチル酸投与が減少し，Reye 症候群の発生が著明に減少した．

☑ 臨床症状

米国では孤発例はたいてい水痘か非特異的な呼吸器感染に関連し，小規模の流行はインフルエンザ B 型に関連している．水痘が誘因となる時は，発疹の出現後 3～6 日で Reye 症候群の初期段階を発症する．

臨床経過は比較的予測可能で，5 つの病期に分けられる．

stage 0	嘔吐．脳機能低下の症状は伴わない
stage I	嘔吐，錯乱や嗜眠状態
stage II	興奮，せん妄，除皮質姿勢，過呼吸
stage III	昏睡，除脳姿勢
stage IV	弛緩性，無呼吸，散大して固定した瞳孔

stage I～IV への病期の進行は急速で，24 時間以内に進展しうる．より一般的には，反復性の嘔吐と嗜眠状態の期間が 1 日かそれ以上の間続く．水痘や気道感染後に嘔吐と臨床検査上肝機能障害を示す児の多くが，脳機能は正常であるにもかかわらず，肝生検の組織で Reye 症候群の特徴を示す．この時期は Reye 症候群の stage 0 である．stage I と II は代謝機能障害と脳浮腫を示し，stage III と IV は全体的な頭蓋内圧亢進とヘルニアを示す．

局在性の神経学的障害や髄膜症はこの症候群の一症状ではない．発熱は前面に立つ症状ではなく，肝腫大は疾患の経過の後半で半分の患児で認める．予後は様々であるが，概して乳児は年長児と比較して悪い．stage III，IV への進行は全ての年齢で高い死亡率と神経学的後遺症と関連している．

☑ 診断

典型的な血液検査異常は低血糖，高アンモニア，肝酵素の上昇である．血清ビリルビン値は正常範囲で黄疸は生じない．急性膵炎をときに生じ，血清アミラーゼの上昇がみられる．髄液は圧の上昇以外は正常である．脳波ではびまん性の脳症と一致する異常を示す．

肝生検は確定診断となる．光顕で汎小葉性の細胞内小脂肪滴の蓄積を認め，コハク酸脱水素酵素の減少を認める．電顕では特徴的なミトコンドリア異常や，ペルオキシソームの増加と腫脹，滑面小胞体の増殖，グリコーゲンの枯渇を認める．

Reye 症候群に類似した病態は脂肪酸酸化異常症，オルニチントランスカルバミラーゼ欠損症，バルプロ酸の肝毒性で認められる．Reye 症候群を繰り返す患児（Box 2-3 参照）や家族歴で同様の疾患がある患児では先天代謝異常症を考える．バルプロ酸の代謝産物はミトコンドリア毒性があり，それにより Reye 症候群の実験的モデルが作られる．

☑ 治療

全ての患児を小児 ICU へ入室させる．stage I～II の患児では中心静脈から高張性（10～15％）ブドウ糖溶液を通常の維持量で投与することで治療する．stage III～IV の患児は頭部挙上，調節性人工換気，マンニトールによる頭蓋

内圧亢進の治療を必要とする（第4章 p.108）．副腎皮質ステロイドは効果が限られており，常に使用されるわけではない．予後に影響しないにもかかわらず，頭蓋内圧モニターとペントバルビタールによる昏睡をいまだに主張している臨床家もいる．幸運にも，かつてはよく認められていた，命にかかわるこの疾患は，小児に対するサリチル酸治療の中止によって米国からほぼ消失した．

I 予防接種後脳症

米国では，弱毒生ワクチン，死菌ワクチン（全成分または部分）とトキソイドの3種類のワクチンが一般的に用いられている．

弱毒生ウイルスワクチン（麻疹，ムンプス，風疹，水痘，経口ポリオ）は，ワクチン接種後に軽度でほとんど害のない感染を引き起こす．しかしながら，ワクチンの調合や宿主の抵抗性が理想的な状況であっても，ワクチン被接種者に自然のウイルス罹患と同様の症状や既知の神経学的合併症を引き起こす可能性がある．

全成分死菌ワクチン（百日咳，インフルエンザ，狂犬病，不活化ポリオワクチン）は自然感染のような症状は引き起こさないが，毒性やアレルギー性機序による神経系への障害を来すといわれている．全細胞型百日咳ワクチンはけいれんを引き起こすことがあり，慢性的な脳障害の原因が不明であった頃は，ワクチン後のけいれんが懸念事項だった．幸運にも，安全な無細胞型ワクチンが全細胞型ワクチンの代わりに用いられるようになった．狂犬病センプルワクチンは脳炎の重要な原因の1つだったが，ヒト2倍体細胞で発育するウイルスから作られる新しいワクチンは安全で，ごくまれに多発神経炎の原因となる．センプルワクチンはまだ世界のいくつかの地域で用いられているが，ミエリン塩基性蛋白を含み脳脊髄炎を引き起こすことが知られている．他の全成分死菌ワクチンは脳症を引き起こさない．

トキソイドは細菌が作る毒素を不活化することにより製造される．現在使用されているこのようなワクチンはジフテリアと破傷風トキソイドのみである．破傷風トキソイドはGuillain-Barré症候群と腕神経炎に関連するが，ジフテリアと破傷風トキソイドのどちらも脳症には関連しない．

J 代謝と全身性疾患

1 浸透圧の異常

溶液中の粒子の数によりその溶液の浸透圧が決まる．ナトリウム塩，糖，尿素が細胞外腔の主要な浸透圧の構成要素であり，カリウム塩が細胞内腔の，血漿蛋白は血管内の主要な浸透圧の構成要素である．細胞膜は水を透過し浸透圧平衡は常に一定であるため，細胞外腔の浸透圧により細胞内液の容量が決まる．高ナトリウム血症と高血糖は血清高浸透圧の，低ナトリウム血症は血清低浸透圧の主な原因である．

1 糖尿病性ケトアシドーシス

小児の症候性高血糖の主な原因は糖尿病性ケトアシドーシスである．非ケトン性高血糖昏睡は軽度，またはインスリン非依存性の糖尿病に関連するが，小児ではまれである．

☑ **臨床症状**

糖尿病性ケトアシドーシスは規定量のインスリン投与を怠った患児や感染が重なった患児で急激に進展する．初期症状は多飲，多尿，倦怠感である．患児は代謝性アシドーシスを代償するため多呼吸となる．傾眠は急速に昏睡へ進行する．ケトアシドーシスは糖尿病患児の主要な死因であり，死亡率はいまだに10％もある．

脳浮腫はケトアシドーシス症例の1％に生じる．その機序は，水分補給の間，脳において細胞内の浸透圧調節物質が保持され，細胞内腔への水の移動を引き起こすことによる．脳浮腫の徴候には興奮，錯乱，傾眠，頭痛，嘔吐，失禁などがある．脳浮腫の重症度は意識レベルの変化に相関する．それほど一般的でない糖尿病性ケトアシドーシスの神経学的合併症に静脈洞血栓症と脳内出血がある．いずれも部分または全

身性発作と関連する．

✅ 診断
　診断は血中グルコース濃度が 400 mg/dL（22 mmol/L）以上，血清・尿中ケトン陽性，動脈血 pH 7.25 未満，血清重炭酸塩濃度 15 mmol/L 未満の組合せによる．

✅ 治療
　中等度から重度の糖尿病性ケトアシドーシスの患児では，血清浸透圧が高い間は低張性溶液の急速投与を避ける．水分の不足を48時間以上かけて均等に戻す．最初の12時間でナトリウムの不足を半分に減らし，次の36時間以上で残りを戻す．重炭酸イオンを生理的な割合で補充する．

② 低血糖
　新生児期以降の症候性低血糖は，たいてい糖尿病治療におけるインスリン使用に関連しているが，敗血症や先天代謝異常症により引き起こされる例もわずかにある．

✅ 臨床症状
　血中糖濃度から臨床症状を正確に予測することができない．低血糖は血中糖濃度が 50 mg/dL（2.8 mmol/L）未満にならなければ通常は症状を示さない．低下する速度が臨床症状の決定に重要であると思われる．めまいと振戦は血中濃度 60 mg/dL（3.1 mmol/L）未満で生じる可能性があり，インスリン過量投与の警告として役立つ．血糖がより大きく減少すると，錯乱，せん妄，意識消失などを生じる．突然の片麻痺，たいてい一過性で，ときに麻痺側が変化するが，それは低血糖のまれな症状である．機序は知られていないが，CTでは梗塞の所見はない．

✅ 診断
　糖尿病患児が精神状態の変化や意識レベルの低下を呈した時には常に低血糖を疑う．血糖を速やかに測定する．

✅ 治療
　糖尿病患児には低血糖の初期症状を認めた時に使用するためのブドウ糖タブレットを携帯するよう勧める．低血糖により昏睡となった患児は即座に糖の静脈内投与を受けるべきである．通常完全に回復する．

③ 高ナトリウム血症
　高ナトリウム血症の一般的な原因は，(1) ナトリウム喪失を上回る水分喪失を伴う脱水，(2) 高張食塩水の過量輸液，である．高ナトリウム血症は医学的緊急事態であり，迅速に補正されないと，永続的な脳障害や死に至る可能性がある．

✅ 臨床症状
　高ナトリウム性脱水は嘔吐や下痢の結果として，特に水分摂取が制限される時に生じる可能性がある．過剰な低ナトリウム血症の補正は医原性の高ナトリウム血症を引き起こす．急速なナトリウム濃度の変化は，ゆっくりと同じ濃度に到達した時と比較してより脳症の原因になりやすい．高ナトリウム血症の症状は神経系に関連し，被刺激性，昏睡へと進行する嗜眠，けいれんがある．局所的な神経脱落症状は静脈洞血栓症を示唆する．

✅ 診断
　症候性高ナトリウム血症はナトリウム濃度が 160 mEq/L（160 mmol/L）以上で生じる．脳波では代謝性脳症に伴う非特異的な徐波を呈する．局所的な徐波や診察での局所的な異常は，静脈洞血栓症を探すための神経放射線検査を行う根拠となる．
　慢性的または再発性の高ナトリウム血症のエピソードは口渇感低下（口渇の不足）の結果生じる可能性があり，先天的または後天的脳障害を持つ患児が直面するまれな状態である．この症候群はたいてい抗利尿ホルモンの分泌不全に関連している．

✅ 治療
　急速な水分の回復は脳浮腫を引き起こす可能性がある．水分の欠乏を修正する前に血管内ボリュームの異常を正常化することが勧められる．

④ 低ナトリウム血症
　低ナトリウム血症は水分の貯留，ナトリウム喪失のどちらかまたは両方の結果生じる．抗利尿ホルモン分泌不適合症候群（syndrome of inappropriate antidiuretic hormone：SIADH）は水分貯留の重要な原因の1つである．ナトリ

ウムの喪失は腎疾患，嘔吐，下痢の結果生じる．低ナトリウム血症による永続的な脳障害は一般的でないが，血清ナトリウム濃度が115 mEq/L未満の状態が数時間続けば，その他の点では健康な小児において永続的な脳障害を生じる可能性がある．

(a) 抗利尿ホルモン分泌不適合症候群

SIADHは頭部外傷，感染症，頭蓋内出血などいくつかの神経学的疾患に関連して生じる．

☑ 臨床症状

SIADHの多くの患児はその神経学的基礎疾患による意識障害を呈している．そのような患者では低ナトリウム血症がSIADHの唯一の症候である．意識清明な患児で低ナトリウム血症による嗜眠状態は生じるが，昏睡やけいれん発作にはめったに進展しない．

☑ 診断

急性の頭蓋内病変を伴う患児のケアはSIADHを警戒する必要がある．血清ナトリウム濃度を繰り返し測定することが必要である．低ナトリウム血症と血清浸透圧の低下を認めたら，一度尿中ナトリウム濃度を測定する．SIADH患児の尿浸透圧は必ずしも常に血清浸透圧よりも高いわけではないが，尿が最大限に希釈されていなければ水中毒による希釈性低ナトリウム血症が除外される．

☑ 治療

SIADHの症状は全て水分制限に反応する．一般的に1日水分摂取量の50〜75％の摂取で十分である．

(b) ナトリウムの喪失

☑ 臨床症状

脳内への水分の移動は低ナトリウム性脳症を引き起こす．125 mEq/L（125 mmol/L）以下の血清ナトリウム濃度は悪心，嘔吐，筋攣縮，嗜眠を伴う．けいれん発作や昏睡は115 mEq/L（115 mmol/L）以下へのさらなる低下でみられる．

☑ 診断

低ナトリウム血症は嘔吐や下痢，腎疾患を持つ小児で生じる可能性のある問題の1つである．血清，尿ともにナトリウム濃度が低下する．

☑ 治療

塩化ナトリウムの高張液（514 mEq/L）を血清ナトリウム濃度が125〜130 mEq/L（125〜130 mmol/L）への上昇を目標として投与するが，最初の48時間は上昇速度が25 mEq/L（25 mmol/L）を超えないようにする．より急速な補正は発作，高ナトリウム脳症，橋中心髄鞘崩壊症を来しうる．

❷ 内分泌疾患

❶ 副腎疾患

副腎ホルモンの過剰分泌は，興奮もしくは抑うつを来すが昏睡はみられない．副腎機能不全の原因として，敗血症やステロイド治療の急速な減量，副腎出血があげられる．初期症状は悪心や嘔吐，腹痛，発熱であり，意識状態は循環血液量減少性ショックにより嗜眠から昏睡へ進行する．迅速な輸液や糖投与，ステロイド補充が救命に重要である．

❷ 副甲状腺疾患

副甲状腺機能亢進症の神経学的症状は，全て高カルシウム血症と関連しており，脱力やミオパチーが比較的よくみられる症状である．意識変容は約50％にみられ，感情鈍麻やせん妄，妄想，認知症症状を含む．感情鈍麻とせん妄は血清カルシウム値が11 mg/dL（2.75 mmol/L）以上で出現し，16 mg/dL（4 mmol/L）を超えると精神障害や認知症症状を来す．

副甲状腺機能低下症と低カルシウム血症の主症状は発作である．全般性あるいは局在関連性けいれんのどちらもみられ，多くはテタニーが先行する．低カルシウム血症による発作は抗けいれん薬には反応せず，カルシウムの補充が唯一の治療である．

❸ 甲状腺疾患

甲状腺機能亢進症は躁病に近い興奮状態を引き起こし，けいれんや振戦，舞踏病がみられることもある（第14章 p.313）．甲状腺クリーゼは，不穏や不整脈，嘔吐，下痢を特徴とする重

篤な状態である．せん妄は初期症状であり，昏睡へ進行する可能性がある．

後天性甲状腺機能低下症は，末梢神経と中枢神経系のいずれにも影響を及ぼす．末梢神経症状としてニューロパチーとミオパチーが含まれ，中枢神経症状は，脳神経異常や失調，精神障害，認知症，発作，昏睡があげられる．長期化すると半数以上に妄想や幻覚を認める．粘液水腫性昏睡は，成人においてまれな慢性期の症状であり，小児ではさらにまれである．特徴的症状は，悪寒を伴わない超低体温である．

(a) 橋本脳症

橋本脳症はステロイド反応性の脳症で，抗甲状腺抗体の高値が関与している（Castillo et al, 2006）．また，他の自己免疫疾患と関連していることが多い．

☑ 臨床症状

症状の進行は様々であり，一部は頭痛と錯乱が同時もしくは単独で出現し，昏迷状態へ進展していく．その他，認知症症状で特徴づけられる進行性脳症を呈する例もある．局在性もしくは全般性発作や一過性神経学的異常（卒中様症状）は，初発症状と後期症状のどちらにもなりうる．ふるえやミオクローヌスは一部の病期でみられる他，知的退行を認めることもある（Vasconcellos et al, 1999）．脳症症状は数日から数か月間続き，多くの場合徐々に消失していく．再発することが多く，月経周期と一致していることがある（Sellal et al, 2002）．

☑ 診断

再発性や進行性脳症を呈する全ての症例で橋本脳症を疑うべきである．髄液蛋白は通常高値で，ときに 100 mg/dL（1 g/L）以上に上昇するが，髄液圧や細胞数は正常である．甲状腺機能は正常であり，診断は抗甲状腺抗体の存在の証明が必要である．抗サイログロブリン抗体や抗マイクロゾーム抗体が最も一般的だが，他の甲状腺成分や他臓器に対する自己抗体もみられることがある．抗甲状腺抗体や循環免疫複合体が髄液から検出されうるが，臨床症状とは相関していない（Ferracci et al, 2003）．MRI では大脳白質に広汎性の異常信号域を認めることがある．

☑ 治療

ステロイド治療が症状の増悪や再発の抑制に関して有用である．長期予後は良好である．

3 肝性脳症

急性肝機能不全を来した小児では重度の脳浮腫をしばしば合併する．急性肝不全の原因は，ウイルス性肝炎や薬物，中毒，Reye 症候群が中心である．脳症の原因として，肝細胞障害により毒性物質が門脈から全身循環へ流入することがあげられる．重度のウイルス性肝炎で非抱合型ビリルビンの著明な上昇を伴う場合，年長児でも核黄疸を来すことがある．

慢性胆汁うっ滞を認める肝疾患の小児では，ビタミンE欠乏により脊髄後索や末梢神経の脱髄を引き起こす．主な症状は失調，深部腱反射消失，注視麻痺であり，脳症の徴候は認めない（第10章 p. 258）．

☑ 臨床症状

肝性脳症は急性もしくは緩徐に発症する（Tessier et al, 2002）．倦怠感や易疲労性が初期症状で，黄疸や暗色尿，肝機能検査異常を伴う．悪心や嘔吐は劇症肝不全の症状としてみられる．昏睡は脳症の経過でみられるか，もしくは消化管出血や感染症，蛋白質の過剰摂取，鎮静薬や利尿薬の過剰投与が誘因となり出現する．初発症状は睡眠障害や情動変化で，傾眠や過換気，羽ばたき振戦（上肢を伸展し手関節を屈曲すると出現する，手関節をパタパタする振戦）が続いて現れる．幻覚は発症早期にみられることがあるが，その後進行して昏睡へ至る経過がより一般的である．昏睡状態へ至るとけいれんや除脳硬直を来す．

☑ 診断

肝性昏睡の脳波は非特異的であるが，後頭部リズムの消失，背景活動の広汎な徐波化，前頭部の三相波といった代謝性脳症を疑う異常所見を認める．生化学検査では，血清トランスアミナーゼの急激な上昇や混合型高ビリルビン血症，プロトロンビン時間延長，高アンモニア血症，低アルブミン血症を認める．

| Box 2-5 | カルニチン欠乏症の鑑別診断 |

先天代謝異常症
　アミノ酸尿症
　　グルタル酸尿症
　　イソ吉草酸血症
　　メチルマロン酸血症
　　プロピオン酸血症
　ピルビン酸代謝異常症
　　マルチプルカルボキシラーゼ欠損症
　　ピルビン酸カルボキシラーゼ欠損症
　　ピルビン酸脱水素酵素欠損症
　呼吸鎖の異常
　中鎖アシル CoA 脱水素酵素（MCAD）欠損症
　ホスホグルコムターゼ欠損症
後天性の原因
　透析
　低栄養
　妊娠
　Reye 症候群
　完全経静脈栄養
　バルプロ酸の肝毒性

☑ 治療

　治療目標は，肝機能の回復もしくは肝移植までの間，大脳や腎，循環，呼吸機能を維持することである．大脳機能の障害は，代謝物質の異常高値だけではなく脳浮腫によっても引き起こされる．

4 先天代謝異常

　意識状態低下の原因となる先天代謝異常症は，通常高アンモニア血症や低血糖，もしくは有機酸尿症を伴う．新生児けいれんは多くの症例で早期にみられる症状であるが（第1章 p.5），乳児期や小児期まで症状が現れないこともある．遅発性脳症を伴う先天代謝異常症には，ピルビン酸代謝異常や呼吸鎖異常症（第5章 p.147，第6章 p.167，第8章 p.225，第10章 p.245），オルニチンカルバミラーゼ欠損症やカルバミルリン酸合成酵素欠損症のヘテロ接合（第1章 p.7），糖原病，原発性カルニチン欠乏症があげられる．

① 中鎖アシル CoA 脱水素酵素欠損症

　中鎖アシル CoA 脱水素酵素（medium-chain acyl-coenzyme A dehydrogenase：MCAD）はミトコンドリアでの脂肪酸酸化に関与する酵素の1つである．脂肪酸酸化は肝臓でのケトン体生成に重要で，ケトン体は絶食やエネルギー需要が高い状態が続き，貯蔵グリコーゲンが枯渇した際に主要なエネルギー源となる（Matern & Rinaldo, 2012）．遺伝形式は常染色体劣性である．MCAD 欠損症は，原発性カルニチン欠乏症の主な原因である（**Box 2-5**）．カルニチンの主要機能は，（1）長鎖脂肪酸をミトコンドリア膜内へ輸送し，β 酸化を受けてエネルギー産生を行う，（2）アシル CoA/CoA 比の調節と毒性を持つ可能性のあるアシル CoA 代謝産物のエステル化である．ミトコンドリア膜を介した脂肪酸輸送には，アシル CoA をアシルカルニチンへ変換するカルニチンパルミトイルトランスフェラーゼが必要である．カルニチン欠乏状態ではアシル CoA の蓄積が毒性レベルへ達し，クエン酸回路や糖新生，尿素サイクル，脂肪酸酸化が障害される．

☑ 臨床症状

　特徴的な症状は，長期絶食への耐性低下や反復性低血糖症，昏睡であるが，出生時は無症状である．非ケトン性低血糖発作の反復や嘔吐，錯乱，嗜眠，昏睡は他疾患の併発もしくは乳児や小児期の早い時期における絶食が引き金となる．心肺停止や乳幼児突然死を来すこともあるが，MCAD 欠損症は乳幼児突然死症候群の原因として重要ではない．発作間欠期は正常にみえることもある．いくつかの家系では心筋症を来すのに対して，軽度から中等度の近位筋力低下のみが症状のこともある（第6章 p.173，第7章 p.192）．長鎖もしくは短鎖アシル CoA 脱水素酵素の異常は類似した臨床症状を示す．

☑ 診断

　低血糖発作の際，全例で尿中ケトン体は低下するか検出されず，血清中のアスパラギン酸アミノトランスフェラーゼ（AST）や乳酸脱水素酵素（LDH）が上昇する．血中カルニチン値は 20 μmol/mg 非コラーゲン蛋白未満となる．酵素欠損や遺伝子変異の証明により確定診断がなされる．血漿アシルカルニチン分画や尿中有機酸の異常により疑われ，線維芽細胞や他の組織における MCAD 活性を測定することで診断可能である．

☑ 治療

確定診断がなされ、頻回の食事摂取を開始して絶食時間の遷延を予防することにより予後は良好である。L-カルニチン補充を 50 mg/kg/日から開始し、許容範囲まで増量を行う（800 mg/kg/日程度まで）ことで、さらに発作を抑制できる可能性がある。カルニチン補充の副作用は悪心や嘔吐、下痢、腹部けいれん（疝痛）である。

急性発作の際はカルニチンに加えて、中鎖トリグリセリド（medium-chain triglyceride：MCT）を多く摂取し、長鎖トリグリセリドは制限する。低血糖や低プロトロンビン血症では、全身支持療法が必要である。

5 腎疾患

小児慢性腎不全では、急性もしくは慢性尿毒症性脳症や透析脳症、高血圧性脳症、免疫抑制状態での中枢神経合併症を発症する危険性がある。

① 急性尿毒症性脳症

☑ 臨床症状

小児急性腎不全では、大脳機能異常は数日間にわたり進展する。初発症状は羽ばたき振戦（固定姿勢保持困難）が多い。錯乱や頭痛は、せん妄から嗜眠へ進行することがある。脱力やふるえ、筋けいれんが出現し、ミオクローヌスやテタニーがみられることもある。尿毒症が続くと、意識低下やけいれんが続発する。

溶血性尿毒症症候群は、5歳未満の小児における急性腎不全の原因疾患として最も多い。血小板減少や尿毒症、クームステスト陰性溶血性貧血の併発が特徴である。脳症は初期症状として一般的であるが、血栓性脳梗塞により、けいれんや意識障害を伴わない片麻痺や失語も起こりうる。大部分は回復するが、慢性高血圧が残存することがある。生存例では通常、認知機能正常であるが、多動性や注意欠陥を認めることもある。

☑ 診断

尿毒症性脳症の発症機序は多因子性であり、血中尿素窒素値と単独では相関しない。高アンモニア血症や細胞内外の酸塩基平衡の破綻が重要な因子と考えられる。急性尿毒症性脳症の後期では、高血圧性脳症と鑑別が困難なことがある。鑑別点として、高血圧性脳症の早期は頭蓋内圧亢進を認めるのに対し、急性尿毒症性脳症では上昇しない点があげられる。早期の脳波所見は、背景活動の徐波化と周期的三相波である（Palmer, 2002）。

☑ 治療

血液透析が脳症からの回復に有効であり、診断後可能な限り早期に施行するべきである。

② 慢性尿毒症性脳症

☑ 臨床症状

先天性腎低形成が慢性尿毒症性脳症の原因として多い。腎不全は生後1年以内に発症し、1〜9歳の間に脳症を来す。成長障害は脳症発症より先行する。病期は3期に分けられ、経時的に進行する。

- 1期　運動発達遅滞や測定障害、振戦、失調。診察所見として、深部腱反射亢進や軽度低緊張、伸展性足底反射を認める。6〜12か月以内に2期へ進行する。
- 2期　顔面や四肢ミオクローヌス、部分運動発作、認知症がみられ、次に全般性発作が出現する。顔面ミオクローヌスと舌運動失行は構音と摂食障害の原因となり、四肢ミオクローヌスは歩行障害を来す。この病期は数か月〜数年と様々である。
- 3期　進行性球麻痺、植物状態から死に至る。

☑ 診断

種々の臨床所見に基づき診断する。脳波は進行性に徐波化し、続いてんかん性突発波が重畳する。頭部CTでは進行性の大脳萎縮を認める。高カルシウム血症を伴う副甲状腺機能亢進症は一部の慢性尿毒症性脳症の小児例にみられるが、副甲状腺切除を行っても改善しない。

☑ 治療

血液透析や腎移植が行われる。

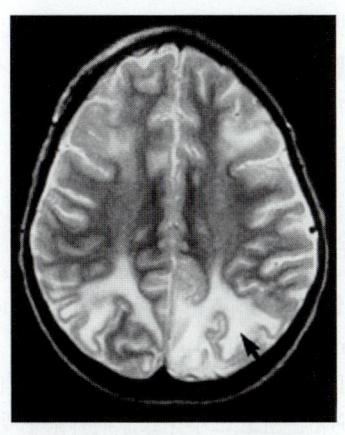

図 2-3　高血圧性脳症における MRI
両側後頭葉に高信号を認める（矢印）

3 透析脳症

長期の透析治療では急性で一過性の神経学的異常を来すことがあり，急速な細胞内外での液体や電解質変化が原因と考えられる（透析性不均衡症候群）．最もよくみられる症状は，頭痛，易刺激性，筋けいれん，けいれん発作である．発作は通常，透析治療の終了時もしくは24時間後までにみられる．嗜眠やせん妄は発作に先行することがある．

透析に関連する進行性脳症は多くは致死的である．これには2つの重要な要因があり，1つは免疫抑制宿主での日和見感染症であり，小児ではサイトメガロウイルスや真菌が原因となる．もう1つは透析認知症症候群である．

4 透析認知症症候群

☑ 臨床症状

透析治療開始から発症までの平均期間は4年（1～7年）であり，週～年単位で進行していく．特徴的症状である発語障害は，初発症状もしくは後期症状のどちらでもみられる．これは間欠性の口ごもり（吃音や不明瞭言語）から始まり，失語症へ進行することもある．失書や失行がみられることもある．うつ状態を示唆する軽度の人格変化は早期に出現する．幻覚や興奮状態がみられる時期もあり，その後進行性の認知症が出現する．

四肢ミオクローヌスは認知症の出現前からし

ばしばみられる．当初は透析中にみられ，やがて持続性となり，正常活動を障害する．全般性強直間代けいれんが出現することが多く，脳症の進行によってより頻回で重度になっていく．複雑部分発作もみられることがあるが，局在性運動発作は一般的ではない．

神経学的所見の3徴候は，発語停止，ミオクローヌス，認知症である．対称性近位筋力低下（ミオパチー）もしくは遠位筋力低下や深部腱反射消失を伴う感覚欠失（ニューロパチー）も認めることがある．

☑ 診断

脳波変化は病期進行と相関する．特徴的な早期所見は，前頭部の発作性高振幅デルタ波であり後頭部の活動性は正常に保たれる．その後広汎性に徐波化し，前頭葉に三相波が明らかになる．突発波は全例にみられ，これは尿毒症性脳症との鑑別点と言える．発作波は鋭波や棘波，多棘波であり，周期性を有することもある．

☑ 治療

透析液に由来するアルミニウム毒性が多くの例の原因と推測される．透析液からアルミニウムを除去することが新規発症の予防や，すでに発症した一部の症例において進行を防ぐことに繋がる．

5 高血圧性脳症

全身血圧上昇により，脳血管の自己調節能が限界を超えると高血圧性脳症を発症する．小動脈障害により斑状の虚血や浮腫を来すことで，局在性神経障害を呈することが一般的である．

☑ 臨床症状

初期症状は一過性脳虚血発作と頭痛である．これらは局在性神経障害の前兆であるにもかかわらず，尿毒症性脳症の一部の症状と誤解されやすい．頭痛は持続して視力障害や嘔吐を伴い，続いてけいれんや意識障害がみられる．けいれんは部分発作で始まることが多く，その後全般化する．眼底には乳頭浮腫や網膜出血がみられる．

☑ 診断

長期間透析治療を受け，腎移植待機中の児に発症することから，浸透圧異常や尿毒症性脳

症，透析脳症の鑑別を要する．高血圧性脳症と関連する後頭葉浮腫症候群は，頭部MRIで診断できる（図2-3）．高血圧性脳症は可逆性後頭葉白質脳症（posterior reversible encephalopathy syndrome：PRES）としても知られ，高血圧や免疫抑制薬，腎不全，産褥子癇が要因となる（Yasuhara et al, 2011）．高血圧性脳症は，腎疾患に伴う著明な血圧上昇と局在性神経症状を認めることによって，他の脳症と鑑別可能である．

☑ 治療

高血圧性脳症は救急疾患であり，抗けいれん薬や積極的な降圧治療を行う．脳浮腫を改善するための処置を必要とする症例もある．

6 その他の代謝性脳症

Box 2-2にはあまり頻度の高くない代謝性脳症もあげられている．なかには単一の物質の代謝障害が原因となるものもあるが，多くは多因子的である．

体表面積の30％に及ぶ熱傷を受けた児の5％は，亜急性の経過をたどる脳症になる（熱傷脳症）．熱傷受傷後，数日〜数週で発症する．意識の変容（せん妄，昏睡）やけいれん（全身性または部分発作）が主な症状である．脳症は単一因子では説明できない．

高カロリー輸液中に起こる脳症は，過度のアミノ酸負荷による高アンモニア血症が原因となる．乳児期の低マグネシウム血症の原因としては未熟児，母体のマグネシウム欠乏，母体または児の副甲状腺機能低下症，高リン食，交換輸血，腸管障害，マグネシウム吸収障害などがある．これらの病態に低カルシウム血症が合併することもある．年長児では，利尿薬の過量投与で低マグネシウム血症が起こることがある．血中マグネシウムが1.2 mg/dL（0.5 mmol/L）以下になると，焦燥感，易刺激性，発作などの臨床症状が出現する．マグネシウム値がさらに低下すると，昏蒙，昏睡に至る．

ビタミンB類の欠乏は，倦怠やせん妄を起こすが，昏睡に至るのはチアミン欠乏のみである．チアミン欠乏はアルコール摂取者に比較的頻度が高く，Wernicke脳症の原因となるが，通常小児ではみられない．亜急性壊死性脳炎（Leigh脳症）は小児における，チアミン欠乏症類似の病態である（第5章p.148，第10章p.246）．

7 全身性エリテマトーデス

全身性エリテマトーデス（systemic lupus erythematosus：SLE）は抗核抗体陽性，特に抗二本鎖DNA抗体が特徴的な全身性の自己免疫疾患である．SLEは小児膠原病外来を受診する患者の5％を占める．思春期前の発症例は少ない．小児期の男女比は1：5である．

中枢神経症状の病態生理は，血管炎というより免疫複合体の沈着である．臨床像と画像診断では，脳梗塞よりもむしろ，びまん性脳症と合致する．

☑ 臨床症状

男女比は1：8である．SLEの20％は中枢神経症状で発症する．経過中，小児SLE患者の半数に中枢神経症状が起こり，95％に何らかの精神神経症状が起こる．中枢神経症状がある患者はない場合に比し重篤な経過をたどる．その他の症状として，反復する頭痛，認知の障害，発作がある．ある程度の認知の障害はほとんどの患者にみられるが，認知症はめったにない．抑うつと不安症は比較的多い．抑うつが病気の症状なのか，慢性疾患に対する反応なのかは明らかではない．治療の主流である副腎皮質ステロイドも不安症の原因となる．Frank精神病は，現実検討能力の喪失と幻覚を特徴とし，15％以下の患者に起こる．

☑ 診断

SLEは，脳症に進展する前に他の症状から診断が確定できる．SLE脳症患者は通常抗DNA抗体とリンパ球細胞毒性抗体と髄液の抗神経抗体が高値を示す．このことから脳症は免疫学的機序によると考えられている．

☑ 治療

SLEの中枢神経（CNS）症状の治療の基本は，感染症を除外したうえで，高用量の副腎皮質ステロイド内服，静注を使用する．いくつかの研究は，CNSループスの治療に副腎皮質ステ

ロイドとシクロホスファミドの併用を支持している．

8 抗 N-メチル-D-アスパラギン酸（NMDA）受容体抗体脳症

近年認識されるようになった病態で，治療可能な病気として重要である．早いと2歳での発症例もある．

☑ 臨床症状

多くの児，青年で，行動・人格変化（抑うつ，不安，精神病症状を含む），けいれん，睡眠障害，割合は少ないがジスキネジアやジストニア（9.5％），発語の減少（3％）もみられる．自律神経失調を伴う重篤なカタトニアも起こりうる．最終的には77％の児がけいれんを起こし，84％に常同運動を認め，86％に自律神経失調が起こる．卵巣奇形腫は女児では原因として重要である（31％）が，成人女性での割合（56％）と比較すると少ない．男児では腫瘍はまれである．

☑ 診断

診断は，ELISA法でNMDA受容体のNR1サブユニットに対する抗体の存在を確認する．

☑ 治療

免疫抑制療法に加え，可能であれば腫瘍摘出することが，予後を最大限に改善する．免疫療法や腫瘍摘出によって，大半の例で著しい改善または完全な回復が期待できるが，1/4が再発する．経静脈的免疫グロブリン，ステロイド，血漿交換のいずれも症状の改善につながると報告されている（Florance et al, 2009）．

K 片頭痛

片頭痛は様々な神経学的症状を起こすため，多くの章で取り上げた．比較的まれな症状として，錯乱，健忘，昏睡がある．

1 急性錯乱性片頭痛

☑ 臨床症状

中毒-代謝性精神病に類似した混乱，興奮した状態は，片頭痛の亜型として5～16歳の小児に起こる．大半の患者は10歳以上である．症状は急速に進行する．患児はせん妄状態になり，痛みがあるようにみえるが，頭痛は訴えない．周囲への注意欠如，痛み刺激への反応鈍麻，過活動，落ち着かなさ，攻撃的な行動などが症状である．発作は3～5時間持続するが，20時間に及ぶことがある．患児は最終的には深く眠り，目覚めると意識ははっきりしており，エピソードを覚えていない．錯乱発作は数日～数か月間隔で反復し，その後は通常の片頭痛発作のエピソードに変容していく．

☑ 診断

片頭痛は常に臨床診断であり，他の病態を除外する必要がある．診断は片頭痛の家族歴に重きが置かれるが，錯乱性片頭痛の家族歴は必須ではない．錯乱発作中，また直後には脳波で片側の側頭葉，後頭葉に徐波が出現する．

☑ 治療

初回発作を起こした患者は，救急外来を受診することが多い．急性期にはクロルプロマジン筋注1 mg/kgで治療する．発作がおさまったら予防薬を勧める（第3章 p.92）．

2 片頭痛性昏睡

片頭痛性昏睡はまれで，片頭痛の最も重症なものである．

☑ 臨床症状

片頭痛性昏睡の特徴は，(1) 軽微な頭部外傷がきっかけとなって昏睡のエピソードを繰り返す，(2) 致死的な脳浮腫を伴う明らかな髄膜炎，である．片頭痛性昏睡は片麻痺性片頭痛の家系に起こりやすい（第11章 p.279）．しかし，同様の症状は孤発性にも起こりうる．昏睡は軽微な頭部外傷に引き続いて起こり，発熱を伴う．脳浮腫で頭蓋内圧は亢進し，意識レベルの低下は数日間続くが，その後は完全に回復する．

☑ 診断

軽微な頭部外傷の後に昏睡が起こると頭蓋内出血を疑いたくなるが，病初期の頭部CTは正常である．24～72時間後のCTでは全体的な，もしくは局所的な浮腫がみられる．髄液検査で

は髄液圧の上昇と細胞数の上昇（〜100/mm³）がみられる．発熱，昏睡，髄液細胞数上昇の組合せはウイルス性脳症を思わせ，浮腫が側頭葉に限局している場合はヘルペス脳炎の可能性も考えさせるような所見である．

☑ 治療

片頭痛性昏睡を起こしたことがある児には，発作予防のため投薬を行う（第3章 p.92）．発作時治療の目的は，脳浮腫を抑えて頭蓋内圧を下げることである（第4章 p.108）．

3 一過性全健忘

一過性全健忘は，神経学的徴候や異常を一切伴わず，突然新しいことを記憶できなくなる，何度も同じことについて質問するといった症状が出現するのが特徴的である．通常は成人に起こり，片頭痛の症状ではない．しかしながら，小児や，家族の複数の人に起こった場合は，たいてい片頭痛が原因である．

☑ 臨床症状

発作は20分〜数時間持続することがある．回復期には逆行性健忘がみられる．一過性全健忘を起こす成人では，片頭痛の既往があることが多い．片頭痛の小児でも，軽微な頭部外傷の後に，同様の症状が起こる．発作は急性錯乱性片頭痛とよく似ているが，せん妄が少なく，記憶障害のみが強いことが異なっている．

☑ 診断

片頭痛の既往および家族歴が診断に必須である．CT画像で異常はないが，脳波では側頭葉の基礎波が徐波化する．

☑ 治療

前兆を伴う片頭痛の治療と同様にする（第3章 p.90）．

L 精神疾患

パニック障害と統合失調症は，突然のせん妄や混乱で発症することがあり，急性器質性脳障害との鑑別が必要である．

1 パニック障害

☑ 臨床症状

パニック発作が思春期や学童期の疾患と認識されたのは比較的最近のことである．パニック発作は不安により焦燥感が募った状態である．主な症状は発作的な立ちくらみ，頭痛，呼吸困難である．過換気もみられ，それに伴うめまい，感覚異常，浮遊感が引き起こされる．パニック発作は特に誘因なく起こるが，特定のものへの恐怖症や場面不安に誘発されることもある．発作は数分〜数時間持続し，連日のように反復する．患者はパニック発作後に強い疲労感を感じ，全身性けいれん後の錯乱や緩徐な精神運動とは異なる．

☑ 診断

パニック発作は心疾患，呼吸器疾患，神経疾患の症状に似ており，多くの患児が診断に至るまでに過剰で不必要な医療を受けている．過呼吸，めまい，呼吸困難を繰り返す児ではパニック障害を疑うべきである．発作は自然に治まるのだが，呼吸障害としての治療などの後に治まると誤診につながる．

☑ 治療

選択的セロトニン再取り込み阻害薬（SSRI）は，不安をやわらげ，発作を予防するのに大変効果がある．治療の第一選択はシタロプラム5〜20 mg/日かエスシタロプラム2.5〜10 mg/日である（シタロプラムは日本未発売，エスシタロプラム：レクサプロ®）．

2 統合失調症

☑ 臨床症状

統合失調症は思春期から青年期早期の疾患で，思春期前の小児ではほとんどみられない．統合失調症患者では発症に先立つ感情障害のエピソードはない．初発の症状で多いのは，認知症に似た仕事や学業の不振である．間欠的な離人状態（場所や人がわからなくなる）が初期から出現し，複雑部分発作と間違われる．

思考が次々に飛ぶ連合弛緩が出現し，思考散乱に至る．妄想と幻覚が出現し，これは偏執的な特徴を持つ．行動は寡動または多動，そして

無目的となる．思春期にこれらの症状が揃った場合，臨床症状から薬物脳症と鑑別するのは難しい．

☑ 診断

診断を確定するために，注意深く精神状態を観察する．統合失調症の家族歴があることもある．神経学的所見，血液検査は正常である．急性脳症の症状を呈する児の脳波が正常な場合，統合失調症を含む精神障害が示唆される．

☑ 治療

抗精神薬で症状の多くを軽減することができる．

M 中毒性脳症

1～4歳の幼児では，手の届くところに不注意に置かれた薬や化学物質を偶然に摂取する場合が多い．4～10歳は薬物中毒の頻度が最も少ない時期で，10歳以降は意図的にまたは偶然に処方薬や化学物質を摂取して中毒に至る例が増加する．

1 免疫抑制薬

免疫抑制薬は，臓器移植を受けた児で多量に使用されている．免疫抑制薬使用中，免疫抑制薬自体や免疫抑制薬の代謝産物，免疫能低下状態での中枢神経感染等が原因となって，脳症を来しうる．白血病の骨髄移植後にアスペルギルス症に罹患しアムホテリシンBで治療中の児は，パーキンソン病症状を伴う重篤な急性脳症を発症することがある．

2 ステロイド精神病

1 mg/kg以下の副腎皮質ステロイドの連日使用で，多動，不眠，不安症状が引き起こされる．免疫抑制を目的とした2 mg/kg/日以上の高用量では，統合失調症やせん妄に似た精神症状を起こすことがある．薬を中止すれば，症状は改善する．

3 シクロスポリン脳症

シクロスポリンは，臓器移植の拒絶反応を予防する目的で最もよく用いられる薬であるが，移植患者の5％に脳症を起こす．シクロスポリンの血中濃度と中枢神経合併症に単純な相関はない．最も多い症状は嗜眠，混乱，皮質盲，幻覚で，運動機能の障害はない．シクロスポリンを使用していない児でも，高血圧によって同様の症状が出ることがある（可逆性後頭葉白質脳症 posterior reversible encephalopathy syndrome：PRES）．シクロスポリン脳症のもう1つの病型は，運動症状（失調，振戦，麻痺）と意識障害，認知障害の両方である．

MRIでは広範な浮腫と白質脳症（PRES）が認められる．視覚症状のある脳症患者では，後頭葉に最も強い障害が出る（図2-3参照）（Yasuhara et al, 2011）．薬剤を中止すると，脳症は完治する．同じ薬剤を少量から再開すると，脳症を起こさない場合もある．

4 OKT3髄膜脳炎

OKT3は抗T細胞モノクローナル抗体で，免疫を抑制し，移植後の拒絶反応を防ぐ目的で使用される．患者の14％は初回注射後24～72時間以内に発熱，無菌性髄膜炎を起こし，投与4日以内に脳炎を起こす患者は10％にのぼる．OKTを継続して使用したとしても，脳炎・脳症は2週間程度で自然軽快する．この薬剤もPRESと関連がある（Yasuhara et al, 2011）．

5 処方薬過量摂取

処方薬は入手が簡単なため，意図的な薬物過量摂取の原因で最も多い．家庭でよくみられるのは，ベンゾジアゼピン系，サリチル酸，アセトアミノフェン，バルビツレート，三環系抗うつ薬である．抗けいれん薬，抗うつ薬，向精神薬，精神安定薬などの精神作用薬の毒性によって，せん妄や昏睡が引き起こされる．

☑ 臨床症状

原則として，中毒量の精神作用薬は嗜眠，眼

振，眼筋麻痺，協調障害等の症状を起こす．さらに高濃度になると昏睡，けいれんを認める．不随意運動も，特異体質反応もしくは用量依存性に出現する．ジアゼパムは非常に安全で，過量摂取しても単独では昏睡や死には至らない．他のベンゾジアゼピン系も比較的安全である．

三環系抗うつ薬は，米国で最も処方されている薬剤で，重症の過量摂取の25％にあたる．過量摂取の主症状は，昏睡，低血圧，抗コリン症状（ほてり，肌の乾燥，瞳孔散大，頻拍，腸管蠕動の減弱，尿閉）である．けいれん，心筋抑制も起こりうる．

フェノチアジンやハロペリドールを摂取すると，症状は6〜24時間経って出現し，間欠的に続く．錐体外路症状（第14章 p.311），抗コリン症状が最も特徴的である．死に至るのはまれだが，不整脈によるものと考えられる．

☑ 診断

ほとんどの薬物は，摂取2時間以内であれば生化学的検査で調べられる．原因不明の昏睡やせん妄には，全例で尿中薬物スクリーニングを行うべきである．もし尿中に同定できない物質が出てきても，血漿から同定可能なことがある．また，血中濃度も測定すべきである．

☑ 治療

特殊な治療や，対症療法の必要性は，薬物の種類や中毒の重症度によって違ってくる．薬物を過量摂取した児の多くは静脈ライン確保と，呼吸心拍の注意深いモニターが必要である．不整脈の出現に備え，持続的心電図モニターがしばしば必要になる．まだ吸収されていない薬物を除去するため胃洗浄を行い，活性炭を投与して薬物の吸収を防ぎ，排泄を促す（6時間ごとに30 mg）．錐体外路症状に対しては，経静脈的にジフェンヒドラミンを2 mg/kg投与する．

6 中　毒

小児の中毒事故の多くは家庭用品の誤飲である．通常，小児は誤飲をすると具合が悪くなり嘔吐するので，すぐに発見される．殺虫剤，除草剤，炭化水素やアルコールを含んだ製品などが原因となることが多い．臨床症状は誤飲した物質によって異なる．最善の対応としては，誤飲した物質を同定し，摂取量と誤飲してからの時間を推測，消化管の洗浄を行い，拮抗薬があれば投与し，対症療法を行う．

7 薬物乱用

米国では，依然アルコール乱用を最も多く認める．9割以上の高校3年生が，今までに一度でも飲酒をしたことがあり，また6％が毎日飲酒を行っている．おおよそ6％の高校生がマリファナを連日使用しているが，幻覚薬やアヘンの常用者は0.1％以下に留まっている．コカインや興奮薬，鎮静薬の使用は近年増加傾向にある．興奮薬の連日の使用は高校生の1％にのぼる（日本における薬物〔有機溶剤を除く〕の生涯経験率は1.5％であり，大麻1.2％，覚醒剤0.4％，MDMA0.1％である．高校生のみのデータはない）．

☑ 症状

米国精神医学協会は物質乱用による中毒の診断基準を以下のように定めている．(1) 中止や減量が不可能な病的な使用状況，(2) 社会的，職業的な機能の低下，小児の場合は学業成績の低下，(3) 1か月以上にわたり持続する，である．

急性の中毒症状は物質により異なる．ほぼ全ての物質が判断力，知能，協調運動を障害する．アルコールと鎮静薬は嗜眠，入眠，昏蒙を引き起こす．それに対し，興奮薬は幻覚を含む奇怪な行動や妄想，筋固縮を起こす．フェンシクリジン（PCP，いわゆる"エンジェルダスト"），リゼルグ酸ジエチルアミド（LSD）は統合失調症によく似た症状を引き起こす．

マリファナの中毒症状は，通常，少量においては多幸感や解放感，高用量では反応の低下を伴った夢をみているような状態，血中濃度が非常に高くなると離人症や失見当識，感覚麻痺を引き起こす．幻覚や妄想はマリファナでは通常みられず，他の薬剤との混用が示唆される．

興奮状態と，散瞳や紅潮，発汗，末梢性血管収縮による反射性徐脈といった末梢性アドレナリン過剰症状を伴ってみられる場合は，アンフェタミンによる中毒を考える．コカインは脳と心臓に作用する．初期症状は多幸感，散瞳，頭痛，頻拍である．より高用量では感情が不安定となり，悪心，嘔吐，紅潮，統合失調症様の

妄想症状を引き起こす．生命にかかわる症状は，高体温，けいれん，不整脈，脳梗塞である．梗塞症状を合併する場合，中大脳動脈領域における一過性脳虚血や，延髄側方の梗塞，前脊髄動脈の梗塞がある．

☑診断

最も問題となるのは，急性の物質中毒を統合失調症から鑑別することである．重要な手掛かりは家族や友人を介した薬物乱用の既往と，自律神経や心機能の障害，そしてバイタルサインの変動である．尿と血液の検査により通常は原因薬剤やその代謝産物がみつかる．

☑治療

急性薬物乱用の治療は薬物とその摂取量による．複数の薬剤や物質に曝露されている可能性を念頭に置かなければいけない．経口で摂取された物質の消化管からの除去に努める．呼吸循環の補助と，乱れた代謝の補正が必要になる．ジアゼパムの経静脈投与により，幻覚薬や興奮薬による幻覚やけいれんを減らすことができる．不整脈に対しては標準的な抗不整脈薬の投与が有効である．中毒症状の程度が血中濃度と相関しない物質としてアンフェタミン，ベンゾジアゼピン，コカイン，幻覚薬，フェンシクリジンがあげられる．治療方針の決定は患者の状態に基づいて行う．薬物乱用で最も悩ましい問題は，急性期の中毒症状への治療ではなく，常用からの脱却である．これには患者の動機と，長期の入院・外来治療期間が必要である．

N 外傷

小児神経科医は重度の頭部外傷の急性期対応にかかわることはめったにない．それよりむしろ，何らかの神経症状が受傷後に遷延する場合に相談を受けることが多い．意識消失を伴わない軽度の頭部外傷は小児で非常に多く，歩行を開始したばかりの幼児では常にみられる．記憶消失，失調，盲，昏睡，錯乱，半身麻痺のような神経症状を軽度の頭部外傷に引き続いて一過性に認める場合，常に片頭痛を疑う．重度の頭部外傷の原因として重要なのは，乳幼児では虐待，小児ではスポーツや遊びのなかでの受傷，思春期においては交通事故である．思春期に単独で交通事故を起こし，頭部外傷はないのに事故の記憶がない場合は，若年性ミオクローヌスてんかんを疑うべきである．欠神発作によって運転不能となったと考えられる．

1 脳震盪

脳震盪は，頭部打撲の後に意識状態が変容することである．意識消失を伴う場合と伴わない場合とがある．スポーツによる脳震盪の治療ガイドラインが米国神経学会（1997）と米国小児科学会から出されている．

☑臨床症状

混乱と記憶消失が主症状であり，受傷後ただちに，あるいは数分後に出現する．しばしば見受けられる症状としては，混乱した表情を示し，質問への答えや指示に従うのに時間がかかる，気が散りやすい，見当識障害，不明瞭でつじつまの合わないことを言う，不器用，感情的，記憶障害を認める．

数日から数週間後にかけて，軽度の頭痛やふらつき，注意力・集中力の低下，記憶障害，易疲労感，易刺激性，焦点の合いにくさ，音への過敏性，不安，睡眠障害といった症状を来しうる．意識を消失した患者は例外なく疲れ，意識回復後もし起こさなければ長時間，深い眠りに陥る．多くの場合，数日から数週間，頭痛やめまいを訴える（第3章 p.96「外傷後の頭痛」）．易刺激性があり記憶障害を伴う．このような症状の程度や持続期間は，外傷の重症度と相関するが，ときに外傷の程度に比べて強いようにみえることもある．

局在性，あるいは全身性のけいれんが受傷の1～2時間後に起き，重積することもある．意識消失を伴わない場合も，けいれんを起こすことがある．このようなけいれんは，てんかんに移行することはほとんどない．

☑診断

頭部外傷後，たとえどんなに短くても意識消失があれば頭部単純CTを骨と軟部組織に条件を合わせて施行すべきである．これはおそらく

費用対効果の面でも入院を減らせるという点で理に適っている．中等度の頭部外傷では，MRIで白質に散在性の低信号を認めるが，これは意識消失の原因である軸索損傷を示している．

もし頭部外傷がけいれん発作に伴って起きた疑いがある場合や，神経学的な障害が受傷の程度と合致しない場合は脳波検査を依頼すべきである．

☑治療

軽度の頭部外傷では緊急の治療を必要としない．神経学的な検査や頭部CTに異常がなければ入院は必要ない．親に入眠させてよい旨を伝える．

2 重度の頭部外傷

通常，重度の頭部外傷の予後は，成人よりも小児のほうが良い．しかし，1歳以下の死亡率は，1～6歳までの死亡率の2倍，6～12歳までの3倍となっている．頭部CTにて，受傷当日に脳全体にはっきりとした腫脹を認める場合，死亡率は53％にものぼる．

① ゆさぶられっ子症候群

☑臨床症状

ゆさぶりはよくみられる乳児に対する虐待である．大泉門の膨隆した意識のない乳児が搬送される．けいれんのために受診する場合もある．聴取した人たちは，断片的でつじつまが合わない病歴を話す．以前に家族が社会福祉制度を利用していることがある．外見的には頭部外傷の痕跡は明らかではないが，眼底鏡にて網膜や視神経乳頭に出血を認める．網膜出血は事故よりも虐待においてよく認められ，回転力に伴って発生すると思われる．出血の多くは古く，くりかえしゆさぶられていることが示唆される．乳児をゆさぶった際についた手の形の痕が首や背中にみられる．陳旧性の背部の肋骨の骨折は虐待の既往を示す．頭蓋内圧の著しい上昇や延髄脊髄移行部の挫傷は致死的となる．

☑診断

頭部CTで脳浮腫がみられるが，硬膜下出血は，最近の出血でなければみられないこともある．MRIでは硬膜下に出血を認める．

☑治療

まずは，他児がいる場合は，その家族や加害者と思われる人物から保護すべきであろう．頭蓋内圧をモニターするために，脳外科に相談する．血腫を外科的除去し，脳室-腹腔内シャントを挿入する．安全な保護施設を探し，さらなる受傷から守る．おおむね神経学的，視力的な予後は不良で，ほとんどの症例でかなりの後遺症が残る．

② 閉鎖性頭部外傷

テント上の硬膜下血腫は静脈からの出血であり，しばしば両側性で，通常は頭蓋骨の骨折は合併しない．テント上の硬膜外出血は通常，頭蓋骨骨折を合併している．この両者を臨床所見のみに基づいて識別するのはほとんど不可能である．進行性の意識消失は両者においてみられ，受傷から神経学的所見の悪化までに意識清明な時期がみられることもある．後頭蓋窩の硬膜外，硬膜下出血は新生児において最もよくみられ（第1章 p.16），後頭部の頭蓋骨骨折を伴った年長児においてもみられる．

☑臨床症状

意識消失は必ずしも直ちに起きるわけではない．数分間の意識清明期が受傷から神経学的な異常の出現までの間にみられることがある．Glasgow Coma Scaleが頭部外傷後の反応の評価に用いられる（**表2-2**）．8以下のスコアは重度の頭部外傷とよく相関する．臨床症状は，急性脳腫脹と頭蓋内出血によって生じる．頭蓋内圧の亢進が常に存在し，コントロールされなければヘルニアを起こす．局在性の神経症状は脳実質内出血を示唆する．重度の頭部外傷の死亡率は10～15％とされ，この10年間で実質上，あまり変わってはいない．死亡率の低下はときに植物状態での生存率の上昇と関連している．昏睡状態の持続時間は長期予後の指標として最も適している．1か月以上の昏睡が続く場合は，永続的な神経学的後遺症を残すと予想される．

☑診断

閉鎖性の頭部外傷は受傷後すぐに頭部CTを施行すべきである．典型的な所見は脳腫脹と大

表 2-2	Glasgow Coma Scale	
開眼（E）	自発的に開眼する	4
	呼びかけにより開眼する	3
	痛み刺激により開眼する	2
	全く開眼しない	1
運動（M）	指示に従う	6
	痛み刺激部位に手足を動かす	5
	逃避反応として四肢屈曲	4
	異常な四肢屈曲反応	3
	異常な四肢進展反応（除脳姿勢）	2
	反応なし	1
言語（V）	見当識良好な会話	5
	混乱した会話	4
	不適切な言葉	3
	理解不能の応答，発声のみ	2
	反応なし	1

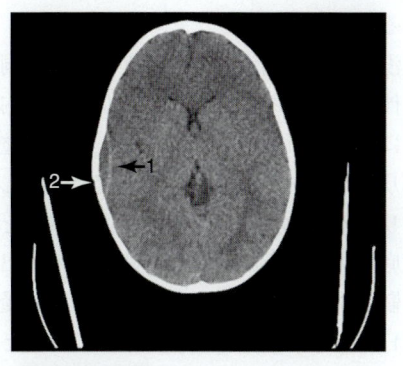

＊スコア＝E＋M＋V

図 2-4　慢性硬膜外血腫
CT で頭蓋骨骨折（2）の下にレンズ状の慢性硬膜外血腫（1）を認める

脳鎌に沿ったくも膜下出血である．頭蓋内出血を認めることもある．受傷直後には硬膜下血腫の一部は短時間脳実質と等信号となり判別できないことがある．その後，血腫は高信号となり頭蓋に対して凸に，脳実質に対して凹となる．経過とともに低信号化する．

　脳内出血は通常表層においてみられるが，ときに実質深くまで及ぶこともある．前頭葉や側頭葉の挫傷はよくみられる．独立した深部の出血で表層に達していない場合は，通常外傷によるものではない．頭部外傷の小児においては，X線で頸椎の骨折-脱臼が否定されるまでは頸部を動かないように固定しなければならない．頭蓋へ加わった打撃はしばしば頸部にも波及する．頭部外傷が交通事故によるものであれば，四肢や臓器損傷についても検査をすべきである．

☑ 治療

　重度の頭部外傷は必ず集中治療室で管理を行う．呼吸の管理と，循環をコントロールして低血圧を回避すること，脳循環を維持するために適切に脳腫脹を軽減することは必須である．減圧の方法については第4章 p.108 で提示する．バルビツール系薬剤による昏睡は予後に影響しない．

　急激に頭蓋内血腫が増大する場合は直ちに緊急手術を行う．脳実質の圧排を伴わないような硬膜下微小出血は患者の状態が安定し，治療法の選択肢が検討されるまで経過をみてもよい．頭蓋内圧監視，シャント術，血腫除去術，減圧術を適切に行うために，可能な限り早く脳外科へ相談する．

３ 開放性頭部外傷

　臨床症状や診断，治療については，閉塞性頭部外傷と変わりはない．硬膜外血腫と感染の危険性がより大きくなること，頭蓋骨による圧迫のため脳表に障害が及ぶ可能性があることが主な違いである．

　テント上における硬膜外血腫は通常，側頭部，あるいは側頭-頭頂部にみられる．出血は動脈性（中髄膜動脈の断裂による），静脈性，あるいは両方である．頭蓋骨骨折は80％において認められる．頭蓋内圧の亢進により，嘔吐や意識の減損といった症状が出現する．硬膜外血腫はレンズ状の特徴的な形態を示す（**図 2-4**）．

　テント下の硬膜外血腫は静脈由来で後頭部の骨折による．臨床症状は頭痛，嘔吐，失調である．線状骨折を除き，頭蓋骨骨折は感染のリスクを増大させる．陥没骨折とは，頭蓋内板の断片が少なくとも頭蓋骨の厚さと同じ幅以上陥没する骨折である．

　貫通骨折とは，硬膜の破綻を伴う骨折である．ほとんどの頭蓋骨骨折は自然に治癒する．治癒しない骨折は通常硬膜が損傷し拍動を感じる．乳児においては，経時的な画像検査で骨折線が拡張する場合がある．脳実質の急速な成長に対応するため，骨折線が押し広げられるため

である．

　陥没骨折は，陥没部位の脳実質や静脈洞の損傷を伴うことがある．出血した血液は脳内と硬膜下に貯留する．治療としては，陥没の整復とデブリードマン，頭皮の裂傷の縫合，そしてペニシリンの全身投与である．硬膜の損傷を伴う頭蓋底骨折は，鼻腔や耳からの髄液の漏出あるいは髄膜炎を引き起こす．漏出は通常，受傷から3日以内に生じる．硬膜の修復の時期と必要性については議論の余地があるが，抗菌薬投与の必要性は確立している．

❹ 外傷後てんかん

　頭部外傷後の遅発性てんかんの発症率は，軍隊における受傷（ミサイル被弾を含む）（28〜53％）では，一般市民における割合（3〜14％）よりも高い．外傷後てんかんはミサイル受傷の34％に起きるが，それ以外の受傷ではわずか7.5％である．閉鎖性頭部外傷の，受傷後期のけいれんは頭蓋内血腫や陥没骨折に起因して起こることが多い．頭部外傷後に，予防的な抗けいれん薬の投与が習慣的に行われてきた．フェニトインの予防的投与は，受傷後早期のけいれんの危険性を低下させるが，慢性期のてんかんの危険性は低下しない．

References

- American Academy of Neurology. Practice parameters for determining brain death in adults (summary statement). Neurology 1995; 45: 1012-4.
- American Academy of Neurology. Practice parameter the management of concussion in sports. Neurology 1997; 48: 581-5.
- Banwell B, Ghezzi A, Bar-Or A, et al. Multiple sclerosis in children: clinical diagnosis, therapeutic strategies, and future directions. Lancet Neurology 2007; 6: 887-902.
- Bode AV, Sejvar JJ, Pape WJ, et al. West Nile virus disease: a descriptive study of 228 patients hospitalized in a 4-county region of Colorado in 2003. Clinical Infectious Diseases 2006; 42: 1234-40.
- Castillo P, Woodruff B, Caselli R, et al. Steroid-responsive encephalopathy associated with autoimmune thyroiditis. Archives of Neurology 2006; 63: 197-202.
- De Tiège X, Rozenberg F, Des Portes V, et al. Herpes simplex encephalitis relapses in children. Differentiation of two neurologic entities. Neurology 2003; 61: 241-3.
- DeBiasi RL, Tyler KL. West Nile virus meningoencephalitis. Nature Clinical Practice Neurology 2006; 2: 264-75.
- Duhaime A-C, Christian CW, Rorke LB, et al. Nonaccidental head injury in infants-the "shaken baby syndrome." New England Journal of Medicine 1998; 338: 1822-9.
- Ferracci F, Moretto G, Candeago RM, et al. Antithyroid antibodies in the CSF. Their role in the pathogenesis of Hashimoto's encephalopathy. Neurology 2003; 60: 712-4.
- Florance NR, Davis RL, Lam C, et al. Anti-N-methyl-D-aspartate receptor (NMDAR) encephalitis in children and adolescents. Annals of Neurology 2009; 66: 11-8.
- Florin TA, Zaoutis TE, Zaoutis LB. Beyond cat scratch disease: Widening spectrum of Bartonella henselae infection. Pediatrics 2008; 121: e1413-25.
- Glaser CA, Gilliam S, Schnurr D, et al. In search of encephalitis etiologies: diagnostic challenges in the California Encephalitis Project, 1998-2000. Clinical Infectious Diseases 2003; 36: 731-42.
- Halperin JJ. Central nervous system Lyme disease. Current Neurology and Neuroscience Reports 2005; 5: 446-52.
- Halperin JJ, Shapiro ED, Logigian E, et al. Practice parameter: Treatment of nervous system Lyme disease (an evidence-based review): Report of the Quality Standards Subcommittee of the American Academy of Neurology. Neurology 2007; 69: 91-102.
- Hynson JL, Kornberg AJ, Coleman LT, et al. Clinical and radiological features of acute disseminated encephalomyelitis in children. Neurology 2001; 56: 1308-12.
- Kamei S, Sekizawa T, Shiota H, et al. Evaluation of combination therapy using acyclovir and corticosteroid in adult patients with herpes simplex virus encephalitis. Journal of Neurology, Neurosurgery and Psychiatry 2005; 76: 1544-9.
- Khurana DS, Melvin JJ, Kothare SV, et al. Acute disseminated encephalomyelitis in children: Discordant neurologic and neuroimaging abnormalities and response to plasmapheresis. Pediatrics 2005; 116: 431-6.
- Krumholz A, Berg AT. Further evidence that for status epilepticus "one size fits all" does not fit. Neurology 2002; 58: 515-6.
- Matern D, Rinaldo P. Medium chain acyl-coenzyme A dehydrogenase deficiency. In: GeneClinics: Medical Genetics Knowledge Base [database online]. Seattle: University of Washington. Available at http://www.geneclinics.org. PMID: 20301597. Last updated January 19, 2012.
- McJunkin JE, de los Reyes EC, Irazuzta JE, et al. La Crosse encephalitis in children. New England Journal of Medicine 2001; 344: 801-7.
- Palmer CA. Neurological manifestations of renal disease. Neurology Clinics 2002; 20: 23-34.
- Sellal F, Berton C, Andriantseheno M, et al. Hashimoto's encephalopathy: exacerbations associated with menstrual cycle. Neurology 2002; 59: 1633-5.
- Tenembaum S, Chitnis T, Ness J, et al. Acute disseminated encephalomyelitis. Neurology 2007; 68 (16 Suppl 2): S23-36.
- Tessier G, Villeneuve E, Villeneuve JP. Etiology and outcome of acute liver failure: Experience from a liver transplantation centre in Montreal. Canadian Journal of Gastroenterology 2002; 16: 672-6.
- Vasconcellos E, Piña-Garza JE, Fakhoury T, et al. Pediatric manifestations of Hashimoto's encephalopathy. Pediatric Neurology 1999; 20: 394-8.
- Whitley RJ. Herpes simplex encephalitis: Adolescents and adults. Antiviral Research 2006; 71: 141-8.
- Yasuhara T, Tokunaga K, Hishikawa T, et al. Posterior reversible encephalopathy syndrome. Journal of Clinical Neuroscience 2011; 18: 406-9.

第3章

頭　痛

A　頭痛に対するアプローチ

　頭痛は最も一般的な神経学的症状の1つで，神経科にしばしば紹介となる．頭痛の適切な診断と治療により，多くの小児とその保護者の生活の質が向上し，この症状に関連する直接的，間接的費用を明らかに削減することができる．世界保健機関（WHO）は，片頭痛を世界の20の障害の1つにあげている．MRIとCTは必須ではなく，不必要な被曝や鎮静は良いことではない．病歴や神経学的所見は，小児にとって画像検査よりも有用であることが多い．片頭痛は小児においては最も一般的な頭痛の診断である．そのなかには，誘発因子（鎮痛薬，カフェイン，ストレス，うつなど）によって，より軽度の頭痛がより高頻度に出現することがある．片頭痛の有病率は3〜7歳の3%から増加し，7〜11歳では4〜11%となり，思春期では8〜23%となる．発症時期の中央値は，男児7歳，女児11歳である（Lewis et al, 2004）．頭痛のある児は頭痛のない児と比較し，学校を休む日数が平均すると2倍にものぼる．

Box 3-1	頭痛の起源

頭蓋内
　　大脳と硬膜動脈
　　脳底部の硬膜
　　大静脈と静脈洞
頭蓋外
　　頸髄神経根
　　脳神経
　　頭蓋外動脈
　　頭蓋骨の付着筋
　　骨膜/副鼻腔

1　痛みの起源

　Box 3-1に頭部と頸部の痛みを感じる解剖学的部位をまとめた．頭蓋内の痛みを感じる主な構造は血管である．血管の拡張，炎症，牽引や偏位により痛みが引き起こされる．頭蓋内圧亢進は，主に頭蓋内の動脈が牽引や偏位することにより頭痛を起こす（第4章 p.105）．脳実質，その上皮内層，底部の硬膜以外の髄膜は痛みを感じない．

　テント下の血管からの痛みは上位3つの脊髄神経によって伝達される．一方，テント上の頭蓋内血管からの痛みは三叉神経によって伝達される．三叉神経の眼神経枝は硬膜表層の動脈に分布し，眼と前額部に関連痛を来す．また，第2枝と第3枝は中硬膜動脈に分布し，こめかみに関連痛を来す．三叉神経の全ての枝が大脳動脈に分布し，眼，前額部，こめかみに関連痛を来す．対照的に後頭蓋窩の構造に起因する痛みは後頭部や頸部に関連痛を生じる．

　いくつかの頭蓋外の構造は痛みを感じる．主な頭皮の動脈は眼，前額部そしてこめかみの周囲に存在し，拡張や伸展した時に痛みを生じる．頭蓋骨は痛みを感じないが，炎症の際に，骨膜，特に副鼻腔内や歯の近傍は痛む．炎症を起こした骨膜は，触診その他の物理的刺激により疼痛を生じる．頸部の伸筋群，咬筋，側頭筋，前頭筋のような頭蓋骨に付着した筋肉は痛みの起源になりうる．筋痛の機序は不明ではあるが，おそらく持続的な収縮に関与する（まさに"緊張"）．外眼筋は斜視の患者において筋収縮の痛みの起源である．輻輳などに不均衡が存在する時は，長時間の眼を近づける作業の際に，注視継続の困難さを生じ，眼窩や前額部に痛みを生じる．視力の低下により，頭痛ではなく視野がぼやけるようになる．視力低下は片頭痛の

診断，治療の遅れにつながることが多い．

頸髄神経根や脳神経からの痛みは一般的に外傷や奇形による機械的な伸展による．痛みはこの神経の分布に従う．つまり，頸部や頭部背面の痛みは頸髄神経根により，顔面の痛みは脳神経による．

2 病歴聴取

頭痛の原因を診断しようとするとき，病歴が最も重要である．最初の段階は頭痛の時間的パターンの確認である．

急に起こる全体的な頭痛：このパターンは全身性もしくは中枢神経の感染，脳脊髄液の漏れ，けいれん後，出血，高血圧，代謝が原因のもの（低血糖，高炭酸ガス血症，低酸素）に起こりやすい．

急に起こる限局的な頭痛：副鼻腔炎，耳の炎症，顎関節症，眼疾患，神経痛（三叉神経，舌咽神経，後頭部），外傷もしくは歯痛．

急に起こる再発性の頭痛：片頭痛，群発頭痛，発作性片側頭痛，反復性緊張型頭痛，アイスピック頭痛，労作性頭痛，咳嗽によるもの，性交による頭痛．

慢性的な進行性の頭痛：中枢神経の腫瘍，偽脳腫瘍，脳膿瘍，硬膜下血腫，水頭症．

慢性的な非進行性の頭痛：うつ，慢性緊張型頭痛，脳震盪後，鎮痛薬やカフェインの摂取後，精神的な頭痛，詐病．

また以下の4つの質問は頭痛のパターンを判別するのに役立つ．

1. "その頭痛は慢性的であるが動けなくなるほどではない，もしくは，時々起こって日常生活に支障を来すかどうか"

頭痛による学校の欠席日数は頻度，重症度，障害の目安となる．

2. "頭痛から解放された最も長い期間はどれくらいか"

これは，長期間の頭痛のない期間の後，1週間，2週間もしくはそれ以上にわたって相次いで起こる頭痛があるのか，もしくは，毎日頭痛があるのかという一般的な頭痛のパターンを分類する．

3. "何パターンの頭痛があるか"

一般的には2種類の頭痛がする．1つの頭痛は重症で顔色を悪くするもの（片頭痛）で，もう1つは持続的だが軽度であり動けなくなるほどではないもの（鎮痛薬のリバウンド頭痛）である．

4. "どんな鎮痛薬を使用したか，頻度はどのくらいか"

これは，何が効果的であり，何が効果的ではなかったかを証明することの助けとなり，要因としての鎮痛薬のリバウンド頭痛の診断を証明するかもしれない．

10歳以上からは頭痛に対する病歴聴取にも答えることができる．いくつかの典型的な頭痛のパターンがあれば，痛みの起源や機序を推察することが可能である．

1. 関連した症状や徴候のない場合，持続的で軽度の慢性的な頭痛は重篤な頭蓋内病変ではなさそうである．
2. 間欠的な頭痛，特に，頭痛の時は顔色が悪く，調子が悪そうな感じだが，完全に回復し発作の合間は普通であるような時は片頭痛と思われる．
3. 新規発症で以前に経験したことがなく，児が普段通りに戻らない頭痛は，重篤な頭蓋内病変によるものである．
4. 健常児において，短時間で，数秒間続く強い痛みはまれであり，アイスピック頭痛を示唆する．
5. 骨膜の痛み，特に副鼻腔炎は触診により圧痛を認める．副鼻腔炎，アレルギーが頭痛の原因と過大評価されている例が非常に多い．小児では，他の理由で撮影されたCTで副鼻腔炎の所見を認めることが多い．
6. 頸髄神経根や脳神経の痛みは放射状もしくは放散する痛みである．

3 評 価

慢性頭痛のある児に対する頭部画像検査を型通りに行うことは，費用対効果は低く，妥当な病歴聴取や神経学的所見の代替にはならない．米国神経学会や米国小児神経学会は反復する頭

痛のある児や思春期層の評価のための臨床的な指標を公開した．神経学的所見が正常な児では，脳波や神経画像は不要とされている（Lewis et al, 2002）．頭部 CT は頭痛の原因が頭蓋内病変の場合に，髄液穿刺や MRA，造影 CT は動脈瘤破裂を疑う場合に，MRI における静脈造影は頭蓋内圧亢進の際に静脈血栓を疑う場合に，それぞれ有用である（第4章 p.107）．

B 片頭痛

　5〜15 歳までの児の 10％に片頭痛があり，年少児において，神経科に紹介された頭痛の 75％を占める．片頭痛のある児の欠席日数は平均すると片頭痛のない児の 2 倍となる．片頭痛は遺伝性の疾患で，多因子性遺伝様式である．両親に問診をするとき，90％のケースで少なくとも片親に片頭痛の病歴がある．母親のみの場合は 80％まで確率が下がる．7 歳以下の児では片頭痛の有病率は 2.5％である（性差はない）．7 歳から思春期までは 5％（男女比は 2：3），思春期後は，男性 5％，女性 10％である．片頭痛の発症率は男児よりも思春期の女児で高く，片頭痛発作は月経周期に関係する．約 1/4 の児が 25 歳までに片頭痛が治る（男児は女児よりも有意である）．50％以上は 50 歳になっても頭痛がある．彼らが親となった時，その半数は片頭痛のある児が少なくとも 1 人いる（Bille, 1997）．片頭痛の家族歴を確認する際，両親が家族歴はないと言った場合には，もっと詳しく質問したほうがよい．というのも，家族はしばしば，「普通の頭痛」，「副鼻腔炎による頭痛」，「アレルギー性頭痛」と名づけていることがあり，それらの頭痛の質を尋ねる時，彼らは典型的な片頭痛の症状を答えるからである．

1 片頭痛の遺伝

　単一遺伝子の片頭痛症候群として家族性片麻痺性片頭痛のみが確立している（Gardner, 2009）．19 番染色体に原因遺伝子があり，カルシウムとナトリウムチャネルに関連している．その結果，神経伝達が増強され，片頭痛を起こす皮質拡延性抑制（外傷や虚血による神経細胞の広範な脱分極）が促進されると思われる（Pietrobon, 2010）．その他の片頭痛の型はより複雑で，遺伝的素因と環境因子の相互作用によって現れている．遺伝的素因は，前兆を伴わない片頭痛よりも前兆を伴う片頭痛において明らかである．片頭痛や片頭痛様頭痛は，いくつかの遺伝性疾患の部分症状としても出現する．

2 誘発因子

　片頭痛素因のある人のなかには，その人特有の誘発因子で発作が引き起こされる人がいる．一般的な誘発因子はストレス，運動，頭部外傷，エストロゲンの血中濃度が下がる月経前，気圧変化である．片頭痛とアレルギーの関連は不明である．筆者は，特定の食物や食品添加物が関与しているという親の意見には反対しないが，しかしその引き金となるかもしれない食物の評価を行うことは推奨しない．

1 ストレスと運動

　片頭痛はストレスのかかっている期間や運動中にも起きるが，それ以上にストレス後の休養期間に起こる可能性がある．ストレスが誘発因子である場合，発作は学校あるいは帰宅直後に起こる可能性がある．発作が起床時に起きることはまれである．片頭痛のある児には特徴的な性格はない．片頭痛は生真面目な者にも怠け者にも起こりうる．しかし，生真面目な者は片頭痛の閾値が低く，不安や強迫神経症の治療を行うことで，片頭痛の頻度が減少することがある．

2 頭部外傷

　頭部の殴打やむち打ちが片頭痛の誘因となる機序は知られていない．激しい運動やストレスが背景にあるため，競技スポーツにおけるささいな頭部の殴打は誘因として重要である．重篤な片頭痛発作，頭部外傷に引き続いて起こる頭痛，嘔吐そして一時的な神経症状は，頭蓋内血腫の可能性を示唆する．頭部外傷と片頭痛の原因と結果を正しく評価することで，必要な検査

を減らすことができる．

一時的な皮質盲は，他の一過性の神経症状と同様に，片頭痛のある児の頭部外傷後に時々みられる（第16章 p.355）．

③ 月経周期

思春期後の女性は思春期前の小児もしくは思春期後の男性よりも片頭痛の有病率が高いことは，正常女性における性周期が片頭痛発作の誘発因子であることと符合する．経口避妊薬（ピル）使用の普及により，女性のホルモン周期と片頭痛の関連性がわかってきた．片頭痛の病歴のある女性では，ピルが片頭痛の頻度や強度を高めることもある．今まで片頭痛の既往はないが，遺伝的素因のある女性の初回片頭痛発作にピルが関与することも知られている．ピルを内服している女性は月経中期で片頭痛の頻度が最も高い．血中エストロゲン濃度の減少が，おそらく発作の重要因子である．

③ 臨床症候群

小児の片頭痛は3つのグループに分けられる．すなわち，(1) 前兆を伴う片頭痛（古典的片頭痛），(2) 前兆を伴わない片頭痛（一般的な片頭痛），(3) 片頭痛相当症候群である．学齢期の小児において，前兆を伴わない片頭痛は前兆を伴う片頭痛の2倍以上の頻度でみられる．前兆を伴う片頭痛と前兆を伴わない片頭痛は，同じ遺伝的欠損の表現型のバリエーションであり，同じ個人に両方の頭痛発作が異なる時に起こることもある．片頭痛相当症候群の主な症状は一過性の神経機能の障害である．頭痛は主症状でなく認めないこともある．片頭痛患者の1%は頭痛を経験しない．これらの症候群については他の章で記載している（Box 3-2）．

アイスピック頭痛（国際頭痛分類2004では一次性穿刺様頭痛）は独特の片頭痛相当症候群で，主に思春期かそれ以降に生じる．患者は頭頂部の激しい痛みのため床に臥す．終息は始まりと同等に迅速である．発作は何日も，または何か月以上も繰り返す可能性があり，その後，自然に軽減する．アイスピック頭痛は早く終息する

Box 3-2	片頭痛相当症候群
急性錯乱性片頭痛＊（第2章）
脳底型片頭痛（第10章）
良性発作性めまい＊（第10章）
周期性嘔吐症
片麻痺性片頭痛＊（第11章）
眼筋麻痺性片頭痛（第15章）
発作性斜頸（第14章）
一過性全健忘（第2章）

＊頻度が高く，病態修飾療法があるものを示す

ため治療の必要はなく，安心させるだけでよい．

① 前兆を伴う片頭痛

前兆を伴う片頭痛は二相性の経過を示す．最初の段階では，興奮の波の後，皮質機能の低下が続き（皮質拡延性抑制），これは両側半球の後ろから前へ広がり，脳血流の局所的な低下と一過性の神経学的障害を伴う．機能障害の原因は虚血というよりもむしろ一次的な神経の機能低下である．第2段階はたいてい，必然ではないが，内頸動脈，外頸動脈両方の血流増加を伴う．頭痛，悪心，ときに嘔吐が第2段階で生じる．

頭痛発作の間，主症状は第1段階（前兆）だけ，第2段階だけ，または両方の段階を反映する．前兆の一般的な特徴は視覚異常である．すなわち，きらめく光や色のついた線がみえること，盲点，視界がかすむ，半盲，一過性盲，小視症，視覚的幻覚などである．患児の1/3のみが視覚的症状を述べる．視覚的前兆は決まった形をとる傾向にあり，患児ごとに特有である．上記の像がみえるのは片方の眼，一視野に限られるか，または局在性がないこともある．

視覚的幻覚と他の視覚のゆがみは時間感覚やボディーイメージを傷害する可能性がある．片頭痛におけるこの症状の混在が「不思議の国のアリス」症候群とよばれる．精神状態のより強い障害，すなわち健忘，錯乱，精神症状は錯乱性片頭痛と一過性全健忘の項で論じられている（第2章 p.79〜80）．

四肢や口周囲の異常感覚は次に多くみられる感覚症状である．前兆として他に起こる可能性のある症状は，部分的な運動障害，たいていは片麻痺（第11章 p.279「片麻痺性片頭痛」），眼

筋麻痺（第15章 p.339「眼筋麻痺性片頭痛」）と失語である．これらの障害は驚いたことに一過性で，24〜72時間以内には正常の機能が戻る．

片頭痛発作は頭痛のないまま第1段階の終了時に終わる場合もある．あるいは，第1段階が短かったり認められなかったりして，頭痛が主症状である場合もある（次項「前兆を伴わない片頭痛」参照）．痛みはたいてい最初が鈍く，後にずきずきする，拍動性，ガンガンするなどの痛みとなる．起こりはじめから最大となる重度の頭痛は片頭痛らしくない．痛みは患者のおよそ2/3で片側性，残りが両側性である．眼の部分や前頭部，側頭部が最も強い．最終的に痛みは持続性でびまん性となる．たいていの頭痛が2〜6時間持続し，悪心やときに嘔吐を伴う．食欲不振や光過敏は随伴症状である．患児は具合が悪く，今にも横になりたそうにみえる．そのため，両親に「お子さんは具合が悪そうですか？」と尋ねると，もし片頭痛であれば答えは常に「はい」となる．嘔吐は発作の終了の先触れであり，ぐったりした患児は深い眠りに落ちるが，目覚めると正常な機能が回復している．平均すると1か月に1回発作を起こすが，長期間発作のない場合もあり，毎週発作が生じる場合もある．頻回の頭痛を認める期間はおそらくストレスのある期間である．

❷ 前兆を伴わない片頭痛

前兆を伴わない片頭痛の発作は単相性である．典型的な初期症状は性格変化，不快感，悪心である．就学前の小児においては繰り返す嘔吐が唯一の発作症状となる可能性もある．

頭痛は片側性でガンガンする痛みであるが，患児が痛みの場所を限定したり，性質を表現したりすることは難しい．長引く頭痛では痛みの強さは均一ではなく，頸部や他の頭蓋周囲の筋肉の慢性的な不快感に，間欠的な強い頭痛が重なる．身体的な活動性は痛みを悪化させる．前兆を伴わない片頭痛は他の頭痛症候群や間欠的な疾患から区別することが困難であるかもしれない．重要な手がかりは患児が具合悪そうにみえること，横になりたがること，光や音に敏感になることである．悪心や嘔吐はしばしば繰り返して生じ，頭痛よりも目立つことがある．

④ 診 断

臨床症状は片頭痛診断の基本であり，片頭痛は医師が脳画像でみつけることができない神経疾患の1つである．目立つ特徴は片頭痛の家族歴と何度か繰り返す頭痛，悪心，神経機能の障害で，特に活動で上記症状が悪化し，睡眠で軽減する場合である．多くの患児が，光過敏，音過敏，嗅覚過敏など全ての知覚に対する感度が増強している．医師は生物学的な親の両方から片頭痛の家族歴を聞き出すことができなかった場合，診断を留保すべきである．家族歴が得られたら，その話し相手が生物学的な両親であることを確認し，片頭痛だけでなく，「普通の頭痛」，「副鼻腔炎性頭痛」，「アレルギー性頭痛」と分類している頭痛の家族歴についても尋ねる．およそ1/2の片頭痛の患児で乗り物酔いの既往もある．

家族歴と臨床的特徴により明らかに診断できる時は診断のための検査は必要ではない．脳画像検査は不確実性がある時のみ必要である．新たに診察でみつかった異常所見の精査が主な理由であり，他に家族歴がない，発作症状が非典型的であるなどの場合もある．片頭痛様の頭痛のある患児に脳波検査を行う唯一の理由は，良性後頭葉てんかんを除外することである（第1章 p.37）．

⑤ 治 療

初めて片頭痛と診断された後，頭痛がある程度改善することがよくある．これはおそらく，患児自身や家族が腫瘍や他のより深刻な問題ではなかったという安心感を得られるためだろう．いったん患児の両親が頭痛は片頭痛によるもので脳腫瘍ではないと確信すると，両親はあまり心配しなくなり，患児はよりリラックスでき，頭痛の頻度が減り，話題にも上らなくなる．

片頭痛治療には急性発作の治療と予防の2つのアプローチがある．多くの患児でその両方が必要である．男児の多くは成人期には頭痛発作

を認めないが，女児はしばしば更年期まで頭痛が続く．

全ての片頭痛患者に対する良いアドバイスは以下のとおりである．(1) 健康的な食べ物と睡眠習慣，(2) カフェインの摂取を避ける，(3) 鎮痛薬の過剰使用を避ける，(4) 誘因がわかっていて，可能であればそれを避ける，(5) 悪化させる可能性があるため麻薬を避ける．

❶ 急性発作の治療

片頭痛の急性期治療は頭痛発作の早期に投与されれば，常に有効である．自宅ですぐに服用できるようにしておくべきであり，また旅行中や学校内でもできるかぎり持参するようにすべきである．第一選択薬はイブプロフェンかナプロキセン 10 mg/kg，またはアセトアミノフェン 15 mg/kg である．市販の鎮痛薬や非ステロイド性抗炎症薬，特にイブプロフェンは痛みのコントロールにプラセボよりも有効である (Matchar 2003)．スマトリプタン 5 mg または 20 mg の点鼻や経口トリプタン (スマトリプタン 50〜100 mg，リザトリプタン 5〜10 mg，エレトリプタン 20〜40 mg，ゾルミトリプタン 2.5〜5 mg) も有効だろう．スマトリプタンの点鼻スプレーは忍容性が良く，プラセボよりも有効で勧められる (Lewis et al. 2004)．副作用には倦怠感，頭や腕のヒリヒリ感，圧力感，頸部やのど，胸のこわばりなどがある．

ゾルミトリプタン，リザトリプタンの口腔内溶解製剤は錠剤を飲み込むことができない児にも有用である．吸収時間は舌下でない他の錠剤と同様である．より早く治療を開始する必要がある患者や，嘔吐のため内服が不可能な患者では，スマトリプタンの点鼻 (5〜20 mg) または注射薬 (3〜6 mg) やジヒドロエルゴタミン (DHE) の点鼻または注射薬 (0.5〜1 mg)（日本未承認）がより良い．トリプタンと DHE は FDA で小児に承認されていないが，頭痛の専門家の間では適応外使用が一般的である（日本でもアスピリンや NSAIDs が無効の場合に適応外使用をすることがある）．

プロメタジン (12.5〜25 mg) 経腸投与（日本では内服薬）やプロクロルペラジン (5〜10 mg) 静注（日本では内服薬）もまた嘔吐により経口薬が投与できない時に使用される．プロメタジン，プロクロルペラジンのどちらも経口投与が可能だが，患者の約 90% が薬剤による鎮静状態に陥り，頭痛と同等の不自由を生じる．就寝前に投与するには有効でより安価な治療法である．

以下は救急部や病院における重症片頭痛への対応プロトコールである (Kabbouche & Linder, 2005)．プロクロルペラジンマレイン酸塩 0.15 mg/kg，最大 10 mg を静脈内投与する．頭痛が完全に取り除かれなければ，DHE を静脈内投与する．12 歳以上の女児では妊娠検査が必要である．9 歳未満の小児には 0.5 mg，9 歳以上の小児には 1 mg を投与する．6〜8 時間ごとに同量を投与する．DHE が無効なら，静注用バルプロ酸（日本未承認）を 15 mg/kg で負荷し，その後 8 時間ごとに 5 mg/kg を投与する．

❷ 片頭痛の予防

非常に多くの多様な薬理学的特徴を持つ薬が，片頭痛発作の予防薬として利用可能である．以下の状況で予防薬の使用を考慮する．

1. 週 1 回の片頭痛発作 (頻回の頓用薬の使用は薬剤誘発性頭痛を引き起こす可能性がある)
2. 頓用薬への反応不良
3. 鎮静を来す頓用薬にしか反応しない (鎮静は生産性の低下という意味で同様に不自由である)
4. 就業不能（学校や社会活動の喪失）

年長児で有効性が証明されている薬剤は，アミトリプチリン，プロプラノロール，バルプロ酸，トピラマートである（国内ではロメリジン塩酸塩もよく使用される）．シプロヘプタジンは小児科医がよく使うが，対照臨床研究でプラセボと比較してわずかに有効なだけだった．

(a) アミトリプチリン

アミトリプチリンは安価な薬剤であり，低用量では副作用を容認できる．就寝時 0.5〜1 mg/kg，最大 50 mg を投与する．アミトリプチリンは筆者の施設では第一選択薬である．作用機序は不明である．ノルトリプチリンはより鎮静が弱く，服用翌朝の副作用に敏感な患者で用いることがある．

(b) プロプラノロール

プロプラノロールはβアドレナリン遮断薬である．80%の患者で頭痛発作の頻度を少なくとも半分に減らす．プロプラノロールには一般的な副作用として抑うつがあるため，その作用機序はβ遮断ではなくおそらく中枢性と考えられている．抑うつと運動不耐が，小児や思春期の患者にはしばしば用いられない主な理由である．

小児における投与量は 2 mg/kg/日，分 3 である（0.5 mg/kg/日 分1でも有効）．抑うつは用量依存性の副作用で，少量でも有効である可能性があるため，治療は 1 mg/kg/日から開始する．喘息と糖尿病には禁忌である．徐放錠の維持量は短時間作用薬よりも 1/3 多い．プロプラノロールの血漿中濃度は片頭痛の有効量を決めるのに有用ではない．

プロプラノロールに反応する児は耐性を生じない．しかしながら，ある患者は 6〜12 か月の治療の後で突然中止すると，リバウンド頭痛の頻度が高まる可能性があるが，中止後も治療効果が持続することもある．

(c) トピラマートとバルプロ酸

トピラマートとバルプロ酸はてんかんの予防に広く用いられている．小児では，トピラマート 50〜100 mg，分 1 または分 2 や，バルプロ酸 250〜500 mg を 1 日 2 回の内服が片頭痛の予防に有効である（これらも日本で通常使用されるのはこの半量程度のことが多い）．副作用は低用量では最小限である．先天奇形の可能性が有意にあるため，思春期の女性に対するバルプロ酸の投与は慎重にする．筆者は過体重の児へはトピラマート，低体重や双極性の特徴をもつ児にバルプロ酸を勧める．これらはてんかんと片頭痛を併発している児に対する良い治療法でもある．

C 群発頭痛

小児では群発頭痛はまれであるが，思春期に発症することがある．主に男児に発症し，家族歴はめったにない（Russell et al, 1995）．群発頭痛は慢性発作性片側頭痛，持続性片側頭痛とは区別される（次項「インドメタシン反応性頭痛」参照）．

☑ 臨床症状

発症は多くの場合 10 歳以上である．群発頭痛は数週間から数か月の間持続しては回復することを 1〜2 年ごとに繰り返す．毎日頭痛発作が群発し，4〜8 週間持続，それが 1 年に 1〜2 回起こる．春，秋に多く，間欠期には頭痛が起こらない．

多くは睡眠中から始まる頭痛が初期症状である．頭痛は突発的に起こり，30〜90 分持続し，1 日に 2〜6 回反復する．片側の痛みであり，発作のたびに同じ側が痛む．痛みは片側の眼窩後方や眼窩周囲から始まり，片側の頭痛に発展する．発作中，患者は安静にしていることができなくて，苦痛で床の上を歩き回る様子が典型的にみられる．この様子で，片頭痛の群発と区別することができる．片頭痛の場合，患児は遊びをやめてベッドに行き，休もうとする．痛みは激しく，拍動性，鋭いあるいは持続性と述べられる．頭皮は浮腫状または緊満しているようにみえる．群発頭痛患者の 1/3 は，三叉神経痛（疼痛性チック）を考えるような，突然の激しく突き刺すような痛みを経験する．悪心や嘔吐は認めないが，結膜充血，流涙，Horner 症候群，発汗，顔面紅潮，鼻閉といった自律神経症状を頭痛と同側に認める．

☑ 診断

臨床症状のみが診断の手がかりとなる．検査所見に特別異常はない．

☑ 治療

群発頭痛の治療は，一貫して進行中の発作の反復を抑制することと，急激な痛みからの解放である．プレドニゾンは群発頭痛発作を抑制する．初期量は 1 mg/kg を毎日，5 日間内服し，2 週間かけて減量していく．減量途中で頭痛が再燃した場合は増量し，痛み消失時の量で維持する．群発頭痛発作が長引く場合は，ステロイド長期投与による副作用を予防するため，代替治療を考える．スマトリプタン，酸素吸入または両方が急性発作に使用される．成人のスマトリプタンの注射量は 1 回 6 mg である．思春期は同量でよい．100% 酸素を 8〜10 L/分で吸入すると，多くの患者は急性発作から解放され

る．頭痛が消失しない慢性型群発頭痛の患者でリチウムは有用である．血中濃度が 1.2 mEq/L（1.2 mmol/L）になるまで投与するとよい．リチウムは，ほとんどの患者で少なくとも部分的な有効を示すが，完全に痛みが消失するのは 50％程度である．毎日エルゴタミンを内服すると，リチウムの効果が増強される．カルシウムチャネル拮抗薬であるベラパミルを 2〜6 mg/kg/日使用する（最大 4 mg/kg/日と考えたほうがよい）．トピラマート 50〜100 mg を毎晩内服すると群発頭痛の予防となる．インドメタシン（0.5〜1 mg/kg/日）も 1 つの方法である．

D インドメタシン反応性頭痛

インドメタシン反応性頭痛症候群はインドメタシンには反応するが他の薬剤では何も効果がない，一見異なる病像の頭痛のグループである．この症候群には慢性発作性片側頭痛，持続性片側頭痛，良性労作性頭痛が含まれる．

1 慢性発作性片側頭痛

☑ 臨床症状

群発頭痛と同様に，慢性発作性頭痛の主症状は片側の拍動性の痛みと同側の自律神経症状である．群発頭痛より発作持続時間が短いが，頻度は高い（Goadsby & Lipton, 1997）．発作は数週から数か月続き，月または年単位で寛解に至る．痛みは前頭部や眼窩後方に限局し，結膜充血や流涙を伴う．

☑ 診断

臨床症状のみが診断の手がかりとなる．検査所見に特別異常はない．

☑ 治療

慢性発作性片側頭痛はインドメタシンに反応する．一般的な成人量は 75 mg/日である．発作が持続する場合は投与量を増やす．インドメタシン無効の場合，アセタゾラミドは有用である．

2 持続性片側頭痛

☑ 臨床症状

持続性片側頭痛は中等度の痛みを伴う持続性の片側の頭痛である．自律神経症状を認めることがあるが，顕著ではない．数週から数か月痛みのない期間を持つ患者もいるが，寛解を経験しない患者もいる．発作性に発症するタイプも後には持続性となる．

☑ 診断

臨床症状が診断の手がかりとなる．頭蓋内圧亢進や鎮痛薬の長期投与といった慢性頭痛の原因を除外する必要がある．

☑ 治療

25〜250 mg/日のインドメタシン投与でたいてい改善する．

3 良性労作性頭痛

労作，特に競争するスポーツは，片頭痛素因のある人では片頭痛のトリガーになることが知られている．片頭痛でない人でも運動中に頭痛を経験することがある．性交中の頭痛は労作性頭痛の 1 タイプ，または少なくとも合併症と考えられる（Frese et al, 2003）．重量挙げでこのタイプの頭痛を経験する選手もいる．

☑ 臨床症状

労作性頭痛は，労作の初期に出現し急激で重篤である．一方，性交中の頭痛は性的興奮が高まるにつれて増強する，鈍痛または拍動性の痛みである．頭痛は性交中と同様，性的興奮が持続している間起こっている．

☑ 診断

労作と頭痛の関連性は容易に認識できる．痛みで運動ができないスポーツ選手でない限り，病院への受診はめったにない．

☑ 治療

労作の前にインドメタシンを内服することで頭痛を予防できる．インドメタシンの予防投与（25 mg，1 日 3 回）またはプロプラノロールを毎日 1〜2 mg/kg 内服することで発作の頻度が減少する．

E 慢性軽度非進行性頭痛

これは持続的または間欠的に毎日起こる頭痛である．片頭痛の既往のある児で頭痛が始まり，徐々に頻度が増え，最終的に毎日となる．この時期に受診すると，様々な要因で頭痛が起こりやすくなっている．患児は片頭痛発作を合併しない限り病的にみえないが，いつも頭痛を訴えている．

毎日の頭痛が片頭痛に先行する症例もある．慢性連日性頭痛の青年の多くは，後に片頭痛となっていく（Wang et al, 2007）．筆者らの経験では，毎日頭痛のある患者では，以前に片頭痛を示唆する病歴がある．

この多因子性頭痛の最も一般的な原因は，(1)鎮痛薬の過度な使用，(2)カフェイン頻用，(3)学校などのストレス，(4)うつ気分，(5)心理的要因である．最善の治療は，回復が遅れないようにするために，考えられる原因を解決することである．

1 鎮痛薬リバウンド頭痛

☑ 臨床症状

鎮痛薬リバウンド頭痛は，どの年齢においても慢性頭痛の主要原因の1つである．片頭痛を持つ患者は，特に鎮痛薬リバウンド頭痛の素因を持つ．この病名は，鎮痛薬の効果が切れると頭痛が出現し，さらに鎮痛薬を使用するという，頭痛と鎮痛薬の悪循環のことを言う．痛みは全体的で弱く鈍い痛みである．通常の生活に影響するが，支障を来すことはない．そして日常生活が増悪因子となることはない（Zwart et al, 2003）．この現象は，小児，青年，早ければ17か月の乳児で報告がある（Piña-Garza & Warner, 2000；Vasconcellos et al, 1998；Warner et al, 2002）．

☑ 診断

どの患児も一般医薬品の鎮痛薬を毎日またはほぼ毎日使用し，それが鎮痛薬リバウンド頭痛となる．トリプタンや麻薬などの鎮痛薬を1週間で2倍またはそれ以上内服していると，慢性連日性頭痛のリスクが高くなる．

☑ 治療

全ての鎮痛薬を中止し，できるだけカフェインを避ける．就寝前にアミトリプチリン（～1 mg/kg）を内服することで，鎮痛薬を内服しなくてもすむようになる．ガバペンチン2,400 mg/日は慢性連日性頭痛の治療として効果があり，鎮痛薬リバウンド頭痛にも有用である（Spira et al, 2003）．初めの2～3日は効果がないが，勧められた治療を根気よく数週間継続することで良い効果が現れる．患者には数か月間，頭痛頻度が減少したことを実証するために頭痛カレンダーをつけてもらうとよい．通常，片頭痛またはリバウンド頭痛は，薬剤を中止した直後は悪化する．プロメタジン（プロメタジンメチルサリチル塩酸塩：第一世代の抗ヒスタミン薬，PL顆粒），プロクロルペラジン（フェノチアジン系の制吐剤）やDHEなど頭痛を抑制する薬剤のみが使用できる．ほとんどの薬剤は薬剤誘発性頭痛を起こす．

2 カフェイン頭痛

☑ 臨床症状

小児（特に思春期）の多くは，カフェインが含まれた炭酸飲料を毎日大量に飲んでいる．人気がある飲料に含まれるカフェインの量はカップ1杯のコーヒーに含まれるカフェインと同量である．カフェイン頭痛の機序はよくわかっていない．カフェインの離脱症状または直接症状と考えられている．いつもカフェインを多量に含む飲料を飲む人は，飲んだ後1時間かそれ以上で前頭側頭部の鈍い頭痛に気づく．カフェインを追加すると頭痛が和らぐので，カフェイン嗜癖（"カフェイン中毒"）を来す．離脱症状は重篤となり，拍動性頭痛，不安，倦怠感を含む．筆者らの経験では，連日のカフェイン摂取単独では片頭痛が連日性になることはまれだが，カフェインを完全に中止しないと連日性片頭痛は治らない．

☑ 診断

コーヒーの中にカフェインが含まれることは知られているが，ソフトドリンクの中にカフェインが含まれることに気づく人は少ない．コーヒー，紅茶そしてコーラはもちろん，他の人気のある飲料もコーラの色をしていないのでだま

されやすいが高濃度のカフェインを含んでいる．カフェインはチョコレートミルク，チョコレート，他のチョコレート製品にも含まれる．思春期の女性は食事のかわりにダイエットコーラを飲み，カフェイン依存性になっている．

☑ 治療

カフェインをとる習慣は他の嗜好物と同様に中断することが難しい．患者の多くは，直ちに中止する必要がある．鎮痛薬リバウンド頭痛と同様に，就寝前にアミトリプチリンを内服することで，この悪循環を断ち切ることができる．

３ ストレス，うつ病，心因性による頭痛

ほとんどの片頭痛患者はストレスにより頭痛が悪化する．小児でも青年でも，学校はストレスの原因となる．片頭痛やそれによる学習困難や欠席が加わることはストレスレベルを引き上げる．このサイクルを認識し修正しないと回復は見込めない．一時的な家庭学習や登校時間の短縮が，患者をストレスから解放するために必要な場合がある．

慢性的な頭痛や困り感がうつ病を引き起こすこと，頭痛，体の痛み，消化器症状，精力減退，睡眠・食事習慣の変化が軽度から中等度のうつ病にみられることも認識しなければならない．頭痛のコントロールをつけるために，うつ症状の治療が必要な場合がある．

加えて，どの年齢においても心因性症状を認め，頭痛が最も一般的である．ストレス対処能力に限りがある小児あるいは青年は，困難な状況から自分自身を守るために，頭痛の訴えを無意識のうちに行う．慢性的に毎日頭痛のある患者では，これらの因子について検討することが重要である．

☑ 臨床症状

"ひどい頭痛"の急性期に自律神経症状，頻脈，過緊張を伴わない慢性頭痛である．神経学的所見は正常で，うつ症状や心因性ストレスの既往がある．

☑ 診断

確実な診断方法はない．治療に反応しない頭痛，正常な神経学的所見，"ひどい頭痛"の最中でもバイタルサインは正常である小児，青年で疑う．

☑ 治療

頭痛やストレスが毎日ある小児にはカウンセラーの支援を提供する．加えて，不安症やうつ病が併存している小児には，シタロプラム（セレクサ®：日本未発売）10〜20 mg/日，エスシタロプラム（レクサプロ®）5〜10 mg/日，1日1回，セルトラリン（ジェイゾロフト®）50〜100 mg，1日1回などの選択性セロトニン再取り込み阻害薬（SSRI）が有用である．

４ 外傷後の頭痛

頭部外傷に伴っていくつか異なる種類の頭痛がみられる．40％の人が頭部外傷の1〜2日後に血管性頭痛を経験する．びまん性の叩かれたような痛みは，頭部の動き，咳やいきみにより増悪する．めまいも伴うことがある．外傷後の血管性頭痛は通常，自然に消失する．慢性的な外傷後頭痛は臨床像と合わない．外傷後に頭痛が長引く場合は鎮痛薬リバウンド頭痛である（本章 p.89 にもあるように，軽度の頭部外傷で片頭痛を発症することがある．新規発症持続性連日性頭痛（NDPH）も外傷を契機に発症しうる）．

☑ 臨床症状

患者が受けた頭部外傷は，意識障害やむち打ちを伴っていることもそうでないこともある．頭部または頸部のCTでは頭蓋内，脊椎の外傷を認めない．小児では短時間の後に頭部または頸部の痛みを発症し，初めは麻薬性鎮痛薬を，その後に一般医薬品の鎮痛薬を要する．毎日持続する鈍い痛みが出現するが，どの鎮痛薬も永続的に痛みから解放することはできない．

☑ 診断

頭蓋内や椎体内に画像上異常所見がない場合に，外傷後の慢性的な軽度の頭痛，頸部痛は鎮痛薬リバウンド頭痛を考慮する．

☑ 治療

p.95「鎮痛薬リバウンド頭痛」参照．

５ 緊張型頭痛

緊張型頭痛という単語は昔から使われている（Lewis et al, 2005）．病名から頭痛の原因はストレ

スであることが示唆される．この病因は間欠性緊張型頭痛には当てはまる（p. 99「頭蓋内の他の構造物からくる頭痛」）が，慢性緊張型頭痛の機序はよくわかっておらず，おそらく多因子性である．患者は慢性緊張型頭痛の家族歴があり，慢性緊張型頭痛を持つ成人のおよそ半数で小児期に発症している．ある研究では，緊張型頭痛は思春期の慢性連日性頭痛の中で最も多いと示している（Wang et al, 2006）．加えて，思春期には他の家族も緊張型頭痛を起こしている．筆者らの意見では，慢性緊張型頭痛は他の頭痛因子を十分に評価しないまま，過剰に診断されたり，間違って診断されたりしている．患者の多くは，うつ病やカフェイン頭痛，薬剤誘発性頭痛に罹患している．強迫性障害や不安症の素因がある患者ではストレスで頭痛が起こりやすいため，彼らにとって緊張型頭痛は最適の診断名である．

☑ 臨床症状

どんな原因でも慢性頭痛を持つ患者は気分が落ち込み，不安である．痛みは通常両側で広汎であり，1日のうちでも痛みの最強点は移動する．たいてい，痛みは鈍く，うずくような感じである．鋭い痛みのこともある．頭痛は朝起床時からみられることが多く，一日中持続するが，日常生活動作では悪化しない．頭痛のある期間が長く，痛みのない日は短いことを特徴とする，まるで波のような経過と表現される．

悪心，嘔吐，光過敏，音過敏，一過性の神経症状は慢性緊張型頭痛で認めない（診断基準上，光過敏と音過敏のいずれか一方は認めてよい）．認めても月に数回程度であり，その場合は，慢性緊張型頭痛を背景に間欠的な片頭痛も出現していることを示唆している．

☑ 診断

慢性緊張型頭痛の診断はある程度除外診断となる．小児の慢性緊張型頭痛と区別する必要があるのは片頭痛と鎮痛薬リバウンド頭痛である．両方とも慢性緊張型頭痛と併存しうる．頭部画像は脳腫瘍の懸念を除外するのに必要である．頭部CTが正常であれば，慢性緊張型頭痛の治療は容易である．

☑ 治療

慢性緊張型頭痛は当然ながら治療困難であり，慢性頭痛とはいえないかもしれない．多くの患児は受診する前に数種類の鎮痛薬を試して，全く効果がなく，また，薬物リバウンド頭痛が治療を複雑にする．より強力な鎮痛薬や鎮痛薬と筋弛緩薬の併用は有用ではなく，ただ胃腸障害が増えるだけである．

通常，小児の慢性緊張型頭痛ではストレスが原因とはっきりはわからないが，もしストレス状態の原因（例えば，両親の離婚，親権争い，学校不適応，身体的または性的虐待）が特定できていれば，ストレスの解決なくして，頭痛の管理をすることはできない．不安症や強迫神経症を合併している児ではSSRIが有用である．

F 食物と薬物に関連する頭痛

多くの精神作用薬，鎮痛薬，血管作動薬は頭痛の原因になりうる．コカインを使用すると，片頭痛の既往のない人でも片頭痛様の症状を起こす．薬を使用した後に頭痛が出現した児では，薬物性の頭痛を疑う．このような頭痛は，毎日ではなく，間欠的に起こる．

1 食品添加物

☑ 臨床症状

化学物質の添加は食物の消費期限を延ばし，外見を良くするために使用される．通常は濃度も低く，副作用が起こるのは遺伝的に過敏性のある人である．亜硝酸塩はホットドッグ，サラミ，ベーコン，ハムなどの食肉加工品の見た目をよくするために使用されるが，強力な血管拡張薬でもある．摂取の直後から，びまん性で拍動性の頭痛が起こる．

主に中華料理に使われるグルタミン酸塩は，全身性の血管拡張を起こす．過敏性のある人は，拍動性の両側頭部の頭痛，圧迫性の頭痛が出現し，顔面に圧迫と締めつけの症状，全身に灼熱感を伴うこともある．これらの症状は，グルタミン酸塩を摂取してから20分後に出現する．

☑ **診断**

特定の食物摂取と頭痛の関連があれば，診断は確定する．

☑ **治療**

有害な化学物質を避けることが頭痛の予防につながる．しかし，加工食品には食品添加物が記載されていないことも多く，避けるのは容易ではない．

② マリファナ

マリファナは末梢血管拡張作用があり，温感，結膜充血，ときに前頭部痛を起こすことがある．頭痛は軽度で，たいていはマリファナを使用している時間に限られる．しかし，マリファナの代謝物は血中に数時間残るため，マリファナを常用する児では慢性頭痛が起こる．

G 頭痛と全身性疾患

① 血管炎

血管炎は頭痛の原因となる．特に側頭動脈炎は成人の拍動性頭痛の鑑別疾患として重要である．脳血管炎は小児ではまれで，膠原病性血管炎の一部，過敏性亢進の結果や神経系感染症の症状であることが多い．

② 膠原病

頭痛は全身性エリテマトーデス（SLE）と混合性結合組織病（MCTD）の特徴である．膠原病のある患者で，頭痛を含む神経症状の原因が脳動脈の血管炎かどうかははっきりしていない．

☑ **臨床症状**

SLEの患者の10％には重篤な頭痛が起こる．頭痛は，他の神経学的症状を伴わず，SLEの初期症状のことがある．

MCTDはSLE，強皮症，多発性筋炎の症状を特徴とする症候群である．SLEより経過は軽症である．MCTDの35％は血管性の頭痛がある．頭痛は中等度で，たいてい日常生活を妨げることはない．頭痛は一側性または両側性で，多くは拍動性である．半数以上の患者では視覚的な前兆を伴い，悪心や嘔吐を呈することもある．片頭痛が，基礎疾患である血管炎によってさらに悪化する児もいる一方，血管炎そのものが頭痛の原因である児もいる．

☑ **診断**

膠原病は，診断基準に当てはまる臨床症状と，血中の抗核抗体の存在から診断される．頭痛がある児で抗核抗体が陽性であるにもかかわらず，膠原病の症状を呈さない場合は過敏反応の可能性がある．

☑ **治療**

膠原病の児の一般的な治療はステロイドである．頭痛が起こってくる時にはすでにステロイドを開始している例が多い．頭痛が起こったからといってステロイドの増量が必要ということではない．対症療法が妥当である．

③ 過敏性血管炎

小児の過敏性血管炎の原因で重要なものは血清病，Henoch-Schönlein紫斑病（第11章 p.277），アンフェタミン中毒，コカイン中毒である．血清病，Henoch-Schönlein紫斑病がある児では全身性の症状の後に頭痛が出現する．Henoch-Schönlein紫斑病では，中枢神経症状が持続する頭痛と行動変化だけということが多い．対照的に，薬物中毒では全身症状は伴わず，脳血管の炎症だけを起こすことがある．特徴は頭痛，脳症，局所の神経学的所見，くも膜下出血である．

④ 高血圧

褐色細胞腫に伴う突然の血圧上昇は，爆発的で拍動性の頭痛の原因となる．慢性的に血圧が高い児では，起床時に軽度の後頭部痛がみられ，起き上がって活動を始めることで軽快したり，日中に前頭部に拍動性の痛みを訴えたりする．しかし，慢性高血圧の児のほとんどは無症状である．腎疾患のある児に頭痛が起こった場合，その原因はおそらく高血圧ではなく（第2

章p.76)，高血圧以外の原因を検索すべきである．透析患者には頭痛が起こりやすいが，原因は精神的な緊張，片頭痛発作，透析それ自体と考えられる．透析頭痛は透析終了後数時間で起こり，両側前頭部の拍動性の軽度の痛みが特徴的である．悪心や嘔吐を伴うこともある．

H 頭蓋内の他の構造物からくる頭痛

1 眼精疲労

☑ 臨床症状

潜在性に輻輳に障害のある小児が近くのものに視線を固定し続けていると，眼の奥に鈍い，持続する痛みが引き起こされる．眼を閉じるとすぐに痛みは和らぐ．この痛みは筋肉から来るもので，共同視し続けることが原因である．眼の痛みにもかかわらず作業を続けていると，反復性緊張型頭痛が起こる可能性がある．

☑ 診断

小児の眼精疲労では，屈折異常をはじめに疑われることが多い．眼鏡による矯正は頭痛を改善しない．大人の老眼とは違い，屈折異常は眼精疲労の原因にはならない．屈折異常は頭痛ではなく視力低下の原因である．つまり，視力低下がある場合，片頭痛の診断と治療が遅れてしまう．このような児は，視力が良好に矯正されても片頭痛が続いている状態で紹介されてくる．

☑ 治療

眼精疲労は目を休めることで改善する．

2 反復性緊張型頭痛

☑ 臨床症状

反復性緊張型頭痛はどの年齢，性別でもよく起こるもので，疲労，労作，一時的な生活上のストレスが頭痛の原因となる．頭痛が起こる機序は，頭蓋骨に付着した筋肉の過度の収縮である．痛みは持続的で，締めつけるような性質で，痛みの部位は後頭部と頸部に限局するが，時々全体に広がり，頭を帯で締めつけられるようだと表現される．悪心，嘔吐，光や音への過敏性は伴わない．痛みは30分から終日持続することが多く，1回の頭痛が強くなったり弱くなったりしながら数日間続くことがあるが，1週間まで続くことはない．

☑ 診断

反復性緊張型頭痛は，慢性緊張型頭痛と臨床症状はよく似ているが，後者のように何週間，何か月，何年も持続することはない．反復性緊張型頭痛は患者が自己診断でき，医療機関を受診することもめったにない．

☑ 治療

安静，リラックス，頸部を温めて圧迫すること，マッサージ，市販の鎮痛薬で痛みは改善する．

3 副鼻腔炎

片頭痛様の症状について質問すると，親の多くは自身の経験した頭痛——閃輝暗点の後に頭痛，さらに悪心と嘔吐が続く頭痛——を副鼻腔炎と認識している．臨床医や親は，慢性的なまたは反復性の頭痛を副鼻腔炎としたがるが，これは誤りである．片頭痛患者では発作中に三叉神経支配の血管が拡張するので，呼吸器症状と間違えるのである．片頭痛の急性発作の間の鼻甲介は腫脹しており，トリプタンにより収縮する．

☑ 臨床症状

副鼻腔炎に罹患している児は病的にみえることが多い．発熱しており，鼻がつまって息苦しく，気道を開通させておくのが困難である．感染巣の前額部や上顎部には局所的な圧痛があり，篩骨洞や蝶形骨洞の炎症は鼻の奥の正中部に深い痛みを引き起こす．鼻をかんだり，頭を素早く，とりわけ前かがみに動かしたりすると，痛みは増強する．血管性の頭痛が発熱と同時に起こることが多い．

☑ 診断

X線写真で，副鼻腔の透過性低下がわかるが，液面が映ることもある．頭部CTは副鼻腔炎を同定するのに最も正確な手段だが，通常そこまでする必要はない．頭痛以外の理由で撮影された頭部CTで，両側性の無症候性の副鼻腔

炎が発見される割合は驚くほど高い．画像で副鼻腔炎の所見があっても，頭痛の原因とは限らない．

☑ 治療

治療の第一の目的は副鼻腔をドレナージすることである．鼻づまりの薬でドレナージできることもあるが，手術を必要とすることもある．ドレナージが不十分な状態では抗生剤の効果は限られている．

4 顎関節症

顎関節症は，毎日持続する慢性の頭痛の原因とはならない．顎関節症の痛みは一側性で，顎関節の上下を中心とする（Rothner, 1995）．

☑ 臨床症状

顎関節症は小児にはまれで，8歳頃からみられうる．診断までは平均2年間を要し，5年かかることもある．根本的な病態は関節炎であり，顔面の下半分に限局した痛みと関節内のコツという音である．一側の痛みのため，別の側で噛むようになり，余計に使いすぎとなる．咬筋の使いすぎで痛みが出現し，筋収縮による頭痛が引き続き起こる．側頭部から頭頂にかけて痛みが分布する．歯ぎしりや歯並びの歪みが顎関節症の原因になるが，小児の顎関節症では顎の外傷が原因となっている例が1/3を占める．

☑ 診断

顎関節のX線を撮ると，通常関節に何らかの歪みがみつかり，変形性関節炎になっていることもある．MRIは関節構造の歪みについて調べるのに最も有用である．

☑ 治療

顎関節症の治療についてのコントロール研究は行われていない．偽薬はかなり効果があり，顎関節症に口腔外科手術の適応はない．非ステロイド性消炎鎮痛薬，痛む筋肉を温めること，顎関節症用マウスピースも有用である．

5 むち打ちとその他の頸部外傷

むち打ちとその他の頸部外傷は，頸椎椎間板，軟部組織，後頭神経を損傷して痛みの原因となり，筋肉の過剰な収縮を起こす．筋肉は収縮して損傷部位の添え木の役割をし，さらなる組織の損傷を防ごうとしている．

☑ 臨床症状

頸部の伸筋が常に収縮していると，鈍い持続的な痛みが起こり，頸部だけでなく肩や上腕にも広がる．この痛みは受傷から3か月ほど続くことがある．頸部を屈曲位にしていることが多い．悪心や嘔吐を伴うことはない．

☑ 診断

どのような頭頸部外傷の後でも，骨折や脱臼を同定するため，頸椎のX線写真が必須である．後頭部や，腕，指まで放散する電撃痛はヘルニアの可能性を示唆し，MRIでの精査が必要である．

☑ 治療

発症時，患児や家族に対し，頭痛や頸部痛が受傷後も長く続くことは予想されたことであり，それは重篤な状態ではないということを伝えておくとよい．いくつかの方法で痛みを和らげることができる．寝る時や座る時に頭を支えておくこと，痛む筋肉を表面から温めること，筋弛緩薬や催眠性のない鎮痛薬を使用することは有効なことがある．3か月以上痛みが続き，頭痛も伴うようなら，鎮痛薬のリバウンドによる頭痛の可能性が高い．

I てんかん性頭痛

全身性強直間代けいれんの後，脳動脈の血管拡張によりびまん性の頭痛が起こることがよくある．てんかんと片頭痛両方の既往を持つ患者では，一方が他方のきっかけとなる．しばしばてんかん発作と頭痛は同時に起こる．てんかん患者の1%では，発作症状として頭痛を起こす（てんかん性頭痛）．てんかん性頭痛の患者の多くは，頭痛が出現する前からてんかんの既往がある．まれに，てんかん発作が頭痛症状だけという児がいる．

☑ 臨床症状

頭痛はいくつかのてんかん症候群の一部である．小児で最も多いのは良性後頭葉てんかんで

ある（第1章p.37）．症状の経過は片頭痛に似ている．表現力のある患者で，"他の頭痛とは全く違う"頭痛が発作的に起こり，脳波で全般性のてんかん性異常波がみられたという例を経験したことがある．抗けいれん薬で頭痛は改善した．

　てんかんの既往がある患者で，頭痛が発作の症状として起こることがある．このような患者では，頭痛がてんかん症状の一部になる前から部分発作や全般性発作が始まっていることが多い．発作随伴症状は皮質の焦点部位によって異なっており，幻聴，視覚障害，めまい，既視感，焦点性運動発作を認める．頭痛はけいれんの初期症状であったり，めまいや既視感といった部分発作に引き続いて起きたりすることもある．頭痛は拍動性で鋭いと言われたり，はっきりした特徴がなかったりする．複雑部分発作，単純部分発作，全身性強直間代発作では発作に引き続き頭痛が起こる．てんかん性頭痛を起こす患者では，発作焦点はほとんどの場合，側頭葉である．

☑ 診断

　小児の慢性頭痛は脳波検査の適応にならない．発作間欠期のてんかん性突発波，特にローランド発射があっても，頭痛がてんかん性であることを示唆するわけではなく，遺伝的にてんかん素因があるというだけである．明らかに片頭痛とは異なる発作性の頭痛がある児には，脳波が必要かもしれない．もし発作間欠期に突発性異常がある場合には，発作性頭痛時の脳波を記録するよう努力する．頭痛の間，脳波で発作波が持続する様子が観察できれば，頭痛が発作症状であるという確証となり，抗けいれん薬が有効であろうと予測がつく．

☑ 治療

　抗けいれん薬への反応が診断的治療になる．てんかん焦点は通常皮質で，最も多いのは側頭葉であるため，部分てんかんの薬剤が有用である（第1章p.40参照）．

📕 References

- Bille B. A 40-year follow-up of school children with migraine. Cephalalgia 1997; 17: 488-91.
- Frese A, Eikermann A, Frese K, et al. Headache associated with sexual activity: demography, clinical features, and comorbidity. Neurology 2003; 61: 796-800.
- Gardner KL. Familial hemiplegic migraine. In: GeneClinics: Medical Genetics Knowledge Base [database online]. Seattle: University of Washington. Available at http://www.geneclinics.org. PMID: 20301562. Last updated September 8, 2009.
- Goadsby PJ, Lipton RB. A review of paroxysmal hemicranias, SUNCT syndrome and other short-lasting headaches with autonomic features, including new cases. Brain 1997; 120: 193-209.
- International Headache Society. The International Classification of Headache Disorders, 2nd ed. Cephalalgia 2004; 24 (Suppl 1): 9-160.
- Kabbouche MA, Linder SL. Acute treatment of pediatric headache in the emergency department and inpatient setting. Pediatric Annals 2005; 34: 466-71.
- Lewis DW, Ashwal S, Dahl G, et al. Practice parameter: Evaluation of children and adolescents with recurrent headaches. Report of the Quality Standards Committee of the American Academy of Neurology and the Practice Committee of the Child Neurology Society. Neurology 2002; 59: 490-8.
- Lewis DW, Gozzo YF, Avner MT. The "other" primary headaches in children and adolescents. Pediatric Neurology 2005; 33: 303-13.
- Lewis D, Ashwal S, Hershey A, et al. Practice parameter: Pharmacological treatment of migraine headache in children and adolescents. Report of the American Academy of Neurology Quality Standards Subcommittee and the Practice Committee of the Child Neurology Society. Neurology 2004; 63: 2215-24.
- Mathew NT, Loder EW. Evaluating the triptans. American Journal of Medicine 2005; 118 (Suppl 1): 28S-35S.
- Matchar DB. Acute management of migraine. Highlights of the US Headache Consortium. Neurology 2003; 60 (Suppl 2): S21-3.
- Pietrobon D. Insights into migraine mechanisms and CaV2.1 calcium channel function from mouse models of familial hemiplegic migraine. Journal of Physiology 2010; 588 (11): 1871-8.
- Piña-Garza JE, Warner JS. Analgesic-induced headaches in a 17 month old infant. Journal of Child Neurology 2000; 15: 261.
- Rothner AD. Miscellaneous headache syndromes in children and adolescents. Seminars in Pediatric Neurology 1995; 21: 159-164.
- Russell MB, Andersson PG, Thomsen LL. Familial occurrence of cluster headache. Journal of Neurology, Neurosurgery and Psychiatry 1995; 58: 341-3.
- Silberstein SD, McCrory DC. Ergotamine and dihydroergotamine: History, pharmacology, and efficacy. Headache 2003; 43: 144-66.
- Spira PJ, Beran RG, The Australian Gabapentin Chronic Daily Headache Group. Gabapentin in the prophylaxis of chronic daily headache. A randomized placebo-controlled study. Neurology 2003; 61: 1753-9.
- Vasconcellos E, Piña-Garza JE, Millan EJ, et al. Analgesic rebound headaches in children and adolescents. Journal of Child Neurology 1998; 13: 443-7.
- Wang SJ, Fuh JL, Lu SR, et al. Chronic daily headache in adolescents. Prevalence, impact, and medication overuse. Neurology 2006; 66: 193-7.

- Wang SJ, Fuh JL, Lu SR, et al. Outcomes and predictors or chronic daily headache in adolescents. A two-year longitudinal study. Neurology 2007; 68: 591-6.
- Warner JS, Lavin PJ. Piña-Garza JE. Rebound headaches: Keys to effective therapy. Consultant February 2002: 139-42.
- Zwart JA, Dyb G, Hagen K, et al. Analgesic use: A predictor of chronic pain and medication overuse headache. The Head-HUNT study. Neurology 2003; 61: 160-4.

第4章

頭蓋内圧亢進

頭蓋内圧亢進に際しては，主訴は年齢によって様々である（Box 4-1）．乳児では大泉門膨隆，大頭，成長障害がみられる．年長児では，頭痛，悪心，複視，精神状態の変化である．小児では乳頭浮腫を指摘され紹介受診することもある．頭蓋内圧亢進症状に関しては他章（第 2，3，10，15 章）でも論じているが，この章では頭蓋内圧亢進が初期症状および顕著となる疾患に限定して述べる．中枢神経の病態（感染，膿瘍，腫瘍，梗塞など）にかかわらず，頭蓋内圧亢進をタイムリーに治療することで，二次的な脳障害を予防することができる．頭蓋内圧亢進を治療する時の目標は，適切な脳灌流を保ちながら減圧することである．

A 病態生理

安静時の頭蓋内圧の正常値は約 10 mmHg（136 mmH$_2$O）である．20 mmHg 以上は異常である．頭蓋骨は小児期に閉鎖するため，柔軟性を失った箱になる．頭蓋内圧は脳圧，血圧，髄液圧の合計であり，どれか 1 つの容量が増加する場合，頭蓋内圧を一定に保つためには，それ以外の容量を減らす必要がある．脳への酸素と栄養の供給のためには比較的一定した血流を要するので，脳の圧縮と急速なくも膜からの髄液の再吸収といった，圧を緩和するための適応機構がある．大泉門閉鎖前の乳幼児は，頭蓋骨を解離させることと，大泉門を膨隆させることで増加した頭蓋内容量に適応する．

1 脳脊髄液

脈絡叢は少なくとも 70％の髄液産生を行い，上衣細胞を介した脳実質から脳室への細胞外液移動が残りに関与する．髄液量は 4〜13 歳では 90 mL，成人では 150 mL である．産生量は 0.35 mL/分もしくは 500 mL/日である．全体の約 14％が 1 時間ごとに入れ換わっている．髄液産生は比較的一定なので，髄液圧が上がってもその減少はわずかである．それとは対照的に，髄液の吸収は髄液圧が 7 mmHg を超えると線形に増加する．圧が 20 mmHg の時，髄液の吸収率は産生率の 3 倍にもなる．

産生増加ではなく，吸収障害が進行性水頭症の通常の原因となる．脈絡叢乳頭腫は唯一，産生量が吸収量を超える病態である．しかし，脈絡叢乳頭腫の症例でさえ，産生過剰よりも髄液流出路の閉塞が水頭症の原因となりうる．吸収障害の際，髄液の産生を減らそうとすることは，容量や頭蓋内圧に有意な効果はない．

2 脳血流

体血圧が脳血流の一次決定因子である．脳血流は生まれた時から成人まで極めて一定で脳重量 100 g に対して 50〜60 mL/分である．脳表や基底部の血管の自律神経支配は他の臓器よりも

Box 4-1　頭蓋内圧亢進症状

乳児
　大泉門膨隆
　成長障害
　上方注視障害（落陽現象）
　大頭（第 18 章）
　甲高い泣き声
　縫合離開

小児
　複視（第 15 章）
　頭痛（第 13 章）
　精神状態の変化
　乳頭浮腫
　噴水様嘔吐

豊富である．このような血管支配により脳血流の自動調節を可能としている．自動調節によって体血圧が変化しても脳血流を一定に保つ緩衝作用となる．動脈血中 CO_2 濃度の変化は脳血流量に対して重要である．高 CO_2 血症は脳血管を拡張させ，脳血流を増加させる．一方で，低 CO_2 血症は脳血管を収縮させ，脳血流を減少させる．動脈血中 O_2 濃度は逆の作用を持つが，血中 CO_2 濃度の作用よりは血管の拡張，収縮には影響しない．

脳灌流圧は平均体血圧と頭蓋内圧の差である．体血圧が低下するか，頭蓋内圧が亢進すると，脳灌流圧は危険なレベルまで低下する．脳灌流圧が 50 mmH_2O 以下まで低下する，あるいは重篤なアシドーシスがある場合，脳血管の自動調節能は失われる．動脈拡張や静脈，静脈洞の閉塞は脳血流量を増加する．脳血流量が増加すると髄液量が増加するのと同様に頭蓋内圧を亢進させる．

3 脳浮腫

脳浮腫とは，脳の水分やナトリウム含有量が増加し，脳の容量が増加することである．局所性あるいはびまん性の脳浮腫によって頭蓋内圧は亢進する．脳浮腫は血管原性，細胞毒性，間質性に分類される．

毛細血管の透過性亢進は血管原性浮腫を引き起こす．これは脳腫瘍や膿瘍，感染で生じ，外傷や出血ではより軽度である．水分は，主に白質にありステロイド治療に反応する．浸透圧性薬剤は血管原性浮腫に対しては無効であるが，正常部分の脳の容量を減じることで，頭蓋内圧を下げる．細胞毒性浮腫は神経細胞やグリア，血管内皮細胞の浮腫で，細胞外腔を圧迫する．低酸素や虚血で生じることが多い．ステロイドはこの型の浮腫を改善しないが，浸透圧性薬剤は脳容量を減らすことで頭蓋内圧を下げる．

脳室系から脳への上皮層を超えた水分の移動は間質性浮腫を引き起こす．つまり，髄液の吸収が障害され脳室が拡大する時に生じる．水分は主に脳室周囲の白質に貯留する．アセタゾラミドやトピラマート (Stevenson, 2008)，フロセミドのような髄液産生を抑制する薬剤は有用なことがある．ステロイドや浸透圧性薬剤は無効である．

4 占拠性病変

占拠性病変（例えば腫瘍や膿瘍，血腫，動静脈奇形）は，他の頭蓋内構造を占拠，脳浮腫の惹起，髄液循環と吸収を阻害，脳血流増加，静脈灌流を阻害することで頭蓋内圧を亢進させる．

B 症状と徴候

頭蓋内圧亢進症状の臨床的特徴は，患児の年齢と圧亢進の速度による．新生児と幼児では，頭蓋の容量が増加することで，亢進した圧を部分的に逃がすことができるため，特別であるが，全ての年齢で頭蓋内圧亢進の速度は重要である．頭蓋内構造物は緩徐な圧上昇に対しては驚くほどよく適応するが，突然の変化に対しては耐えられず，結果として頭痛や精神状態の変化，意識状態の低下といった症状が出現する．

1 乳児の頭蓋内圧亢進

頭囲の測定と大泉門の触診は，頭蓋内容積と圧力を評価するための簡便な方法である．頭囲の測定は，頭囲の前後周径が最も大きい部分で測る．早産児と満期産児では標準が異なる．満期産児の通常の頭部発育は，月齢 3 か月までは 2 cm/月，月齢 6 か月までは 1 cm/月，1 歳までは 0.5 cm/月である．頭部の過度の発育は，乳児期から最高 3 歳までの頭蓋内圧亢進の主な特徴である．頭部の発育が正常であれば，頭蓋内圧亢進の存在が否定されるわけではない．例えば，出血後水頭症では，脳実質を圧排し頭囲の変化が起こる前に，脳室拡大を認める．

大泉門の張りの触知は頭蓋内圧の指標となる．安静時の乳児において，骨の縁を上回って膨らみ，骨端と泉門の境目がわかりにくくなるくらい十分に膨隆している泉門は異常で，頭蓋内圧亢進を示す．周囲の骨の縁と明らかに区別

Box 4-2　視神経乳頭腫大の鑑別
先天性円板隆起 頭蓋内圧亢進 虚血性ニューロパチー 視神経膠腫 視神経乳頭ドルーゼン 視神経乳頭炎 球後腫瘍

できる膨隆した大泉門は，頭蓋内圧亢進を示唆するが，他の原因として，啼泣，頭皮の浮腫，帽状腱膜下血腫と静脈血の血管外漏出がある．通常大泉門は，骨の際との境界が明確にわかり，表面より陥凹し，指で触診すると拍動している．大泉門の大きさと閉鎖率は多様だが，前頭縫合と冠状縫合の分離が指先でよくわかる場合，頭蓋内圧亢進を疑うべきである．

乳児は，頭蓋内圧亢進が，頭蓋縫合の分離で十分減圧できない時，傾眠，嘔吐，発育不全を呈する．第Ⅵ脳神経麻痺，上方注視の障害（落陽現象），血圧と脈拍の障害が生じる．視神経乳頭浮腫はまれである．

2 小児の頭蓋内圧亢進

1 頭　痛

頭痛は全ての年齢に共通する頭蓋内圧亢進症状である．頭蓋内動脈の牽引と偏位は，頭蓋内圧亢進からの頭痛の主な原因である（第3章 p.87）．一般的に，三叉神経はテント上の頭蓋内血管に神経分布し，関連痛が眼，額とこめかみに生じる．これとは対照的に，頸椎神経はテント下頭蓋内血管に神経分布し，痛みは後頭と首に生じる．

脳浮腫または脳室の通過障害から起こるような，頭蓋内圧亢進時の頭痛は全般的で，目が覚めた時や立ち上がる時により顕著である．痛みは一定であるが，強さは変化するかもしれない．咳嗽，くしゃみ，いきみや，例えばバルサルバ法のような頭蓋内圧を一時的に亢進させるような他の手技は，頭痛を悪化させる．どのような痛みであるか表現するのは難しい．特に朝方に起こる悪心のない嘔吐は，しばしば同時にみられる．全般的な頭蓋内圧亢進がない場合，局所的，もしくは少なくとも片側性の場合，腫瘤が隣接する血管を牽引して頭痛を起こすことがありうる．

10歳以下の小児において，縫合が解離すると，一時的に頭蓋内圧亢進症状が緩和することがある．そのような児には，慢性頭痛と嘔吐のような症状が，数週間あるいは数か月続いた後，数週間の症状のない時期がある．圧の軽減は一時的であり，結局，症状は元の強さに戻る．断続的に症状がある場合も，頭蓋内圧亢進の可能性を除外してはいけない．

それまでは健康だったが，突然の激しい頭痛を経験した場合，おそらく，くも膜下出血である．少量の出血では意識喪失が起きない場合もあるが，激しい頭痛と軽度の首の凝りを起こすのに十分な髄膜刺激は起こす．発熱する場合がある．

2 複視と斜視

片側または両側の，外転神経麻痺または不全麻痺は，全般的な頭蓋内圧亢進の一般的な特徴で，特発性頭蓋内圧亢進（偽脳腫瘍）の児の頭痛よりも顕著である．

3 視神経乳頭浮腫

視神経円板浮腫（乳頭浮腫）は，頭蓋内圧亢進に起因する視神経円板の腫脹である（**Box 4-2**）．くも膜から網膜への視神経鞘の拡張が，視神経円板浮腫の本質である．厳しい頭蓋内圧亢進があってもこの拡張と乳頭浮腫が生じない人が少数ある．浮腫は，通常両側性であり，片側性の場合，その眼の後ろに占拠性病変があることを示唆する．初期の円板浮腫は症状がない．進行した乳頭浮腫では，視力が一時的にぼんやりする．視力が維持されている場合，乳頭浮腫と視神経炎のような一次性視神経障害を区別できる．視神経炎では，常に視力はその過程の初期において非常に低下する（第16章 p.355）．

頭痛または複視を持つ児の乳頭浮腫を観察することで，頭蓋内圧亢進の診断を確定する．しかし，乳頭浮腫の診断は必ずしも簡単ではなく，先天的な円板の形には多様性があり診断を

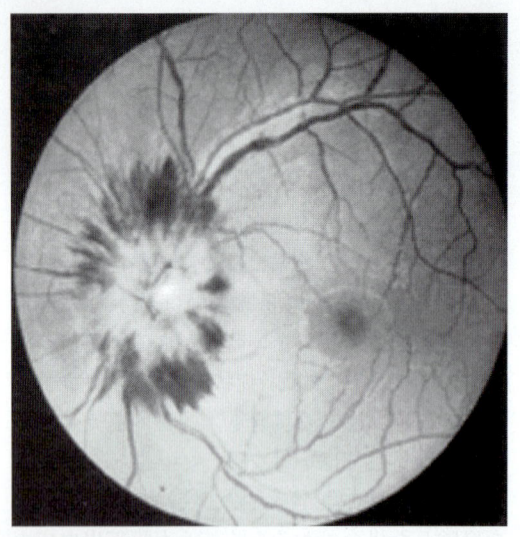

図 4-1　急性乳頭浮腫
視神経乳頭は腫脹し，乳頭周囲の神経線維層の出血を認める

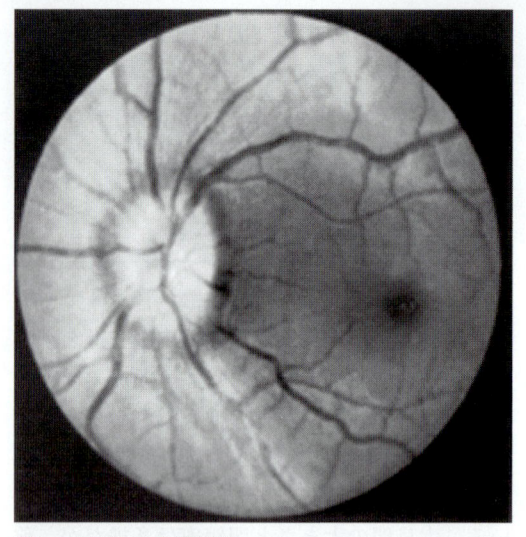

図 4-2　完成した乳頭浮腫
視神経乳頭は盛り上がり，乳頭周囲と網膜襞で神経線維層の不透明化を認める

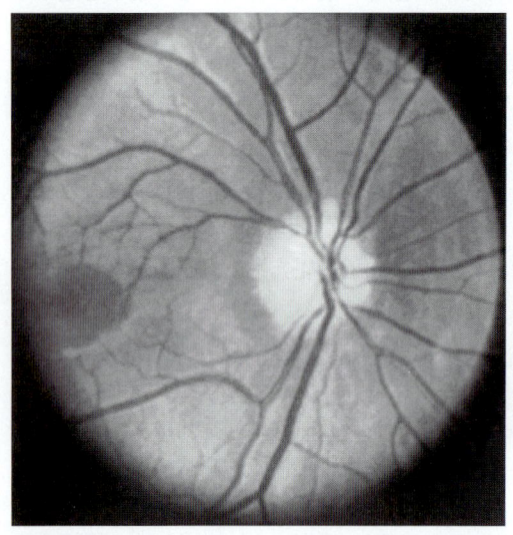

図 4-3　ドルーゼン
視神経乳頭の辺縁が不明瞭で，生理的陥凹は消失している．表面に黄色い球状体を認める

混乱させることがある．乳頭浮腫の最も早い兆候は，円板縁付近の血管で自発的な静脈拍動が消失することである．自発的な静脈拍動は通常の成人のおよそ80％で生じるが，小児では100％に近い．頭蓋内圧が200 mmH₂Oを上回る時，自発的な静脈拍動が消失する．円板縁がどんなにぼんやりしていても，自発的な静脈拍動が観察できれば，乳頭浮腫は存在しない．反対に，小児で自発的な静脈拍動がみられない時，たとえ円板縁が平らでよく観察されるとして

も，乳頭浮腫を疑わなければならない．

浮腫が進行し，円板が腫脹し，網膜の平らな部分が盛り上がると，円板縁の不明瞭化と静脈のねじれを引き起こす（**図 4-1**）．付随する特徴としては，小さな炎状の出血と綿花状白斑として知られている神経線維の梗塞がある．この過程が続くようであれば，円板周囲の網膜が浮腫状になるため円板が非常に腫脹してみえ（**図 4-2**），円板を囲んでいる網膜は浮腫状になり，網膜滲出液が中心窩から出てくる．最終的に出血と滲出液は吸収されるが，視神経萎縮が起こり，永久に盲目になる場合がある．たとえ頭蓋内圧亢進が円板浮腫の初期段階で軽減されるとしても，網膜所見が再び正常になるまでに4〜6週間はかかる．

先天的に円板が隆起している場合，通常は神経乳頭の内側の硝子体（ドルーゼン）によって生じるが，あたかも乳頭浮腫であるかのような印象を受ける．ドルーゼンそのものは10歳前では観察できず，神経乳頭の隆起だけははっきり観察できる．ドルーゼンは成長し続け，年長児や彼らの両親では観察することができる（**図 4-3**）．ドルーゼンは常染色体優性という特徴を持ち，しばしば他の人種集団よりヨーロッパ人に起こりやすい．自発的な静脈拍動により，乳頭浮腫と異常視神経乳頭隆起とを区別する．乳頭

Box 4-3	脳ヘルニア症候群

片側性（鉤）テント切痕ヘルニア
 除脳硬直
 意識障害
 瞳孔散大・固定
 同名半盲
 血圧上昇・徐脈
 呼吸不整
両側性（中央）テント切痕ヘルニア
 除脳または除皮質硬直
 意識障害
 上方注視障害
 呼吸不整
 縮瞳または散瞳
小脳（下方）ヘルニア
 意識障害
 上方注視障害
 呼吸不整
 下位脳神経麻痺
 項部硬直または頭部傾斜

の奇形性所見の存在によって乳頭浮腫は除外される．

3 脳ヘルニア症候群

　頭蓋内圧亢進は脳の一部を正常位置から他区画へ偏位させることがあり，その区画を占める構造物を圧迫する．これらの偏位は大脳鎌下方やテント切痕，大後頭孔を通じて起こりうる（**Box 4-3**）．

　頭蓋内圧亢進は腰椎穿刺の相対的禁忌事項である．髄液の流体力学的変化は特定の状況下で脳ヘルニアの原因となり，最も危険性が高いのは頭蓋内の区画間で圧が不均等な場合である．この禁忌事項はあくまでも相対的であり，乳児期や小児期に中枢神経感染症を疑った場合は，頭蓋内圧亢進の存在にかかわらず，早期に腰椎穿刺を行うことが原則である．その他の状況下において腰椎穿刺が診断に必須となることはまれであるが，乳頭浮腫がなければ通常は安全に施行できる．以下のCT所見は腰椎穿刺後の脳ヘルニア危険因子である．

　・正中構造の偏位
　・上視交叉槽や脳底槽の消失
　・第四脳室の狭小化
　・上小脳槽と四丘体槽の狭小化

1 大脳鎌ヘルニア

　大脳半球の腫大によって1つの帯状回が大脳鎌の下方からヘルニアを来すことが多い．主要な特徴は内大脳静脈と前大脳動脈の圧迫であり，静脈灌流減少と動脈性梗塞によってさらに頭蓋内圧亢進を増悪させる．

2 片側性（鉤）テント切痕ヘルニア

　テント切痕は後頭蓋窩から中頭蓋窩への交通に必要な構造であり，脳幹，後大脳動脈，第Ⅲ脳神経が存在する．片側性テント切痕ヘルニアは，一般的に鉤もしくは海馬がテント切痕内へ腫大することで起こる片側側頭葉の拡大が原因であり，大脳鎌ヘルニアを合併することが多い．このような偏位を来すには相当の頭蓋内圧を要するため，実際にヘルニアが起こる前であっても意識障害は起こりうる．意識は脳幹圧排によって継続的に低下する．動眼神経の直接的な圧迫によって同側の瞳孔散大を認める．ときに対側性瞳孔散大がみられ，これは偏位した脳幹が対側の動眼神経をテント切痕方向へ圧迫することによる．同側の後大脳動脈圧迫によって，障害側と反対の同名半盲（意識障害のある患者では検査不能）を認める．さらに中脳圧迫が強くなると，両側瞳孔は散大・固定し，呼吸は不整となり，除脳硬直を認め，心肺機能の破綻により死に至る．

3 両側性（中央）テント切痕ヘルニア

　中央部ヘルニアは大脳全体の腫脹に伴う．両側大脳半球が下方へ偏位し，テント切痕から間脳や中脳を尾側方向へ圧迫する．間脳は浮腫を来し，下垂体柄は断裂する．臨床症状は意識障害，縮瞳に続く散瞳，上方注視麻痺，呼吸不整，体温調節障害，除脳もしくは除皮質硬直で死に至る．

4 小脳ヘルニア

　後頭蓋窩内圧亢進により，小脳はテント切痕から上方へ偏位したり，片側もしくは両側の小脳扁桃が大後頭孔から下方へ偏位したりする．上方偏位は中脳を圧迫し，上方注視麻痺，瞳孔

散大・固定や呼吸不整を来す．下方偏位は延髄を圧迫し，意識障害，上方注視麻痺，下位脳神経障害を来す．大後頭孔への小脳ヘルニアの早期症状の1つとして，項部硬直もしくは頭部傾斜があげられる．頭部傾斜は大後頭孔の表面積を広げて頭蓋内圧を軽減するための行動である．

Box 4-4	内科的頭蓋内圧降下治療

副腎皮質ステロイド
頭部挙上
高浸透圧薬（グリセロール，高張食塩水，マンニトール）
過換気
低体温
ペントバルビタール昏睡

C 内科的治療

軽度頭蓋内圧亢進に対しては，手術治療が必要とされる状況下においても，いくつかの処置が可能である（Box 4-4）．

1 頭蓋内圧測定

主に重症頭部外傷の小児において，持続頭蓋内圧モニターが適応となる．測定技術は進んでいるが，頭蓋内圧亢進を来す疾患の予後に対する内圧測定の有効性には疑問が残る．小児の低酸素性虚血性脳症に対して有効性はなく，他の脳症においても限界がある．

2 頭部挙上

水平面に対して30〜45°頭部を挙上することで頸静脈への灌流が改善し，頭蓋内圧は減少する．全身血圧は変わらないため，脳血流が増加する．

3 恒常性の維持

血糖値を正常に保つ．低・高血糖はいずれも有害であり，高血糖は酸化的ストレスを引き起こす可能性がある．十分な酸素化（95%）を行い，CO_2は35〜45 mmHgに保つ．低血圧を避け，少なくとも収縮期血圧の年齢による5パーセンタイル以上を維持し，ときに高血圧は許容される．浮腫の改善のため，低ナトリウム血症を予防し，浸透圧を300〜320 mOsm/Lに維持する．体温が1℃上昇すると，脳の代謝は5%ずつ上昇するため，体温は正常に保つ必要がある．けいれんはさらに頭蓋内圧や脳代謝を亢進するため，予防することが重要である．疼痛や不穏状態の管理は頭蓋内圧抑制のために重要であるが，鎮静により血圧が低下し，脳灌流も悪化することは避けるべきである（Pitfield et al, 2012）．

4 過換気

Glasgow Coma Scale が8点未満の小児例では，気管内挿管を行い，酸素飽和度95%以上，呼気中CO_2を35〜40 mmHgに維持する．導入から数秒で頭蓋内圧は低下する．作用機序は低CO_2血症による血管収縮である．$PaCO_2$は25〜35 mmHgを目標とする．これ以上の長期の低下は虚血を生じることがある．また頭部外傷例に対しては避ける．過換気は一過性のみの効果を期待し，外科手術適応について脳外科医へ相談すべきである（Pitfield et al, 2012）．

5 浸透圧利尿薬

マンニトールは米国で広く利用されている浸透圧利尿薬である．20%マンニトール（0.25〜1.0 g/kg）を15分以上かけて静脈内投与することで，血漿増量と浸透圧利尿効果を発揮する．高張食塩水はマンニトールと類似した効果を示し，3%高張食塩水5〜10 mL/kgを5〜10分かけて投与する（Pitfield et al, 2012）．腎排泄性であり，特に腎毒性を有する薬剤と併用する場合，大量投与は腎不全を来す可能性がある．血漿浸透圧は320 mOsm以下とし，十分な血管内容量を保つようにする．

6 副腎皮質ステロイド

デキサメタゾンなどの副腎皮質ステロイドは

> **Box 4-5　小児の脳腫瘍**
>
> **大脳半球腫瘍**
> 　脈絡叢乳頭腫
> 　グリア系細胞腫瘍
> 　　星細胞腫
> 　　上衣腫
> 　　乏突起細胞膠腫
> 　　原始神経外胚葉性腫瘍（PNET）
> 　松果体部腫瘍
> 　　松果体実質腫瘍
> 　　　松果体芽腫
> 　　　松果体細胞腫
> 　　胚細胞腫瘍
> 　　　胎児性癌
> 　　　胚細胞腫
> 　　　奇形腫
> 　　グリア系細胞腫瘍
> 　　　星細胞腫
> 　　　神経節膠腫
> 　その他の腫瘍
> 　　血管腫
> 　　異形成
> 　　髄膜腫
> 　　転移性腫瘍
> **中頭蓋窩腫瘍**
> 　視神経膠腫（第16章）
> 　トルコ鞍部と傍トルコ鞍部腫瘍（第16章）
> **後頭蓋窩腫瘍**
> 　星細胞腫（第10章）
> 　脳幹神経膠腫（第15章）
> 　上衣腫（第10章）
> 　血管腫（第10章）
> 　髄芽腫（第10章）

血管性浮腫の治療において効果がある．0.1〜0.2 mg/kgを6時間ごとに静脈内投与する．効果発現は12〜24時間後で，最大効果はおそらくさらに長い．作用機序ははっきりしておらず，脳血流には影響していない．副腎皮質ステロイドは腫瘍性病変周囲の浮腫軽減に最も有効であるが，重度頭部外傷に対しては有用ではない．

7 低体温

低体温は脳血流を減少させ，バルビタール昏睡と併用されることが多い．体温は27〜31℃が理想である（日本国内では32〜34℃が通例）．他の脳血流を減少させる治療と低体温療法を併用する利点は明らかではない．

8 バルビタール昏睡

バルビタールは浮腫の軽減，脳血流減少，脳代謝を低下させる効果を持つ．これらの効果は抗けいれん作用を示す血中濃度では生じず，脳波でバースト・サプレッションを示すほど十分な脳内濃度を要する．バルビタール昏睡はReye症候群などのミトコンドリア機能異常が原因で頭蓋内圧亢進を来した症例に特に有効である．フェノバルビタールよりもペントバルビタールが好まれる（第1章 p.50）．

D 水頭症

水頭症は頭蓋内の髄液量が過剰となる状態である．髄液がくも膜下腔と脳室系の間で交通しているかどうかにより，交通性と非交通性に定義される．先天性水頭症はおよそ1,000出生で1例みられる．一般的に他の先天異常を合併しており，原因として遺伝子異常や感染症や出血など子宮内での異常があげられるが，原因が同定できないことも多い．先天性水頭症は初期症状が通常は大頭であるため，第18章（p.388）に記述する．

後天性水頭症の原因として，脳腫瘍や頭蓋内出血，感染症があげられる．固形脳腫瘍は一般的に脳室系の閉塞により水頭症を来す一方，白血病といった非固形腫瘍ではくも膜下腔での再吸収障害が原因である．

頭蓋内出血や感染症は交通性と非交通性水頭症のいずれもみられ，脳浮腫や静脈灌流障害から頭蓋内圧亢進を起こす．頭蓋内圧亢進と関与する因子は多いため，後天性水頭症については以下の項で原因を述べる．

E 脳腫瘍

後頭蓋窩と中頭蓋窩の原発性腫瘍は第10，15，16章で述べた（**Box 4-5**）．ここでは大脳半球腫瘍について述べる．テント上腫瘍は小児脳腫瘍のおよそ半分を占めており，2歳未満もし

くは思春期に発症することが多い．

1 脈絡叢腫瘍

脈絡叢腫瘍は大脳脳室脈絡叢の上皮細胞から発生する．小児脳腫瘍のわずか2～4%の頻度であるが，乳児期の脳腫瘍では10～20%を占める．3種の異なる組織型（脈絡叢乳頭腫，非定型乳頭腫，脈絡叢癌）がみられる．脈絡叢乳頭腫は脈絡叢癌と比較して5倍以上多い．脈絡叢腫瘍は一方の側脳室に発生することが一般的だが，第三脳室も原発巣となりうる．

☑ 臨床症状

初発は乳児期であることが多く，出生時に腫瘍が存在することもある．主要症状は水頭症による頭蓋内圧亢進である．腫瘍により髄液が過剰に産生され，交通性水頭症を来す．しかし，脳室孔の閉塞が原因となり非交通性水頭症を生じることが多い．腫瘍が茎部を有するとその可動性によるボールバルブ効果で，間欠的な脳室閉塞を来す．典型的な経過は非常に急速であり，初発症状から診断までわずか2～3週間である．

乳児発症の脈絡叢腫瘍では通常，大頭がみられ，先天性水頭症を認めると考えられる．年長児発症では，悪心や嘔吐，複視，頭痛，脱力感（活気低下）がみられ，乳頭浮腫は必発である．

☑ 診断

多小葉性で石灰化を伴い，造影効果を認める脳室内腫瘍性病変が脈絡叢腫瘍の特徴的所見である．明らかな頭蓋内圧亢進症状を認めるため，CTが通常最初に施行される検査である．腫瘍は1つの脳室内に位置する高い造影効果を示す病変として認められる．水頭症は一側もしくは両側の側脳室にみられる．脈絡叢腫瘍は血管に富み，多くは出血を伴う．髄液はキサントクロミーもしくは著しい血性のことがある．髄液蛋白濃度は通常上昇している．

☑ 治療

脈絡叢は前・後脈絡叢動脈や内頸動脈の枝，後大脳動脈から栄養されている．腫瘍内部は血管構造が豊富であり，これが完全切除の障害となる．しかし，手術での切除範囲は脈絡叢乳頭腫の予後を決める最も重要かつ唯一の因子である．

予備的な研究において，脈絡叢癌は化学療法に感受性があると示されている．補助的な放射線治療の効果は意見が分かれる．放射線治療の適応は，3歳未満，部分切除，悪性所見を認めることや中枢神経に沿った腫瘍の播種である．

5年生存率は50%であり，死亡例は術後7か月以内が最も多い．腫瘍の完全切除によって，シャントの必要性はなく水頭症は完全に改善する．

2 グリア細胞の腫瘍

グリア細胞由来の腫瘍は乳幼児・小児ではテント上腫瘍が約40%を占める．頻度として最もよくみられるグリア腫瘍は，星細胞腫，上衣腫，乏突起神経膠腫である．通常は2種類かそれ以上の種類の細胞が混在している．乏突起神経膠腫は大脳半球のみに発生するのに対し，星細胞腫と上衣腫はテント上，テント下のいずれにも発生する．乏突起神経膠腫は主に思春期にみられる．これらの腫瘍は緩やかに成長し，石灰化する傾向にある．初期症状は頭蓋内圧亢進よりもけいれんであることが多い．

1 星細胞腫

半球性の星細胞腫の重症度は組織学的形態（低悪性群，退形成，多形神経膠芽腫）による．後頭蓋窩に限局する低悪性度の星細胞腫は全ての小児の頭蓋内腫瘍の12～18%を占め，全ての脳幹腫瘍の20～40%を占める．性別の偏りはなく，診断時の年齢のピークは6～10歳である．低悪性度の星細胞腫は，小児では高悪性度の星細胞腫より多い．MRIが普及したことで，無症候性の占拠性病変としてみつかるようになったため，低悪性度星細胞腫の有病率は近年上昇している（Wrensch et al, 2002）．

退形成星細胞腫と多形神経膠芽腫は悪性度の高い腫瘍である．多形神経膠芽腫は，小児のテント上星細胞腫の10%以下であり，幼児期より思春期に発生する傾向にある．低悪性度の腫瘍が高悪性度に転化することもある．

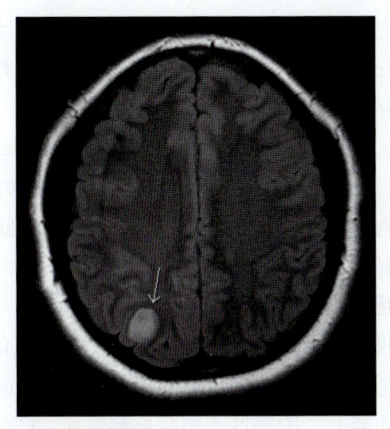

図 4-4　低悪性度神経膠腫
MRI FLAIR 画像軸位断で，辺縁明瞭で均一な腫瘍を認める（矢印）

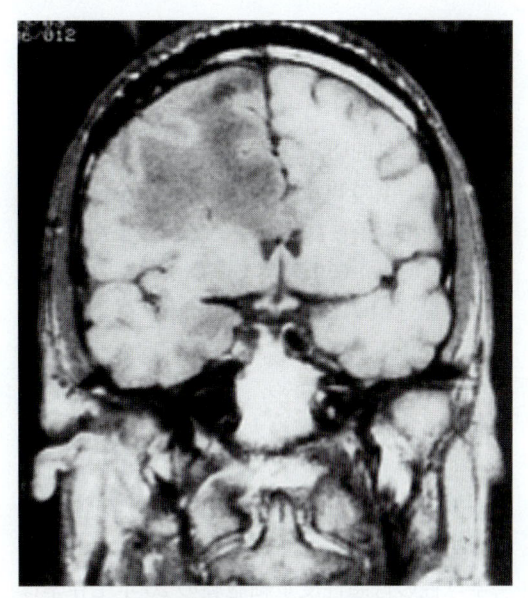

図 4-5　悪性神経膠腫
MRI で脳梁に浸潤する悪性星細胞腫を認める

☑ 臨床症状

　小児のグリア細胞腫瘍の初期症状は発生部位により，けいれん，片麻痺，片側の運動障害で始まる．けいれんは低悪性度星細胞腫で最もよくみられる初期症状である．腫瘍が基底核や内包に浸潤した場合，皮質近傍の腫瘍よりもけいれんを起こす傾向は低い．緩徐に成長した腫瘍は，周囲の神経組織が適応して質量効果を起こさない．そのような腫瘍は対側四肢の筋力低下を認めるまで数年間は，症状がけいれんのみのことがある．

　頭痛は比較的頻度の高い症状である．頭蓋内圧亢進を認めず，腫瘍が限局した血管を圧排すれば局在性の頭痛となる．長引く限局性頭痛はしばしば腫瘍の部位に対応する．

　小児の延髄腫瘍の初期症状は，進行性の嚥下障害，嗄声，失調，片麻痺である．頸髄延髄移行部の腫瘍は頸部の不快感，手の筋力低下，しびれ，非対称性四肢麻痺を起こす．中脳の腫瘍は頭蓋内圧の上昇，複視，片麻痺を来す．

　頭蓋内圧亢進症状，頭痛，悪心，嘔吐は，半球性星細胞腫の初期症状であるが，小児では 1/3 にしかみられないものの，診断時には一般的である．頭蓋内圧亢進は急速に成長する腫瘍による半球の浮腫によって引き起こされる．質量効果のため，脳室の圧潰，正中構造の偏位，中脳水道の圧亢進を認める．脳ヘルニアを起こした時，もしくは側脳室が中脳水道の圧亢進のため拡張した時は，初期症状としての頭痛，悪心，嘔吐，複視，続いて全身倦怠感，嗜眠，意識低下がみられる．

　小児では頭蓋内圧亢進による乳頭浮腫を認めるが，乳幼児では大頭を認める．乳頭浮腫を認める場合，外転神経麻痺もしばしばみられる．他の神経学的所見として，腫瘍の部位によって片麻痺，片側感覚麻痺，同名半盲を起こす．

☑ 診断

　腫瘍が疑われた時は CT よりも MRI が望ましい（図 4-4）．CT では，低悪性度の神経膠腫は低吸収あるいは造影効果のある嚢胞性病変として認められる．腫瘍周囲の低吸収域は造影されず浮腫を示している．

　高悪性度の神経膠腫は，低吸収と高吸収の斑状病変で，腫瘍内出血，嚢胞状変化を示唆していることがある．リング状のように顕著な造影効果を認める．質量効果を認める場合，正中構造の偏位，同側側脳室の変形，脳溝の消失を伴う患側半球の浮腫を認める（図 4-5）．低悪性度星細胞腫では半数に，高悪性度ではほとんど全てに質量効果を認める．

☑ 治療

　半球の星細胞腫で頭蓋内圧が亢進している全ての小児に対して，血管浮腫を軽減するためにデキサメタゾンを投与し，水頭症がある場合は

脳室-腹腔内シャント術を行う．頭痛，悪心は24時間以内にしばしば軽減し，神経学的障害は改善する．

腫瘍の外科的切除は第二の治療ステップである．テント上の低悪性度星細胞腫の全摘除例では，長期生存予後は良好である．びまん性橋神経膠腫は明らかに例外であり，予後不良である（Jallo et al, 2004；Mauffrey, 2006）．退形成星細胞腫や多形神経膠芽腫といった高悪性度の病変に進展する傾向があるため，肥胖細胞性星細胞腫（好酸性の細胞質を持つ大型の腫瘍性星細胞腫）は，予後が予測しにくい．中脳に限局する腫瘍の予後は，完全切除できないにもかかわらず良好である（Stark et al, 2005）．

半球性の低悪性度星細胞腫の20年生存率は外科摘除のみでも85％である（Pollack et al, 1995）．術後に放射線治療を行っても，生存率は上がらず，認知障害を来す．退形成星細胞腫に対しては術後放射線治療を勧めるべきである．退形成星細胞腫の5年生存率は放射線治療を行っても30％以下である．そして多形神経膠芽腫の5年生存率は3％未満である．高悪性度の星細胞腫の5年生存率は低いため，様々な化学療法のプロトコールが試みられている．

❷ 上衣腫

上衣腫は脳室系の細胞から分化した腫瘍で，テント上，テント下に発生する．テント下の上衣腫は失調を来すため第10章（p.254）で述べる．後頭蓋窩の上衣腫を持つ小児の90％が初期症状として頭蓋内圧亢進症状を有する．そして初診時に75％で乳頭浮腫を認める．

小児における上衣腫の診断時年齢は，5歳以下が60％で，15歳以上はたった4％しかいない．通常，テント下上衣腫はテント上上衣腫より若年で発症する．

テント上の上衣腫の発生部位は第三脳室か側脳室である．しかし，脳室系からは離れて半球内に発生することもある．このような腫瘍は，おそらく残存した上衣細胞から発生していると思われる．

☑ 臨床症状

頭蓋内圧亢進症状は，テント下よりテント上腫瘍では明らかに少ない．一般的な症状は，局所的な筋力低下，けいれん，視覚障害である．乳頭浮腫は全ての上衣腫の児にみられる．片麻痺，反射亢進，半盲は特徴的な症状であるが，失調のみのことがある．診断がつくまでの期間は平均7か月だが，悪性腫瘍で1か月，低悪性度のもので数年かかるものもある．

☑ 診断

第四脳室の上衣腫の特徴的なMRI所見は，均一に造影される腫瘤で，Luschka孔かMagendie孔へ伸展し，閉塞性水頭症を起こす．CTでは腫瘍は脳実質より高信号で，造影効果を認める．腫瘍内に小さな囊胞がみえることもある．およそ1/3のテント上上衣腫で石灰化を認める．

第三脳室内の腫瘍では，側脳室は著明に拡張し，大脳半球の浮腫と脳溝の狭小化を認める．高悪性度の腫瘍はくも膜下腔に播種し，脊髄および脳室系全体へ転移する．このような症例では腫瘍細胞は側脳室に沿って発生し，"円柱"とよばれる側脳室を強く造影する隔壁を認める．

☑ 治療

完全に外科的摘除ができるのは30％程度である．完全摘除後でさえ，無増悪5年生存率は60〜80％である．生存率は，有効な外科的な摘除とその後の放射線療法と化学療法に直接相関する．幼児期に放射線治療を行うことは，認知能，内分泌的リスク，発達への副作用のため避けられていた．しかし，より選択的照射が可能となり，術後の放射線治療という魅力的な治療を幼児期にも行えるようになった（Mansur et al, 2004）．放射線治療によって，部分摘除後の上衣腫でも無増悪期間が延びるという報告がある．脊髄やテント上上衣腫への補助的放射線治療を支持する根拠が揃いつつある（Merchant et al, 2004）．

❸ 原始神経外胚葉性腫瘍

髄芽腫は頭蓋内の原始神経外胚葉性腫瘍（PNETs）の85％であり，全ての小児の脳腫瘍の15％を占める．

☑ 臨床症状

発症年齢は，小児期全てであるが，10歳以下

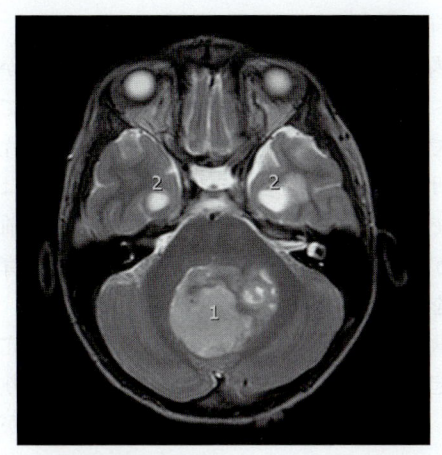

図 4-6　原始神経外胚葉性腫瘍
MRI T₂強調像軸位断で，6.5 cm×3 cm の嚢胞を伴う不均一な腫瘍（1）と，二次的な下角拡大/水頭症（2）を認める

が多い（McNeil et al, 2002）．男児の発症は女児の2倍であり，診断時年齢の中央値は5〜7歳である．原始神経外胚葉性腫瘍は悪性度が高いため，症状の進行は早く，診断までの期間は3か月以下のことが多い．

髄芽腫の臨床症状の多くは第四脳室という発生部位による．閉塞性水頭症と頭蓋内圧亢進症状が顕著である．頭痛は初期からみられ，診断の4〜8週間前から起こることが多い．朝の悪心，嘔吐，易刺激性が初期症状である．嗜眠，複視，頭位傾斜，体幹失調に注意して診察する．検査所見でよくみられるのは乳頭浮腫，失調，測定障害，脳神経障害である．複視と頭位傾斜は外転神経麻痺によって起こる．斜頸は小脳扁桃ヘルニアの徴候のことがある．

☑ 診断

CT では PNETs は造影効果を伴う高吸収病変で，水頭症を呈する．腫瘍病変の周囲では脳浮腫を認め，正中構造は大脳鎌を超えて偏位していることも多い．MRI では腫瘍は均一から不均一の信号域として描出される．T₂強調画像では腫瘍部位はほとんど脳実質と同程度の信号だが，造影剤を投与すると著明に造影される（図4-6）．

☑ 治療

デキサメタゾン投与により脳浮腫は改善することが多い．腫瘍が全摘出されることはまれである．PNETs は放射線療法が有効で，全脳全脊髄照射が必要である．生存は1年未満のことが多い．いくつかの化学療法が試行されている．

4　松果体部腫瘍

松果体部位から発生した腫瘍はいくつかの組織型がある．胚細胞腫瘍が最も一般的で，次いで松果体実質からなる腫瘍がある．松果体部の腫瘍の発生率は欧米と比べて日本では10倍も高い．松果体部腫瘍は女児より男児に多く，思春期に発症する．

☑ 臨床症状

松果体部腫瘍は正中部に発生し，第三脳室や中脳水道に浸潤または圧排するため，頭蓋内圧亢進症状が一般的である．初期症状は急に起こり，中脳の機能不全も合併することがある．松果体部腫瘍が中脳水道周囲灰白質を圧迫すると中脳機能不全を起こす（Parinaud 症候群）．Parinaud 症候群は対光反射の消失，下方注視の保たれる核上性の上方注視麻痺，上方注視時の輻輳・眼球後退眼振の出現がある．最終的には上方注視麻痺と下方注視麻痺と調節障害が起こる．

腫瘍は視床下部前方に成長，圧迫していき，視覚障害，尿崩症，思春期早発症，るいそうを来す．思春期早発症は男児にみられることが多い．後頭蓋窩への腫瘍の伸展は複数の脳神経症状と失調を来し，側方への伸展は片麻痺となる．

☑ 診断

松果体胚細胞腫は境界明瞭で比較的均一である．MRI では T₂強調画像で低信号となり，造影効果が強い．奇形腫は分葉し，高信号であり多嚢胞性である．石灰化を認めることがあり，造影効果は均一である．脳室系に広がったものや，造影効果の高いものはおそらく悪性であり，カルシウムを多く含む腫瘍は良性である傾向にある．

CT か MRI が別の理由で施行された児で無症候性の非悪性松果体嚢胞をみつけることがある．それらは松果体の発生上の亜型であり，カルシウムを含むことが多い．中脳水道を圧迫あるいは Parinaud 症候群を起こすほどに大きくなることはめったにない．

☑ 治療

　三次元的定位生検が組織型を確定し，治療計画を立てるために必須である．脳室ドレナージを行い，水頭症を改善する．純粋型胚細胞腫に関しては，放射線治療と化学療法の感受性が高いことから，外科的摘出は必ずしも適応にならない．非胚細胞性松果体部腫瘍と診断されたものは外科的摘除を行う．純粋型奇形腫のような良性腫瘍や，悪性腫瘍で予後の改善が見込めるものには外科的摘除は有効である．一般的な松果体部の手術の合併症は眼球運動障害，失調，性格変容である．

5 その他の腫瘍

　脳へ転移した病変は小児ではまれである．骨原性肉腫と横紋筋肉腫の転移が15歳以下の小児で，精巣胚細胞腫瘍の転移が15歳以上で多い．大脳半球の病変が後頭蓋窩よりも多い．通常，脳転移よりも先に肺浸潤が起こる．腫瘍の診断時に脳転移を認めることはまれである．

　髄膜腫は小児では一般的ではない（放射線治療による二次性脳腫瘍の70%は髄膜腫という）．初期症状は局所的神経学的サインやけいれん，また頭蓋内圧亢進症状である．

F 頭蓋内くも膜嚢胞

　一次性のくも膜嚢胞はくも膜内の脳脊髄液で満たされた空洞である．嚢胞の形成される過程ははっきりしていない．くも膜の些細な形成不全であり，病的意義はない．くも膜嚢胞は剖検例の0.5%でみつかり，2/3はテント上であり1/3はテント下にみられた．

☑ 臨床症状

　ほとんどの嚢胞は無症候性構造物であり，CTかMRIで発見される．くも膜嚢胞は偶発的な所見だと安易に受けとめられることが多いが，画像検査を要するような症状を持つ患者にとって，この嚢胞が症状の原因となるかどうかは問題となる．くも膜下腔嚢胞は乳幼児期から存在し，成長とともに思春期には画像で検出されるほどに大きくなる．

　巨大な嚢胞は近傍の構造物を圧迫したり，頭蓋内圧を上昇させて症状を引き起こすことがある．局所性神経学的障害はその部位によって多彩であるが，嚢胞がテント上にある場合は片麻痺けいれんで発症し，テント下にある場合は失調で発症することが多い．乳児期初期から前頭葉が圧迫されていると，対側の上下肢の発育不全を起こすことがある．

　質量効果や水頭症の結果として頭蓋内圧亢進を起こし，それは全ての部位の嚢胞で起こりうる．臨床症状として大頭，頭痛，行動変化がある．

☑ 診断

　頭痛，学習行動障害，けいれんが疑われて頭部画像検査を受ける機会が増えている．これらの多くの検査で偶発的なくも膜嚢胞がみつかる．嚢胞が巨大で明らかに症状を説明できる場合のみ，因果関係が考えられる．陽電子放射断層撮影（PET）はくも膜嚢胞が脳に圧をかけているか判断するのに有用である．周囲脳実質の代謝低下を認めた場合，脳圧迫が示唆される．

☑ 治療

　単純なドレナージのみでは，しばしば髄液の再貯留と症状の再発を来す．表在性の嚢胞は切除を，深部の嚢胞は腹腔へのシャント術を必要とする．

G 頭蓋内出血

1 頭部外傷

　頭部外傷は新生児期から小児，思春期の間，頭蓋内出血の主たる原因となる．頭蓋内出血は脳実質内出血，くも膜下出血，硬膜下出血，硬膜外出血も含む．頭蓋内圧の上昇は頭蓋内出血によくみられる所見であり，出血のない脳震盪後の脳浮腫でも発症する．頭部外傷からの頭蓋内出血は第2章（p.84）で述べた．

2 新生児脳室内出血

　脳室内出血は呼吸窮迫症候群の早産児に主に

みられる．呼吸窮迫症候群の早産児では，局所の需要に応えて脳血管抵抗を変化させる脳血流の自動調節能が障害されている．全身性の血圧低下の間，低下した脳血流は脳梗塞のリスクを増加させる．このような梗塞は側脳室後角に接した白質で生じ，脳室周囲白質軟化症（PVL）とよばれる．

全身性の高血圧の際，脳血流は増加する．最初の出血は上衣下胚芽層で起こり，上衣を通じて側脳室へ穿破する．このような出血は脳室周囲-脳室内出血（PIVHs）とよばれる．脳血流量増加のエピソードの間の胚芽層出血の好発機序についてはよくわかっていない．先行する虚血により血管壁とそれを保持する構造が脆弱化し，脳血流増加の際に破綻を来しやすいためと考えられている．脳室内出血は満期産児にも発症するが，満期産児での出血の機序と早産児での出血の機序は異なる．

① 早産児での脳室周囲-脳室内出血

2,000 g 以下の早産児の PIVH の発症は減少している．減少の理由はおそらく呼吸器ケアの進歩による．PIVH は 1,500 g 未満の約 20％に発症する（Roland & Hill, 2007）．日齢 1 に 50％，日齢 4 までに 90％起こる．PIVH は上衣下胚芽層の小血管の破綻により起こる．胚芽層出血の約 80％が脳室まで拡大する．重篤な出血では脳実質内出血を伴う．脳実質内出血は通常片側性であり，脳室周囲領域の静脈の出血性梗塞による（Volpe, 2000）．

PIVH の重症度分類
　Grade Ⅰ　限局した上衣下出血
　Grade Ⅱ　脳室拡大のない脳室内出血
　Grade Ⅲ　脳室拡大を伴う脳室内出血
　Grade Ⅳ　脳室拡大を伴う脳室内出血と
　　　　　　脳実質出血

実質内出血（Grade Ⅳ）は併存する出血性梗塞（脳室周囲の出血性梗塞）により生じ，Grade Ⅰ～Ⅲの脳室内出血の拡大ではない．

☑ 臨床症状

通常のエコー検査は 1,800 g 以下の新生児ではルーチンであり，しばしば臨床的には出血を疑う症状がない児での PIVH が発見される．髄液は血性の場合も透明の場合もある．Grade Ⅲ～Ⅳの新生児のみ，出血を疑わせる症状を有する．

早産児のなかには意識低下，重篤な筋緊張低下，呼吸不全によって急速な神経学的悪化所見を呈することもある．数分から数時間で児は大泉門膨隆，除脳姿勢，瞳孔反射の消失，呼吸停止と明らかな頭蓋内圧亢進所見を来す．低体温，徐脈，低血圧，ヘマトクリットは 10％低下する．

数時間から数日かけて出血の症状が進行する．初期症状はわずかで，自動運動の低下，四肢緊張の亢進，低下の変化がみられる．大泉門は軟で，バイタルサインも変わらない．これらの初期症状は Grade Ⅰ の出血でみられるが，その後安定化し症状を認めなくなる新生児もいる．その他は筋緊張低下，意識低下など症状の悪化を認める．これらの特徴は脳室内の出血に相当すると考えられている．児は傾眠または昏迷を呈するが，以後落ち着くこともある．持続的な出血が急速な脳室拡大を来すと，無呼吸や昏睡に至る．けいれんは出血が脳実質に及ぶと認められる．

PIVH の新生児は進行性の水頭症のリスクがある．特に Grade Ⅲ～Ⅳ の出血の児に多い．初期の脳室拡大はくも膜下腔の閉塞のためで，髄液の再吸収が不良になる．脳室は頭囲変化を伴うことなく，脳を圧迫しながら拡大することもある．毎週のエコーは水頭症の進行をみるうえで必須である．

☑ 診断

エコーは新生児の頭蓋内出血の診断の基本であり，他の脳画像診断より優先される．集中治療において正確で簡単に施行できるためである．乳幼児や小児の MRI は，PVL と PIVH 両方からの脳損傷の範囲をみるのに有効である．

☑ 予防

Box 4-6 に PIVH を予防する方法を示す．早産児は PIVH のリスクがあり，ICU 治療を要することが増える．早産児の不必要な処置は避け，静かな環境を保つことが大事である．呼吸管理下の早産児で臭化パンクロニウムで筋弛緩を加えることは，脳血流変動が一定化されるた

Box 4-6	脳実質内出血と脳室周囲出血の予防

出生前
　専門センターでの出産
　早産の予防
出生後
　急速なボリューム負荷の防止
　凝固異常の補正
　収縮期血圧の一定化・維持
　呼吸管理下早産児の筋弛緩
　有効な可能性のある薬剤（インドメタシン，フェノバルビタール）
　ビタミンK

め，PIVHの発生，重篤度が低下する．フェノバルビタールは全身血圧や脳血流の変動を軽減し，インドメタシンはプロスタグランジン合成を阻害し，脳血流を調整する．両者の効果については結論が出ていないが，フェノバルビタールの使用については懸念もある．

出血の拡大は20～40％にみられる．連続的なエコーフォローは出血後水頭症の早期診断に有効で，早産児のPIVHの10～15％は水頭症に進行する．出血後水頭症の管理に影響を及ぼす要因は，進行の速さ，脳室のサイズ，頭蓋内圧である．水頭症は50％の患児で最終的に停止または改善し，残りは重篤な水頭症へ進行する．急速な脳室拡大は4週以内の介入が必要になる．

☑治療

脳室内出血が起こった場合，治療は進行性の出血後水頭症を予防し，一定状態に留めることである．出血後水頭症の治療効果の評価は困難である．慢性的な神経学的不良の原因となる脳室拡大の程度が明らかになっていないからである．進行性水頭症の児は低酸素性脳症，胚芽層出血，PVLを併発している．神経学的症状には脳の大きさよりも実質損傷のほうがより関連がある．

最終的には脳室-腹腔内シャントの留置が必要である．早期のシャント留置，脳室内に血液を含む時期での留置はシャント不全や感染が高頻度でみられ，それゆえ一時的な処置を要する．腰椎穿刺での髄液ドレナージの反復，外シャント，トピラマートやゾニサミドのような炭酸脱水素酵素阻害剤，アセタゾラミドやフロセミドのような髄液産生を低下させる薬剤などである．

3 満期産児の脳室内出血

ほとんどが胚芽層出血の早産児での脳室内出血と比較して，満期産児の脳室内出血は，脈絡層の静脈出血，胚芽層または両者である．

☑臨床症状

頭蓋内出血での満期産児は2つのグループに分類される．半数以上が娩出困難であり，骨盤位分娩で子宮内低酸素がある．通常これらの新生児は挫傷を認め，蘇生が必要となる．初期は回復の傾向をみせ，出生後2日目に多焦点性けいれんを呈する．大泉門は膨隆し，髄液は血性である．約半数は外傷も低酸素もなく，出生時には正常にみえる．娩出後数時間以内に無呼吸，チアノーゼ，大泉門の膨隆がみられる．出血のメカニズムは不明である．両グループ間での出血後水頭症の頻度は同等で，35％がシャント留置を要する．

☑診断

早産児と同様，満期産児でのエコーは脳室内出血の診断に有用である．

☑治療

満期産児の脳室内出血の治療は早産児の脳室内出血の治療と同様である．

4 動脈瘤

動脈瘤は胎児循環の痕跡であり，出生前の未発達形態である．小児期での破裂はまれである．小児期の症候性動脈瘤は大動脈縮窄や多嚢胞腎に伴うことがある．動脈瘤は脳底部の主要動脈の分岐部にできる傾向がある．

☑臨床症状

くも膜下出血は通常，破裂した動脈瘤の初期症状であり，劇的である．突然の意識低下，頻脈，低血圧，頭蓋内圧上昇を呈するが，患児の多くは最初の出血を警告出血として認識していない．重篤な頭痛，項部硬直，軽度の発熱は警告出血を表している．ときに動脈瘤は隣接する脳神経を圧迫して神経学的徴候を示す．動眼神

経麻痺はよく出現し，注視障害や瞳孔機能障害を起こす．

身体活動は破裂時期との関係性はない．動脈瘤の大きさが破裂の主たる予測因子となる．1 cm 未満の動脈瘤の破裂の可能性は低い．患児の意識レベルは生死の重要な予測因子である．およそ 50％の患児が初回の入院で死亡し，数％が初回出血から 14 日以内に死亡する．未治療であれば，以後の 10 年でおよそ 30％が出血の再発で死亡する．未破裂の動脈瘤は項部硬直のない重篤な頭痛の原因となる．頭痛のメカニズムは動脈塞栓または局在性の髄膜炎である．

☑ 診断

破裂当日，全患児で CT にて頭蓋内出血がみられるが，出血は急速に再吸収され，MRI や MR アンギオグラフィー（MRA）で 5 日目に可視的出血を認めるのは 2/3 である．腰椎穿刺もよく行われ，項部硬直，頭痛，発熱は髄膜炎を思わせる所見である．髄液は血性でトラウマタップを疑うが，遠心分離をしてもキサントクロミーである．くも膜下出血の診断がついたら全ての血管で瘤の形，大きさ，複数の瘤がないかを確認する必要がある．4 血管動脈造影は以前は標準的な画像検査であったが，MRA と CT 動脈造影は診断的で，非侵襲的であるためしばしば用いられる．

☑ 治療

治療は外科的クリッピングと瘤の切除である．早期手術は意識のある患児での再出血を予防する（Olafsson et al, 1997）．血管攣縮と虚血は初期動脈瘤破裂の患児の死亡や障害の原因となる．再出血を予防するための薬物療法は早期手術介入頻度の増加により，重要でなくなってきている．攣縮の治療，予防のための薬物療法はボリューム負荷と全身血圧を上昇させることを含む．ニモジピン（降圧薬，日本未発売）は血管攣縮による遅発性虚血を防ぐのに効果的である．入院時に意識のある患児の 6 か月での生存率は 86％であるが，入院時昏睡の患児では 6 か月時にわずか 20％しか生存していない．

5 動静脈奇形

約 0.1％の小児に動静脈奇形があり，12〜18％が小児期に症状を認める（Menovsky & van Overbeeke, 1997）．遺伝的要因はない．動静脈奇形には 2 種類あり，1 つは胎生初期の原生の脈絡膜動静脈間の異常交通による．このような奇形は正中部に生じ，Galen 静脈洞奇形や脈絡叢奇形，小脳動脈と直静脈洞のシャントが含まれる．胎児後期または出生後に発生する他のタイプは表在動脈，静脈間の奇形である．大脳半球実質の動静脈奇形となる．頭皮，頭蓋，硬膜の血管の吻合が残存し，頭蓋内外循環の吻合路の原因になる．およそ 90％の動静脈奇形はテント上で，10％がテント下である．

① 深部正中奇形

乳児期の水頭症，心不全は巨大な深部正中奇形，特に Galen 大静脈奇形の徴候である．これらからの出血はまれである（Meyers et al, 2000）．これらの奇形は第 18 章（p. 394）に示す．

☑ 臨床症状

深部の小さな正中奇形は小児期に症候化することはまれである．脳実質やくも膜下腔への出血によって気づかれる．静脈が軟膜への開通のために再構築され，そこから出血する．奇形の中で動脈部よりも静脈部のほうが出血しやすいので，初期症状は動脈瘤と比して劇的ではない．症状は数時間で進行し，特有の症状は呈さない．多くの患者は突然の頭痛，項部硬直，悪心を来す．発熱も伴うことが多い．局在的な神経学的症状は奇形の部位によって出現し，片麻痺，感覚障害，眼球運動障害として現れる．多くの患者は初期出血から完全に回復し，再出血のリスクも少ない．

☑ 診断

造影 MRI または CT が多くの動静脈奇形，脳室拡大の程度を簡単に評価できる．4 血管動脈造影，CT 動脈造影または MRA は全ての動静脈吻合を描出できる．

☑ 治療

可能であれば顕微鏡手術による切除が最も一般的な治療である．深部正中奇形は静脈塞栓術

により治療する．奇形のサイズ，位置により予後は異なる．

❷ テント上奇形

☑ 臨床症状

大脳半球内，周囲での動静脈奇形の小児では初期症状は頭蓋内出血が半数，けいれんが半数である．反復性の拍動性頭痛やけいれんが，出血に先行してみられることも，出血と同時に出現することもある．頭痛は通常片側性であるが，常に同側ではない．閃光暗点や片側拍動性頭痛のような片頭痛に似た症状もみられる．動静脈奇形の患者ではこのような片頭痛様の症状は一般人よりも多くないと思われる．素因のある人で動静脈奇形が片頭痛を引き起こすと考えられる．

多くがけいれんを来し，ほとんどが1か所の局在性けいれんではあるが，動静脈奇形に伴うけいれんは，半数は局在性，半数は二次性全般化である．けいれんを起こしやすい特別な奇形部位はない．脳表の小奇形，特に中心頭頂部は出血が高頻度で起こる．出血はくも膜下腔だけのことも，脳実質内のこともある．

☑ 診断

造影MRIとCTにより多くの児で鮮明な奇形所見がみられる．4血管造影は全ての動静脈と静脈吻合を描出し，外科的介入の前に必要となる．

☑ 治療

小奇形にはフォトンナイフ（高精度線形加速器を放射源として光子線を用いるもの，放射線治療の1つ）が標準的な治療になっている．他の治療として外科的切除や塞栓術がある．脳表奇形は深部正中奇形よりも直接的外科治療が可能である．治療法を考慮する時，医師は何もしなかった場合の出血と，手術による障害の出現とのバランスをみる必要がある．

❻ コカイン乱用

頭蓋内出血はコカイン乱用に合併する．若年者では特にクラックが多い．出血はくも膜または脳実質内である．全身血圧の突然の，一過性の上昇が原因である．

H 感染症

脳や髄膜の感染は，脳浮腫や，髄液の灌流と再吸収障害，静脈灌流障害によって頭蓋内圧を上昇させる．頭蓋内圧亢進症状は，細菌および真菌感染症で初期の特徴として多く，ウイルス性脳炎でもときに起こる．ウイルス感染ではけいれん，人格変化，意識障害などがより起こりやすいことは第2章（p.64）で述べた．

❶ 細菌性髄膜炎

細菌性髄膜炎の病原菌や臨床症状は年齢により異なる．そのため細菌性髄膜炎の症状は年齢ごと，新生児期，乳児期から幼児期（日齢28から5歳まで），学童期に分けて論じることが必要である．

❶ 新生児の髄膜炎

髄膜炎は満期産児のおおよそ1/2,000に，早産児の3/1,000に生じて，全新生児死亡率の4%を占める．それは敗血症や脳以外の他臓器の感染が原因となる．母体感染症は敗血症や髄膜炎の主な危険因子となる．

新生児では早期発症型（日齢5まで）と後期発症型（日齢5以降）が知られている．早期発症型髄膜炎は分娩時に感染し，原因菌は通常 *Escherichia coli* やB群 *Streptococcus* である．1週間以内に発症し，致死率は20〜50%である．後期発症型髄膜炎の感染契機は産後で，感染兆候は産後4日目に起こりうるが，通常は1週間以後に生じる．集中治療を要する新生児は多くの医療器具を必要とするため，後期発症型髄膜炎の高リスクになる．原因菌は *E. coli*，B群 *Streptococcus*，腸球菌，グラム陰性腸内桿菌（*Pseudomonas, Klebsiella*），*Listeria monocytogenes* などである．致死率は10〜20%である．

☑ 臨床症状

子宮内または産道感染した新生児は生後24時間以内に呼吸障害やショックを生じる．敗血症に関連した他の症状として高体温，低体温，黄疸，肝腫大，不活発，食欲不振，嘔吐などが

ある．

後期発症型髄膜炎では，臨床症状は様々である．初期症状は通常，非特異的で，不活発，栄養障害，易刺激性がある．症状が増悪すると，高体温，呼吸障害，無呼吸，けいれんが約半分の新生児に生じる．しかし大泉門腫脹は 1/4 のみに生じ，項部硬直は通常生じない．ショックになれば死亡することが多い．

☑ 診断

新生児の敗血症，髄膜炎の診断は通常，症状に基づいて行うことは難しい．敗血症が疑われた場合はまず腰椎穿刺をすべきである．感染がなくとも発熱した新生児の髄液では平均 11/mm^3（範囲 0～20/mm^3）ある．6% 以下が多核球細胞である．蛋白質濃度は平均値 84 mg/dL（0.84 g/L），範囲 40～130 mg/dL（0.4～1.3 g/L），糖濃度は 46 mg/dL（0.46 g/L），範囲 36～56 mg/dL（0.36～0.56 g/L）である．

新生児髄膜炎では，白血球数は通常 4 桁，蛋白濃度は 30 mg/dL 以下（<0.3 g/L）から 1,000 mg/dL 以上（>10 g/L）と幅がある．髄液グラム染色塗抹による菌の同定は半数に満たなかった．塗抹陽性の場合でさえも菌の同定は不確実である．免疫電気泳動，ラテックス凝集反応や放射線免疫測定法を用いた細菌抗原迅速検査は，細菌によっては有用である．

☑ 治療

敗血症が疑われた時点で治療を開始する．検査確認は必要ない．最初の抗生剤の選択は多種であるが，通常はアンピシリンとゲンタマイシンが含まれる．他の選択としてアンピシリンとセフォタキシムがあるが，セフォタキシム耐性株が急速に広がっている．起因菌が特定されれば特異的治療を行う．

アンピシリンとセフォタキシムは E. coli，ペニシリンまたはアンピシリンは B 群 Streptococcus，セフォタキシムとアミノグリコシドは Klebsiella pneumoniae を治療する．Pseudomonas は根絶するのが難しく，経静脈，髄注が必要となることもある．

新生児髄膜炎の治療期間は髄液が無菌になってから最低 2 週間要する．抗生剤を中止して 2 日目に髄液を再度培養する．培養陽性であれば再治療が必要である．Citrobacter diversus 感染症はしばしば大脳白質融解や膿瘍形成を伴う脳の出血性壊死を引き起こす．CT を施行すれば膿瘍はすぐに同定される．

致死率は 20～30% で，グラム陰性菌が最も高い．起因菌と在胎週数は致死率を決定する主な因子である．水頭症，脳性麻痺，てんかん，知的障害，難聴などの神経後遺症は 30～50% で生じる．頭囲が正常範囲でも水頭症除外のためには CT による評価が必要である．

❷ 乳児・幼児期の髄膜炎

生後 6 週から 3 か月の小児では，まだ B 群 Streptococcus が主な起因菌である．E. coli は少なくなる．他の重要な起因菌としては Neisseria meningitidis がある．3 か月以降で重要な病原体であった Haemophilus influenzae は定期予防接種のため，現在ではほとんどみられなくなった．S. pneumoniae と N. meningitidis は 1 か月以上の小児において主な起因菌である．

☑ 臨床症状

髄膜炎の発症は潜行性のこともあれば劇症のこともある．典型的な臨床症状は発熱，易刺激性，項部硬直である．大泉門の腫脹は早期乳児に特徴的であり，大泉門が閉鎖した後，頭痛，嘔吐，不活発が初期症状となる．けいれんは髄膜炎のおおよそ 1/3 で起こる．それらの症状は通常，発症 24 時間以内に起こり，患児は医療機関を受診する．けいれんが生じた時，意識レベルが低下する．けいれんは部分けいれん，全身けいれんどちらも生じて，しばしばコントロール困難である．

診察を行うと，患児は触ったり動かしたりすることを嫌がるので，体調不良，易刺激性があることがわかる．検眼鏡所見は通常，正常か軽度乳頭浮腫のみ認める．局所の神経学的所見は結核性髄膜炎や膿瘍を形成した症例以外では通常みられない．

神経学的機能の低下の早さは脳浮腫，血管炎の重症度に依存する．テント下ヘルニアによる脳幹圧迫は死につながる．末梢血管障害は脳幹ヘルニア，エンドトキシンショック，副腎不全で起こりうる．髄膜炎菌（N. meningitidis）に

よる敗血症の患児の60％で特徴的な点状出血や出血性皮疹を認めた．皮疹は全身性だが腰下に最も顕著である．

髄膜の刺激は頭部屈曲での可動域制限，痛みが特徴の項部硬直を起こす．髄膜刺激試験は患児を仰向きにして行う．股関節を曲げた状態で膝を伸ばした際に生じる痛みや抵抗は Kernig 徴候とよばれ，首を他動的に曲げた際の自発的な股関節屈曲は Brudzinski 徴候とよばれる．これらの髄膜刺激徴候はくも膜下出血でも髄膜炎でも生じる．髄膜刺激症状は6か月以下ではまれである．

☑ 診断

腰椎穿刺と髄液検査は細菌性髄膜炎の診断の基本である．しかし細菌性髄膜炎はしばしば敗血症と関連するため，血液，尿，鼻咽頭の培養を行う．末梢白血球数，特に幼若顆粒球が通常増加する．白血球増加はウイルス性より細菌性で一般的であるが，ウイルス性髄膜炎を否定するものではない．血小板減少を伴う感染症があるため，血小板数は重要である．髄液糖濃度の適切な評価のためには血中糖濃度が必要である．抗利尿ホルモン不適合分泌症候群(SIADH)の診断には血清電解質，特にナトリウムの測定が必要である．SIADH は急性細菌性髄膜炎の多くの患者で起こる．結核性髄膜炎のリスクのある全ての小児にツベルクリン反応が必要である．

腰椎穿刺は細菌性髄膜炎が疑われたら可能な限り早く行う．腰椎穿刺前の頭部 CT はルーチンで行われている．しかし，その検査価値には疑問があり，多くの医療費がかかる．CT を行うことで，腰椎穿刺が遅れる場合は，血液培養，抗生剤治療を先に行う．頭蓋内圧の全体の上昇は急性細菌性髄膜炎に必ずみられる所見であり，腰椎穿刺の禁忌にはならない．

髄液検査からの情報は，初期圧，終期圧，みた目の性状，分画含めた白血球数，赤血球数，糖や蛋白濃度，グラム染色や培養で得られる起因菌の同定を含む．特徴的な所見は圧の上昇，濁った性状，数千の多核球の細胞増加，血漿の糖濃度の半分以下の髄液糖濃度低下，蛋白濃度の上昇である．しかし，細菌性髄膜炎で予想される所見は起因菌，髄液検査をするタイミング，検査前の抗生剤使用，患児の免疫能により異なる．

☑ 治療

抗菌薬を直ちに投与する．腰椎穿刺の結果が出るまで治療を遅らせてはいけない．バンコマイシンと第3世代セファロスポリンが初期治療に用いられる．最終選択は培養結果と感受性を待つ．

細菌性髄膜炎の乳児，小児の予後は起因菌と初期の適切な抗生剤治療に依存する．細菌性髄膜炎後に10％で両側または片側の難聴，4％で神経学的後遺症を残す．難聴症例の31％は *S. pneumoniae* 感染，6％が *H. influenzae* 感染による．難聴は初期に生じて，おそらく抗生剤の選択には関係しない．神経学的後遺症を残した患児はてんかんを発症する危険性がある（日本神経学会による細菌性髄膜炎の治療ガイドラインでは，4か月以降：セフォタキシム or セフトリアキソン＋カルバペネム系，4か月未満：セフォタキシム or セフトリアキソン＋アンピシリン）．

❸ 学童期の髄膜炎

米国で生来健康であった学童においては，*S. pneumoniae* と *N. meningitidis* が細菌性髄膜炎の原因で最も多い．一方，*Mycobacterum tuberculosis* は低所得層で最も多い起因菌である．学童期の細菌性髄膜炎兆候は就学前の小児とおおむね変わらない（前項の臨床症状と治療を参照）．1980年代の細菌性髄膜炎を治療した小児の後方視的研究では8.5％に神経学的後遺症（知的障害，けいれん，水頭症，脳性麻痺，失明，難聴など），18.5％に学習障害が残った（Grimwood et al, 1995）．バンコマイシン，第3世代セファロスポリンが推奨される．

❹ 病原体ごとの特徴

(a) 肺炎球菌

肺炎球菌性髄膜炎に関連する病態として中耳炎，頭蓋骨折，鎌状血球症がある．無脾や慢性疾患のある児ではニューモバックスの予防接種が必要とされる．ペニシリンGやアンピシリンは等しくペニシリン感受性株の *S. pneumoniae* による髄膜炎の治療に効果がある．ペニシリンやセフトリアキソン抵抗性細菌の頻度が高いので，バンコマイシンが治療に必要である．

(b) 髄膜炎菌

補体欠乏や無脾の児では髄膜炎菌の予防接種が必要とされる．唾液との接触の可能性のある家族もまた髄膜炎菌髄膜炎に対して予防が必要である．2日間の経口リファンピシン投与(1か月から12歳までは10 mg/kgを12時間ごとに，1か月未満の乳児には5 mg/kgを12時間ごとに投与)を行う．

(c) 結核性髄膜炎

世界中で結核は小児における罹患・死亡の主要要因として今も残っている．米国では結核は細菌性髄膜炎症例の5％以下の頻度であるが，衛生面が悪い地域ではより高頻度で生じている．小児への感染は成人患者からの空気感染が多い．結核菌は最初，肺に感染して，それから6か月以内に他の臓器に播種する．

☑ 臨床症状

結核性髄膜炎発生のピークは6か月から2歳の間である．細菌性髄膜炎に比べ最初の兆候は潜因性であるが，ときに劇症型で進行する．真菌性髄膜炎に比べ結核性髄膜炎は慢性化しない．無治療の場合，結核性髄膜炎では3〜5週以内に死亡する．

多くは最初に発熱を生じ，活気低下，易刺激性を生じる．頭痛が易刺激性を起こす可能性がある．嘔吐や腹痛はときに感染症状のことがある．頭痛や嘔吐は増強して頻回，重篤になる．髄膜炎のサインは発熱の翌週までに出てくる．脳梗塞は30〜40％の患児で起こる．けいれんは早期にも生じるが，多くは髄膜症に至ってから起こる．意識は進行性に低下し，局在性神経学異常に気づかれる．最も一般的な症状は脳神経障害と片側不全麻痺である．乳頭浮腫は経過中，比較的早期にみられる．

☑ 診断

家族と接触のある全ての児に結核の診断を考慮しなければいけない．小児のツベルクリン皮膚テストの使用は早期発見に欠かせない．早期段階では結核性髄膜炎の児は熱のみである．末梢血の白血球数は一般に上昇する($10,000$〜$20,000/mm^3$)，低ナトリウム，低クロル血症はSIADHのため頻繁に生じる．髄液は通常では濁り，圧は上昇する．髄液白血球数は10〜$250/mm^3$の範囲だが，ときに$500/mm^3$を超える．

リンパ球優位である．糖濃度は経過を通じて減少して，35 mg/dL (1.8 mmol/L) を下回る．反対に蛋白濃度は上昇して通常100 mg/dL (1 g/L) を超える．

遠心分離で得られる大量の髄液サンプルから病原体が得られれば，抗酸性染色による髄液塗抹で *Bacillus* 属がみられる．起因菌の培養は，モルモットを用いても難しい．新しい診断法に感度70〜75％とされるPCR法やEIA法やRIA法による髄液中のマイコバクテリア抗原に対する検査がある．

☑ 治療

早期治療が生存率，神経学的回復を上昇させる．皮膚反応陽性は無症候性の児にイソニアジド治療を開始する根拠となる．しかし，特有の地方からの移民者（WHOが公表している「結核分布の世界地図」を参照されたい）では，結核に免疫を持っているために，皮膚テストが陽性になることがある．患児が昏睡になった時，完全な神経学的回復が難しい．早期治療されても死亡率は20％と報告されている．

結核性髄膜炎で推薦される初期治療薬は，最初の2か月は，イソニアジドの経口投与(20 mg/kg/日，上限500 mg/日まで)，ストレプトマイシンの筋肉注射(20 mg/kg/日，上限1 g/日まで)を薬剤感受性が出るまで，リファンピシンの経口投与(15 mg/kg/日，上限600 mg/日まで)，ピラジナミド 30 mg/kg/日である．イソニアジドとリファンピシン治療は計10か月続ける．副腎皮質ステロイドの使用は炎症，脳浮腫の軽減に適応がある．

結核性髄膜炎では髄液の再吸収障害により，交通性水頭症が合併症として多い．脳室サイズのCT評価は定期的に行い，特に精神機能が悪化した時は必要である．感染がコントロールされるまで，繰り返しの腰椎穿刺とアセタゾラミドにより交通性水頭症の治療を行う．多くの症例で後に閉塞性水頭症に発展し，外科的シャントが必要になる．

☑ 訳者補足

日本における結核性髄膜炎の治療は，2009年のBritish Infection Societyガイドラインに基

づいて行われる．
　イソニアジド，リファンピシン，ピラジナミド，エタンブトールの4剤併用3か月の後に少なくとも6か月間のリファンピシン，イソニアジドによる持続療法が勧められている．投与量や期間について明確なエビデンスはない．

⑤ 脳膿瘍

　小児で化膿性脳膿瘍になりやすい一般的な要因は髄膜炎，慢性中耳炎，副鼻腔炎，先天性心疾患である．新生児の脳膿瘍は通常，*C. diversus* と他の腸内細菌科属による髄膜炎の結果生じる．新生児期以降，5か月未満の小児の化膿性膿瘍は一般的ではなく，通常は水頭症やシャント感染のため生じる．起因菌は *Staphylococcus* 属が最も多い．5か月以降では起因菌は多様化し，多くの膿瘍で混合の微生物叢を形成する．コアグラーゼ陽性 *S. aureus* と嫌気性 *Sreptococcus* が最も多く検出される．

☑ 臨床症状

　脳膿瘍の臨床症状は他の占拠性病変の症状と似ており，患児の年齢と病変の場所による．発熱，頭痛，昏睡が特徴である脳炎の期間が，膿瘍の被膜化に先行する．けいれんもまた起こりうるが，けいれんがない場合，初期症状は脳の感染を疑うほど重篤ではない．もし脳炎の期間がわからなければ，初期症状は他の占拠性病変を生じる疾患と同様である．乳児では異常な頭囲拡大，泉門の腫脹，成長障害，ときにけいれんなどが起こる．より年長児では頭蓋内圧亢進や局所の神経学的異常が表れる．発熱は60%の症例にあり，髄膜刺激兆候は一般的ではない．臨床症状のみに基づいて化膿性脳膿瘍を脳腫瘍などの他の占拠性病変と鑑別するのは難しい．おおよそ80%の膿瘍は大脳半球に生じる．片側不全麻痺，半盲，けいれんが臨床症状として多い．小脳膿瘍の多くは慢性中耳炎から生じて，眼振や失調を症状とする．

☑ 診断

　頭痛と乳頭浮腫の合併があれば局所の神経学的異常の有無にかかわらず，頭蓋占拠性病変の可能性を示唆しており，神経画像を撮影する．ほとんどの膿瘍はCTでリング状病変（濃く描出される縁に囲まれた低吸収域）を示す．この病変は特徴的ではあるが，悪性脳幹腫瘍も同じように描出されるため，これのみで診断はできない．リング状病変は被膜形成される前の脳炎の後期に生じる．被膜が形成されてからはリングの径は小さくなり，中心はより低吸収となる．多発膿瘍がみられる場合もある．

☑ 治療

　神経画像の進歩により脳膿瘍の管理は変わりつつある．以前は外科的ドレナージが膿瘍形成の診断がつき次第すぐに行われていた．今は経時的に画像フォローしながら被膜形成した膿瘍でさえ，最初は抗生剤治療が行われる．
　治療の初期段階は副腎皮質ステロイドを用いて脳浮腫を軽減させることである．ステロイドは抗生剤静注とともに続ける．種類は一般的にメチシリン 300 mg/kg/日やクロラムフェニコール 100 mg/kg/日のようなペニシリナーゼ耐性のペニシリンである．この組合せは *Staphylococcus* と混合型グラム陰性菌に有効である．髄液や血液培養で起因菌が同定されれば特異的治療を行う．一般的にペニシリン感受性の菌に対して，ペニシリンGがアンピシリンよりよく使用される．もし薬物治療により膿瘍消失しなければ，外科的ドレナージが必要となる．そのような症例でも，外科的治療前に薬物治療を続けることにより膿瘍を全摘出しやすくなる．

⑥ 硬膜下・硬膜外膿瘍

　乳児の髄膜炎，それ以降の小児の副鼻腔炎は，硬膜下腔の感染の最も多い要因である．細菌性髄膜炎の児の硬膜下腔は無菌であるが，抗生剤でくも膜下腔を無菌にする前に硬膜下穿刺を行った時に汚染が起こりうる．より年長児では貫通性の頭部外傷や慢性乳様突起炎によって硬膜下，硬膜外膿瘍が形成されることが多い．硬膜下の感染は抑えるのが難しく，半球全体に広がることもある．

☑ 臨床症状

　硬膜下膿瘍は質量効果，脳浮腫，血管炎のため頭蓋内圧上昇を招く．血管炎は皮質静脈の血栓症を起こし，局在性神経学異常や頭蓋内圧上昇を生じる．硬膜下感染の児では発熱，嘔吐，

Box 4-7	頻度の多い真菌

酵母型
　カンジダ
　クリプトコッカス・ネオフォルマンス
二形性型
　ブラストミセス・デルマチチジス
　コクシジオイデス・イミティス
　ヒストプラスマ・カプスラーツム
胞子型
　アスペルギルス

けいれん，意識レベル低下を認める．一側の片麻痺あるいは交代性片麻痺（一側片麻痺と反対側の脳神経麻痺）が多い．

☑ 診断

髄膜炎で一度回復した後に状態が悪くなった児や，原因がわからない頭蓋内圧上昇が続く児では硬膜下膿瘍を疑わなければいけない．髄液検査は有用ではないが，通常リンパ球優位の $100/mm^3$ 未満の細胞反応異常がある．糖濃度は正常で，蛋白濃度はわずかに上昇する．

CT は硬膜下，硬膜外膿瘍の診断に特に有用である．感染巣は頭蓋骨下の輝度を増したレンズ状の占拠性病変として描出される．正中構造の偏位をよく認める．乳児では硬膜下膿瘍穿刺により，検体から病原体の特定がなされる．硬膜外穿刺でもまた多くの排膿がある．

☑ 治療

硬膜下，硬膜外膿瘍の治療は，頭蓋内圧を下げるために副腎皮質ステロイド，病原体を根絶させるために抗生剤，けいれんに対する抗けいれん薬が必要である．CT で経過観察しながら内科的治療を行うことで硬膜外膿瘍に対して外科的ドレナージが不要となる場合もある．

❷ 真菌感染症

真菌には糸状菌と酵母菌の 2 つの形態がある．糸状菌は線維状の構造で隔壁によって菌糸に分割される．酵母菌は 1 つの細胞からなり，厚い細胞壁と，ときに莢膜に囲まれている．いくつかの真菌は，組織内では酵母菌として存在し，培養すると糸状となる．このような真菌は二形性である．一般的な病原性真菌を **Box 4-7** にあげる．中枢神経の真菌感染症は，急性，亜急性，慢性の髄膜炎，孤発性あるいは多発性の膿瘍，肉芽腫を引き起こす．神経系の真菌感染症は，免疫抑制状態の児，特に白血病あるいはアシドーシスの児に最も多い．免疫正常な児にも起こりうる．

Cryptococcus neoformans と *Coccidioides immitis* が免疫正常な児の真菌髄膜炎の原因となる．臨床的診断される真菌の中枢神経感染症のなかでは，*Cryptococcus* と *Candida* 感染が最も多く，続いて *Coccidioides*，*Aspergillus*，接合菌網がみられる．他の真菌による中枢神経感染はまれである．

❶ カンジダ髄膜脳炎

Candida は口腔内，腟，消化管の常在菌である．通常症状は引き起こさないが，複数の抗生剤投与を受けている免疫抑制状態の児や，消耗性疾患の児，臓器移植を受けた児，長期血管内カテーテル留置されている重症新生児の場合に，増殖し重要な病原菌となりうる．感染部位は口腔内（鵞口瘡），皮膚，腟であることが多い．カンジダ髄膜炎は健康な非入院児ではほとんど生じない．

☑ 臨床症状

Candida は血液を介して脳や他の臓器に感染する．脳は他の組織に比べて感染しにくく，発熱，嗜眠，嘔吐が主な症状である．肝脾腫と関節炎も生じることがある．

大脳病変は，主に髄膜炎か膿瘍形成またはその両者である．髄膜脳炎の症状は，発熱，嘔吐，髄膜症，乳頭浮腫，けいれんで，意識障害へ進展する．大きな脳膿瘍を形成し，局在性の症状や乳頭浮腫を呈する人もいる．

☑ 診断

リスクのある児が原因不明の発熱を呈した場合に疑う．血液，関節液，髄液から病原菌が分離される．髄膜炎を生じている場合，髄液の蛋白上昇（通常 100 mg/dL 以上）を伴う好中球優位の反応がみられる．糖の低下は少ない．髄膜炎ではなくカンジダ膿瘍の場合，髄液所見は正常かそれに近い値である．CT で細菌性膿瘍や腫瘍に似た腫瘤がみられる．

☑ 治療

血管カテーテル留置によってカンジダ感染が生じた場合，カテーテルを抜去する．アムホテリシンBとフルシトシンで治療することで相乗効果が得られる．量は他の真菌感染と同様である．治療効果と副作用を観察しながら，6～12週間投与する．

❷ コクシジオイデス症

C. immitis によるコクシジオイデス症はカリフォルニアのサン・ホアキンバレーと米国南西部の風土病である．感染経路は吸入で，この地方に移り住んで10年以内に90％が感染する．そのうち40％のみが症状を呈し，60％はただ皮膚反応テストで陽性を示すのみである．

☑ 臨床症状

呼吸器感染に引き続き，倦怠感，発熱，咳，筋肉痛，胸痛が生じる．肺炎は自然に治癒する．肺から多臓器に播種する頻度は1/400である．年長児や大人に比べると乳児はかなり確率が高い．

通常コクシジオイデス髄膜炎は，肺から血行性に髄膜へ播種する．ときに頭蓋骨の感染から直接髄膜へ感染することがある．髄膜炎症状は呼吸器症状が始まってからおよそ2～4週間で出現する．主な症状は頭痛，感情鈍麻，錯乱である．これらの症状が数週間から数か月持続する．けいれんや髄膜症，局所の神経症状は伴わない．髄膜炎が慢性化すると，脳底槽の髄膜炎によって髄液の吸収障害が生じ水頭症を呈する．

☑ 診断

流行地域に住んでいて，急性の呼吸器感染に引き続いて頭痛が生じた場合にコクシジオイデス髄膜炎を疑う．皮膚の感受性試験は，流行地域に住む多くの住民が陽性であり，役に立たない．髄液検査で圧が高く，50～500/mm^{3}程度のリンパ球反応があり，好酸球もしばしばみられる．蛋白濃度は100～500 mg/dL（1～5 g/L），糖は35 mg/dL（1.8 mmol/L）以下である．

C. immitis 髄膜炎では，髄液培養はしばしば陰性で，血清学的検査のほうが有用であるかもしれない．CF法による抗体価は32倍または64倍以上である．感染初期には70％の患者で血清学的に陽性で，治療されないコクシジオイデス髄膜炎であれば後に100％陽性となる．

☑ 治療

コクシジオイデス髄膜炎ではアムホテリシンBが選択される．静脈投与（**Box 4-8**）と髄注される．最初の3回の髄注量は0.1 mgである．0.25～0.5 mgに増量し，週3～4回の投与で終了する．治療の延長が必要で，髄注を無期限に毎週続けることを勧める医師もいる．髄注の副作用は，無菌性髄膜炎，背部と足の痛みである．アムホテリシンBの大量療法に耐容性がない場合，ミコナゾールの経静脈投与および髄注が選択される．

❸ クリプトコッカス髄膜炎

鳥，特に鳩が *C. neoformans* を媒介し，土壌に広くばらまく．人には吸入で感染する．血行性に播種するが，中枢神経は格好の標的であり，亜急性あるいは慢性の髄膜脳炎を呈する．

☑ 臨床症状

クリプトコッカス髄膜炎は10歳以下ではまれである．20歳以下も10％程度である．男児のほうが多い．多くのクリプトコッカス髄膜炎罹患児が免疫正常である．

初期は潜行性で，慢性的な頭痛が主な症状である．頭痛は強まったり弱まったりするが，持続的で悪心・嘔吐，嗜眠を伴う．年長児や成人の多くの体温は正常であるが，年少児はしばしば微熱を伴う．人格や行動の変化が比較的よくみられる．不機嫌で無関心で，時折，精神病様である．頭蓋内圧亢進症状として，霧視，複視，乳頭浮腫がみられる．けいれんや局所の神経症

> **Box 4-8　アムホテリシンBの投与量スケジュール**
>
> - 静脈内アムホテリシンBの試行投与量は0.1 mg/kg（1 mgを超えない）を少なくとも20分以上かけて投与する．児の体温や血圧を評価する．
> - 反応があれば，初期治療量0.25 mg/kgを2時間以上かけて，試行日と同日に投与する．
> - 感染の重篤度に応じて，0.1～0.25 mg/kgずつ毎日増量し，1 mg/kgで維持する．
> - 致死的な状態では，1.25～1.5 mg/kg/日使用する．
>
> ＊日本の添付文書の記載とは異なる．

Box 4-9	頭蓋内圧亢進症の原因

薬剤
    副腎皮質ステロイドの離脱症状
    ドキシサイクリン
    ナリジクス酸
    経口避妊薬
    テトラサイクリン
    甲状腺ホルモン補充
    ビタミンA
全身性疾患
    Guillain-Barré症候群
    鉄欠乏性貧血
    白血病
    真性一次性赤血球増多症
    蛋白異栄養症
    全身性エリテマトーデス
    ビタミンA欠乏症
    ビタミンD欠乏症
頭部外傷
感染症
    中耳炎（静脈洞血栓症）
    副鼻腔炎（静脈洞血栓症）
代謝性疾患
    副腎不全
    糖尿病性ケトアシドーシス（治療）
    ガラクトース血症
    副腎機能亢進症
    甲状腺機能亢進症
    副甲状腺機能低下症
    妊娠

状は初期にはみられないが，血管炎や水頭症，肉芽腫形成によって生じる．

☑ 診断

疑っても診断確定は難しい．髄液は正常かもしれないが，初圧が高いことが多い．リンパ球増多は$100/mm^3$未満である．蛋白は100 mg/dL以上，糖は40 mg/dL未満であることが多い．

診断確定はラテックス凝集反応によるクリプトコッカス多糖抗原の検出，墨汁染色や髄液培養による菌の同定にて行う．墨汁染色の50％，培養の75％で陽性となる．クリプトコッカス多糖抗原に対するラテックス凝集反応が最も感受性が高く，クリプトコッカス感染症の特異的な検査である．

☑ 治療

経静脈的アムホテリシンB（0.3～0.5 mg/kg/日）と経口フルシトシン（150 mg/kg/日）分4を選択する（Sanchez & Noskin, 1996）．アムホテリシンBは5％ブドウ糖注射液と蒸留水で溶解

し，薬剤濃度が1 mg/10 mLを超えないようにする．腎毒性があるため，適切な血中濃度を維持する必要がある．**Box 4-8**に経静脈投与のレジメを記載するが，真菌による中枢神経感染症にはみな共通である．総投与量は効果と副反応によって様々であるが，体表面積で1,500～2,000 mg/1.7 m^2となることが多い．4～6週間の持続投与を要する．

悪感，発熱，悪心・嘔吐が副反応としてみられる．貧血と腎毒性のフォローのための血球算定検査（CBC）と尿検査のモニターも必要である．腎障害の所見としては尿中細胞増多，あるいは円柱の出現，血液検査にて血中尿素窒素（BUN）の上昇，クレアチニンクリアランスの低下がみられる．腎障害が出現したらいったん薬を中止し，少量から再開する．

血球減少症がある場合，フルシトシンは使用できない．重症な患者や，治療が遅れた場合，アムホテリシンBとミコナゾールの髄注も必要である．髄液の凝集価の低下が治療効果を示している．水頭症の進行がないかCTで定期的に評価する．

❹ その他の真菌感染症

ヒストプラズマ症は米国中央部の風土病で肺炎を引き起こす．粟粒性に広がることはまれである．ヒストプラズマ症の中枢感染としては軟膜髄膜炎や膿瘍，多発性の肉芽腫がある．ブラストミセス症は北米の病気である．肺から血液を介して広がり脳に感染する．多発性の膿瘍を形成し，CTで転移病変のようにみえる．髄膜炎の場合，髄液の著明な細胞増多がみられ，膿瘍の場合正常か軽度上昇となる．アムホテリシンBは真菌感染治療の主流である．イトラコナゾールとアムホテリシンBで *Histoplasma capsulatum* の治療を行う．

特発性頭蓋内圧亢進症（偽脳腫瘍）

特発性頭蓋内圧亢進症（idiopathic intracranial hypertension：IIH）は，頭蓋内圧の上昇，正常の髄液所見，画像所見で正常か狭小化した

脳室と正常な脳実質を認める症候群である．IIHには同定できる原因がある場合と特発性とがある．原因同定されるのは通常6歳以下の小児で，特発性の多くは11歳以上である．**Box 4-9**にIIHの原因をいくつかあげた．これらの疾患や薬剤の多くは因果関係がはっきりしない．最も多い原因は肥満，中耳炎，頭部外傷，ある種の薬剤やビタミンの内服，栄養不良後の食物摂取である．

☑ 臨床症状

IIHの患児は広範な頭痛を呈し，夜に悪化し，しばしば頭痛のために朝早くに眼を覚ます．咳のような突然の動きで頭痛は悪化する．頭痛の診断がつくまで数か月続くこともある．めまいを訴える患児もいる．姿勢を変えることによる一過性の視力障害が出ることもある．長引く乳頭浮腫により視力障害が出現する（Friedman & Jacobson, 2002）．

幼児は，単に怒りっぽい，傾眠，無関心といった症状が多く，視力低下，項部硬直，耳鳴り，感覚異常，失調といった症状はまれである．患児の多くはそれほど具合は悪くはなく，精神状態も正常である．

神経学的所見は，乳頭浮腫と外転神経麻痺の他は正常である．局在性の神経学的障害は認めない．視力障害の訴えが最も多い．未治療のIIHは進行性の乳頭浮腫と視神経萎縮を呈する．視力障害の進行は早く，重症である．視力を守るためには，早期診断と治療が重要である．

☑ 診断

IIHは除外診断である．頭痛と乳頭浮腫を来す児には占拠病変や水頭症を否定するためにMR静脈造影も含めた画像検査が必須である．IIHの小児では画像は通常正常である．脳室が狭く，脳溝の形が消失している場合もある．治療開始前と後で，盲点のサイズに注目し，視野を評価する．IIHの原因として知られているものは，病歴と身体所見から除外する．原因疾患の同定は難しくない．

☑ 治療

頭痛の改善と，視力の保護が治療の目的である．単回の腰椎穿刺によって終圧を初圧の半分にすると，多くの症例で進行を止めることができる．腰椎穿刺になぜ効果があるのかはわかっていないが，髄液動態を一時的に変え，圧を再調整している可能性がある．原因になりそうなビタミンA，ドキシサイクリン，テトラサイクリンを中止し，適応があれば体重の減量を指導する．

小児IIHの通常の治療は，腰椎穿刺を1回して，以後アセタゾラミド10 mg/kg/日の内服を行う．腰椎穿刺に加えてのアセタゾラミド内服が重要かどうかは不明である．症状が再燃するようなら，その後も腰椎穿刺を繰り返す．経時的に腰椎穿刺を要する児もいる．

腰椎穿刺とアセタゾラミド内服にもかかわらず，頭蓋内圧亢進が続き，進行性の視神経障害を呈することがある．このような児では，特発性ではなく原因がないか繰り返し検索が必要である．検査で異常がなければ，腰髄−腹腔シャントを減圧のために選択する．視神経開窓は視神経乳頭を改善させるが，頭蓋内圧亢進には効果がない．圧を下げるために静脈洞にステント留置する方法が新しく提案されている（Higgins et al, 2003）が，この有効性はまだ確立されていない．

References

- Friedman DI, Jacobson DM. Diagnostic criteria for idiopathic intracranial hypertension. Neurology 2002; 59: 1492-5.
- Grimwood K, Anderson VA, Bond L, et al. Adverse outcome of bacterial meningitis in school-age survivors. Pediatrics 1995; 95: 646-56.
- Higgins JN, Cousins C, Owler BK, et al. Idiopathic intracranial hypertension. 12 cases treated by venous sinus stenting. Journal of Neurology, Neurosurgery and Psychiatry 2003; 74: 1662-6.
- Jallo GI, Biser-Rohrbaugh A, Freed D. Brainstem gliomas. child's Nervous System 2004; 20: 143-53.
- Mansur DB, Drzymala RE, Rich KM, et al. The efficacy of stereotactic radiosurgery in the management of intracranial ependymoma. Journal of Neuro-oncology 2004; 66: 187-90.
- Mauffrey C. Pediatric brainstem gliomas: prognostic factors and management. Journal of Clinical Neuroscience 2006; 13: 431-7.
- McNeil DE, Coté TR, Clegg L, et al. Incidence and trends in pediatric malignancies medulloblastoma/primitive neuroectodermal tumor: A SEER update. Medical and Pediatric Oncology 2002; 39: 190-4.
- Menovsky T, van Overbeeke JJ. Cerebral arteriovenous malformations in childhood. State of the art with special reference to treatment. European Journal of Pediatrics

1997; 56: 741-6.
- Merchant TE, Mulhern RK, Krasin MJ, et al. Preliminary results from a phase II trial of conformation radiation therapy and evaluation of radiation-related CNS effects for pediatric patients with localized ependymoma. Journal of Clinical Oncology 2004; 22: 3156-62.
- Meyers PM, Halbach VV, Phatouros CP, et al. Hemorrhagic complications in vein of Galen malformations. Annals of Neurology 2000; 47: 748-55.
- Olafsson E, Hauser WA, Gudmundsson G. A population-based study of prognosis of ruptured cerebral aneurysm. Mortality and recurrence of subarachnoid hemorrhage. Neurology 1997; 48: 1191-5.
- Pitfield AF, Carroll AB, Kissoon N. Emergency management of increased intracranial pressure. Pediatric Emergency Care 2012; 28: 200-4.
- Pollack IF, Gerszten PC, Martinez AJ, et al. Intracranial ependymomas of childhood. Long-term outcome and prognostic factors. Neurosurgery 1995; 37: 655-66.
- Roland EH, Hill A. Intraventricular hemorrhage and posthemorrhagic hydrocephalus. Clinical Perinatology 1997; 24: 589-605.
- Sanchez JL, Noskin GA. Recent advances in the management of opportunistic fungal infections. Comprehensive Therapy 1996; 22: 703-12.
- Stark AM, Fritsch MJ, Claviez A, et al. Management of tectal glioma in childhood. Pediatric Neurology 2005; 33: 33-8.
- Stevenson SB. Pseudotumor cerebri: Yet another reason to fight obesity. Journal of Pediatric Health Care 2008; 22: 40-3.
- Volpe JJ. Neurology of the Newborn, 4th ed. Philadelphia: WB Saunders; 2000.
- Wrensch M, Minn Y, Chew T, et al. Epidemiology of primary brain tumors: current concepts and review of the literature. Neuro-oncology 2002; 4: 278-99.

第5章

精神運動発達遅滞と退行
PSYCHOMOTOR RETARDATION AND REGRESSION

　精神運動発達遅滞，あるいは発育遅延は，特定の発達段階に到達するのが遅れることである．非進行性の脳疾患（**Box 5-1**），進行性の脳疾患（**Box 5-2**）のいずれにおいても認められる．それに対して，退行とは一度獲得した発達レベルからの後退である．通常，神経系の進行性疾患による．親が発達レベルを誤って認識している場合や，すでに存在していた非進行性疾患が脳の発達によって新たな症状を来してくる場合がある（**Box 5-3**）．

A 発達遅延

　発達の遅れは小児神経科医が取り扱うごく一般的な問題である．以下の2点を明確にすることが大切である．(1) 発達の遅れが特定の領域に限られているのか，それとも全体的なものなのか？ (2) 発達が遅れているのか，それとも退行しているのか？

Box 5-1	発達遅滞の鑑別（退行なし）
言語遅滞優位	
両側海馬硬化症	
先天性両側シルビウス裂周囲症候群（第17章）	
聴覚障害*（第17章）	
乳児自閉症	
運動発達遅滞優位	
失調（第10章）	
片麻痺（第11章）	
筋緊張低下（第6章）	
神経筋疾患*（第7章）	
対麻痺（第12章）	
全般性発達遅滞	
大脳奇形	
染色体異常症	
子宮内感染症	
周産期障害	
進行性脳症（**Box 5-2** 参照）	

*頻度が高く，病態修飾療法があるものを示す

　乳児期では後者の問いに答えることはしばしば困難である．非進行性の脳疾患であっても，不随意運動やけいれんといった新たな症状が成長とともに現れることがあり，また進行性の脳疾患で神経学的な脱落症状がなく，発達の遅れが，最初の症状となることがしばしばある．しかし，いったん到達した発達レベルからの退行や，局所的な神経学的脱落症状の進行が明らかに認められた場合は，進行性の疾患を考える．

　デンバー発達スクリーニングテスト（DDSテスト）は，臨床の場において，効率的で信頼性のある発達評価の方法である．発達における4つの要素，すなわち対人–社会性，微細運動，言語，粗大運動の迅速な評価が可能である．いくつかの心理検査を行うことで細かい評価ができるが，DDSテストと神経学的な評価を組み合わせることで，さらなる診断的検査を進めるための十分な量の情報を得ることができる．

1 言葉の遅れ

　正常の乳児や小児は10歳までにめざましい言語獲得能力を発揮する．この時期に2つの言語に接すればどちらも身につけることができる．母音の発声は1か月以内にみられ，5か月までに笑い声と悲鳴を出すようになる．そして，6か月には通常はMやD，Bといった子音を明瞭に発するようになる．両親は，ママ，パパ，ボトル，ベイビーと「翻訳」をするが，これは意図して発せられたものではない．これらの母音や子音の最初の発声は，自発的に起こるものであり，難聴の児でも認めることがある．引き続いて，乳児は多くの話し言葉や片言，ささやき声を真似るようになり，ついには1歳までにママ，パパといった言葉を状況に合わせて使うようになる．理解力は，表出する力よりも

| Box 5-2 | 進行性脳症：2歳前の発症 |

後天性免疫不全症候群脳症＊
アミノ酸代謝異常症
　グアニジノ酢酸メチルトランスフェラーゼ欠損症
　ホモシスチン尿症（21q22）＊
　メープルシロップ尿症（間欠型とチアミン反応型）＊
　フェニルケトン尿症
ライソゾーム病
　ガングリオシド蓄積症
　　GM₁ガングリオシドーシス
　　GM₂ガングリオシドーシス（Tay-Sachs病，Sandhoff病）
　Gaucher病2型（グルコシルセラミドリピドーシス）＊
　グロボイド細胞性白質ジストロフィー（Krabbe病）
　糖蛋白変性疾患
　I-cell病
　　ムコ多糖症＊
　　Ⅰ型（Hurler症候群）＊
　　Ⅲ型（Sanfilippo症候群）＊
　Niemann-Pick病A型（スフィンゴミエリンリピドーシス）
　スルファターゼ欠損症
　　異染性白質ジストロフィー（スルファチドリピドーシス）
　　多種スルファターゼ欠損症
糖質欠損糖蛋白症候群
甲状腺機能低下症＊

ミトコンドリア病
　Alexander病
　MELAS（第11章）
　進行性乳児灰白質変性症（Alpers-Huttenlocher症候群）
　亜急性壊死性脳脊髄症（Leigh脳症）
　裂毛症（Menkes病）
神経皮膚症候群
　Chediak-Higashi症候群
　神経線維腫症＊
　結節性硬化症＊
その他の灰白質疾患
　乳児型セロイドリポフスチン症（Santavuori-Haltia病）
　乳児型神経軸索ジストロフィー
　Lesch-Nyhan病＊
　肝障害を伴う進行性神経変性症
　Rett症候群
その他の白質疾患
　アスパルトアシラーゼ欠損症（Canavan病）
　ガラクトース血症：トランスフェラーゼ欠損症＊
　新生児型副腎白質ジストロフィー＊（第6章）
　Pelizaeus-Merzbacher病
　進行性空洞化白質脳症
進行性水頭症＊

＊頻度が高く，病態修飾療法があるものを示す

| Box 5-3 | 静的脳症における明らかな退行の原因 |

痙性の悪化（通常生後1年以内）
新しい運動異常（通常生後2年以内）
新しいけいれん発作
運動発達を両親が間違って認識している
進行性水頭症

高度に発達している．なぜなら，言語は音声化される前に解読されなければならないからである．2歳までに少なくとも2語を組み合わせることや，250以上の単語の意味を理解すること，多くの簡単な言葉による指示に従うことができるようになる．

優位半球の言語野の発達に障害が生じた場合，5歳までであれば対側半球への移動がみられるが，それ以降はみられない．

❶ 自閉症スペクトラム

小児自閉症は単一の疾患ではなく，むしろ様々な行動を呈するが，最終的には特異な発達をとげる多くの異なった疾患群である（Volkmar et al, 2005）．自閉症スペクトラム（autistic spectrum disorders：ASD），あるいは広汎性発達障害は，行動の異常の連続的なスペクトラムを指す言葉である．アスペルガー症候群は，自閉症スペクトラムの中で機能的には最も高い．多くの異なる遺伝子座が同定され，その中の一部，あるいは全てが症状と関連している（Schellenberg et al, 2006）．広義の自閉症には，自閉症の診断基準を満たさず一部の症状しか認めないものや，他疾患も含まれる．

自閉症は非常によく知られるようになった疾患である．自閉症と診断される例は増えつつあるが，何らかの環境要因が関係すると考えられている．しかし文献的には自閉症の異常な増加や，環境要因によって引き起こされることを示唆するデータはない．ASDの定義が非常に多岐にわたるようになったため，有病率が一見増加しているようにみえる．生物学的な研究の数々は，遺伝的な要因やその他の出生前の要因の可

能性を示している．不安と強迫神経症的性質はASDの親に高率にみられる．ASDの児たちは，そうした遺伝的な性質を親から受け継いで，それが症状の一部を形成しているという見方も可能である．

☑ 臨床症状

主要な診断基準は，社会性の欠如，言語性，非言語性のコミュニケーション能力の欠如，行動や興味関心の偏りである（Rapin, 2002）．言語発達の遅れは自閉症の児が医療機関を受診するきっかけとして最も多く，知的予後とよく関連する．5歳までに有意語を獲得できない場合，予後は不良である．多くはIQ70未満である．しかし，彼らの対人スキル障害のため，検査の遂行が難しく，結果の信憑性が低下するため，実際よりかなり低く算定されることがある．両親や養育者に愛着をみせないこともある，独自の言葉で愛着をみせることもある．自閉症の児は通常の遊戯はせず，異常なまでに回るものへの執着をみせたり，体をゆすったり回転したりと同じ動作を繰り返したりする．痛みには比較的鈍感である．自閉症児におけるてんかんの発生率は確実に増加している．

☑ 診断

小児自閉症は臨床診断であり検査結果で決まるものではない．聴力障害の児は自閉的な行動を取ることがあり，聴力検査が診断につながる．けいれんが疑われる時には脳波検査を行い，可能性は低いがLandau-Kleffner症候群について検討する．検査は通常，睡眠時の記録が必要なため鎮静下に行うが，自閉症児にはこの過程が苦痛であり，電極を貼るのに協力が得られにくい．

☑ 治療

自閉症は治癒しない．しかし，いくつかの薬が自閉症に特徴的な行動障害をコントロールするのに役立つ．行動療法は，重度の行動異常を部分的に改善しうる．しかし，最善の治療プログラムをもってしても，知能にかかわらず，機能的な遅れは中等度から重度となる．筆者らの経験では，ほとんどの患児に選択的セロトニン阻害薬が有効である．シタロプラム（10～20 mg/日），エスシタロプラム（5～10 mg/日）がよく用いられる．ASDの児における不安や強迫神経症的な性質は，発達や社会的スキルの妨げとなりうる．自閉症における強迫神経症的な性質は認識するのが難しいことがよくある．自閉症児は通常は自分のことを表出することができず，そのため強迫的な思考が衝動的な行動として初めて目にみえる形となる．そのため，ほとんどの症例で前述した薬剤を試みることを提案すべきである．また多動がある場合は，多動を制御する薬剤が多くの症例で有効である．クロニジン0.05～0.1 mg分2，あるいはグアンファシン0.5～1 mg分2が良い選択肢となる．

❷ 両側海馬硬化

両側海馬硬化と先天性両側シルビウス裂周囲症候群はいずれも重度の言語発達障害を来す．前者は小児自閉症と同じような認知能力の障害を，後者は仮性球麻痺を来す（第17章 p.366）．一般的に内側面の両側海馬硬化症の児は難治性けいれんにより医療機関を受診する．しかし，この疾患で重要なことは，一方の内側海馬の脳回が正常に保たれていることが，言語発達にとって必須である，という点である．

❸ 聴力障害

言語発達だけに遅れがみられる場合，主な原因は聴力障害である（第17章 p.375）．難聴は全般的な発達遅滞に伴ってみられることがある．胎児期の風疹感染やサイトメガロウイルス封入体病，新生児の髄膜炎，核黄疸やいくつかの遺伝性疾患があげられる．聴力障害は必ずしも重篤感があるわけではなく，気づかれずに進行することがあるが，言葉の発達には遅れがみられる．電話で話す時に自然に出てくるような，高い音域の声が聞こえないことにより，通常であれば経験的に理解できるようになるはずの多くの子音を明瞭に聞き取ることができなくなる．つまり児は間違った音にさらされるので正しい音が経験できないのである．

言語発達だけに遅れがある児に対しては，聴力検査を行うべきである．診察室で音の鳴るものやベルを使うだけでは不十分である．聴力障害を伴う疾患において発達全般に遅れが認めら

れる場合や，音を真似することがなく発達が遅れている場合に難聴を疑う．他に難聴を疑う手がかりとしては，身振り手振りが大きいこと，しゃべっている人の口元をじっとみていることである．聴性脳幹反応は新生児の聴力障害の検出に有用であり，多くの施設で標準的な検査法となっている．

2 運動発達の遅れ

言語発達や社会性に問題がなく，運動発達にのみ遅れがある児は，しばしば低緊張であり，神経筋疾患を有することがある（第6章 p. 169）．運動発達のみの遅れは失調（第10章 p. 241），軽度の片麻痺（第11章 p. 264）や対麻痺（第12章 p. 283）でも生じる．こうした児の多くは軽度の脳性麻痺の形をとり，幼児期において運動発達に遅れを来すものの，明らかな認知機能の低下を来すほど重度ではない．軽度の認知機能障害がわかるのは小学校に入ってからのことが多い．良性大頭症の児は生後18か月までに運動面での発達のみに遅れがみられる．大きな頭部をしっかり支持することが難しいためである．

3 全般的な発達の遅れ

全般的な発達の遅れを来す児は，ほとんどが出生前や周産期の障害による非進行性の脳疾患による．しかし，発達の遅れがあり，退行を来さない児の1%は先天性代謝疾患であり，3.5〜10%が染色体異常である（Shevell et al, 2003）．退行がなく単に発達が遅いだけの全ての児に対して延々と原因検索を行うことは経済的ではない．進行性の疾患を見出す確率が高い要素は，家族の罹患があること，両親に血族婚があること，臓器肥大があること，腱反射の消失である．単純MRIや染色体検査は全般性の発達の遅れがある児のスクリーニング検査としては合理的である．MRIではしばしば，脳奇形やその他の先天的な異常所見が見出され，それまで確実でなかった診断が確定することになる．

Box 5-4　染色体検査を考慮すべき臨床症状

泌尿生殖器
　外性器異常
　多発囊胞腎

頭部と頸部
　高い鼻梁
　眼裂開大または眼裂狭小
　小眼球
　内眼角贅皮（非アジア人で）
　後頭骨欠損
　小顎
　小さい口または魚様の口（開口困難）
　小さい耳または耳介低位
　眼裂斜上
　翼状頸

四肢
　皮膚紋理の異常
　母指低位
　指の重なり
　多指
　橈骨低形成
　揺り椅子状の足

---

1 染色体異常

染色体の構造的，数的異常は，重度の知的障害の原因で最も目にするものであるが，全体の1/3を占めるにすぎない．常染色体の異常は乳児期の低緊張と関連することが多い（第6章 p. 169）．さらに，通常，顔面や四肢の多発小奇形を伴う．これらの小奇形自体は珍しくはないが，組み合わせることで診断的に重要性を帯びてくる．**Box 5-4**に染色体異常を示唆する臨床症状をまとめ，**表5-1**にいくつかのよく知られた染色体異常症候群をあげた．

(a) 脆弱X症候群

脆弱X症候群は染色体異常による認知障害のなかで最も目にすることが多い疾患である．有病率は，男子10万人に対しおよそ20人である．この疾患名は，Xq27に存在する，葉酸欠乏培地で培養した際の脆弱部位（縮窄）に由来する．脆弱部位は，*FMR1*遺伝子の中にあり，世代を経るごとに伸長（DNA増幅）してより重症の表現型を生み出す3塩基配列構造を含んでいる．リピート数が正常範囲に減少することも起こりうる．*FMR1*の変異は複雑で，遺伝子の構造を乱すような変化を起こしうるため，IQ70以上の非典型例もみられる（Saul & Tarleton,

表 5-1	代表的な染色体異常症候群*
5p モノソミー	● 特徴的な"猫の鳴き声のような"泣き声 ● 満月様顔貌 ● 眼裂開大 ● 小頭
10p トリソミー	● 長頭 ● "カメのような"口 ● 骨関節の異常
部分 12p モノソミー	● 小頭 ● 前額部狭小 ● とがった鼻 ● 小顎
18 トリソミー	● とがった鼻 ● 小顎 ● 後頭隆起 ● 狭い骨盤 ● 揺り椅子状の足
21 トリソミー	● 筋緊張低下 ● 平坦な（モンゴロイド系の）顔 ● ブラッシュフィールド斑（虹彩辺縁周辺にできる塩粒に似た灰色ないし白色の斑点） ● 平坦な項部

*成長障害と認知障害は全ての染色体異常症で認める特徴である

2012).

☑ 臨床症状

症状が揃った典型例では，大頭，長い顔，目立つ前額部と顎，突出した耳といった特徴的な外見と結合織の所見（関節可動域の拡大），さらに思春期以降では大きな精巣が特徴である．自閉症スペクトラムを含む行動異常もよくみられる．全変異の男性の場合，思春期の前後で表現型は異なる．思春期前の発達は正常だが，頭囲は 50 パーセンタイルを超える．運動，言語の発達は遅れ，情緒は不安定となって自閉傾向を帯びてくる．思春期後には，長い顔，突出した前頭部，大きな耳，突出した顎，大きな性器といった特徴がより明らかになる．

女性における表現型は，*FMR1* 遺伝子の変異と，ランダムな X 染色体の不活化の双方に依存する．約半数の脆弱 X の全変異を受け継いだ女性は知的障害となるが通常は全変異の男性よりも軽度である．およそ 20％の脆弱 X の男性は正常，一方 30％の女性キャリアには軽い症状が出現する．無症状の男性は娘に異常染色体を受け渡すが通常は娘も同様に無症状である．娘の子は男児でも女児でも症状を来す．

☑ 診断

脆弱部位を明らかにする培養法を用いた染色体の検査に代わって，DNA に基づく検査が行われる（Saul & Tarleton 2012）．分子遺伝学的検査が標準的な診断法である．

☑ 治療

行動障害に対する薬物治療と教育的介入を行う．

❷ 脳奇形

小児の約 3％に少なくとも 1 つの大奇形を認めるが，病因を特定できるのは 20％のみである．多くの子宮内疾患により破壊的な変化が生じ，発育期の脳に奇形を引き起こす．脳が細胞応答できない受胎後 1 週間の間に，胎児が感染因子や毒性物質に曝露されると，精巧に仕組まれた神経発育の過程が一気に崩される．アルコール，鉛，処方薬，乱用物質が脳奇形を起こす因子である．原因と結果の関係を証明することは困難であるが，母体のコカイン使用は血管の機能不全と，脳を含む多くの臓器で梗塞の原因とされている．

発達が遅れていて，特異顔貌や他の臓器の奇形，頭囲や頭の形に異常を認める児で脳奇形を疑う（第 18 章 p.388）．単純頭部 CT は大きな脳奇形を検出するには十分であるが，遊走障害の検出には MRI がよく，脳奇形の診断への費用対効果がより高い．

❸ 子宮内感染症

最も一般的な子宮内感染症はヒト免疫不全ウイルス（HIV）とサイトメガロウイルス（CMV）である．HIV 感染は子宮内でも生じうるが，ほとんどの感染は周産期に生じる．感染した乳児は，新生児期は無症状で，後に脳の進行性疾患を発症する（p.136「2 歳以前に発症する進行性脳症」）．風疹胎芽病は定期予防接種によりほとんどなくなったが，予防接種率が低下すると再び生じる．

(a) 先天梅毒

先天梅毒の報告数は 1988 年以降増加してい

る．一部は実際の症例数の増加によるが，疾患の定義が広がったこともその理由である．現在の定義では，「無治療または不適切な治療を受けた梅毒の母から出生した全ての死産児と出生児」を先天梅毒としている．

☑ **臨床症状**

胎児の感染は経胎盤性である．感染した新生児の2/3は無症候性で，スクリーニング検査でのみ検出される．症候性の新生児，乳児の一般的な症状は肝脾腫，骨膜炎，骨軟骨炎，肺炎（白色肺炎），持続する鼻汁（鼻閉），手掌や足底を含む斑点状丘疹性紅斑である．もし治療がなされなければ，古典的徴候のHutchinson歯，鞍鼻，間質性角膜炎，剣状脛，認知障害，聴力障害，水頭症へ進行する．

神経障害の出現はたいてい2歳以降で，第Ⅷ脳神経障害による難聴と認知障害を認める．神経聾と角膜実質炎，円錐状の上顎切歯がHutchinsonの三徴である．

☑ **診断**

全ての新生児の母親は梅毒感染の除外のため，産院を退院する前に血清学的な検査を受けるべきである．非トレポネーマ抗体検査（Veneral Disease Research Laboratory：VDRL，RPRカードテスト）はスクリーニング検査であり，非梅毒トレポネーマで吸収する蛍光トレポネーマ抗体検査にて確認する．全ての先天梅毒の児でHIV感染の併発を疑う．

☑ **治療**

感染症の専門家へのコンサルトは全ての先天梅毒を疑う児に有用である．治療は典型的には水溶性ペニシリンG 50,000単位/kgを12時間ごとに7日間静脈内投与し，その後同量を8時間ごとに，計10日間投与する．代わりにプロカインペニシリンG 50,000単位/kg/日の筋肉内投与を10日間でもよい．

(b) 巨細胞封入体症

サイトメガロウイルス（CMV）はヘルペスウイルス属の1つで，長期間の潜伏期と再活性化を特徴とする慢性感染を起こす．CMVは先天性ウイルス感染症としては最も多く（生産児の1～2％），母体の初感染とウイルスの再活性化のどちらでも生じる．妊娠は母体の感染症の再活性化を引き起こす可能性がある．胎児の危険性は妊娠の前半半分で最も高い．幸いなことに，ウイルス尿症を有する新生児で，巨細胞封入体症を呈するのはわずか0.05％以下である．

☑ **臨床症状**

感染した新生児の10％以下が症候性である．臨床症状は子宮内発育遅延，黄疸，点状出血・紫斑，肝脾腫，小頭症，水頭症，頭蓋内石灰化，緑内障，脈絡網膜炎である．脳を除きほとんどの臓器は自然回復する．

遊走障害（滑脳症，多小脳回，小脳無形成）が妊娠の第1三半期に胎児が感染した場合の主要症状である．出生時に，全身性感染の症状を伴わずに，子宮内感染による二次的な小頭症を来す患児もいる．

☑ **診断**

先天感染の証明には生後2～3週以内にウイルスを分離しなければならない．その後は先天感染と出生後の感染を区別することはできない．CMVは多くの部位から検出できるが，ウイルス含有量から考えると，先天性CMV感染の検体には尿か唾液が良い．これらの検体をスライドグラス上の線維芽細胞に接種し，遠心分離，培養後，CMV抗原に対するモノクローナル抗体と反応させるシェルバイアル法（ウイルス迅速同定）が，診断の役に立つ．CMVのDNAを検出するために，組織と液体のPCRまたは*in situ*ハイブリダイゼーションが特定の検査機関で利用できる．感染した新生児は出産可能年齢の女性から隔離すべきである．

発達遅滞と小頭症のある乳幼児で，過去の感染を血清学的に証明したり，頭蓋内石灰化のパターンが一致したりすることで巨細胞封入体症の診断が確定する．

☑ **治療**

先天性CMV感染症の脳障害の大部分は子宮内で生じ，出生後の治療の影響は受けない．現在CMV治療に認可されている抗ウイルス薬はガンシクロビル（そのプロドラッグであるバルガンシクロビル），ホスカルネット，シドフォビルである．先天性CMV感染症におけるこれらの薬剤の危険度と有益性の比率は不明である．

(c) 先天性リンパ球性脈絡髄膜炎

☑ 臨床症状

リンパ球性脈絡髄膜炎ウイルス（LCMV）は出生後に吸入すると軽い呼吸器症状を引き起こすが，出生前の感染は重度の脳奇形を引き起こす（Bonthius et al, 2007）．このウイルスの標的は成長中の脳であるため，感染した児はすべて網膜障害と脳奇形を生じる．

多くの先天奇形は脈絡網膜炎，大頭症，または小頭症である．LCMVは水頭症の主な原因の1つである．水頭症のある新生児の1/3が血清学的にLCMV陽性であり，反対に血清学的にLCMVの先天感染が証明された小児の約90％が水頭症を呈する．おおよそ40％が出生時に水頭症を認め，残りは生後3か月までに水頭症を発症する．失明と精神運動発達遅滞が長期的に生じる可能性がある．重症度は感染の時期によって異なり，早期の感染がより予後不良である．

☑ 診断

頭部画像検査で主要な奇形が明らかとなる．血液，髄液，尿のウイルス培養で診断する．近年，免疫蛍光抗体法や酵素結合免疫吸着法（ELISA法）が血清や髄液で利用できる．近い将来，PCRによるLCMV RNAの検出が可能となるだろう．

☑ 治療

先天性LCMV感染の脳障害のほとんどが子宮内で生じ，出生後の治療は影響しない．

(d) 風疹胎芽病

風疹ウイルスはエンベロープで覆われた小さなRNAウイルスで，世界中に広く分布しており，地方流行性の小児期の軽い発疹性疾患の原因となる（German measles）．米英両国で9〜10年ごとに大流行が生じており，その間多くの成人が曝露され感染する．しかしながら，米国における風疹胎芽病の発症は風疹ワクチンの導入により着実に減少してきている．

☑ 臨床症状

風疹胎芽病は多系統にわたる疾患で，子宮内発育遅延，白内障，脈絡網膜炎，先天性心疾患，感音性難聴，肝脾腫，黄疸，貧血，血小板減少症，発疹で特徴づけられる．先天性風疹症候群患児の80％で中枢神経系の症状を伴う．神経症状は大泉門膨隆，傾眠，低緊張，発作である．発作の発症は出生時から生後3か月までの間である．

☑ 診断

正確なカウンセリングを提供するために，妊婦に風疹感染がないか必ず確認する．ウイルス分離は煩雑で，診断は風疹特異的IgGの4倍以上の上昇と，風疹特異的IgM抗体の証明によって行われる．

☑ 治療

予防接種と妊娠中の曝露を避けることにより予防する．新生児の活動期の感染症に対する有効な治療はない．

(e) トキソプラズマ症

トキソプラズマ原虫は米国で毎年1,000人の出生に対し1人の感染が推定されている原虫である．母体のトキソプラズマ感染の症状は気づかれないことが多い．トキソプラズマの経胎盤感染は，妊娠期間中の母体の初感染または免疫不全の母体が慢性感染あるいは再感染を来した場合に生じる可能性がある．経胎盤感染の感染率は第3三半期が最も高く，その時期に感染した胎児は出生後に症状が出現しにくい．その一方で感染率は第1三半期で最も低いが，その時期に感染した胎児が最も重篤な後遺症を生じる．

☑ 臨床症状

感染した新生児の1/4が多臓器にわたる症状（発熱，発疹，肝脾腫，黄疸，血小板減少症）を呈する．神経症状はけいれん，意識状態の変化，頭蓋内圧亢進である．水頭症，脈絡網膜炎，頭蓋内石灰化の三主徴は，年長児でみられる先天性トキソプラズマ症の特徴である．感染した新生児で出生時には無症状であったが，約8％が後に神経学的後遺症，特に精神運動発達遅滞を呈する．

☑ 診断

血清学的手法を用いた微生物（トキソプラズマ）の検出が商業的に可能で診断に役立つ．IgGとIgMの抗体価が陽性の患者は全て最近感染したと推定できる．米国ではPalo Alto医療財団研究所のトキソプラズマ血清学研究所で正確な血清学的検査，PCR検査と微生物分離が可能

である．さらに，検査結果の解釈や管理について，医療顧問からのアドバイスも受けられる．

IgMとIgG抗体価の陽性や上昇により，妊婦における急性のトキソプラズマ原虫感染を確定する．PCRによる羊水中のトキソプラズマ原虫DNAの検出は，胎児の血液中や羊水中から原虫を分離するよりも非侵襲的で鋭敏である．経時的な胎児のエコー検査で脳室拡大や胎児の他の感染の徴候を観察する．

年長児では診断のために，既感染の血清学的根拠だけでなく矛盾しない臨床症状が必要である．

☑ 訳者補足

日本でのトキソプラズマ症の検査（国立感染症研究所HP）は以下のとおり．

妊婦の抗体検査〔IHA法，LA法，IgM抗体検査（ELISA法など）〕，IgGアビディティ検査（保険適応外）で胎児の感染リスクを評価する．高リスクの場合，羊水中の原虫PCR検査（保険適応外）を行うが不確実である．

新生児の診断のためには移行抗体消失後に児の血清検査を行う．

☑ 治療

先天性トキソプラズマ症に対する出生前と出生後を組み合わせた治療プログラムで，神経症状を減らすことができる．セロコンバージョン（抗体陽転）により急性母体感染が判明した時，胎児血液と羊水を培養し，胎児血液でトキソプラズマ特異的IgMを調べる．胎児の感染が証明されなければ，母体はスピラマイシンのみ投与されるが，胎児の感染が証明されたらピリメサミンとスルファドキシンの母体投与が必要である．トキソプラズマ症が臨床的に証明された新生児では，ピリメサミン（Daraprim®）とスルファジアジンを1年間投与する．ピリメサミンは葉酸の拮抗薬のため，葉酸（ロイコボリン）を治療の間と治療終了後1週間投与する．末梢血中の血小板数の定期的な測定が必要である．髄液中の蛋白高値や脈絡網膜炎を認める新生児では，プレドニゾン1～2 mg/kg/日の投与も必要である．先天性トキソプラズマ症の適切な治療期間は不明であるが，1年が慣例である．胎児の障害の可能性が高いため，もしトキソプラズマ感染が確定され，感染が妊娠16週以内に生じたと考えられたり，胎児が水頭症を呈したりしたら，妊娠中絶がしばしば勧められる．

❹ 周産期障害

周産期感染症，仮死，母体の薬物使用，外傷が精神運動発達遅滞を引き起こす主な周産期の事象である（第1章）．重要な感染症は細菌性髄膜炎（第4章 p.118），ヘルペス脳炎（第1章 p.14）である．細菌性髄膜炎の死亡率は現在50％以下であるが，生存した患者の半分が重篤な神経障害をほとんど即座に呈する．精神および運動の障害，水頭症，てんかん，難聴，視力障害が最も一般的な後遺症である．精神運動発達遅滞は唯一のまたは最も顕著な後遺症となりうる．進行性の知的退行は髄膜炎により二次的に水頭症が引き起こされれば生じうる．

4 両親に悪い情報を伝えること

悪い情報を良いように伝えたり，あまり悪くないように伝えたりすることはできない．児が神経学的障害や認知障害を持つ可能性があることを両親に伝える際の最大の目標は，両親が医療者から言われた内容を聞き，しっかり理解することであろう．両親に悪い情報を聞く心の準備をしてもらわなくてはならない．受け入れる準備ができている以上のことを伝えるのは誤りである．前医が「自分たちに何も教えてくれなかった」ため，近ごろの両親は子どもをセカンドオピニオンに連れて行くことが多くなった．事実，前医は必要以上のことをあまりに速く伝えており，両親が医師から離れる原因となっている．

初診時の筆者の目標は児の発達が正常ではなく（正常のバリエーションではない），脳で何か悪いことが起こっているとはっきり説明し，両親の不安を共有することである．筆者は脳の画像検査，通常MRIを全ての発達が遅れている児でオーダーする．結果が異常ならば，MRI所見を両親と一緒に見直して，両親に問題点を理解してもらうようにしている．不幸にも，多くの母親がこの一大事に1人で来院し，医療者から

> **Box 5-5　進行性脳症：2 歳以降に発症**
>
> **ライソゾーム病**
> 　Gaucher 病 3 型（グリコシルセラミドリピドーシス）
> 　グロボイド細胞性白質脳症（遅発型 Krabbe 病）
> 　糖蛋白変性疾患
> 　アスパルチルグリコサミン尿症
> 　マンノシドーシス 2 型
> 　GM$_2$ ガングリオシドーシス（若年型 Tay-Sachs 病）
> 　異染性白質ジストロフィー（遅発型スルファチドリピドーシス）
> 　ムコ多糖症Ⅱ型，Ⅶ型
> 　Niemann-Pick 病 C 型（スフィンゴミエリンリピドーシス）
> **感染症**
> 　後天性免疫不全症候群脳症*
> 　先天梅毒*
> 　亜急性硬化性全脳炎
>
> **その他の灰白質疾患**
> 　セロイドリポフスチン症
> 　　若年型
> 　　遅発乳児型（Jansky-Bielschowsky 病）
> 　Huntington 病
> 　ミトコンドリア病
> 　　遅発型灰白質変性症
> 　　赤色ぼろ線維を伴うミオクローヌスてんかん
> 　肝障害を伴う進行性神経変性症
> 　色素性乾皮症
> **その他の白質疾患**
> 　副腎白質ジストロフィー
> 　Alexander 病
> 　脳腱黄色腫症
> 　進行性空洞性白質脳症

*頻度が高く，病態修飾療法があるものを示す

受けた説明を後で疑い深い夫やその両親に再び伝えなければならない．ほとんどの両親が初回の診察で「子どもが正常ではない」という以上の情報を処理することができず，さらに詳細に説明するのは次の受診を待つようにしている．しかし，熱心に尋ねてくる質問には常に十分に答え，率直でいようとする医療者と両親の信頼関係を決して失ってはいけない．次回受診のタイミングは児の年齢と認知障害の重症度によって決まる．児が発達のマイルストンの到達度から遅れるほど，両親は認知障害の診断を受け入れる準備ができる．

　母親に，児に認知障害があると伝える時に，障害が軽度，中等度，重度であると述べることは有用ではない．両親は児が何をできるようになるかを知りたいのである．歩けるか，特別支援学校が必要なのか，1 人で生きていけるのか？　そして「児を手助けするために自分に何ができるか？」である．両親には，発達の専門家によるプログラムや生涯にわたるハンディキャップとともに生きることや社会資源の利用法について，他の親を紹介する．

　新生児期や乳児期早期の脳障害の予後を規定することはしばしば困難である．幸運にも，未熟な脳の可塑性により予後が改善する症例もあり，明確な予後を規定することが困難となる．一側半球のみ障害された症例で，より予後が良いことが多い．事実，一側半球の完全な脳軟化症のほうが重い障害だが，"機能を持つ"半球を残す場合よりも発達が伸びる可能性がある．あらゆる家族に，その可能性には幅があり，障害が残る確率が高いことを知らせる必要がある．

B　2 歳以前に発症する進行性脳症

　2 歳以前に発症する進行性神経疾患の鑑別は小児期発症の疾患（**Box 5-5**）と多少異なる．検査で診断する前に，病歴と診察所見によって以下の 3 点を鑑別する．

1. 他の臓器も障害されているか，それとも中枢神経のみ障害されているか？　多臓器も障害されている場合は，ライソゾーム病，ペルオキシソーム病，ミトコンドリア病を示唆する．
2. 臨床症状は中枢神経だけの障害か，それとも中枢と末梢神経両方の障害を示唆するか？　末梢神経または筋が侵されている場合は，主にライソゾーム病やミトコンドリア病が示唆される．
3. 病態の主座は灰白質か白質か？　灰白質疾患の初期症状は，性格変化，けいれん，そして認知症である．白質疾患の特徴は局在した神経所見，痙性，そして盲である．灰白質，白質のどちらから始まっても，最終的に機能低下の所見となる．脳波ではたいてい，

灰白質疾患の初期で，白質疾患の後期で異常所見を認める．MRIでは，灰白質疾患で皮質の萎縮，白質疾患で大脳の脱髄を認める（図5-1）．視覚誘発反応や運動神経伝導速度は，たとえ視神経や末梢神経障害が潜在性であっても，脱髄の検索に有用である．

1 後天性免疫不全症候群（AIDS）脳症

後天性免疫不全症候群（AIDS）は現在HIVとよばれるレンチウイルスサブファミリーのヒトレトロウイルスが原因で起こる．HIVは成人の間で性交渉や注射による薬物乱用，輸血で広まる．小児のAIDSの症例は，経胎盤的に感染，または（産道を介して）出生時に感染することで発症する．感染は母乳を介しても起こりうる．児に感染した時には母親は無症状である．

☑ 臨床症状

HIVに感染した母親から生まれた児の30%で1年以内に感染症状が明らかになる．一般的に症状出現が早いほど予後は悪く，児の進行度は直接，母の重篤度と関連する．

HIVに感染した児の20%が重篤な症状となるか，乳児期に死亡している（Galli et al, 2000）．予後不良の原因は明らかでない．HIVに感染した児の神経症状，神経以外の症状のスペクトラムは，成人の症状とは多少異なる．児では肝脾腫，骨髄機能低下，リンパ球性間質性肺炎，慢性下痢，成長障害，後天性小頭症，大脳の血管症，基底核石灰化をしばしば認める．成人でみられる既感染の再燃（例えば，大脳トキソプラズマ症，進行性多巣性白質脳症；JCウイルス感染脳症）に代表される日和見感染は，乳児では珍しい．

AIDS脳症は亜急性または緩徐進行性の場合もあり，成長障害や日和見感染は必発ではない．ウイルスに曝露されてから2か月から5年で脳症を発症する．感染した乳児の90%は生後18か月までに発症する．発達退行，小頭，認知症，痙性は脳症の特徴である．50%以下の患児では，失調，仮性球麻痺，不随意運動，ミオクローヌス，けいれんを認める．多くはAIDS脳

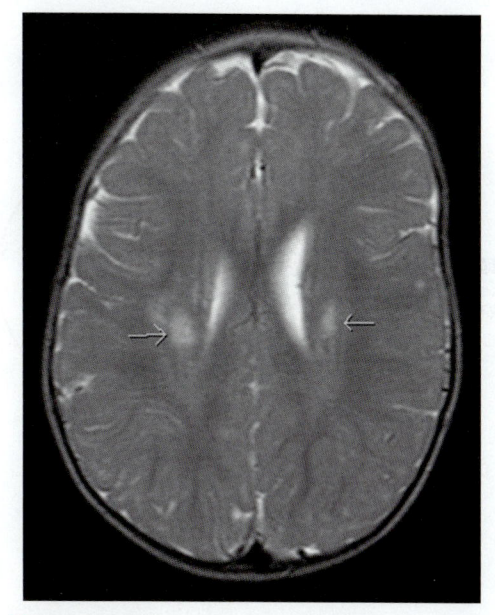

図5-1　Krabbe病
MRI T₂強調像軸位断で早期に対称性の脱髄を認める（矢印）

症発症後，2〜3か月で死亡する．

☑ 診断

18か月以下の乳幼児のHIV感染の診断にはHIVのDNA PCRが有用である．末梢血の単球で検査でき，生後2週まで感度・特異度とも高い．HIV感染症児では，生後48時間までにおよそ30%が陽性となり，生後2週間までに93%，1か月までの乳児では，ほぼ全て検出可能である．

☑ 治療

1996年に高活性抗レトロウイルス薬療法（HAART：抗HIV薬の併用療法）をルーチンで母胎に投与したところ，小児AIDSの発生率は大幅に低下した．ジドブジン（アジドチミジン：AZT），ジダノシン，ネビラピンの併用療法は耐用性がよく，HIV-1に対して持続的な効果を示すこともある．骨髄抑制のみが重大な副作用である．

2 アミノ酸代謝異常症

アミノ酸代謝異常症では，毒性のある中間代謝産物が過剰に蓄積，または神経伝達物質産生が減少することで神経機能が障害される．臨床症候はけいれんを伴う急性新生児脳症や大脳浮

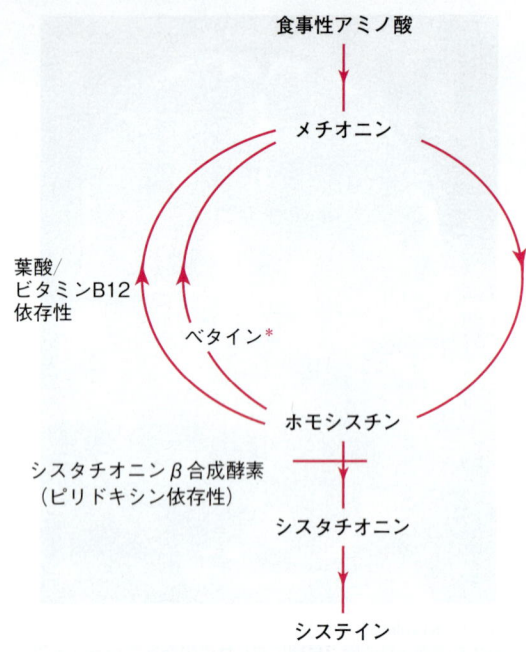

図5-2 ホモシスチン尿症での代謝障害部位
シスタチオニンβ合成酵素（シスタチオニンシンセターゼ）が欠損するとホモシステインの代謝を阻害され，ホモシスチン，メチオニンが蓄積する原因となる
＊ベタインを用いた代替経路
（Picker JD, Levy HL. Homocystinuria caused by cystathionine beta-synthase deficiency. In：Pagon RA, Bird TD, Dolan CR, et al. eds. Seattle University of Washington. Available at http://www.geneclinics.org.PMID：20301697 より引用，一部改変）

腫（第1章p.6），あるいは認知障害や認知症である．アミノ酸代謝異常症のいくつかは脳梁欠損などの大脳奇形の原因となる．アミノ酸尿症の主な症状は灰白質機能低下（認知障害，けいれん）に関連し，脱髄はしばしばかなり遅れてから出現することがある．

❶ グアニジノ酢酸メチルトランスフェラーゼ（GAMT）欠損症

グリシンアミジノトランスフェラーゼはグリシンをグアニジノ酢酸に変換し，GAMTはグアニジノ酢酸をクレアチンに変換する．GAMT欠損症は認知障害，筋緊張低下そして運動障害の原因となる（Caldeira Araújo et al, 2005）．常染色体劣性遺伝である．遺伝子は19p13.3に位置する．珍しい疾患であるが治療可能である．

☑ 臨床症状

患児は出生時正常で，乳児期は正常発達である．1歳の終わり頃から発達が止まり，筋緊張低下に気づかれる．次いで発達は退行し，ジスキネジアやジストニア，ミオクローヌスが出現する．

☑ 診断

MRIは著明な脱髄を呈し，MRSではクレアチンが欠乏し，グアニジノ酢酸リン酸が蓄積する．

☑ 治療

早期にクレアチン一水和物を経口投与することで，著しく全ての症状を抑制し，改善させる．治療が遅れても，ある程度異常運動を減少させることができる．

❷ ホモシスチン尿症

この症候群の主たる原因は，ほとんどがシスタチオニンβ合成酵素の完全欠損である（Picker & Levy, 2011）．2種類が知られており，ピリドキシン（ビタミンB_6）反応性ホモシスチン尿症とB_6不応性ホモシスチン尿症である．B_6反応性ホモシスチン尿症は，不応性のものよりもたいてい軽症である．遺伝形式は常染色体劣性遺伝である．ヘテロ接合体は部分欠損である．シスタチオニンβ合成酵素はセリンとホモシステインからシスタチオニンを合成する（図5-2）．この酵素が欠損すると，血中と尿中のホモシステイン，ホモシスチンそしてメチオニンが増加する．新生児スクリーニングでは，高メチオニン血症を検出する．

☑ 臨床症状

患児は出生時正常である．神経学的特徴は軽度から中等度の認知障害，水晶体偏位，そして大脳血栓塞栓症である．発達遅滞は半数に起こり，無治療の場合，年齢とともに知的退行が進む．結果的に大部分が軽度認知障害の範疇に入る．知能はB_6不応性よりもB_6反応性のほうが全体的に高い．

高濃度の血中ホモシステインはコラーゲンの代謝に不利に働き，血管壁の内膜肥厚の原因となり，動脈性または静脈性の血栓塞栓症の原因となる．大脳の血栓塞栓症は致死的な合併症である．塞栓症は乳児期に起こることがあるが，たいていは成人期である．ヘテロ接合体の若年成人もまた危険性がある．冠動脈や頸動脈の閉

塞は突然死や重篤な神経後遺症を引き起こしうる．血栓塞栓症は15%の症例で診断の最初の手がかりとなる．

水晶体脱臼はホモシスチン尿症でほぼ一定してみられる特徴であり，典型的には2～10歳の間に起こる．ほとんど全ての患者が40歳までに水晶体が脱臼する．より年長児では骨粗鬆症が脊椎から認められ，側彎の原因となる．多くの患児は高身長で細く，脆弱で薄い金髪で，Marfan症候群様である．この体質は小児期中期から後期になるまで認められないが，4割程度の症例では診断の手がかりとして役に立つ．

小児期後期まで疾患特異的な特徴が現れないため，原因不明の発達遅滞を呈するどんな乳児でもこの疾患を疑うことが診断には必要である．

☑ 診断

ホモシスチン尿症の生化学的特徴は血漿ホモシスチン，総ホモシステイン，メチオニンの濃度増加，尿中ホモシスチンの濃度増加，そしてシスタチオニンβ合成酵素の酵素活性低下である．分子遺伝学的診断が有用である．

胎児のリスクを知るための出生前診断には，絨毛ではシスタチオニンβ合成酵素の酵素活性が非常に低いため，絨毛ではなく羊水細胞を培養し，シスタチオニンβ合成酵素の酵素活性を測定する．

☑ 治療

治療を始める前に，全ての患児でピリドキシン（ビタミンB_6）を試す．ピリドキシン反応性の児にはおよそ200 mg/日を投与する．不応性の児にも100～200 mg/日内服させる．また全ての患児に蛋白制限食が必要だが，さらにビタミンB_6不応性の新生児には頻回の代謝モニターを必要とする．制限食は永続的に必要である．新生児スクリーニングでみつかった場合，最も良い結果をもたらす．ベタイン（アミノ酸のN-トリアルキル置換体；調味料）5～10 g/日を2回に分けて内服する治療は，過度のホモシステインをメチオニンに変換し，塞栓症予防に役立つ．葉酸やビタミンB_{12}はホモシステインからメチオニンへの変換を適正化し，ホモシステインの値を減少させるのに役立つ．

③ メープルシロップ尿症（中間型）

3つの主な分枝鎖アミノ酸（BCAA）として，ロイシン，イソロイシン，バリンがある．これらの代謝経路では，まずα-ケト酸にアミノ酸転移し，それからさらに酸化的脱炭酸反応によって分解される（p.7, 図1-1参照）．分枝鎖ケト酸（BCKA）脱水素酵素は，酸化的脱炭酸反応に関与する酵素である．そして，メープルシロップ尿症（MSUD）の原因には，3つの異なる遺伝子の変異が関与している．これらの遺伝子は，分枝鎖アミノ酸であるロイシン，イソロイシン，バリンの分解を触媒する分枝鎖α-ケト酸脱水素酵素複合体（BCKD）をコードしている．

☑ 臨床症状

欠損症にはいくつかの表現型が知られている（Strauss et al, 2009）．その表現型は古典型，間欠型そして中間型の3種類である．ケトアシドーシスを伴った急性脳症は，古典型と間欠型の特徴である（第1章p.6, 第10章p.245）．中間型と間欠型の脱水素酵素の活性はほぼ同じくらいである（5～40%）．一方，古典型の酵素活性は正常の0～2%である．

中間型の発症は乳児期後期であり，しばしば発熱性疾患または大量の蛋白摂取に伴って発症する．積極的な早期の治療的介入がなされないと，中等度の認知障害を残す．失調や成長障害が主な症状である．中間型MSUDの乳児は発達がゆっくりで，多動である．患児は，一般的に中等度の知的な遅れを呈する．身体的な発達は，肌理の粗い皮膚と脆弱な毛髪以外は正常である．尿はメープルシロップの臭いがすることがある．急激な精神変化，けいれん，局所的な神経症状は起こらない．

中間型MSUDの乳児のなかには，チアミンが有効なこともある．このような患児では知的障害は中等度である．

☑ 診断

BCAAやBCKAの濃度が上昇しているが，古典型ほどではない．塩化第二鉄反応またはジニトロフェニルヒドラジンテストによる尿中分枝鎖アミノ酸の検出により，暫定的に診断でき

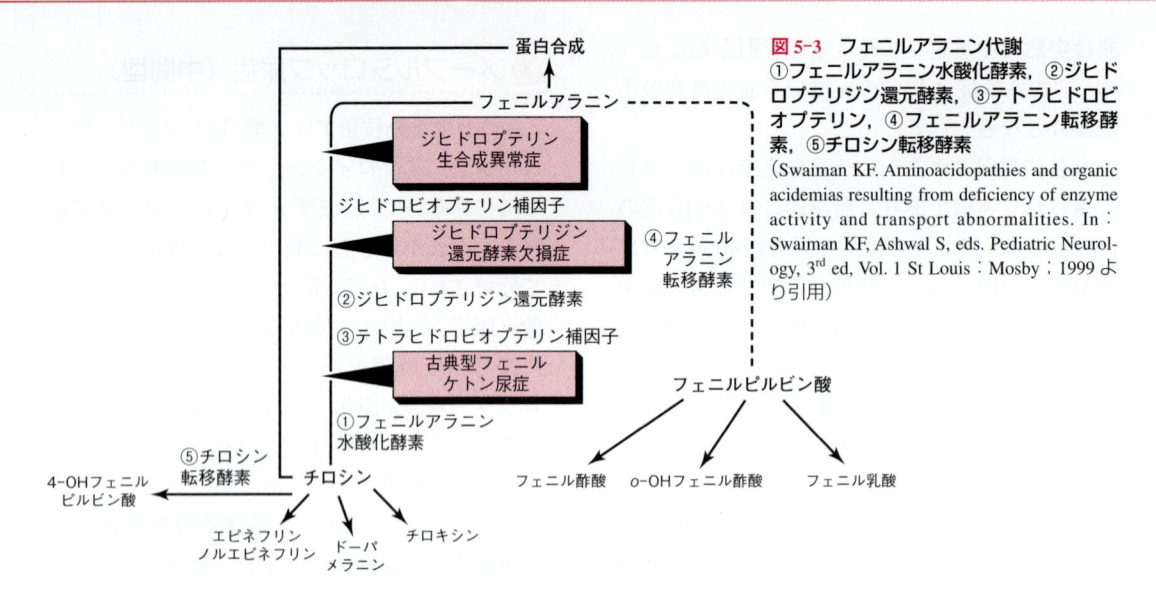

図 5-3 フェニルアラニン代謝
①フェニルアラニン水酸化酵素,②ジヒドロプテリジン還元酵素,③テトラヒドロビオプテリン,④フェニルアラニン転移酵素,⑤チロシン転移酵素
(Swaiman KF. Aminoacidopathies and organic acidemias resulting from deficiency of enzyme activity and transport abnormalities. In: Swaiman KF, Ashwal S, eds. Pediatric Neurology, 3rd ed, Vol. 1 St Louis: Mosby; 1999 より引用)

る．血液や尿中の分枝鎖アミノ酸や分枝鎖ケト酸の量的測定が診断に必要である．

☑ 治療

MSUD の治療には，ロイシン制限食や高カロリー分枝鎖アミノ酸除去ミルク，そして頻回のモニタリングが必要である．誘発ストレスの除去，十分なカロリー，インスリン，遊離アミノ酸，イソロイシン，バリンを投与すること，そして医療機関によっては陽性蛋白癒着療法として血液透析/血液濾過を行い，代謝不全を是正する．

蛋白制限食が中間型 MSUD の乳児の主な治療となる．次いで 1 日 100 mg のチアミンを試すことで，チアミン反応性かどうかを調べる．100 mg で効果がない場合は，チアミン抵抗性であると判断する前に，チアミンを 1 日 1 g まで増量することを試す．脳浮腫は代謝障害で最も起こりえる合併症であり，集中治療下での速やかな治療が必要である．

同所性肝移植は古典的 MSUD の有効な治療である．血漿アミノ酸濃度と胎児の成長の頻回なモニタリングは，妊娠中の必須アミノ酸の欠乏を避けるのに必要である．

❹ フェニルケトン尿症

フェニルケトン尿症（PKU）は肝臓のフェニルアラニン水酸化酵素（PAH）の部分または完全欠損により生じるフェニルアラニン代謝異常症である(Mitchell & Scriver, 2010)．遺伝形式は常染色体劣性遺伝で，頻度は約 16,000 出生に 1 人である．水酸化フェニルアラニンがチロシンに変換されないため，フェニルピルビン酸へのアミノ基転移反応が生じる（図 5-3）．フェニルピルビン酸が酸化してフェニル乳酸となり，ネズミ尿臭（カビ臭い）の原因となる．

PAH 欠損症は 3 つの型に分類される．古典的 PKU，非 PKU 性高フェニルアラニン血症（HPA），異型 PKU である．古典的 PKU では PAH は完全欠損またはそれに近い状態である．患児では，血漿フェニルアラニン値を安全域の 300 μmol/L（5 mg/dL）以下に保つために，食事性フェニルアラニンを 250〜350 mg/日以下とする．無治療では血漿フェニルアラニン値は 1,000 μmol/L を超え，食事性フェニルアラニン許容量を 500 mg/日以下とする．古典的 PKU は重い認知障害を来す危険性が高い．

非 PKU 性 HPA では，通常の食事で血漿フェニルアラニン値は 120〜1,000 μmol/L で，無治療でも認知障害を来す危険性は低い．異型 PKU は PKU にも非 PKU 性 HPA にも該当しない患者である．

※本邦での一般的分類では，診断時の血漿フェニルアラニン値にて分類する．
　古典的 PKU：≧20 mg/dL＝1,200 μmol/L
　軽症 PKU：10 mg/dL 以上，20 mg/dL 未満＝60〜1,200 μmol/L
　軽症 HPA：＜10 mg/dL（60 μmol/L）未満

HPAはテトラヒドロビオプテリン（BH4）の生合成もしくは再生の障害によっても生じる．BH4はフェニルアラニンやチロシン，トリプトファン水酸化反応の補酵素である．BH4欠損によるHPAの遺伝形式は常染色体劣性遺伝で，HPA患者の約2%である．

☑ 臨床症状

　生下時は正常なので早期診断にはマススクリーニングが必要である．スクリーニングでHPAと判明した場合，それはすなわちPKUを意味するものではない（**Box 5-6**）．スクリーニング陽性の新生児では古典的PKUと他の病態を鑑別するために，血中のフェニルアラニンとチロシン濃度を正確に測定しなければいけない．古典的PKUの新生児では授乳開始48〜72時間後にはHPAが生じる．血中フェニルアラニン値は20 mg/dL以上で血清チロシン値は5 mg/dL以下である．血中フェニルアラニン値が15 mg/dLに到達すると，尿中でも検出されるようになるため，塩化第二鉄反応が陽性になる（塩化鉄5〜10滴を尿1 mLに加えると緑変する）．

　汗の中のフェニル乳酸により，生後1か月には皮膚がカビ臭くなる．発達遅滞は生後3か月までに明らかになることもあるが，通常1歳までに明らかになる．そして2歳初めまでに退行が明らかとなる．行動異常として過活動や攻撃性が多く，局所神経症状は一般的ではない．約25%にけいれんを生じる．点頭発作やhypsarrhythmia，強直間代性けいれんを認めることもある．PKUの児は，しばしば金髪で青白い皮膚，青い目であるが，これはメラニン色素が減少するためである．湿疹もよくみられる．これらの皮膚の変化が，フェニルケトン尿症で唯一の非神経症状である．

☑ 診断

　新生児スクリーニングによりPKUは全例検出される．スクリーニングはHPAを検出する．未治療時の血漿フェニルアラニン値が1,000 μmol/L以上で診断となる．遺伝カウンセリングや出生前診断の前に遺伝学的検査を行う．血中フェニルアラニン値が25 mg/dL（1,500 μmol/L）以下でチロシン値が正常の場合，PKU

> **Box 5-6** 高フェニルアラニン血症の鑑別疾患
>
> **古典的フェニルケトン尿症**
> 　水酸化酵素完全欠損症（0〜6%）
> **良性型**
> 　その他
> 　水酸化酵素部分欠損症（6〜30%）
> 　フェニルアラニントランスアミナーゼ欠損症
> 　一過性水酸化酵素欠損症
> **悪性型**
> 　ジヒドロキシプテリジン還元酵素欠損症
> 　テトラヒドロビオプテリン合成酵素欠損症
> **チロシン血症**
> 　一過性チロシン血症
> 　チロシン症
> **肝疾患**
> 　ガラクトース-1-リン酸ウリジルトランスフェラーゼ欠損症

の良性異型に分類される．悪性PKUにはBH4欠損症が含まれる．けいれんが初発症状で，認知障害や運動障害は後に現れる．無治療の場合，基底核の石灰化が生じる．

　一過性チロシン血症は正常満期産児の2%，未熟児の25%に認められる．p-ヒドロキシフェニルピルビン酸酵素の一過性の欠乏が原因である．これは良性の状態であり，血中フェニルアラニンおよびチロシン濃度がともに上昇していることでPKUと鑑別できる．

☑ 治療

　古典的PKUでは，可能な限り生後早期からフェニルアラニン除去ミルクを用いた低蛋白食を開始し，血漿フェニルアラニン値を120〜360 μmol/L（2〜6 mg/dL）ないしは40〜240 μmol/L（1〜4 mg/dL）に保つ（日本でのPKU治療は平成7年の治療指針に基づき，血漿フェニルアラニン値を乳児期前半まで2〜4 mg/dL，乳児期後半〜小学校前半まで3〜6 mg/dL，小学校後半は3〜8 mg/dL，中学生は3〜10 mg/dL，それ以降は3〜15 mg/dLの範囲でコントロールする）．立体異性体である6R-BH4の補充を個々に応じて20 mg/kg/日まで増量する．血清フェニルアラニン値が常に600 μmol/L以下の非PKU性HPAの治療に関してはよくわかっていない．

　BH4はフェニルアラニン水酸化酵素やチロシン水酸化酵素，トリプトファン水酸化酵素の補酵素である．再生系もしくは生合成系の異常により欠損症となる．補酵素欠損症の乳児ではフェニルアラニン制限食で血中フェニルアラニン値は低下するが，神経学的退行を予防できな

い．このような児ではBH4補充が治療となる．

3 ライソゾーム病

　ライソゾームは細胞内異化により産生された物質を分解する加水分解酵素を含む細胞質内小胞である．ライソゾーム病の原因は酵素合成障害や酵素のターゲティング異常，酵素のプロセッシングに必要な補酵素の欠損などである．ライソゾーム酵素が障害されると異常な基質の蓄積が生じ，細胞障害と細胞死を引き起こす．1つあるいは複数の臓器が障害され，臨床症状は障害臓器による．認知障害や退行は多くのライソゾーム病でみられる．酸性リパーゼ欠損症（Wolman病）やセラミド欠損症（Farber脂肪肉芽腫症）などのいくつかの疾患では，認知障害は生じるが，顕著な症状でも初発症状でもない．このような疾患はここでは述べない．

1 Gaucher病2型（グルコシルセラミドリピドーシス）

　Gaucher病の遺伝形式は常染色体劣性遺伝で，変異遺伝子は1q21に位置する．グルコセレブロシダーゼ（グルコシルセラミドβグルコシダーゼ）の欠損で，ライソゾームへのグルコセレブロシドの蓄積が生じる．補酵素であるサポシンCの欠損はまれな原因である．

　Gaucher病は臨床症状は幅広く，予後と治療を決定するうえで5つの臨床型に分類するのが有用である（Pastores et al, 2011）．1型は非神経型で脳は障害されない周産期致死型である（1型は通常骨病変を主体とする非神経型，予後良好であり，周産期致死型というのは原著の誤りと考えられる）．発症年齢で2型と3型は区別する．両者は神経系にも臓器にも蓄積症状を認める．2型は2歳前の発症で精神運動発達停止と急激な進行を認め，2～4歳までに死亡する．3型は2歳以降の発症で緩徐進行性で2型よりは長期生存する．他の2つは周産期致死型と心血管型である．

☑ 臨床症状

　幼児期発症の2型では通常6か月未満で発症するが，3か月未満での発症が多い．初発症状としては運動退行と脳神経症状である．初期は筋緊張低下しているが，後に痙性を呈する．頭部後屈は初期にみられる特徴的な症状であるが，髄膜刺激徴候によると思われる．吸啜・嚥下障害や開口障害，眼球運動麻痺が典型的である．知的退行は急速に起こるが，けいれんはそれほど多くはない．脾腫は肝腫大より顕著で，黄疸はみられない．脾腫のために貧血，血小板減少，白血球減少が生じる．通常，生後1年以内，ほとんどは2年以内に死亡する．

☑ 診断

　末梢血白血球（リンパ球）や他の有核細胞の酸性βグルコシルセラミダーゼ（＝グルコセレブロシダーゼ）酵素活性測定にて診断する．末梢血のグルコシルセラミダーゼ酵素活性は正常の0～15％となる．キャリアや出生前診断は可能である．

☑ 治療

　Gaucher病の対症療法として，重度の脾腫や血小板減少に対しては部分あるいは全脾摘出術を行い，重度の貧血や出血症状に対しては輸血を行う．また，骨痛に対しては鎮痛薬を用い，慢性的な痛みからの解放や機能回復のために関節置換を行う．重度の骨粗鬆症に対しては経口ビスホスホネートを用いる．

　3型では代謝障害是正として骨髄移植も有効かもしれない．イミグルセラーゼを用いた酵素補充療法は，血液学的そして肝脾腫には有効である．

2 Krabbe病（グロボイド細胞性白質ジストロフィー）

　Krabbe病（ガラクトシルセラミドリピドーシス）はガラクトシルセラミドβガラクトシダーゼ欠損により生じ，乳児期に急速進行性の脱髄を生じる（Wenger, 2011）．若年型や成人型もある．常染色体劣性遺伝形式をとり，遺伝子座は14番染色体にある．ガラクトシルセラミドは中枢神経系の白質の多核性マクロファージ（ミクログリア）に蓄積し，グロボイド細胞となる．

☑ 臨床症状

　発症年齢の中央値は4か月（1～7か月）である．初発症状は易刺激性や刺激に対する過敏さである．続いて骨格筋の筋緊張亢進を生じる．原因不明の微熱もよくみられる．精神運動発達

Box 5-7	Hurler の表現型
腹部ヘルニア	
粗な顔貌	
角膜混濁	
難聴	
多発性骨形成不全	
認知障害	
関節拘縮	
内臓腫大	

Box 5-8	チェリーレッドスポットを認めるライソゾーム病
チェリーレッドスポットミオクローヌス（第1章）	
Farber 脂肪肉芽腫症	
GM_1ガングリオシドーシス	
GM_2ガングリオシドーシス	
異染性白質ジストロフィー	
Niemann-Pick 病	
シアリドーシス 3 型	

は停止し，その後退行する．2～4か月の間に後弓反張肢位となり，以前に獲得した機能は消失する．腱反射は減弱し，消失する．びっくりしたようなミオクローヌスとけいれんを認める．失明もある．1歳までには90％が死亡または慢性的な植物状態となる．

グロボイド細胞性白質ジストロフィーではいくつか他の臨床症状を呈する型があり，West症候群（第1章 p.23）や局所神経症状（第10, 11章），多発ニューロパチー（第7章）等である．遅発型については後述（p.156）する．

☑ 診断

MRIにて大脳半球のびまん性の脱髄所見を呈する（図 5-1 参照）．末梢神経の運動神経伝導速度は延長することが多く，髄液中蛋白は増加する．白血球もしくは培養皮膚線維芽細胞のガラクトシルセラミド β ガラクトシダーゼの酵素活性欠損にて診断できる．分子遺伝学的検査はキャリア診断のみに用いられる．

☑ 治療

造血幹細胞移植は，発症前に診断のついた乳児期発症の Krabbe 病で進行を遅らせる．神経症状は回復するかもしれない．

③ 糖蛋白代謝異常症

糖蛋白は蛋白にオリゴ糖が結合した複合分子である．糖蛋白代謝異常症はまれであり，ムコ多糖症の軽症型に類似する．遺伝形式は常染色体劣性である．主な病型は α マンノシダーゼ欠損症（*MAN2B1*；19p13.2-q12）と α フコシダーゼ欠損症（*FUCA1*；1q34）である．

☑ 臨床症状

臨床徴候は Hurler 症候群様（Box 5-7）かミオクローヌス-認知症様である．黄斑変性（チェ

リーレッドスポット）を呈する患者もいる．被角血管腫もみられる．臨床症状のみでは他のライソゾーム病とは鑑別できない．

☑ 診断

尿中にオリゴ糖や糖アスパラギンの過剰排泄を認めるが，ムコ多糖は認めない．皮膚生検やその他の組織診にて無構造様の物質を含有した膜結合小胞を認める．組織中の糖蛋白や糖脂質はしばしば増加している．

☑ 治療

対症療法である．

④ GM_1 ガングリオシドーシス

ライソゾーム酵素である β ガラクトシダーゼの欠損は GM_1 ガングリオシドーシスの原因となる．残存酵素活性の量や型により，全身型ガングリオシドーシス，つまり GM_1 ガングリオシドーシスか，軽い脳の異常を伴う内臓のムコ多糖（蓄積）症，つまり Morquio B 病かが決まる．β ガラクトシダーゼ遺伝子は 3p21 に位置し，常染色体優性遺伝である．

☑ 臨床症状

発症は6～18か月である．筋力低下と協調運動障害が初期症状である．続いて，痙性，認知障害，けいれんが起こる．精神運動発達は初めゆっくりで，その後退行する．罹患した新生児は，反応が乏しく，筋緊張は低下しており，活動性が低い．Hurler 症候群の表現型を認める（Box 5-7）が，角膜はきれいで，黄斑部のチェリーレッドスポットを 50％ に認める（Box 5-8）．3～7歳で死亡する．

☑ 診断

尿中ムコ多糖の排泄がないことと，チェリーレッドスポットを認めることで乳児型 GM_1 ガ

ングリオシドーシスと Hurler 症候群を鑑別する．白血球，培養線維芽細胞，血清中の酵素欠損により診断する．

☑ 治療
対症療法である．

⑤ GM$_2$ガングリオシドーシス

GM$_2$ガングリオシドが蓄積する関連疾患のグループであり，ヘキソサミニダーゼ A，ヘキソサミニダーゼ B またはヘキソサミニダーゼ A，ヘキソサミニダーゼ B の GM$_2$活性化因子の欠損を認める．遺伝子異常は常染色体劣性遺伝で，15番染色体上の α サブユニット，5番染色体上の β サブユニット，5番染色体上にあるヘキソサミニダーゼの糖蛋白活性化因子（AB バリアント）遺伝子の異常を認める．

(a) Sandhoff 病

Sandhoff 病は，ヘキソサミニダーゼ A と B の両方が欠損する疾患である．常染色体劣性遺伝である．グロボシドと GM$_2$ガングリオシドが脳と内臓に蓄積する．

☑ 臨床症状
Sandhoff 病の臨床症状と臨床経過は Tay-Sachs 病のそれと同じである．唯一の相違点は，中枢神経系以外の臓器が障害されることである．中等度の肝脾腫と，ときに乳児型 GM$_1$ガングリオシドーシスと同様の骨変形を認める．

☑ 診断
Tay-Sachs 病に似た非ユダヤ系の乳児は全員，この疾患を疑う．末梢血リンパ球の空胞化は認めないが，骨髄で泡沫組織球を認める．血球，培養線維芽細胞，血清中のヘキソサミニダーゼ欠損により，患者とキャリアを診断する．羊水中の N-アセチルグルコサミニルオリゴ糖を検出すれば，出生前診断が可能である．

☑ 治療
対症療法である．

(b) Tay-Sachs 病

ヘキソサミニダーゼ A 欠損により，特異的スフィンゴ糖脂質である GM$_2$ガングリオシドがライソゾーム内に貯留して神経変性疾患群を来す．ヘキソサミニダーゼ A の完全欠損が Tay-Sachs 病（乳児 GM$_2$ガングリオシドーシス）を起こす．遺伝子頻度はアシュケナージ系ユダヤ人では 1/30，ユダヤ人以外では 1/300 である．中枢神経系のみが障害される臓器である．部分欠損では幼年期から成人期の GM$_2$ガングリオシドーシスを来す（Kaback & Desnick, 2011）．

☑ 臨床症状
特徴的な初発症状は，生後 3〜6 か月に音や光に対する異常な驚愕反応（Moro 反射）である．運動発達の退行は 4〜6 か月に始まる．乳児は運動の獲得の遅れか，すでに獲得していた運動指標の喪失を理由に来院する．黄斑周囲のチェリーレッドスポットはほとんど全ての患児にみられるが，いくつかの蓄積病と網膜中心動脈の閉塞で起こるため，Tay-Sachs 病に特異的ではない（Box 5-8）．チェリーレッドスポットが拡大していき，円窩近傍部位の網膜ガングリオン細胞のように物質が集積して，腫脹し破裂する．正常な眼底の赤い色は観察できる．その後に視神経が萎縮し，盲目となる．

1歳までに，患児は重度認知障害，反応低下，痙性を呈する．2年間で頭囲は拡大し，けいれんも起こす．多くの患児は5歳までに死亡する．

☑ 診断
ユダヤ系の小児で，精神運動発達遅滞と黄斑のチェリーレッドスポットがあれば，この疾病を疑って診断すべきである．ヘキソサミニダーゼ A 欠損の診断は，β ヘキソサミニダーゼ B イソ酵素が正常または活性上昇した状態で，患児の血清または白血球の β ヘキソサミニダーゼ A の酵素活性低下により診断する．遺伝子変異解析によりキャリアか否かを調べることができる．

☑ 治療
対症療法のみ．

⑥ I-cell 病

N-アセチルグルコサミンホスホトランスフェラーゼの欠損や機能不全は I-cell 病（ムコリピドーシスⅡ型）を来す．ライソゾームにいくつかのムコ脂質が蓄積する．常染色体劣性遺伝である．4q21-23 に遺伝子がある．

☑ 臨床症状
I-cell 病の臨床症状は，症状がより早期に出現すること，神経症状の退行がより速いこと，

ムコ多糖尿症がないことを除けば，Hurler症候群に似ている．新生児期に出る症状は，低出生体重と歯肉の過形成である．顔面の粗雑な容貌と関節可動域制限は生後1か月以内にみられる．Hurler病の症状は，角膜混濁以外生後1年以内に認められる．歯肉の肥厚は顕著である．うっ血性心不全による死亡は通常5歳までに起こる．

☑ 診断
乳児でHurler症候群の特徴があり，ムコ多糖尿症を認めない場合，I-cell病を考慮する．線維芽細胞でライソゾーム酵素の特異的欠損パターンにより診断する．

☑ 治療
対症療法である．

❼ ムコ多糖症

グリコサミノグリカン（ムコ多糖）の触媒作用にかかわるライソゾーム酵素の欠損は，ムコ多糖症（MPS）を来す．ムコ多糖は正常では角膜，軟骨，骨，結合組織，細網内皮系の成分である．これらの組織への過剰な貯留が疾患を起こす．Ⅱ型以外のムコ多糖は常染色体劣性遺伝である．Ⅱ型はX染色体劣性遺伝である．

(a) ムコ多糖症Ⅰ型（Hurler症候群）
ライソゾームの加水分解酵素である$α$-L-イズロニダーゼの欠損がHurler症候群の原因である．遺伝子は4p16.3にある．デルマタン硫酸とヘパラン硫酸が完全に分解されることなく尿中に排泄される．ムコ多糖は角膜，コラーゲン，脳軟膜に蓄積し，ガングリオシドは皮質の神経に蓄積する（Clarke, 2011）．

☑ 臨床症状
MPSⅠ型は，軽度から重度の進行性多臓器機能不全を認める．Hurler-Scheie症候群もしくはScheie症候群という古典的な分類は，重症MPSⅠ型あるいは軽症MPSⅠ型という分類に変更された．MPSⅠ型の患児は出生時は正常である．生後2年以内に粗雑な顔貌の特徴が出てくる．重度のMPSⅠ型の患児はみな，全ての骨で進行性骨異形成（多発異骨症）を起こす．身長の伸びは3歳までに停止し，難聴を来し，全ての患児が進行性の重度精神発達遅滞を来す．通常，10歳までに心肺不全によって死亡する．

軽症のMPSⅠ型の児では，症状にかなりの幅がある．発症は通常3～10歳である．神経運動発達は，幼少期は正常のこともあるが，軽症MPSⅠ型の児は学習障害を認める．進行の度合いや重症度は幅があり，10～20代で死亡する例から，全関節の進行性可動域制限による重度な身体障害を伴いながらも寿命をまっとうする例まである．難聴と心血管系疾患は必発である．

☑ 診断
臨床症状と画像的特徴でこの疾患を疑う．末梢血の白血球か培養線維芽細胞の$α$-L-イズロニダーゼ酵素の欠損で確定診断できる．遺伝子変異解析は出生前診断に用いられる．

☑ 治療
重症MPSⅠ型の児には症状に対する治療として，造血幹細胞移植が行われ，生命予後の延長，粗雑な顔貌と肝脾腫大の改善，聴力の改善，心機能の維持が可能となる．アウドラザイム®による酵素補充療法が中枢神経症状のないMPSⅠ型に対して行われ（原著のこの表現は誤解を招くと思われる．実際には中枢神経症状の有無にかかわらず酵素補充療法を行う．ただし中枢神経系症状に対する有効性はない），肝臓腫大，成長，関節可動，呼吸，睡眠時無呼吸を改善する．

(b) ムコ多糖症Ⅲ型（Sanfilippo病）
MPSⅢ型は他のムコ多糖症とまったく異なっており，ヘパラン硫酸が内臓にたまり，尿中にも現れる．ガングリオシドは神経に蓄積される．互いに異なるが関連している4つの酵素欠損は，いずれも同様な表現型を示す．全てが常染色体劣性遺伝である．

☑ 臨床症状
Hurler症候群の臨床症状は目立たないが，肝臓腫大が2/3の症例でみられる．低身長はみられない．主症状は2歳までに運動発達が遅れ，続いて精神発達の停止，進行性認知症が出現する特徴的な神経学的退行である．多動と睡眠障害は2～4歳時によくみられる．ほとんどの患児で11歳までに認知障害が重篤となり，20歳までに死亡する．しかし重症度にはかなりの幅があるため，精神発達退行が5歳以上で出現した場合もMPSⅢ型を考慮する．

☑ 診断
進行性の運動発達退行を伴う乳幼児で，尿中

ムコ多糖スクリーニング陽性の場合に診断を考慮する．尿中にデルマタン硫酸ではなくヘパラン硫酸を認めることが，この疾患を疑う決め手となる．培養線維芽細胞での酵素欠損で確定診断される．

☑ 治療

経験的に骨髄移植が行われる．

❽ Niemann-Pick 病 A 型（スフィンゴミエリンリピドーシス）

酸スフィンゴミエリナーゼ（acid sphingomyelinase：ASM）欠損症の古典的な分類は，小児早期に死亡する神経細胞障害性（Niemann-Pick 病 A 型）と非神経細胞障害性（Niemann-Pick 病 B 型）が含まれる（McGovern & Schuchman, 2009）．中間型が存在するとしても，ここでは A 型のみ述べる．

☑ 臨床症状

乳児期早期に発症する型は，生後 1 か月以内に症状が出現する．症状は哺乳不良，成長障害，肝脾腫大である．経過とともに肝臓と脾臓は巨大化していく．チェリーレッドスポットは半分の症例でみられる（**Box 5-8**）．筋緊張低下と周囲への無関心さといった特徴的な精神運動発達退行は 1 年以内に出現するが，これらは患児の成長障害のため見落とされがちである．経過とともに，るいそう，反り返り傾向，腱反射亢進と盲を認める．けいれんは一般的ではない．スフィンゴミエリンが肺のマクロファージへ蓄積することで起こる間質性肺疾患は，呼吸器感染症の頻度をあげ，しばしば呼吸不全に至る．ほとんどの患児は 3 歳までに死亡する．

☑ 診断

臨床経過が診断に有用である．空胞のあるマクロファージが骨髄内に，空胞のあるリンパ球が末梢血内に存在する．末梢血リンパ球か培養線維芽細胞の ASM 残存酵素活性が正常の 10% 以下であれば，ASM 欠損症と診断される．*SMPD1* 遺伝子が ASM 欠損症の唯一の関連遺伝子であり，遺伝子解析では酵素活性で ASM 欠損症と診断された患者のほとんどで遺伝子変異がみられる．

☑ 治療

対症療法である．

❾ 糖蛋白糖鎖不全症候群

糖蛋白糖鎖不全（carbohydrate-deficient glycoprotein：CDG）症候群は遺伝性の主に中枢神経症状を来す多臓器疾患である（Sparks & Krasnewich, 2011）．この疾患は *N* 結合型オリゴ糖の異常な糖鎖形成を来す．*N* 結合型オリゴ糖合成過程の 13 の異なる酵素が，それぞれの CDG 型で欠損している．分泌型糖蛋白，ライソゾーム酵素，膜糖蛋白の糖質部分の異常がこの疾患の特徴である．これらは主に北欧人にみられ，常染色体劣性遺伝である．

☑ 臨床症状

CDG 症候群 1 型の新生児は，未熟性以外は正常にみえる．乳児期早期に成長不全，発達遅滞，筋緊張低下，多臓器不全を来す．神経学的退行が続く．主な特徴は知能低下，失調，網膜色素変性症，筋緊張低下と筋力低下である．小児期から思春期の特徴は低身長，二次性徴の遅れ，骨格の変形，肝機能障害，多発ニューロパチーである．

CDG 症候群 2 型の児はさらに重篤な知的障害があるが小脳失調や末梢性ニューロパチーはみられず，また CDG 症候群 3 型，4 型は重篤な神経症状と出生時からのけいれんがある（現在 CDG の病型は非常に多くみつかっているため 1〜4 型ではなく，原因遺伝子で分類されている）．

☑ 診断

全ての CDG 型は，血清トランスフェリンの糖型で診断できる．

☑ 治療

対症療法である．

❹ 甲状腺機能低下症

甲状腺発育不全による先天性甲状腺機能低下症は，4,000 出生に 1 人みられる．サイロトロピン，サイロトロピン分泌ホルモン，サイロイド転写因子 2，そして他の因子をコードする遺伝子変異が原因となりうる．良い予後を保証するためには早期診断と治療が必要である．幸運にも新生児スクリーニングが米国では全ての新生

児に行われ，全例発見されている．

☑ 臨床症状

出生時は通常，無症状である．臨床症状は出生後1週間で潜行性に出現するが，この段階ではそれほど深刻なものとは考えられない．しばしば妊娠が42週を超過したり，出生時体重が4 kg以上になったりする．早期にみられる臨床症状として，小泉門開大，便秘症，黄疸，体温調節不良，臍ヘルニアがある．ときに巨舌を示し，そのため哺乳不良となる．眼瞼，手足の浮腫が出生時からみられることもあるが，乳児早期にはほぼ認められない．

☑ 診断

長管骨のX線写真で骨成熟の未熟性がみられ，頭蓋骨では縫合骨過多がみられる．血清甲状腺ホルモン（T_4）の低値，甲状腺刺激ホルモンの高値で確定診断できる．

☑ 治療

初期治療として，できるだけ早くレボチロキシン10〜15 μg/kg/日を投与する．早期治療が最良の予防方法であるが，もしなされなければ，先天性甲状腺機能低下症を来す．治療開始が遅れると，どの月齢であっても乳児の最終的な知能は低下する．

5 ミトコンドリア病

ミトコンドリア異常症はピルビン酸代謝，クエン酸回路，呼吸鎖複合体の異常を含む．**図8-2**（p.225）と **Box 8-6**（p.227）に，5つの呼吸鎖複合体とその異常による機能不全をあげている．

ミトコンドリア病はミトコンドリア呼吸鎖機能不全によって起こる（Chinnery, 2010）．核またはミトコンドリアDNA（mt DNA）の変異が原因である．単独臓器が障害される遺伝子変異もあるが，多くは多臓器が障害され，特に神経機能不全が顕著である．一般的に，核DNAの異常は小児期に発症し，ミトコンドリアDNAの異常は小児後期，成人になって発症する．多くの患者は，症候群としての様々な臨床症状がみられるが，多くの臨床的表現型があり，特徴的な疾患カテゴリーには当てはまらない患者も多い．ミトコンドリア病のよくみられる症状としては，眼瞼下垂，網膜色素変性症，眼筋麻痺，ミオパチー，運動不耐，心筋症，感音性難聴，視神経萎縮，けいれん，糖尿病がある．経時的な脳MRIでは，移動または変動する白質の変化を認める．患児は，糖負荷，急性疾患またはバルプロ酸（禁忌）投与による代償不全傾向を認める．

1 Alexander病

Alexander病はまれな疾患で，NADHつまりubiquinone oxidoreductase flavoprotein-1 をコードしている遺伝子の変異で起こる（Gorospe, 2010）．遺伝形式は常染色体優性遺伝である．多くの新生児が新しい変異を持って生まれる．遺伝子変異は17q21にあり，グリア細胞の線維性酸性タンパク（GFAP）をコードしている．この疾患の病理学的な特徴であるローゼンタール線維は，桿状か円形で，HE染色かミエリンのブラック染色でみられる．これらが星細胞の細胞質に小顆粒状にみえる．ローゼンタール線維は大脳皮質と白質にびまん性に散在するが，軟膜下，上衣下，血管周囲に集積する傾向にある．

☑ 臨床症状

以前は剖検によって診断されていたが，現在では生前の診断が可能となり，臨床型が広がっている．乳児型，幼児型，成人型がある．乳児型は最も多く，GFAP変異の70%を占める．発症は生後から小児期のいつでも起こりうる．発症した乳児は精神運動発達停止と退行を認め，巨脳症による二次的な頭囲拡大と痙性，けいれんを起こす．巨脳症が初発症状のこともある．視神経萎縮は起こらない．通常，2〜3歳で死亡する．

☑ 診断

以下に記載するAlexander病のMRIをもとにした診断基準の4/5を満たせば診断できる．(1) 前頭部優位の大脳白質の異常な拡大，(2) 脳室周囲縁のT_2強調像の低信号とT_1強調像の高信号，(3) 基底核，視床の異常，(4) 脳幹，特に延髄，中脳の異常，(5) 以下の1つ以上の部位の造影効果：脳室壁，血管周囲縁，前頭部白質，視交叉，脳弓，基底核，視床，歯状核，

脳幹，である（van der Knaap et al, 1995）．遺伝子解析で確定診断される．

☑ 治療
対症療法である．

❷ 進行性乳児灰白質変性症（Alpers-Huttenlocher 症候群）

もともと Alpers 病は，難治性けいれんと肝硬変を伴う進行性の大脳灰白質変性と記載されていた．特徴的な症状として眼筋麻痺を伴ういくつかの疾患を含むこともある．ミトコンドリア DNA ポリメラーゼガンマ（POLG）をコードする核遺伝子の変異で起こる．常染色体劣性遺伝だが優性型も存在する．

☑ 臨床症状
発症時期は乳児期，小児期いずれもある．乳児期発症例は孤発例で早期のけいれんを起こす傾向にある．けいれんは進行性ミオクローヌスてんかんとなり，非常に治療抵抗性である．痙性，ミオクローヌス，認知障害を伴う進行性神経障害を認める．けいれん重積状態により発達が停止する．肝臓の所見はしばしば遅れて出現するが，肝病変の生化学的証拠はけいれん発症以前にみられることもある．ほとんどの患者は3歳までに死亡する．

☑ 診断
剖検により確定診断される．しかし血中乳酸高値により，ピルビン酸利用障害を考え，肝臓や筋肉のミトコンドリア酵素を迅速に検査すべきである．

☑ 治療
治療は対症療法である．ミオクローヌスてんかんに対しては，ゾニサミド 2〜20 mg/kg/日を，血中濃度 10〜40 μg/mL を目標に投与，もしくはレベチラセタム 20〜60 mg/kg/日を，血中濃度 10〜40 μg/mL を目標に投与するのが有効である．バルプロ酸がときに有効であるが，ミトコンドリア病の可能性に十分注意して投与する必要がある．

❸ 亜急性壊死性脳脊髄症（Leigh 脳症）と NARP

mt DNA が関連する Leigh 脳症，NARP（神経原性筋力低下 neurogenic muscle weakness，運動失調 ataxia，網膜色素失調症 retinitis pigmentosa）はミトコンドリアエネルギー生産の異常が原因で起こる持続的進行性の神経脱落疾患の1つである．亜急性壊死性脳脊髄症（subacute necrotizing encephalomyelopathy：SNE）は主に脳幹，視床，基底核，小脳のニューロンに影響する進行性の障害である．mt DNA 内のいくつかの異常が SNE の原因になる．常染色体劣性遺伝であるが，X 連鎖性も認められる（Thorburn & Rahman, 2011）．

☑ 臨床症状
SNE は，3か月〜1歳ごろの発症が典型的である．乳酸アシドーシスを伴う代償不全が（感染症などの）併発疾患で起こる．症状には筋緊張低下，痙性，運動障害（舞踏運動を含む），小脳性運動失調，末梢性ニューロパチーを伴う精神運動退行がある．神経学的所見以外には肥大型心筋症がある．

多くの患者で進行性の経過をとる．間欠的に退行するが，その間の発達は非常に安定あるいは発達が少し伸びる場合もある．呼吸不全や心不全が原因で，2〜3歳で死亡する．未診断例では突然死であり，予測ができない．SNE の晩期発症（1歳以上，成人発症）はゆっくりとした症状進行で患者の25%に認められる．

NARP の症状はニューロパチー，失調，色素性網膜症である．症状の発症，特に失調と学習障害は小児期早期にみられる．これらの症状を伴いながら間欠的な退行と安定期を繰り返す．

☑ 診断
乳酸値が血中，髄液中ともに上昇する．乳酸アシドーシスは通常食後の検体で認められる．経口グルコース負荷は60分後に血中乳酸値を2倍にし，髄液は血中よりもさらに上昇する．血中乳酸，ピルビン酸値は通常でも高値で，症状が増悪するとさらに上昇する．MRI により診断の正確性が上がる．MRI では T_2 で脳幹（中脳水道周囲），基底核に両側左右対称性に高信号域を認める．

およそ10〜20%の SNE 患者で遺伝子検査で異常を認める．

☑ 治療

治療は対症療法で重炭酸ナトリウム，クエン酸ナトリウムをアシドーシスに対して使用し，けいれんに対しては抗けいれん薬を使用する．ジストニアにはベンズヘキソール，バクロフェン，テトラベナジン，ボトックス注射で治療する．

6 神経皮膚症候群

1 神経線維腫症1型（von Recklinghausen病）

神経線維腫症（neurofibromatosis：NF）は末梢性（1型）と中枢性（2型）に分けられる．遺伝は多数の表現型を持つ常染色体優性遺伝である．神経線維腫症1型（*NF1*）の異常遺伝子は17qに位置し，異常蛋白産物がneurofibrominである．*NF1* ではおよそ100の変異が，遺伝子上様々な部位に同定されている．NF1は神経皮膚症候群の中で最も多く3,000人に1人に起こる．およそ50%のNF1の患者に新規変異を認めるが，この変異には父親の年齢に関係している．

NF2は両側聴神経症腫，頭蓋内，脊髄内腫瘍が特徴的である（第17章 p.381）．

☑ 臨床症状

臨床症状は様々である（Stevenson et al, 2011）．中等度の症例ではカフェオレ斑と皮下神経線維腫だけである．腋窩の雀卵斑も大頭も一般的である．

重篤な患者は知的発達の異常と神経組織の腫瘍性病変を認める．主な中枢神経異常は視神経膠腫，脊髄内神経線維腫，硬膜拡張，中脳水道狭窄である．聴神経鞘腫はNF1には認めない．学習障害はよく認められるが，知的障害はない．

☑ 診断

診断を考慮するうえで2つ以上の特徴を要する．(1) 思春期前の患者では5 mm以上または思春期後期では15 mm以上のカフェオレ斑6つ以上，(2) 2つ以上の神経線維腫または叢状の神経線維腫，(3) 腋窩または鼠径部の雀卵斑，(4) 視神経膠腫，(5) 2つ以上の虹彩過誤腫（Lisch結節），(6) 蝶形骨奇形や長管骨の薄弱

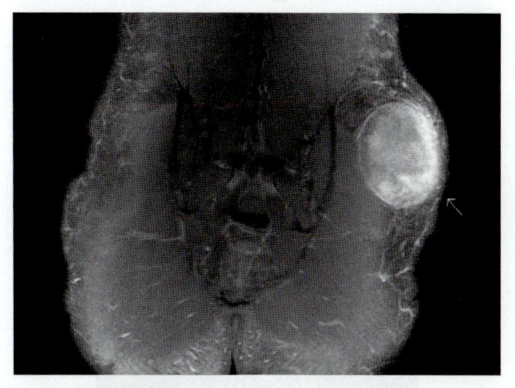

図 5-4　神経線維腫症
骨盤MRIで左上臀部皮下に，不均一に造影される大きな単発の神経線維腫を認める

のような特有の骨病変，(7) 家族内にNF1がいることである．家族歴のないNF1の児の50%が1歳までにこの診断基準を満たし，8歳までに全ての児が診断基準に合致する．

MRIは追加的診断情報を与えてくれる（図5-4）．基底核，小脳，脳幹，皮質下白質にT_2高信号を認める．これらの起源は不明だが，年齢が経つにつれ消失する．しかしこれらの病変は知的障害に関係する．遺伝子検査が有用であるがめったに必要はない．MRIの定期的フォローは治療方針に影響しないので，推奨されない．しかし，年1回検査を行うことで治療や画像検査の必要性に関する情報を得ることができる．

☑ 治療

治療は原則対症療法である．けいれんには抗けいれん薬，切除可能な腫瘍なら外科的治療，骨変形には整形外科的対応を行う．視神経膠腫スクリーニングのMRIは無症状の児には不必要である．外科的切除は膠腫や線維腫が質量効果が原因で症候化した時，内科的治療に抵抗性の痛みを伴う時，外観上問題となった時に勧められる．脊髄神経線維腫による神経原性疼痛はガバペンチン20〜60 mg/kg/日またはプレガバリン2〜8 mg/kg/日で治療する．プレガバリンは1日2回内服するとより効果的である．いずれの治療も食欲増加，浮腫，鎮静の副作用がある．鎮静作用を認める場合は，夜の投与量を多くすることで催眠効果が期待できる．

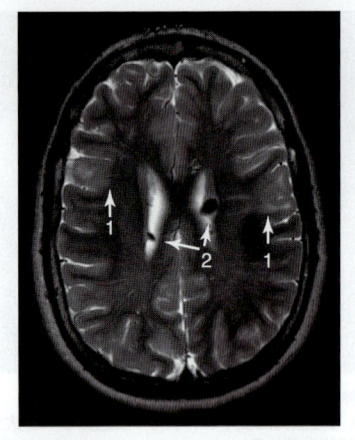

図 5-5　結節性硬化症
MRI T₂強調像軸位断で皮質結節（1），上衣下結節（2）を認める

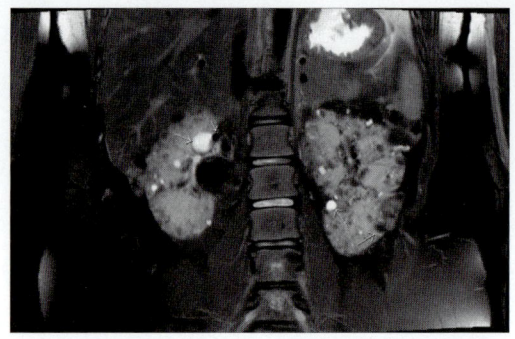

図 5-6　結節性硬化症
腹部の脂肪抑制 T₂強調像で，腎嚢胞と血管脂肪腫を認める

② 結節性硬化症

結節性硬化症複合（tuberous sclerosis complex：TSC）は，常染色体優性遺伝で様々な表現型がある（Northrup et al, 2011）．TSC の責任遺伝子は 2 つあり，1 つ（*TSC1*）は 9q34 上にあり，もう 1 つ（*TSC2*）は 16p13.3 で成人型多発性嚢胞腎の遺伝子の近くにある．*TSC1* は *TSC2* よりも家族集積性があり，一般的に重篤な表現型は少ない．けいれん発症が早く，知的障害，結節の数が多い TSC1 患者もいる（Jansen et al, 2008）．

☑ 臨床症状

乳児期の最も一般的な初期の神経症状はけいれん，ときに点頭てんかんである（第 1 章 p. 22）．けいれん発症前に発達遅滞のエピソードを有する乳児もいる．発達遅滞は軽く，医療受診するほどではない．認知障害のある結節性硬化症（TS）の多数の児は最終的にけいれんを発症し，難治性てんかんを呈する全ての乳児は後に認知障害の範囲と診断される．けいれんと認知障害は神経細胞の減少と奇妙にとがった星細胞を含む脳の組織発生障害によるものである（図 5-5）．上衣下巨細胞性星細胞腫（SEGA）はこれらの患児で問題になる．上衣下過誤腫は多く年齢とともに石灰化し，まれに閉塞性水頭症の原因になる．

白斑は皮膚の異常として最も多い．乳児期後期から小児期初期には，皮膚が軽度隆起する局面が認められ（シャグリンパッチ；粒起革様斑），15 歳までに 50％の患児でみられる．小児期の間，脂腺腺腫（実際には被角血管腫）が顔面に認められ，通常蝶形に広がる．他の臓器合併は網膜腫瘍，心臓横紋筋腫，腎腫瘍，腎，骨，肺の嚢胞である（図 5-6）．心臓横紋筋腫は胎児期不整脈の原因となり，エコー検査にて発見される．また経過とともに病変部位は縮小傾向にある．

寿命の短縮は腎疾患，心血管疾患，胸膜疾患，脳腫瘍（SEGA），けいれん重積による．

☑ 診断

NIH コンセンサス発達会議（2001）で TSC の診断基準が改訂された（Roach & Sparagana, 2004）．改訂された TSC の基準は，腎血管筋腫とリンパ脈管筋腫症のみでは TSC でないと明示した（**Box 5-9**）．新しい基準は非特異的な症状を削除し（乳児スパズム，ミオクローヌス，強直・脱力けいれん），特徴的な所見を加えた（非外傷性，爪あるいは爪周囲の線維腫，3 つ以上の白斑）．

TSC1 と *TSC2* 遺伝子はサイズも大きく，様々な疾患の原因となり，また多くの変異も知られ，10〜25％でモザイク現象がある．2 つの遺伝子とも検査は可能である．

☑ 治療

TSC の児では，以下の評価が推奨される．腎 CT，MRI にて腎腫瘍の増大や増加があれば，腎エコーと頭蓋内 CT/MRI を 1〜3 年ごとに，心疾患症状があれば心エコー，呼吸器症状があれば胸部 CT が必要である．

抗けいれん薬はけいれんの頻度を減少するのに有用であるが，完全コントロールは難しく，

> **Box 5-9　結節性硬化症の診断基準**
>
> **TSC 確定**：主要症状 2 つまたは主要症状 1 つ＋2 つの小症状
> **TSC 疑い**：主要症状 1 つ＋小症状 1 つ
> **TSC の可能性**：主要症状 1 つまたは 2 つかそれ以上の小症状
>
> **主要症状**
> ・単数あるいは複数の心臓横紋筋腫
> ・皮質結節[1]
> ・顔面の血管神経腫，前額部の結合織局面
> ・白斑（3 つあるいはそれ以上）
> ・リンパ脈管筋腫症[2]
> ・多発性網膜過誤腫
> ・非外傷性多発性爪周囲線維腫
> ・腎血管筋脂肪腫
> ・粒起革様斑
> ・上衣下結節
> ・上衣下巨細胞性星細胞腫
>
> **小症状**
> ・骨嚢胞[3]
> ・放射状大脳白質神経細胞移動線[1,3,4]
> ・散在性小白斑
> ・歯肉線維腫
> ・直腸過誤腫ポリープ[5]
> ・エナメル質の多発性小腔
> ・多発性腎嚢胞[5]
> ・腎以外の過誤腫[5]
> ・網膜無色素斑
>
> 1．大脳皮質結節と大脳白質神経細胞移動線は一緒に存在するので，TSC の特徴として 2 つよりも 1 つとしてまとめられる
> 2．リンパ脈管筋腫症と腎血管筋脂肪腫を認めた場合，その他の結節性硬化症の特徴を診断前に認めていなければならない
> 3．X 線写真で十分確定できる
> 4．TSC 患者では大脳白質神経細胞移動線と局所の皮質形成異常を一般的に認める．しかし，非特異的な所見であるため TSC の小症状と考える
> 5．組織学的な診断である

他のてんかん患者と比較して大多数で発作が残存する．ビガバトリンは乳児スパズムに有用であり，50 mg/kg/日（1 日 2 回）で開始し，5〜7 日ごとに 250 mg/kg/日まで，またはスパズム消失，hypsarrythmia の改善まで増量する．hypsarrhythmia がしばしば皮質性視野障害や皮質の全般性機能低下の進行の原因となるため，ビガバトリンによる網膜障害の可能性やそれに関連する末梢性視力障害が懸念される場合は使用を中止する．網膜や MRI の変化を最小限にするために，hypsarrhythmia が改善し乳児スパズムが消失した数か月後に別の抗けいれん薬への変更を考慮すべきである．

hamartin-tuberin 複合体はラパマイシン複合体 1 の標的活性を調整しており，細胞の成長と増殖をコントロールする経路の下流にある．シロリムス（ラパマイシン®）やエベロリムス（アフィニトール®）のような薬は mTOR 阻害薬として知られ，結節性硬化症の患者の組織成長をコントロールするのに良い効果がある．エベロリムスは SEGA の治療のため FDA の承認を受けている．ある研究ではエベロリムスは SEGA の容量，けいれん頻度を顕著に減少させ，神経外科切除に替わると感じられた（Krueger et al, 2010）．小規模な調査であるが，経口ラパマイシンが SEGA の縮小につながったと報告している（Franz et al, 2006）．シロリムスの別の研究では，治療中止後に容量が増大傾向だった血管筋脂肪腫の縮小を報告している．リンパ脈管筋腫症の患者の数人は治療後にスパイロメトリー測定値，酸素の取り込みが改善し持続した（Bissler et al, 2008）．認知障害は不可逆的である．遺伝カウンセリングは患者を管理する上で重要な観点である．常染色体優性であるが，遺伝表現型は様々で両親が罹患していないこともある．結節性硬化症の個人や家族歴のない両親の 1/4 は眼圧検査，ウッド灯を用いた皮膚検査，腎エコー，頭蓋内 MRI を含めて既往や身体所見を注意してみる．配合クリームであるラパミューンは顔面血管線維腫の大きさ，数を減少させる．

7　その他の灰白質疾患

① 早期乳児型神経セロイドリポフスチン症（Santavuori-Haltia 病）

神経セロイドリポフスチン症（neuronal ceroid lipofuscinoses：NCLs）は進行性の精神運動発達遅滞，けいれん，若年死に特徴づけられる遺伝性のライソゾーム病の 1 つである．視力消失はほとんどの型に特徴的な症状である．これらの疾患は発症年齢と進行の早さで分類されていたが，現在は変異遺伝子で分類されてい

る（Mole & Williams, 2010）．乳児型には乳児型（INCL）と遅発乳児型（LINCL）がある．乳児型はフィンランド人で最初に発見された．責任遺伝子は1番染色体上パルミトイル蛋白チオエステラーゼ（*PPT*）をコードする遺伝子である．この位置はNCL1と明示されている．

NCLでより多い型は2歳以降に発症し，他の部位に変異がある（p.155「2歳以降に発症する進行性脳症」）．

☑ 臨床症状

INCLの児は，生下時は異常がなく，6〜24か月までに発症する．初期症状は発達遅滞，ミオクローヌスと（あるいは）けいれん，進行性の認知障害である．

LINCLは2〜4歳でけいれんで発症し，引き続き，精神退行，失調，痙性，運動障害を認める．視力障害は4〜6歳で始まり，急速に進行し失明する．寿命は平均6か月から40歳以上である．

☑ 診断

遺伝子診断が有用である．脳波はLINCLで有用であり，1Hzの光刺激で高振幅の遅棘徐波複合が誘発される．その他ミオクロニー発作を伴う脳症パターンを示す．

☑ 治療

けいれん，ミオクローヌスの治療は抗けいれん薬を組み合わせて行う（第1章 p.44）．代謝障害の根本的治療はない．ゾニサミド，レベチラセタムは進行性ミオクロニーてんかんの治療に有用である．

② 乳児神経軸索ジストロフィー

乳児神経軸索ジストロフィー（Seitelberger病）は常染色体劣性遺伝による軸索末端の障害である．この疾患の患児のほとんどに*PLA2G6*遺伝子変異がある．Hallervorden-Spatz病（第14章 p.320）と病理学的特徴が似ており，その乳児型とされる．

☑ 臨床症状

患児は，1歳までは発達正常であるが，多くは歩行しない．顔面奇形として突出した前額部，斜視，小さい鼻，広い口，小顎，大きな耳と耳の低位がある（Seven et al, 2002）．無器用や頻回の転倒といった運動退行を1歳の終わりから認める．患児は，初期に筋緊張低下，腱反射減弱を認める．筋萎縮も認める．この段階で末梢ニューロパチーを疑うが運動神経伝達速度，髄液の蛋白は正常である．

低緊張の後，大脳変性症状が顕著になる．徐々に痙性四肢麻痺，視神経萎縮，不随意運動，認知退行が出現する．2歳までに多くの患児が重篤な障害を持つ．植物状態へと悪化し，10歳までに死亡する．

☑ 診断

髄液は正常である．筋電図は前角細胞障害による脱神経パターンである．運動神経伝達速度は正常である．MRIでは淡蒼球の鉄沈着を認め，脳内に鉄が沈着する神経変性疾患が鑑別にあがる（Morgan et al, 2006）．

確定診断には末梢神経末端，結膜，脳の神経軸索球を証明する．神経軸索球は灰白質の至るところにみられる巨大な好酸性凝集で，軸索腫大による．これらは神経軸索ジストロフィーには特徴的ではなく，パントテン酸キナーゼ欠損症（Hallervorden-Spatz病），乳児型GM_2ガングリオシドーシス，Niemann-Pick病C型，いくつかの神経変性疾患でみられる．

☑ 治療

対症療法である．

③ Lesch-Nyhan病

Lesch-Nyhan病はヒポキサンチン-グアニンホスホリボシルトランスフェラーゼ（HGPRT，HPRT）酵素欠損が原因で起こる（Nyhan et al, 2010）．遺伝子座はXq26-q27.2である．

☑ 臨床症状

罹患した新生児は軽度の筋力低下を除いて正常である．最初の3か月で運動発達遅滞と頸定不安定が出現する．続いて進行性四肢固縮，斜頸あるいは頸部後屈が出現する．神経学的障害の進行は潜行性で，しばしば脳性麻痺と誤診される．2歳で顔の歪み（＝ジストニア），皮質脊髄路障害，不随意運動が進行する（舞踏様運動だが，ときにアテトーゼを呈する）．

2歳前後で指，口唇，頬をかみ始める．持続的ではないが強迫的な自傷行為が特徴的で，重

篤な外見異常の原因となる．手を巻きつけたり，抜歯して，さらに傷つくのを予防する必要がある．自身に対する攻撃性に加えて，介護者に対する攻撃的な行動も認められる．知的障害があるが，重篤度は様々であるが知能は行動，運動障害のため評価が困難である．

☑ 診断

血中，尿中尿酸値の上昇がある．実際，尿酸により"おむつが真っ赤になった"と記録する親もいるほどである．赤血球もしくは線維芽細胞内のHGPRT活性が1.5%以下で診断される．保因者の可能性がある女性では*HPRT1*の遺伝子検査（Xq26-q27.2）を行う．

☑ 治療

アロプリノールを尿酸値低下のため投与し，腎障害の発症を予防する．レボドパやテトラベナジンは自傷行為を減少させる．しかし，神経系の変性が進行するのを防ぐ有効な治療はない．

❹ Rett 症候群

古典的 Rett 症候群は女児のみ生じる（Christodoulou, 2009）．推定発症率は1万〜2万人に1人である．Xq 28にあるメチル化CpG結合蛋白質2（MECP2）をコードする遺伝子変異が病因となる．

Rett 症候群の臨床症状を呈する男性は，47XXY 表現型（で*MECP2*変異を持つ）と受精後の*MECP2*モザイク変異の報告がある．46XY 核型で*MECP2*変異のある男性は重症表現型のため生存できない．

☑ 臨床症状

罹患した女児は最初の1年は正常である．発達停止は通常12か月で始まるが，早ければ5か月，遅ければ18か月のこともある．初期の特徴は小頭症となる頭囲の成長減速，周囲への関心低下，筋緊張低下である．数か月以内に言語能力の消失，失調歩行，発作，自閉行動に特徴づけられる急速な発達退行が生じる．3歳までに目的を持った手の運動が消失するのが特徴である．手を絞るまたは洗うような常同的な動きとなる．また，繰り返し顔を叩く動作もまた，常同的な手の動きである．

初期の急速な進行の後は，神経学的退行は緩徐となる．最終的に痙性不全対麻痺や四肢不全麻痺となる．認知症は通常，重度である．刺激することで，不規則呼吸や多呼吸の後の無呼吸のエピソードと大きくて常同的な，体幹，四肢のけいれん様の動きを認める．発作は多くの患児で3歳までに生じる．急速な増悪期の後，比較的安定するがジストニアが晩期に悪化する．Rett 症候群の女性は通常，早期成人期まで生存するが，予期しない突然死の頻度が増す．

☑ 診断

臨床症状が診断の初期の根拠となる．分子遺伝的検査で確定できる．

☑ 治療

発作は通常，標準的な抗けいれん薬に反応する．その他の点での治療は対症療法となる．

❺ 白髪ジストロフィー（Menkes 病），Occipital Horn 症候群

Menkes 病と Occipital Horn 症候群に特有な特徴は，銅の腸管吸収障害により組織内の銅濃度が低くなること，他の組織への銅の蓄積，β水酸化酵素やリシルオキシダーゼのような銅依存酵素の活性低下である（Kaler, 2010）．遺伝欠損はXq13にある．

☑ 臨床症状

罹患した乳児は2か月までは健康であるが，その後，発達退行，筋緊張低下，発作を認める．

頭髪，まつ毛の外観は疾患特異的である．髪はまばらで，色素が薄く，固い．容易に折れて，短い無精ひげの形態をとる（捻転毛）．長幹骨のX線撮影では骨形成不全が示唆される．他の顔貌異常として頬の異常な膨らみ，高口蓋，小顎がある．新生児期に体温の不安定さ，低血糖を認める．通常3歳までに亡くなる．

Occipital Horn とは僧帽筋と胸鎖乳突筋の後頭骨への付着部にみられる特徴的な楔状の石灰化である．Occipital Horn は臨床的に触診でき，または頭蓋骨撮影で観察される．本症候群のその他の特徴として弛緩性の皮膚，関節や膀胱憩室，鼠径ヘルニア，蛇行血管がある．知的には正常もしくはわずかに低下する．体温不安定，低血糖などの自律神経障害が新生児期にみられることがある．3歳までに亡くなる．

Occipital Horn症候群の乳児は3か月までに発達停止，退行を生じる．乳児は無気力となり反応が低下する．刺激で誘発されるミオクロニー発作は早期から出現し，常時みられるようになる．1歳の終わりまでに乳児は慢性的な植物状態になり，多くは18か月前に亡くなる．

☑診断

血漿セルロプラスミン，銅の低濃度は本症を示唆する．変異解析，変異スキャン，シークエンス解析という手順で患者の95％以上で変異を同定することができる．これらの検査は臨床的に利用できる．出生前診断が可能である．

☑治療

生後10日までにヒスチジン銅または塩化銅の皮下注射を行うことで，発達を正常化するという結果を数症例で得たが，全てで有効であったわけではない．

8 その他の白質疾患

① アスパルトアシラーゼ欠損症（Canavan病）

Canavan病（乳児海綿状変性ともよぶ）は常染色体劣性遺伝形式である．アスパルトアシラーゼの欠損が病因である．ユダヤ人と非ユダヤ人で異なった変異があるが，臨床経過の違いを遺伝異種性だけでは説明できない（Matalon & Michals-Matalon, 2011）．

☑臨床症状

精神運動発達停止，退行が生後6か月以内に生じる．臨床症状として周囲への関心低下，食事摂取困難，易刺激性，筋緊張低下などがある．初期は弛緩していても最終的には痙性になる．足を伸展させ，腕を屈曲，首を反らせる特徴的な姿位をとり，特に刺激を受けた際に生じる．大頭症は6か月までに明らかになる．頭囲は乳児期を通して拡大し続けて，3歳までに安定する．失明につながる視神経萎縮は6～10か月に生じる．平均寿命は20年ほどである．

☑診断

分子遺伝的検査は商業的には利用できない．N-アセチルアスパラギン酸の異常排出が尿で検出され，培養線維芽細胞でアスパルトアシラーゼ活性が正常40％以下になる．神経学的症状が明らかになる前にMRIで左右対称の広範な白質脳症を呈する．末梢神経の脱髄は起こらず，髄液は正常である．分子遺伝診断はアシュケナージ系ユダヤ人の変異に対して利用できる．

☑治療

治療は対症療法となる．

② ガラクトース血症（トランスフェラーゼ欠損）

3つの異なるガラクトース代謝の先天的異常により新生児期にガラクトース血症を生じるが，ガラクトース-1-リン酸ウリジルトランスフェラーゼ（galactose-1-phosphate uridyl-transferase：GALT）のみ知的障害を生じる．遺伝形式は常染色体劣性遺伝で，遺伝子座は9p13である（Elsas, 2010）．

☑臨床症状

新生児は一見正常だが，白内障はすでに発症している．哺乳が始まれば，症状が出現する．初期症状には成長障害，嘔吐，下痢，黄疸，肝腫大がある．この間におそらく脳浮腫による頭蓋内圧亢進を生じる新生児もいる．大泉門緊満と嘔吐により頭蓋内が原発の疾患を考えるので，代謝障害の診断，治療が遅れることがある．

☑診断

新生児スクリーニングでガラクトース血症が検出される．しかし，嘔吐と肝腫大のある新生児，特に白内障がある新生児では本疾患を考慮する．授乳後の尿検査が，還元物質を測定するうえでもベストなタイミングである．赤血球中のGALT活性とGALTの等電点電気泳動で確定診断する．分子遺伝検査は保因者同定や遺伝カウンセリングに利用される．

☑治療

ただちに全てのミルクを，ガラクトースを生物学的に利用しないよう計算されたミルクに変更する食事介入が必要である．しかし，治療の長期結果は期待したほどよくない（Ridel et al, 2005）．早期に適切な治療をしているにもかかわらず多くの症例でIQは低い．発達指標の遅れは生後1年の間に生じる．知的機能は5歳まで

は中等度遅滞程度のみである．5歳をすぎて体幹失調が増悪し重度になる．失調に上肢の静止時振戦を合併する．食事制限を行えば白内障や肝腫大は認めない．

③ Pelizaeus-Merzbacher 病

Pelizaeus-Merzbacher 病（PMD）は X 連鎖劣性遺伝の脱髄疾患である．遺伝子座は Xq22 上にある．ミエリン鞘の半分を形成するプロテオリピッド蛋白1（PLP1）の生合成欠損により生じる（Garbern et al, 2010）．*PLP1* 遺伝子の変異は遺伝性痙性対麻痺の一型の責任遺伝子でもある（第12章 p.289）．表現型には乳児型，新生児型，移行型がある．

☑ 臨床症状

PLP1 関連疾患は，重症中枢神経機能障害を含むもの（PMD）から痙性対麻痺まで神経学的所見は幅広い．通常家系内に疾患の特徴を持った人がいる．新生児型の最初の症状は点頭発作である（第15章 p.346）．間欠性の頭のうなずき動作と振り子様眼振を起こす．舞踏運動またはアテトーゼを認める．3か月までに精神運動発達は停止し，その後退行する．四肢の動きは下肢から上肢の順に失調となり，緊張は痙性になる．視神経萎縮やけいれんは後に生じる．5～7歳までに死亡する．発症時期が遅ければ進行も緩徐で，経過も長い．成人の生存例も比較的多い．

☑ 診断

MRI で点在する小領域を除いて，大脳半球のびまん性脱髄所見を認める．分子遺伝検査は診断，保因者検出に利用される．

☑ 治療

治療は対症療法である．

④ 進行性空洞化白質脳炎

進行性空洞化白質脳炎は白質の進行性囊胞性変性を特徴とする小児早期の変性疾患である（Naidu et al, 2005）．翻訳開始因子のサブユニットをコードしている5つの遺伝子に変異により発症する．

☑ 臨床症状

発症年齢は2か月から3歳半の間である．初期の特徴は易刺激性，局所的な神経症状のエピソードである．痙性や死亡原因となる嚥下障害を認め，徐々に症状は進行する．

☑ 診断

MRI では，脳梁と半卵円中心を初めとした，空洞形成を伴ったまだらの白質脳症を認める．後に大きな囊胞が大脳，脊髄に生じる．脳，血液，髄液の乳酸値が上昇し，ミトコンドリア障害を示唆する．

☑ 治療

治療は対症療法である．

⑨ 進行性水頭症

☑ 臨床症状

進行性脳室拡大は先天性奇形，感染症，頭蓋内出血，先天性脳腫瘍が原因となっている可能性がある．何が原因であれ，頭蓋内圧亢進による臨床所見はほぼ同様である．頭囲拡大，大泉門膨隆，嗜眠，経口摂取困難，嘔吐などである．失調や痙性歩行も多い．

☑ 診断

進行性水頭症は脳室内出血の未熟児，特に初期に拡大が停止しその後ゆっくり進行する場合，しばしば潜行性である．水頭症は頭の成長が過度な新生児，乳児で常に疑わなければならない．頭部エコー，CT，MRI で診断される．

☑ 治療

通常，脳室腹腔シャント留置により，原発性側脳室拡大を呈した新生児，乳児の水頭症を改善できる（第18章 p.389）．

C 2歳以降に発症する進行性脳症

① ライソゾーム酵素異常症

① GM_2 ガングリオシドーシス（若年型 Tay-Sachs 病）

N-アセチル-*β*-ヘキソサミニダーゼ（HEX A）欠損が，乳児型および若年型 Tay-Sachs 病の原因である（Kaback & Desnick, 2011）．変異に

よって急性と慢性に分かれる．人種差はみられない．

☑ 臨床症状

HEX A 欠損症は，しばしば 2～10 歳の間に失調と協調運動障害で発症する．言葉，日常動作，認知が低下する．痙性とけいれんが 10 歳前頃から出現する．視力障害は乳児型に比べると，より後期に出現する．チェリーレッドスポットは必ずしもみられる所見ではない．視神経萎縮は後に出現する．10～15 歳に除脳硬直の植物状態となり，その後数年で多くは感染によって亡くなる．ときに急激な経過をたどって 2～4 年で死亡することがある．

☑ 診断

血清，リンパ球，線維芽細胞の HEX A 活性の低下を確認する．

☑ 治療

治療は対症療法である．

❷ Gaucher 病 3 型（グルコシルセラミドリピドーシス）

他のタイプと同様に，遅発型の Gaucher 病もグルコセレブロシダーゼの欠損で生じる（Pastores & Hughes, 2011）．遺伝形式は常染色体劣性遺伝である．

☑ 臨床症状

小児期早期から成人期に発症する．通常，神経学的退行の前に肝脾腫を認める．最も多い神経症状はけいれんと精神退行である．精神退行は軽度の記憶障害から重度の認知症まで幅広い．ミオクローヌスとミオクロニー発作が多くの患児にみられる．痙性，失調，脳神経障害もいくつか組み合わさって出現する．Niemann-Pick 病で述べたような垂直性眼球運動失行が，この後期発症の Gaucher 病でもみられる．

☑ 診断

骨髄に Gaucher 細胞を認めることで診断する．肝細胞またはリンパ球のグルコセレブロシダーゼ活性の欠損により確定診断できる．

☑ 治療

慢性の神経合併症の患者は骨髄移植が効果ある可能性がある．移植は代謝異常を改善し，血球減少，肝腫大を改善させる．しかし，移植関連の合併症や死亡があり，骨髄移植も完璧ではない．遺伝子組換えグルコシルセラミダーゼであるイミグルセラーゼ（セレザイム®）を用いた酵素補充療法を行う．定期的な経静脈投与は安全で，血液障害および臓器障害に対して効果的である．ただし神経症状には無効である．

❸ グロボイド細胞性白質ジストロフィー（遅発型 Krabbe 病）

ガラクトシルセラミド β ガラクトシダーゼ欠損がグロボイド細胞性白質ジストロフィーの原因である（Wenger, 2011）．遺伝形式は常染色体劣性遺伝である．同一家系内で乳児期後期発症や，思春期発症がある．酵素欠損の程度は，乳児期から思春期までの全ての表現型で同じである．

☑ 臨床症状

神経学的退行は通常 2～6 歳で始まるが，1 歳と早かったり，思春期と遅いこともある．主な症状は知的退行，皮質性盲，全身性あるいは片側の痙性である．初期は進行性の痙性が認知障害より目立つ．乳児期型とは異なり，若年型では末梢神経障害はみられず，髄液中蛋白濃度も正常である．進行性の神経退行によって植物状態となる．

☑ 診断

MRI では大脳半球の広範な脱髄がみられる．リンパ球あるいは培養線維芽細胞の酵素欠損にて確定する．

☑ 治療

症状が出現する前に診断できた乳児型 Krabbe 病は，血液幹細胞移植によって進行を遅らせることができる．神経学的症状は回復するかもしれない．治療は対症療法である．

❹ 異染性白質ジストロフィー（遅発型リピドーシス）

アリルスルファターゼ A の欠損によって若年型および乳児型のスルファチドリピドーシスを来す（Fluharty, 2011）．後期乳児型異染性白質ジストロフィー（metachromatic leukodystrophy：MLD）はそのうち 50～60% を占め，若年型 MLD が 20～30%，残りが成人発症である．

遺伝形式は両方とも常染色体劣性遺伝である．アリルスルファターゼAをコードする遺伝子の変異には2パターン（I変異とA変異）がある．I変異を持つ患者では活性型酵素がまったく作られないが，A変異を持つ患者では少量作られる．遅発型はI-Aの遺伝子型で，成人発症はA-Aである．

☑ 臨床症状

家系内での発症時期は同じである．最終的には運動および知的機能を喪失する．臨床経過は後期乳児型で3〜10年あるいはそれ以上，若年型や成人型は20年かそれ以上である．死亡原因は肺炎かその他の感染によることが多い．

後期乳児型MLDは1〜2歳で発症する．不器用さ，転びやすさ，つま先歩き，不明瞭な言葉が典型的な主症状である．筋力低下と筋緊張低下も初期にみられる．立位不可，発語障害，知的退行，筋緊張亢進，四肢の痛み，全般あるいは部分発作，視力と聴力障害，末梢神経障害が，後に出現する．最終的には強直性スパズム，四肢を硬く伸展させた除脳硬直位，胃瘻からの栄養，盲，全般的な周囲への反応消失となる．発症してからの寿命は約3.5年である．ただ，治療的介入によって10年かそれ以上にもなる．症状の出現は5〜10歳の間だが，思春期頃と遅い場合や，後期乳児型のように早い場合もある．早期に発症する若年型は，後期乳児型と年齢的には重なっても臨床的に区別がつく．末梢神経障害はなく，進行もゆっくりである．また髄液中蛋白は正常である．

精神退行，言語障害，歩行のぎこちなさが顕著な初期症状である．認知障害は3〜5年かけてゆっくり進行するが，ときに急速に進行し植物状態となる．他の神経学的異常の出現から認知障害の出現が数年遅れることもある．失調が初期の目立つ症状である．痙性四肢麻痺は最終的には全例にみられ，けいれんも多い．10代で亡くなることが多い．

☑ 診断

若年型は後期乳児型と年齢が重複する．精神症状あるいは認知障害がみられる．MRIでは大脳半球の脱髄所見がみられるが，Uファイバーは保たれる（図5-7）．運動神経伝導速度は病初

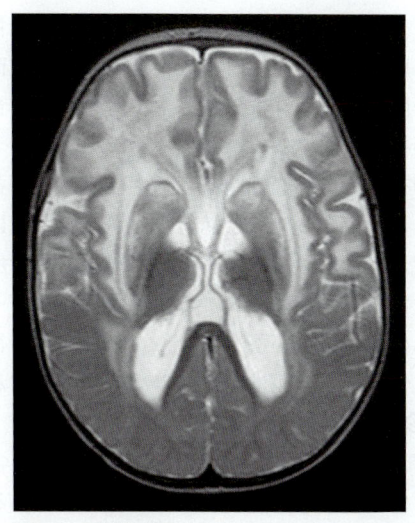

図 5-7 異染性白質ジストロフィー

期には正常である．リンパ球あるいは培養線維芽細胞のアリルスルファターゼAの欠損で確定診断する．

☑ 治療

対症療法である．

⑤ ムコ多糖症

ムコ多糖症（MPS）はデルマタン硫酸，ヘパラン硫酸，ケラチン硫酸の異化にかかわる酵素の欠損で発症する．少なくとも7種のタイプがある．うち4タイプ（I，II，III，VII）が神経系の症状を呈し，認知障害，認知退行を示す．IとIII型は乳児期発症で（p.145），IIとVII型は2歳かそれ以上正常発達をした後に発症する．

(a) ムコ多糖症II型（Hunter症候群）

唯一，X連鎖遺伝形式をとるMPSである（Scarpa, 2011）．Xq28に位置する．

☑ 臨床症状

Hunter症候群の患者は，Hurlerの臨床症状を呈する（Box 5-7参照）が，角膜混濁は認めない．イズロン酸スルファターゼ欠損により，デルマタン硫酸とヘパラン硫酸が臓器に蓄積され，尿中に排泄される．

Hurlerの臨床症状は急速に進行することもあれば，小児期に緩徐に出現し10代かそれ以降まで気づかれない場合もある．目立つ症状は背中，通常は肩あるいは上肢の象牙色の結節病変である．患児は低身長，ときに交通性水頭症を

伴う大頭，巨舌，嗄声，伝音性および感音性難聴，肝脾腫，多発性骨形成不全，顎関節硬直を含む関節硬直，脊椎狭窄，手根管症候群を含む関節拘縮を呈する．

精神退行は神経細胞にガングリオシドが蓄積することでゆっくりと進行するが，患者のほとんどが慢性水頭症による退行であるため治療対象となる．多くは成人まで生存する．コラーゲンへの蓄積物質が蓄まるため，おもに正中神経と尺骨神経の絞扼性ニューロパチーを呈する．

☑ 診断
デルマタン硫酸とヘパラン硫酸を同程度含むムコ多糖の尿中排泄があれば診断が疑われる．培養線維芽細胞か血清の酵素欠損により確定診断する．羊水のイズロン酸スルファターゼ活性検査が出生前診断に有用である．

☑ 治療
対症療法である．

(b) ムコ多糖症Ⅶ型（Sly病）
Sly病はβグルクロニダーゼの欠損によるまれな疾患である．遺伝形式は常染色体劣性遺伝である．

☑ 臨床症状
Hurlerの臨床症状を不完全に呈する．肝脾腫，臍ヘルニア，多発性骨形成不全が主な症状である．角膜混濁は通常ない．顔貌も通常典型的なHurlerとは異なる．2歳以降で精神運動遅滞が出現するが，全例ではない．

☑ 診断
デルマタン硫酸とヘパラン硫酸を尿中に認め，スクリーニングテストで尿中ムコ多糖が陽性となる．β-グルクロニダーゼの欠損を白血球か培養線維芽細胞により確定診断する．

☑ 治療
対症療法である．

⑥ Niemann-Pick病C型（スフィンゴミエリンリピドーシス）

Niemann-Pick病C型の慢性神経型は通常2歳以降に発症し，緩徐進行性だが症状は早期乳児型と似ている．人種差は特にない．コレステロールのエステル化障害による生化学的異常である．遺伝形式は常染色体劣性遺伝で染色体18q11-12に位置する（Patterson, 2008）．

☑ 臨床症状
発症年齢と主な症状によって3つの型がある．早期発症型は臓器腫大と，1年以内，通常は半年以内に急速に進行する肝障害である．発達の遅れが1歳までにみられ，神経学的退行は1～3歳の間でみられる（失調，垂直性注視失行，認知障害）．

遅発型は，他の2つの型より頻度が高く，症状はほぼ同じである．初期の発達は正常である．小脳失調やジストニアが平均3歳程度で出現し，垂直方向の注視失行と認知障害が平均6歳くらいで出現する．反応性には動くが随意的に垂直方向に動かないという眼球運動失行は小児期ではまれである（第15章 p.343）．垂直性注視失行は非常にまれなので，通常はNiemann-Pick病C型を疑う．神経学的退行は著しく進行する．10代には認知障害，けいれん，痙性によって重度の障害を呈する．ごく初期には臓器腫大はまれである．

後期発症型は思春期あるいは成人に発症し，比較的緩徐に進行するが，基本は遅発型と同様である．

☑ 診断
コレステロールのエステル化障害を生化学的に診断する．また培養線維芽細胞のフィリピン染色で診断する．

☑ 治療
対症療法である．骨髄移植や，骨髄移植と肝移植の組合せを行う．コレステロールを下げる治療は無効である．

2 感染性疾患

感染性疾患は小児の進行性認知障害の原因としては珍しい．いくつかの真菌は，性格変化や，高次脳機能障害を特徴とする慢性の髄膜炎を引き起こす．クリプトコッカス感染は特に治癒しにくい経過で有名である．しかし，感染症の主な症状は発熱と頭痛である．慢性の髄膜炎は，精神退行単独の鑑別診断においてはあまり問題にならない．

一方で，慢性ウイルス感染症，特にHIV（p.

表 5-2	神経セロイドリポフスチン症			
	乳児型（INCL）	遅発乳児型（cLINCL）	早発若年型（JNCL）	遅発若年型
他の名称	Santavuori-Haltia 病	Jansky-Bielschowsky 病	Batten または Spielmeyer-Vogt 病	
発症年齢	6〜12 か月	2〜3 歳	4〜10 歳	8〜12 歳
染色体責任部位	1p（*CLN1*）	11p15.5（*CLN2*）	16p12.1（*CLN3*）	

137「AIDS 脳症」）は認知障害を主症状とする多くの遺伝性疾患と似ている．

① 亜急性硬化性全脳炎

亜急性硬化性全脳炎（subacute sclerosing panencephalitis：SSPE）は慢性麻疹脳炎であり，かつては地域の風土病であったが，麻疹の予防接種を義務づけた国においてはほとんど消失している（Honarmand et al, 2004）．予防接種未実施の人々では，平均 8 歳で発症する．通常，SSPE の児は幼少期に麻疹ウイルスに自然罹患しており，その半数は 2 歳以下で罹患している．麻疹に罹患している時に別のウイルスが同時感染することや，免疫抑制状態であることが危険因子となる．米国では，田園部，特に南東部とオハイオ川渓谷に多い．

☑ 臨床症状

初期症状は性格変化と学業不振である．性格変化は攻撃的あるいはひきこもりで，両親は医療よりも心理療法を求めることが多い．しかしこの時期でも眼底所見で，黄斑部に色素変性がみられる．全般性てんかん，通常ミオクロニー発作が次に生じる．脳波はこの時期ミオクロニー発作と同時に出現する特徴的な，5〜7 秒ごとの周期的な棘徐波複合群発を認める．筆者らは，急性の脳症とミオクローヌスを呈した SSPE の 12 歳男児の治療を行った．彼の脳波は全般性の周期性放電，レベチラセタムにてミオクローヌスと脳症のどちらもが劇的に改善し，脳波異常も改善した．このことから，ミオクローヌスに伴う全般性の周期性放電が患者の脳症に寄与していると考えられた（Becker et al, 2009）．けいれんが出現してからは，痙性，認知障害，不随意運動を特徴とした神経学的退行が急速に進行する．症状出現してから 1〜6 年で児は慢性的な植物状態となる．

☑ 診断

臨床症状と，ミオクローヌスに伴う周期性高振幅徐波複合群発といった特徴的な脳波所見から診断を考える．確定診断は髄液中の麻疹に対する抗体価の上昇で，通常ガンマグロブリンも上昇している．その他の髄液所見は正常である．血清の麻疹抗体価も著明に増加する．

胎児期の風疹罹患も同様の進行性の神経障害を呈する（慢性風疹全脳炎）．

☑ 治療

インターフェロンα 105 U/m^2/日脳室内投与とイノシンプラノベクス 100 mg/kg/日内服を 6 週間，何回か繰り返し行うことによって，症状が軽快あるいは安定化する患児もいる．2〜6 か月あけて最大 6 回まで繰り返す．レベチラセタム投与にてミオクローヌスと脳症が改善するかもしれない（Becker et al, 2009）（日本の SSPE 診療ガイドライン［案］では，イノシンプラノベクス 50〜100 mg/kg/日，分 3〜4，インターフェロン 100〜300 万 U を週 1〜3 回，脳室内・髄腔内投与，リバビリン脳室内投与療法がある）．

③ その他の灰白質疾患

① セロイドリポフスチン症

認知障害と視力障害を特徴とする神経変性疾患の中にセロイドリポフスチン症がある（Mole & Wiliams, 2010）．最初に記載された際には発症年齢に応じた分類がなされていた（**表 5-2**）．共通の病理所見は，自家発光するリポピグメント，セロイドとリポフスチンが脳や網膜，内臓に蓄積することである．成人型の 1 型を除いて，遺伝形式はすべて常染色体劣性である．早発乳児型についてはすでに記載した（p.151）．早発若年型と遅発若年型は同一の遺伝子異常に基づく疾患である．早発乳児型，遅発乳児型，若年型は，それぞれ異なる染色体上に原因遺伝子が存在している．

(a) 遅発乳児型神経セロイドリポフスチン症
　　（Jansky-Bielschowsky病）
☑ 臨床症状
　視力障害は2～3歳で始まり，緩徐に進行する．けいれんと認知障害は2～4歳で始まる．けいれんはミオクローヌス，動作停止，強直間代発作であり，通常は抗けいれん薬に抵抗性である．けいれんや運動神経の変性も手伝って深刻な失調を来す．続いてミオクローヌスや不随意運動，認知障害を認める．認知障害がけいれんに先行することもある．

　血管の退縮や，早期の視神経萎縮，黄斑の色素の変性といった眼底所見の異常が，視力障害に先行する．運動，知的，視力の機能が急速に失われていき，児は発症から数か月の間に慢性的な植物状態に陥る．通常10～15歳で死亡する．

☑ 診断
　血液中のCLN2プロテアーゼ活性の低下があれば，分子遺伝学的診断を行う．生前診断や出生前診断に役立つ．

☑ 治療
　けいれんはコントロールに難渋するが，部分的にはいくつかの抗けいれん薬の組合せが有効である（第1章p.42）．原疾患に対して治療法はない．

(b) 早発若年型神経セロイドリポフスチン症
　　（Batten病）
☑ 臨床症状
　4～5歳から視覚障害が出現し，5～9歳でけいれんや認知障害を認める．眼底所見では，黄斑の変性と色素の凝集が認められる．10代で歩行不能となる．ミオクローヌスが著明となる．10～20歳で死亡する．

☑ 診断
　分子遺伝学的検査が有用である．

☑ 治療
　遅発乳児型と同様である．

(c) 遅発若年型神経セロイドリポフスチン症
　　（Spielmeyer-Vogt病）
☑ 臨床症状
　発症年齢の平均は5歳で，4～10歳と幅がある．視野がぼんやりすることが最も顕著な症状

である．早発若年型よりも失明に至るまでの経過は短い．眼底所見では，網膜の血管の退縮，網膜色素変性症に似た斑状の網膜萎縮，軽度の視神経萎縮，中心部がくすんだ赤色（牛眼様外観）を呈する黄斑の顆粒状の脱色などである．学業の低下や行動障害が特徴的である．幻覚や妄想もしばしば認められる．視力障害と認知障害以外の症状は何年にもわたって出現しない．後期になると，話し方がぎこちなく，パーキンソン病様の固縮が出現する．ミオクローヌスと強直間代発作が発症後数年経って出現するが，通常重篤にはならない．発症後15年以内に死亡する．

☑ 診断
　生前において，典型的な網膜所見から合理的に診断し，皮膚や結合組織の生検所見，分子遺伝学的な検査などから確定診断する．指紋状蓄積物質は数種類の細胞の細胞質において認められる．網膜電図では，病初期から網膜電位が減衰あるいは消失する．末梢血の白血球はしばしば異常を呈する．リンパ球では空胞化が認められ，好中球においてはアズール好性の顆粒が認められる．

☑ 治療
　原疾患に対する治療法はない．けいれんは標準的な抗けいれん薬に反応する．

❷ Huntington病

　Huntington病（HD）は常染色体優性遺伝形式の慢性的な経過をとる神経変性疾患である．原因遺伝子は4p16.3に存在し，*huntingtin*という蛋白をコードしている．huntingtinの機能は不明である．遺伝子は，過伸長した3塩基（CAG）リピートを含んでいる．リピートの正常は29以下である．成人発症のHDは通常35以上，一方若年発症のHDはしばしば50かそれ以上に伸長している（Warby et al, 2010）．

☑ 臨床症状
　通常の発症は35～55歳であるが，2歳での発症もありうる．患児の10％は20歳前に何らかの症状を来し，5％は14歳前に発症している．小児期にHDを発症する場合，83％において父が罹患しており，出生時には未発症であったと

思われる．

初発症状は通常，進行性の認知障害と，行動障害である．学業低下が受診のきっかけになる．発症が早い場合は，無表情や連合運動を伴う固縮が，舞踏アテトーゼや過動よりもよくみられる症状である．小脳障害はおよそ20％においてみられ，障害の主要な要因となる．眼球運動失行もみられる（第15章 p.343）．成人発症例では珍しいけいれんも，小児期発症例では約半数にみられる．小児期に症状は進行性に増悪し，発症から死亡までは平均8年間である．

☑ 診断
分子学的検査が信頼性がありCAGリピートの伸長を調べる．

☑ 治療
固縮については，レボドパ，ブロモクリプチン，アマンタジンで一時的な緩和が可能である．行動のコントロールに神経遮断薬が有効であるが，認知障害に治療法はない．

❸ ミトコンドリア脳筋症

☑ 臨床症状
ミトコンドリア脳筋症は酸化的代謝の異常を伴う多様な疾患群である．乳児期の進行性脳症を呈する3疾患をこの章で論じる．進行性外眼筋麻痺あるいはミオパチーは遅発型のミトコンドリア異常症の代表である．しかし，骨格筋に赤色ぼろ線維を伴うミオクローヌスてんかんでは，小児期に認知障害を来す．遺伝形式は母性遺伝である．

(a) 赤色ぼろ線維を伴うミオクローヌスてんかん
mt DNAの点突然変異がこの疾患の原因である．赤色ぼろ線維は呼吸鎖複合体のⅠとⅣの障害を示す（Sarnat & Marín-García, 2005）．複数のミトコンドリア遺伝子変異で同じ表現型を呈する．臨床症状は，変異したmt DNAの量に比例する（DiMauro & Hirano, 2009）．

☑ 臨床症状
臨床症状には同一家族内でも差異があり，重度の中枢神経障害からミオパチーまで幅がある．四徴はミオクローヌス，ミオクローヌスてんかん，失調，筋生検における赤色ぼろ線維である．発症は，全小児期にわたり，30代までは起こりうる．徐々に学業が低下することが初期症状であることが多いが，全身性強直間代発作やミオクローヌスがよく最初に受診をするきっかけとなる．点滅する光やテレビをみることで発作が誘発される時がある．しばしば動作によって誘発される短いミオクローヌス（動作性ミオクローヌス）が起きるようになり，手の動きや姿勢の妨げとなる．失調は病気の進行とともに増強する．これは小脳障害よりもむしろ，動作性ミオクローヌスによるものである．難聴や低身長，運動不耐症を来す場合もある．

神経退行は進行性であり，痙性や感覚消失，中枢性低換気を来す．臨床症状からミオパチーを明らかに指摘できないこともある．

☑ 診断
分子遺伝学的検査が可能である．典型例の80％でみられる最も一般的な変異はミトコンドリア遺伝子である *MT-TK* 遺伝子の8,344番目のヌクレオチドのAがGに置換する変異である．血中の乳酸とピルビン酸の濃度は上昇する．脳波では背景波の徐波化と光突発波反応がみられる．罹患筋の病理所見は赤色ぼろ線維（p.227，図8-3参照），筋線維内の脂肪の増加である．罹患していない筋には赤色ぼろ線維は含まれない．

☑ 治療
抗けいれん薬によって早期にけいれんはコントロールされるが，疾患の進行は止めることができない．グルコースの負荷は避けたほうがよい．原疾患の治療法はないが，ミトコンドリアの機能改善を期待し，コエンザイムQ10（100 mg）とL-カルニチン（1,000 mg）を1日3回投与する方法がよく用いられている．

❹ 色素性乾皮症

色素性乾皮症（xeroderma pigmentosum：XP）はまれな神経皮膚疾患で，日光曝露に対する皮膚症状への脆弱性と進行性神経変性を特徴とする疾患である（Kraemer, 2012）．常染色体劣性の遺伝形式をとる．数種類の異なった遺伝子変異がこの疾患と関連している．米国で最も多い型は *XPAC* で9q34に位置している．

☑ 臨床症状

光過敏性皮膚炎が生後1年以内に発症し皮膚癌も発生する．3歳過ぎに精神運動遅滞が明らかとなり，頭部の成長不全から小頭を来す．感音性難聴と脊髄小脳変性は，7歳以降で認めることが多い．およそ1/3の症例は低身長であり，一部は，異なる遺伝子異常に起因し，別の遺伝子異常を呈するCockayne症候群（第7章 p.206）と類似した症状を呈するが，DNA修復障害を呈する．

☑ 診断

典型的な皮疹と，中枢・末梢神経いずれにも神経学的退行が認められればこの疾患を疑う．分子遺伝学的検査が研究として可能であるが，DNA修復異常は培養した線維芽細胞でも実証できる．

☑ 治療

対症療法を行う．放射線照射は禁忌である．

❹ その他の白質の異常

① 副腎白質ジストロフィー

副腎白質ジストロフィーは副腎皮質不全を伴う進行性の中枢神経系の脱髄疾患である（Steinberg et al, 2012）．遺伝形式はX連鎖である．患児はペルオキシソームに存在するアシルコエンザイムA（CoA）合成酵素の欠損のため極長鎖脂肪酸の酸化，特にヘキサコサン酸の酸化が障害されている．極長鎖脂肪酸が組織中や血液中に蓄積される．以前にSchilder病とよばれていたものの多くは，小児型の副腎白質ジストロフィーと思われる．

同一家系に4つの異なる臨床型が存在しうる．「大脳型」は56％を占め，この章で述べる．緩徐に進行する副腎脊髄ニューロパチー（第12章 p.291）は25％を占め，残りはAddison病のみ，あるいは無症状である．

☑ 臨床症状

大脳型の発症は通常4〜8歳である．初期症状は行動変化であり，内向的になるものから爆発的な攻撃性を持つものまで幅がある．一様に学業の低下を引き続き認め，両親が精神科を受診させようとする．その後の神経学的退行は早く，歩行障害や協調運動障害，視覚・聴覚障害を来し，最終的には植物状態に至る．後期にはけいれんも来す．発症から植物状態，あるいは死亡までは平均で3年である．

☑ 診断

MRI T_2 強調画像で脳室周囲白質の高信号を呈する．症状がなくてもこの所見はみられる．副腎機能低下は，ACTH負荷時の不十分な反応で示される程度で，無症状の患児においても認められる．

無症状であっても全ての男性患者と85％の女性保因者において血中の極長鎖脂肪酸の増加が認められる．分子学的検査も可能であるが，基本的に遺伝カウンセリングのために行う．

☑ 治療

副腎機能評価とステロイド補充療法で生命予後は改善するが，神経症状には効果がない．発症初期の小児・思春期の患者でMRIにて脳病変が明らかな場合は骨髄移植が選択肢となる．栄養療法は確立した効果が得られていない．

② 脳腱黄色腫症

脳腱黄色腫症は脂肪が蓄積するまれな疾患である（Federico et al, 2011）．

☑ 臨床症状

患児は下痢を来す．認知障害は小児期早期から始まるが潜在性であり，患児は明らかな退行ではなく軽度の認知障害にみえる．15歳までに白内障が出現し，腱黄色腫の形成が始まる．当初は小さく成人までは気づかれない．思春期に痙性と失調が進行し，成人早期には動けなくなる．脱髄性神経症もみられる．発語や嚥下が障害され，脳幹機能障害や心筋梗塞から死に至る．

☑ 診断

下痢，白内障，腱黄色腫，進行性の神経学的退行から診断されるが，症状が出揃うのは進行してからである．白内障とアキレス腱の腱黄色腫があれば生化学的検査の適応がある．血中のコレスタノールの上昇あるいは黄色腫があれば診断は確定する．頭部MRIは進行性の脳萎縮と脱髄を認める．分子遺伝学的検査が臨床的に可能である．

☑ 治療

ケノデオキシコール酸（CDCA）を用いた長期治療により，胆汁酸の生成は正常化し，血液中，髄液中のコレスタノールは正常化，神経学的所見も改善する．しかし，CDCA はイタリアでのみ保険適用となっている．HMG-CoA 還元酵素単独，あるいは CDCA との併用でも蓄積したコレスタノールの減少と臨床症状の改善に効果があるが，筋肉に障害が及ぶことがある．

References

- Becker D, Patel A, Abou-Khalil BW, et al. Successful treatment of encephalopathy and myoclonus with levetiracetam in a case of subacute sclerosing panencephalitis. Journal of Child Neurology 2009; 24: 763-7.
- Bissler JJ, McCormack FX, Young LR, et al. Sirolimus for angiomyolipoma in tuberous sclerosis complex or lymphangioleiomyomatosis. New England Journal of Medicine 2008; 358: 140-51.
- Bonthius DJ, Wright R, Tseng B, et al. Congenital lymphocytic choriomeningitis virus infection: Spectrum of disease. Annals of Neurology 2007; 62: 347-55.
- Caldeira Araújo H, Smit W, Verhoeven NM, et al. Guanidinoacetate methyltransferase deficiency identified in adults and children with mental retardation. American Journal of Medical Genetics 2005; 133A: 122-7.
- Chinnery PF. Mitochondrial disorders. In: GeneClinics: Medical Genetics Knowledge Base [database online]. Seattle: University of Washington. Available at http://www.geneclinics.org. PMID: 20301403. Last updated September 16, 2010.
- Christodoulou J. MECP2-related disorders. In: GeneClinics: Medical Genetics Knowledge Base [database online]. Seattle: University of Washington. Available at http://www.geneclinics.org. PMID: 20301670. Last updated April 2, 2009.
- Clarke LA. Mucopolysaccharidoses type I. In: GeneClinics: Medical Genetics Knowledge Base [database online]. Seattle: University of Washington. Available at http://www.geneclinics.org. PMID: 20301341. Last updated July 21, 2011.
- DiMauro S, Hirano M. MERRF. In: GeneClinics: Medical Genetics Knowledge Base [database online]. Seattle: University of Washington. Available at http://www.geneclinics.org. PMID: 20301693. Last updated August 18, 2009.
- Elsas LJ. Galactosemia. In: GeneClinics: Medical Genetics Knowledge Base [database online]. Seattle: University of Washington. Available at http://www.geneclinics.org. PMID: 20301691. Last updated October 26, 2010.
- Federico A, Dotti MT, Gallus GN. Cerebrotendinous xanthomatosis. In: Pagon RA, Bird TD, Dolan CR, et al., eds. GeneReviews™. Seattle: University of Washington. Available at http://www.geneclinics.org. PMID: 20301583. Last updated October 20, 2011.
- Fluharty AL. Arylsulfatase A deficiency. In: Pagon RA, Bird TD, Dolan CR, et al., eds. GeneReviews™. Seattle: University of Washington. Available at http://www.geneclinics.org. PMID: 20301309. Last updated August 25, 2011.
- Franz DN, Leonard J, Tudor C, et al. Rapamycin causes regression of astrocytomas in tuberous sclerosis complex. Annals of Neurology 2006; 59: 490-8.
- Galli L, de Martino M, Tovo PA, et al. Predictive value of the HIV paediatric classification system for the long-term course of perinatally infected children. International Journal of Epidemiology 2000; 29: 573-8.
- Garbern JY, Hobson GM. PLP1-related disorders. In: Pagon RA, Bird TD, Dolan CR, et al., eds. GeneReviews™. Seattle: University of Washington. Available at http://www.geneclinics.org. PMID: 20301361. Last updated March 16, 2010.
- Gorospe JR. Alexander disease. In: Pagon RA, Bird TD, Dolan CR, et al., eds. GeneReviews™. Seattle: University of Washington. Available at http://www.geneclinics.org. PMID: 20301351. Last updated April 22, 2010.
- Honarmand S, Glaser CA, Chow E, et al. Subacute sclerosing panencephalitis in the differential diagnosis of encephalitis. Neurology 2004; 63: 1489-93.
- Jansen FE, Braams O, Vincken KL, et al. Overlapping neurologic and cognitive phenotypes in patients with TSC1 or TSC2 mutations. Neurology 2008; 70: 908-15.
- Kaback MM, Desnick RJ. Hexosaminidase A deficiency. In: Pagon RA, Bird TD, Dolan CR, et al., eds. GeneReviews™. Seattle: University of Washington. Available at http://www.geneclinics.org. PMID: 20301397. Last updated August 11, 2011.
- Kaler SG. ATP7A-related copper transport disorders. In: Pagon RA, Bird TD, Dolan CR, et al., eds. GeneReviews™. Seattle: University of Washington. Available at http://www.geneclinics.org. PMID: 20301586. Last updated October 14, 2010.
- Kraemer KH, DiGiovanna JJ. Xeroderma pigmentosum. In: Pagon RA, Bird TD, Dolan CR, et al., eds. GeneReviews™. Seattle: University of Washington. Available at http://www.geneclinics.org. PMID: 20301571. Last updated March 15, 2012.
- Krueger DA, Care MM, Holland K, et al. Everolimus for subependymal giant-cell astrocytomas in tuberous sclerosis. New England Journal of Medicine 2010; 363: 1801-11.
- Matalon R, Michals-Matalon K. Canavan disease. In: Pagon RA, Bird TD, Dolan CR, et al., eds. GeneReviews™. Seattle: University of Washington. Available at http://www.geneclinics.org. PMID: 20301412. Last updated August 11, 2011.
- McGovern MM, Schuchman EH. Acid sphingomyelinase deficiency. In: Pagon RA, Bird TD, Dolan CR, et al., eds. GeneReviews™. Seattle: University of Washington. Available at http://www.geneclinics.org. PMID: 20301544. Last updated June 25, 2009.
- Mitchell JJ, Scriver CR. Phenylalanine hydroxylase deficiency. In: Pagon RA, Bird TD, Dolan CR, et al., eds. GeneReviews™. Seattle: University of Washington. Available at http://www.geneclinics.org. PMID: 20301677. Last updated May 4, 2010.
- Mole SE, Williams RE. Neuronal ceroid-lipofuscinoses. In: Pagon RA, Bird TD, Dolan CR, et al., eds. GeneReviews™. Seattle: University of Washington. Available at http://www.geneclinics.org. PMID: 20301601. Last updated March 2, 2010.
- Morgan NV, Westaway SK, Morton JE, et al. PLA2G6, encoding a phospholipase A2, is mutated in neurodegenerative disorders with high brain iron. Nature Genetics

2006; 38: 752-4.
- Naidu S, Bibat G, Lin D, et al. Progressive cavitating leukoencephalopathy: A novel childhood disease. Annals of Neurology 2005; 58: 929-38.
- NIH Consensus Development Conference Statement. Phenylketonuria: diagnosis and management. Pediatrics 2001; 108: 972-82.
- Northrup H, Koenig MK, Au KS. Tuberous Sclerosis Complex. In: Pagon RA, Bird TD, Dolan CR, et al., eds. GeneReviews™. Seattle: University of Washington. Available at http://www.geneclinics.org. PMID: 20301399. Last updated November 23, 2011.
- Nyhan WL, O'Neill JP, Jinnah HA, et al. Lesch-Nyhan syndrome. In: Pagon RA, Bird TD, Dolan CR, et al., eds. Gene-Reviews™. Seattle: University of Washington. Available at http://www.geneclinics.org. PMID: 20301328. Last updated June 10, 2010.
- Pastores GM, Hughes DA. Gaucher disease. In: Pagon RA, Bird TD, Dolan CR, et al., eds. GeneReviews™. Seattle: University of Washington. Available at http://www.geneclinics.org. PMID: 20301446. Last updated July 21, 2011.
- Patterson M. Niemann-Pick disease type C. In: Pagon RA, Bird TD, Dolan CR, et al., eds. GeneReviews™. Seattle: University of Washington. Available at http://www.geneclinics.org. PMID: 20301473. Last updated July 22, 2008.
- Picker JD, Levy HL. Homocystinuria caused by cystathionine beta-synthase deficiency. In: Pagon RA, Bird TD, Dolan CR, et al., eds. GeneReviews™. Seattle: University of Washington. Available at http://www.geneclinics.org. PMID: 20301697. Last updated April 26, 2011.
- Rapin I. The autistic-spectrum disorders. New England Journal of Medicine 2002; 347: 302-3.
- Roach ES, Sparagana SP. Diagnosis of tuberous sclerosis complex. Journal of Child Neurology 2004; 19: 643-9.
- Ridel KR, Leslie ND, Gilbert DL. An updated review of the long-term neurological effects of galactosemia. Pediatric Neurology 2005; 33: 153-61.
- Sarnat HB, Marín-García J. Pathology of mitochondrial encephalomyopathies. Canadian Journal of Neurological Science 2005; 32: 152-66.
- Saul RA, Tarleton JC. FMR1-related disorders. In: Pagon RA, Bird TD, Dolan CR, et al., eds. Gene-Reviews™. Seattle: University of Washington. Available at http://www.geneclinics.org. PMID: 20301558. Last updated April 26, 2012.
- Scarpa M. Mucopolysaccharidosis type II. In: Pagon RA, Bird TD, Dolan CR, et al., eds. GeneReviews™. Seattle: University of Washington. Available at http://www.geneclinics.org. PMID: 20301451. Last updated February 22, 2011.
- Schellenberg GD, Dawson G, Sung YJ, et al. Evidence for multiple loci from a genome scan of autism kindreds. Molecular Psychiatry 2006; 11: 1049-60.
- Seven M, Ozkiliç A, Yüksel A. Dysmorphic face in two siblings with infantile neuroaxonal dystrophy. Genetic Counseling 2002; 13: 465-73.
- Shevell M, Ashwal S, Donley D, et al. Practice parameter: Evaluation of the child with global developmental delay. Report of the Quality Standards Committee of the American Academy of Neurology and the Practice Committee of the Child Neurology Society. Neurology 2003; 60: 367-80.
- Sparks SE, Krasnewich DM. Congenital disorders of glycosylation. Overview. In: Pagon RA, Bird TD, Dolan CR, et al., eds. GeneReviews™. Seattle: University of Washington. Available at http://www.geneclinics.org. PMID: 20301507. Last updated August 11, 2011.
- Steinberg SJ, Moser AB, Raymond GV. X-linked adrenoleukodystrophy. In: Pagon RA, Bird TD, Dolan CR, et al., eds. GeneReviews™. Seattle: University of Washington. Available at http://www.geneclinics.org. PMID: 20301491. Last updated April 19, 2012.
- Stevenson D, Viskochil D, Mao R, et al. Legius syndrome. In: Pagon RA, Bird TD, Dolan CR, et al., eds. GeneReviews™. Seattle: University of Washington. Available at http://www.geneclinics.org. PMID: 20945555. Last updated May 12, 2011.
- Strauss KA, Puffenberger EG, Morton DH. Maple syrup urine disease. In: Pagon RA, Bird TD, Dolan CR, et al., eds. GeneReviews™. Seattle: University of Washington. Available at http://www.geneclinics.org. PMID: 20301495. Last updated December 15, 2009.
- Thorburn DR, Rahman S. Mitochondrial DNA-associated Leigh syndrome and NARP. In: Pagon RA, Bird TD, Dolan CR, et al., eds. GeneReviews™. Seattle: University of Washington. Available at http://www.geneclinics.org. PMID: 20301352. Last updated May 3, 2011.
- van der Knaap MS, Valk J, Barth PG, et al. Leukoencephalopathy with swelling in children and adolescents: MRI patterns and differential diagnosis. Neuroradiology 1995; 37: 679-86.
- Volkmar F, Chawarska K, Klin A. Autism in infancy and early childhood. Annual Review of Psycholology 2005; 56: 315-36.
- Warby SC, Graham RK, Hayden MR. Huntington disease. In: Pagon RA, Bird TD, Dolan CR, et al., eds. Gene-Reviews™. Seattle: University of Washington. Available at http://www.geneclinics.org. PMID: 20301482. Last updated April 22, 2010.
- Wenger DA. Krabbe disease. In: Pagon RA, Bird TD, Dolan CR, et al., eds. GeneReviews™. Seattle: University of Washington. Available at http://www.geneclinics.org. PMID: 20301416. Last updated March 31, 2011.

第6章

乳児の筋緊張低下

　緊張（トーヌス）とは伸張に対する筋肉の抵抗である．臨床医は2種類の緊張を調べる．すなわち，相動性（phasic）と体位性（postural）である．相動性緊張（phasic tone）は強い伸張に対する反応における急速な収縮である（深部腱反射）．膝蓋腱を短く叩くと，四頭筋が引き伸ばされる．筋紡錘が引き伸ばされたことを感知し，感覚神経を通じて刺激を脊髄へ送る．情報はα運動神経に伝えられ，四頭筋が収縮する（単シナプス反射）．体位性緊張（postural tone）は，重力による弱い伸張に対する反応における抗重力筋の持続的な収縮である．体位性緊張が低下すると，体幹や四肢を重力に抗して維持することができず，乳幼児は低緊張を示す．

　正常な筋緊張の維持には中枢神経系，末梢神経系が完全であることが必要である．驚くべきことではないが，低緊張は神経機能障害の一般的な徴候の1つであり，脳，脊髄，神経，筋の障害により生じる（**Box 6-1**）．1つの前角細胞とそれが支配する全ての筋線維が1つの運動単位を構成する．運動単位は力の単位である．したがって筋力低下は全ての運動単位の疾患の症状である．前角細胞の一次的な疾患はneuronopathy（神経細胞体障害）で，軸索やミエリンの一次的な障害はneuropathy（ニューロパチー/神経障害），筋線維の一次的な障害はmyopathy（ミオパチー/筋障害）である．乳幼児と小児において中枢神経疾患が運動単位の疾患よりもはるかに多い．中枢性低緊張という単語は中枢神経疾患や欠損により引き起こされる体位性緊張の全ての原因を含む．

A 筋緊張低下の所見

　仰臥位で横たわっていると，基礎疾患や神経障害の局在に関係なく，全ての低緊張の乳幼児は同じようにみえる．自発運動は乏しく，両下肢は最大まで外転して大腿の外側が診察台に接し，上肢は伸展して体幹の両側にあるか，肘関節で屈曲して頭の両側にある．患児に長期間続く胸壁の筋力低下があれば，漏斗胸を認める．動かないで横になっている患児では最終的に後頭部が平坦となり，常にベッドに触れている部分の毛髪がなくなる．坐位を取らせると，頭部が前へ落ち，肩が垂れ下がり，四肢はぐにゃりとぶら下がる．

　胎内から低緊張で筋力低下があった新生児は，運動性を欠くために出生時から股関節脱臼，多発性関節拘縮，またはその両方を認める．股関節脱臼は子宮内の低緊張でよくみる症状である．大腿骨頭を寛骨臼に引っ張る筋肉の強い収縮が，正常な股関節形成に必要なのである．関節拘縮の重症度は，最も多い内反足単独から，四肢全ての対称性屈曲変形まで様々である．関節拘縮は子宮内における胎動減少の結果生じる非特異的な症状である．しかしながら，同程度に胎児の動きが減少するいくつかの疾患において，関節拘縮を生じることが多い疾患と，生じない疾患がある．**Box 6-2**に関節拘縮の鑑別診断をまとめた．一般的に，呼吸補助を必要とする関節拘縮を持つ新生児は，基礎疾患が筋無力症でないかぎり，抜管できない．安静時に低緊張を示す乳幼児では，引き起こし反応，垂直支持，水平支持によりさらに筋緊張を評価する．

❶ 引き起こし反応

　引き起こし反応は体位性緊張（postural tone）の最も鋭敏な測定法で，保育器内の未熟児にも実施できる．両手を握り，乳幼児を坐位まで

Box 6-1　乳幼児の筋緊張低下の鑑別診断

中枢性低緊張
　良性先天性筋緊張低下*
　染色体異常症
　　Prader-Willi症候群
　　トリソミー
　慢性非進行性脳症
　　脳奇形
　　周産期ジストレス*
　　出生後の疾患*
　ペルオキシソーム病
　　脳-肝-腎症候群（Zellweger症候群）
　　新生児副腎白質ジストロフィー
　その他の遺伝性疾患
　　家族性自律神経失調症
　　眼-脳-腎症候群（Lowe症候群）
　その他の代謝疾患
　　酸性マルターゼ欠損症*（代謝ミオパチー）
　　乳児型 GM_1 ガングリオシドーシス（第5章）
　　ピルビン酸カルボキシラーゼ欠損症

脊髄疾患
脊髄性筋萎縮症
　急性乳児型
　　常染色体優性
　　常染色体劣性
　　チトクローム c オキシダーゼ欠損症
　　X連鎖性
　慢性乳児型
　　常染色体優性
　　常染色体劣性
　先天性頸部脊髄性筋萎縮症
　乳幼児神経変性疾患
　神経原性関節拘縮

多発ニューロパチー
　先天性ミエリン形成不全性ニューロパチー
　巨大軸索ニューロパチー（第7章）
　遺伝性運動感覚ニューロパチー（第7章）

神経筋接合部疾患
　家族性乳幼児筋無力症
　乳幼児ボツリヌス症
　一過性重症筋無力症

筋線維タイプ不均衡型ミオパチー
　セントラルコア病
　先天性筋線維タイプ不均衡型ミオパチー
　ミオチュブラー（中心核）ミオパチー
　　急性
　　慢性
　ネマリン（桿体）ミオパチー
　　常染色体優性
　　常染色体劣性

代謝性ミオパチー
　酸性マルターゼ欠損症（糖原病Ⅱ型）
　チトクローム c オキシダーゼ欠損症

筋ジストロフィー
　Bethlemミオパチー（第7章）
　先天性ジストロフィノパチー（第7章）
　先天性筋ジストロフィー
　　メロシン欠損（一次性）
　　メロシン欠損（二次性）
　　メロシン陽性
　先天性筋強直性ジストロフィー

*頻度が高く，病態修飾療法があるものを示す

引っ張ることで反射を起こす．正常な満期産児は，すぐに頭部を体幹とともに持ち上げる（**図6-1**）．坐位の姿勢になると，数秒間頭部は正中で直立となる．引っ張っている間，検者は乳幼児が引き起こしに対して引っ張り返してくるのを感じ，肘関節，膝関節，足関節での屈曲を観察する．引き起こし反応は33週未満の未熟児では認めない．33週以降，頭部の屈筋群により頭部の挙上が成功するようになっていく．満期（40週）では，わずかな頭部後屈のみ認め，坐位になると頭部は後ろに落ちるか，短時間直立となった後に前へ落ちる．満期産の新生児で最低限以上の頭部後屈を認める場合，および引き起こしに対する四肢の屈曲を認めない場合は異常であり，筋力低下と低緊張を示している．

Box 6-2　多発関節拘縮の鑑別疾患

脳奇形
脳-肝-腎症候群（Zellweger症候群）
染色体異常症
胎内の神経系以外の原因
運動単位の疾患
　先天性良性脊髄性筋萎縮症
　先天性頸部脊髄性筋萎縮症
　先天性筋線維タイプ不均衡型ミオパチー
　先天性ミエリン形成不全性ニューロパチー
　先天性筋ジストロフィー
　遺伝性筋無力症症候群
　乳幼児神経変性疾患
　筋強直性ジストロフィー
　神経原性関節拘縮
　ホスホフルクトキナーゼ欠損症
　一過性新生児筋無力症
胎児側の原因でない疾患

2 垂直支持

垂直支持をするには，検者は両手を乳幼児の腋窩に置き，胸郭を握らずにまっすぐに持ち上げる．肩の筋肉は検者の手を下に押し，乳幼児が通り抜けて落ちることなく垂直にぶら下がるのに十分な強さを持っているはずである（**図6-2**）．垂直支持の間，頭部は正中で直立となり，膝関節，股関節，足関節は屈曲する．筋力が弱く低緊張の乳幼児が垂直位に支持されると，頭部が前へ落ち，四肢は垂れ下がり，肩の筋肉が弱いために検者の手をすり抜ける．

3 水平支持

水平に支持すると，正常の乳幼児は頭部を直立に，背部をまっすぐに保ち，肘関節，股関節，足関節を屈曲する（**図6-3**）．健康な満期産新生児は重力に抗して，頭部を直立に，背部をまっすぐに，四肢を屈曲位に保つよう間欠的な努力をする．低緊張で筋力低下のある新生児や乳幼児は頭部や四肢をだらりとぶら下げて，検者の手にもたれかかる．

B 診断へのアプローチ

診断への第1段階は，病巣が脳，脊髄，運動単位のいずれにあるかを決定することである．病巣は1か所以上のこともある（**Box 6-3**）．いくつかのライソゾーム病やミトコンドリア病では，脳と末梢神経は同時に障害される．酸性マルターゼ欠損症や先天性筋強直性ジストロフィーでは，脳と骨格筋両方が異常となる．重度の低酸素性虚血性脳症の新生児は脳だけでなく脊髄も低酸素により障害されることもある．運動単位疾患のいくつかは，非常に筋緊張が低下していることで呼吸筋も障害され，周産期の低酸素の原因となり得る（**Box 6-4**）．ゆえに，このような乳児は中枢性の筋緊張低下の要素も持ち合わせる．脊髄損傷の新生児は，腕神経損傷と低酸素性虚血性脳症を共に伴う長時間の難

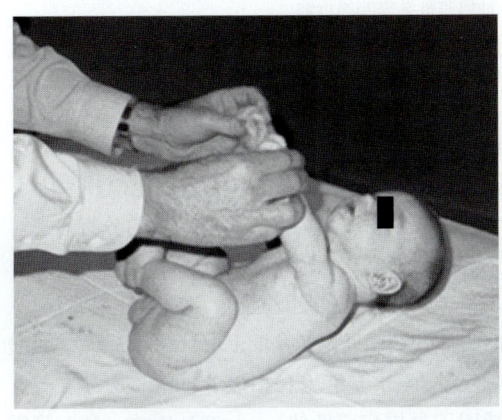

図6-1 正常の引き起こし反応
体幹と並行して頭部を持ち上げ，四肢関節は屈曲する
（Fenichel GM. Neonatal Neurology, 4th ed. Philadelphia：Elsevier；2007 より引用）

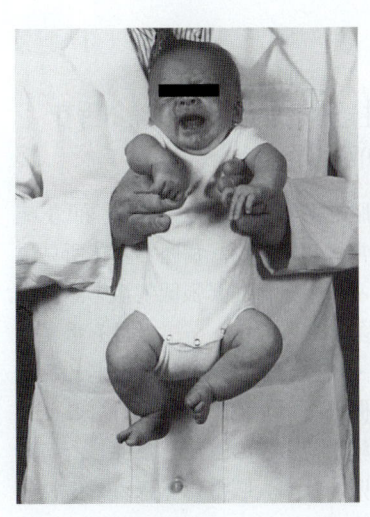

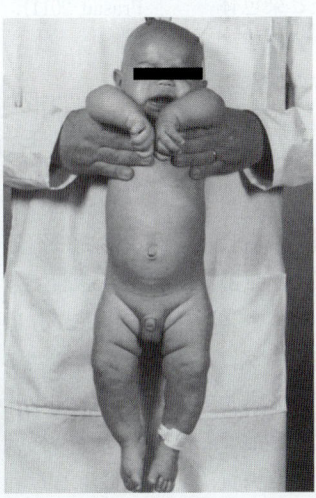

図6-2 正常の垂直支持
頭部は正中保持され，四肢は重力に反して屈曲する
（Fenichel GM. Neonatal Neurology, 4th ed. Philadelphia：Elsevier；2007 より引用）

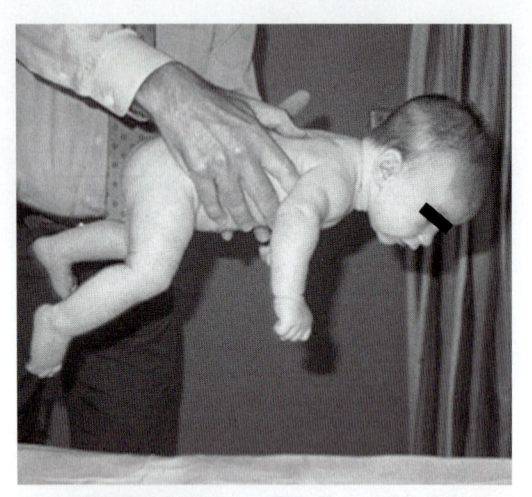

図 6-3 正常の水平支持
間欠的に頭部が挙上し、頭部と四肢は重力に抵抗する
(Fenichel GM. Neonatal Neurology, 4th ed. Philadelphia：Elsevier；2007 より引用)

しい分娩でしばしば起こる．

　新生児期の低緊張の原因は，67〜85％は判明する．中枢性筋緊張低下（60〜80％）は末梢性筋緊張低下（15〜30％）よりも多い．症例の60％が遺伝性/代謝性疾患による（Prasad & Prasad, 2011）．

　フロッピーインファントの評価は以下の点に注意して行う．3世代の家族歴、催奇形性薬剤の曝露（アルコール，溶剤，薬剤），骨盤位，胎動の減少，羊水過多の既往，乳児期死亡の家族歴，両親の年齢，近親婚，神経筋疾患の既往，周産期仮死，アプガースコア，奇形，多発関節拘縮，深部腱反射，線維束攣縮（Prasad & Prasad, 2011）．

　低緊張乳児の精査は，頭部画像検査と染色体検査を行う．アレイ比較ゲノムハイブリダイゼーション（CGH）では，染色体正常の低緊張乳児で5〜17％に異常を認める．アレイCGHは，感度が高く，病的意義が明らかではない多型を検出することもある．

　先天代謝異常症は以下の3つに分類される．(1) 毒性代謝産物の蓄積による中毒性脳症，(2) エネルギー産生不全や利用不全によるエネルギー欠乏性脳症，(3) 複合体分子の細胞内プロセッシングの疾患である．アンモニア（尿素サイクル異常症，有機酸血症，脂質酸化異常症で増加），血液中・髄液中乳酸値の増加，また糖質

Box 6-3　中枢性と運動単位の混在した筋緊張低下

酸性マルターゼ欠損症*
家族性自律神経失調症
巨大軸索ニューロパチー
低酸素性虚血性脳症
乳児型神経変性症
脂質蓄積異常症
ミトコンドリア（呼吸鎖）異常症
新生児型筋強直性ジストロフィー
二次的に運動単位疾患となる周産期の低酸素症

*頻度が高く，病態修飾療法があるものを示す

Box 6-4　周産期の呼吸障害を伴う運動単位疾患

急性乳児型脊髄性筋萎縮症
先天性ミエリン形成不全性ニューロパチー*
先天性筋強直性ジストロフィー
家族性乳児型筋無力症
神経原性多発関節拘縮
X染色体劣性ミオチュブラーミオパチー

*頻度が高く，病態修飾療法があるものを示す

代謝疾患およびミトコンドリア異常症でMRスペクトロスコピー検査をする．他の検査として，血液中や尿中のアミノ酸の量的分析（アミノ酸代謝異常），尿中有機酸分析，血漿アシルカルニチン分析（有機酸血症，脂質酸化異常症），血漿極長鎖脂肪酸（ペルオキシソーム病），尿酸（亜硫酸脱水素酵素欠損症で正常，モリブデン補因子欠損症で低値），トランスフェリン等電点電気泳動（先天性グリコシル化異常症で異常パターン），7-デヒドロコレステロール（Smith-Lemli-Opitz症候群で高値）がある（Prasad & Prasad, 2011）．

1 中枢性筋緊張低下症を診断する手がかり

　新生児の大脳性あるいは中枢性筋緊張低下症の診断は，通常難しくない．病歴と身体所見により診断できる．中枢性筋緊張低下症を診断する手がかりは多くある（**Box 6-5**）．最も重要な点は，意識レベル低下やけいれん発作といった，異常な脳機能を示す他の所見があることである．特異顔貌や他臓器の奇形を合併した筋緊張低下した乳児では，大脳奇形を認めやすい．

Box 6-5	中枢性筋緊張低下の手がかり

その他の脳機能異常
顔貌異常
手の握り
その他の臓器の異常
姿勢反射による動き
深部腱反射正常あるいは亢進
垂直支持反応ではさみ足

Box 6-6	運動単位疾患の手がかり

深部腱反射消失あるいは減弱
姿勢反射の異常
線維束攣縮
筋萎縮
その他の臓器の異常がない

　母指を残りの指で包むように固く握り自発的に開くことのできない手（握り拳），垂直支持で下肢は交叉するように内転する大腿（はさみ足）は，痙性の初期症状であり脳障害を示唆する．新生児や乳児で，自発運動を認めない時に誘発される姿勢反射は，中枢性筋緊張低下を示唆する．ある急性脳障害，特に代謝性脳症ではMoro反射が亢進することがある．緊張性頸反射は6か月を超えても過度に，あるいは強制的に，持続的に出現する場合は，大脳異常を示唆する重要な指標となる．大脳半球の障害が重度だが，脳幹は問題ない場合は，頭部を回旋させると，（回旋した方向と）同側の上下肢は伸展し，反対側の上下肢は屈曲する（非対称性緊張性頸反射 asymmetrical tonic neck reflex：ATNRのこと）．強制的な反射とは，頸部が回旋している間，持続的にこれらの姿勢が出現しつづけることを指す．腱反射は一般的に正常または亢進しており，クローヌスを認めることもある．

2 運動単位疾患を診断する手がかり

　運動単位疾患は，関節変形や骨構造の異常発達を除いて，他臓器の奇形を伴わない．顔面筋の筋力が弱い，または下顎が発育不良の場合，顔貌は特異的にみえることもある．
　腱反射は消失あるいは減弱している．筋力低下につり合わない腱反射の消失は，ミオパチーよりもニューロパチーが原因で起こりやすい．一方，筋力低下の程度と一致する腱反射消失は，ニューロパチーよりもミオパチーによって起こりやすい（Box 6-6）．筋萎縮は運動単位疾患を示唆するが，中枢性筋緊張低下の可能性を除外することはできない．成長障害や筋萎縮は脳障害のある乳児で顕著なことがある．萎縮と線維束攣縮を同時に認めた場合は，脱神経を強く考える．しかし，新生児や乳児で認める線維束攣縮は舌に限られることが多く，乳児の正常でランダムな舌の動きと線維束攣縮を区別することは，舌萎縮がないと困難である．
　緊張性頸反射やMoro反射のような姿勢反射は，筋力低下がある場合，出現しなくなる．運動単位は通常，筋緊張をコントロールする最終経路である．ゆえに自発的に動かない四肢は，反射的にも動くことはできない．

C 中枢性筋緊張低下

　筋緊張低下は，新生児・乳児期のどの大脳疾患でもみられる特徴である．ここでは，大症状としての意識減損，発作，進行性精神運動発達遅滞が主な症状となる疾患は扱わない．むしろ，診察医が運動単位疾患の可能性を考えるほど筋緊張低下が顕著な疾患に焦点をあてる．

1 良性乳児筋緊張低下症

　"良性乳児筋緊張低下症"は後から振り返ってつけられる病名であり，生下時または生後早期に筋緊張低下があり，後に筋緊張正常となる乳児を指す．大脳異常の証拠がなく，筋緊張正常となる児で診断されるべきである．しかし，中枢性筋緊張低下の原因が明白でなく，後に筋緊張正常となっても，認知障害，学習障害，他の大脳症状を呈する児が多い．

2 染色体異常症

　疾患の著明な多様性にもかかわらず，常染色体異常症に共通した新生児の特徴は，手や顔貌

の特異的な所見や著明な筋緊張低下である。この理由から，手や顔貌に特徴のある筋緊張低下した新生児には，臓器異常の有無によらず染色体検査を行う必要がある。

❶ MECP2 重複症候群

MECP2 重複症候群は男児のみに起こる。すなわちX連鎖性遺伝形式をとる。ときに症状を呈するMECP2重複の女児例が報告され，重複部位の不活化障害というもう1つのX染色体異常の関与が考えられている（Van Esch, 2010）。

☑ 臨床症状

乳児期の筋緊張低下，有意語のない重度の知的障害，進行する痙性，反復性呼吸器感染症，発作がこの症候群の特徴である。生後数週間は，筋緊張低下に起因する哺乳障害が明らかになる。嚥下困難が出現し，流涎が多くなる。経鼻胃管による経管栄養が必要となる場合もある。短頭，顔面正中低形成，大きな耳，平坦な鼻梁といった特異顔貌がある。

全身性強直間代性けいれん，失立発作，欠神発作が多い（50%）。くりかえす感染症により，およそ半数が25歳までに死亡する。頭囲などの生下時の計測は正常である。

筋緊張低下のため，運動発達は遅れる。独歩開始は遅れ，失調歩行のこともあり，1/3は独歩を獲得しない。ほとんどの症例は有意語を獲得せず，限られた言葉を獲得した症例も思春期には話せなくなる。筋緊張低下は小児期に痙性へ移行する。痙性は下肢に目立ち，経過とともに軽度の拘縮が出現する。成人期には車椅子の使用が必須である。

☑ 診断

全ての患児で 0.3〜8 Mb の大きさの MECP2 の重複を認める。米国では商業的に利用できる遺伝子検査で特定できる（日本では不可である）。

☑ 治療

対症療法と遺伝カウンセリングである。ほとんどの患児はキャリアの母から MECP2 重複が遺伝している。しかし突然変異例の報告もある。患児の母が MECP2 重複を持っていれば，遺伝する確率は50%である。MECP2 重複を受け継いだ男児は発症し，MECP2 重複を受け継

Box 6-7	意識清明な新生児の哺乳困難
先天性筋強直性ジストロフィー
家族性自律神経失調症
遺伝性筋無力症候群
嚥下運動に関する神経核の低形成（17章）
乳児型神経変性症
筋ホスホリラーゼ欠損症
神経原性関節拘縮
Prader-Willi 症候群
一過性新生児筋無力症*

*頻度が高く，病態修飾療法があるものを示す

いだ女児は通常無症候性キャリアである。

❷ Prader-Willi 症候群

Prader-Willi 症候群は，筋緊張低下，性腺機能低下，認知障害，低身長，肥満が特徴である（Cassidy & Schwartz, 2009）。およそ70%のPrader-Willi 症候群の児で，父由来の15番染色体長腕近位部(q11-13)の中間部欠失を認める。欠失を認めない多くの患者は母性ダイソミーに起因する（15番染色体2本とも母由来）。15番染色体の同部位の父性ダイソミーは Angelman 症候群となる。

☑ 臨床症状

75%で妊娠中の胎動減少を認める。10%で股関節脱臼，6%で内反尖足を認める。筋緊張低下は生後から顕著であり，腱反射は消失あるいは著明に減弱している。哺乳障害は必発であり，経鼻胃管による経管栄養が長期にわたることも多い（Box 6-7）。停留精巣は84%で起こり，性器形成不全は100%にみられる。しかし，筋緊張低下を認めるのみのこともある（Miller et al, 1999）。

筋緊張低下と哺乳障害は8〜11か月まで認め，その後は比較的筋緊張正常となり，著明な食欲亢進がみられる。発達指標の遅れや後の認知障害は必ず起こる。乳児期により明らかとなる小奇形には，前額横径の縮小，内斜視，アーモンド様の目，エナメル質低形成，小さな手と足がある。肥満は小児期に必発である。肥満と顔や手の小奇形の組合せにより本症の児はみなよく似ている。

大症状と小症状による診断基準を掲載する（Box 6-8）。大症状はそれぞれ1点，小症状はそ

Box 6-8　Prader-Willi 症候群の臨床診断基準

大症状
- 哺乳力低下を伴う新生児期，乳児期の筋緊張低下．年齢とともに改善する
- 乳児期に哺乳障害 and/or 成長障害を認め，経管栄養または他の特別な栄養方法が必要
- 12 か月から 6 歳までに急激な体重増加が始まり，中心性肥満となる
- 過食
- 特異顔貌：狭い前額部，アーモンド様の眼裂，逆三角形の口唇
- 性腺機能低下
  外陰部低形成：女児では小さな小陰唇と陰核，男児では陰嚢低形成と停留精巣
  不完全な二次性徴と性徴の遅れ
  不妊
- 発達遅滞/軽度から中等度の認知障害/様々な学習障害

小症状
- 胎動の減少と乳児期の傾眠．年齢とともに改善
- かんしゃく，強迫神経症状，頑固，融通が利かない，窃盗，嘘をつくなど典型的な行動異常
- 睡眠障害/睡眠時無呼吸
- 15 歳までに明らかとなる家族に比べての低身長
- 色白
- 身長年齢に比べて小さい手足
- 尺骨側がまっすぐな小さい手
- 外斜視，近視
- 濃い粘稠な唾液
- 構音障害
- 皮膚のひっかき傷

支持的な所見
- 高い痛覚閾値
- 嘔吐の減少
- 側彎 and/or 後彎
- 副腎皮質性思春期早発症
- 骨粗鬆症
- ジグソーパズルに関する飛びぬけた才能
- 神経筋の検査所見は正常（例えば筋生検，筋電図，神経伝導速度）

（Cassidy SB, Schwartz S. Prader-Willi syndrome. In: GeneClinics. Medical Genetic Knowledge Base [database online]. Seattle: University of Washington. Available at http://www.geneclinics.org. PMID: 20301505. Last updated September 3, 2009. より作成）

れぞれ 1/2 点である．3 歳以下の小児には診断に 5 点必要であり，そのうちの 4 点は大症状でなければならない．3 歳もしくはそれ以上の年齢では，診断に 8 点必要であり，そのうちの少なくとも 5 点は大症状でなければならない．支持的な所見は，診断の疑いのレベルを上げたり，下げたりするだけである．

☑ 診断

15 番染色体にある Prader-Willi 症候群の原因部位内に父由来のインプリンティング異常を検出する DNA 検査で診断できる．この検査は，原因部位が母性由来のみであるかどうかを決定する（父由来の部位は欠失している）．99％以上の患者で検出される．

☑ 治療

乳児期は，特別な乳首や経管栄養により適切に栄養を投与する必要がある．筋力は理学療法で改善することもある．内斜視や停留精巣は外科的治療が必要である．成長ホルモン補充療法は身長を正常化し，除脂肪体重を増加させる．行動修正のための治療も考慮される．性ホルモンを補充することで，適切な二次性徴が出現する．

③ 慢性非進行性脳障害

脳の形成不全は既知または未知の有害な環境要因，染色体異常，遺伝子異常に起因する．急性の脳障害がなく，筋緊張低下は出生時や乳児期早期の唯一の症状であることがある．筋緊張低下は通常，出生時に最も強く，経過とともに改善する．筋緊張低下に加えて，他の奇形や頭囲の異常，頭部の形態異常がみられる場合は，脳形成異常が疑われる．脳の先天異常が疑われる場合には頭部 MRI をとることが望ましい．脳の先天異常を同定することは予後だけでなく，他臓器の奇形に対して積極的な治療が行えるかどうかということを知るためにも有用である．

脳障害は周産期に生じる場合と，多くはないが乳児期に二次性の低酸素や出血，感染，外傷でも生じる場合がある．それまで正常だった新生児や乳児における急性発症の筋緊張低下は，脳症徴候の有無にかかわらず，通常は脳原性である．自発運動や筋緊張が低下している未熟児は脳室内出血の可能性がある．筋緊張低下は満期産児および未熟児の髄膜炎の初期症状の場合もある．急性期には深部腱反射は減弱ないしは

消失することもある．

4 遺伝性疾患

① 家族性自律神経異常症

家族性自律神経異常症，Riley-Day症候群は，アシュケナージ系ユダヤ人にみられる常染色体劣性遺伝性疾患である（Shohat & Halpern, 2010）．9q31-q33に位置し，エロンゲーター複合体蛋白1をコードする*IKBKAP*遺伝子の異常で生じる．非ユダヤ人の乳児にも同様の臨床症状を認める場合があるが，多くは孤発例で遺伝形式は不明である．

☑ 臨床症状

新生児期で重要な臨床症状は胎便吸引や吸啜反射の減弱または消失と筋緊張低下である．筋緊張低下の原因は脳，脊髄後根，末梢神経の障害である．腱反射は減弱ないしは消失する．哺乳困難は一般的な症状で診断の手掛かりとなる．吸啜と嚥下はそれぞれ正常だが，効果的な摂食をするための協調した運動が不能である．新生児期および乳児期にみられる他の症状としては，顔色不良や体温の不安定，舌の茸状乳頭の欠損，下痢，腹部膨満である．体重増加不良と活気不良，発作性易刺激性，角膜反射の消失，不安定な血圧，涙液分泌障害を認めると臨床症状が全て揃う．

☑ 診断

遺伝子変異の解析で診断する．家族性自律神経失調症のアシュケナージの家系では2つの変異が99％以上で認められる．眼科診察は副交感神経節後線維の脱神経所見をみつけるのに有用である．瞳孔は過敏で0.1％ピロカルピン（副交感神経作動薬）や2.5％メサコリン（アセチルコリン作動薬）に縮瞳反応を示す一方で，角膜は無感覚で涙も出ない．

☑ 治療

対症療法である．症状に合わせた治療で予後は改善する．

② 眼-脳-腎症候群（Lowe症候群）

Lowe症候群はイノシトールポリリン酸-5-脱リン酸酵素OCRL1の著明な活性低下により引き起こされる．X連鎖劣性遺伝形式である．女性保因者では水晶体の微細な白濁を認める（Lewis et al, 2012）．

☑ 臨床症状

Lowe症候群は眼，中枢神経，腎臓が障害される．罹患した男児全例に白内障を認め，半数に緑内障を認める．**Box 16-2**（p. 351）に新生児期および乳児期の白内障の鑑別疾患をあげた．矯正視力が0.2以上になるのはまれである．筋緊張低下は生下時から存在し，腱反射は通常消失している．低緊張は改善するが，決して正常にはならない．運動発達は緩徐に伸び，男児全例にある程度の知的障害を伴う．加えて男児全例にある程度のFanconi型の近位尿細管障害を認め，重炭酸の喪失や尿細管性アシドーシス，低リン血症を伴うリン酸尿，腎性くる病，アミノ酸尿，低分子蛋白尿，ナトリウムとカリウムの喪失，多尿を伴う．通常，腎機能障害は慢性に緩徐進行性であり，10〜20歳で末期腎不全状態に至る．

☑ 診断

臨床症状に気づくことで診断は可能である．MRIでは，脱髄と思われるびまん性で不定形の高信号領域を認める．培養皮膚線維芽細胞でOCRL1の酵素活性が低下（正常の10％未満）していることで診断できる．米国ではこの検査は臨床的に可能である（日本では不可である）．

☑ 治療

早期の白内障の手術，経鼻胃管や胃瘻による適切な栄養管理，摂食障害に対する作業療法や言語療法，胃食道逆流症の標準的な評価，精神運動発達を促すための療育などの対症療法である．

③ ペルオキシソーム病

ペルオキシソームは，エーテルリン脂質と胆汁酸の生合成，極長鎖脂肪酸（VLCFAs），プロスタグランジンと不飽和長鎖脂肪酸の酸化，フィタン酸，ピペコリン酸とグリコール酸の異化などに関与する細胞内小器官である．過酸化水素はいくつかの酸化反応の産物であり，カタラーゼによって分解される．11の異なる*PEX*遺

伝子の突然変異によって，このスペクトラムの障害が起きる．*PEX* 遺伝子は，ペルオキシソーム集合体のために必要な蛋白質をコードする．

ペルオキシソーム機能障害の小児症候群は，ペルオキシソーム形成の障害である．つまり，ペルオキシソーム固有の膜蛋白は存在するが，全てのペルオキシソーム基質酵素が欠損している．ペルオキシソーム形成の障害の臨床スペクトラムは，原型の脳-肝-腎症候群（Zellweger症候群）のほかに，単独酵素欠損である新生児副腎白質ジストロフィーと乳児型 Refsum 病も含まれる（第16章 p.354）．後者2疾患は軽症型である．乳児期の筋緊張低下は，ペルオキシソーム形成障害の顕著な特徴である（Steinberg et al, 2012）．

☑ 臨床症状

発症した新生児は反応に乏しく，高度の低緊張，関節拘縮と外表奇形を特徴とする．吸啜や啼泣が弱い．腱反射は減弱か消失している．特徴的な頭蓋顔面奇形は，突出した額のための洋ナシ形の頭と異常に張った頬，頭蓋縫合の開大，小顎，高口蓋，平らな鼻梁，眼間開離がある．臓器異常は，胆汁性肝硬変，多囊胞腎，網膜変性と神経細胞遊走障害に起因する脳奇形である．

指の伸展制限と，膝と足首の屈曲変形が，関節拘縮の特徴である．新生児けいれんもよく起こる．膝蓋骨と他の長管骨の点状骨（点状軟骨形成不全）が起こる場合もある．年長児は，網膜ジストロフィー，感音性難聴，筋緊張低下を伴う発達の遅れと，肝障害が起こる．Zellweger症候群の乳児は重度の障害があり，通常1歳までに死亡し，正常発達を獲得しない．新生児副腎白質ジストロフィーと乳児型 Refsum 病の臨床経過は多様で，非常に低緊張の児がいる一方で，他方では歩いて，話すことができる児がいる．これらの疾患は，しばしば緩徐進行性である．

治療抵抗性の発作が，出生直後に始まることが多いが，どの乳児期にも発症しうる．誤嚥，消化管出血もしくは肝不全によって，通常6か月から1年以内に死亡する．

☑ 診断

生化学的試験法によって，確定診断を行う．血液や尿でみつけられる生化学異常は，培養線維芽細胞で確認する．血漿極長鎖脂肪酸（VLCFA）値の測定は，最も一般的に用いられており，最も有用である．C26：0 と C26：1 および C24/C22 比と C26/C22 比の上昇は，ペルオキシソーム脂肪酸代謝障害を示唆する．

☑ 治療

対症療法である．抗けいれん薬，出血性障害のためのビタミン K，補聴器，乳児期の白内障除去，その他必要な治療である．

④ ピルビン酸カルボキシラーゼ欠損症

ピルビン酸カルボキシラーゼ欠損症の初期症状は，新生児筋緊張低下，多呼吸と運動障害である（Garcia-Cazorla et al, 2006）．

☑ 臨床症状

発症した新生児は必ず意識があるが，筋緊張低下と，出生後，数時間の間に多呼吸を起こす．四肢の高振幅振戦が多くでみられ，異常眼球運動がみられることもある．発作はまれである．通常は急激に発症し致死的になる．

☑ 診断

低血糖，乳酸アシドーシスと高シトルリン血症は，典型的な所見である．脳 MRI では，囊胞性脳室周囲白質軟化症を示す．

☑ 治療

出生直後の数時間に，トリヘプタノインとクエン酸による食事療法を行うことで，生化学的異常を是正する．治療の長期予後は，まだ証明されていない．

⑤ その他の代謝障害

乳児の筋緊張低下は，まれに先天代謝異常の唯一の症状であることがある．酸性マルターゼ欠損による重度の筋疾患は，他の代謝性筋疾患の項で述べる．筋緊張低下は，全身性 GM_1 ガングリオシドーシスの唯一初発症状のことがある（第5章 p.143）．

D 脊髄障害

1 低酸素性虚血性脊髄症

低酸素性虚血性脳症は，重度の周産期仮死による結果である（第1章 p.11）．罹患した新生児は低緊張で，反射が消失している．低緊張の主要な原因は脳障害だけでなく，脊髄機能不全も関与している．灰白質の虚血性壊死は，脳だけでなく脊髄でも生じる．脊髄病変は，陪検や，生存例であれば筋電図によって明白になる．

2 脊髄損傷

新生児では脊髄損傷が筋緊張低下の鑑別診断に入る．頸髄損傷は，ほぼ全例が経腟分娩で起こる．およそ75%は骨盤位，25%は頭位分娩である．損傷は常に難産，遷延分娩に伴い，意識障害はよく起こるため，仮死または脳外傷に起因する低緊張であると誤解してしまう．胸部中央より下の感覚の消失は，脊髄症を示唆する．

① 骨盤位分娩での外傷

児頭の伸展の角度が90°を超えるとき，ほぼ例外なく下部頸髄と上部胸髄領域の牽引損傷が起こる．頭部過伸展する骨盤位の胎児が脊髄損傷を起こす危険性は，実に70%以上である．そのような場合，分娩は常に帝王切開とすべきである．児頭を伸展させる力は，脊髄を牽引するだけでなく，大後頭孔を通して脳幹のヘルニアも引き起こす．さらに過伸展する体位では，頭蓋内に入る部位で椎骨動脈を損傷する．

病理学的所見は，解剖学的連続性が損なわれていない脊髄浮腫から，大量出血（硬膜外，硬膜下，脊髄内）まで様々である．出血は下部頸髄と上部胸髄で最も多いが，脊髄の全長に及ぶこともある．後頭蓋窩の出血や小脳の裂傷を伴う場合もある．

☑ 臨床症状

軽度の牽引損傷，脊髄浮腫のみで実質内出血や解剖学的連続性の損失を引き起こさない程度のものでは，ほとんど臨床症状を生じない．主な症状は，低緊張であり，しばしば仮死に起因していると誤解される．

後頭蓋窩への出血は，重度の牽引損傷から起こる．発症した新生児は，意識不明で，出生時から弛緩性四肢麻痺と横隔膜呼吸を伴って無緊張である．ほとんどが新生児期に死亡する．下部頸髄と上部胸髄に限局した損傷では，上腕二頭筋は正常に近い筋力があり，上腕三頭筋では筋力が低下する．その結果，腕は肘で屈曲し，弛緩性対麻痺となる．足の自発運動と腱反射は消失するが，下肢を針で刺激した際に逃避反応が脊髄反射として起こる場合がある．乳児の場合は，膀胱が拡張し溢尿がある．損傷部位より下部での発汗の欠如は感覚障害のレベルを示すが，それを直接測定することは難しい．

☑ 診断

脱臼は生じていないので，椎骨のX線撮影は異常がない．脊髄MRIは，脊髄内浮腫と出血を示す．意識障害のある新生児は通常，脳内出血または仮死があると考えられ（第2章），意識が回復して典型的な運動障害が観察されるまでは，脊髄損傷の診断は考慮されない．この時点でも，神経筋疾患が疑われ，膀胱機能障害と痙性対麻痺の進行により初めて正確な診断に気づかれる．

☑ 治療

新生児の脊髄牽引損傷の治療は，年長児の脊髄損傷の管理と同様である（第12章 p.294）．

② 頭位分娩での外傷

頭位分娩で中位鉗子分娩の回旋時に頸部がねじれた場合，高位の頸髄損傷を起こす．体幹が頭部の回旋についていけずに起こる．破水から鉗子分娩を行うまで遅れがあって羊水がなくなっている状態で最も危険性が高い．外傷の程度は実質内血腫から完全離断まで様々である．頸髄離断は破損した第二頸椎歯状突起レベルに起こり，環軸椎脱臼を伴う．

☑ 臨床症状

新生児は弛緩性麻痺と自発呼吸の障害を呈する．軽度の損傷なら表在呼吸（浅呼吸），努力性呼吸となるが，全ての患児は出生時には人工呼吸が必要となる．ほとんどが出生時には脳幹浮

| Box 6-9 | 運動単位疾患の評価 |

DNA検査
塩化エドロホニウム（テンシロンテスト）
電気的診断
　　筋電図
　　神経伝導速度
　　反復刺激試験
筋生検
神経生検
血清クレアチンキナーゼ

腫のため意識障害を来している．意識のある場合には眼球運動，吸啜反射，交叉屈筋反射（withdrawal reflex）のみが観察される．深部腱反射は最初に消失するが，もし生存した場合，後には亢進する．膀胱弛緩と溢流性尿失禁が現れる．陰茎強直もときにみられる．交叉屈筋反射のため知覚の評価は困難である．

呼吸器合併症や敗血症での死亡が，出生後の1週間以内に起こることが多い．まれに数年生存する患児もいる．

☑ 診断

高位頸髄損傷の症状は，弛緩性麻痺と正常眼球運動であるため，神経筋疾患，特に乳児型脊髄性筋萎縮症に似ている．四肢の筋電図でその可能性を除外できる．頸椎のX線画像は通常，異常所見がないが，MRIでは損傷部位での頸髄の著明な菲薄化や破壊がみられる．

☑ 治療

気管内挿管と人工呼吸管理を診断の前に開始する．第12章 p.295で脊髄離断症の治療を記載する．

E 運動単位疾患

❶ 運動単位疾患の評価

乳児の中枢性低緊張の診断では，鑑別する疾患により，様々な検査項目を選択する必要がある．運動単位による筋緊張低下の場合はそうではない．運動単位の疾患では，いくつかの決まった検査により障害の部位や原因を特定できる（**Box 6-9**）．DNA検査は現在商業的に多くの疾患の診断に利用可能であり，筋生検，神経生検より好ましい．

❶ 血清クレアチンキナーゼ

血清クレアチンキナーゼ（CK）の上昇は骨格筋または心筋の壊死を反映している．筋電図や筋生検を行う前にCK値をみるために採血をしておく．どちらも施行後に一過性のCK上昇を認めるからである．検査項目のCKの正常値は歩行できない成人の値である．歩行できる人では，特に運動後は正常値も高くなる．重篤な新生児仮死の血清CK値はアシドーシスのために1,000 IU/L程度に高値である．正常の新生児でも，分娩後24時間以内は正常値より高値である．低緊張の新生児でCK値正常の場合，急速進行性ミオパチーは否定的だが，筋線維タイプ不均衡ミオパチーといくつかの代謝性ミオパチーを除外はできない．逆に，急速進行性脊髄性筋萎縮症で軽度のCK値上昇を認める．

❷ 電気的診断法

筋電図は経験を積んだ検者が行うなら，乳児低緊張の診断に非常に有用である．運動単位が原因である3か月未満の低緊張の乳児の診断を予測することができる．正常の筋電図所見を呈する低緊張の児で，まれに筋生検で異常がみつかることもある．針筋電図で筋原性か神経原性かを区別することができる．持続時間の短い，多相性低振幅電位はミオパチーに特徴的である．一方，安静時に脱神経の所見（線維攣縮，線維束攣縮，鋭波）を認める場合や，持続時間の長い多相性高振幅電位を認める場合は，脱神経の所見である．神経伝導速度は，軸索性と脱髄性ニューロパチーの区別に有用である．脱髄性ニューロパチーは伝導速度の著明な遅延がみられる．反復刺激試験では，神経筋伝達の障害を検索する．

❸ 筋生検

筋生検で選択する筋は，筋力は弱いが収縮能のある部位を選ぶ．組織化学的解析は筋組織学的評価に不可欠である．筋線維型，筋蛋白，および筋組織の貯蔵物質の所見を確認する．pH

9.4でのミオシンアデノシントリフォスファターゼ（ATPase）への反応強度により，筋線維を2つのタイプに分類する．タイプ1線維はATPaseに弱く反応し，酸化代謝と遅い筋収縮の機能を持つ．タイプ2線維はATPaseに強く反応し，解糖系代謝と速い筋収縮の機能を持つ．タイプ1線維とタイプ2線維は，どの筋束でも同じくらいの数が分布している．筋線維型の分布，サイズの異常，またはその両方がみられる場合，何らかの筋障害を示している．

第7章（p.195）で筋を構造する蛋白を図解する．メロシンは先天性筋ジストロフィーに関係する主な蛋白質である．重要な骨格筋への貯蔵物質としてグリコーゲンと脂質がある．ほとんどの貯蔵異常では，筋線維に空胞が形成され，そこに異常物質が貯蔵されている．光学顕微鏡で空胞がみられ，組織化学的反応で貯蔵物質を特定する．

④ 神経生検

腓腹神経の生検は，乳児の低緊張の診断での意義は限られており，そして筋電図で腓腹神経のニューロパチーが示唆される時でなければ行うべきではない．生検の主な目的は血管炎の診断であるが，Dejerine-Sottas症候群ではオニオンバルブ形成を認める．Dejerine-Sottas症候群は神経伝導速度の異常を認め，遺伝子診断で確定する．

⑤ テンシロンテスト

塩化エドロホニウム（テンシロン™）が抗コリンエステラーゼに急速に効果を示し，重症筋無力症の患者の筋力低下を一時的に改善する．眼瞼下垂と眼球運動麻痺が明瞭に存在することが，テストの信頼性をあげるのに必須である．まれに塩化エドロホニウムに過敏に反応し，神経終板の脱分極か異常な迷走神経反射で呼吸停止を起こすこともある．万一に備えて検査時には常に人工呼吸器を用意しておく．新生児では0.15 mg/kgの皮下注射で10分以内に反応が現れる．乳児では0.2 mg/kgの静脈内投与を行い，筋力低下は1分以内に改善する．

筆者らはこの検査を推奨しない．無呼吸の危険性がかなりあることと，判定が主観的であるためである．筋電図や抗体検査，内服薬に対する反応のほうがより良いと考える．

❷ 脊髄性筋萎縮症

脊髄性筋萎縮症（spinal muscular atrophies：SMAs）は遺伝性疾患で，脊髄前角細胞と脳幹の運動核が進行性に消失する疾患である．機序はプログラム細胞死の異常といわれ，正常では妊娠中になされる細胞除去が出生後も持続しているとされている．筋力低下の発症時期は出生直後から成人までどの年齢でも起こる．全身に分布する筋力低下が起こり，また特定の筋のみで発症する群もある．乳児期に発症するSMAは全身性の筋力低下と低緊張を来す．乳児期発症型SMAは乳児期の低緊張を来す運動器障害の比較的多い疾患の1つである．

❶ 乳児期発症型脊髄性筋萎縮症（SMA Ⅰ）

常染色体劣性のSMAの臨床的亜型で，重症度に幅のある疾患である．中間型（SMAⅡ）と若年型（SMAⅢ）は第7章p.192で後述することとし，ここでは，重症型（SMAⅠ）について述べる．SMAⅠは生後6か月未満で発症する．5q12.2-q13.3に存在する*SMN1*（survival motor neuron）遺伝子がSMAの原因である（Prior & Russman, 2011）．正常では，同一染色体上に*SMN1*と様々なコピー数の*SMN2*の両方を持つ．*SMN2*は，一塩基の置換により機能が部分的である以外は*SMN1*と同一のコピーである．これら3型の臨床症状の重複は多く，一家系で異なる2つの病型がみられることもある．同胞間では病型は通常同じであるが，ときにSMAⅠとSMAⅡの病型が同胞間でみられ，それは*SMN2*遺伝子のコピー数の違いの結果と考えられる．

☑ 臨床症状

発症時期は出生時から生後6か月までである．胎生期に神経細胞の変性が始まる場合は胎動の減弱がみられる．罹患した新生児は全身性の近位筋優位の筋力低下，低緊張，腱反射消失を認める．胎内から低緊張で出生時に筋力低下

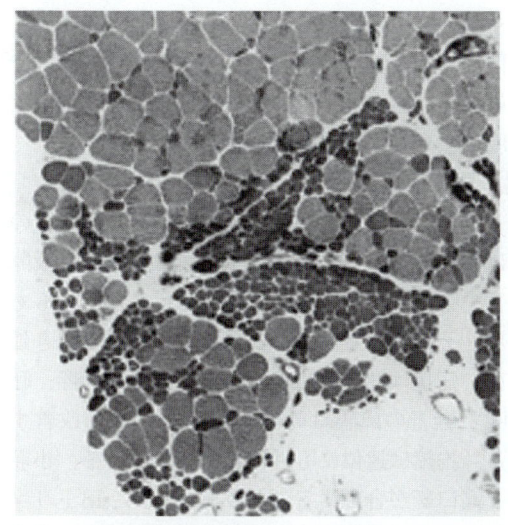

図 6-4 乳児型脊髄性筋萎縮症（ATPase 反応）
筋線維の正常のランダムな配列は消失している．大きなタイプ 1 線維（薄い色）のグループが，小さいタイプ 2 線維（濃い色）のグループに隣接している

を認める新生児は，胎外で適応困難であり，新生児仮死，脳障害を来す．最初はほとんどが十分な呼吸をしており，みた目には，全身性筋力低下があるにもかかわらず，顔面の表情は外眼筋運動も比較的よく保たれているためしっかりしているようにみえる．肋間筋の麻痺と胸郭の虚脱のため奇異呼吸（肋間筋に対して横隔膜の筋力が比較的維持されているため，吸気時に腹部が膨らみ胸部が陥凹する）を起こす．一方，横隔膜麻痺が初期症状の児もいる．子宮内で低緊張であったにもかかわらず関節拘縮はみられない．神経原性関節拘縮は別の疾患単位と考えられ，それについては本章の別項目（p.178）に述べる．

乳児期から筋力低下がみられる場合は，筋力低下を突然または徐々に認める．正常の大脳発達のため，児は改善したようにみえることもあるが，筋力低下は進行している．舌は萎縮し線維束攣縮を認めることもあるが，新生児期では確認しにくい．咽頭反射が消失すると，経口摂取も困難となり，誤嚥と肺炎で死に至ることもある．出生時から筋力低下を認める場合は，6 か月頃には死亡することが多いが，生後 3 か月以降に症状が目立ってくる場合は経過は様々である．なかには座位を獲得する乳児もいるが，歩行ができるものはいない．生存期間は予想で

きない．

☑ 診断

SMN1 遺伝子の分子遺伝学的検査が可能である．約 95％の SMA の児でホモ接合性の SMN1 遺伝子のエクソン 7 と 8 の欠失と，約 5％で片方の SMN1 遺伝子アレルのエクソン 7 と 8 の欠失と，もう片方の SMN1 遺伝子アレルの点変異がヘテロ接合性にみられる（Prior & Russman, 2011）．血清 CK 値は通常正常であるが，急速進行性の筋力低下の乳児では軽度上昇していることもある．筋電図では，線維攣縮と線維束攣縮（線維攣縮よりも粗大な筋収縮）が安静時にみられ，運動単位電位の平均振幅は増大している．運動神経伝導速度は正常のことが多い．

DNA 検査が商業的に可能なため，筋生検は不要である．病理学的には骨格筋は特徴的な所見をみせる．通例の病理染色では，正常もしくは肥大した筋線維束に近接して群性の小径の筋線維を認める．ミオシン ATPase 反応では，肥大した筋線維は全てタイプ 1 線維で，中等度から小型の筋線維はタイプ 1 と 2 線維が混在している（図 6-4）．同じ型の筋線維が多く近接するグループ化は神経再支配の所見であり，正常のランダムな筋線維配列から置き換わっている．両方の筋線維の小型化を認める検体もある．

絨毛生検での DNA 解析で出生前診断ができる．

☑ 治療

治療は対症療法である．非侵襲的呼吸管理と胃瘻増設での経腸栄養で著明に生存期間が伸びた（Oskoui et al, 2007）．ヒストンデアセチラーゼ阻害剤は，*in vitro* で SMN2 mRNA の生成を亢進させるが，これらの薬剤の臨床試験はいずれも有害事象により中断され，また臨床的有効性を示すことができなかった．前角細胞内で完全長 SMN2 mRNA の発現を回復するように設計されたアンチセンスオリゴヌクレオチドを髄腔内に投与することで，運動ニューロンの生存を改善させるといった治療法が最近開発され，臨床試験中である．

❷ 呼吸窮迫を伴う乳児型脊髄性筋萎縮症1型（SMARD1）

　SMA I の亜型として分類されていたSMARD1は，11q13にある免疫グロブリンμ鎖結合蛋白（immunogloblin μ-binding protein：IGHMBP2）をコードしている遺伝子の異常で起こる別個の遺伝性疾患であることが明らかになった（Grohmann et al, 2003）．

☑ 臨床症状
　胎内発育遅延，弱い啼泣，下肢の変形が初期症状である．ほとんどの乳児が横隔膜の筋力低下による呼吸窮迫，弱い啼泣，進行性の下肢遠位筋の筋力低下のため，1〜6か月時に受診する．感覚神経障害，自律神経障害も合併している．呼吸の補助がないと突然死を来す．

☑ 診断
　臨床症状はSMA I だが，5q の遺伝子欠失を認めない乳児，遠位筋の筋力低下と呼吸不全を来す乳児ではこの疾患を考慮する．

☑ 治療
　対症療法である．

❸ 先天性頸髄性筋萎縮症

　上肢に限局した重度の筋力低下と筋萎縮を特徴とするまれな孤発性疾患である．肩関節，肘関節，手関節の拘縮が出生時からみられる．下肢は正常である．出生後の筋力低下の進行はみられない．中枢神経機能は正常である．同様の頸髄レベルの筋力低下がみられる思春期発症の進行性疾患もある（第7章 p.193）．

❹ 神経原性関節拘縮

　神経原性関節拘縮は，もともと乳児SMAによる関節拘縮を表すための用語であった．常染色体劣性遺伝の形式をとる家系と，X連鎖性遺伝の形式をとる家系がある．常染色体劣性では，SMN遺伝子に欠失がある．一卵性双生児で，一方は関節拘縮があったが，もう片方は正常であった例を，筆者らは2組経験している．このことから，孤発性の関節拘縮は非遺伝的要因で起こることが推測される．
　X連鎖性遺伝の家系は，臨床的にも病理的にも他の家系とは違う特徴を有することが多い．関節拘縮は素因のある者全員に出現するわけではなく，筋力低下，関節の変形は下肢または上肢に限局し，ほとんど進行しない．

☑ 臨床症状
　神経原性関節拘縮は，病態が最も進行するのは胎児期である．症状の重い新生児は，呼吸障害や嚥下障害を来し，誤嚥で死亡する場合もある．それほど重篤でない児は新生児期を生き延び，病状は進行してもわずかである．実際，呼吸と嚥下の障害は時間の経過とともに改善する．拘縮は遠位にも近位にも起こりうる．小顎と高口蓋が合併することがあり，また18トリソミー様の特異顔貌がみられることもある．出生時に呼吸困難を来した児が致死的な経過をたどるとは限らない．四肢の筋力低下は目立たず，安定した期間が長く続く．

☑ 診断
　関節拘縮がある新生児で，血清CK値が正常かつ筋電図で神経原性の所見がある場合，この疾患を疑う．筋病理では典型的な脱神経と神経再支配のパターンを示す．頭部MRIは小頭症の児の脳奇形を精査するのに役立つ．

☑ 治療
　生後できるだけ早くから，集中的なリハビリテーションプログラムを導入する．外科的な拘縮解除が必要なことが多い．

❺ シトクロムcオキシダーゼ欠損症

　シトクロムcオキシダーゼ（COX）欠損症は，臨床的に多様である．表現型は骨格筋症状のみのことから致死的な心筋-脳筋症まで幅広い．脊髄性の著明な筋萎縮，低緊張，体幹と四肢の重篤な筋力低下，正常な球筋の筋力がみられた男児の報告がある（Rubio-Gozalbo et al, 1999）．この男児は生後5か月に呼吸障害で亡くなった．電気生理学的検査で陽性鋭波と線維自発電位が観察され，運動神経伝導速度は正常であった．筋生検の所見はタイプ1線維が優勢で，両タイプの線維が萎縮していた．COX活性は錘内筋以外では欠損しており，培養皮膚線維芽細胞では活性が低下していた．ウエスタンブロット法ではCOXの全てのサブユニットで活性が

Box 6-10	乳児期に発症する可能性がある多発ニューロパチー

軸索性
　家族性自律神経失調症
　遺伝性運動感覚ニューロパチー2型（第7章）
　脳症に伴う特発性ニューロパチー（第7章）
　乳児型神経変性症
　亜急性壊死性脳症（Leigh脳症）（第5，10章）

脱髄性
　急性炎症性脱髄性多発ニューロパチー（Guillain-Barré症候群）（第7章）
　慢性炎症性脱髄性多発ニューロパチー（第7章）
　先天性髄鞘低形成ニューロパチー
　グロボイド細胞性白質ジストロフィー（第5章）
　遺伝性運動感覚ニューロパチー1型（第7章）
　遺伝性運動感覚ニューロパチー3型（第7章）
　異染性白質ジストロフィー

低下していた．ミトコンドリアDNAと*SMN*遺伝子検査の結果に異常はなかった．

3 多発ニューロパチー

　多発ニューロパチーは小児ではまれで，幼児にはさらに少ない．Box 6-10に幼児期発症の多発ニューロパチーをあげた．主に髄鞘を侵すもの（脱髄性）と軸索を侵すもの（軸索性）に分けられる．新生児と乳幼児においては，脱髄は髄鞘形成不全を指す．先天性髄鞘低形成ニューロパチーだけは，乳幼児期の筋力低下が初発症状である．他の疾患では，進行性の歩行障害，精神運動遅滞から始まることが多い．第7章ではニューロパチーへの臨床的アプローチについて論じる．

1 先天性髄鞘形成不全ニューロパチー

　先天性髄鞘形成不全ニューロパチー（congenital hypomyelinating neuropathy：CHN）という病名は，臨床的，病理学的に似通った複数の病気の総称である．孤発例が多いが，常染色体劣性遺伝の家系もある．先天性髄鞘形成不全ニューロパチーは，先天的な髄鞘形成の欠陥が原因で，初期成長応答遺伝子*EGR2*（early growth response gene）の変異（Warner et al, 1998），または髄鞘蛋白ゼロ遺伝子*MPZ*（myelin protein zero gene）の変異（Kochanski et al, 2004）

が原因になりうる．

☑ **臨床症状**

　臨床像を急性の乳児型SMAと鑑別するのは難しい．関節拘縮も存在しうる．新生児は進行性で弛緩性の筋力低下と，骨格筋の萎縮，外眼筋を除く球麻痺，腱反射消失を示す．呼吸障害により乳幼児期に死亡することがある．
　なかには，運動発達の遅れが初発症状になる患児もいる．診察上全般的な筋力低下，遠位筋の萎縮，反射消失を示す．筋力低下は緩徐に進行するが，小児期に死亡する原因にはならない．感覚は保たれる．

☑ **診断**

　血清CK値は正常，筋電図は脱神経電位を示し，運動神経伝導速度は通常10 m/秒以下である．髄液中の蛋白は，ほぼ全例で著明に上昇する．末梢の髄鞘蛋白と*MPZ*遺伝子の変異スクリーニングは，慢性炎症性脱髄性多発根ニューロパチーからこの疾患を遺伝的に鑑別するために必要である．

☑ **治療**

　髄鞘形成不全ニューロパチーの児では，経口プレドニゾン治療に反応する場合がある．筆者らの経験では，新生児期にプレドニゾン治療を開始し，1歳までに臨床的にも電気生理検査上も正常に回復した例がある．患児はその後も再発を繰り返し，その都度プレドニゾン治療および免疫グロブリン注射に反応した．このような児は先天性の慢性炎症性脱髄性多発根ニューロパチーの可能性がある（第7章 p.212）．機序がどうであれ，症状が出ている児には，2 mg/kg/日のプレドニゾンを内服させる．有効例では治療開始4週間以内に筋力が増強してくる．効果が出たところで，隔日療法で維持する．最低1年間は0.5 mg/kg隔日投与を継続する．

4 神経筋伝達障害

1 乳児ボツリヌス症

　通常ヒトボツリヌス症は，*Clostridium botulinum*の外毒素に汚染された食品を食べることによって引き起こされる．外毒素はアセチルコ

リンの放出を抑制し，骨格筋および自律神経終末器官のコリン作動性神経が阻害される．乳児ボツリヌス症は年齢依存性で，摂取された C. botulinum が腸管にコロニーを作り，生体内で毒素を作ることで引き起こされる．はちみつやコーンシロップ等の汚染された食物が原因の20%を占めるが，原因が特定されないことが大半である (Cherington, 1998).

☑ 臨床症状

乳児ボツリヌス症の臨床スペクトラムは，無症候性のキャリアから，軽度の低緊張と成長障害，重篤で進行性で致死的な麻痺，突然死まで幅広い．患者は生後2〜26週間の乳幼児で，建設現場や農業用土破砕場に近接した，埃っぽい環境に住んでいることが多い．最も発生件数が多いのは3〜10月である．前駆症状として多いのは便秘と哺乳不良である．4〜5日後に球麻痺と骨格筋の筋力低下，腱反射の減弱が出現する．典型的な診察所見は全身の低緊張，眼瞼下垂，嚥下障害，弱々しい啼泣，瞳孔の散大と対光反射が鈍くなることである．

乳児ボツリヌス症はおおよそ2〜6週間で自然寛解し，完治する．しかし，5%近い乳幼児で再発する．

☑ 診断

この症候群は，感染後の多発根ニューロパチー（Guillain-Barré症候群），乳幼児SMA，重症筋無力症を想起させる．臨床的には乳児ボツリヌス症をGuillain-Barré症候群から鑑別することは難しく，Guillain-Barré症候群として報告されている症例のうち，実際は乳児ボツリヌス症であったかもしれない．乳児ボツリヌス症とSMAとの鑑別は，顔面と咽頭の筋力低下が早期から出現すること，眼瞼下垂と瞳孔散大の存在，そして重症の便秘である．全身性筋無力症の児では，瞳孔散大，反射消失，重症の便秘はみられない．

電気生理学的検査が診断の手がかりになる．20〜50 Hzの反復刺激がシナプス前のブロックを解除し，90%の例では運動単位活動電位を増強させる．筋図では持続時間が短い低振幅の運動単位活動電位を示す．便からボツリヌス菌が分離されれば診断に役立つ．

☑ 治療

重篤な低緊張の時期には集中治療が必要であり，乳児では呼吸器を必要とする場合も多い．突然の無呼吸，死亡の危険性が常にある．病初期の免疫グロブリン使用は，入院期間を短縮し，集中治療，人工呼吸管理，経静脈栄養および経管栄養の期間を短くする (Arnon et al, 2006; Underwood et al, 2007). ゲンタマイシン等のアミノグリコシド系の抗生剤はシナプス前の神経筋接合部にブロックを作り，症状を悪化させる可能性があるため使用を避ける．

❷ 先天性筋無力症

筋無力症の原因となる遺伝子異常がいくつかみつかっている (Abicht et al, 2012). 全て常染色体劣性で，例外は常染色体優性遺伝形式のスローチャネル症候群である．全ての遺伝性筋無力症で，血清抗アセチルコリン受容体（AChR）抗体は陰性である．先天性筋無力症は原因遺伝子と臨床症状に基づいて分類される．

☑ 臨床症状

生下時から呼吸障害と哺乳困難の症状が出現することがある．患児の多くは人工呼吸管理を必要とする．眼瞼下垂と全身の筋力低下は生下時から出現するか，もしくは乳幼児期に進行してくる (Mullaney et al, 2000). 関節拘縮も起こりうる．顔面筋，骨格筋の筋力は低下するが，外眼筋は通常，正常である．新生児の呼吸障害は数週間の経過で改善し，人工呼吸器を離脱できる．しかしながら，筋力低下と重篤な無呼吸のエピソードは幼児期と小児期を通じて繰り返され，成人後に起こることがある．

☑ 診断

筋無力症の診断は，臨床症状，誘発筋電図で低頻度（2〜3 Hz）の刺激に対して複合筋活動電位が減弱を示すこと，抗AChR抗体と抗MuSK抗体が陰性であること，免疫抑制療法に反応しないこと，が根拠となる．

塩化エドロホニウム 0.15 mg/kg の静注または皮下注射は，挿管されている新生児に用いても安全であり，診断を確定することができる．静注なら即時に，皮下注射なら10分以内に筋力低下と呼吸障害が改善する．神経筋接合部に発

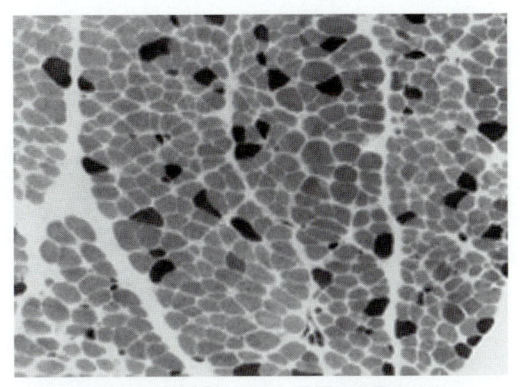

図 6-5　線維不均等型ミオパチー（ATPase 反応）
タイプ1線維（薄い色）は，タイプ2線維（濃い色）よりも数が多い．タイプ2線維の多くは，タイプ1線維よりも径が大きい

現する蛋白質をコードするいくつかの遺伝子の異常が，先天性筋無力症にかかわっている．

☑ 治療

ネオスチグミンまたはピリドスチグミンによる長期療法は，病気を併発した際に，突然の無呼吸を予防するのに有用である．筋力低下に対し，ピリドスチグミンとジアミノピリジンが有効な児もいる．ジアミノピリジンは，米国では2009年以降，Lambert-Eaton筋無力症候群の治療目的に，FDAから無償提供されている．免疫抑制薬と胸腺摘出は有効ではない．

③ 一過性新生児型筋無力症

一過性新生児型筋無力症は，筋無力症の母から生まれる新生児の約15％に起こる（Hoff et al, 2003）．母体の抗AChR抗体が胎児に移行することが原因と推測されている．胎児のアセチルコリン受容体は成人のものと構造が異なっており，新生児の重症度と相関するのは母体における成人型抗AChR抗体に対する胎児型の割合であって，母親の重症度や罹病期間の長さではない．

☑ 臨床症状

筋無力症の女性は，分娩合併症のリスクが高くなる．患児によくみられる症状は，哺乳障害，全身の低緊張である．患児は哺乳の意欲はあるが，吸啜中にすぐ疲労してしまい，栄養不足になる．生後数時間で症状が出ることが多いが，分娩後3日目まで出ないこともある．なかには胎内から低緊張を示し，関節拘縮を伴って生まれてくる児もいる．啼泣が弱く，顔面の表情に乏しいといった症状は患児の50％にみられるが，外眼筋麻痺と眼瞼下垂は15％にしかみられない．呼吸障害は多くない．生後数日は筋力低下が進行するが，その後は改善する．症状は5日〜2か月，平均で18日間持続する．症状は完全に回復し，一過性新生児型筋無力症から重症筋無力症に移行することはない．

☑ 診断

新生児で血清抗AChR抗体の高値があり，塩化エドロホニウム 0.15 mg/kg の静注または皮下注によって筋力低下が一時的に回復すれば，診断が確定する．

☑ 治療

重度の全身低緊張，呼吸障害のある新生児には血漿交換を行う．障害がそこまで強くない場合は，0.1％ネオスチグミンの筋肉注射を哺乳開始前に行うと，吸啜や嚥下が改善され，十分な栄養摂取が可能になる．症状が落ち着いてきたら投与量を徐々に減らしていく．別の方法として，経鼻胃管を用い，静注量の10倍のネオスチグミンを投与することもできる．

⑤ 先天性ミオパチー

先天性ミオパチーは骨格筋の発生障害である．主要な臨床症状は乳児期の筋緊張低下と筋力低下である．診断のために通常，筋生検が行われる．共通の組織学的特徴はタイプ1線維がタイプ2線維に比べて数は多いが小さいことである（図6-5）．筋緊張低下とタイプ1線維優勢である多くの乳児で後に大脳異常が明らかになることもあり，特に小脳形成不全が一般的である．

先天性線維タイプ不均等症（congenital fiber-type disproportion：CFTD）という用語は，筋生検標本で唯一の組織学的異常として，タイプ1優位のみ認める筋緊張低下，ときに関節拘縮がある新生児に用いられる．乳児の生検標本の中には，タイプ1線維が優位なだけでなく，セントラルコア病，マルチミニコア病，ミオチュブラーミオパチー，ネマリンミオパチーという

病名のもとになる特有な組織学的な特徴がある．一個人や一家系で報告されているいくつかの他の先天性ミオパチーはここでは論じない．

❶ セントラルコア病

セントラルコア病はまれな遺伝性疾患で，劣性遺伝や孤発性に生じる症例もあるが，基本的には常染色体優性遺伝による．染色体19q13のリアノジン受容体1遺伝子（*RYR1*）の変異がセントラルコア病と悪性高熱の責任遺伝子である（Malicdan & Nishino, 2011）．

☑ **臨床症状**

軽い筋緊張低下は出生直後または乳児期に生じる．先天性股関節脱臼が比較的多い．緩徐進行性の筋力低下は5歳以降に始まる．筋力低下は四肢遠位より近位，下肢より上肢に強く認める．弱った筋の腱反射は減弱または消失する．外眼筋運動，表情，嚥下は正常である．進行性に筋力が低下し，運動障害，後側彎症を来す児もいる．筋力低下は軽いままで障害を生じない児もいる．

セントラルコア病の多くの患児は悪性高熱のリスクがあり，十分に注意して麻酔をかけるべきである（第8章 p.229）．

☑ **診断**

血清CK濃度は正常である．筋電図所見も正常なこともあるが，筋原性所見を示すことが多い．診断の基本は特徴的な組織学的所見で，全てのタイプ1線維の中心に，様々な程度に変性した筋原線維が詰まった辺縁明瞭なコアがみられる（図6-6）．ぎっしり詰まった筋原線維のため，中心核は筋形質小網，グリコーゲン，ミトコンドリアが欠損している．おおよそ90%のセントラルコア病の児でリアノジン受容体1をコードしている*RYR1*遺伝子の変異がある（Wu et al, 2006）．シークエンス解析により患児の約50%で診断できる．

☑ **治療**

治療は対症療法である．

❷ 先天性線維タイプ不均等ミオパチー

CFTDミオパチーは同様の筋組織パターンを認める多様な疾患群である．これら全ての病

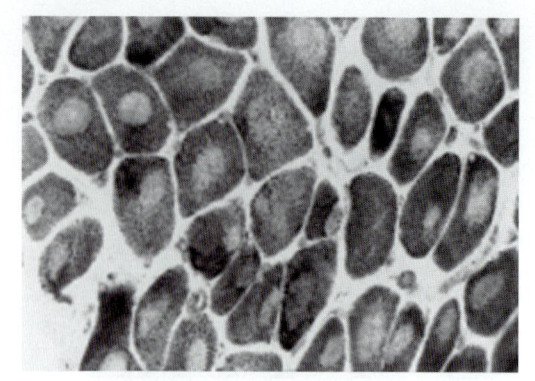

図6-6 セントラルコア病（DPNH反応）
酸化酵素反応が行われると，どの線維の中心にも明瞭なセントラルコアを認める

気の初期の特徴は乳児期筋緊張低下である．男女とも等しく罹患する．ほどんどの症例は孤発性で，常染色体優性，劣性，X連鎖性の遺伝形式がある（Clarke et al, 2005）．最も多い遺伝群は骨格筋αトロポミオシンをコードしている*TPM3*の変異に伴う（Clarke et al, 2008）．先天性という言葉にもかかわらず，出生時には無症状で小児期に初めて筋力低下を認める患児に，線維タイプ不均等型と同一のパターンを示すことがある．

☑ **臨床症状**

新生児の筋力低下の重症度は軽い筋緊張低下から呼吸不全まで幅がある．多くは胎内で緊張低下して，先天性股関節脱臼，外表奇形，関節拘縮を呈している．近位筋は遠位筋より弱い．表情筋は弱く，高口蓋，眼瞼下垂，眼球運動障害を生じる．乳児期に体幹の筋力低下がある場合，小児期にしばしば後側彎症を生じる．腱反射は減弱もしくは消失する．知能は正常である．筋力低下は2歳までに最も重くなり，以後は比較的安定するか，緩徐に進行する．

☑ **診断**

タイプ1線維が優位で小径であることが基本的な組織学的特徴である．タイプ1線維はタイプ2線維より15%以上小さい．他の検査は有用でない．血清CK濃度は軽度上昇または正常で，筋電図は神経原性，筋原性，または混合性の所見を示す．神経伝導速度は正常である．

☑ **治療**

理学療法は，存在する拘縮を和らげるだけで

はなく，新しい拘縮を予防するために直ちに行うべきである．

③ マルチミニコア病

マルチミニコア病では，酸化活性の欠如を伴う，サルコメア破壊による複数の小さな穴の存在が特徴である (Ferreiro et al, 2000)．この組織型に伴う臨床症状は様々である．遺伝形式は常染色体劣性遺伝と考えられている．いくつかの症例では *RYR1* 変異が関連している (Ferreiro et al, 2002a)．一方，他ではセレノ蛋白1遺伝子 (*SEPN1*) の変異で生じる (Ferreiro et al, 2002b)．

☑ **臨床症状**

男女の罹患率は同じである．発症は生下時または乳児期である．罹患した新生児は筋緊張低下を生じる．運動発達の遅れは乳児期発症例に特徴的である．体幹の筋力低下は典型的で，側弯や頸部屈筋筋力低下として確認される．四肢近位筋の筋力低下が多く，四肢遠位筋の筋力低下はまれである．四肢拘縮はあまりない．

☑ **診断**

筋生検標本で，両筋線維タイプにサルコメア破壊による帯を認めるが，筋線維全体には及ばない．全ての線維にミニコアがあるわけではない．タイプ1線維のほうがより多い．

☑ **治療**

治療は対症療法である．

④ ミオチュブラー（中心核）ミオパチー

いくつかの臨床症候群がミオチュブラー（中心核）ミオパチーの範疇に含まれる．遺伝形式はX連鎖型だが，他に常染色体優性遺伝，常染色体劣性遺伝のこともある．常染色体優性遺伝型は後期発症で緩やかな経過をとる．筋生検で共通する組織学的特徴は，筋管細胞段階での筋線維の形態発生の停止である．

(a) 重症/乳児型ミオチュブラーミオパチー

急性ミオチュブラーミオパチー (myotubular myopathy：MTM) を生じる異常遺伝子はX染色体長腕 (Xq 28) にあり，*MTM1* と名づけられた．ミオチュブラリンは *MTM1* 遺伝子によって作られる蛋白である (Das et al, 2011)．

☑ **臨床症状**

重症ミオチュブラーミオパチーの新生児は筋緊張が低く，呼吸補助を要する．顔はミオパチー顔貌で運動発達は遅れ，多くは歩行を獲得しない．乳児期の死亡は多い．より軽症の型では運動発達はより早く，約40％は呼吸補助を必要としない．最も軽い型では，呼吸器は新生児期のみ必要で，運動発達の遅れは穏やかで，歩行を獲得し，表情筋の筋力は正常である．筋力低下は進行せず，時間とともにゆっくりと改善する．女性保因者は一般に無症状である．

☑ **診断**

血清CK濃度は正常である．筋電図は神経原性，筋原性，または両方を示す．筋生検ではタイプ1線維の優位と小径，多くの内部核の存在，中心部の酸化酵素の上昇とミオシンATPase活性の低下を認める．分子遺伝学的検査が利用できる．

☑ **治療**

治療は対症療法である．

(b) 中間型/軽症型のミオチュブラーミオパチー

軽症型のミオチュブラーミオパチーの遺伝形式は常染色体遺伝もX連鎖遺伝もある．いくつかの型は myogenic factor-6 遺伝子の変異と関連している (Kerst et al, 2000)．他にダイナミン2遺伝子の変異によっても生じる (Bitoun et al, 2005)．

☑ **臨床症状**

一般的に，劣性遺伝型の発症はX連鎖型より遅く，優性遺伝型より早い．出生時に筋緊張低下がある児もいれば，運動発達の遅れで気づかれる児もいる．四肢の筋力低下のパターンは近位優位でも遠位優位でもありうる．体幹や頸部屈筋も同様に弱い．出生時に眼筋麻痺はないが眼瞼下垂が時々ある．経過は通常，緩徐進行性である．起こりうる特徴には眼筋麻痺，表情の消失，持続性の四肢筋力低下がある．てんかん発作や認知障害もある．

☑ **診断**

血清CK濃度は正常で，筋電図は異常であるが診断には役立たない．筋生検は診断の基本で，組織学的特徴は急性型の所見と同じである．

☑治療

治療は対症療法である．

❺ ネマリン（桿体）ミオパチー

ネマリンミオパチー（nemaline myopathy：NM）の遺伝形式は常染色体優性，劣性どちらもある．おおよそ20%の症例は劣性遺伝，30%は優性遺伝，50%は孤発性である（North & Ryan, 2012）．いくつかの異なる遺伝子の異常が，同じ特徴的な組織学的所見を呈する．

☑臨床症状

NMは，深部腱反射の減弱または消失を伴う筋力低下，筋緊張低下を特徴とする．筋力低下は通常，顔，頸部屈筋，四肢近位筋に強い．重症型，中間型，そして典型的なNMに分類された児との間には，その生存率に大きな違いがある．新生児呼吸障害の重症度と先天性多発関節拘縮の存在が生後1年内の死亡と関連する．18か月前に独歩可能となった例は生存可能である．典型的なNMの児の多くは最終的には独歩可能となる．

少なくとも3つの異なる表現型がある．2つの先天性タイプの遺伝は常染色体劣性遺伝である．(1)直ちに呼吸不全を生じ死亡する重症新生児型，(2)罹患した出生児はしばしば正常にみえるか，軽度の筋低緊張で，運動発達が遅れるまで受診しないより軽症な型，である．後者は緩徐進行性の傾向があり，遠位より近位筋に筋力低下を伴う．顔面筋の筋力低下により，長く狭い顔貌，高口蓋を来す．体幹の筋力低下により側彎症を来す．

小児期発症型の遺伝形式は常染色体優性遺伝である．足関節の筋力低下は10歳前あるいは10代前半に生じる．筋力低下は緩徐に進行し，罹患者は成人時には車椅子を要することがある．

☑診断

NMは，筋組織で観察される共通の形態的特徴により関連づけられた遺伝的に異なる疾患群を指す．電気生理検査は筋原性パターンを示すが特異的ではなく，通常，血中CK濃度は正常か軽度上昇である．

筋生検は診断の基本である．ほとんどの筋線維内に，Z線外側の拡大に由来すると考えられ

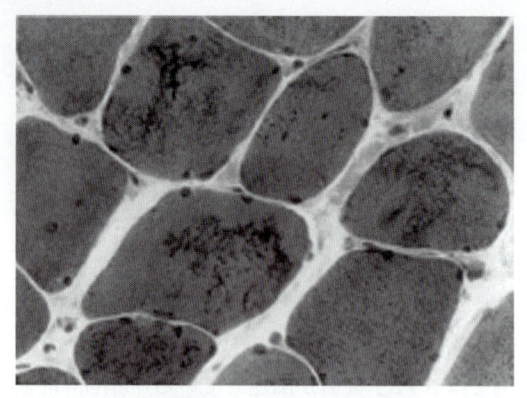

図6-7 ネマリン（桿体）ミオパチー（トリクローム染色）
様々な大きさの筋線維を認める．小径の筋線維は全てタイプ1線維であり，筋細胞膜下に桿体様封入体を認める

ている多数の小さな桿体状構造物がある．桿体構造物の濃度は筋線維鞘下で最大である（図6-7）．タイプ1線維優位が著明な特徴である．サルコメアの小径フィラメントの成分（thin filament）をコードする5つの遺伝子の変異がこの疾患に関与する．それぞれの遺伝子サブグループの頻度は明らかでない．

☑治療

治療は対症療法である．遺伝子異常はあるが筋力の低下を認めない両親は，その筋内に桿体があり線維型優位を有する可能性がある．

❻ 筋ジストロフィー

❶ 先天性筋ジストロフィノパチー

ジストロフィノパチーはときに生下時から筋力低下を来すことがある．その場合，ジストロフィンは完全に欠損している．ジストロフィンの3つ全てのドメインに対する蛍光抗体法による反応が診断には必須となる．ジストロフィノパチーに対しては第7章 p.196で詳細に論じている．

❷ 先天性筋ジストロフィー

先天性筋ジストロフィー（congenital muscular dystrophies：CMDs）は，生下時や生直後の筋緊張低下や早期からの多発関節拘縮，広範な筋力低下と筋萎縮を特徴とする筋疾患の一群である（Sparks et al, 2011）．遺伝形式は全て常染

色体劣性遺伝である．CMDs は，症候群性と非症候群性に分類される．症候群性の場合，筋肉と脳に異常を来し，非症候群性の場合は，脳に異常は来さない．

　筋におけるメロシン（laminin α2）欠損の有無による分類もある．メロシンは細胞外マトリックスに存在し，ジストログリカン複合体に結合する蛋白である（p.195，図7-2）．欠損には一次性と二次性があり，前者は筋だけに異常を来すのに対し，後者は症候群性のCMDにおいて認められる．

(a) メロシン陽性非症候群性先天性筋ジストロフィー

　臨床症状は均一ではない．常染色体劣性遺伝であり遺伝的にはかなりの多様性がある．早期からの脊椎の硬直と側彎，肺活量の低下を特徴とするタイプは SEPN1 遺伝子の突然変異により生じ（Moghadaszadeh et al, 2001），マルチミニコア病と同一遺伝子病である．Ullrich 病は，Ⅵ型コラーゲン遺伝子の突然変異により生じ，コラーゲンの架橋が失われて筋の壊死が生じる（Ishikawa et al, 2002）．

☑ 臨床症状

　患者の約半数が，筋緊張低下や哺乳障害，呼吸窮迫のうちのいくつかを合併し，生下時よりすでに異常を来している．通常，運動発達は遅れる．肢帯部の筋力低下は必発であり，全身性にみられることもある．約半数で顔面筋の筋力低下を認める．関節の変形は生下時から認められることもあれば，乳児期になって認められることもある．

☑ 診断

　血清 CK 値は軽度上昇している．筋生検では，筋の壊死と再生が認められる．頭部 MRI 所見は正常である．

☑ 治療

　理学療法は拘縮を予防し，減らすために重要である．

(b) 一次性メロシン欠損型先天性筋ジストロフィー

　一次性メロシン欠損型 CMD の遺伝子は 6q22-23 に位置する．異常な蛋白はラミニンである．一般に臨床症状はメロシン陽性に比べて重い．メロシン欠損は，遅発型の筋ジストロフィーにも関連している（Jones et al, 2001）．

☑ 臨床症状

　生下時の筋緊張低下，関節拘縮，呼吸障害は重度である．全身の筋力が低下するが，近位部の筋力低下は遠位部に比べてより早期から出現し，より重度である．顔面と頸部の筋力低下も認められるが，眼球運動は障害されない．腱反射は認められることもあるが，通常は関節拘縮のため，確かめるのは難しい．生下時の関節拘縮はどの部位にも生じるが，特に斜頸と内反足はとりわけよく目にする．先天性股関節脱臼も伴うことが多い．

　筋肥大はみられない．筋力低下と拘縮のため運動発達は遅れる．運動発達は，最も良くても自立した座位までである．知的な発達は正常か，境界域程度である．慢性的な低換気により呼吸不全に至ることが通常死因となる．

☑ 診断

　血清 CK 値は生下時に高く年齢とともに低下していく．無症状の両親や同胞に CK の上昇を認めることがある．筋電図は筋原性所見を呈する．筋生検による所見は特徴的である．ときに核の中心化を伴う径の不均等化，広汎な線維化，脂肪組織の増殖，壊死線維，再生線維，筋紡錘の肥厚を認める．早期には，筋線維周囲の単核球浸潤がみられる．新生児期の多発筋炎は，実はメロシン欠損型 CMD であることが多い．分子遺伝学的な検査が可能である．

　メロシン欠損型の児は，頭部 MRI において大脳白質に，主に後頭角の髄鞘化の遅れを示す T_2 強調画像で高信号を認める．後頭部皮質の構造的異常を伴うこともある（Philpot et al, 1999）．

☑ 治療

　拘縮の進行を予防するため理学療法が重要である．

(c) 症候群性先天性筋ジストロフィー

　少なくとも以下の3疾患では，CMD に中枢神経障害を合併する．福山型先天性筋ジストロフィー（Fukuyama CMD：FCMD），筋-眼-脳病（muscle-eye-brain disease：MEBD），Walker-Warburg 症候群（WWS）である．FCMD はほぼ例外なく日本人に限定されてお

り，MEBDは主にフィンランドに，WWSは広範囲に分布する．それぞれ異なる遺伝子異常に基づく疾患である．

主な特徴は，妊娠4，5か月に生じる皮質への細胞の遊走障害による多小脳回，滑脳症，異所性灰白質である．その他の異常として前頭葉の癒合，水頭症，脳室周囲嚢胞，視神経萎縮，錐体路の低形成，前角細胞の減少，脳軟膜の炎症がある．

WWSとFCMDにおいて，メロシンの発現は低下しているものの欠損はしていない．MEBDでは，発現は正常である．T_2強調画像において半卵円中心に認められる，髄鞘化遅延と似た異常信号はメロシン発現の異常の目印である．

☑ 臨床症状

FCMDは，日本で最もよくみられる筋ジストロフィーである．母親の4人に1人は自然流産の既往を持つ．生下時に異常はないが，すぐに筋緊張の低下，無表情な顔貌，啼泣の弱さ，吸啜不良を認める．筋緊張低下は，遠位部よりも近位部で強く認める．軽度の膝と肘の拘縮が生下時から，あるいはその後から認められる．深部腱反射は通常みられない．ふくらはぎの仮性肥大が半数に認められるようになる．座位を獲得することはあるが，立位の獲得はない．

乳児期早期から中枢神経の異常による症状が認められる．有熱時，あるいは無熱時の全身性のけいれんが通常最初の症状である．発達の遅れは全般性であり小頭が多い．精神発達遅滞は重度である．筋力低下と萎縮が進行して重度の障害とろうそうを呈し，10歳前に死亡する（これは誤りと思われる．早くても10代前半，20〜30代に死亡する人も多い．）．

新生児期の緊張低下と発達の遅れ，眼の異常がMEBDの特徴である．ほとんどの例で4歳までに歩行を獲得し，それ以降，全ての運動，精神活動が退行してゆく．特徴的な目の異常は，緑内障，進行性の近視，進行性の網膜萎縮，若年性白内障である．WWSにおける脳と筋の異常は，MEBDと似る．目の異常は，角膜混濁や白内障，網膜の低形成や剥離，視神経の低形成である．

☑ 診断

3つの疾患のいずれでも分子遺伝学的検査が可能である．血清CKは通常上昇しており，筋電図は筋原性所見である．筋生検では，筋の壊死の程度に比べて強い，脂肪組織と膠原線維の過度の増殖がみられる．典型的な頭部MRI所見は，脳室とくも膜下腔の拡大，白質の高信号である．

☑ 治療

対症療法を行う．

❸ 先天性筋強直性ジストロフィー

筋強直性ジストロフィーは，様々な器官に障害が及ぶ常染色体優性の疾患である（Bird, 2011）．症状は通常10代で出現する（第7章 p. 209）．*DMPK*遺伝子（19q13.2-13.3）における不安定なDNAトリプレットが疾患の原因である．

リピート数は世代を経るごとに50から数千に伸びてゆく．リピート数は重症度と相関はするが，臨床型はそれだけで決定するわけではない．リピート数の伸長は父親よりも母親から子に受け継がれる場合のほうが大きいため，通常，患児は母親から疾患を受け継いでいる．母親が100のリピートを持っている場合，90%の確率でその子は400かそれ以上のリピートを生じることになる．

妊娠中の主な症状は微弱な胎動と羊水過多である．半数は早期産となる．不十分な子宮収縮により分娩が遷延し，鉗子分娩となることもまれではない．重症児は，横隔膜と肋間筋の動きが不十分なために自発呼吸ができない．速やかな気管内挿管と人工呼吸管理がなければ大多数は生直後に死亡する．

新生児期の明らかな臨床症状は，両側の顔面筋の麻痺〔上口唇は逆V字型の奇異な形となる（図6-8）〕，全身の筋力低下，関節の変形（両側の内反足から全身の多発関節拘縮まで程度には幅がある），さらに消化器症状（窒息，逆流，誤嚥，嚥下困難，胃の蠕動麻痺）である．四肢の筋力低下は遠位よりも近位部で目立つ．腱反射は通常，筋力の低下している部位では消失している．新生児期には叩打によるミオトニアの誘発はみられず，筋電図も診断的価値はない．

新生児期の死亡率は16%であり，心不全がし

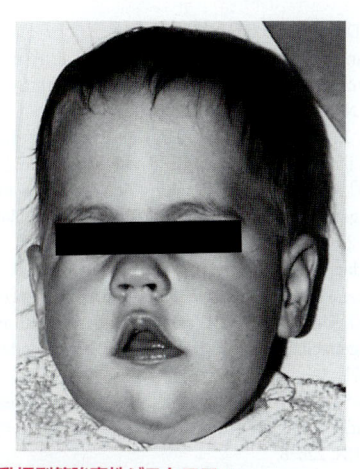

図 6-8　乳児型筋強直性ジストロフィー
口が逆 V 字になっている
（Amato AA, Brook MH. Disorders of skeletal muscle. In：Bradley WG, Daroff RB, Fenichel GM, Jankovic J, eds. Neurology in Clinical Practice, 5th ed. Philadelphia：Elsevier, 2008 より引用）

ばしば死因となる．その時期を過ぎると通常は徐々に筋力が強くなり歩行を獲得する．しかし，長期的には遅発型と同様のミオパチーが進行する．重度の精神発達遅滞は必発であり，早期の呼吸不全と遺伝子変異が直接脳に及ぼす影響の双方が原因として考えられる．

☑ 診断

新生児において先天性筋強直性ジストロフィーが疑われる場合は母親を診察する必要がある．母親にも多くの症状が認められることが多く，筋電図ではミオトニアを示す．19番染色体での母子双方のDNA伸張が確認されれば，診断が決定する．無症状な家族でキャリアの診断も可能である．

☑ 治療

気管内挿管と人工呼吸器管理を直ちに行う．関節拘縮はリハビリと装具で改善する．消化管麻痺はメトクロプラミドで改善する．

7 代謝性ミオパチー

1 酸性マルターゼ欠損症（Pompe病）

酸性マルターゼはすべての組織で発現しているライソゾーム酵素であり，マルトースや他のグリコーゲンの分枝を加水分解してグルコースを産生する（Tinkle & Leslie, 2010）．血糖を維持する作用はない．乳児型，小児型（第7章 p.200），成人型の3つの臨床型が知られている．いずれも常染色体劣性で遺伝し，遺伝子座は17q25.2-25.3 である．

☑ 臨床症状

乳児型は，生直後から発症することもあるが，通常は2か月目に発症する．萎縮を伴わない著明な筋緊張の低下と，うっ血性心不全が初発症状である．低緊張は，脳，脊髄，骨格筋におけるグリコーゲンの蓄積による覚醒状態の低下と腱反射の減弱といった，脳と運動器の双方の障害が混在した所見を呈する．両者の識別は難しいが，心拡大の存在によりほぼ診断は確定的となる．心電図では，全誘導でPR時間の短縮やQRSの高振幅化といった異常が認められる．ほとんどの症例は1歳前に心不全で死亡する．

心筋症がより軽く，左室流出路の閉塞がなく，マルターゼの残存酵素活性が5％以下のものが乳児型の軽症タイプである．気管内挿管し呼吸補助を行えば，より長期の生存が可能である．

☑ 診断

酸性α-グルコシダーゼの酵素活性の計測により診断する．筋生検では，グリコーゲンの大型の顆粒が蓄積した筋線維が認められる．酸性マルターゼ活性は線維芽細胞，白血球および他の組織で欠損している．分子遺伝学的検査が可能である．

☑ 治療

個々の症例に応じた心筋症の管理が必要とされる．できるだけ早くマイオザイム®（アルグルコシダーゼ）による酵素補充療法を開始する．生後6か月以内，呼吸補助が必要となる前の段階で治療を開始された群のほとんどの症例で，非治療例をコントロール群とした場合の生存期間の延長や，呼吸器に依存しない期間の延長，運動発達の獲得，心臓の縮小が認められた．骨格筋の機能の改善も認められた．

References

- Abicht A, Müller J, Lochmüller H. Congenital myasthenic syndromes. In: GeneClinics: Medical Genetic Knowledge

- Base [database online]. University of Washington. Available at http://www.geneclinics.org. PMID: 20301347. Last updated March 22, 2012.
- Arnon SS, Schechter R, Maslanka SE, et al. Human botulism immune globulin for the treatment of infant botulism. New England Journal of Medicine 2006; 354: 462-71.
- Bird TD. Myotonic dystrophy type 1. In: GeneClinics: Medical Genetic Knowledge Base [database online]. University of Washington. Available at http://www.geneclinics.org. PMID: 20301344. Last updated February 8, 2011.
- Bitoun M, Maugenre S, Jeannet PY, et al. Mutations in dynamin 2 cause dominant centronuclear myopathy. Nature Genetics 2005; 37: 1207-9.
- Cassidy SB, Schwartz S. Prader-Willi syndrome. In: GeneClinics. Medical Genetic Knowledge Base [database online]. University of Washington. Available at http://www.geneclinics.org. PMID: 20301505. Last updated September 3, 2009.
- Cherington M. Clinical spectrum of botulism. Muscle and Nerve 1998; 21: 701-10.
- Clarke NF, Smith RL, Bahlo M, et al. A novel X-linked form of congenital fiber-type disproportion. Annals of Neurology 2005; 58: 767-72.
- Clarke NF, Kolski H, Dye DE, et al. Mutations in TPM3 are a common cause of congenital fiber type disproportion. Annals of Neurology 2008; 63: 329-37.
- Das S, Dowling J, Pierson CR. X linked myotubular myopathy. In: GeneClinics: Medical Genetic Knowledge Base [database online]. University of Washington. Available at http://www.geneclinics.org. PMID: 20301605. Last updated October 6, 2011.
- Ferreiro A, Estournet B, Chateau D, et al. Multi-minicore disease—searching for boundaries: Phenotype analysis of 38 cases. Annals of Neurology 2000; 48: 745-57.
- Ferreiro A, Monnier N, Romero NB, et al. A recessive form of central core disease, transiently presenting as multi-minicore disease, is associated with a homozygous mutation in the ryanodine receptor type 1 gene. Annals of Neurology 2002a; 51: 750-9.
- Ferreiro A, Quijano-Roy S, Pichereau C, et al. Mutations of the selenoprotein N gene, which is implicated in rigid spine muscular dystrophy, cause the classical phenotype of multiminicore disease: reassessing the nosology of early-onset myopathies. American Journal of Human Genetics 2002b; 71: 739-49.
- Garcia-Cazorla A, Rabier D, Touati G, et al. Pyruvate carboxylase deficiency: Metabolic characteristics and new neurological aspects. Annals of Neurology 2006; 59: 121-7.
- Grohmann K, Varon R, Stolz P, et al. Infantile spinal muscular atrophy with respiratory distress type 1 (SMARD1). Annals of Neurology 2003; 54: 719-24.
- Hoff JM, Daltveit AK, Gilhus NE. Myasthenia gravis. Consequences for pregnancy, delivery, and the newborn. Neurology 2003; 61: 1362-6.
- Ishikawa H, Sugie K, Murayama K, et al. Ullrich disease: Collagen VI deficiency: EM suggests a new basis for muscular weakness. Neurology 2002; 59: 920-3.
- Jones KJ, Morgan G, Johnston H, et al. The expanding phenotype of laminin α2 chain (merosin) abnormalities: case series and review. Journal of Medical Genetics 2001; 38: 649-57.
- Kerst B, Mennerich D, Schuelke M, et al. Heterozygous myogenic factor 6 mutation associated with myopathy and severe course of Becker muscular dystrophy. Neuromuscular Disorders 2000; 10: 572-7.
- Kochanski A, Drac H, Kabzińska D, et al. A novel MPZ gene mutation in congenital neuropathy with hypomyelination. Neurology 2004; 8: 2122-3.
- Lewis RA, Nussbaum RL, Brewer ED. Lowe disease. In: GeneClinics: Medical Genetic Knowledge Base [database online]. University of Washington. Available at http://www.geneclinics.org. PMID: 20301653. Last updated February 23, 2012.
- Malicdan MCV, Nishino I. Central core disease. In: GeneClinics: Medical Genetic Knowledge Base [database online]. University of Washington. Available at http://www.geneclinics.org. PMID: 20301565. Last updated May 11, 2011.
- Miller SP, Riley P, Shevell MI. The neonatal presentation of Prader-Willi syndrome revisited. Journal of Pediatrics 1999; 134: 226-8.
- Moghadaszadeh B, Petit N, Jaillard C, et al. Mutations in SEPN1 cause congenital muscular dystrophy with spinal rigidity and restrictive respiratory syndrome. Nature Genetics 2001; 29: 17-8.
- Mullaney P, Vajsar J, Smith R, et al. The natural history and ophthalmic involvement in childhood myasthenia gravis at The Hospital for Sick Children. Ophthalmology 2000; 107: 504-10.
- North K, Ryan MM. Nemaline myopathy. In: GeneClinics: Medical Genetic Knowledge Base [database online]. University of Washington. Available at http://www.geneclinics.org. PMID: 20301465. Last updated March 15, 2012.
- Oskoui M, Levy G, Garland CJ, et al. The changing natural history of spinal muscular atrophy type 1. Neurology 2007; 69: 1931-6.
- Philpot J, Cowan F, Pennock J, et al. Merosin-deficient muscular dystrophy: The spectrum of brain involvement on magnetic resonance imaging. Neuromuscular Disorders 1999; 9: 81-5.
- Prasad AN, Prasad C. Genetic evaluation of the floppy infant. Seminars in Fetal & Neonatal Medicine 2011; 16: 99-108.
- Prior TW, Russman BS. Spinal muscular atrophy. In: GeneClinics: Medical Genetic Knowledge Base [database online]. University of Washington. Available at http://www.geneclinics.org. PMID: 20301526. Last updated January 27, 2011.
- Rubio-Gozalbo ME, Smeitink JA, Ruitenbeek W, et al. Spinal muscular atrophy-like picture, cardiomyopathy, and cytochrome-c-oxidase deficiency. Neurology 1999; 52: 383-6.
- Shohat M, Halpern GJ. Familial dysautonomia. In: GeneClinics: Medical Genetic Knowledge Base [database online]. University of Washington. Available at http://www.geneclinics.org. PMID: 20301359. Last updated June 1, 2010.
- Sparks S, Quijano-Roy S, Harper A, et al. Congenital muscular dystrophy overview. In: GeneClinics: Medical Genetic Knowledge Base [database online]. University of Washington. Available at http://www.geneclinics.org. PMID: 20301468. Last updated January 4, 2011.
- Steinberg SJ, Raymond GV, Braverman NE, et al. Peroxisome biogenesis disorders: Zellweger syndrome spectrum. In: GeneClinics: Medical Genetic Knowledge Base [database online]. Seattle: University of Washington. Available at http://www.geneclinics.org. PMID: 20301621. Last updated May 10, 2012.

- Tinkle BT, Leslie N. Glycogen storage disease type II (Pompe disease). In: GeneClinics: Medical Genetic Knowledge Base [database online]. Seattle: University of Washington. Available at http://www.geneclinics.org. PMID: 20301438. Last updated August 12, 2010.
- Underwood K, Rubin S, Deakers T, et al. Infant botulism: A 30-year experience spanning the introduction of botulism immune globuline intravenous in the intensive care unit at Children's Hospital Los Angeles. Pediatrics 2007; 120: e1380-5.
- Van Esch H. MECP2 duplication syndrome. In: GeneClinics: Medical Genetic Knowledge Base [database online]. Seattle: University of Washington. Available at http://www.geneclinics.org. PMID: 20301461. Last updated June 24, 2010.
- Warner LE, Mancias P, Butler IJ, et al. Mutations in the early growth response 2 (EGR2) gene are associated with hereditary myelinopathies. Nature Genetics 1998; 18: 382-4.
- Wu S, Ibarra CA, Malicdan MC, et al. Central core disease is due to RYR1 mutations in more than 90% of patients. Brain 2006; 129: 1470-80.

第7章

小児の弛緩性筋力低下

小児の四肢の弛緩性筋力低下の多くは運動単位の異常である．下肢の筋力低下は腰仙部病変の初期症状の可能性があるが，その場合，他の脊髄病変による症状も合わせて認められる．上肢に症状がなく，下肢の弛緩性筋力低下のみの鑑別を行う場合，p.284の **Box 12-1** を参考にするとよい．大脳病変でも筋力低下を生じるが，通常認知障害（第5章）あるいはけいれん（第1章）を伴う．

Box7-1	神経筋疾患の症状

歩行異常
　鶏歩
　つま先歩き
　動揺歩行
易疲労性
転びやすい
緩徐な運動発達
特異的な運動障害
　腕の挙上
　階段を昇ること
　手を握ること
　床からの起き上がり

A 神経筋疾患の症状

筋力低下とは，筋肉の最大収縮力が低下していることである．筋疲労は，最大以下の収縮を持続できない状態であり，運動不耐で評価される．筋力低下がある筋は通常の筋に比べて常に容易に疲労するが，筋力低下がなくても筋疲労は起こる．第8章では安静時には筋力正常だが，運動により疲労する，あるいはこむら返りが生じる状態について記載する．

1 初期症状

初めは下肢の筋力低下で，次に上肢の筋力低下に気づかれる（**Box 7-1**）．下肢は体重を支えていて，立位や歩行による負荷を常に受けているからである．神経筋疾患の児の病歴上，運動発達の遅れがしばしば初期の主症状である．境界領域の運動の遅れで，他に発達に問題がない場合めったに問題とされず，正常範囲内とみなされることが多い．年齢が進んで神経科に紹介されるのは，同年代の小児についていけなくなる，転びやすい，あるいは易疲労性が出現してからである．

歩行異常は近位および遠位の筋力低下の初期症状になる．近位筋の筋力低下の場合，骨盤が安定しないので左右交互によたよたと，幼児のような歩きかたとなる．走るのは特に難しく，腰の動揺が増悪する．四頭筋の筋力低下がある児では，膝が固定されないために階段を下りることが難しい．階段の上りが難しい場合は，股関節の伸筋の筋力低下が示唆される．床から起き上がったり深い椅子から立ち上がったりするのが難しいため，手で押し上げるような動作を取る．

下肢遠位，特に足の外転または背屈筋の筋力低下の場合，つまずきやすさが初期症状となる．初めは平らでない所を歩いていて転ぶことに気づく．不器用が原因かと思っていると，次第に何もないところでつまずくことに両親は気づく．外側面が不安定で足を繰り返しくじく．足の下垂があると，膝を高くあげ，つま先が床につかないようにする．そしてぴしゃりと弱い足をおろす（鶏歩）．

つま先歩きはDuchenne型筋ジストロフィー（Duchenne muscular dystrophy：DMD）にしばしばみられる．これは，骨盤を前方につき出して重心を前方に移動させるためと，腓骨筋に比べ腓腹筋のほうが強いためである．つま先歩

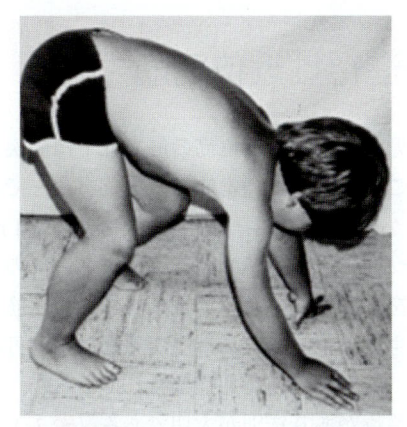

図 7-1　Gowers 徴候
患児は，近位骨盤筋の筋力低下のため，手で支えながら床から立ち上がる

| Box7-2 | 神経筋疾患の診察所見 |

視診
　萎縮と肥大
　線維束性収縮
　機能的な能力
触診
　筋の触り心地
　圧痛
検査
　関節拘縮
　ミオトニア
　筋力
　深部腱反射

きは，上位神経の障害で痙性を来す疾患や，アキレス腱が固いだけで他に神経学的異常のない児にもみられる．筋ジストロフィーの場合，腱反射は減弱し，痙性の場合は亢進する．いずれの原因にしてもアキレス腱が短縮していれば，アキレス腱反射を誘発するのは困難かもしれない．まれに，強迫性障害の児の症状であることがある．

　思春期になると，筋力低下によって，特定の能力の低下を訴える．女性で近位筋の筋力低下があれば，髪の毛の手入れをするために腕を上げていることや，背中にホックやジッパーのある衣服の着脱で肩をまわすことが困難になる．手の筋力低下の場合，書字の困難が問題になる．思春期の児は，ビンの蓋を緩めることが困難，または道具を使った操作が困難になることに気づくこともある．階段を上る，床から立ち上がる，スキップやジャンプについて，他の生徒に比べて遅いということがあれば，担任が両親に報告する．両親は医師に対して特定の病状を訴えるが，それ以上に，しばしば周りの児についていけないということを問題として伝える．

　四肢の筋力低下がある児では，頭頸部の筋力低下もある可能性がある．複視や眼瞼下垂，咀嚼や嚥下に問題がないか，顔つきに変化がないか，口笛や吸啜，噛みしめ，息を吹くといった力に問題はないか，言葉のトーンや明瞭さに変化がないかも大切な問診事項である．生後間もない児では正常だが，車で急加速，急減速をした時に頸部の筋肉が頭を保つことができず，前や後ろに倒れることで，頸部の筋力低下に気づかれる．

② 診察所見

　診察はまず座位，立位，歩行の様子を観察することから始める．足を組んで床に座ったところから立位になる場合，通常手は使わず一度の動作で可能なはずである．この動作は 15 歳以上ではできなくなることが多いので，低い腰掛から立ち上がらせるほうが，下肢近位筋の筋力をみる検査として良い．骨盤の筋力低下がある場合，手を補助に使う（図 7-1）．さらに筋力低下が進行すると，ちょうど手で脚をのぼるように立ち上がる（Gowers 徴候）．

　歩行に問題がなければ，次につま先歩き，かかと歩きをさせる（Box 7-2）．つま先で歩くことが困難な場合，腓腹筋の筋力低下，かかとで歩けない場合，下腿前面の筋力低下が示唆される．腕立て伏せは腕の筋力をみる簡便な方法である．小児の多くは，最低 1 回はできる．肩甲骨の先を同側の親指で触らせる．菱形筋の筋力低下があるとできない．

　最後に，顔と眼球の動きをみる．顔面の筋力は，頰を押す力に逆らって頰を膨らませることができるか，で評価する．通常，唇は滑らかであるが口の周りに皺を認める場合，あるいは頰の膨らませができない場合，顔面筋の筋力低下がある．これらの検査を行っている間に，筋肉の萎縮あるいは肥大がないかを観察する．肩の

| Box7-3 | 進行性近位筋筋力低下 |

脊髄疾患（第 12 章）
若年型脊髄性筋萎縮症
　　常染色体優性型
　　常染色体劣性型
GM₂ガングリオシドーシス（ヘキソサミニダーゼA欠損症）
筋無力症候群
　　後天性肢帯型筋無力症
　　スローチャネル症候群
筋ジストロフィー
　　Bethlem ミオパチー
　　ジストロフィノパチー
　　顔面肩甲上腕型症候群
　　重度小児期発症常染色体劣性筋ジストロフィー
炎症性ミオパチー
　　皮膚筋炎*
　　多発性筋炎*
代謝性ミオパチー
　　酸性マルターゼ欠損症*
　　カルニチン欠損症*
　　脱分枝酵素欠損症*（第 8 章）
　　脂質蓄積ミオパチー
　　ミトコンドリアミオパチー（第 8 章）
　　筋ホスホリラーゼ欠損症（第 8 章）
内分泌性ミオパチー
　　副腎皮質*
　　副甲状腺*
　　甲状腺*

＊頻度が高く，病態修飾療法があるものを示す

筋肉が侵されると肩甲骨が際立って突出してみえる．手の筋肉が侵されると，母指球筋，小指球筋の隆起が小さくなる．四頭筋が侵されると，大腿がみた目に先細りになり，膝を伸ばして力を入れるとより目立つ．前脛骨筋や腓骨筋が萎縮すると脛骨の前面の境界がくっきりとみえる．腓腹筋が萎縮すると通常のふくらはぎの輪郭が消失する．

腱反射の消失は脱神経の初期症状で，特に感覚神経が障害されるとみられるが，筋疾患における筋力低下の程度にも並行して出現する．重症筋無力症における筋力低下の期間や，繰り返す筋力低下を来す代謝性ミオパチーにおいても腱反射は通常正常である．筋収縮後の弛緩が障害されるミオトニアについては，筋強直性ジストロフィーの項（p.209）で述べる．

B 進行性近位筋筋力低下

小児の進行性の近位筋の筋力低下は筋疾患であることが多く，通常筋ジストロフィーである（**Box 7-3**）．若年型脊髄性筋萎縮症（spinal muscular atrophy：SMA）は，遠位より近位の筋力低下を来す唯一の神経原性疾患である．筋電図と筋生検によって容易に筋疾患とは鑑別可能である．肢帯型の筋無力症はまれであるが，特異的な治療があり鑑別が大切である（**表 7-1**）．

1 脊髄性筋萎縮症

1 常染色体劣性遺伝型

SMA は最も多い遺伝性の脊髄疾患で，乳児の筋緊張低下と筋力低下を来す．頻度は年間 10,000 出生に 1 人である．常染色体劣性遺伝で，前角細胞と下位脳神経の運動核のアポトーシスを来す．95％の症例は染色体 5q13 のテロメア領域に存在する survival motor neuron 1（*SMN1*）遺伝子のホモ欠失である（Ogino & Wilson, 2002；Prior & Russman, 2011）．同じ 5q13 領域のセントロメア側にある *SMN2* 遺伝子もよく似た，しかし活性の低い蛋白を産生する（Swoboda et al, 2005）．*SMN2* 産生蛋白は，部分的に SMA の臨床型を緩和する．*SMN2* のコピー数が大きければ軽症型となる．発症年齢によって 3 つのタイプに分類されるが，互いに連続している．最重症型（SMA Ⅰ）は 6 か月以内に発症する（第 6 章 p.176）．中間型（SMA Ⅱ）は 6〜18 か月に，若年型（SMA Ⅲ）は 18 か月以降に発症する．

☑ 臨床症状

SMA Ⅱ では胎動は正常で生下時は異常を認めない．初期症状は発達の遅れである．一般に患児は座位を獲得するが自力で立つことはできず，車椅子に依存する．細かな手の振戦がみられる．股関節や膝の拘縮と側弯が後に出現する．呼吸不全のために小児期に亡くなる患児もいるが，成人期まで生きられることが多い．通常の SMA Ⅱ とは異なる経過で，頭部の屈曲で

表 7-1	近位筋筋力低下の鑑別所見		
	ニューロパチー	ミオパチー	筋無力症
深部腱反射	消失	減弱または消失	正常
筋電図	線維束性収縮，脱神経電位，高振幅多相性運動電位	短い低振幅多相性運動単位	正常
神経伝導速度	正常または軽度遅延	正常	反復刺激試験の異常
クレアチンキナーゼ濃度	正常または軽度上昇	上昇	正常
筋生検	群萎縮，グループタイピング	筋線維壊死，脂肪置換，コラーゲン増生	正常

発症した後に，全身の筋力低下を来し，呼吸不全に陥るタイプがある．この場合は3歳までに死亡する．

SMA Ⅲの初発症状は近位筋力低下に伴う歩行の不安定性である．SMA Ⅱと同様に細かな動作時振戦もみられる．とてもゆっくりと，ときに階段状に進行するため，しばしば進行していないようにも思える．筋力低下は下肢遠位あるいは上肢近位に進行する．手に症状が出るのは最後である．顔面の筋も弱いが外眼筋は正常である．腱反射は弱いか消失している．知覚は正常である．外眼筋麻痺がある場合はおそらく異なる疾患である．

下肢よりも上肢に筋力低下が目立つ症例がときにあり，顔面筋の麻痺もみられる．家系内でも下肢に目立つ児と上肢に目立つ児がいることがある．

☑ 診断

5番染色体上の遺伝子の異常を証明する．遺伝子変異が認められれば筋電図や筋生検は必要としない．これらの検査所見は第6章（p.176）で記載したSMA Ⅰと同じである．血清のクレアチンキナーゼ（CK）は正常上限より2〜4倍高いこともあり，増加は罹病期間に相関している．

☑ 治療

SMAの適切な管理により，寿命を延ばし，障害を減らす．機能を保ち拘縮を予防することを目指す．車椅子に早期に依存すると廃用性萎縮を引き起こす．食事指導を行い，残った弱い筋肉に負担をかけないよう肥満を予防する．拘縮予防のために可動域運動と早期に装具（特に夜間）を導入する．家族には常染色体劣性遺伝疾患のため，25％の確率で次子に遺伝することを説明する．

❷ 常染色体優性遺伝型

常染色体優性遺伝型のSMAがいくつかある．5番染色体は関与していない．小児期から成人期に発症する．家族歴がない場合，劣性遺伝と区別することは困難である．

☑ 臨床症状

筋力低下が全身にみられることが常染色体劣性型より多いが，近位筋のほうが優位である．筋力低下はゆっくり進行し，思春期以降安定する．多くの患者は歩行し，中年から高齢まで機能良好であることが多い．球麻痺症状は通常ないか，あっても軽度である．外眼筋も障害されない．腱反射は減弱あるいは消失している．関節拘縮は通常認めない．

☑ 診断

血清のCKは正常か軽度の上昇．筋電図の結果を診断の根拠とする．

☑ 治療

劣性型と治療は同じである．出生前診断はできない．家族に罹患者がいない場合，遺伝カウンセリングは難しいが，3歳以降に発症した場合は常染色体優性型も検討する．

❸ X連鎖型

X連鎖の前角細胞変性疾患はまれであり，SMN関連SMAと臨床的によく似ている．胎児期の嚥下障害による羊水過多と多発関節拘縮がみられる．男児かつSMAの臨床型で，*SMN1*遺伝子が正常であれば考える．ユビキチン活性化酵素1（ubiquitin-activating enzyme 1：

UBE1）遺伝子が唯一知られている遺伝子であるが，研究レベルでしか検査が行われていない（Ramser et al, 2008）．詳細は第6章 p. 176 を参照されたい．

2 GM₂ガングリオシドーシス

ヘキソサミニダーゼA欠損症の典型的な臨床病型はTay-Sachs病（第5章 p. 144）である．発症が小児期から成人まで分布する，いくつかの異なった表現型がこの酵素の欠損で認められる．全ての表現型は常染色体劣性遺伝形式をとる．若年型の初発症状は若年型脊髄性筋萎縮症に似ている（Navon et al, 1997）．

☑ 臨床症状

筋力低下，るいそう，下肢近位筋の筋けいれんが乳児期以降，思春期までに始まる．下肢遠位筋および上肢の近位/遠位筋の筋力低下，振戦がその後に生じる．大脳変性による症状（性格変化，間欠的な精神障害，認知症）は運動神経障害が出現後で明らかとなる．

診察では上位および下位運動ニューロンの徴候が混在している．網膜黄斑は通常正常で，脳神経系は舌の萎縮と線維束攣縮以外は正常である．線維束攣縮は四肢にも生じる場合がある．腱反射は，上位または下位運動ニューロンの障害の程度によって消失，または亢進している．足底反射は伸展もあれば屈曲もある．振戦は腕を伸ばしたときに認めるが測定障害はなく，感覚は正常である．

大脳症状はなく，運動神経症状のみの患児がいる．成人の患者では，認知症と精神症状だけのこともある．経過は様々で長期生存する例もある．

☑ 診断

血中のCK値は正常か軽度の上昇のみである．運動，感覚神経伝導速度は正常だが，針筋電図は神経原性の運動単位を示す．白血球または培養線維芽細胞におけるヘキソサミニダーゼAの重度の欠乏や欠損を証明することにより診断が確定する．

☑ 治療

有効な治療はない．ヘテロ接合体の診断は酵素活性の部分的な欠乏により可能である．出生前診断も可能である．

3 筋無力症候群

後天的な免疫介在性筋無力症や遺伝性の筋無力症候群で，近位筋の筋力低下と，ときに萎縮を認めることがある．

1 肢帯型筋無力症

肢帯型筋無力症は免疫介在性重症筋無力症で，進行性の四肢近位筋筋力低下で始まり，後に眼球運動が障害される．この病型は非常にまれである．

☑ 臨床症状

発症は10歳以降で，男児よりも女児に多い．筋力低下は運動により大きく変動することはない．表情筋も障害されるが，他の球症状は認めない．腱反射は通常認められるが，低下する場合もある．臨床的特徴は肢帯型ジストロフィーや多発筋炎を示唆する．

☑ 診断

近位筋の筋力低下があり，腱反射が保たれている全ての小児で肢帯型筋無力症の可能性がある．反復性神経刺激で減衰性の反応を示し，アセチルコリン受容体に結合する抗体が血清中で上昇している．最近，同胞の2人以上が肢帯型筋無力症に罹患した家族例が報告されている．これらの家族のいくつかはスローチャネル症候群や他の遺伝性筋無力症に罹患している可能性がある．

☑ 治療

治療は他の抗体陽性の筋無力症と同様である（第15章 p. 337）．

2 スローチャネル症候群

スローチャネル症候群は骨格筋のアセチルコリン受容体の遺伝性疾患である（Croxen et al, 2002）．遺伝形式は常染色体優性遺伝である．

☑ 臨床症状

出生時には無症状である．発症は通常乳児期であるが，成人期まで遅れる場合もある．しばしば頸部筋と肩甲筋の筋力低下が初発症状とな

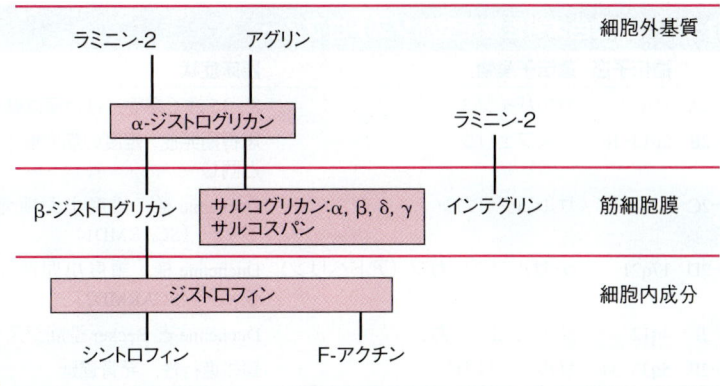

```
                    ラミニン-2    アグリン                          細胞外基質
                          ┌──────────────┐
                          │ α-ジストログリカン │        ラミニン-2
                          └──────────────┘
       β-ジストログリカン   サルコグリカン:α, β, δ, γ    インテグリン      筋細胞膜
                          サルコスパン
                          ┌──────────────┐
                          │   ジストロフィン   │                     細胞内成分
                          └──────────────┘
                    シントロフィン       F-アクチン
```

図7-2　筋線維の構造蛋白

る．他のよく認める症状は，運動不耐，眼筋麻痺，筋萎縮である．眼瞼下垂，球症状，下肢の筋力低下は一般的ではない．この症候群は緩徐進行性のため，10歳以降になって初めて受診するケースが多い．

☑ 診断

筋力低下は抗コリンエステラーゼ薬の注射や内服に反応しない．塩化エドロホニウム（テンシロン™）に過敏性を示し，ムスカリン性副作用を生じた報告が2例ある．3 Hzの反復神経刺激により異常な減衰反応を生じ，単神経刺激では反復性の運動電位を生じる．筋生検はタイプ1線維優位である．群性萎縮，管状集合体(tubular aggregates)，終板の形態異常が認められる症例もある．

☑ 治療

コリンエステラーゼ阻害薬，胸腺摘出術，免疫抑制療法は有効ではない．硫酸キニジンにより筋力が改善するが，キニジンが内服できない患者にはフルオキセチンが同程度有効である (Harper et al, 2003)．

4 筋ジストロフィー

筋ジストロフィーの一致した定義はない．筆者は「構造蛋白の欠損によって生じる全ての遺伝性ミオパチー（**図7-2**）」という定義を好む．酸性マルターゼ欠損症のような酵素欠損症はジストロフィーではなく，むしろ代謝性ミオパチーである．多くのジストロフィーで異常な遺伝子と遺伝子産物が確定している．

進行性の近位筋の筋力低下を特徴とするいくつかの筋ジストロフィーは，肢帯型筋ジストロフィー（limb-girdle muscular dystrophy：LGMD）に含まれる(Gordon et al, 2009)．X連鎖性遺伝のLGMDについては，Duchenne型とBecker型筋ジストロフィーの項で述べる．Danon病は思春期後半に発症するX連鎖性の心筋症と骨格筋ミオパチー (Sugie et al, 2002) であるが，ここでは述べない．

より一般的なLGMDの病型は，常染色体優性遺伝の顔面肩甲上腕型ジストロフィー（facioscapulohumeral dystrophy：FSHD，第17章 p.371），優性遺伝形式のEmery-Dreifuss型筋ジストロフィー，Bethlemミオパチー，caveolinopathyに関連したミオパチーである．caveolinopathyはまれであり，ここでは述べない．

常染色体劣性遺伝の病型は小児期または成人期に発症する．これらは異常な遺伝子の位置で鑑別可能で，いくつかの病型では異常な遺伝子産物によって鑑別できる（**表7-2**）．サルコグリカンとよばれるジストロフィン関連糖蛋白複合体の欠損症は多くの病型を引き起こす．いくつかの表現型はDuchenne型筋ジストロフィー（DMD）に似ており，DMDの表現型を持つ罹患女性の多くの病態を説明することができる（p. 198「重症小児期発症常染色体劣性筋ジストロフィー」）．

❶ Bethlemミオパチー

Bethlemミオパチーは緩徐進行性の肢帯型筋

表7-2　常染色体劣性肢帯型筋ジストロフィー

型	遺伝子座	遺伝子産物	臨床症状
LGMD-2A	15q	カルパイン3	8〜15歳で発症．進行度は様々
LGMD-2B	2p13-16	ジスフェリン	思春期発症．軽度の筋力低下．遺伝子座は三好型ミオパチーと同じ
LGMD-2C	13q12	サルコグリカン	Duchenne様．重度小児期発症常染色体劣性筋ジストロフィー（SCARMD1）
LGMD-2D	17q21	α-サルコグリカン（アドヘリン）	Duchenne様．重度小児期発症常染色体劣性筋ジストロフィー（SCARMD2）
LGMD-2E	4q12	β-サルコグリカン	DuchenneとBecker型筋ジストロフィーの間の表現型
LGMD-2F	5q33-34	サルコグリカン	緩徐進行性，発育遅延

Box7-4　Xp21遺伝子座に合併する表現型

Becker型筋ジストロフィー
骨格筋筋力低下を伴わない拡張型心筋症
Duchenne型筋ジストロフィー
家族性X連鎖性筋痛症と筋けいれん（第8章）
McLeod症候群（血清クレアチンキナーゼ上昇，有棘赤血球増多症，Kell抗原欠損）
知的障害と血清クレアチンキナーゼ上昇
四頭筋ミオパチー

ジストロフィーで，常染色体優性遺伝をとる．21番染色体に位置するⅥ型コラーゲン遺伝子異常による（Lampe et al, 2007）．

☑ 臨床症状

関節拘縮や筋力低下は2歳までに生じることが多い．胎動の減少と先天性低緊張を認める場合もある．一般的な初発症状は肘関節，足関節，2〜5指の指節間の関節の先天的な屈曲拘縮で，脊椎は保たれる．拘縮は最初軽度で両親は気づかない．軽度の近位筋の筋力低下と運動発達の遅れが一般的に認められる．拘縮，筋力低下ともゆっくりと進行し，中年で身体障害を生じるが，寿命は縮めない．腱反射は正常か減弱する．心筋症は生じない．

☑ 診断

分子遺伝学的検査が利用可能である．血清CK値は正常か軽度の上昇，筋電図は通常筋原性変化を示す．筋生検では非特異的なミオパチーを呈する．

☑ 治療

関節拘縮に対する理学療法が主な治療である．

❷ ジストロフィノパチー：Duchenne型とBecker型筋ジストロフィー

Duchenne型筋ジストロフィー（DMD）とBecker型筋ジストロフィー（BMD）はXp21に位置する遺伝子の欠損による可変的な表現型である（Darras et al, 2011）．いくつかの異なる表現型がXp21の異常に関連づけられる（**Box 7-4**）．Duchenne型，Becker型とも遺伝子異常により構造蛋白ジストロフィンの筋含有量が減少する．ジストロフィン含有量はDuchenne型で正常の0〜5%，Becker型で正常の5〜20%である．DMDは世界で広く認められ，平均の発生率は男児出生3,500人に対して1人である．2つのジストロフィーの古典的な症状の違いはBMDの発症が遅いこと（5歳以降），15歳以降にも補助なしで歩行できること，成人まで生存することである．しかしながら，ジストロフィン含有量により，中間的な表現型のスペクトラムが存在する．

ジストロフィノパチーの表現型のスペクトラムの中に大腿四頭筋ミオパチーと運動中のこむら返りがある．大腿四頭筋ミオパチーの特徴的な症状は，四頭筋の緩徐進行性筋力低下，腓腹筋肥大，血清CK値の上昇である．

☑ 臨床症状

DMDの多くの患児で初発症状は歩行障害で，発症は常に5歳前，しばしば3歳前である．つま先歩きと頻回の転倒が典型的な症状である．振り返ってみるとそれ以前から運動発達の遅れがあることが多い．早期の症状は潜伏性で両親や医師に気づかれにくい．近位筋の筋力低

下により床から立ち上がるのが困難になった時や，明らかな動揺性歩行を認めた時になって医療機関を受診する．この段階で軽度の近位筋筋力低下が骨盤筋群にあり，Gowers 徴候を認める（図 7-1 参照）．腓腹筋はしばしば肥大する（図 7-3）．アキレス腱は固く，踵は床に十分にはつかない．腱反射はアキレス腱，膝蓋腱ともにまだ認められることもあるが，反射を誘発することは難しい．

　小児期を通して，直線状に運動能力の低下がみられる．脳の成熟により，運動機能はたいてい 3～6 歳では横ばいにみえる．多くの患児は歩行能力や階段を上る力を 8 歳まで維持する．3～8 歳の間に患児は進行性拘縮をアキレス腱や腸脛靱帯に認め，脊柱前彎が増強し，動揺性歩行がより顕著となり，つま先歩きが増加する．歩行がより不安定となり，転倒が増える．膝蓋腱反射，アキレス腱反射は消失し，近位筋の筋力低下は上肢に及ぶ．DMD の表現型の中でも症状の多様性がみられる．筋力低下と関節拘縮が進行するため，平均で 8 歳以降機能的能力が急速に低下する．9 歳までに一部の患児は車椅子が必要となるが，ほとんどは 12 歳まで歩行を維持し，16 歳まで装具を使用して立てる場合もある．

　DMD 患児の知能指数の分布は低い方に偏位している．多くの患児の能力は正常範囲にあるが，学習障害や認知障害の割合が増加している．

　側彎が生じることもあるが，早期の車椅子使用のためではない．肺活量が正常の 20％以下に低下すると夜間の低換気症状を認めるようになる．患児は頻繁に目覚め，睡眠を恐れるようになる．直接の死因はたいてい呼吸不全と心筋症の両方である．慢性的な低酸素状態の患児は感染症の併発や誤嚥で呼吸停止を生じる．

☑ 診断

　5 歳以前は血清 CK 値が正常上限の 10 倍である．CK 値はその後年齢とともに年に約 20％ずつ低下する．

　変異解析は標準的な診断法で，保因者の検出や胎児診断にも一般的である（日本ではまず行われない）．遺伝子内の欠失が 60％，重複が 6％である．筋のジストロフィンの分析は DMD と BMD の鑑別に有用である．しかしながら，筋生検は遺伝子診断が陽性であれば必須ではない．

☑ 治療

　DMD は治癒することはないが，治療可能である．プレドニゾン 0.75 mg/kg/日で筋力と機能が増加する．治療の目標は機能を維持し，関節拘縮を防ぎ，患児だけでなく家族にも心理的な支えを提供することである．患児は可能な限り立位や歩行を続けるべきであり，受動的なストレッチ運動は拘縮を防ぎ，軽量のプラスチック足関節-足の矯正装具は睡眠中に足を中間位に保ち，長下肢装具は歩行を維持する．側彎は不可逆的であり，外部の矯正装置では予防できず，手術のみが脊椎をまっすぐにするのに有効である．

③ 顔面肩甲上腕型ジストロフィー

　進行する顔面肩甲上腕の筋力低下は，筋ジストロフィーに分類されているが，遺伝的な FSHD の患者は，組織学的にはミオパチー，ニューロパチー，そして炎症所見を認める．顔面肩甲上腕症候群は 4q35 に存在する D4Z4（4q35-qter に存在．3.3 kb のリピート配列．通常は 11～100 個以上の繰り返し配列だが，FSHD では 10 以下と減少している．表現促進現象あり）とよばれる特徴的な繰り返し塩基配列の減少が関与している（Lemmers, 2009）．減少の程度が疾患の重症度と相関する．家族間，家族内でかなり臨床像が

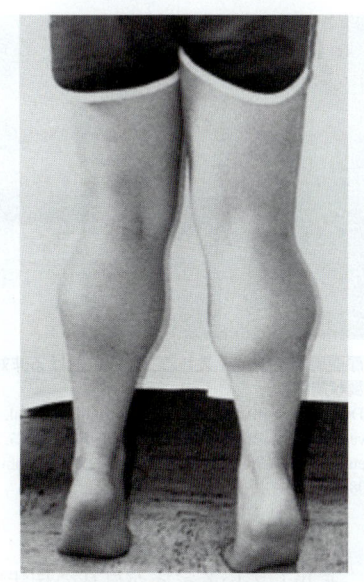

図 7-3　DMD における腓腹筋肥大
その他の神経筋疾患でも腓腹筋肥大は認める

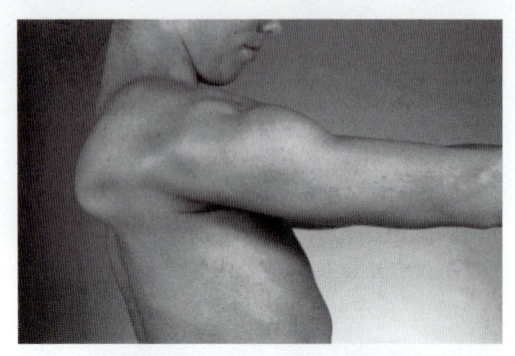

図 7-4 顔面肩甲上腕型ジストロフィーにおける非対称性の翼状肩甲
(Preston DC, Shapiro BA, Robinson JA：Proximal, distal, and generalized weakness. In：Bradley WG, Daroff R, Fenichel G, Jankovic J, eds. Neurology in Clinical Practice, 5th ed. Philadelphia：Elsevier；2008 より引用)

異なる．罹患している家族が自身の症状に気づかないために，結果的に「家族歴なし」となる場合がある．

☑ 臨床症状

通常は 10 代で筋力低下が始まる．初めに肩甲帯から障害され，次第に上腕に広がる（**図 7-4**）．三角筋は保たれる．顔面筋の筋力低下を認めるが，しばしば晩期まで見過ごされる．筋力低下は潜在的に進行するため，診断が遅れる．晩期になると下肢筋も障害される．前脛骨筋の筋力低下が最も目立つが，近位筋の筋力低下も同様に認められる．

顔面肩甲上腕症候群の臨床経過は様々である．多くの患者が障害者にはならず，平均余命は健常人と同じくらいである．一方では，成人期に車椅子が必要となる患者がいる．幼児型では，進行は速く，障害も重篤である（第 17 章 p.371）．難聴や網膜血管障害は表現型の一部である．最も重篤な合併症は，網膜毛細血管拡張，滲出そして剥離である（Coates 病）．

☑ 診断

分子遺伝学的検査が標準的な診断方法である．血清 CK 濃度は正常から 5 倍くらいまでの上昇である．筋電図では再支配電位，ミオパチー性運動単位，あるいは両方を認める．多くの四肢筋で組織学的な変化は微細であり，診断的ではない．ミオパチー様の変化，脱神経の所見，炎症細胞の浸潤を認めることがある．

☑ 治療

筋力低下に対して有用な治療法はない．Coates 病では網膜の検査が必要である．網膜毛細血管拡張への凝固療法は失明を予防できる．

④ 近位筋強直性ジストロフィー

筋強直性ジストロフィー 2（myotonic dystrophy 2：DM2）または近位筋強直性ジストロフィーは，より頻度の高い遠位型（DM1）とは遺伝学的に異なる疾患である．3q21 に CCTG リピートの伸張を認める．DM1 とは異なり，先天型は存在しない（Day et al, 2003）．症状の発症は 20〜30 代であるが，ミオトニアは小児期に認めることもある．そのため，リスクのある児に分子遺伝学的検査が有用であるということ以外は，本書でこの疾患を扱うのは不適切である．

⑤ 重症小児期発症常染色体劣性筋ジストロフィー

ジストロフィンに関連するサルコグリカン蛋白複合体のいずれのサブユニットが欠損しても，重症小児期発症常染色体劣性筋ジストロフィー（severe childhood autosomal recessive muscular dystrophy：SCARMD）となる（**表 7-2** 参照）．Duchenne 型の表現型の小児の 11% でサルコグリカン複合体の欠損を認める．

☑ 臨床症状

SCARMD は，男女とも同じくらいの頻度で発症する．臨床像はジストロフィノパチーで記載されている症状と同じである．

☑ 診断

Duchenne 型の表現型を有する女児と，筋のジストロフィンは正常であるが DMD 様の男児は SCARMD の可能性がある．免疫染色ではサルコグリカン構成成分が欠損しているか否かを判定する．遺伝子解析は診断に有用である．

☑ 治療

治療は DMD の場合と同様である．

⑤ 炎症性ミオパチー

炎症性ミオパチーは感染性や免疫介在性，あるいは双方が混在する疾患である．後天的免疫

不全症候群（AIDS）の成人では進行性の近位筋ミオパチーを認めるが，小児では認めない．しかし，血清 CK 濃度は，ジドブジン（AIDS 治療薬）を投与されている AIDS の児では上昇する．急性感染性筋炎の記述は p.210「急性の全身性筋力低下」の項を参照されたい．本項では免疫が介在する病態を述べる．

① 皮膚筋炎

皮膚筋炎は全身の血管炎であり，血管閉塞や梗塞が起こるため，筋肉，結合組織，皮膚，消化管，小神経で組織学的変化を来す．皮膚筋炎と診断された成人の 30％以上で，基礎疾患に悪性腫瘍があるが，16 歳以前の発症では癌は原因とならない．小児期発症の皮膚筋炎は比較的均一な疾患である．

☑ 臨床症状

発症率のピークは一般的に 5〜10 歳であるが，早ければ 4 か月で発症することもある．初期症状は潜行型のことも劇症型のこともある．紅斑や筋力低下は認めず，発熱，倦怠感，食欲不振を認めることが潜行型発症の特徴である．これらの症状は数週あるいは数か月にわたり認められ，感染症を疑われる．多くの小児では筋炎よりも皮膚炎が先行する．眼窩周囲や頬骨周辺に広がる紅斑や上眼瞼浮腫が特徴的である．指関節，肘関節，膝関節の伸側の紅斑と浮腫は後に出現する．経過とともに皮膚は萎縮し鱗状となる．慢性期に入ると，小児期発症で長期経過した皮膚筋炎では，皮膚変化が筋力低下よりも日常的に問題となる．

近位筋の筋力低下，固さ，痛みが筋症状の特徴である．筋力低下は全身に広がり，屈曲拘縮が急速に起こり，関節変形を来す．腱反射は徐々に出現しにくくなり，最終的には消失する．

皮下組織，特に皮膚が変色した部位の石灰沈着は 60％の患児に起こる．重篤な場合，X 線写真で甲冑様外観となり，全身性石灰沈着症とよばれる．こわばりが主な初期症状で，皮膚や筋症状は微細な患児もいる．かつては消化管梗塞により死亡した例が多かったが，治療により近年の死亡率は 5％以下である．

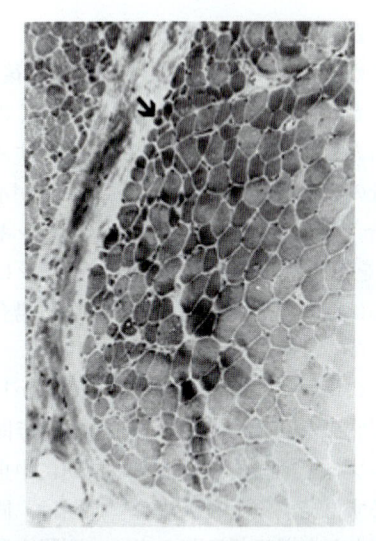

図 7-5　小児期皮膚筋炎における筋束周囲の萎縮（トリクローム染色）
それぞれの筋束辺縁部の筋線維は萎縮している（矢印）

☑ 診断

発熱，皮疹，筋肉痛，筋力低下の組合せが，皮膚筋炎診断の強い証拠となる．血清 CK 値は初期には上昇する．筋炎の活動期では，安静時の筋電図で刺入電位の増強，線維性収縮，陽性鋭波を認め，筋収縮時には持続の短い低振幅の多相性電位を示す．筋生検組織の診断的特徴は，筋束辺縁部の筋萎縮である（図 7-5）．毛細血管壊死は筋束の周囲から始まり，隣接する筋線維の虚血を起こす．萎縮は，大きな結合組織と筋束の境界域で最も顕著である．

☑ 治療

炎症活動期はおおよそ 2 年間である．副腎皮質ホルモンは炎症反応を抑制し，症状を軽快させるが，基礎疾患の治癒にはならない．副腎皮質ホルモンが早期に大量投与され，長期間継続されると，最も症状が良い．

プレドニゾン初期投与量は 2 mg/kg/日で，100 mg/日を超えないようにする．以下のような反応が期待される．体温は 48 時間以内に正常化する．血清 CK 値は 2 週間までに正常化し，同時に筋力は増加する．これらがみられたら，プレドニゾンは減量して隔日投与とし，副腎皮質ホルモンによる副作用の頻度と程度を減少させる．投与量が十分で投与継続できれば，隔日投与と連日投与は，同等の効果がある．筋力増

加すると同時に，隔日投与での用量を，5か月間は1か月に10%ずつ減量する．その後は，1か月ごとに5%の割合で減量する．多くの患児は，筋力と血清CK値の正常化を維持するのに初期量の25%の量が必要である．反応が不十分の場合，メトトレキサート（メソトレキセート®）を追加する．皮疹のプレドニゾンに対する反応は様々である．完全に治癒する場合もあるが，多くは瘢痕を残す．

多くの患児は劇的な改善を認め，3か月以内には正常になったようにみえるが，2年間はプレドニゾンを継続する．治療を早期に中止すると，必ず再発する．石灰沈着や拘縮は，間欠的に治療された児に起こりやすい．副腎皮質ホルモンは全身性石灰沈着症の治療にも有用である．プレドニゾンに加えて，理学療法のプログラムもまた拘縮予防となる．

皮膚筋炎と診断された児は，発病から4か月以内に高用量のプレドニゾンを始めれば，80%は良好な経過をたどる．高用量のプレドニゾンに反応しなかった児には，メトトレキサート10〜20 mg/m²を週に2回経口投与を開始する．肝機能や白血球数を定期的にモニターする必要がある．

血漿交換や免疫グロブリン静脈投与は，副腎皮質ホルモンに抵抗性の児に対して有効な補助療法である．一度非活動期に入れば，再活性化は起こりにくい．しかし，後になっての進行や再発が起こり，さらに1年間副腎皮質ホルモンの投与が必要になることもある．

❷ 多発性筋炎

他臓器に障害のない多発性筋炎は思春期以前ではまれである．全身性エリテマトーデスの小児では，筋肉痛，関節痛が初期症状の場合がある．しかし発症時には，めったに筋力低下を認めない．通常，皮膚，関節，全身症状が筋症状に先行して認められる．小児の多発性筋炎は，悪性腫瘍が原因となる点を除けば，成人と同様の疾患である．

☑ 臨床症状

多発性筋炎は，潜行性で数週から数か月かけて，中等度の障害を来す対称性の近位筋筋力低下から始まる．緩徐な進行具合により，患者ではLGMDを示唆するような長期間にわたる安定性や寛解さえ認めることがある．腱反射は早期には認めるが，筋容量の減少に伴い，出現しにくくなる．呼吸循環障害は，小児では成人と比較して一般的ではない．

☑ 診断

血清CK値は上昇しないこともあるが，筋電図では筋原性，神経原性の所見を認める．筋生検標本では異常所見がいくつかあり，血管周囲の炎症所見は認めないこともある．代わりにミオパチー変化，脱神経の所見，あるいは両方を認める．

☑ 治療

小児の多発性筋炎では，小児期発症の皮膚筋炎と同じ治療方針が有用である．残念なことに，副腎皮質ホルモンに対する反応は，皮膚筋炎ほどには期待できない．副腎皮質ホルモンに反応しなかった患者にはメトトレキサートを投与する．血漿交換，免疫グロブリン静脈投与は，他の治療薬が無効だった場合，妥当な代替治療となる．

❻ 代謝性ミオパチー

❶ 酸性マルターゼ欠損症（Pompe病）

酸性マルターゼ欠損症は常染色体劣性遺伝で，ライソゾーム酵素である酸性α-1, 4グルコシダーゼ（酸性マルターゼ）の欠損症である．骨格筋と心筋のミオパチーと，ときに脳障害を来す．発症は，残存酵素の割合により乳児期，小児期，成人期のいずれもありうる．欠損酵素は発症年齢に関係なく同一で，同一家系でも，異なる年齢で発症することがある．進行速度は様々だが，心肺機能障害の重症度は残存酵素活性の量に相関する．

☑ 臨床症状

乳児型は骨格筋と心筋の両方にグリコーゲンの蓄積を認める．心不全で乳児期に死に至る（第6章 p.187）．小児型では，病変は骨格筋に限られ，主な臨床症状は緩徐進行性の四肢近位筋の筋力低下である．腱反射は低下または消失

する．ときにDMD様の腓腹筋の軽度肥大を認める．筋力低下は進行し，20歳には身体障害と呼吸障害をもたらす．発症が遅いほど良い経過をとる．

☑ 診断

組織染色法でライソゾーム腔内と筋形質内にグリコーゲンの蓄積を示す．診断は，筋または培養皮膚線維芽細胞での酵素(酸性マルターゼ)活性の生化学的分析による（リンパ球の酵素活性測定でも診断できる）．完全欠損は古典的乳児型となり，残存活性がある場合は遅発型となる．

☑ 治療

組替えヒト酵素が補充療法として，米国FDAで承認され，生命予後を改善しうる（Kishnani et al, 2006）．最近では，乳児型のPompe病の治療おいてαグルコシダーゼが安全で効果的であると報告されている（Kishnani et al, 2007）．診断と同時にマイオザイム®（アルグルコシダーゼアルファ）による補充療法を開始することが確立されている．生後6か月以前で呼吸補助が必要となる以前にマイオザイム®を開始すると，呼吸器に依存しない生存期間と運動機能の獲得を改善する．

② その他の炭水化物代謝性ミオパチー

緩徐進行性の近位筋の筋力低下は，ときにMcArdle病や脱分枝酵素欠損の初期症状であることがある．両疾患が鑑別疾患としてあげられる．初期の症状は運動不耐であり，詳細は第8章で述べる．

③ カルニチン欠乏症

カルニチンは長鎖脂肪酸のミトコンドリアへの輸送に必須の補因子である．また，アシル/アシル-CoA比を調整している．そのため，カルニチンはミトコンドリア病を疑う症例で補充されるものの1つである．カルニチン欠乏はエネルギー産生やトリグリセリドの貯蔵に障害を来す．カルニチン欠乏は次の場合に起こる．(1)新生児期の完全静脈栄養，(2)いくつかの全身性疾患，(3)遺伝性有機酸代謝異常症での二次的欠乏，(4)バルプロ酸ナトリウムの服用，(5)カルニチントランスポーター欠損をもたらす遺伝子異常，(6)ケトン食療法中に補充されなかった場合，である．筋型と全身型は，異なった遺伝子座によって起こる．

染色体5q33.1の遺伝子欠損は常染色体劣性遺伝である．臨床症状は，骨格筋に限定されることもあれば，Reye症候群様の全身症状を呈することがある（第2章 p.70）．

☑ 臨床症状

筋のカルニチン欠乏の主症状は，小児期発症の緩徐進行形の近位筋力低下である．下肢から始まり，上肢より重度に侵される．急性増悪や症状の変動がみられる．ときに反復性のミオグロビン尿症や心筋症を呈する．通常心筋症は無症状だが，心電図や心エコーで診断される．

☑ 診断

血清CK値は上昇する．筋電図は特異的な所見はない．筋生検では，タイプ1線維に脂質蓄積を伴う空胞筋症を示す．遊離および総カルニチンの測定は診断を確定する．

☑ 治療

L-カルニチンを含む食事療法は有効である．最も多い副作用は下痢と魚臭である．通常量は100 mg/kg/日，分3～4である．

④ その他の脂質性ミオパチー

筋の脂質蓄積に関連した進行性近位筋力低下で，カルニチン量の正常な場合，ミトコンドリアの脂肪酸酸化異常がしばしば認められる．これらの疾患は遺伝的に異質であり，他のミトコンドリアミオパチーとの鑑別は困難である．

☑ 臨床症状

進行性の近位筋力低下は幼児期から思春期に発症する．まず下肢から始まり上肢に広がる．運動不耐性がみられ，一部の例では高脂肪食の摂取で悪心や嘔吐を生じる．筋力低下のパターンと進行はDMDに類似し，腓腹筋の仮性肥大も生じる．四肢の筋力低下は徐々に進行し，心筋症が出現することもある．

☑ 診断

血清CK値は著しく上昇する．筋電図は筋原性の異常所見を示す．筋生検は診断に重要である．タイプ1線維は脂肪滴を含む．カルニチンとカルニチンパルミトイルトランスフェラーゼ

Box7-5	進行性遠位筋筋力低下

脊髄疾患（第 12 章）
運動ニューロン疾患
  若年性筋萎縮性側索硬化症
  単麻痺（第 13 章）
  脊髄性筋萎縮症
    常染色体優性型
    常染色体劣性型
ニューロパチー
  遺伝性運動感覚ニューロパチー
    Charcot-Marie-Tooth 病
    家族性アミロイドニューロパチー（第 9 章）
    巨大軸索ニューロパチー（16q24）
    その他の遺伝性ニューロパチー
    その他の脂質ニューロパチー
    ピルビン酸脱水素酵素欠損症（第 10 章）
    Refsum 病
    スルファチドリピドーシス：異染性白質ジストロフィー
  全身疾患に伴うニューロパチー
    薬剤誘発性[*]
    全身性血管炎[*]
    毒素[*]
    尿毒症[*]
  特発性ニューロパチー
    慢性軸索ニューロパチー[*]
    慢性脱髄性ニューロパチー[*]
ミオパチー
  常染色体優性小児型ミオパチー
  常染色体優性乳児型ミオパチー
  常染色体劣性遠位型（三好型）ミオパチー
  封入体ミオパチー
  筋強直性ジストロフィー
肩甲（上腕）腓骨症候群
  Emery-Dreifuss 筋ジストロフィー 1 型
  Emery-Dreifuss 筋ジストロフィー 2 型
  肩甲腓骨ミオパチー
  肩甲腓骨ニューロパチー

[*]頻度が高く，病態修飾療法があるものを示す

は正常値である．

☑ **治療**

脂質不耐のある患者は，長鎖脂肪酸除去食で改善を認める．

7 内分泌性ミオパチー

進行性近位筋筋力低下は小児の甲状腺機能亢進症，甲状腺機能低下症，副甲状腺機能亢進症，副甲状腺機能低下症，副腎機能亢進症，副腎機能低下症でも起こりうる．

☑ **臨床症状**

通常，内分泌疾患の全身症状が筋力低下症状以前に存在する．しかし，一次性または二次性副甲状腺機能低下症や甲状腺機能障害で，筋力低下が初発症状の場合がある．筋力低下は上肢に比べ下肢で目立つ．腱反射は，弱い筋でも正常か低下で，消失はしない．

☑ **診断**

血清 CK 値は通常正常である．筋電図は診断に有用ではない．多くの内分泌障害は，ニューロパチーとミオパチーの両方を起こす．Cushing 病や副甲状腺機能亢進症で，筋組織学的にタイプ 2 線維の萎縮を認める．他の内分泌疾患は非特異的な筋障害性の変化で，疾患の重症度によって異なる．

☑ **治療**

治療可能な筋力低下であり，原因不明の筋力低下の場合は，これらの疾患を鑑別すべきである．原疾患の治療で筋力低下は改善される．

C 進行性遠位筋筋力低下

進行性遠位筋筋力低下の原因で最も多いのはニューロパチーである（**Box 7-5**）．小児の緩徐進行性のニューロパチーは，後天性の疾患より遺伝性疾患がはるかに多い．唯一頻度の高い後天性ニューロパチーは，急性炎症性脱髄性多発根ニューロパチー（Guillan-Barré 症候群）であり，筋力低下は急速に出現する．

1 末梢神経障害（neuropathy）と神経細胞体障害（neuronopathy）の診断

小児のニューロパチーの初期症状は進行性対称性遠位筋力低下が下肢から始まり，上肢に至る．知覚が障害された場合，しばしば感覚異常を経験する．これらは，「ピンや針」のようなチクチクした痛みや，足の灼熱感からなる．感覚異常は，多くは後天性のニューロパチーで起こり，遺伝性ニューロパチーでは少ない．筋力低下と感覚消失は遠位から近位に進行する（手袋靴下型）．腱反射は早期に消失し，特に知覚線維

表 7-3　ニューロパチーの電気学的診断

	神経細胞体障害	軸索型	脱髄型
線維束性収縮	＋＋＋	＋＋＋	＋
脱神経電位	＋＋＋	＋＋＋	＋
運動単位の減少	＋＋＋	＋＋＋	0
高振幅電位	＋＋＋	＋＋＋	0
運動伝導速度の遅延	0	＋	＋＋＋
感覚電位の減少	0	＋	＋＋＋

0：消失　＋：まれ　＋＋＋：一般的

が障害された時に起こる．

診断の重要な第一段階は，障害の原発部位〔例：細胞体（前角細胞），軸索，髄鞘〕を同定することである．電気生理学検査は局在診断を可能にする（**表 7-3**）．細胞体の障害（neuronopathy）では，安静時，線維性収縮や線維束性収縮を認め，これらは脱神経の所見である．随意収縮時は，運動単位電位数は減少し，側枝の神経再支配のため振幅は正常または増加する．運動神経伝導速度は，正常か，わずかに低下するのみである．知覚神経活動電位の振幅は正常である．軸索の障害では筋電図で，安静時線維性収縮と運動単位電位数の減少を認める．振幅は正常または増加する．多相性高振幅電位を認める．運動神経伝導速度は遅くなり，知覚神経活動電位は振幅が低下する．著明な運動神経伝導速度の低下と感覚誘発電位の振幅の低下は，脱髄型ニューロパチーの特徴である．筋電図所見は，初期は正常である．

2 神経細胞体障害（neuronopathy）

① 若年性筋萎縮性側索硬化症

筋萎縮性側索硬化症 2 型（amyotrophic lateral sclerosis 2：ALS2）関連疾患は，運動ニューロン病の一種である．主に上位運動ニューロンが障害され，ときに下位運動ニューロン障害を伴う（Bertini et al, 2011）．

☑ 臨床症状

ALS2 関連疾患は，錐体路の上位運動ニューロンの逆行性変性を生じる．純粋な上位運動ニューロン病（乳児上行性遺伝性痙性対麻痺）や下位運動ニューロンが侵されない若年発症型の関連疾患（若年性原発性側索硬化症）を含む．若年性筋萎縮性側索硬化症の特徴は，発症 2 年で下肢の痙性を認め，腱反射の亢進と持続性のクローヌスを伴う．筋力低下の進行と上肢の痙性は 8 歳までに現れ，車椅子が必要となり，重度の痙性四肢麻痺と仮性球麻痺を呈する．

☑ 診断

分子遺伝学的検査が可能である．

☑ 治療

対症療法のみ有用である．

② 遠位型脊髄性筋萎縮症

脊髄性筋萎縮症の遠位型は，Charcot-Marie-Tooth 病 2D 型ともよばれる（Bird, 2012）．

☑ 臨床症状

発症は思春期である．多くみられる初期症状は，冷たさに曝された時の手の一時的な筋けいれんや痛みと，労作時のふくらはぎの筋けいれんである．続いて両側の拇指球と第一背側骨間筋の筋力低下と筋萎縮が出現し，小指球は後まで保たれる．筋萎縮は一般的に進行しないが，下肢に進展する場合がある．

☑ 診断

分子遺伝学的検査はまだできない．電気生理学的検査は末梢神経障害との鑑別に重要である．運動神経伝導速度は，足の小筋の完全脱神経にもかかわらず，正常である．感覚誘発電位もまた正常である．血清 CK 値は通常正常だが，軽度上昇する場合もある．筋生検所見は，非特異的な脱神経性変化で，腓腹神経は正常である．

☑ 治療

上肢，下肢の装具が機能維持を補助する．

3 末梢神経障害（neuropathy）

1 Charcot-Marie-Tooth 病

Charcot-Marie-Tooth 病（CMT）は遺伝性運動感覚ニューロパチー（hereditary motor and sensory neuropathy：HMSN）ともよばれている（Bird, 2011）．分子学的所見と遺伝学的所見に基づいてさらに細分化されている．典型的な患者は，進行性の遠位筋筋力低下，軽度から中等度の知覚障害，腱反射の減弱か消失，高アーチ型の足底を認める．

(a) Charcot-Marie-Tooth 病 1 型（CMT1）：脱髄型

CMT1（HMSN1）は常染色体優性遺伝形式の脱髄型ニューロパチーである．全 CMT 症例の 50％を占める（Bird, 2012）．遺伝的異常は 17p（CMT1A）の末梢のミエリン蛋白遺伝子（PMP2）の DNA 重複か，1q22（CMT1B）の MPZ 遺伝子の異常であることが多い．17p11 重複は末梢ミエリン蛋白 PMP-22 が 3 コピーとなる．17p11 領域の欠失は PMP-22 のモノソミーを起こし，圧迫性麻痺を来しやすい遺伝性ニューロパチーを来す（第 13 章 p.304）．

☑ **臨床症状**

亜型は臨床的には区別はつきにくく，診断の根拠は分子学的所見による．

CMT1 は通常，小児期には重篤な障害はみられない．主な初期症状は凹足と腓腹筋の筋力低下とアキレス腱反射の減弱である．時とともに前脛骨筋と腓骨筋は筋力が低下し，垂足を来す．腓腹筋はいくつかの家系で減弱するが，17p 重複の家系では肥大することもある．最終的に 20 歳頃に遠位筋の筋力低下は上下肢近位に及ぶ．側彎は通常みられない．運動時の筋けいれんは減弱した筋でみられる．位置覚は手指とつま先で低下する．異常感覚は出現しない．股関節の形成異常を伴うこともある．

末梢神経の肥大は成人でみられるが，小児ではみられない．繰り返す脱髄と再髄鞘化が神経の肥大を起こす．

☑ **診断**

診断は特徴的な臨床症状と家族歴による．運動神経伝導速度は正常の 50％以下となる．髄液中の蛋白濃度は患児では正常だが成人では上昇している．CMT1A 症例で，DNA 診断は 95％以上で異常がみつかる．CMT1A の症例では PMP-22 遺伝子の重複を認める．

☑ **治療**

特異的な治療はない．足部の適切なケアが苦痛を最小限にし，機能を最大限にする．靴は大きめで軟らかい素材，骨の突出に対して摩擦のないものが良い．個別に型取りしたものが特に良い．垂足（尖足）が出てきた時には，患者それぞれの靴にあった軽いプラスチック製の下肢装具が，足の持ち上げだけでなく，足関節の回転と外傷を予防する．

(b) Charcot-Marie-Tooth 病 2 型（CMT2）：神経型

CMT2 の遺伝形式は常染色体優性遺伝である．CMT2 は CMT 全体の 20～40％を占める．病型は神経伝導速度が正常か軽度異常なこと以外は CMT1 と同様である．いくつかの亜型が認められ，異なった遺伝子異常でも似た病型を示す．

☑ **臨床症状**

CMT2 の臨床像は CMT1 と重なる部分がある．CMT2 は一般的に CMT1 よりも障害は軽度であり，知覚障害もより軽い．末梢の筋力低下が下肢からはじまり，左右差があることがある．遅れて上肢に障害が出る．腱反射は CMT1 と比べて CMT2 は高い年齢でもみられる．症状の進行は緩徐で機能不全は中年期まで現れない．

顕著な声帯麻痺と呼吸筋（肋間筋，横隔膜）麻痺が CMT2C でみられる．発症は潜在性で正確にいうことができない．初期症状は嗄声か，頻繁につまずくことであるが，新生児期に呼吸障害で発症することもある．進行性の腓骨部の萎縮と軽度の知覚脱失を認める．CMT2D は顕著な手の筋力低下と萎縮を来す．

☑ **診断**

髄液の蛋白濃度は正常で，血清 CK 値も正常である．病理学的には，まず軸索が損傷され，その後脱髄が起こるため，運動神経伝導速度では正常か軽度の低下（正常の 60％以上）しかみられない．筋電図は罹患筋で脱神経パターンを

示す．DNA診断がほとんどの亜型で可能である．

☑ **治療**

CMT1 に準ずる．

(c) Charcot-Marie-Tooth 病 4 型（CMT4）

CMT4 は進行性の運動感覚ニューロパチーによる様々な特徴を持つ障害を含み，常染色体劣性遺伝である．全ての遺伝子座とほとんどの遺伝子産物は確認されている．

☑ **臨床症状**

罹患者は特徴的な CMT の病型をとる．遠位筋の筋力低下は生後 2 年以内に発症し，近位筋は 10 歳までに罹患する．合併所見として軽度の知覚障害，腱反射消失，骨格異形成，側彎を認めることがある．

☑ **診断**

全ての CMT4 は髄液蛋白濃度が正常な脱髄性ニューロパチーである．神経伝導速度は 15～17 m/秒に遅延する．全ての亜型で分子遺伝学的診断が可能である．

☑ **治療**

治療計画は他の CMT と同様である．

(d) Charcot-Marie-Tooth 病 X 型（CMTX）

CMTX の遺伝形式は X 連鎖性優性遺伝である．コネクシン 32（細胞膜を貫通する連続的チャネルを形成する蛋白複合体）遺伝子の変異が関与している．

☑ **臨床症状**

罹患した男性は中等度から重度（CMT1A でみられるより重度）となる傾向の末梢性ニューロパチーを来す．女性は軽度のニューロパチーか無症状である．症状は男児で生後 10 年以内に現れる．初期症状は腱反射の減弱または消失と，垂足である．軽度から中等度の足の知覚障害と聴覚障害が現れることもある．

☑ **診断**

コネクシン 32 の DNA 診断で CMTX を診断する．100％の症例で検出でき，米国では検査は商業的に可能である（日本では不可である）．

☑ **治療**

治療計画は他の CMT と同様である．

❷ その他の遺伝性ニューロパチー

(a) 巨大軸索ニューロパチー

巨大軸索ニューロパチー（giant axonal neuropathy：GAN）は常染色体劣性遺伝形式をとるまれな疾患である（Kuhlenbäumer & Timmerman, 2009）．gigaxonin をコードする *GAN* 遺伝子の異常で起こる．16q24.1 に位置する．中間径フィラメントの 1 つが疾患に関与しており，ニューロフィラメントが優先的に障害されることで発症する．中枢神経，末梢神経両方の軸索が障害される．

☑ **臨床症状**

GAN の患者は，重症の早期発症型運動感覚ニューロパチーを有し，両親にはみられないきつくカールした毛髪を認めることが特徴である．患者は認知障害や小脳症状（失調・眼振・構語障害），錐体外路症状などの中枢神経症状を呈することが多い．

男女差なく罹患し，多くは血族婚で発症する．患児は色白で痩せており，ちぢれた薄い色の毛髪と慢性の多発ニューロパチーを呈する．歩行障害は通常 3 歳までにみられるが，それより遅れることもある．対称性の下肢遠位筋の萎縮は確実にみられる初期症状である．下肢の振動覚と固有受容感覚障害は重度で，腱反射減弱か消失を認める．中枢神経症状は小脳機能障害，認知症，視神経萎縮，脳神経障害である．

☑ **診断**

遺伝子診断は研究的にのみ行われている．腓腹神経生検では薄く断片化した髄鞘で覆われ，崩壊した神経フィラメントで満たされ肥大した軸索を認める．巨大な軸索で覆われた神経は障害されている．脳 MRI で白質の高信号を認めることもある．

☑ **治療**

対症療法である．

(b) スルファチドリピドーシス：異染性白質ジストロフィー

異染性白質ジストロフィー（metachromatic leukodystrophy：MLD）は遺伝性のミエリン代謝障害でアリルスルファターゼ A の酵素活性低下による（Fluharty, 2011）．遺伝形式は常染色体劣性遺伝をとる．乳児型，若年型，成人型が確認されている．ここでは乳児後期型にのみ触れる．

☑ 臨床症状

乳児期は正常発達であるが，2〜4歳までに歩行障害で発症する．初期症状としては痙性，失調，アキレス腱反射消失を伴う下肢遠位筋の筋力低下である．進行性の四肢の筋力低下から，全身性の筋緊張低下，反射減弱を認める．筋力低下，知的障害，視神経萎縮は進行性である．発症後数年で死に至る．

☑ 診断

下肢の筋力低下が出現した時には髄液の蛋白濃度は上昇し，運動神経伝導速度は低下している．MRIでは後頭部優位の白質異常信号と皮質下のU-fiberは保たれる脱髄所見を認める．MLDはアリルスルファターゼAの白血球での酵素活性がBaum型アッセイで正常コントロールの10％以下を示す．分子遺伝学的検査で確定診断する．

☑ 治療

早期の骨髄移植が疾患の進行を緩徐にする．

(c) その他の脂質異常症

グロボイド細胞性白質ジストロフィー(Krabbe病)で末梢ニューロパチーを認めるが，MLDほど顕著ではない．初期症状は弛緩性筋力低下よりむしろ，精神運動発達遅滞と易刺激性であることが多い（第5章 p.142）．腱反射は消失または亢進しており，約半数は運動神経伝導速度の低下を認める．髄液の蛋白濃度は上昇している．

早老症，低身長，失調，網膜色素変性，難聴，知的退行はCockayne症候群の特徴である（第16章 p.362）．原発性分画型脱髄ニューロパチーは10〜20％で認めるが，初期症状ではない．主要症状は腱反射低下，運動神経伝導速度低下である．脱髄性ニューロパチーを来すNiemann-Pick病，Gaucher病，Farber病などの脂質代謝異常もあるが，重要な特徴ではない．

③ 特発性軸索型ニューロパチー

☑ 臨床症状

軸索型ニューロパチーの多くは遺伝性か中毒による．シンナー遊びなどが中毒の典型例である．小児では原因不明の進行性軸索型ニューロパチーを呈することがある．進行性の下肢筋力低下が初期症状である．知覚障害の有無は問わない．両親や同胞の電気診断的検査で遺伝背景が明らかになることもある．

☑ 診断

筋電図は線維性収縮と線維束性収縮を示すが，運動神経伝導速度が正常か軽度遅延しているのみである．髄液の蛋白濃度は正常である．

☑ 治療

特発性軸索型ニューロパチーの児は通常，緩徐進行性で副腎皮質ステロイド抵抗性の筋力低下を呈する．しかしときに反応する患者もおり，亜急性に進行する患者には2か月間のプレドニゾン投与を試みる価値はある．これらのプレドニゾン反応性の患者は慢性炎症性脱髄性ニューロパチーの軸索損傷と脱髄を併発した亜型の可能性がある．

④ 全身性疾患に合併する神経症

(a) 薬物関連ニューロパチー

いくつかの薬物はニューロパチーを起こす．そのようなニューロパチーはしばしば潜在性であり，電気診断的検査か腱反射の消失のみが所見のことがある．イソニアジド，ニトロフラントイン，ビンクリスチン，ジドブジンは運動知覚ニューロパチーを起こすことが多い．いくつかの症例報告で，ビタミンB_6（ピリドキシン）がニューロパチーを引き起こすとの報告があるが，これはしばしばイソニアジドを投与する結核患者や他の衰弱した患者に投与されることがあり，これらがニューロパチーの本当の原因だったかもしれない．ビタミンB_6依存性てんかん患者（高用量を要する）や，神経過敏性を抑制するためにピリドキシンを使用するが，ニューロパチーが発症した例の経験はない．

ⅰ）イソニアジド

☑ 臨床症状

初期症状は指とつま先の痺れ感と感覚異常である．投与し続ければ，手袋靴下型の表在感覚障害となる．四肢遠位筋の筋力低下が続き，筋の圧痛，焼けるような異常知覚に至る．アキレス腱反射の減弱，消失を認める．

☑ 診断

薬物投与されている児でニューロパチーを発

症した場合，イソニアジドニューロパチーを疑う．

☑ 治療
　イソニアジドはピリドキシン代謝に干渉し，ピリドキシン欠乏状態によるニューロパチーを引き起こす．イソニアジドにピリドキシンを併用することで，抗菌作用を妨げることなくニューロパチーを予防できる．症状が進行すればするほど，回復にかかる時間も長くなる．ピリドキシンでニューロパチーの予防ができるが，いったんニューロパチーを発症すると，回復速度には効果がない．

ii）ニトロフラントイン
☑ 臨床症状
　ニトロフラントインニューロパチーは腎機能が低下した患者に最もよくみられる．ニトロフラントイン（抗菌薬，日本では未承認）の高い血中濃度が軸索型ニューロパチーを引き起こす．初期症状は通常，感覚異常で，その後，手袋靴下型の知覚消失と遠位筋の筋力低下が数日から数週間で出現する．まれに運動神経のみが障害される．

☑ 診断
　薬物を投与されている児では，ニトロフラントインニューロパチーを疑う．尿毒症性ニューロパチーとの鑑別は困難である．

☑ 治療
　薬剤を完全に中止すると，完全回復する．ときにニトロフラントインを中止したにもかかわらず，完全麻痺となり死亡することもある．

iii）ビンクリスチン
　ビンクリスチン投与の合併症としてニューロパチーを伴いやすい．アキレス腱反射消失を最初に認め，遅れて他の腱反射が減弱か消失していく．初期症状は感覚異常で，しばしば足よりむしろ手指から始まり，徐々に軽度の表在感覚消失を認める．位置覚は保たれる．知覚低下に続いて筋力低下が起こり，不器用さ，足の筋けいれんを起こす．近位筋よりも遠位筋が，屈筋よりも伸筋に症状が出やすい．筋力低下はときに急速に進行し，数週間で歩行不能になることもある．最初の筋力低下は非対称性で多発性単ニューロパチー様のことがある．

☑ 診断
　電気診断的検査では軸索型ニューロパチーに合致する結果で，針筋電図では線維性収縮，線維束性収縮がみられるが，運動神経伝導速度は正常である．

☑ 治療
　ニューロパチーは投与量に相関し，投与中止すると1〜3か月後に回復する．

(b) 中毒
　ある種の重金属，無機化合物，殺虫剤は小児に多発性ニューロパチーを引き起こす．成人においては，工業や農業での曝露，意図的な服毒が重金属中毒の原因である．乳幼児には，単回の偶然の摂取による急性全身症状や中枢神経障害のほうが，慢性進行性ニューロパチーより起こる確率が高い．年長児が接着剤やガソリン中毒になった場合，初期症状として進行性の遠位部の筋力低下が出現することがある．このような症例においても，中枢神経系の異常が通常同時に起こる．

(c) 尿毒症
　長期にわたる定期的な人工透析を受けている児では，ある程度のニューロパチーが出現する．尿毒症性ニューロパチーは男児に起こりやすいが，性差の理由は不明である．

☑ 臨床症状
　最も早期に出現する症状は，手足の筋けいれん，灼熱感やむずむず足，アキレス腱反射の消失である．初発の感覚障害に引き続き，遠位部に対称性の運動・感覚神経障害が起こり，これは上肢より下肢に出やすい．症状の進行速度には個人差があり，急激なこともあれば数か月以上の経過で進行することもある．

　尿毒症の児では，純粋な運動ニューロパチーのみが起こることもある．症状は人工透析開始後に出現する．急速に進行する四肢遠位部の筋力低下は，透析には反応しないが，腎移植で回復する．

☑ 診断
　尿毒症は軸索型ニューロパチーの原因となるが，慢性腎不全では脱髄は来すものの，軸索変性の度合いとは比例しない．そのため運動ニューロパチーの進行を評価するには運動神経

伝導速度を繰り返し測定することが有用である．伝導速度の遅延は，臨床症状が出現する前から始まっている．クレアチンクリアランスの低下と伝導速度の遅延は相関している．

☑ 治療

早期のニューロパチーは透析で改善する．しかし重症のニューロパチーは，適切な治療でも完全に回復することはまれである．

(d) 血管炎と血管疾患

多発性ニューロパチーと多発性単ニューロパチーは，成人では血管炎の神経合併症として比較的よくみられるが，小児では多くない．小児の全身性エリテマトーデスは成人より症状が重いが，末梢神経障害が初期症状や主要症状となることはない．慢性若年性関節リウマチの児では運動ニューロパチーも感覚ニューロパチーも起こりうる．

4 ミオパチー

① 遺伝性遠位型ミオパチー

遺伝性遠位型ミオパチー群は，筋強直性ジストロフィーを除くとまれな疾患である（Saperstein et al, 2001）．ここでは通常成人期に発症する疾患は記載しない．

(a) 常染色体優性小児期発症遠位型ミオパチー

この臨床的表現型は Gower，後に Laing が記述した症候群に類似している．遺伝子座は14q11 に位置し，ミオシン重鎖をコードしている（Laing et al, 1995）．

☑ 臨床症状

報告された家族例に共通しているのは，2～3歳で発症すること，前脛骨筋と長指伸筋の筋力が選択的に低下することである（Hedela et al, 2003；Mastaglia et al, 2002）．緩徐進行性で，手の伸筋，頸の屈筋，進行すると腹筋が障害される．振戦が出現することもある．

発症年齢は4歳以降だが20代と遅いこともある．最初に筋力が低下するのは足のつま先と足関節の伸筋，頸の屈筋である．数年後には指の伸筋が侵されるが，指の屈筋と手の内在筋については比較的保たれる．後年，四肢の近位の筋力低下も起こりうるが，歩行機能は保たれる．

☑ 診断

筋電図所見は筋原性変化に一致する．筋生検の所見は，大小不同な筋線維，密集した核，虫食い状のタイプ1線維，角張った小さなタイプ2線維である．血清 CK 値は正常上限値の1～3倍である．

☑ 治療

治療は対症療法である．

(b) 常染色体劣性遺伝遠位型（ジスフェルリン）ミオパチー

ジスフェルリンミオパチー（ジスフェルリノパチー）には特徴的な2種類の表現型がある．1つは肢帯筋の筋力低下型で，もう1つは遠位筋の低下型である（Aoki, 2010）．三好型ミオパチーは遠位筋低下型，LGMD2B 型（LGMD2B）は近位筋型で，2つの病型は同じ遺伝子の異常により引き起こされ，同一家族内で起こりうる．

☑ 臨床症状

三好型ミオパチーの発症年齢は思春期である．最初に筋力低下が起こるのは下肢の遠位筋，特に腓腹筋とヒラメ筋である．数年間を経て筋力低下と萎縮は大腿や臀筋にも及ぶ．前腕は握力低下と軽度の萎縮が進行するが，手の細かい筋は保たれる．通常，自力歩行は可能なままである．

☑ 診断

特徴的なふくらはぎの萎縮パターンでほぼ診断がつく．血清 CK 値は正常上限の少なくとも5倍あり，三好型ミオパチーと他のミオパチーの違いである．遺伝子検査が可能である．

☑ 治療

障害の程度は重くなく，補助機器を必要としないことが多い．

(c) 封入体ミオパチー

封入体ミオパチーは，線維内に密集する対らせん状細線維（封入体）を伴った筋線維の空胞変性を特徴とする．筋の炎症を伴う場合は，封入体筋炎という病名が使用される．一般に封入体筋炎は30代以降に発症する孤発性の疾患であるが，封入体ミオパチーは思春期に発症する常染色体劣性の遺伝性疾患である．日本では封入体ミオパチーを埜中ミオパチーと称する．

☑ 臨床症状

10〜20代で筋力低下から発症する．初発症状は下垂足による歩行困難である．数年の間に筋力低下は進行して大腿や手の筋肉に及ぶ．後年には頸の屈筋と肩上肢帯の筋力低下が起こるが，腕三頭筋は比較的保たれる．病気が進行しても大腿四頭筋は保たれることが多いが，例外もある．

☑ 診断

血清CK値は正常あるいは軽度の上昇である．光学顕微鏡の所見は特徴的で，筋線維に好塩基性物質で縁取られた1〜数個の空胞がみられる．電子顕微鏡では空胞に隣接する線維性の封入体がみられることが多い．遺伝子検査が可能である．

☑ 治療

筋力低下は副腎皮質ステロイドや免疫抑制療法に反応しない．対症療法を行う．

(d) 筋強直性ジストロフィー

筋強直性ジストロフィー1型（DM1）は多臓器にわたる疾患で，常染色体優性遺伝の形式をとり，浸透率には幅がある．19番染色体のDNA不安定領域が50〜何千回も反復し，病気を引き起こす（Bird, 2011）．世代を経るごとに増幅（トリプレットリピートが増大）し，発症はより早期に，症状はより重篤になっていく（表現促進現象）．新生児型は筋強直型ジストロフィーの母からの出生で起こる（第6章 p.186）．

近位型の筋強直性ジストロフィー2型（DM2）は全く別の遺伝性疾患であり，遠位型筋力低下の項で論じる．

☑ 臨床症状

症状が出現する時期は思春期以降が多い．主要な症状はミオトニア（筋収縮後の弛緩の障害），顔面筋と四肢の遠位筋の筋力低下，白内障，前頭部のはげ，多発する内分泌異常である．顔面筋萎縮のパターンは典型的で，この疾患の患者はみな同じ顔貌をしている．顔は側頭筋と咬筋がやせているため細長く，胸鎖乳突筋も萎縮しているため首が細い．眼瞼と口角は垂れ下がっており，顔の下半分はたるんで悲しそうな表情になる．

思春期以前に医療機関を受診することはまれであるが，通常ミオトニアは小児期から出現しており，身体診察でわからなくても筋電図では所見が確認できる．ミオトニアは筋肉を叩くと誘発される．拇指球を叩打すると窪みができ，そのまま窪んでいる．同時に拇指が内転し，数秒間内転位が続く．また，臨床医は握手でミオトニアの所見をとることもできる．患者は握手をした後に相手の手を離すことができず，指の屈筋を伸ばすために手首を屈曲させ，握った拳を少しずつ開いていく．

中には筋力低下の所見に乏しく，白内障や前頭部のはげ，内分泌異常しか症状がない患者もいるが，筋力低下の症状は20歳前から進行し，成人期までには上下肢遠位型の筋力低下は重篤になる．平滑筋と心筋も侵されることがある．腸管の運動障害も特徴的である．内分泌異常は精巣萎縮，女性不妊，糖尿病，甲状腺機能低下，高インスリン血症，副腎萎縮，成長ホルモン分泌不全がある．

☑ 診断

筋強直性ジストロフィーの診断の根拠となるのは，臨床症状，家族歴，分子遺伝学的検査である．筋電図と筋生検は不要である．トリプレットリピート数を調べる検査が商業的に利用でき，発症前や出生前の診断に最も有用である（日本では出生前診断は普通行わない）．

☑ 治療

ミオトニアはしばしば膜安定剤に反応する．メキシレチンが最も有効であり，プロカインアミド，フェニトイン，カルバマゼピンも有効である．しかしながら，患者の障害となるのはミオトニアでなく筋力低下である．病状が進行すると下垂足に対する装具が必要になる．

❷ 肩甲（上腕）腓骨症候群

ニューロパチーまたはミオパチーが原因となり，上肢の近位筋と下肢の遠位筋の進行性筋力低下と萎縮が起こる．優性遺伝する肩甲（上腕）腓骨症候群は，顔面肩甲上腕症候群（FSH）の表現型の1つである．他の疾患はFSHの責任遺伝子である4q35とは関連がない．

Box7-6	急性全身性筋力低下
感染性疾患	
急性感染性筋炎	
急性炎症性脱髄性多発根ニューロパチー*	
（Guillain-Barré 症候群）	
急性軸索型ニューロパチー	
慢性炎症性脱髄性多発根ニューロパチー*（CIDP）	
エンテロウイルス感染症	
代謝性疾患	
急性間欠型ポルフィリン症（第9章）	
遺伝性チロシン血症（第9章）	
神経筋接合部疾患	
ボツリヌス毒素*	
副腎皮質ステロイド誘発性四肢麻痺*	
集中治療室管理による筋力低下	
ダニ麻痺*	
周期性麻痺	
Andersen-Tawil 症候群	
家族性低カリウム血症*（FPPⅠ）	
家族性高カリウム血症*（FPPⅡ）	
家族性正カリウム血症*（FPPⅢ）	

＊頻度が高く，病態修飾療法があるものを示す

（a）Emery-Dreifuss 筋ジストロフィー1型（EDMD1）

Emery-Dreifuss 筋ジストロフィー1型（Emery-Dreifuss muscular dystrophy type 1：EDMD1）の遺伝形式は，X 連鎖性劣性である．異常遺伝子の産物はエメリンである（Bonne et al, 2010）．

☑ 臨床症状

発症は5〜15歳の間である．初期症状は肘の屈筋，足の腱，手の伸筋の拘縮である．続いて二頭筋，三頭筋の筋力低下と萎縮が始まり，三角筋と他の肩周囲筋がこれに続く．腓骨筋の罹患が強い．ふくらはぎの仮性肥大は起こらない．症状の進行は緩徐で，20歳までには症状は固定することが多い．しかし，成人になっても症状が進行し続け，最終的に自力歩行ができなくなる患者もいる．

全ての患者に心筋症が起こり，最終的には永続的な心房麻痺に至る．徐脈と失神は筋力低下に先立つこともあるが，20代まで出現しないこともある．初期症状は軽い活動で誘発される病的な倦怠感である．最初に心合併症の徴候が判明した時に，恒久的ペースメーカーを入れるべきである．突然死は多い．女性保因者では中年期以降に心筋障害を起こすことがありペースメーカーを要するが，骨格筋の筋力低下は起こらない．

☑ 診断

筋電図，筋生検では診断できない．診断は遺伝子検査で確定する．

☑ 治療

骨格筋の筋力低下に対する治療は対症的である．救命のため早期にペースメーカー埋め込み術を行う．

（b）Emery-Dreifuss 筋ジストロフィー2，3型（EDMD2 と EDMD3）

Emery-Dreifuss 筋ジストロフィー2型（EDMD2）の遺伝形式は常染色体優性であり，3型（EDMD3）の遺伝形式は常染色体劣性である．責任遺伝子はラミンAとCをコードする（Bonne et al, 2010）．表現型は1型と同じである．

D 急性の全身性筋力低下

脳症の症状なしに全身の弛緩性筋力低下が突然発症したり，急激に進行したりする場合の多くは運動単位の障害である（Box 7-6）．それらの疾病の中でも急性炎症性脱髄性多発根ニューロパチー（Guillain-Barré 症候群）が最も多い．

急性の筋力低下とミオグロビン尿で確定される横紋筋融解の合併は急性の筋肉変性を示唆している．激しい運動をした後に，炭水化物や脂肪酸の代謝疾患（第8章 p.223）で生じることがあり，感染や特発性多発筋炎，アルコールやコカイン中毒でもときに生じる．横紋筋融解による腎不全で死亡することもある．これを予防するには補液が必要である．

1 感染性疾患

① 急性感染性筋炎

小児の急性筋炎の多くはインフルエンザや他の呼吸器感染後に生じる（Mackay et al, 1999）．男児が女児より罹患しやすい．

☑ 臨床症状

通常，重篤な対称性の筋肉痛と筋力低下を生

じる3〜8日前に気道の前駆症状がある．症状は24時間以内に重篤な障害になる．疼痛と圧痛はふくらはぎ（腓腹筋）で最も強い．腱反射は保たれる．

☑ 診断

血清CK濃度は上昇して，通常は正常上限の10倍以上になる．

☑ 治療

筋炎の多くは速やかに自然寛解する．痛みが和らぐまでベッド臥床を2〜7日間要するが，その後は完全に回復する．CKが高値の横紋筋融解症では維持よりも速い速度の補液が腎不全を防ぐために必要とされる．

❷ 急性炎症性脱髄性多発根ニューロパチー（AIDP）

AIDP（acute inflammatory demyelinating polyradiculoneuropathy），いわゆるGuillain-Barré症候群（GBS）は急性の単相性脱髄性ニューロパチーである．末梢神経が異常免疫反応の標的になる．半数以上の患者に先行するウイルス感染がある．気道感染が胃腸感染より一般的である（Paradiso et al, 1999）．*Campylobacter jejuni* 19による腸炎では，脱髄型より急性軸索型のGBSをより誘発する．

☑ 臨床症状

小児のAIDPの自然経過は成人とほぼ同じである．臨床症状が典型的であるので，診断をつけるための検査確認は通常必要としない．臨床症状発症時には特徴的検査結果が出ないこともあるので，このことは特に重要である．臨床症状の基本的な特徴は，進行性の1肢以上を含む筋力低下と反射消失である．通常は無視される潜行性感覚症状が，筋力低下より先に生じることが頻回にある．感覚異常と筋痛のある肢に，まもなく麻痺を生じてくる．筋力低下の進行は急速で，患者の約50%は2週間，80%は3週間，残りは4週までにピークを迎える．筋力低下は通常上行性であり，程度の左右差があっても性質的には比較的対称性である．腱反射は全ての筋力低下した部位で消失し，筋力低下が生じる前でさえ消失する．両側顔面筋麻痺が半数の症例で生じる．自律神経障害（不整脈，血圧不安定，胃腸障害）も伴うことが多い．麻痺を伴わない自律神経障害症状を呈する症候群はこの亜型と思われる．

機能回復は進行が止まってから通常2〜4週間後に始まる．小児では通常完全に回復する．回復の始まりが早いほど予後は良い．呼吸麻痺は通常ではないが，麻痺が強い重篤な期間を呼吸器で補助すれば完全回復が期待される．

☑ 診断

急性灰白髄炎（ポリオ）とGBSを鑑別するために，以前は髄液検査を行っていた．灰白髄炎がなければ，この検査の意義は乏しい．医師は症状発症から2週間以内に患児の多くを診察するが，この時期には蛋白濃度は正常のことも上昇していることもあり，白血球の単球数は10/mm^3程度またはそれ以下である．

電気生理学的検査は診断において髄液検査より重要である．特に急性軸索型ニューロパチーからAIDPを鑑別するのに有用である．AIDPは急性軸索型ニューロパチーより予後が良い．

☑ 治療

注意深く呼吸機能を監視することが重要である．もしバイタルが正常の50%以下に急速に低下したならば，挿管は必須である．十分な呼吸管理が生命予後を改善する．副腎皮質ステロイド投与は初期に改善をもたらすかもしれないが，罹患経過を長くしてしまう傾向があるため有用ではない．血漿交換やγグロブリン静注はGBSの回復を促進させる（Hughes et al, 2003）．

❸ 急性運動軸索型ニューロパチー（AMAN）

GBSの軸索型（acute motor axonal neuropathy：AMAN）はAIDPと比べて都会よりも田舎に暮らす経済的に貧しい人に生じやすく，腸炎に引き続いて起こりやすい（Paradiso et al, 1999）．

☑ 臨床症状

臨床症状は，感覚神経は通常影響を受けないことを除いてAIDPの症状と区別できない．筋力低下のピーク，対称性の四肢麻痺，呼吸障害は通常1週間以内に生じる．腱反射は早期に消失する．遠位筋の萎縮が生じる．回復は遅く，

歩行できるようになるまで平均5か月要する.

☑ 診断

髄液検査で細胞数は正常であるが, 蛋白濃度は1～2週間後に増加する. 電気生理学的検査では脱髄神経障害より軸索障害のパターンを示し, 感覚神経障害は認めない.

☑ 治療

呼吸補助がしばしば必要となる. 特殊な治療は行われないが, 多くの患児は自然に回復する.

④ 慢性炎症性脱髄性多発根ニューロパチー

後天性脱髄性ニューロパチーは急性にも慢性にも起こりうる. 急性型は先に述べたGBSである. 慢性型は慢性炎症性脱髄性多発根ニューロパチー (chronic inflammatory demyelinating polyradiculoneuropathy：CIDP) である. 急性型と慢性型を発症時の症状から鑑別するのは難しく, 臨床経過が単相性か再発性かで鑑別する (Ryan et al, 2000).

CIDPはGBS同様に免疫介在で起こる. 先行する感染は胃腸疾患より呼吸疾患の頻度が高い. 学童には両者とも罹患が多く, CIDPとの因果関係を確立するのは難しい.

☑ 臨床症状

CIDPは小児より成人での頻度が高い. 一般的な初期症状は, 四肢遠位筋の筋力低下と感覚異常で, 歩行障害を生じる. 脳神経障害は通常みられない. 診断の必須項目は, (1) 2か月以上持続する末梢神経障害による2肢以上の進行性または再発性の運動感覚障害, (2) 腱反射低下, 消失 (通常は四肢全て) である. 1/4は単相性の経過で, 残りは再発する経過をとる. 3/4の症例で筋力低下が残る.

☑ 診断

CIDPの診断のための除外基準は, CIDP類似疾患の家族歴があること, 感覚神経障害のみであること, 他の臓器障害の合併があること, 神経に異常物質の蓄積があることである. 髄液の蛋白濃度は0.45 g/Lより高く, 単核細胞が軽度上昇することもある. 運動神経伝導速度は少なくとも2つ以上の部位で正常下限の70%以下となる. 腓腹神経生検は必須ではないが, 脱髄, 神経の細胞浸潤, 血管炎がないという所見が得られる.

電気生理学的検査によって, 後天性脱髄性ニューロパチーと家族性脱髄性ニューロパチーを鑑別する. 後天性ニューロパチーは多病巣性の伝導障害が起こるが, 遺伝性ニューロパチーでは神経の全長にわたり伝導速度が低下する.

☑ 治療

確立した治療プロトコールはない (Ropper, 2003). 急性期, 長期管理でのプレドニゾン使用, 免疫グロブリン静注, 血漿交換が多くの患児で有効である. 一般に長期治療が基本であり, 治療中断で再発が起こりうる. 予後は成人に比べ小児のほうが良好である.

⑤ ウイルス感染症

(a) エンテロウイルス感染症

ポリオウイルス, コクサッキーウイルス, エコーウイルス群は人の腸管に常在しているRNAウイルスである. 神経親和性があり脳幹や脊髄の運動神経の破壊により麻痺を生じる. これらの群の中でもポリオウイルスは最も重篤な障害を起こす. コクサッキーウイルスとエコーウイルスは灰白髄炎のような急性麻痺症状の原因にもなるが, 無菌性髄膜をより生じやすい.

☑ 臨床症状

エンテロウイルス感染症は春から夏に流行する. ポリオウイルス感染で最も多い症状は, 発熱, 倦怠感, 胃腸炎の短い症状である. 無菌性髄膜炎はより重症例で生じる. 最重症例では麻痺性灰白髄炎を起こす. 初期症状は1～2日間続く発熱, 咽頭痛, 倦怠感である. 元気にみえる初期段階の後に, 髄膜炎刺激徴候および頭痛, 嘔吐を伴った発熱が再発する. 四肢, 脊柱の痛みが四肢麻痺の兆候に先行する. その後は急速に弛緩性の筋力低下を生じる. 筋力低下のパターンは多様であるが, 一般的には非対称である. 1肢の腕または足の筋力がしばしば他より低下する.

延髄灰白髄炎は脊髄疾患の有無にかかわらず起こり, 危機的な状態になりうる. 患児は長い無呼吸を生じ, 呼吸器管理を必要とする. 複数

の運動脳神経も障害されるが，外眼筋は障害されない．

1954年に不活化ポリオワクチンが導入され，続いて1960年に生ワクチンが使用されるようになり，西半球とヨーロッパではポリオを撲滅している．ワクチン関連灰白髄炎は生ワクチンから不活化ワクチンへと変わってからはまれである．

☑ 診断

臨床症状から疑う．便や鼻咽頭標本からのウイルス分離，分類が確定診断となる．髄液は初期には多核球優位で，細胞数は$50〜200/mm^3$の範囲で上昇する．1週間後にはリンパ球優位となり，2〜3週間後には細胞数は減少する．蛋白は初期に増加して数か月間は高い状態が続く．

☑ 治療

治療は対症療法である．

(b) ウエストナイルウイルス感染症

ウエストナイルウイルスは1999年にニューヨークから発生して全米に広がった (Li et al, 2003)．今や北米ではアルボウイルス髄膜炎，脳炎，急性弛緩性麻痺における最大の原因となっている (Davis et al, 2006)．感染経路のほとんどは蚊に刺されることで感染する．まれに臓器移植，輸血，血液製剤使用，子宮内感染によるヒト-ヒト感染が起こる．

☑ 臨床症状

蚊に刺された後，3〜14日以内にインフルエンザのような症状が起こる．急性で重篤な非対称の麻痺が引き続き生じる．1肢のみに症状が出る場合や顔にも症状が出ることがある．感覚障害はごく軽度で，脳症は生じない．神経症状は幼児や小児ではまれである．臨床症状には運動障害，下位運動神経型の重篤な筋力低下も含まれる．

☑ 診断

筋電図は罹患した筋肉の重篤な脱神経の所見を示す．筋電図およびMRIでは運動神経，前角の異常の局在がわかる．

☑ 治療

治療は対症療法である．

2 神経筋遮断

人工呼吸管理のために神経筋遮断薬を長期間投与された小児は，薬剤を中止した後も，数日あるいは数週間，弛緩性の状態が持続することがある．これは特に神経筋接合部を遮断する薬剤を投与された新生児に起こる．

(a) ボツリヌス

Clostridium botulinum は神経筋接合部のアセチルコリン放出を妨げる毒素を産生する．第6章p.179では乳児型について述べたが，ほとんどの症例は乳児期以降に，菌を含んだ保存食品を食べることで発症する．

☑ 臨床症状

初期症状は，毒素摂取後12〜36時間後に生じる，視野のかすみ，複視，めまい，構音障害，嚥下障害である．球症状のみが生じる人，四肢の弛緩性麻痺が生じる人もいる．全身性の筋力低下を来した患者は，瞳孔反応の保たれた眼筋麻痺を生じる．腱反射はあることもないこともある．

☑ 診断

毎秒20〜50回の反復最大上神経刺激で，シナプス前の欠陥に特徴である漸増現象を認める．電気生理学的検査の異常は経過中に出現してくるが，経過を通して，異常を四肢全てに認めないこともある．

☑ 治療

ボツリヌスは呼吸低下のため致命的になりうる．治療はGBSと同様に第一に対症療法による．解毒薬は病気の進行に影響は与えないが，診断が確定した症例には解毒薬が推奨される．

(b) 副腎皮質ホルモンによる四肢麻痺

高用量の副腎皮質ホルモン静脈内投与は，特に神経筋遮断薬と併用すると，急性の全身性筋力低下を引き起こすことがある．

☑ 臨床症状

この症候群のほとんどの患者は，喘息治療のために副腎皮質ホルモンを投与されている．筋力低下は治療開始後4〜14日に始まる．この筋力低下は発症時，通常びまん性に生じるが，近位筋あるいは遠位筋に限局することもある．腱反射は通常保たれる．完全に回復する．

✓ 診断

血清CK値は正常あるいは上昇する．筋電図は持続時間の短い多相性低振幅電位で，筋は直接刺激により電気的興奮をしない．

✓ 治療

呼吸の補助が必要なことがある．薬剤を中止すれば症状は消失，患者は自然回復する．

(c) ダニ麻痺

北米では，*Dermacentor andersoni* と *D. variabilis* のメスダニが，麻痺を引き起こす唾液腺毒素を作り上げる．麻痺の機序は不明である (Vedanarayanan et al, 2002)．

✓ 臨床症状

罹患するのは通常5歳以下の小児である．臨床症状は眼筋運動麻痺，瞳孔の異常が多い点以外はGBSと似ている．重症の全身性弛緩性筋力低下は通常，下肢から始まり，急速に進行し，ときに顔面麻痺を含む．人工呼吸管理を要する呼吸麻痺が起こる．腱反射は通常消失するか，ひどく低下する．異常知覚は筋力低下発症時に生じることがあるが，検査で感覚消失を示すことはできない．

✓ 診断

髄液中の蛋白濃度は正常である．神経伝導速度検査は正常，もしくは運動神経伝導速度の軽度低下がある．筋活動電位の振幅低下は一般的である．高頻度反復刺激は正常結果あるいは，異常漸増反応を示す．

✓ 治療

北米の症例では，原因のダニを取り除くとすぐに筋力は回復した．しかし，ダニは体毛の中に隠れているのでみつけにくいこともある．一方，オーストラリアの症例では，麻痺はより重症で，ダニ除去後に1〜2日は増悪し，その後回復した．

(d) 集中治療室での筋力低下

集中治療室に入院した児のうち約2%は筋力低下を来す (Banwell et al, 2003)．多くは臓器移植を受けたレシピエントで，神経筋遮断薬，副腎皮質ホルモン，アミノグリコシドの投与を受けている．通常の臨床症状は呼吸器からの離脱困難である．原因として，先に述べた副腎皮質ホルモンによる四肢麻痺がある．またステロイドミオパチーも原因として推測される．CK値は上昇しており，組織学的には筋線維壊死の所見を呈する．3つめの原因として，筋からのミオシンの脱失が生じうる．集中治療を必要とする重症者に生じる遷延する筋力低下のいくつかは，筋生検で鑑別できる．

E 周期性麻痺

通常，周期性麻痺の分類は血清カリウム値によってなされる．高カリウム性，低カリウム性，正カリウム性である．さらに，周期性麻痺は原発性（遺伝性）と二次性がある．二次性の低カリウム性周期性麻痺は尿中や胃腸へのカリウム喪失が原因である．尿中への喪失は原発性高アルドステロン症，甘草中毒，アムホテリシンB治療，種々の尿細管障害で生じる．胃腸への喪失の多くは，重症の慢性下痢，胃腸管の長期挿入，嘔吐，胃瘻・腸瘻からのドレナージにより生じている．尿への喪失，胃腸管への喪失の一方，または両方が，利尿薬を過剰使用したり，嘔吐を誘発する神経性食欲不振の児で生じうる．高カリウム性周期性麻痺の原因としての甲状腺中毒症は，アジア人において特に重要である．二次性の高カリウム性周期性麻痺は腎あるいは副腎機能不全に合併する．

1 家族性低カリウム性周期性麻痺

家族性低カリウム性周期性麻痺の遺伝形式は，常染色体優性遺伝で，浸透度は女性で低い．症例の70%に，染色体1qのジヒドロピリジン受容体をコードしている責任遺伝子の変異を認める (Venance et al, 2006)．このチャネルはリアノジン受容体の電圧センサーとして働き，骨格筋の興奮-収縮連関に重要な働きをしている．

✓ 臨床症状

症状出現は，60%が16歳以下，残りは20歳までに発症する．麻痺発作は，初めはまれだが，そのうち週に何度も生じるようになる．発作誘因として，運動後の休憩（それゆえ多くの発作

は早朝に起こる），高炭水化物を含んだ大食（ピザは思春期における選択的誘因である），感情的，肉体的ストレス，アルコール摂取，寒冷曝露があげられる．発作の前や間に，患者には口渇，乏尿がみられる．筋力低下は近位筋の痛みとともに始まる．近位筋のみに麻痺がみられることもあれば，完全麻痺により頭を上げることさえできないこともある．顔面筋はまれに罹患するが，外眼筋運動は常に正常である．呼吸障害は生じない．筋力低下が重症となると，筋は腫大して，腱反射は消失する．ほとんどの発作で持続時間は6～12時間だが，1日続くこともある．筋力は急速に回復するが，重症発作の後には筋力低下が残存することもある．

☑ 診断

分子遺伝学的検査が可能だが，通常は臨床像で診断される．発作時，血清カリウム濃度は0.9～3.0 mL（正常は3.5～5 mL）で，徐脈，T波平坦化，PR，QT間隔延長などの心電図変化が生じる．筋は電気的に反応せず，興奮できない．グルコースを2 g/kg経口投与し，10～20単位の結晶性インスリンを皮下投与すれば発作が誘発される．血清カリウム濃度が低下すると麻痺は2～3時間以内に生じる．

☑ 治療

腎機能が良好な患者の発作治療は，繰り返しの経口カリウム投与である．静脈内投与では血清カリウム濃度を増加させることはできない．思春期では5～10 gが使われる．幼小児にはより少量を用いる．炭酸脱水素酵素阻害薬ジクロルフェナミド100 mg/日（日本未発売）の定期使用が，多くの家系で発作防止に有効である（Tawil et al, 2000）．

2 家族性高カリウム性周期性麻痺1型

家族性高カリウム性周期性麻痺1型の遺伝形式は常染色体優性遺伝である．頻度に男女差はない．原因はナトリウムチャネルをコードしている遺伝子の欠損である（Jurkat-Rott & Lehmann-Horn, 2011）．

☑ 臨床症状

筋力低下の発症は小児期早期，ときに乳児期である．低カリウム性周期性麻痺と同様に，運動後の休憩時に発作が誘発されるが，ある程度の強い運動後に限られる．背中と下肢がなんとなく重たいという感覚から始まる．歩き，動きまわることで，麻痺を遅らせることができる．乳児や幼児では，横になり動けない筋力低下のエピソードが，特徴的な発作である．年長児，成人では軽度の発作も重度の発作も起こる．発作を引き起こす要因としては，カリウムを多く含む食品，運動後の休憩，寒冷環境，感情的なストレス，副腎皮質ホルモン，妊娠などがある．軽度の発作は1時間以下の持続で，完全麻痺を生じない．軽度の発作が1日のうちに2回以上起こることもある．重症発作は，低カリウム性周期性麻痺でみられる完全弛緩性麻痺と似ており数時間持続する．数回の重症発作の後には麻痺が残ることもある．発作間欠期に眼瞼，顔面，手に軽いミオトニアがみられることもある．年長者では進行性のミオパチーを来すこともある．

☑ 診断

疾患の原因となるいくつかの遺伝子変異に関して，米国では商業的に分子遺伝学的検査が可能である（日本では不可である）．発作間欠時の血清カリウム値は正常だが，発作中は少なくとも1.5 mM/L上昇する．カリウムの濃度が高い時には，心電図は高カリウム血症時の心電図変化に合致する．絶食で運動した後に塩化カリウムを経口摂取すると発作が誘発される．発作中，筋は電気的に反応しない．高カリウム性周期性麻痺患者のミオトニアは軽度で，寒冷曝露時にのみ起こることもある．

☑ 治療

急性発作は短いので，治療が必要となることはめったにない．予防法はカリウムを多く含む食品（グレープフルーツジュース）や，寒冷曝露を避けることである．毎日低用量（25～50 mg）のヒドロクロロチアジド（ニュートライド®）を投与すると，血清カリウム濃度を低下させることで発作を予防できる．

3 家族性正カリウム性周期性麻痺

血清カリウム値正常の周期性麻痺が常染色体優性遺伝する（家族性周期性麻痺 3 型：FPPⅢ）いくつかの家系が報告されている．これらの症例では，筋特異性ナトリウムチャネル遺伝子の変異による高カリウム性周期性麻痺の亜型の可能性がある（Chinnery et al, 2002）．

4 Andersen-Tawil 症候群

Andersen-Tawil 症候群は，骨格筋と心筋の両方を障害する特徴的なチャネロパチーである（Tawil & Venance, 2010）．その遺伝子欠損は，骨格筋のナトリウムチャネルの α-サブユニットや，QT 延長の多くの原因となる心筋のカリウムチャネルの α-サブユニットに関連している．

☑ 臨床症状

主な症状は低身長，外表奇形，周期性麻痺，QT 時間延長である．外表奇形には，幅広い鼻翼，耳介低位，小顎，合指症がある．周期性麻痺は高カリウム血症，低カリウム血症，正カリウム血症のいずれも伴う．QT 延長のみを症状とする患者もある．初期症状は不整脈，特に心室性頻脈，あるいは麻痺発作である．

☑ 診断

QT 延長あるいは周期性麻痺を伴った奇形徴候のある児で本症を疑う．

☑ 治療

QT 延長に関連した不整脈は生命を脅かすので治療しなければならない．周期性麻痺の罹患者は，経口カリウム摂取に反応する．

References

- Aoki M. Dysferlinopathy. In: GeneClinics: Medical Genetic Knowledge Base [database online]. Seattle: University of Washington. Available at www.geneclinics.org. PMID: 20301480. Last updated April 22, 2010.
- Banwell BL, Mildner RJ, Hassall AC, et al. Muscle weakness in critically ill children. Neurology 2003; 61: 1779-82.
- Bertini ES, Eymard-Pierre E, Boespflug-Tanguy O, et al. ALS2 related disorders. In: GeneClinics: Medical Genetic Knowledge Base [database online]. Seattle: University of Washington. Available at www.geneclinics.org. PMID: 20301421. Last updated February 10, 2011.
- Bird TD. Myotonic dystrophy type 1. In: Pagon RA, Bird TD, Dolan CR, et al., eds. GeneReviews™. Seattle: University of Washington. Available at www.geneclinics.org. PMID: 20301344. Last updated February 8, 2011.
- Bird TD. Charcot-Marie-Tooth hereditary neuropathy overview. In: Pagon RA, Bird TD, Dolan CR, et al., eds. GeneReviews™. Seattle: University of Washington. Available at www.geneclinics.org. PMID: 20301532. Last updated February 9, 2012.
- Bonne G, Leturcq F, Ben Yaou R. Emery-Dreifuss muscular dystrophy. In: Pagon RA, Bird TD, Dolan CR, et al., eds. GeneReviews™. Seattle: University of Washington. Available at www.geneclinics.org. PMID: 20301609. Last updated August 24, 2010.
- Chinnery PF, Walls TJ, Hanna MG, et al. Normokalemic periodic paralysis revisited: Does it exist? Annals of Neurology 2002; 52: 251-2.
- Croxen R, Hatton C, Shelley C, et al. Recessive inheritance and variable penetrance of slow-channel congenital myasthenic syndromes. Neurology 2002; 59: 162-8.
- Darras BT, Miller DT, Urion DK. Dystrophinopathies. In: Pagon RA, Bird TD, Dolan CR, et al., eds. GeneReviews™. Seattle: University of Washington. Available at www.geneclinics.org. PMID: 20301298. Last updated November 23, 2011.
- Davis LE, DeBiasi R, Goade DE, et al. West Nile virus neuroinvasive disease. Annals of Neurology 2006; 60: 286-300.
- Day JW, Ricker K, Jacobson JF, et al. Myotonic dystrophy type 2: Molecular, diagnostic and clinical spectrum. Neurology 2003; 60: 657-64.
- Fluharty AL. Arylsulfatase A deficiency. In: Pagon RA, Bird TD, Dolan CR, et al., eds. GeneReviews™. Seattle: University of Washington. Available at www.geneclinics.org. PMID: 20301309. Last updated August 25, 2011.
- Gordon E, Pegoraro E, Hoffman EP. Limb-girdle muscular dystrophy overview. In: Pagon RA, Bird TD, Dolan CR, et al., eds. GeneReviews™. Seattle: University of Washington. Available at www.geneclinics.org. PMID: 20301582. Last updated July 23, 2009.
- Harper CM, Fukudome T, Engel AG. Treatment of slow-channel congenital myasthenic syndrome with fluoxetine. Neurology 2003; 60: 1710-3.
- Hedera P, Petty EM, Bui MR, et al. The second kindred with autosomal dominant distal myopathy linked to chromosome 14q: Genetic and clinical analysis. Archives of Neurology 2003; 60: 1321-5.
- Hughes RA, Wijdicks EF, Barohn R, et al. Practice parameter: Immunotherapy for Guillain-Barré syndrome. Report of the Quality Standards Subcommittee of the American Academy of Neurology. Neurology 2003; 61: 736-40.
- Jurkat-Rott K, Lehmann-Horn F. Hyperkalemic periodic paralysis type 1. In: Pagon RA, Bird TD, Dolan CR, et al., eds. GeneReviews™. Seattle: University of Washington. Available at www.geneclinics.org. PMID: 20301669. Last updated May 31, 2011.
- Kishnani PS, Nicolino M, Voit T, et al. Chinese hamster ovary cell-derived recombinant human acid alpha-glucosidase in infantile-onset Pompe disease. Journal of Pediatrics 2006; 149: 89-97.
- Kishnani PS, Corzo D, Nicoloini M, et al. Recombinant human acid α-glucosidase. Major clinical benefits in infantile onset Pompe disease. Neurology 2007; 68: 99-109.
- Kuhlenbäumer G, Timmerman V. Giant axonal neuropathy. In: Pagon RA, Bird TD, Dolan CR, et al., eds. GeneRe-

- views™. Seattle: University of Washington. Available at www.geneclinics.org. PMID: 20301315. Last updated August 11, 2009.
- Laing NG, Laing BA, Meredith C, et al. Autosomal dominant distal myopathy: Linkage to chromosome 14. American Journal of Human Genetics 1995; 56: 422-7.
- Lampe AK, Flanigan KM, Bushby KM. Collagen type VI-related disorders. In: Pagon RA, Bird TD, Dolan CR, et al., eds. GeneReviews™. Seattle: University of Washington. Available at www.geneclinics.org. PMID: 20301676. Last updated April 6, 2007.
- Lemmers RJLF, van der Maarel SM. Facioscapulohumeral muscular dystrophy. In: Pagon RA, Bird TD, Dolan CR, et al., eds. GeneReviews™. Seattle: University of Washington. Available at www.geneclinics.org. PMID: 20301616. Last updated July 9, 2009.
- Li J, Loeb JA, Shy ME, et al. Asymmetric flaccid paralysis: A neuromuscular presentation of West Nile virus infection. Annals of Neurology 2003; 53: 703-10.
- Mackay MT, Kornberg AJ, Shield LK, et al. Benign acute childhood myositis. Laboratory and clinical features. Neurology 1999; 53: 2127-31.
- Mastaglia FL, Phillips BA, Cala LA, et al. Early onset chromosome 14-linked distal myopathy (Laing). Neuromuscular Disorders 2002; 12: 350-7.
- Navon R, Khosravi R, Melki J, et al. Juvenile-onset spinal muscular atrophy caused by compound heterozygosity for mutations in the HEXA gene. Annals of Neurology 1997; 41: 631-8.
- Ogino S, Wilson RB. Genetic testing and risk assessment for spinal muscular atrophy(SMA). Human Genetics 2002; 111: 477-500.
- Paradiso G, Tripoli J, Galicchio S, et al. Epidemiological, clinical, and electrodiagnostic findings in childhood Guillain-Barré syndrome: A reappraisal. Annals of Neurology 1999; 46: 701-7.
- Prior TW, Russman BS. Spinal muscular atrophy. In: Pagon RA, Bird TD, Dolan CR, et al., eds. Gene-Reviews™. Seattle: University of Washington. Available at www.geneclinics.org. PMID: 20301526. Last updated January 27, 2011.
- Ramser J, Ahearn ME, Lenski C, et al. Rare missense and synonymous variants in UBE1 are associated with X-linked infantile spinal muscular atrophy. American Journal of Human Genetics 2008; 82: 188-93.
- Ropper AH. Current treatments for CIDP. Neurology 2003; 60 (Suppl 3): S16-22.
- Ryan MM, Grattan-Smith PJ, Procopis PG, et al. Childhood chronic inflammatory demyelinating polyneuropathy: clinical course and long-term outcome. Neuromuscular Disorders 2000; 10: 398-406.
- Saperstein DS, Amato AA, Barohn RJ. Clinical and genetic aspects of distal myopathies. Muscle and Nerve 2001; 24: 1440-50.
- Sugie K, Yamamoto A, Murayama K, et al. Clinicopathological features of genetically confirmed Danon disease. Neurology 2002; 58: 1773-8.
- Swoboda KJ, Prior TW, Scott CB, et al. Natural history of denervation in SMA: Relation to age, SMN2 copy number, and function. Annals of Neurology 2005; 57: 704-12.
- Tawil R, McDermott MP, Brown R Jr, et al. Randomized trials of dichlorphenamide in the periodic paralyses. Working Group on Periodic Paralysis Annals of Neurology 2000; 47: 46-53.
- Tawil R, Venance SL. Andersen-Tawil syndrome. In: Pagon RA, Bird TD, Dolan CR, et al., eds. Gene-Reviews™. Seattle: University of Washington. Available at www.geneclinics.org. PMID: 20301441. Last updated May 13, 2010.
- Vedanarayanan VV, Evans OB, Subramony SH. Tick paralysis in children. Electrophysiology and possibility of misdiagnosis. Neurology 2002; 59: 1088-90.
- Venance SL, Cannon SC, Fialho D, et al. The primary periodic paralyses: diagnosis, pathogenesis and treatment. Brain 2006; 129: 8-17.

第8章

筋けいれん，筋硬直，運動不耐

A はじめに

筋けいれん（こむら返り）は，筋肉または筋肉の一部にみられる不随意で痛みを伴う筋収縮である．筋けいれんは正常児にも起こり，活発に動いた後や，脱水，電解質喪失などでみられる．筋けいれんにおける筋電図の特徴は，正常運動単位電位の反復発射である．筋肉をストレッチすることで筋けいれんは軽減する．部分的に脱神経された筋肉は，特に運動時だけでなく睡眠時も筋けいれんを起こしやすい．夜間の筋けいれんは，前角細胞障害，ニューロパチー，神経根圧迫により起こることがある．運動中に起こる筋けいれんは，筋エネルギー代謝の異常を伴う様々な疾患でもみられる．これらの筋けいれんでは，筋電図で電気的無反応を認める．

筋硬直，筋攣縮は筋けいれんではないが，実際は複数の筋肉が長時間収縮し，姿勢変換ができないほどである．筋収縮は痛みを伴うこともあれば伴わないこともある．痛みを伴うときは，筋けいれんの激しい特徴を欠く．収縮が遷延するのは，筋肉が弛緩しなかった場合（ミオトニア）や，運動単位活動が持続した場合である（Box 8-1）．痛みを伴わない，遷延する筋収縮は，ジストニアや他の運動障害でもみられる（第14章 p.315）．

多くの正常児，特に思春期前の男児は，夜間や，ときに昼間の，特に過活動の後，足の痛みを訴える．これらは真の筋けいれんではない．筋肉は攣縮しておらず，広汎にうずくような痛みを認め，1時間かそれ以上不快感が続く．ストレッチをしても痛みは治まらない．神経筋疾患の徴候ではなく，成長痛とよばれ，まだ不明な点も多い．1/3の症例で腹痛，頭痛を伴うため，片頭痛と共通の背景が示唆される（Abu-Arafeh &

Box8-1	異常な筋活動を呈する疾患

持続的な運動単位活動
 神経性ミオトニア
 発作性失調症とミオキミア（第10章）
 Schwartz-Jampel 症候群
 stiff man 症候群
 甲状腺中毒症*

筋けいれん-線維束性収縮症候群

ミオトニア
 先天性ミオトニア
 変動型ミオトニア

全身性疾患
 副腎皮質機能低下症*
 低カルシウム血症*（テタニー）
 甲状腺機能低下症*
 ストリキニーネ中毒*
 尿毒症*

*頻度が高く，病態修飾療法があるものを示す

Russel, 1996）．軽い鎮痛剤や保温により症状は軽快する．

運動不耐は，期待するレベルの運動を維持することができないことに対する用語である．この章における運動不耐の原因は，疲労と筋痛である．疲労は運動により生じ，ある程度の運動で誰にでもみられる．一般的に，筋力が弱い児のほうが，筋力正常の児より疲れやすい．持続的な筋力の弱さのない運動不耐や筋けいれんを起こす児の多くは，筋収縮に必要なエネルギーを産生するための酵素が欠損している（Box 8-2）．先天代謝異常のような既知のメカニズムが根底にある．しかし，運動中の筋けいれんを認める児の中で，十分な生化学的精査が行われても代謝性の欠損の証明ができないことがある．

重症筋無力症は易疲労感と運動不耐を特徴とする病気であるが，初発症状が通常，単独の脳神経障害（第15章 p.337）か，四肢の脱力（第6章 p.180，第7章 p.194）であるため，この章では記載しない．

筋けいれんと運動不耐を合併する状態は，3

Box8-2	筋エネルギー減少を伴う疾患

炭水化物利用障害
  乳酸脱水素酵素欠損症
  筋ホスホリラーゼ欠損症
  ホスホフルクトキナーゼ欠損症
  ホスホグリセリン酸キナーゼ欠損症
  ホスホグリセリン酸ムターゼ欠損症
脂肪酸酸化障害
  カルニチンパルミトイルトランスフェラーゼ2欠損症
  極長鎖アシルコエンザイムA脱水素酵素欠損症
ミトコンドリア（呼吸鎖）ミオパチー
ミオアデニル酸デアミナーゼ欠損症

Box8-4	筋活動の異常

線維束性収縮：筋線維グループの自発的で不規則なけいれん
線維性収縮：単一の筋線維の自発的な収縮．皮膚を通して観察することはできない
ミオトニア：自発的な収縮または叩打に引き続いて起こる筋弛緩の障害
ミオキミア：反復する線維束性収縮によって起こる震え，またはうねるようなけいれん
神経性ミオトニア：筋のうねり，筋強直，ミオトニアを特徴とする持続的な筋活動

Box8-3	筋硬直の筋電図

筋けいれんの間欠期は正常な疾患*
  Brodyミオパチー
  炭水化物代謝異常
  脂質代謝異常
  ミトコンドリアミオパチー
  ミオアデニル酸デアミナーゼ欠損症
  波打つ筋病
  管状集合体
筋電図反応のない筋けいれん
  Brodyミオパチー
  炭水化物代謝異常
  波打つ筋病
  管状集合体
持続的な筋活動
  神経性ミオトニア
  ミオトニア
  先天性ミオトニア
  筋強直性ジストロフィー
  Schwartz-Jampel症候群
  stiff man症候群
ミオパチー
  Emery-Dreifuss筋ジストロフィー
  強直性脊椎症候群
  X連鎖性筋痛症

*あるいはミオパチー

つのグループに分けることができる．(1) 異常な筋活動を呈する疾患群，(2) 筋収縮のためのエネルギーが減少する疾患群，(3) ミオパチー（筋力低下を伴う筋原性疾患）である．(2) が運動時のみ症状を呈するのに対し，(1) と (3) は常に症状を認める．通常 (1) を診断するには筋電図が必要である．筋電図は，痙直や拘縮によらない筋痙縮を呈する児において，最初に行われる診断的検査である．通常正しい診断に導いてくれる（**Box 8-3**）．

B 筋活動の異常

1 持続的な運動単位活動

持続的な運動単位活動（continous motor unit activity：CMUA）の原因は，神経筋接合部でのアセチルコリン小胞の異常放出である．CMUAにおける筋電図の特徴は，単神経刺激に対する反復した筋活動電位，つまり急に始まり急に終わる運動単位電位の高頻度バーストである．二重，三重，あるいは多重の律動的な発射が生じる．長いバーストの間に，電位の振幅が下がる．この活動は正常の随意的な活動と区別するのが難しい．CMUAは筋痛，線維束性収縮，ミオキミア（筋波動），痙縮，筋けいれんなどの症状を特徴とする様々な疾患グループにみられる（**Box 8-4**）．

CMUAの主な異常は脊髄（stiff man症候群）か，末梢神経（神経性ミオトニア）に属する．神経性ミオトニアは元々Isaac症候群とよばれていた．これらの病気は孤発性か家族性に発生する．もし家族性なら通常，常染色体優性遺伝である．

1 神経性ミオトニア

神経性ミオトニアにおける根本的な異常は，電位依存性カリウムチャネルのKの外向きの流れが減少していることである．ほとんどの小児例が孤発性だが，ときに常染色体優性遺伝の形式をとる．孤発例には，カリウムチャネルに対する自己免疫学的機序による場合があると思われ

る．

☑ 臨床症状

臨床的三徴として，不随意性の筋攣縮（線維束性収縮またはミオキミア），筋けいれんまたは筋硬直，ミオトニアがあげられる．過剰な発汗はしばしば筋硬直に伴う．出生時〜成人期のいずれでも発症する．

初期症状は運動により起こる筋攣縮と筋けいれんである．後にこれらの症状は安静時にもみられ，さらに睡眠時にもみられるようになる．筋けいれんは遠位筋のみの場合もあり，手足の痛みを伴う不自然な姿勢の原因となる．一般に，筋力低下は下肢のほうが上肢よりも重い．これらの症状は進行性ではなく，永続的な能力障害に至ることもない．年齢とともに筋けいれんの頻度は少なくなるが強い症状になる．

小児では，筋けいれんや線維束性収縮は，過剰発汗を伴い異常肢位の原因となる筋硬直ほど目立たないこともある．上肢より下肢で症状は目立ち，ジストニアを思わせるような症状である（第14章 p.315）．不自然な肢位は，片足に始まり，数か月非対称な状態が続くこともある．ほとんどの症例が孤発性である．

筋容量，筋力，腱反射は正常である．線維束性収縮は孤発性だが，後に持続的に認めるようになる．

☑ 診断

成人発症の場合は悪性疾患が関係していることがあるが，小児ではみられない．筋線維発射は 100〜300 Hz の割合で反復し，持続的または反復性のバーストのいずれかの形をとり，ピーンという音を発する．筋放電は睡眠中もみられ，プロカインによる神経ブロック後も持続する．

☑ 治療

カルバマゼピンとフェニトインの両方とも効果的で，通常の抗けいれん薬量で症状の減少，または消失を認める．経静脈的免疫グロブリン投与や血漿交換はナトリウムチャネル抑制薬に抵抗性の患者で選択肢となる（van den Berg et al, 1999）．

❷ Schwartz-Jampel 症候群

Schwartz-Jampel 症候群1型（SJS1）は常染色体劣性遺伝形式をとる遺伝性疾患である．新生児 Schwartz-Jampel 症候群2型（SJS2）は Stuve-Wiedemann 症候群として知られ，他のより重症な表現型とは遺伝的に異なる．SJS1 の特徴は，低身長，骨格異常と持続的な筋収縮と筋肥大である．

☑ 臨床症状

SJS1 は Schwartz と Jampel により報告されたものにあたる．骨変形は出生時からは目立たない．顔の CMUA が主な特徴で，瞼裂狭小，すぼめ口，顎のしわを認める．眼瞼を叩いたり，触ったりするだけでも眼瞼けいれんを誘発する．四肢の CMUA は歩行のこわばり感の原因となり，運動不耐を示す．1歳までの運動発達は遅いが，知的には正常である．

☑ 診断

筋電図では CMUA を認める．初期の報告では筋電図の結果や臨床症状はミオトニアと表現されていた．ミオトニアは認められるかもしれないが，CMUA が顔面や四肢の症状の原因である．血清の CK はわずかに上昇することがある．筋の組織は正常であるが，筋線維の大小不同や中心核が増加していたりすることもある．

☑ 治療

カルバマゼピン，フェニトインやラモトリギン，オキシカルバゼピン（日本未発売）といったナトリウムチャネル抑制薬が筋硬直を軽減する．筋硬直に対し早期に治療介入することにより，後の変形を軽減することができる．ボツリヌス毒素投与も有用である．

❷ 筋強直性疾患

❶ 先天性ミオトニア

先天性ミオトニアは筋強直と筋肥大を特徴とする遺伝性疾患である（Dunø & Colding-Jørgensen, 2011）．筋力低下は目立たないが，筋肉が固いために，筋の機能が障害される．常染色体優性遺伝のものは Thomsen 病，常染色体劣性のもの

はBecker病である．両者の臨床症状はかなり重複しており，通常臨床症状のみでは遺伝形式は分からない．全例でクロライドチャネルの異常が原因となる．

☑ 臨床症状

発症時期は様々である．常染色体優性遺伝の場合は，通常乳児期・小児早期での発症が多い．常染色体劣性遺伝ではわずかに発症が遅いようであるが，どちらの遺伝形式でも成人期発症例も認める．常染色体劣性遺伝先天性ミオトニアは，常染色体優性遺伝のものより重症である．劣性遺伝型の患者では，軽度だが進行する遠位の筋力低下と，安静後の動作により誘発される一過性の筋力低下発作を認める．

優性遺伝型の臨床症状はみな同様である．安静後に筋は固くなり，動作困難となる．活動するとともに，筋の固さは徐々に消失し，正常に動けるようになる．筆者の患者の1人はリトルリーグで活躍していたが，試合で打順を待っている間，動けなくなるのが怖くて座れなかったという．筋強直により，全身の筋肥大が起こった乳児はヘラクレス体型と形容される．舌，顔面，顎の筋肉も障害されることがある．寒さにより，筋の固さは悪化するが，痛みは伴わない．叩打性筋強直を認める．筋力，腱反射は正常である．

☑ 診断

筋電図で診断する．20〜80 Hzの反復性放電が，最初に針電極を刺入した際に記録され，随意収縮でももう一度みられる．放電には2つの型（5ミリ秒以下の二相性棘波と50ミリ秒以下の陽性波）がある．振幅の漸増（waxing）と減衰（waning），放電の頻度により特徴的な音（急降下爆撃音）が出現する．ジストロフィーは存在しない．血清CK濃度は正常，筋生検では壊死線維は含まない．

クロライドチャネルをコードしている*CLCN1*遺伝子が，先天性ミオトニアの原因遺伝子である（米国では遺伝子診断が可能）．

☑ 治療

筋強直は必ずしも治療は必要ない．メキシレチンが最も有効な治療薬である（Logigian, 2010）．

❷ 変動型ミオトニア

変動型ミオトニアとは筋ナトリウムチャネルの変異によって引き起こされる疾患である（Colding-Jørgensen et al, 2006）．遺伝形式は常染色体優性遺伝形式である．同じ遺伝子の変異で生じる高カリウム血性周期性四肢麻痺や先天性パラミオトニアとは臨床的な表現型が重複する．

☑ 臨床症状

筋強直は通常10代で発症し，運動やカリウム経口摂取により悪化する．特に疲労，寒さにより，足趾，手指，眼瞼に筋けいれんが小児期に出現し始める．身体診察で軽度の筋強直を認めるが，筋力は正常である．症状は日々変動する．筋強直は体幹，四肢のほか，外眼筋にも認める．筋強直の重症度は日ごとに変動する．ウオーミングアップ程度の運動強度であれば症状は軽いが，本格的な運動を行うと症状はひどくなる．激しい運動やカリウム経口摂取の次の日は一日中調子が悪いが，いずれの要因も筋強直を直ちに悪化させることはない．冷却は筋強直を誘発も悪化もしない．

☑ 診断

筋電図で筋強直を認める．冷却やカリウム投与により複合筋活動電位が軽度減少する．DNA解析ではナトリウムチャネルのサブユニットの遺伝子に異常が認められる．

☑ 治療

メキシレチンまたはアセタゾラミドの連続内服で筋強直は緩和する（Meola, 2009）．

❸ 全身性疾患

❶ 副腎機能低下症

Addison病患者の中でわずかだが，体幹の筋での筋けいれん，筋痛を訴える．時々，発作性の筋けいれんが体幹下部，下肢にみられ，患者は痛みで体を折り曲げるようになる．ホルモンの補充を行うことで症状を緩和することができる．

❷ 低カルシウム血症と低マグネシウム血症

食事性のカルシウム欠損症によるテタニーは，牛乳栄養の新生児を除いては，現代ではまれである．低カルシウム性のテタニーは甲状腺機能低下症や過換気によるアルカローシスなどでより高頻度に認められる．テタニーの初期症状は口周囲，手，足のピリピリ感である．時間とともにピリピリ感が増悪し，全身へと波及する．筋の攣縮も顔，手，足の順に進む．指は伸展し，手首は屈曲し，親指は外転する独特の手の形となる．線維束性収縮や喉頭攣縮も認めることがある．顔面神経の打診（耳の前や頬の上）を行うと，神経支配に沿って筋の収縮がみられる（Chvostek徴候）．

同様の症候はマグネシウム欠乏でもみられる．マグネシウム欠乏の場合，テタニーに加え脳症も起こる．低カルシウム血症，低マグネシウム血症による筋けいれんは，血清中の電解質バランスが正常に戻ると改善する．

❸ 甲状腺疾患

筋肉痛，筋けいれん，筋硬直は甲状腺機能低下症患者の半数で認められる初期症状である．筋硬直は特に寒い朝に目立つ．筋の収縮・弛緩が遅くなることが原因と思われる．これは筋の弛緩のみが遅くなる筋強直（ミオトニア）とは異なる．甲状腺機能低下症による筋硬直は運動により悪化し，疼痛を伴うのに対して，ミオトニアの場合は運動により改善し，疼痛を伴わない．筋収縮，弛緩の緩徐化はしばしば腱反射の検査で認められる．この現象は"hang up"とよばれる．

打診により，筋浮腫（筋の膨隆）ができる．この局所的な筋の収縮は少なくとも1分は続き，緩やかに元に戻っていく．

顔面，舌，四肢でみられる持続性運動単位活動であるミオキミア，筋けいれんは甲状腺中毒症の患者で時々みられる．甲状腺機能が正常化すると，甲状腺機能低下症と亢進症による神経筋症状は全て改善する．

❹ 尿毒症

尿毒症は多発ニューロパチーの原因として知られている（第7章p.207）．しかし，多発ニューロパチーが臨床的に診断される前に，患者の50％は夜間の下肢の筋けいれんや手の屈曲けいれんを訴えている．利尿薬の使用過剰は誘発因子となる．筋けいれんは血液透析患者のおよそ1/3で起こるとされている．そのような場合，筋電図で透析中の筋を観察すると，自発性放電の増強がみられ，数時間後，透析の終了が近づくにつれて，臨床的な筋けいれんを伴う反復性高振幅放電を認める．標準的な透析液はわずかに低浸透圧であるため，腎専門医は高浸透液を用いて筋けいれんの治療を行う．生理食塩液あるいは糖液のいずれも筋けいれんを緩和する．この筋けいれんは細胞外液濃度の低下あるいは低浸透圧により生じる．重症下痢や嘔吐の小児でも同様の筋けいれんが起こる．

C 筋肉内エネルギー産生障害

運動中，アデノシン3リン酸（ATP）を補給するために，3つの供給源が利用される．(1)活動筋内のホスホクレアチン（PCr）を用いたアデノシン2リン酸（ADP）のリン酸化，(2)筋内のグリコーゲンと脂肪の利用，(3)血中グルコースとトリグリセリドの筋内取り込みである．その他に，アデニル酸キナーゼやデアミナーゼを用いてADPからATPを作る代替経路があるが，ATP産生の効率は劣る．短期の激しい運動ではPCrが主なATPの供給源である．集中的運動の最初の30秒間でPCrは35％減少し，筋内グリコーゲンは25％減少する．それ以上続く運動では相当量の炭水化物と脂肪が動員される．

筋内の糖の分解（グリコーゲン分解）やグルコースからピルビン酸への嫌気的分解（解糖系）が持続的筋収縮の維持を担っている（図8-1）．嫌気的解糖系は持久的な運動を維持するには非効率的で不十分である．持久的な運動を維持するためには，解糖系で産生されたピルビン酸を

代謝するミトコンドリア内の好気的代謝が必要になる．好気的代謝では，どの糖代謝分子でも高いレベルのエネルギーを供給する（図8-1）．

ミトコンドリアでの好気的代謝の中心的な物質はアセチルコエンザイムA（アセチルCoA）である．アセチルCoAはピルビン酸，脂肪酸，アミノ酸などの様々な物質から供給される．運動が長時間に及ぶと，脂肪酸が筋収縮に欠かせない物質となる．アセチルCoAの酸化はクエン酸回路を通じて行われる．NADは還元されてNADHとなる．NADHは，呼吸鎖内の酸化還元の段階に入り，エネルギーを遊離する．エネルギーはATPとして蓄えられる．このような過程を酸化的リン酸化とよぶ．したがって，グルコースや脂肪酸の運搬障害やミトコンドリアの酸化過程の障害，ATP産生の障害がみられるような疾患では，筋の収縮に必要なエネルギー産生が損なわれてしまう．

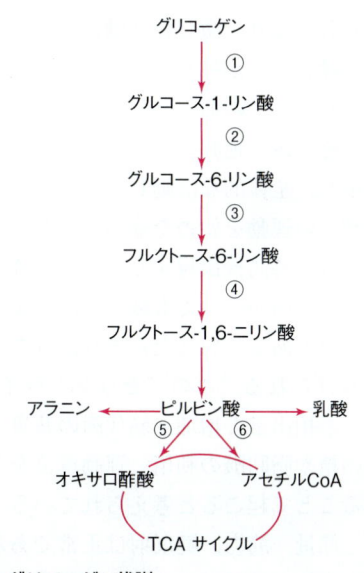

図8-1　グリコーゲン代謝
①筋ホスホリラーゼ（まずグリコーゲンを分解する），②ホスホグルコムターゼ，③ホスホグルコースイソメラーゼ，④ホスホフルクトキナーゼ，⑤ピルビン酸カルボキシラーゼ，⑥ピルビン酸脱水素酵素複合体

1 筋肉内エネルギー産生障害の臨床症状

筋収縮を支える生物学的経路の中のどのような障害でも運動不耐を生じる．これらに共通して筋疲労が出現する．その他の症候としては筋肉痛や筋けいれんなどがある．筋肉痛は，慣れない運動の結果として起こりうるものである．筋肉痛は筋肉にエネルギーを与える過程が障害されていれば発生する．

虚血運動試験は筋エネルギーの疾患の診断で最初の検査として行われてきたが，筋生検などの組織診断や線維芽細胞中の酵素活性の測定が容易になったため，重要ではなくなった．さらに虚血は試験を行うために必須ではない．筆者らは現在この試験を行っていない．小児に十分協力してもらい，適切に検査を行うことはほぼ不可能である．

2 炭水化物利用障害

1 筋ホスホリラーゼ欠損症（McArdle病，糖原病5型）

筋ホスホリラーゼには2つの型がある．ホスホリラーゼaは活性型，ホスホリラーゼbは不活性型である．ホスホリラーゼbキナーゼは不活性型を活性型に変換する酵素で，自身がプロテインキナーゼで活性化される．どちらの酵素が欠損しても運動不耐を生じる．

筋ホスホリラーゼ欠損症は常染色体劣性遺伝で，遺伝子は11q13に位置する．常染色体優性遺伝の報告はヘテロ接合でも発症する可能性を示している．ホスホリラーゼ活性は筋肉のみで欠損している．筋ホスホリラーゼ活性の欠損はグリコーゲン分解の第1段階を妨げ，筋グリコーゲンからエネルギーとなるグルコースを産生できない．肝ホスホリラーゼは正常で，低血糖は生じない．

☑ **臨床症状**

症状の重症度は酵素活性の割合で異なる．ごく軽度の欠乏状態の患児は思春期まで，わずかな症状があるか，または無症状である．痛みは

次第に顕著になり，激しい運動後，動かした筋に強い筋けいれんが生じる．ミオグロビン尿がときに生じる．その痛みは数時間持続することがある．その後，運動のたびに繰り返し筋けいれんが生じ，全体的な活動レベルが低下する．痛みは激しい運動を始めた途端に生じ，ミオグロビン尿は数時間後出現する．運動の強度を下げることで，筋痛の中でも疲れる直前まで運動を続ける児もある．いったんそれが過ぎ去ると運動は続けられる．この"セカンドウインド"現象は，心拍出量の増加，筋代謝の基質としての血中の糖や脂肪酸の利用，運動単位をさらに動員することで起こると考えられている．

通常，筋量，筋力，腱反射は正常である．成人患者のみ筋力は低下するが，腱反射は正常である．

筋ホスホリラーゼ欠乏の別の症状は，緩徐に進行する近位筋の筋力低下で，小児期あるいは成人期に始まる．運動時の筋けいれんや，ミオグロビン尿を訴えない患者もいる．腱反射は病期後期まで認める．

☑ 診断

筋電図は通常正常である．血清CKは上昇し，ミオグロビン尿は筋けいれんに伴って出現する．筋生検では，グリコーゲンを含む筋細胞膜下小胞やホスホリラーゼの組織化学的欠損が特徴である．筋線維の変性と再生は，筋けいれんとミオグロビン尿のエピソードのすぐ後に現れる．確定診断には筋ホスホリラーゼ活性低下が生化学的に証明されなければならない．

☑ 治療

クレアチン補充は筋機能を高める可能性がある（Vorgerd et al, 2002）．適度な有酸素運動は運動能力を改善する（Haller et al, 2006）．有酸素運動の30～40分前にショ糖を経口摂取することで運動耐性を改善する（Vissing & Haller, 2003）．患者は通常，運動強度を調整することで，病気とともに生きることを学ぶ．

❷ その他のグルコース利用障害

炭水化物の嫌気的解糖に関連する4つの酵素が欠損すると，運動時の筋けいれんとミオグロビン尿という筋ホスホリラーゼ欠損と同一の症状を呈する（図8-1参照）．筋ホスホフルクトキナーゼ（PFK）欠損（糖原病7型，垂井病），ホスホグリセリン酸キナーゼ（FGK）欠損（糖原病9型），筋ホスホグリセリン酸ムターゼ欠損（糖原病10型），乳酸デヒドロゲナーゼ欠損（糖原病11型）である．FGK欠損はX連鎖だが，それ以外は常染色体劣性遺伝である．PFK欠損はこのグループの中で最も頻度が高く，乳児の筋緊張低下の原因ともなる（第6章 p. 166）．発作は悪心，嘔吐，筋痛を伴うことがある．ムターゼ欠損は主にアフリカ系アメリカ人で認める．

筋生検で筋細胞膜下にグリコーゲン集積を認めるが，ホスホリラーゼの組織化学的反応は正常である．生化学的分析で疾患を正しく診断できる．

③ 長鎖脂肪酸代謝障害

長鎖脂肪酸は主要な脂肪酸で，酸化されてアセチルCoAを産生する．

❶ カルニチンパルミトイルトランスフェラーゼ2欠損症

ミトコンドリアの脂肪酸酸化は長時間運動や絶食時，筋肉に対する主要なエネルギー源である．カルニチンパルミトイルトランスフェラーゼ（carnitine palmitoyl transferase：CPT）酵素系は，ミトコンドリア膜を超えて脂肪酸を輸送するのにとても重要である．この系は，ミトコンドリア外膜のCPT-1，ミトコンドリア内膜のCPT-2，カルニチンアシルカルニチン転位酵素を含んでいる．

CPT-2欠損症は常染色体劣性（遺伝子座は1p32）で，3つの主な表現型を持つ（Deschauer et al, 2005）．最重症の表現型は，乳児の致死的な非ケトン性低血糖性脳症で，CPT-2がいくつかの臓器で欠損している．ミオグロビン尿を伴う運動不耐はCPT-2欠損症の軽症の表現型である．CPT-2欠損症は骨格筋の代謝疾患の中で最も多い．CPT-2欠損症の筋症状の相違は，おそらく分子欠損型や，長時間の絶食，運動，寒冷曝露，併発疾患のような環境因子に関係する．

☑ 臨床症状

発症年齢は，1歳から成人と幅広い．70%は12歳までに発症し，残りの大部分は13〜22歳の間に発症する．短い間隔で激しい運動をすることは難しくない．しかしながら，筋痛，圧痛，腫脹は持続的な有酸素運動を行うと生じる．激しい筋けいれんは，筋ホスホリラーゼ欠損症のようには生じない．疼痛に伴い実際の筋肉の損傷が起きており，CKの上昇，ミオグロビン尿によって特徴づけられる．筋肉の損傷は長期絶食，特に低炭水化物，高脂肪の食事をしている患者に起こりやすい．発作間欠期は診察，血清CK値や筋電図は正常である．CPT-2欠損症は，悪性高熱症のリスクである．

☑ 診断

臨床症状でこの疾患を考え，筋肉内のCPT-2濃度を測定することで確定診断する．筋肉の組織学的検査は，通常発作間欠期は正常である．

☑ 治療

頻繁に炭水化物を摂取し，長時間の有酸素運動を避け，筋の破壊を最小限にする．

② 極長鎖アシルCoA脱水素酵素欠損症

ミトコンドリアのアシルCoA脱水素酵素には，短鎖，中鎖，長鎖，極長鎖アシルCoAそれぞれを基質とする4種類がある．最初の3つはミトコンドリア基質にあり，欠損すると昏睡を反復する（第2章 p.75）．極長鎖アシルCoA脱水素酵素（very-long-chain acyl-CoA dehydrogenase：VLCAD）はミトコンドリア内膜にあり，欠損すると運動によりミオグロビン尿が誘発される（Gregersen et al, 2001）．

☑ 臨床症状

発症は通常10代であるが，早ければ4歳でも起こりうる．筋痛やミオグロビン尿は，長時間運動や絶食に続いて生じる．筋力低下が顕著なこともある．運動前や運動中に炭水化物を摂取することで痛みの程度が軽くなる．発作間欠期の検査は正常である．

☑ 診断

血清CKは発作中わずかに上昇し，ミオグロビン尿出現時にさらに上昇する．筋電図の結果はミオパチーに一致し，筋生検ではタイプ1線

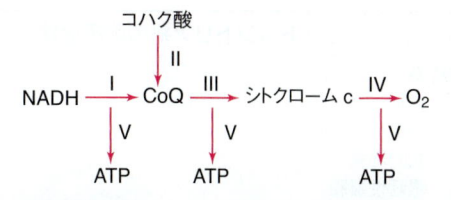

図 8-2 呼吸鎖複合体
複合体Ⅰ（NADH-コエンザイムQ還元酵素），複合体Ⅱ（コハク酸-コエンザイムQ還元酵素），複合体Ⅲ（還元型コエンザイムQ-シトクロムc還元酵素），複合体Ⅳ（シトクロムc酸化酵素），複合体Ⅴ（ATP合成酵素）

維に脂質の蓄積を認める．24時間の絶食で，ケトン体ではなく血漿遊離脂肪酸が上昇していれば，ケトン産生障害を示唆する．

☑ 治療

炭水化物の少量頻回摂取，食事の脂肪制限，カルニチン補充により発作頻度が減少する．

4 ミトコンドリア（呼吸鎖）ミオパチー

ミトコンドリア呼吸鎖はミトコンドリア内膜にあり，5つの蛋白複合体からなる．複合体Ⅰ（NADH-コエンザイムQ還元酵素），複合体Ⅱ（コハク酸-コエンザイムQ還元酵素），複合体Ⅲ（還元型コエンザイムQ-シトクロムc還元酵素），複合体Ⅳ（シトクロムc酸化酵素），複合体Ⅴ（ATP合成酵素）である（図8-2）．

コエンザイムQは複合体Ⅰ，複合体Ⅱ，複合体Ⅲのシャトルである．コエンザイムQが欠損している新生児は，発作，異常眼球運動，乳酸アシドーシスといった臨床的症候群を示す．ミトコンドリア異常を伴う臨床症候群の範疇は絶えず拡大し，改訂されている．障害される臓器は，好気的代謝に依存している神経系，骨格筋，心臓，腎臓である（Box 8-5）．運動不耐は，単独でも，他臓器不全症状を合併しても，最も多いミトコンドリア障害の特徴である．臨床症候群のいくつかは，正確に1つの呼吸鎖複合体に対応しないこともある（Box 8-6）．

☑ 臨床症状

ミトコンドリアミオパチーの発症年齢は，出生直後から成人までであるが，ほとんどの患者は20歳前である．半数の患者は眼瞼下垂，眼筋

Box8-5	ミトコンドリア病の臨床症状
神経系 　失調 　中枢性無呼吸 　知的障害 　感音性難聴* 　認知症 　ジストニア 　筋緊張低下* 　片頭痛様の頭痛 　運動感覚ニューロパチー 　外眼筋麻痺* 　視神経萎縮 　多発ニューロパチー 　網膜色素変性	**けいれん** 　脊髄性筋萎縮 **心臓** 　心筋症 　伝導障害 **腎臓** 　アミノ酸尿 　高リン尿症 **骨格筋** 　運動不耐 　ミオパチー*

*頻度が高く，病態修飾療法があるものを示す

麻痺があり，1/4は労作時に四肢の症状があり，1/4は脳の機能異常がある．この3つのグループの間に時とともに症状が重複してくる．75％はやがて眼筋麻痺となり，50％は労作時症状が出る．色素性網膜症は33％に生じ，ニューロパチーは25％に生じる．

運動不耐は通常10歳までに生じる．日常の活動に伴い筋肉はこわばり，筋力は低下し，痛みを感じる．筋けいれん，ミオグロビン尿はめったにないが，起こることもある．悪心，頭痛，息切れもときにみられる．こうしたエピソード中に血清の乳酸，CKが上昇することがある．眼瞼下垂と眼筋麻痺を伴う全身の筋力低下は長時間の活動，絶食に続いて起こることがある．症状は数日間持続するが，多くは完全に回復する．

☑ 診断

ミトコンドリアミオパチーは運動不耐，眼瞼下垂，眼筋麻痺のある全ての児で考える．この症状からは重症筋無力症も考えられる．しかし，筋無力症では眼球運動の特徴は変動するが，ミトコンドリアミオパチーでは変わらない．

ミトコンドリアミオパチーの児の中には，運動後に血清乳酸値が上昇する児もいる．簡単に行える試験はブドウ糖，乳酸負荷試験である．通常の経口ブドウ糖負荷試験中に同時に，乳酸とブドウ糖の濃度を測る．ミトコンドリア病の児の中には，乳酸が上昇し，血糖値が下がりにくい場合がある．この試験は重症のミトコンドリア病でクライシスを誘発することがあるので，筆者らはもう行っていない．

罹患筋の筋生検標本ではミトコンドリアの集積があり，Gomoriトリクローム染色で赤く染まる．こうした筋細胞が赤色ぼろ線維である（図8-3）．商業的検査で特定の呼吸鎖複合体障害のいくつかがわかる（日本では行われない）．

☑ 治療

以下に示す栄養補助剤は試す価値があるが，効果はさほどないことが多い．コエンザイムQ 10～20 mg/kg/日，リボフラビン100 mg/日，ピリドキシン30 mg/kg/日，ビオチン5～20 mg/日，カルニチン50～100 mg/kg/日．

5 ミオアデニル酸デアミナーゼ欠損症

筋型アデノシン1リン酸デアミナーゼは染色体1pにコードされている．ミオアデニル酸デアミナーゼの欠損症は明確な遺伝形質を持ち，遺伝形式は常染色体劣性である．欠損症は乳児期に低緊張，小児期には進行性のミオパチーと繰り返す横紋筋融解症，小児期と成人では運動不耐，そして無症候性の場合がある．特定の患者で，ミオアデニル酸デアミナーゼ欠損症と運動不耐の間の因果関係を立証することは，多くの無症候性患者がいるため，しばしば難しい．

☑ 臨床症状

典型的な病歴の1つは運動時の間欠的筋痛と筋力低下である．筋痛はびまん性の痛みから，

> **Box 8-6** ミトコンドリア病
>
> **複合体Ⅰ（NADH-コエンザイムQ還元酵素）**
> 先天性乳酸アシドーシス，筋緊張低下，けいれん，無呼吸
> 運動不耐と筋痛症
> Kearns-Sayre 症候群（第15章）
> mitochondrial encephalopathy, lactic acidosis and stroke（MELAS）
> 進行性乳児灰白質変性症（Alpers 病）（第5章）
> 亜急性壊死性脳症（Leigh 脳症）（第5章）
>
> **複合体Ⅱ（コハク酸-コエンザイムQ還元酵素）**
> 脳筋症（?）
>
> **複合体Ⅲ（還元型コエンザイム-Q-シトクロームc還元酵素）**
> 心筋症
> Kearns-Sayre 症候群（第15章）
> 進行性外眼筋麻痺を伴う，あるいは伴わないミオパチーと運動不耐
>
> **複合体Ⅳ（シトクロームc酸化酵素）**
> 致死性新生児筋緊張低下症（第6章）
> Menkes 症候群（第5章）
> 赤色ぼろ線維を伴うミオクローヌスてんかん（MERRF）
> 進行性乳児灰白質変性症（Alpers 病）（第5章）
> 一過性新生児筋緊張低下症（第6章）
>
> **複合体Ⅴ（ATP合成酵素）**
> 先天性ミオパチー
> ニューロパチー，網膜症，失調と認知症
> 網膜色素変性症，失調，ニューロパチーと認知症

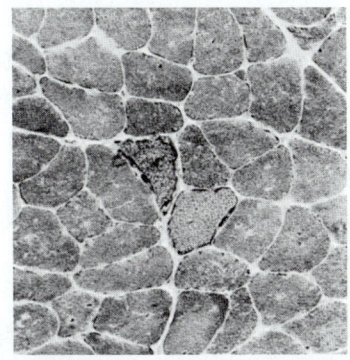

図8-3 赤色ぼろ線維（トリクローム染色）
ミトコンドリアは拡大し，ヘマトキシリンに強く染まる

筋の圧痛と腫脹を伴う重症の筋けいれんまでその程度は様々である．発作の間欠期には，患児は元気である．症状は1～20年続き，平均すると9年以下である．

☑ 診断

発作時の血清CK濃度は正常か，著しく上昇するかいずれの可能性もある．筋電図と筋病理は通常正常である．前腕阻血下運動負荷試験が診断に有用である．ミオアデニル酸デアミナーゼ欠損症の患者ではアンモニアの産生ができないが，乳酸は正常に上昇する．しかしながらアンモニアは正常人でも上昇しないこともあり，筋酵素分析が診断には必要である．

ヘテロ結合体患者では筋肉内のミオアデニル酸デアミナーゼの低下がある．しかし，患者はアンモニア産生可能であり，無症候性である．

☑ 治療

治療法はない．

D 筋硬直と筋けいれん

ここでは原因の異常がもともと筋骨格にあると考えられ，筋硬直や筋けいれん，あるいは両方を来すいくつかの疾患について記載する．

1 Brody ミオパチー

常染色体劣性のBrodyミオパチーは，速筋の筋小胞体にあるカルシウム活性型ATPase（SERCA1）をコードしている遺伝子（16p12）の変異によって起こる（常染色体優性のものは違う）（Odermatt et al, 1997）．常染色体優性のイタリアの一家系では，染色体（2;7）（p11.2;p12.1）の転座に連鎖した（Novelli et al, 2004）．

☑ 臨床症状

主な臨床的特徴は筋収縮の後，弛緩が難しいということである．筋電図は診断を支持する．運動により誘発される筋硬直と筋けいれんの徴候は，10歳までに始まり，年齢とともに増悪していく．ミオトニアと違い，運動を続けると筋硬直はひどくなっていく．休息により運動は再び可能になる．筋力や腱反射は正常である．

☑ 診断

筋病理ではタイプ2線維の萎縮がみられる．生化学的欠損が示されて診断が確立する．

☑ 治療

ダントロレンが症状を軽減する．ダントロレンは筋小胞体からのカルシウムイオン放出をブ

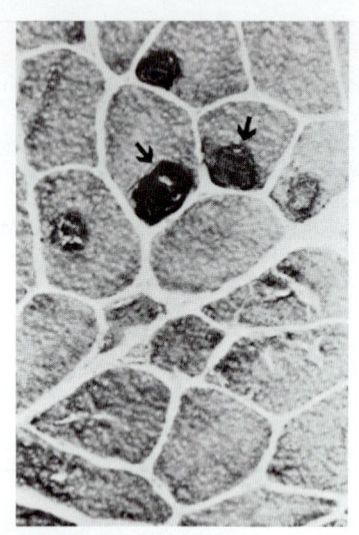

図 8-4 管状集合体（ATPase 反応）
タイプ 1 線維とタイプ 2 線維の筋細胞膜下に暗い物質を認める（矢印）

ロックし，筋線維のカルシウムイオン濃度を減少させる．ベラパミルも有効なことがある．

2 筋けいれんと管状集合体

管状集合体は筋小胞体に起源を持ち，筋細胞膜下に位置する異常な二重壁構造物である（図 8-4）．集合体は，いくつかの神経筋疾患患者の筋生検組織でみられる．進行性ミオパチーを認める家系も，筋けいれんと筋痛だけが症状となる家系もある．

① 孤発例

☑ 臨床症状

発症は通常 10～20 代である．筋けいれんは休憩時にも運動によって起こることもある．大腿あるいは腓腹筋が腫脹・硬直し，圧痛が生じる．筋けいれんは寒い日と夜にはより起こりやすくなり，睡眠を妨げる．筋けいれんの合間に筋痛がある．口と舌の硬直があれば発語が障害される．筋けいれんはミオグロビン尿を伴わない．筋量，筋力そして腱反射は正常である．

☑ 診断

血清 CK 濃度は正常である．筋電図は，筋けいれんが電気的に無反応である一部の患者を除いて正常である．筋病理結果が診断の基礎になる．光学顕微鏡と電子顕微鏡で管状集合体がタイプ 2 線維にみられる．グリコーゲンや脂質の蓄積は認めない．

☑ 治療

筋けいれんは薬剤に反応しない．

② 常染色体優性の症例

☑ 臨床症状

筋肉痛，筋けいれん，近位の筋力低下が 10 代に始まる．筋けいれんは運動で誘発されるだけでなく，休息時や睡眠時にも起こる．通常，筋けいれんは上肢より下肢に多いが，家系によって筋けいれんの形式は様々である．筋力低下は，出現したとしても軽症で進行は緩徐である．

☑ 診断

血清 CK 濃度は中等度上昇する．筋電図では家系によって筋原性の変化も神経原性の変化もみられる．筋生検組織ではタイプ 1 と 2 の線維に管状集合体が認められることがある．タイプ 1 線維が優位であることと，タイプ 2 線維の小径がいくつかの例でみられる．

☑ 治療

ミオパチーあるいは筋けいれんのいずれにも有効な治療はない．

3 家族性 X 連鎖性の筋痛症と筋けいれん

家族性 X 連鎖性の筋痛症と筋けいれんは骨格筋ジストロフィンの減少に関連する別の表現形であり，通常は Becker 型筋ジストロフィー（第 7 章 p.196）と関連する．ほぼ全ての症例は男性であり (Samaha & Quinlan, 1996)，1 例だけ腓腹筋の肥大を認めた女性例がある (Malapart et al, 1995)．男性患者の半数と，1 例の女性例はジストロフィン遺伝子の欠失を認めていた．

☑ 臨床症状

症状は小児期早期，しばしば 4～6 歳までの間に始まる．最初に運動時の筋けいれんを起こし，安静時にも起こすようになる．通常は四肢の筋肉が侵されるが，胸痛も起こることがある．筋けいれんは一生を通じてみられるが，筋萎縮や筋力低下は起こらない．腱反射は正常である．

☑ 診断

罹患した同一家系内患者では，血清 CK の上昇が特に運動後に認められる．筋電図と筋生検の所見はたいてい正常か，軽微な非特異的変化ぐらいである．この疾患と McLeod 型（有棘赤血球症，血清 CK の上昇，Kell 抗原陰性）は同じ遺伝子の異常で生じる．筋電図と筋組織では非特異的筋原性変化を認める．DNA 解析では正常であるか，ジストロフィン遺伝子の最初の 1/3 あるいはエクソン 45～52 の間に欠失を認めることがある．

☑ 治療

薬物は筋けいれんには無効である．運動を避けることが筋けいれんを避ける唯一の方法である．

4 悪性高熱

悪性高熱（malignant hyperthemia：MH）は骨格筋におけるカルシウム調節の障害である（Rosenberg & Dirksen, 2010）．遺伝形式は常染色体優性である．最初に確認された遺伝子座は 19q13.1 で，骨格筋リアノジン受容体である．しかし悪性高熱は遺伝子的に不均一であり，17q，7q，3q，5p が追加で確認された（Robinson et al, 1997）．CPT-2 のような神経筋疾患，筋ジストロフィー，セントラルコア病では悪性高熱になりやすい．吸入麻酔やサクシニルコリンの使用は，急速な体温の上昇を伴う筋硬直と筋壊死の引き金になる．悪性高熱を来しやすい患者では，麻酔以外に，暑い環境での強い運動，向精神薬，アルコール，感染などが横紋筋融解の引き金となる．

☑ 臨床症状

最初の症状は頻拍，多呼吸，筋線維束性収縮，筋トーヌスの亢進である．体温は 1 時間に 2℃ 程度，劇的に上昇していく．全ての筋は硬くなり，進行性で重度の代謝性アシドーシスが出現する．適切な治療が施されなければ，けいれんを起こし死に至る可能性がある．

☑ 診断

診断の基礎は麻酔やサクシニルコリンへの反応である．血清 CK 濃度は正常上限の 10 倍まで上昇する．分子学的診断はヨーロッパでは 3 つの遺伝子の検索ができる．米国ではリアノジン受容体（RYR1）遺伝子の変異が検索可能である（日本では商業的には利用できない）．悪性高熱になりやすいかどうかを検査する信頼性のある方法はない．

☑ 治療

治療は麻酔の中断，身体を冷やす，代謝性アシドーシスの治療，ダントロレンの静脈内投与（1～2 mg/kg を 5～10 分おきに繰り返し投与，10 mg/kg まで）である．悪性高熱になりやすい，あるいはなりやすいと思われる患者には麻酔に先立ってダントロレンの予防投与を行う．

5 向精神薬悪性症候群

向精神薬悪性症候群は悪性高熱と同様，骨格筋のカルシウムチャネルの障害である．

☑ 臨床症状

いくつかの向精神薬は筋固縮，高熱，意識障害，自律神経の機能障害といった特異的反応を起こすことがある．フェノチアジン，ブチロフェノン，チオキサンチンなどが含まれる．全ての年代が罹患しうるが，若い男性に優位である．症状は 1～3 日かけて出現する．最初の症状は筋固縮とアキネジアであり，続いて発熱し，発汗過多となり，失禁し，高血圧となる．意識レベルは変動し，20％ の致死率は呼吸不全による．

☑ 診断

臨床症状が診断の基礎となる．唯一有用な検査所見は血清 CK の上昇と白血球増加である．

☑ 治療

問題になる向精神薬を直ちに減量し，全身の対症療法を行う．ブロモクリプチンによってこの症候群から完全に回復させることができる．

6 強直性脊椎症候群

強直性脊椎症候群は，現在はマルチミニコアミオパチー（Beggs & Agrawal, 2008）の，重症で古典的な型として知られ，SEPN1 遺伝子の変異によって生じる（Moghadaszadeh et al, 2001）．マルチミニコアミオパチーは 4 つのグループに分

類される．75%を占める古典型と，他の3つ（手が障害される中等症型，関節拘縮を来す先天型，外眼筋麻痺型）がそれぞれ10%以下で存在する．古典型は通常周産期に発症し，新生児低緊張，運動発達遅滞，体幹筋力の低下，側彎，著しい呼吸障害などの特徴がある．様々な程度の脊椎硬直が存在する．

☑ 臨床症状

脊椎の伸筋の拘縮による，腰背部と頸部脊椎の著明な屈曲制限が乳児期あるいは小児期早期に始まる．脊椎と胸郭の可動性が失われる．肘関節と足関節の伸展が制限されることもある．症状は非進行性だが，側彎はしばしば呼吸不全に結びつく．

☑ 診断

オキシダーゼ染色した筋病理組織で，マルチミニコアを確認することが診断の基礎である．

☑ 治療

対症療法である．

7　波打つ筋病（caveolinopathies）

caveolinは筋に特異的な膜蛋白である（Bruno et al, 2007）．caveolin異常の疾患は同一家系内でもいくつかの表現形がある．1つは波打つ筋病（rippling muscle disease）で，筋への機械的刺激により電気的には無反応な収縮を来す．疾患の伝達形式は常染色体優性遺伝である．常染色体優性肢帯型筋ジストロフィー1C型，孤発型高CK血症，孤発型肥大型心筋症などが同じ遺伝子の疾患である（Bruno et al, 2007）．

☑ 臨床症状

しばしば転倒することが，caveolin-3遺伝子変異を持つ児での初発症状である（Schara et al, 2002）．他の特徴は運動後数時間持続する筋痛，筋けいれんである．筋硬直は患児が運動した後の休憩中か，同じ姿勢を長時間保持しているときに起こる．筋を叩くことによって，筋の局所的な腫脹と10～20秒持続する特有の波打ち運動が出現する．筋肥大も出現する．筋力，筋トーヌス，協調性，腱反射は正常である．

☑ 診断

血清CK濃度は軽度上昇する．筋生検の所見は正常である．叩いて腫脹した筋の筋電図では，電気的活動がみられない．分子遺伝学的検査で診断が明らかとなる．

☑ 治療

対症療法である．

🔖 References

- Abu-Arafeh I, Russell G. Recurrent limb pain in schoolchildren. Archives of Disease in Childhood 1996; 74: 336-9.
- Beggs AH, Agrawal PB. Multiminicore disease. In: Pagon RA, Bird TD, Dolan CR, et al., eds. GeneReviews™. Seattle: University of Washington. Available at http://www.genetests.org. Last updated April 10, 2008.
- Bruno C, Sotgia F, Gazzerro E, et al. Caveolinopathies. In: Pagon RA, Bird TD, Dolan CR, et al., eds. GeneReviews™. Seattle: University of Washington. Available at http://www.genetests.org. Posted May 14, 2007.
- Colding-Jørgensen E, Dunø M, Vissing J. Autosomal dominant monosymptomatic myotonia permanens. Neurology 2006; 67: 153-5.
- Deschauer M, Wieser T, Zierz S. Muscle carnitine palmitoyltransferase II deficiency: clinical and molecular genetic features and diagnostic aspects. Archives of Neurology 2005; 62: 37-41.
- Dunø M, Colding-Jørgensen E. Myotonia congenita. In: Pagon RA, Bird TD, Dolan CR, et al., eds. GeneReviews™. Seattle: University of Washington. Available at http://www.genetests.org. PMID: 20301529. Last updated April 12, 2011.
- Gregersen N, Andresen BS, Corydon MJ, et al. Mutation analysis in mitochondrial fatty acid oxidation defects: Exemplified by acyl-CoA dehydrogenase deficiencies, with special focus on genotype-phenotype relationship. Human Mutations 2001; 18: 169-89.
- Haller RG, Wyrick P, Taivassalo T, et al. Aerobic conditioning: An effective therapy in McArdle's disease. Annals of Neurology 2006; 59: 922-8.
- Logigian EL, Martens WB, Moxley RT 4th, et al. Mexiletine is an effective antimyotonia treatment in myotonic dystrophy type 1. Neurology 2010; 74: 1441-8.
- Malapert D, Recan D, Leturcq F, et al. Sporadic lower limb hypertrophy and exercise induced myalgia in a woman with dystrophin gene deletion. Journal of Neurology, Neurosurgery and Psychiatry 1995; 59: 552-4.
- Meola G, Hanna MG, Fontaine B. Diagnosis and new treatment in muscle channelopathies. Journal of Neurology, Neurosurgery and Psychiatry 2009; 80: 360-5.
- Moghadaszadeh B, Petit N, Jaillard C. Mutations in SEPN1 cause congenital muscular dystrophy with spinal rigidity and restrictive respiratory syndrome. Nature Genetics 2001; 29: 17-8.
- Novelli A, Valente EM, Bernardini L, et al. Autosomal dominant Brody disease cosegregates with a chromosomal (2; 7) (p11.2; p12.1) translocation in an Italian family. European Journal of Human Genetics 2004; 12: 579-83.
- Odermatt A, Taschner PE, Scherer SW, et al. Characterization of the gene encoding human sarcolipin (SLN), a proteolipid associated with SERCA1: Absence of structural mutations in five patients with Brody disease. Genomics 1997; 45: 541-53.

- Robinson RL, Monnier N, Wolz W, et al. A genome wide search for susceptibility loci in three European malignant hyperthermia pedigrees. Human Molecular Genetics 1997; 6: 953-61.
- Rosenberg H, Dirksen RT. Malignant hyperthermia susceptibility. In: GeneClinics: Medical Genetics Knowledge Base [database online]. Seattle: University of Washington. Available at http://www.genetests.org. PMID: 20301325. Last updated January 19, 2010.
- Samaha FJ, Quinlan JG. Myalgia and cramps: Dystrophinopathy with wide-ranging laboratory findings. Journal of Child Neurology 1996; 11: 21-4.
- Schara U, Vorgerd M, Popovic N, et al. Rippling muscle disease in children. Journal of Child Neurology 2002; 17: 483-90.
- van den Berg JS, van Engelen BG, Boerman RH, et al. Acquired neuromyotonia: superiority of plasma exchange over high-dose intravenous human immunoglobulin. Journal of Neurology 1999; 246: 623-5.
- Vissing J, Haller R. The effect of oral sucrose on exercise tolerance in patients with McArdle's disease. New England Journal of Medicine 2003; 349: 2503-9.
- Vorgerd M, Zange J, Kley R, et al. Effect of high-dose creatine therapy on symptoms of exercise intolerance in McArdle disease: Double-blind, placebo-controlled crossover study. Archives of Neurology 2002; 59: 97-101.

第9章

感覚障害と自律神経障害

この章では四肢，体幹の感覚障害に主眼を置いて述べる．自律神経障害はしばしば感覚障害を伴って起こるが，自律神経障害単独でみられることもある．第17章では顔面の感覚障害について述べる．

A 感覚症状

痛み，感覚異常，感覚喪失は感覚障害でみられる重要な症状である．末梢神経障害は感覚障害の原因疾患として，あらゆる年齢層で最も頻度が高い．一般的に遺伝性のニューロパチーでの知覚低下は患者への不快感を伴わないが，後天性のニューロパチーは知覚低下よりも不快感が強いことが多く，医療的ケアを必要とする．

神経根痛はデルマトームの分布に沿ってみられる，深部の疼くような痛みとして表現されることが多い．痛みは遠位より近位に分布し，持続痛もしくは間欠痛である．痛みはデルマトームの分布に従って放散する．成人における神経根痛の原因としては，椎間板疾患に伴う坐骨神経痛が最多である．若年者でみられる椎間板疾患は外傷によるものが多い．小児において神経根炎が神経根痛の原因として多い．神経根炎の例としてはGuillain-Barré症候群（第7章 p.211）の麻痺症状に先行してみられる移動性の四肢の痛みや，特発性腕神経炎の前兆として現れる第5頸神経の支配領域における放散痛がある（第13章 p.302）．

小径線維を障害する多発ニューロパチーは，感覚異常を伴う痛みの原因となる．多発ニューロパチーは前述の神経根痛と異なり，ピンや針で刺されるような，チクチクするような，もしくは焼けるような痛みと表現される．皮膚の違和感は歯科麻酔が解けていく感じに似ていると表現される．そのような不快感は皮膚の表面で，近位よりも遠位に，しばしば左右対称に出現する．感覚異常を伴う痛みは小児の遺伝性ニューロパチーでは出現しない．

感覚喪失は小児の感覚性ニューロパチーの唯一の初期症状である．感覚性ニューロパチーの初期症状が不器用さのみの場合，正しい診断が遅れることもしばしばみられる．筋力，小脳機能に問題がなく，腱反射の消失と不器用さがみられる場合は感覚神経障害を鑑別にあげるべきである．

表9-1に解剖学的異常部位に基づいた感覚消失のパターンをまとめた．Box 9-1に感覚障害の鑑別診断をあげた．

表 9-1	感覚消失のパターン
障害部位	病変
四肢	脊髄または末梢神経
両下肢	脊髄または末梢神経
手袋靴下型	末梢神経
下肢と体幹	脊髄
片側上肢	神経叢
片側下肢	神経叢または脊髄
片側上下肢	大脳または脊髄

B 四肢痛症候群

四肢痛症候群には，特発性腕神経炎（神経痛性筋萎縮症あるいは腕神経叢炎），家族性再発性腕神経炎，複合性局所疼痛症候群（反射性交感神経性ジストロフィー）の3つがある．前2者では肩や上腕に一過性の痛みが出現した後に筋萎縮がみられる．単麻痺が特徴的である（第13章 p.302）．複合性局所疼痛症候群でも筋萎縮はみられるが，痛みが主要症状となる．複合性

Box9-1	感覚障害
腕神経叢炎 　神経痛性筋萎縮症（第13章） 　反復性家族性腕神経叢障害（第13章） **複合性局所疼痛症候群I（反射性交感神経性ジストロフィー）** **先天性無痛症** 　Lesch-Nyhan症候群 　知的障害 　正常な中枢神経系 **大後頭孔腫瘍** **遺伝性代謝性ニューロパチー** 　急性間欠性ポルフィリン症 　遺伝性チロシン血症	**遺伝性感覚性自律神経性ニューロパチー（HSAN）** 　HSAN I（常染色体優性） 　HSAN II（常染色体劣性） 　HSAN III（家族性自律神経失調症） 　HSAN IV（無汗症を伴う） **腰部椎間板ヘルニア** **脊髄空洞症** **視床痛**

局所疼痛症候群について次に述べる．

1 複合性局所疼痛症候群 I 型

複合性局所疼痛症候群（complex regional pain syndrome：CRPS）は受傷後に生じる限局性の痛みと感覚変化の出現と定義される．国際疼痛学会のワーキンググループは反射性交感神経性ジストロフィー（reflex sympathetic dystrophy：RSD）とカウザルギーを別個のものとする用語分類を作成した（Rowbotham, 1998）．CRPS I を RSD という用語に置き換えた．CRPS I は「外傷後に生じる疼痛症候群で，単一の末梢神経支配領域に限局せず，契機の外傷に対して不釣り合いな痛み」と定義される．CRPS II は末梢神経の損傷が必要で，カルザルギーという用語に置き換えられた．

☑ 臨床症状

CRPS I は外傷後に患肢の灼熱感を生じ，血管運動障害（血管拡張，血管収縮，皮膚温の左右差など）や二次性の運動機能障害により皮膚，筋，骨の萎縮に至る．受傷した外傷の重症度から推測されるよりも，はるかに強い痛みを伴う．病態は明らかではない．カテコラミンに過敏（感受性亢進）になっていることから，交感神経機能の低下や患肢の自律神経障害が推測されている（Wasner et al, 2001）．

小児での発症年齢は平均11歳で，男児よりも女児に多い．症状は四肢の外傷後に出現するが，骨折の有無は問わない．外傷自体は軽症である割に痛みが強いため，ヒステリー，詐病などと診断されることが多い．受傷後，1～2か月内に症状が出現するが，受傷から診断までは1年程度かかることが多い．

外傷を受けた部位より症状は出現し，神経支配域や解剖学的構造に関係なく，近位にも遠位にも拡大していく．患肢全体の腫脹と血管運動障害が80％の児でみられる．痛みは非常に強く，焼けるような痛み，疼くような痛みなどと表現され，外傷の程度には見合わない（ほど強い）．症状の出現時に最も強い痛みを認めることもあれば，3～6か月かけて症状が進行することもある．動作やぶら下がった肢位で症状は増悪するため，体幹に巻きつけるように内転，内旋した姿勢でいることを好む．手は腫脹し，感覚過敏となり，やや熱感を生じる．

成人と比較して小児の CRPS I の患者では症状が軽いことが多い．予後に関する報告は様々であるが，診断基準によるものと思われる．筆者の経験では，多くの症例は6～12か月で症状は改善し始める．長く続く痛みは小児では非典型的であり，皮膚や骨の変化は成人でみられる．完全に回復することが多く，再発はみられないことが多い．

☑ 診断

診断は臨床症状より行う．検査結果では確証が得られない．事故や手術後に症状が出現するため，訴訟も多い．注意深い診察所見の記載が求められる．近年，CRPS I はネットで簡単に調べられるため，誤った自己診断がなされる場

合がある．ウェブサイトではCRPS Iの症状を医師がヒステリーなどと誤診していると注意喚起している．この結果，ヒステリー患者がCRPS Iであるとの誤った自己診断の元に医療機関を受診するケースが増えている．

簡単な検査方法としては湯に患肢を浸けることである．指やつま先の皮膚が交感神経支配の保たれている部位では皺がよる．皺のできない部位は中枢もしくは末梢の交感神経の障害部位となる．罹患していない四肢を対照とするとよい．

☑ 治療

小児に対する治療としては，可動域維持のための運動と市販の鎮痛薬の内服である．症状の強い例ではグアネチジン（交感神経遮断薬ノルアドレナリンの作用をブロック）やガバペンチンの内服(Wheeler et al, 2000)，ステロイド内服，星状神経節ブロック，交感神経切除術などが適応となることがある．プレガバリン10〜20 mg/kg/日，分2がしばしば有用である．

② 肢端紅痛症

家族性肢端紅痛症は常染色体優性遺伝（遺伝子座2q24）をとる疾患で，電位依存性ナトリウムチャネルをコードする遺伝子の変異が原因である(Waxman & Dib-Hajj, 2005)．

☑ 臨床症状

1肢もしくは複数の四肢で熱刺激や運動により灼熱痛が誘発される．10代で発症することが多い．歩行のような比較的緩徐な運動でも下肢の灼熱痛や発赤，足趾や下肢の熱感が誘発される．

☑ 診断

診断は臨床症状より行う．家族に同様の症状を認める場合は診断的意義が高い．

☑ 治療

運動を控える．ナトリウムチャネル拮抗薬（カルバマゼピン，フェニトイン，ラモトリギン，オキシカルバゼピン，可能ならラコサミドなど）（いずれも抗てんかん薬，オキシカルバゼピン，ラコサミドは日本未発売）が有効な症例もみられる．

C 先天性無痛症

先天性無痛症の児のほとんどは遺伝性感覚ニューロパチーを持つ．過去の報告例では，感覚性ニューロパチーについては考慮されず，十分な検討や的確な検査が行われてこなかった．ここでは中枢神経障害のある児や家族についてのみ述べる．感覚性ニューロパチーに関する検査では異常がなく，軽度の知的障害を合併する．血族結婚の両親から生まれた兄弟の発症例がみられ，常染色体劣性遺伝が疑われる．Lesch-Nyhan症候群（第5章 p.152）は知的障害と，感覚性ニューロパチーを伴わない自傷（おそらく無痛症のため）を特徴とする代謝性疾患である．

☑ 臨床症状

先天性無痛症の児は，はいはいや歩行を始めた頃に医療機関を受診することが多い．怪我をしても泣かない，同じような外傷を繰り返すことに両親が気づく．その結果，頻回の打撲，骨折，指やつま先の潰瘍，舌の自傷を認める．凍傷や日焼けもよくみられる．

角膜反射の消失や温痛覚の鈍麻がみられるが，触覚や振動覚は保たれている．腱反射は保たれている点が感覚性ニューロパチーと異なる．

☑ 診断

筋電図，神経伝導速度，髄液検査は正常である．

☑ 治療

無痛症に対する治療はなく，反復する外傷に対して対症療法を行う．外傷と反復感染は寿命を縮める．

D 大後頭孔腫瘍

大後頭孔内もしくは大後頭孔周囲の髄外腫瘍は，病変局在を間違えやすい徴候が起こり，脊髄空洞症や多発性硬化症と似たような所見を呈することで知られている．小児では唯一，神経線維腫症に伴う神経線維腫が同部位にみられる．

☑ 臨床症状

最もよくみられる初期症状は，片側もしくは両側の指の感覚異常である．後頭下部痛や頸部痛もよくみられる．それらの症状は，本疾患の初期では見過ごされてしまうことが多い．痺れと疼くような痛みが片方の手に出現し，もう一方にも出現する．下肢の感覚異常は遅れて出現する．感覚障害に引き続き，歩行障害，手の協調運動障害，膀胱機能障害が出現し，医療機関を受診するきっかけとなる．

多くの患者でカフェオレ斑を認めるが，皮膚神経線維腫はほとんど認められない．一側上肢，片側上下肢，もしくは両側下肢に筋力低下を認める．25％の患者で四肢の筋力低下を認める．手の筋萎縮はまれである．感覚喪失は限られた一部分または肩マント状に認められる．温痛覚の減弱やその他の感覚障害も出現することがある．上下肢の腱反射は亢進している．神経線維腫症の患者では，脊髄に神経線維腫が多発することでいくつかのレベルでの分節性神経障害が出現しうる．

☑ 診断

MRIが大後頭孔の異常をみつけるのに有用である．

☑ 治療

C2部位の神経線維腫切除術により症状は完全に改善する．

E 遺伝性ニューロパチー

1 遺伝性感覚性自律神経性ニューロパチー

遺伝性感覚性自律神経性ニューロパチー（hereditary sensory and autonomic neuropathy：HSAN）は自然歴，遺伝形式，電気生理学的特徴を総合した分類がなされている．

① 遺伝性感覚性自律神経性ニューロパチーⅠ型

HSANⅠ型は常染色体優性遺伝のHSANである．通常，他の優性遺伝ニューロパチーのように様々な表現型を持つ（Nicholson, 2012）．それゆえ，病歴だけでは両親が患者であるかどうか決定するには不十分である．身体診察，電気生理学的検査が必要である．HSANⅠ遺伝子は9q22.1-22.3に位置する．この疾患はセリンパルミトイルトランスフェラーゼ長鎖塩基サブユニット1（SPTLC1）遺伝子の変異によって引き起こされるが，SPTLC1変異のない症例の報告もある（de Andrade et al, 2008）．

☑ 臨床症状

発症は10代かそれ以降である．主な臨床症状は足の潰瘍形成（と，一部の症例での刺すような疼痛）である．しかし，通常初期症状は潜在性で，正確な発症はしばしば不明である．足底の荷重負荷のかかる骨の突起部の上の皮膚の硬結が出現する．そのような硬結は黒色に変化し，壊死を起こして難治性の潰瘍となる．潰瘍に先行して感覚消失がみられる．しかし，感覚消失ではなくても潰瘍が医療機関受診のきっかけになる．足底部潰瘍は重要な特徴であるが，診断に必須ではない．発症者が足底部潰瘍と電撃痛の典型的な症状を有する時，家族も足の感覚障害，軽度の足部変形または腓骨筋萎縮，アキレス腱反射消失を有することがある．

手指の感覚低下は様々で足部ほど重篤ではない．手指の潰瘍はみられない．遠位筋の筋力低下と萎縮は全ての進行した症例でみられる．

☑ 診断

常染色体優性遺伝と足の感覚消失は診断に必須である．足底部潰瘍と下肢の電撃痛は診断の助けになるが必須ではない．臨床所見で家族性アミロイドポリニューロパチーとHSANⅠを鑑別する．尿失禁，勃起障害，起立性低血圧はアミロイドーシスの特徴だが，HSANⅠではみられない．分子遺伝学的検査も利用できる．

電気生理学的検査は感覚神経の伝導速度低下と感覚神経活動電位の消失がみられる．腓腹神経生検では，有髄線維の明らかな減少もしくは消失と，小有髄線維の軽度から中等度の減少を認める．

☑ 治療

ニューロパチーに対して治療はないが，足のケアがよければ潰瘍を予防できる．患者はきつ

く締めつけられる靴や足を怪我しやすい活動は避けるべきである．足底に潰瘍の兆候があったら，荷重を中止する．過去の足の切断例の多くは潰瘍への感染によるものである．温熱療法，挙上，抗生剤で，感染による足の切断を予防する．

❷ 遺伝性感覚性自律神経性ニューロパチーⅡ型

HSAN Ⅱ型は常染色劣性遺伝形式をとるいくつかのニューロパチーが含まれる．12p13.3 上の HSN2 遺伝子の変異がこの疾患で存在する (de Andrade et al, 2008)．比較的安定している症例もあるが，進行性の経過をたどる場合もある．多くは孤発性で，両親が血族婚であったり同胞が患者であったりする家系もある．

☑ 臨床症状

通常，乳児期に発症するが，出生時にすでに発症していることもある．乳児期の低緊張が多い（第 6 章 p.165）．HSAN Ⅰ型は主に足に症状を認めるが，HSAN Ⅱ型は全ての四肢で均等に，体幹や前額部にも症状を認める．結果として，びまん性に感覚消失を来す．四肢においては触覚や圧覚の消失は温度覚や痛覚より早くて強い．発症した乳児や小児は痛みを感じることなく常に怪我をしている．怪我に対して痛みを感じるという防御機構の消失は指趾の潰瘍や感染，圧迫骨折，長管骨の骨折を引き起こす．深部感覚の消失は関節の外傷と腫脹を引き起こし，触覚の消失は靴を履く，小さなものを操作する，ボタンをはめるような単純な作業も不可能ではないものの困難にする．腱反射は全身で消失する．感覚の低下した全ての部位で発汗の低下があるが，他の自律神経機能障害は認めない．

HSAN Ⅱ型は聴覚，味覚，嗅覚の減弱や網膜色素変性症または早発白内障を伴うことがある．そのような症例が異なる遺伝子疾患を表すのか，単一遺伝子疾患の表現型スペクトラムの一部であるかは明らかではない．

☑ 診断

診断には病歴と診察所見が重要である．感覚神経活動電位の消失は先天性痛覚障害が末梢神経障害によるもので，脳障害によるものではないことを意味する．運動神経伝導速度は正常で運動電位の波形の形態学的特徴も正常である．線維性収縮は時々みられる．腓腹神経生検では有髄線維のほぼ完全な消失が明らかになる．

HSAN Ⅱ型とⅣ型の境界は臨床的に線を引くことは難しい．知的障害や無汗症は HSAN Ⅱ型より HSAN Ⅳ型に多くみられる．

☑ 治療

ニューロパチーに対する治療法はないため，両親は痛みを伴わない外傷に注意を払わなければならない．皮膚の変色や関節または四肢の腫脹があれば骨折の可能性が高い．患児は怪我をしそうな活動を避けること，皮膚の感染の徴候を自分でみつけることを学ばなければならない．

❸ 遺伝性感覚性自律神経性ニューロパチーⅢ型

HSAN Ⅲ型は，家族性自律神経異常症もしくは Riley-Day 症候群とよばれている．この疾患は出生時に発症している．中核となる特徴は低緊張，哺乳困難，自律神経の調整不良である．ほぼアシュケナージ系ユダヤ人家系の患者にのみ出現し，舌茸状乳頭の欠損を伴う．IjBキナーゼ複合体関連蛋白をコードする遺伝子の変異が存在する．新生児の低緊張が目立つため，第 6 章（p.172）に記述する．

❹ 遺伝性感覚性自律神経性ニューロパチーⅣ型（先天性無痛無汗症）

HSAN Ⅳ型の遺伝形式は常染色体劣性遺伝である．異常遺伝子座は 1q21-22 である (Bonkowski et al, 2003)．神経成長因子 1 受容体遺伝子（TRKA1）のいくつかの点変異が HSAN Ⅳ型の臨床的表現型の症例で同定されている．主要な特徴は先天性の無痛症，無汗症，精神発達遅滞である．全ての臨床症状は出生時から存在し，無痛の合併は常に問題であるが，基礎疾患は進行性ではない．

☑ 臨床症状

無痛症よりむしろ無汗症が初期症状となる．HSAN Ⅳ型患者はしばしば腸管症状，反復性の失神，高熱クリーゼを伴う．罹患した乳児は発

熱のエピソードを繰り返し，ときにけいれんを伴う．これらのエピソードはたいてい夏に起きる．外気温に応じて発汗することができないためである．汗腺は皮膚に存在するが交感神経が欠損している．ほとんどの乳児は低緊張で腱反射が消失している．発達指標への到達はゆっくりで，2～3歳までに患児は無痛のため多くの自傷行為を行うようになる．外傷は指趾の潰瘍，圧迫骨折，舌の自傷，Charcot関節と，様々である．

感覚神経所見では温痛覚消失範囲は幅広い．触覚，振動覚，位置覚は保たれていることもある．腱反射は消失もしくは低下している．脳神経は保たれており角膜反射，流涙は正常である．軽度から中等度の発達遅滞がほとんど全ての症例で存在する．色の薄い頭髪，白い肌，Horner症候群，歯牙エナメル質の形成不全を呈する患児もいる．

☑ 診断

家族性自律神経異常症（HSAN III型）と HSAN IV型は共通した多くの特徴があり，区別しにくい．しかし無痛症はHSAN III型では顕著ではなく，HSAN IV型では舌茸状乳頭が存在する．今日では両疾患とも分子遺伝学的検査を行うことができる．

☑ 治療

基礎疾患の治療はできない．しかし，二次感染を伴う皮膚や骨の外傷を予防するために継続的な注意が必要である．

⑤ 遺伝性感覚性自律神経性ニューロパチーV型

末梢神経の小径線維の数が減少し，温痛覚が消失するまれな疾患である．遺伝学的研究では，自律神経系や脳内のコリン経路の成長に関与する神経成長因子βの関連を示唆している．HSAN V型は知的障害や認知機能低下の原因にはならないと報告されている．

☑ 臨床症状

HSAN V型はHSANの中で最も頻度が少ない．温痛覚の消失と，様々な軽度自律神経機能低下，HSAN IV型の患者よりも軽い無汗症，検査上の交感神経皮膚反応の消失が特徴である．

常染色体劣性遺伝，優性遺伝のいずれもあり得る．神経成長因子β遺伝子（*NGFB*）の変異がスウェーデンの家系でみつかっており（Einarsdottir, 2004），他の報告では神経栄養性チロシンキナーゼ受容体1（*NTRK1*）の変異が報告されている（Houlden et al, 2001）．

☑ 診断

診断は病歴と交感神経皮膚反応に基づく．分子遺伝学的検査が有用である．

☑ 治療

基礎疾患の治療はできない．しかし，二次感染を伴う皮膚や骨の外傷を予防するために継続的な注意が必要である．

② 代謝性ニューロパチー

① 急性間欠性ポルフィリン症

急性間欠性ポルフィリン症は，ポルフォビリノーゲン（porphobilinogen：PBG）デアミナーゼの欠損によるピロール代謝異常で，常染色体優性疾患である．遺伝子座は11q23.3である．酵素欠損が同程度であっても表現型はかなりの多様性がある（Anderson et al, 2005）．

☑ 臨床症状

急性間欠性ポルフィリン症の約90％は無症状である．思春期以前の発症はまれである．症状は周期的で不定の間隔で起こる．正常月経周期中または妊娠中のホルモンレベルの変化や，ある種の薬剤，特にバルビツレートの曝露により発作が起こる．急性間欠性ポルフィリン症の最も多い臨床症状は強い腹痛発作であり，嘔吐，便秘，下痢も伴う．頻脈，高血圧，発熱も合併することがある．四肢の痛みも多くみられ，筋力低下がみられることも多い．筋力低下は運動ニューロパチーの結果であり，遠位より近位優位，下肢より上肢優位である．腱反射は通常低下しており，筋力低下のある筋では消失する．患児の約半数は大脳機能障害がある．性格変化は特によくみられ，けいれんも時折みられる．うつや不安のような慢性的な精神症状は，発作間欠期でも持続することがある．

■ 診断

神経症状，精神症状を急性にあるいは間欠的に発症する患者で，急性間欠性ポルフィリン症を疑う．発作中にアミノレブリン酸やPBGの排泄増加が起きるが，発作間欠期は正常である．発作の危険性は無症状の時の尿中PBG排泄と相関する．分子遺伝学的検査で確定診断ができる．

■ 治療

最も重要なことは既知の誘発因子を避けて急性発作を予防することである．発作中，激痛のためしばしば入院を要する．炭水化物はポルフィリン合成を減少させると考えられており，経静脈的に毎日300～500gの10%ブドウ糖液を点滴するとよい．特異的にヘム合成のフィードバックを阻害するヘマチン点滴が有用との報告がある．しかし，ヘマチンは容易に入手できず，難溶性で腎障害のリスクがある．

② 遺伝性チロシン血症

遺伝性チロシン血症Ⅰ型はフマリルアセト酢酸ヒドラーゼ欠損によって引き起こされる．常染色体劣性遺伝で，遺伝子座は15q23-q25に位置する．

■ 臨床症状

主要徴候は急性と慢性の肝不全，腎のFanconi症候群である．しかし，痛みを伴う感覚異常や麻痺の反復性発作が患児の半数でみられる．発作は通常1歳時に始まり，半数の症例は感染が先行する．おそらく患児の年齢が低いため，痛みの部位が限局されず，下肢や下腹部の症状を訴えるものと思われる．痛みのため体幹の筋緊張は亢進し，項部硬直から後弓反張まで幅広い症状を認める．全身の筋力低下が発作の30%でみられ，人工呼吸を要することがある．一般的ではないが，けいれんや自傷行為が発作時にみられる．発作間欠期は，患児は正常にみえる．

■ 診断

血中チロシンの上昇とフマリルアセト酢酸ヒドラーゼの欠損により診断する．クリーゼの原因の一部は急性軸索ニューロパチーである．筋電図を行うことで診断できる．チロシン代謝産物のサクシニルアセトンが蓄積し，ポルフィリン代謝を阻害する．確定診断は分子遺伝学的検査による．

■ 治療

ニチシノン（Orfadin®，2-(2-ニトロ-4-トリフルオロメチルベンゾイル)-1,3-シクロヘキサンジオン）（日本未承認）はパラヒドロキシフェニルピルビン酸ジオキシゲナーゼ（チロシン分解の第2段階の経路）を阻害し，フマリルアセト酢酸の蓄積とサクシニルアセトンへの転換を防ぐ（Holme & Lindstedt, 2000）．根本的な治療は肝移植である．

F 脊髄疾患

① 腰部椎間板ヘルニア

小児期では，腰部椎間板ヘルニアの原因として外傷が多い．ほとんどの症例が10歳以降である．女児より男児に多く，スポーツに関連して起こることが多い．腰部椎間板ヘルニアは小児でまれなため，診断が遅れることがしばしばである．

■ 臨床症状

初発症状は痛みと，痛みで背中を伸ばすことができないため普通に歩けないことである．足をまっすぐ上げることや腰を曲げることができない．多くの患児が痛みや歩きにくさに順応してしまい，自覚症状を訴えることがないため，しばしば痛みは長期間続く．診察所見上，半分以上の患者でデルマトームのL5-S1の痛覚が消失し，アキレス腱反射が減弱または消失する．

■ 診断

多くはないが，X線写真で腰仙部の小奇形〔半側椎骨，腰椎の仙椎化（第5腰椎が第1仙椎のような形態をとっていること）〕を認める．脊髄MRIまたはミエログラフィーで確定診断する．

■ 治療

ほとんどの患者はベッド上安静ですぐに改善する．適切な内科的処置を行っても痛みが持続して機能が制限される場合は，外科的処置の適応となる．

② 脊髄空洞症

脊髄空洞症とは脊髄実質内に液体貯留する腔があることである．空洞の長さは様々で，脳幹に達することもある．脳幹内に広がる場合は延髄空洞症という．空洞は灰白質の中央にあり，どの方向にも広がる．頸胸部が好発部位だが，胸腰部にも発生しやすく，空洞は脳幹から脊髄円錐まで広がることもある．

空洞形成の機序は不明である．脊髄の空洞化は時々外傷や梗塞に続発するが，小児期では重要な原因ではない．小児期で一次性脊髄空洞症の原因として，先天奇形と囊胞性星細胞腫がある．過去には，この2つは剖検でしか区別がつかなかった．脊髄の星細胞腫は小脳のそれと同様に実質成分が小結節のみで大きな囊胞を持つことがある．MRIにて囊胞の中に1つまたは複数の小さな高信号域を認めることにより，囊胞性星細胞腫の生前診断率が高くなった．囊胞性星細胞腫は10歳までに症状を呈しやすい．一方，先天的な脊髄空洞症は10代またはそれ以降に症状が出現し，Chiari奇形に合併することが多い．第12章 p.296で囊胞性星細胞腫について述べているので，ここでは先天性脊髄空洞症について述べる．

☑ 臨床症状

脊髄空洞症の初期症状は空洞の位置による．空洞が中心管に近いため，痛覚や温度覚を伝える交叉神経（白前交連）に障害を与える．空洞症が頸部にある場合，痛覚や温度覚が，典型的には"肩かけ"または"ベスト"型に障害される．しかし，初期には片側または非対称性のこともしばしばであり，ときには指先の症状が肩より先に出ることがある．触覚や圧に対する感覚は空洞が後角または後根が入る領域（後角）に及ぶまでは保たれる．手の痛覚がなくなると遺伝性感覚性自律神経性ニューロパチー（HSAN）でみられるように，度々怪我や潰瘍，感染を引き起こす．痛みは顕著である．頸部痛，頭痛，背部痛，神経根痛も症状に含まれる．

側彎の頻度は多く，小児の頸髄空洞症で斜頸も初期症状となり得る．空洞が前角まで広がると，上肢の筋力低下や筋萎縮が出現し，線維束

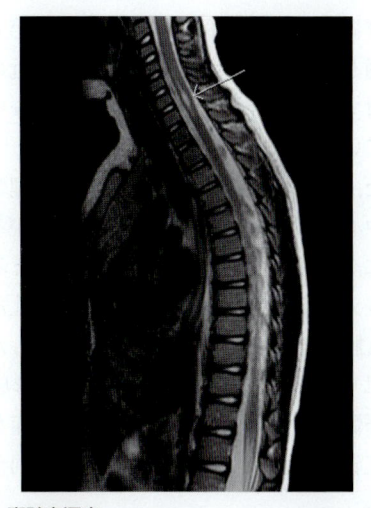

図9-1 脊髄空洞症
脊髄MRI T₂強調像矢状断で，中心管拡大/頸髄空洞症を認める（矢印）

性収縮を認めるようになる．側索へ圧がかかると下肢の腱反射亢進や痙性の原因となる．非常に長い空洞は四肢の下位運動ニューロン症状を呈する．括約筋支配神経も障害される．後角は一般的に最後に障害されるので，振動覚や触覚は比較的最後まで保たれている．症状は非常に遅く，潜在性である．ゆっくりと上がってくる内圧に脊髄が適応するため，不器用や走りにくいといった軽微な神経症状で受診することもある．

球症状は比較的珍しく，非対称性である．挺舌時に偏位を呈する舌の半側萎縮，顔面の筋力低下，嚥下障害，構音障害を認める．三叉神経脊髄路が障害されるため，顔面の筋力低下や舌萎縮と同じ側の顔面の温痛覚が障害される．

☑ 診断

MRIを行うべきである（図9-1）．

☑ 治療

水頭症や第4脳室と連続する空洞は，脳室-腹腔内シャントによって改善する．Chiari I 型に合併する空洞症は，橋小脳角と空洞のシャントにて消失する．非交通性空洞症は延髄外の閉塞を解除すると消失する．

☑ 訳者補足

交通性空洞症は，Chiari奇形，Dandy-Walker奇形などの先天奇形に合併（第4脳室と交通している）し，非交通性空洞症は脊髄外

傷・脊髄くも膜炎・脊髄腫瘍に合併（第4脳室と交通していない）する．しかし，最近の病理的検討ではこの分類は必ずしも正しくないといわれている．

また，先天性疾患に伴う空洞症は病理学的に脊髄中心管の拡大した空洞を伴うことが多く，疾患により交通性または非交通性となる．一方，後天性疾患のうち水頭症および大孔部・脊髄くも膜下腔における脊髄循環障害をもたらす疾患は中心管の拡大を伴う空洞症を形成するが，脊髄損傷や脊髄腫瘍，多発性硬化症などの脊髄実質内病変では中心管とは別に空洞が形成される．

G 視床痛

視床痛は，成人の視床梗塞で認められることがほとんどである．同様の症状が視床のグリオーマの患者にも認められる．病巣はたいてい視床の後外側腹側核（VPL核）である．視床痛と同じような症状が頭頂葉，内側毛帯，延髄後外側の障害でもみられる（MacGowan et al, 1997）．

☑ 臨床症状

症状のある四肢や身体の部分を触ると鋭い，砕ける，焼けると表現される激烈な異常感覚が起こる．かなりの苦痛であり，患者が経験したことがないような痛みである．外気温，音刺激，感情変化によっても痛みは増強しうる．これら様々な異常感覚にもかかわらず，症状のある四肢は通常の感覚テストに対しては鈍い．

☑ 診断

視床痛があるときは，迅速に画像検査を行い，腫瘍・梗塞・脱髄性疾患の有無を確認する．

☑ 治療

レボドパ内服と脱炭酸酵素阻害薬の経静脈的投与を併用すると痛みが軽減する．もしこれらの薬剤で十分改善しない場合は，鎮痛薬と鎮静薬を数種類併用する（最近の文献では，定位脳手術・電気刺激療法・テグレトール・バルプロ酸・ベンゾジアゼピン系・SSRI・三環系抗うつ薬で治療を行う）．

📕 References

- Anderson KE, Bloomer JR, Bonkovsky HL, et al. Recommendations for the diagnosis and treatment of the acute porphyrias. Annals of Internal Medicine 2005; 142: 439-50.
- Bonkowski JL, Johnson J, Carey JC, et al. An infant with primary tooth loss and palmar hyperkeratosis: A novel mutation in the NTRK1 gene causing congenital insensitivity to pain with anhidrosis. Pediatrics 2003; 112: e237-41.
- de Andrade DC, Baudic S, Attal N, et al. Beyond neuropathy in hereditary sensory and autonomic neuropathy type V: Cognitive evaluation. European Journal of Neurology 2008; 15: 712-9.
- Einarsdottir E, Carlsson A, Minde J, et al. A mutation in nerve growth factor beta gene (NGFB) causes loss of pain perception. Human Molecular Genetics 2004; 13: 799-805.
- Holme E, Lindstedt S. Nontransplant treatment of tyrosinemia. Clinical Liver Disease 2000; 4: 805-14.
- Houlden H, King RH, Hashemi-Nejad A, et al. A novel TRK A (NTRK1) mutation associated with hereditary sensory and autonomic neuropathy type V. Annals of Neurology 2001; 49: 521-5.
- MacGowan DJ, Janal MN, Clark WC, et al. Central post-stroke pain and Wallenberg's lateral medullary infarction. Frequency, character, and determinants in 63 patients. Neurology 1997; 49: 120-5.
- Nicholson GA. Hereditary sensory neuropathy, type 1. GeneReviews at GeneTests: Medical Genetics Information Resource [database online]. Seattle: University of Washington. Available at http://www.genetests.org. PMID: 20301564. Last updated May 3, 2012.
- Rowbotham MC. Complex regional pain syndrome type I (reflex sympathetic dystrophy). More than a myth. Neurology 1998; 51: 4-5.
- Wasner G, Schattschneider J, Heckmann K, et al. Vascular abnormalities in reflex sympathetic dystrophy (CRPS I): Mechanisms and diagnostic value. Brain 2001; 124: 587-99.
- Waxman SG, Dib-Hajj SD. Erythromelalgia: A hereditary pain syndrome enters the molecular era. Annals of Neurology 2005; 57: 785-8.
- Wheeler DS, Vaux KK, Tam DA. Use of gabapentine in the treatment of childhood reflex sympathetic dystrophy. Pediatric Neurology 2000; 22: 220-1.

第10章

失調

　失調という用語は姿勢や運動の微細な調整の障害を意味する．小脳と前頭葉，脊髄後索から小脳への主要な入力系がこの調整に働く．最初に認められ，最も目立つ症状はたいてい歩行障害である．失調性歩行は足を広く開き，よろめきながらの千鳥足歩行で，みていると転倒するのではないかとの危険を感じる．動く電車内を歩く人に，同じような歩行がみられる．

　小脳虫部に異常が生じると，児はじっと座っていることができず，常に体幹をあちらこちらに動かし，頭を上下に揺らす（頭部動揺）．一方，小脳半球の障害では，障害側へと曲がって進む傾向と，障害と同側の四肢に測定障害や低緊張が認められる．両側前頭葉の障害では小脳疾患との鑑別が困難な症状や徴候を生じる可能性がある．

　末梢神経や後索の障害により小脳への感覚入力が消失すると，足の位置を確認するために常にみている必要がある（固有感覚の消失のため）．この場合も歩行は足を広く開くが，心配なほどよろめくことはない．一歩一歩足を高く上げて，地面に強く打ちつける．立位姿勢や歩行は閉眼によりかなり悪化し，事実，患者は床に倒れる（Romberg 徴候）．感覚性運動失調は目標物に手を伸ばす時よりも，指の微細な動きをする時に困難を生じやすい．

　小脳疾患の他の症状には，声の大きさが変動し，音節の区切りが増える特徴的な話し方（断綴性言語），低緊張，四肢や眼の測定障害，振戦がある．小児における急性の失調，または反復性の失調の鑑別診断（**Box 10-1**）は，慢性非進行性失調や進行性失調の鑑別診断（**Box 10-2**）と大きく異なる．したがって，ここではこれら2つの病態を分けて論じている．しかし，緩徐進行性の失調であったことに「突然」気づくことがあり，反復性失調の児は個々の発作後に元

の機能には戻らず，急性発作の反復に進行性の失調が加わることもある．

Box 10-1 急性または反復性の失調
脳腫瘍
転換反応*
薬物摂取
脳幹脳炎
遺伝性疾患
優性反復性失調症
周期性失調症Ⅰ型
周期性失調症Ⅱ型
Hartnup 病
メープルシロップ尿症
ピルビン酸脱水素酵素欠損症
片頭痛
脳底型
良性発作性めまい*
感染後/免疫性
急性感染後小脳炎
Miller-Fisher 症候群*
多発性硬化症*
ミオクローヌス脳症と神経芽細胞腫*
進行性空洞性白質脳症
偽性運動失調（てんかん性）
外傷
血腫*（第2章）
脳挫傷後*
椎骨脳底動脈閉塞
血管障害
小脳出血*
川崎病*

*頻度が高く，病態修飾療法があるものを示す

A 急性・反復性の失調

　今まで健康で突然発症した失調性歩行の患児では，薬物と感染後の急性小脳炎という2つの主な原因を考える．その次に考慮すべきなのは，片頭痛，脳幹脳炎，神経芽細胞腫である．

Box 10-2　慢性あるいは進行性の失調

脳腫瘍
- 小脳星細胞腫*
- 小脳血管芽腫*（von Hippel-Lindau 病）
- 上衣腫
- 髄芽腫*
- テント上腫瘍*（第4章）

先天奇形
- 頭蓋底陥入症
- 小脳無形成
- 小脳半球無形成
- Chiari 奇形*
- Dandy-Walker 奇形*（第18章）
- 虫部無形成

遺伝性失調症
- 常染色体優性遺伝 **表10-1**
- 常染色体劣性遺伝
  - 無βリポ蛋白血症
  - 血管拡張性運動失調症
  - 眼球運動失行を伴わない失調症
  - 周期性ジストニアを伴う失調症
  - Friedrich 失調症
  - Hartnup 病
  - 若年型 GM_2 ガングリオシドーシス
  - 若年型スルファチドリピドーシス
  - メープルシロップ尿症
  - Marinesco-Sjögren 症候群
  - ピルビン酸脱水素酵素欠損症
  - Ramsay-Hunt 症候群
  - Refsum 病（HSANⅣ型）（第7章）
  - 呼吸鎖異常症（第8章）
- X 連鎖劣性遺伝型
  - 副腎白質ジストロフィー（第5章）
  - Leber 視神経萎縮症（第16章）
  - 成人発症型認知症を伴う
  - 難聴を伴う
  - 難聴と視力障害を伴う

*頻度が高く，病態修飾療法があるものを示す

1　脳腫瘍

　脳原発の腫瘍はたいてい慢性進行性の失調症を引き起こす（p.252）．しかし，脳腫瘍から出血したり，水頭症が生じたりすると，失調症を急に発症することがある．加えて，早期のぎこちなさは明らかな歩行障害が生じるくらい重度にならないとわかりにくい．したがって，急性の小脳失調を発症した多くの児で脳の画像検査が勧められる．

2　転換反応（ヒステリー）

☑ 臨床症状

　心因性歩行障害は小児，特に10～15歳の女児で比較的頻度が高い．心因性反応は無意識に生じ，通常非常に強いストレス要因から自分を保護するものである．対照的に詐病は意識的な行為である．心因性歩行障害はしばしば極端である．患児は問題なく座ることができるようにみえるが，立たせようとするとすぐに腰から揺れ始める．足の位置は器質的失調で認めるように，安定させるために広くなることはない．代わりにふらつきよろめく，さもなければ目標から目標へ部屋中を移動する．よろめく状態はしばしば複雑で，並たいていではない平衡運動を必要とする．筋力，緊張，感覚，腱反射は正常である．

☑ 診断

　心因性歩行障害の診断は注意深い観察による．他の可能性を除外するための臨床検査や画像検査は通常必要でない．

☑ 治療

　誘因となるストレスの確定が重要である．転換反応は性的虐待や身体的虐待のような絶望的な状況における救難信号の可能性がある．このような例では，全家族に対処できる多くの分野の専門家チームへの紹介が必要である．幸いにも，ほとんどの心因性歩行障害は，それほど深刻でないストレスに対する反応である．可能性のあるストレス要因を同定し，周囲の状況や活動を調整し，コーピング機能（ストレス要因や感情に働きかけて，ストレスを除去したり，緩和したりすること）を改善することが，心因性症状を改善し，さらなる症状を防ぐために必要である．

3　優性反復性失調症

　少なくとも2つの異なる遺伝的欠損が周期性失調症（episodic ataxia：EA）〔Ⅰ型（EA-1），Ⅱ型（EA-2）〕を引き起こし，そのどちらもイ

オンチャネルの変異によって生じる．カリウムチャネル遺伝子の変異がEA-1の，電位依存性カルシウムチャネルの変異がEA-2の原因である（Subramony et al, 2003）．

① 周期性失調症Ⅰ型（ミオキミアを伴う発作性失調症）

EA-1は染色体12pにあるカリウムチャネル遺伝子 *KCNA1* の変異により生じる．持続性運動単位電位の特徴（第8章p.219）は，中枢神経系および末梢神経系に影響する膜の安定性欠如を示唆する．

☑ 臨床症状

発作はたいてい5～7歳で発症する．急な姿勢の変換，驚愕，運動，ストレスにより発作が引き起こされる．患児はぐにゃぐにゃした感じが広がる感覚や，数秒続く硬さにより発作が始まったことに気づく．続いて，協調運動不能，頭部や四肢の振戦，視界不良がしばしばみられる．暑く感じて発汗する児もある．まれに立ち続けたり歩き続けたりできることもあるが，大多数は座る．発作はたいてい10分以内でおさまるが，6時間続くこともある．顔面と四肢のミオキミアは12歳頃から始まる．身体所見では腓腹筋の肥大を認め，筋力は正常，顔面，手，上肢，下肢と広範囲に及ぶミオキミアと，手足攣縮に似た手の肢位を認める．安静時の筋電図で持続的自発性活動を認める（De Vries et al, 2009）．

☑ 診断

臨床診断の基本は典型的な発作症状と家族歴である．手だけでなく，近位の上肢筋，ときに顔面で，筋電図で持続性運動単位電位を認めることにより確定診断する．

☑ 治療

一部の患者は抗けいれん薬を毎日内服することに反応する．抗けいれん薬が無効だった場合，アセタゾラミドの内服が適切である．

② 周期性失調症Ⅱ型（アセタゾラミド反応性失調症）

EA-2，脊髄小脳失調症の1型（SCA6），また，家族性片麻痺性片頭痛の1型はみな同じ原因遺伝子をもち，いずれも染色体19pにある同じカルシウムチャネル遺伝子，*CACNA1A* の変異によって生じる．患者の約半分で片頭痛を認め，一部のエピソードは典型的な脳底型片頭痛である（Spacey, 2011；De Vries et al, 2009）．

☑ 臨床症状

19pへの遺伝的局在にもかかわらず，臨床症状は多様である．発症は，一般的に学童期か思春期である．患児は最初ふらふらするような症状が出現し，その後，回転性めまいや失調のため姿勢を保てなくなる．嘔吐は頻回で重度である．律動性眼振は，時々回転性の要素を伴い，発作の間に起こる．1か月に1～3回の発作を生じ，症状は1時間から1日持続する．加齢とともに発作は軽くなり頻度が減少する．緩徐に進行する体幹失調や眼振が発作間欠期に続く場合もある．失調が唯一の症状である患者もいれば，回転性めまいのみを認める患者や眼振のみを認める患者がある．ほとんどの患者が発作間欠期は正常であるが，一部の患者は脊髄小脳失調症6型と表現型として区別できない（p.257「進行性遺伝性失調症」）．

☑ 診断

臨床症状と家族歴が診断の基本である．分子学的診断も研究的に可能である．MRIでは小脳虫部の選択的な萎縮を認めることがある．脳底型片頭痛や良性発作性めまいでは家系内の年長者に片頭痛を認めるが，優性反復性失調症では片頭痛を認めないため，これら2つの疾患と優性反復性失調症を鑑別できる．さらに，良性発作性めまいの発作の場合は数分以上続くことはほとんどない．

☑ 治療

ほとんど全ての症例でアセタゾラミドの内服が発作の再発を予防できる．その作用機序は不明である．用量はだいたい，年少児で125 mgを1日2回，年長児で250 mgを1日2回である．アセタゾラミド不耐の児にはフルナリジン5～10 mg/日を代替治療として用いることがある．抗けいれん薬や抗片頭痛薬は有用ではない．

③ その他の周期性失調症

周期性失調症Ⅲ型（EA-3），EA-4，EA-5，EA-6が報告されている．これらの失調症は頻

度が低く，あまり研究されていない．EA-6 はより重度の表現型で，周期性，進行性失調症，発作，交代性片麻痺，片頭痛を認め，*SLC1A3* 遺伝子の変異に伴う．この遺伝子はシナプス間隙からのグルタミン酸除去に関連する，グリア興奮性アミノ酸トランスポーターEAAT1（glial excitatory amino acid transporter）をコードする（De Vries et al, 2009）．

4 薬物の摂取

薬物誤飲は 1～4 歳の間で最も多く発生する．

☑ 臨床症状

多くの向精神薬の過剰摂取は失調や人格障害，意識障害を引き起こし，ときにけいれん発作も引き起こす．抗けいれん薬，特にフェニトインの中毒量は，同等の意識の変容を伴わずに著明な眼振と失調を引き起こす．アレルギーや上気道感染のある乳幼児に対して過度の抗ヒスタミン薬を使用すると，失調が生じることがある．中耳の感染や内耳の機能障害のために不安定になっている可能性があるため，中耳炎の児では特に失調が起こりやすい．

☑ 診断

急性の失調症を呈する全ての児の両親や介護者に，児に投与した薬物や自宅で入手可能な薬物について注意深く質問する．家族の抗けいれん薬や向精神薬の使用について具体的に質問することが必須である．特定の薬剤の中毒が疑われたら，薬物代謝物の尿スクリーニングを行い，血液検査を行う．

☑ 治療

治療は摂取した特定の薬剤とその血中濃度による．生命機能が損なわれておらず，酸塩基平衡が障害されず，肝腎機能が正常なら，薬物摂取により引き起こされた失調症のほとんどの症例で，薬物は自然に安全に排泄される．生命にかかわる状況では，集中治療室で生命機能を補助しながら，透析が必要となることもある．失調をすでに発症している時点では胃内容排出の有効性は限られる．

5 脳幹脳炎

後頭蓋窩の構造を一次的に障害するウイルス性脳炎では失調症が初発症状になることがある．病因として可能性があるのは，エコーウイルス，コクサッキーウイルス，アデノウイルス，リケッチア（*Coxiella burnetii*）である（Sawaishi et al, 1999）．

☑ 臨床症状

失調症にしばしば脳神経障害を伴う．意識障害とけいれんを呈するびまん性脳炎が続発することがある．髄膜症をときに認める．経過は様々であり，ほとんどの患児は完全に回復するが，一部は重度の神経学的後遺症を残す．失調症と脳神経麻痺のみを呈し，新皮質の機能障害を呈さない児が，最もよく回復する傾向にある．このような症例では臨床所見のみではMiller-Fisher 症候群と区別できない．

☑ 診断

診断には軽度の蛋白増加を伴う（伴わないこともある）髄液中の単核球優位の細胞増多を示すことが必要である．聴性脳幹反応のピーク間潜時の延長は，末梢神経からの入力系の異常ではなく，脳幹実質内の異常を示している．意識清明の脳幹脳炎の児では，脳波は通常正常である．

☑ 治療

ウイルス感染に対する特異的な治療法はない．

6 先天代謝異常症

① Hartnup 病

Hartnup 病は常染色体劣性遺伝を呈するまれな疾患である．遺伝子異常は染色体 5p15 に位置する（Nozaki et al, 2001）．根本的な異常は腎臓と小腸におけるアミノ酸の輸送障害で，その結果，アミノ酸尿と小腸におけるアミノ酸の貯留を呈する．トリプトファンはニコチン酸アミドではなく，非必須のインドール環を持つ生成物に変換される．

☑ 臨床症状

患児は出生時には正常だが，発達指標の獲得

が遅れる．大多数の患児は境界域知能となり，残りの患児は正常である．罹患者は光過敏性があり，日光に曝露された後に重度のペラグラ様の皮疹がみられる．ニコチン酸アミドの欠乏が皮疹の原因である．多くの患児で四肢の失調症のエピソードを認め，ときに眼振を伴う．精神状態が変化し，感情不安定から錯乱状態，意識が低下する状態も起こりうる．診察では低緊張と腱反射正常または亢進の所見を認める．ストレスや併発感染により神経学的障害が誘発されるが，これは毒性のアミノ酸の分解産物が小腸から吸収されることによる．大部分の患者で皮疹と神経学的障害の両方を認めるが，どちらか片方のみでも生じうる．症状は数日間進行し，回復するまで1週間から1か月続く．

☑ 診断

Hartnup病の特徴は，アミノ基とカルボキシル基を1つずつ有する中性アミノ酸，つまりアラニン，セリン，スレオニン，アスパラギン，グルタミン，バリン，ロイシン，イソロイシン，フェニルアラニン，チロシン，トリプトファン，ヒスチジン，シトルリンを含むアミノ酸尿である．

☑ 治療

1日50〜300 mgのニコチン酸アミドの経口投与で，皮膚や神経学的合併症が回復する可能性がある．高蛋白食はアミノ酸の損失を補うのに役立ち，この病気は完全食をとる集団ではまれである．

② メープルシロップ尿症（間欠型）

メープルシロップ尿症は分枝鎖α-ケト酸脱水素酵素複合体の欠損により引き起こされる，分枝鎖アミノ酸の代謝異常である．この酵素の欠損により新生児期の有機酸血症を呈する．遺伝形式は常染色体劣性遺伝である．酵素欠損の割合により，3つの表現型がある．古典型は新生児期にけいれんで発症し（第1章p.6），中間型は進行性の知的障害を引き起こす（第5章p.139）．間欠型は失調症と脳症の発作を反復する．

☑ 臨床症状

患児は出生時には正常である．5か月〜2歳の間に重篤でない感染や手術，高蛋白食が原因で，失調症，興奮，進行性の傾眠状態のエピソードを発症する．発作の期間は様々であり，多くの患児は自然に回復するが，一部は重度の代謝性アシドーシスにより死亡する．生存した患者の精神運動発達は正常なままである．

☑ 診断

発作の間，尿はメープルシロップの臭いがして，血中および尿中で分枝鎖アミノ酸，ケト酸の濃度が上昇している．発作間欠期には分枝鎖アミノ酸，ケト酸は血中，尿中とも正常である．確定診断には培養線維芽細胞で酵素欠損を証明する必要がある．

☑ 治療

間欠型メープルシロップ尿症の児には蛋白制限食が必要である．一部の患者はチアミン反応性の酵素欠損を持ち，1日1gのチアミンにより急性発作が治療される．急性期治療が成功すれば，1日100 mgの維持量が勧められる．急性発作の間の主な目標はケトアシドーシスの改善である．蛋白摂取は禁忌である．命にかかわる状況では腹膜透析が有用である．

③ ピルビン酸脱水素酵素欠損症

ピルビン酸脱水素酵素（pyruvate dehydrogenase：PDH）複合体はピルビン酸を酸化的脱炭酸し，二酸化炭素とアセチルCoAへ変換する．この複合体の障害は，亜急性壊死性脳脊髄症（Leigh症候群），ミトコンドリアミオパチー，乳酸アシドーシスなどのいくつかの神経学的状況に関連する．複合体は3つの主要な要素からなり，それらはE1，E2，E3とよばれている．E1にはX染色体にエンコードされる2つのαサブユニットと，2つのβサブユニットからなる．間欠的な失調症と乳酸アシドーシスのエピソードはX連鎖性PDH-E1欠損症の特徴である（Head et al, 2005）．E1欠損症はPDH欠損症の最も一般的な病型である．

☑ 臨床症状

臨床症状は重度の新生児乳酸アシドーシスや死亡から，乳酸・ピルビン酸アシドーシスを伴う周期性失調症や脊髄小脳変性症まで多岐に及ぶ．大多数の患児は軽度の発達遅滞を小児期早期の間に呈する．失調症，構音障害とときに嗜

眠状態を伴うエピソードは通常3歳以降に始まる．より重度の患児では，乳児期にエピソードが始まり，全身の筋力低下や意識障害を伴う．発作は自然にも起こるが，併発する感染症，ストレスや高糖質食によっても引き起こされる．発作は不規則な間隔で反復し，1日から数週間続く．

個々の患児における神経機能障害の重症度は，残存酵素活性の程度を反映するといわれている．全身の筋力低下を合併する患児はまた深部腱反射消失も認め，眼振や他の眼球運動障害を持つ．失調症は主要症状である．企図振戦と構音障害も認められる．代謝性アシドーシスが原因と思われる過呼吸がよくみられる．PDHがほぼ完全に欠損している児は，乳酸アシドーシスと中枢性低換気により乳児期に死亡する．

☑ 診断

PDH欠損症は乳酸アシドーシス，低緊張，進行性や発作性の失調，Leigh症候群の表現型，再発性多発ニューロパチーを認める児で疑う．ピルビン酸値は上昇し，乳酸/ピルビン酸比（L/P比）は低い．血中の乳酸値は発作の間欠期にも上昇している可能性があり，発作中は乳酸，ピルビン酸値が常に上昇している．一部の患児で高アラニン血症も認める．線維芽細胞，白血球，筋肉の酵素活性の測定により診断が確定する．

☑ 治療

ケトン食はPDH複合体欠損症に対する合理的な治療である（Klepper et al, 2002）．通常，患児はチアミン（100～600 mg/日）と高脂肪（>55%），低糖質食で治療される．しかし，残念なことに現在の治療では多くの患者の病気の進行を防ぐことはできない．1日2回のアセタゾラミド内服（低年齢の児は125 mgを1日2回，高年齢は250 mgを1日2回）により有意に発作を抑えられる可能性がある．ビオチン，カルニチン，コエンザイムQ10，チアミンの補充による治療の効果はまだ確立していない．

7 片頭痛

1 脳底型片頭痛

脳底型片頭痛は，片頭痛発作の症状として，繰り返す脳幹または小脳の機能障害を特徴とする．脳底型片頭痛を有する小児では，他の時には前兆を伴う古典型片頭痛を呈する（Kirchmann et al, 2006）．男児に比べ女児の罹患率が高い．症状出現時期のピークは思春期ではあるが，何歳でも起こりうる．幼児期発症の症例では，良性発作性めまいとして症状を呈しやすい．

☑ 臨床症状

失調性歩行（50%），その他の症状として，視力障害，めまい，耳鳴り，交代性片麻痺，手指や足指や口角の感覚異常などがある．突然の意識消失が生じ，通常持続は2～3分のみである．不整脈や脳幹梗塞などは，まれな致死的合併症である．通常神経症状の後に後頭部がずきずきするひどい頭痛が出現する．悪心，嘔吐は30%以下のケースで生じる．

患児は，脳底型片頭痛の発作を反復するが，加齢とともに発作は古典的片頭痛の発作へと変化する．ただし，古典的片頭痛の発作を呈する時も，めまいや失調などの症状を引き続き訴えることもある．

☑ 診断

脳波は，良性後頭葉てんかんと鑑別するために必要である．脳底型片頭痛発作の直後では，後頭葉の間欠的徐波（デルタ律動）がみられるのに対し，てんかんでは突発波がみられる．

☑ 治療

脳底型片頭痛の治療法は，その他の型の片頭痛と同じである（第3章 p.91）．発作が多い場合には，予防薬が必要である．

2 良性発作性めまい

良性発作性めまいは，幼児や就学前の児に多いが，年長児でもみられる．

☑ 臨床症状

反復するめまいが特徴である．めまいは開始時が最も強い．真性の小脳失調症状は呈さないが，めまいが重度のため立位保持は困難であ

る．患児は，静かに床に横たわるか，抱っこを求める．症状出現中も意識は保たれ，頭痛は伴わない．蒼白，眼振，恐怖心が目立つ．発作症状は数分間のみの持続だが，不定期に繰り返す．年齢とともに発作の頻度が減少し，完全に消失する．片頭痛に移行するのは21%である(Lindskog et al, 1999)．

☑ 診断

診断は基本的に臨床診断であり，臨床検査はその他の疾患の可能性を除外する時にのみ有効である．必ずしも発作性めまいを伴わない片頭痛の家族歴は40%でみられる．片頭痛発作時にめまいを伴った経験のある両親もいる．両親が良性発作性めまいを既往に持つことはまれである．

☑ 治療

発作は非常に短く，危険を伴わないため治療は必要ない．発作が高頻度な場合は片頭痛予防薬を考慮してもよい．

8 感染後/免疫関連疾患

ここで述べられる多くの疾患の小脳障害および神経脱落症状の背景は，自己免疫学的機序によるものである．ウイルスの先行感染が原因とされるが，確認できるのは，症例の半数のみに限られる．水痘の自然感染および水痘ワクチンは，明らかな先行原因として知られる．その他のワクチンは急性小脳失調症と関連するものはない．

① 急性小脳失調症

本症は，通常2〜7歳の児が罹患するが，16歳頃までは発症する．罹患率に男女差はなく，家族内発症の危険性は高くない．以前は，水痘の自然感染後によく発症していた．水痘のワクチンが普及することによりこの症候群はまれなものとなったが，生ワクチン投与による合併症としても生じることがある．

☑ 臨床症状

発症は急激であり，生来健康の児が昼寝から目覚めたら立つことができなくなる．発症時が失調の程度も最大である．始めの数時間で悪化することもあるが，長期の進行，寛解・増悪という経過はこの診断に一致しない．失調の程度は軽度の不安定性程度から，起立も歩行も全く不可能な程度まで幅がある．たとえ失調が重度であっても，意識は清明でありその他の所見も正常である．腱反射は出現または消失する．腱反射の消失はMiller-Fisher症候群を示唆する．眼振が生じたとしても通常は軽度である．無秩序な異常眼球運動（オプソクローヌス）がみられれば，オプソクローヌス・ミオクローヌス症候群を疑う．

症状は，数日後から軽減していき，正常の歩行まで回復するのには，3週間〜5か月を要する．体幹や四肢単独の失調や軽度の眼振のみの児は，完全に回復しやすい．著明な眼振やオプソクローヌス（p.249「ミオクローヌス脳症/神経芽細胞腫症候群（オプソクローヌス・ミオクローヌス症候群）」），頭部や体幹の振戦や中等度の易刺激性がある場合，持続する神経学的後遺症を来すことが多い．

☑ 診断

急性感染症後の小脳失調症は，除外診断である．全ての小児では，薬物スクリーニングを行うべきであり，多くは，頭部画像検査を施行する．特に水痘罹患後の典型的な症例では，頭部画像検査の必要性に議論の余地がある．腰椎穿刺は，脳炎が疑われた場合には適応がある．

☑ 治療

急性感染症罹患後の小脳失調症は一過性であり，治療は不要である．作業療法により，動作の回復が促進される．

② Miller-Fisher症候群

失調，眼筋麻痺，腱反射消失が本症の特徴である．類縁疾患として，眼筋麻痺がないものは，急性失調性ニューロパチーとよばれている．本症は，Guillain-Barré症候群の一亜型とする人もいれば，脳幹脳炎の一亜型とする人もいる．Guillain-Barré症候群に類似した自己免疫疾患である証拠として，両者の原因の1つが*Campylobacter jejuni* O：19であることが確認されている（Jacobs et al, 1995）．

☑ 臨床症状

50％の症例では，神経症状発症の5〜10日前に先行するウイルス感染がある．眼筋麻痺か失調が初期症状である．この2つの症状は臨床経過の早期から出現する．初期の眼球運動障害は上方注視麻痺で始まり，徐々に側方視，下方視が障害される．回復時には逆の順番に良くなっていく．自発的な上方視が障害されているにもかかわらず，Bell現象が保たれている場合は，核上性麻痺の可能性を示唆する．眼瞼下垂も認めるが，垂直性注視麻痺ほど重症ではない．

末梢からの感覚入力の減少により，腱反射消失および体幹に比べて四肢優位の失調を呈すると推測される．四肢の筋力低下もみられる．片側性あるいは両側性の顔面の筋力低下が小児でみられることは非常にまれである．回復は，症状が最も重くなった時点より2〜4週間以内に徐々に起こり，6か月以内に完治する．

☑ 診断

臨床的にMiller-Fisher症候群と脳幹脳炎を鑑別することは難しい．意識障害，多彩な脳神経症状，脳波の異常，聴性脳幹反応におけるピーク間潜時の延長等の所見により脳幹脳炎が示唆される．Miller-Fisher症候群における髄液検査所見は，はじめに細胞数増加が生じ，遅れて蛋白の増加がみられるという点で，Guillain-Barré症候群の異常と類似する．

☑ 治療

抗体をブロックする免疫グロブリン療法（2 g/kgを2〜5日間に分けて）および血漿交換が有効な可能性がある．ただし，無治療の小児例においても予後は悪くない．

③ 多発性硬化症

本症は，若年成人に多い疾患であるが3〜5％は6歳未満で生じる（Ruggieri et al, 1999）．小児期発症型と成人発症型は類似している．本疾患は他章（第2章 p.69，第12章 p.292，第16章 p.355）にも登場するので，あわせて参照されたい．神経画像，特にMRIが診断の精度を上昇させてきた（Tenembaum et al, 2007）．

急性の脱髄を認めた小児296人の後方視的研究では，81人が巣状病変，119人が散在性脳脊髄炎（ADEM），96人が多発性硬化症と診断されていた．長索路（運動，感覚，括約筋）機能障害を226人（76％）の小児で認めており，続いて121人（41％）に脳幹に局在した症状を認め，視神経炎を67人（22％）に，横断性脊髄炎を42人（14％）に認めた（Mikaeloff, 2004）．思春期の児では局所症状が多かった．急性脱髄からの回復は様々で，視神経炎を認めた児の85％は完全に視力が回復した（Kriss et al, 1988；Visudhiphan et al, 1995；Wilejto et al, 2006）．横断性脊髄炎250人の小児の報告では，80％が対麻痺または四肢麻痺となり，発症時に失禁や重度の排尿障害を認め，5％が死亡した（Banwell et al, 2007）．生存した30％以上が車椅子生活となり，70％は排尿障害を後遺症として認めた（Wingerchuk et al, 2006）．

☑ 臨床症状

性別は，女：男＝1.5〜3：1の範囲で報告されている．小児においては，発熱に伴う失調が最も多い初発症状であり，脳症症状，片麻痺，発作などの症状が続く．片側または両側の眼筋麻痺も1/3の患者でみられる（第15章 p.331）．

臨床症状は，非常に多彩で1つの典型的な臨床像が確立していない．必須の症状は，中枢神経系の連続していない部位に散在性に繰り返し現れる脱髄所見である．巣症状は，急速に進行し数週間から数か月持続するというのが，一連の症状の特徴である．その後患児は，部分または完全寛解を示す．数か月または数年を経て再発し，発熱を伴うことが多いが，特定の原因によるものではない．嗜眠，悪心・嘔吐は，時々小児ではみられるが，成人ではまれである．患児は易刺激性が多く，体幹や四肢の失調もみられる．腱反射は全体的に亢進しており，長期予後は不良である．

☑ 診断

初回エピソードは予測診断であり，確定診断には，再発があり多相性の経過であるという証明が必要である．症状増悪時の髄液検査では，軽度のリンパ球の増多（$<25/mm^3$），正常または軽度の蛋白上昇，そしてオリゴクローナルバンドがみられることもある．

頭部MRIは多発性硬化症の診断に有用であ

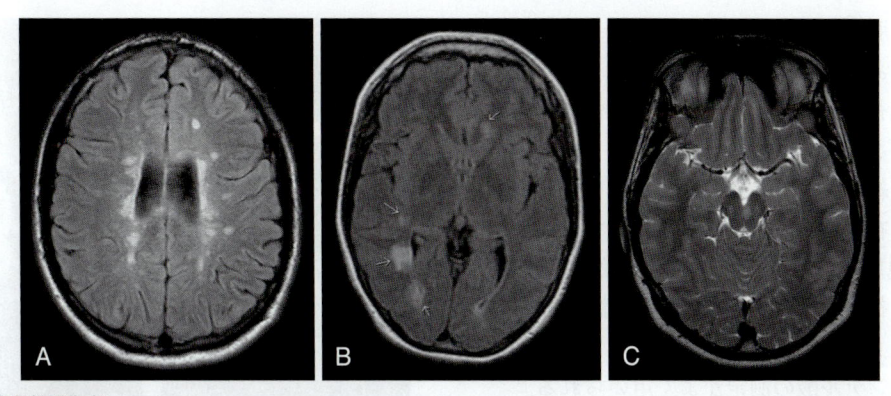

図 10-1 多発性硬化症
(A) MRI FLAIR 像軸位断で，多発性脱髄病変を認める．(B) FLAIR 像軸位断で，多発性脱髄病変を認める（矢印）．(C) MRI T_2 強調像軸位断で，中脳中央部に脱髄病変を認める

り，初回発作で 80％の症状で潜在性の病巣を描出できる（図 10-1）．頭部 MRI T_2 強調像での 3 個以上の白質病変，特にそのうちの 1 つが脳梁の断面に存在することが，多発性硬化症の確定診断にとって感度の高い所見である（Frohman et al, 2003）．しかし，所見の広さや程度は臨床症状に相関しない．また繰り返す再発のエピソードの後には，MRI で視床病変の障害を示すことがある（Mesaros et al, 2008）．

☑ 治療

小児の多発性硬化症の治療は成人と同様であり，予後は思わしくない．急性増悪時には，副腎皮質ステロイドの短期療法が必要である．年齢によりメチルプレドニゾロン 500～1,000 mg/日程度の初期投与量で，その後減量を行う．小児においては成人で再発を防ぐとされている治療法の経験が少ない．

④ ミオクローヌス脳症/神経芽細胞腫症候群（オプソクローヌス・ミオクローヌス症候群）

本症は，オプソクローヌス（無秩序な異常眼球運動），ミオクローヌス性小脳失調（不規則なショック様筋収縮）を特徴とする症候群である．自己免疫学的機序が原因とされる．当初，この症候群は潜在性の神経芽細胞腫または原因不明とされていたが，画像診断技術の進歩により，かなり多くの症例で神経芽細胞腫との関連がみられる．1 例のみであるが，良性の卵巣奇形腫に合併した報告もある（Fitzpatrick et al, 2008）．神経芽細胞腫全体の約 2～3％で本症が出現する．特異的な抗体はまだ確立されていないが，神経細胞表面抗原に対する抗体の関与が示唆される（Blaes et al, 2005）．

☑ 臨床症状

発症年齢は平均生後 18 か月で，生後 1 か月から 4 歳までの幅がある（Russo et al, 1997）．発症から症状完成まで 1～2 日と短い感染症後の急性小脳失調症や Miller-Fisher 症候群とは異なり，本症では症状完成までに 1 週間以上を要する．

失調または，不規則な異常眼球運動が契機となり受診することが多い．患児の約半数に性格変化や不機嫌などを呈するため，大脳の広範囲に及ぶ病巣が推測される．症状は失調にみえることがあるが，実際にはこのバランスの悪さはミオクローヌスによるもので，持続する速い筋収縮が不規則に全身に広がることで起こると考えられる（第 14 章 p.322）．オプソクローヌスとは，ミオクローヌスに類似した外眼筋の異常である．自発的で共同性の（左右の眼が同じ方向に偏位する）不規則な大きい眼球偏位が全方向に出現する．この異常な眼球の動きは，注視方向の変換や瞬目などにより，強く誘発される．オプソクローヌスは，睡眠中でも出現し，不機嫌を伴うと増悪する．

☑ 診断

本症の診断は，特徴的な臨床症状が基本である．原因疾患を特定するための検査が必要である．神経芽細胞腫は，繰り返す失調またはミオ

クロニー脳症を呈する全ての小児において鑑別が必要である．神経芽細胞腫は，数日間以上の経過で進行，または寛解増悪する急性運動失調の原因となる．

神経芽細胞腫は，胸部および腹部に同程度の割合で存在する．一方，本症を伴っていない神経芽細胞腫では 10～15% のみが胸部に局在している．神経芽細胞腫の診断には，胸腹部 MRI 撮影（図 10-2）および尿中ホモバニリン酸とバニリルマンデル酸の測定がよく用いられる．

☑ 治療

神経学的長期予後は，腫瘍の有無や腫瘍摘出術などには依存しない．神経芽細胞腫の存在にもかかわらず，神経症状の部分寛解や完全寛解がみられる．多くの患児では，長期経過中には，神経症状の寛解増悪がみられている．副腎皮質刺激ホルモンやステロイドの経口投与により，80% 以上の患児において症状の部分あるいは完全寛解が得られる．著明な改善は，治療開始後 1～4 週間後よりみられる．治療中止後に症状が再燃することもあるが，治療継続にもかかわらず症状が進行することもある．長期フォローでは，2/3 の患児で軽度の神経学的異常を認め，残りの 1/3 では神経学的異常はほとんどまたは全く認められない（Hayward et al, 2001）．

⑤ 中枢神経系の髄鞘低形成を伴う小児期失調症/Vanishing white matter 病

Vanishing white matter 病は，最も多い遺伝性小児期白質脳症の 1 つである．この疾患の特徴は，ADEM に類似した発熱，軽微な外傷または恐怖感によって誘発される反復性脱髄症状で，重度の神経学的退行，昏睡を引き起こす．典型的な表現型は，小児期早期に発症し，小脳失調優位の慢性的な神経学的退行を認める．多くの患者は発症後数年で死亡する．あらゆる細胞で異なるストレス状態下での蛋白合成を制御するために必須である，真核生物翻訳開始因子 (eIF2B) の 5 つのサブユニットの 1 つの異常で起こる．家族例もみられることから，遺伝的背景も示唆されている（van der Knaap, 2006）．

☑ 臨床症状

発症時期は乳児期から学童早期までである

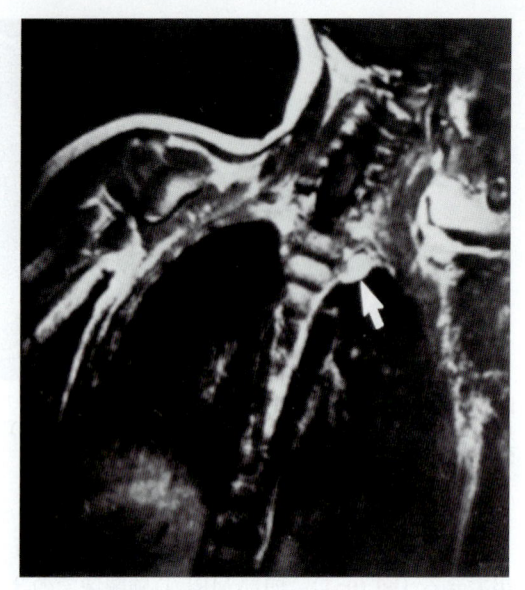

図 10-2　胸部 X 線写真や CT は正常な児で，MRI で肺尖部の神経芽細胞腫を認める（矢印）

(Naidu et al, 2005)．多くの小児では，初回発作発症前の発達は正常であるが，すでに軽度の遅れを認めている場合もある．多くは失調，あるいはジストニアや痙性による歩行障害で発症する場合が多い．発作を反復し神経学的退行を認め，小児期に死亡する．

☑ 診断

発症時は，ADEM との鑑別に苦労する．しかし，頭部 MRI による嚢胞形成を伴う斑状の白質異常症は，ADEM の特徴とは異なる．経過中に，小嚢胞同士が癒合し，白質内に巨大嚢胞を形成するが，灰白質は晩期まで保たれる．生化学的異常として，脳内，血液中および髄液中の乳酸高値は必ずしもみられない．

☑ 治療

対症療法である．ステロイドの効果はない．

⑨ 偽性運動失調（てんかん性失調）

☑ 臨床症状

失調と歩行障害は，てんかん発作の唯一の症状としてみられることもある．上下肢の失調および歩行障害が出現するが，患児はてんかんの診断がまだなされていないこともある．もし，すでに患児が抗けいれん薬を内服中であれば，

初期には，薬剤による副作用とみなされる場合が多い．失調症状が出現している間は，患児は無愛想でもうろうとしているようにみえる．他の発作症状と同様に，本症状も突然出現し，反復する．

☑ 診断

眼振がなければ，その失調が薬物による副作用ではなく，発作症状であることを示唆する．失調出現時の脳波所見は，前頭部優位に全般性の 2～3 Hz の棘徐波複合が持続的にみられる．これは Lennox-Gastaut 症候群（第 1 章 p.25）にみられる典型的な脳波所見である．これらの異常波は，通常はミオクロニー発作や脱力発作と関連している．いずれの発作も短く，反復して出現し，運動を阻害して失調を来す．

☑ 治療

通常，偽性運動失調は抗けいれん薬に反応する．

10 外　傷

小児では軽微な頭部外傷が多く，幼児では日常茶飯事である．両親の心配をよそに通常は完全に回復する．意識障害，けいれん，脳挫傷を伴うような重度の頭部外傷は少ないにもかかわらず，1 年で数千例の小児が死亡している．軽度頭部外傷に引き続き，失調を認めることがある．ほとんどの症例で，失調はいわゆる脳振盪症候群の一症状で，画像検査で中枢神経構造の損傷を認めない．その他の症例では，小脳挫傷または後頭蓋窩血腫を認める（第 2 章 p.83）．特にスポーツ中の頸髄損傷でも失調を認める．

① 脳振盪症候群

☑ 臨床症状

多くの成人において，軽微な頭部外傷後に頭痛，めまい，意識変容の訴えがみられる．これらの症状のいくつかは小児の頭部外傷後にも生じるが，おそらく外傷を契機とした一過性の脳機能の変化を表しているのであろう．軽い頭部外傷でも軸索障害を来すことが症状遷延の原因といえる．

乳幼児で最も目立つ症状は失調である．この症状は必ずしも典型的な小脳失調ではなく，不安定な歩行を呈する．四肢の測定障害は呈さず，他の神経機能も正常である．

年長児の脳振盪症候群では，失調に加えて頭痛やめまいの症状もよくみられる．頭痛は通常，程度は軽く，一過性である．頭痛が増悪し慢性化する場合，鎮痛薬誘発頭痛のことが多い（第 3 章 p.95）．年長児では，めまいに対して代償が働くため歩行が障害されるには至らないことが多いが，不安定感は残存する．

☑ 診断

臨床症状で診断される．外傷の際に頭蓋内出血除外目的に，頭部 CT が施行されるが異常所見を認めず，MRI にて軸索損傷を示唆する T_2 高信号域を呈することがある．

☑ 治療

通常，失調は 1 か月以内に，遅くとも 6 か月以内には完全に軽快する．失調を認める間，治療は活動制限のみである．

11 血管障害

① 小脳出血

小児において凝固異常を伴わず，誘因のない小脳出血は，脳動静脈奇形によって起こる．ただし，小脳における脳動静脈奇形は，小児の脳動静脈奇形の発生部位としては，10% 以下である．小脳出血の 2 大症状は，失調と頭痛である．小出血でも後頭蓋窩に局在するため，水頭症を来すことがある．シャント，血腫除去について脳外科に相談し，ときには後頭蓋窩除圧術がすぐに必要なことがある．

② 川崎病

川崎病は乳幼児および小児を中心に発症する全身性の血管炎である．

☑ 臨床症状

診断基準 6 項目（発熱，結膜充血，咽頭および口唇の発赤，四肢の硬性浮腫，多形滲出性紅斑，リンパ節腫脹）中 5 項目以上該当することが診断に必要である．関節痛，心炎，無菌性髄膜炎等も認めることがある．川崎病は，小児の

結節性動脈周囲炎と同一のものである（明らかな誤りと考えられる。また以下にも結節性動脈周囲炎と混同した記載がある）．

多発性脳梗塞が生じることがあり，それにより小脳失調症状，顔面神経麻痺，外眼筋麻痺などを呈することもある．神経症状および冠動脈病変の合併は，川崎病の予後を大きく悪化させる．

☑ 診断
多系統にわたる症状の広がりが診断には必須である．血液検査では，赤沈上昇，CRP 上昇，血清補体の上昇およびグロブリン値の上昇を認める．皮膚生検では，典型的な血管炎の像がみられる．

☑ 治療
静注によるγグロブリン大量療法（2 g/kg，2〜5日以上）や，急性期のアスピリン高用量も有用である．

❸ 椎骨脳底動脈閉塞

椎骨脳底動脈に対する外傷は，カイロプラクティックの手技やスポーツ外傷によって生じる．椎骨脳底動脈は，第2頸椎から大後頭孔にかけて骨に囲まれた空洞を走っている．首の過進展や過屈曲による突然の動脈伸展により，血管内皮障害や血栓が生じる．

☑ 臨床症状
症状の出現は，外傷後数分から数時間で起こる．めまい，悪心，嘔吐は脳幹の虚血での初期症状である．後頭部の頭痛も伴うことがある．片側の四肢の協調運動障害により失調が生じる．発症時が最も症状が強いか，数日かけて症状が進行するかのいずれかである．診察所見にて，片側の脳幹機能障害（複視，顔面筋の筋力低下）や同側の小脳症状を呈することがある．

☑ 診断
CT または MRI により小脳半球における片側性の梗塞所見が同定される．延髄外側にも梗塞を認めることがある．血管造影により，動脈性の血栓の局在がわかる．

☑ 治療
多くの小児では，発症後数か月以内に完全回復する．抗血小板療法と抗凝固療法の有用性は確立していない．

B 進行性・慢性の失調

元来健康な児に進行性の失調が出現し，さらに頭痛も伴う場合，常に脳腫瘍を第一に考える（**Box 10-2** 参照）．失調を呈する先天異常は，ある程度の認知障害を合併することが多い．発症時期は，幼児期の場合もあれば，成人期のように遅発性の場合もある．Friedreich 失調症は最もよく知られている遺伝性進行性失調症である．慢性や進行性失調の原因は診断が容易で，治療可能なものもある．そのため，誤診は児にとって不幸な結果をもたらすことになるだろう．

❶ 脳腫瘍

2〜12歳の小児に認める原発性脳腫瘍の約85％は後頭蓋窩に認める．テント上腫瘍は2歳以下の幼児と12歳以上の児に多い．70％の原発性脳腫瘍は神経膠腫で，脊髄腫瘍は中枢神経系腫瘍のわずか5％である．神経外胚葉性腫瘍は小児期悪性腫瘍の中で2番目に多く，固形腫瘍の中では最多である．後頭蓋窩に生じる4つの重要な腫瘍は，小脳星細胞腫，脳幹部神経膠腫，上衣腫，原始外胚葉性腫瘍（髄芽腫）である．脳幹部神経膠腫の初発症状は脳神経障害で，失調ではない（第15章 p.335）．この項では，後頭蓋窩の腫瘍に限って記載しているが，テント上の脳腫瘍も同様に失調を生じることを知っておく必要がある．テント上の脳腫瘍を認める小児の約1/4は初診時に歩行障害を呈し，多くの小児が小脳失調症状を呈する．テント上腫瘍が正中線上にある場合も大脳半球にある場合も，同様に歩行障害を呈する．一方，正中線上に腫瘍を認めるほうが，小脳症状を認めやすい．

❶ 小脳星細胞腫

小脳星細胞腫は小児期脳腫瘍の12％を占める．小脳半球で緩徐に発育し，壁在結節を伴う大きな囊胞からなる．腫瘍の局在は，小脳半球であったり，虫部であったり，半球と虫部の両方や第4脳室を占拠するような場合もある．正中部の腫瘍は塊状を呈しやすい．

☑ 臨床症状

発生率に性差はない．好発年齢は5〜9歳だが，早ければ幼児期早期にも認めることもある．学童期の児では，頭痛が最も一般的な初発症状だが，学童期前の児は歩行の不安定や嘔吐が一般的である．頭痛は潜行性で間欠的であり，典型的な朝の頭痛，嘔吐はまれである．頭痛と嘔吐の初期症状は非特異的で，風邪症状のように思われる．症状が持続した際に，頭蓋内圧亢進を疑われるようになる．乳幼児では骨縫合が離開するため，頭蓋内圧亢進症状が緩和されることが多い．このため，頭痛や嘔吐を伴わない歩行障害が幼児の小脳星細胞腫の一般的な初発症状となる．

多くの患児は，初診時に乳頭浮腫を認めるが，縫合離開している乳児には認められないことが多い．失調は3/4に，測定障害は1/2にみられるが，眼振はわずか1/4である．開脚した動揺歩行から，継ぎ足歩行や急な方向転換をした時のみ認められる程度の軽微な歩行の変化まで，失調の程度は様々である．その原因の一部は腫瘍が小脳に局在することや水頭症である．腫瘍が小脳半球にある場合，同側あるいは両側の測定障害を認めることがある．また，外転神経麻痺，多発脳神経麻痺，項部硬直，斜頚など，他の神経学的徴候を認めることがある．

☑ 診断

MRIが最適な画像検査である．

☑ 治療

生命を脅かす水頭症を認める児には，まずシャント留置を行うべきである．シャントを行うことで，失調を含む多くの症状や神経徴候が改善する．そこまで重度ではない水頭症であれば，ステロイドも頭蓋内圧を下げるのに有用である．

切除術後の5年生存率は95%である．壁在結節をみつけた場合，外科的に切除しなければ，再発する可能性がある．術中にその切除量を決定することは難しいが，外科医の判断向上につなげるためにも，術後の画像検索を行う．術後の放射線治療の必要性は確立されていない．

第4脳室底を巻き込むような，より深部の腫瘍の完全摘出はまれである．部分切除後の局所再発はよくあることである．再手術が有用な場合もあるが，部分切除術後の放射線療法のほうが，予後が良い．手術単独，または手術と放射線療法の併用後の無病生存率は5年で92%，25年で88%である．悪性度の低い小脳星細胞腫は外科的切除の程度にかかわらず，化学療法は不要である．

悪性度の高い小脳星細胞腫（膠芽腫）は小児ではまれである．30%以上の小児患者に髄腔内播種が生じる．膠芽腫の術後は必ず，髄液検査と脊髄造影が行われる．どちらか一方でも異常があれば，全脊髄の放射線照射治療の適応となる．

❷ 小脳血管芽腫（von Hippel-Lindau病）

von Hippel-Lindau（VHL）病は常染色体優性遺伝形式の多臓器疾患である（Schimke et al, 2009）．最もよくみられる症状は小脳および網膜の血管芽腫と膵嚢胞である．小児で小脳血管芽腫の全例がVHL病である．成人では60%が小脳血管芽腫単独であり，VHL病ではない（遺伝子異常は伴わない）．VHLの表現型は，たとえ同じ親族内であっても様々である．最も多いのは，小脳と網膜の血管芽腫（59%）で，腎細胞癌（28%）や褐色細胞腫（7%）も認められる．

☑ 臨床症状

VHLで小脳血管芽腫が発症する平均年齢は32歳で，15歳前での発症は一般的ではない．初期症状としては頭痛と失調である．網膜血管芽腫はもっと若年に生じ，早ければ10歳までに出血による視力障害を来しうる．網膜芽血管腫は多発性や両側性で，眼底鏡にて拡張した動脈が，視神経乳頭から怒張した静脈を伴う辺縁部の腫瘍に向けて伸展しているのが認められる．脊髄血管芽腫は髄内に存在し，脊髄空洞症を引き起こす．褐色細胞腫は7〜19%に認められ，唯一の臨床症状である場合もある．

☑ 診断

以下の症状を呈する場合は本症を考える．中枢神経系に1つ以上の血管芽腫がある時，1つの血管芽腫に加え腹部臓器の嚢胞，腎細胞癌がある場合，家族歴があることなどである．VHL病の分子遺伝学的検査では，ほぼ100%の患者

で遺伝子変異をみつけることができる．VHL病の原因遺伝子は癌抑制遺伝子で，3p25に存在する．無症候性の患者家族に対して，診断のための臨床検査は可能であり，治療可能な異常をみつけるために1年ごとの間接眼底鏡検査と腎臓の超音波検査，3年ごとの脳のガドリニウム造影MRIを行うべきである．

☑ 治療

小さな網膜病変に関しては凍結療法や光凝固を行うことで視野障害なく，完全な腫瘍退縮が得られる．小脳血管芽腫の治療は外科的切除で，完全切除が基本である．

③ 上衣腫

後頭蓋窩の上衣腫は第4脳室底部や天井部から発生する．腫瘍は外側陥凹および小脳橋角部にまで伸展する．上衣腫は小児の原発性脳腫瘍の10％を占める．

☑ 臨床症状

小児の脳腫瘍の8％を上衣腫が占める．小児における発症のピークは出生時から4歳までである．発症において性差はない．臨床症状は緩徐に進行するため，初診まで数か月を要することもしばしばである．小児においては，頭蓋内圧亢進症状が初発症状の90％であり，残りは歩行障害や協調運動障害，頸部痛，脳神経障害が初発症状である．患児の1/2は体幹型失調を伴い，また1/3は眼振を伴う．さらに1/3は斜頸や頸部痛を伴い，腫瘍が頸髄まで伸展していることを示唆する．

症状は緩徐に進行すると思われるが，間欠的な臨床経過をたどる患児もいる．頭痛や嘔吐，失調，項部硬直のエピソードが数日または数週間続き，その後軽快する時期が来る．この間欠的な症状の原因は，腫瘍が弁のように第4脳室や中脳水道を一過性に閉塞するためである．

☑ 診断

典型的（良性）と未分化型（悪性）の2つのグレードが知られている．上衣腫は典型的には脳室の上衣層から発生するため，腫瘍は中枢神経軸全体に広がる可能性がある．第4脳室上衣腫の典型的なMRI所見では，均一に造影された腫瘍が閉塞性水頭症を伴って，Luschka孔やMagendie孔から伸展する．著明な脳室拡大はよくみられる．脳と全脊髄の造影MRIと髄液の細胞診を行い評価する．

☑ 治療

予後を決める，唯一にして最も重要な要素は切除の程度である（Perilongo et al, 1998）．手術目標は水頭症を改善し，可能な限り第4脳室を傷つけないでより多くの腫瘍を切除することである．後頭蓋窩の放射線照射を術後に行うことが多いが，軟膜髄膜播種を認めなければ，全脳全脊髄照射は行わない．予後不良因子は，診断時年齢が2～5歳以下であること，脳幹浸潤，4,500 Gy以下の放射線照射量である（Paulino et al, 2002）．

④ 髄芽腫

髄芽腫は，後頭蓋窩に生じる原始外胚葉性腫瘍（primitive neuroectodermal tumor：PNET）で，神経細胞やグリア細胞への分化能を有する．多くは小脳虫部と第4脳室にみられ，小脳半球まで伸展することもある．約10％が小脳半球のみに認められる．髄芽腫は頭蓋内のPNETの約85％を，小児の脳腫瘍の15％を占める．米国国立がんセンターの登録調査によると，髄芽腫の発生が増加している（McNeil et al, 2003）．

☑ 臨床症状

90％は10歳未満で発症し，残り10％は10代に発症する．髄芽腫は幼児期に発症する最も頻度の高い原発性脳腫瘍である．

腫瘍の発育は急速で，発症してすぐに医療機関を受診することが多い．（発症から受診まで）2週間以内が25％，1か月未満が50％である．小児患者の初期症状として嘔吐が58％に，頭痛は40％，歩行不安定が20％，斜頸や項部硬直が10％に認められる．頭痛の有無によらず，初期症状として嘔吐が目立つのは，腫瘍の第4脳室底への刺激が原因ではないかと推測されている．年少児では歩行障害が多く，失調というよりも立ったり歩いたりすることを嫌がるのが特徴的である．

2/3の患児は初診時に乳頭浮腫を呈する．体幹失調と四肢失調は同じくらいの頻度で，ともに認められることもある．眼振は22％しか認め

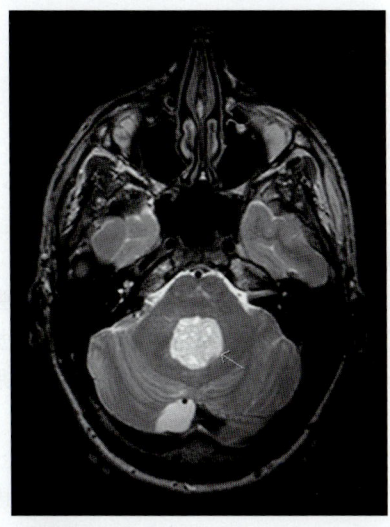

図 10-3　髄芽腫
MRI T₂強調像では，小脳虫部に不均一な囊胞性病変（矢印）と偶然にくも膜下囊胞を認める

2 先天奇形

1 頭蓋底陥入症

頭蓋底陥入症は頭蓋骨と脊椎の接合障害である．後方に偏位した歯突起が脊髄や脳幹を圧排する．

☑ 臨床症状

初発症状はしばしば斜頸，項部硬直，頭痛である．ちょっとした頭頸部の外傷で発症する．診察では，失調と眼振，反射亢進を認める．

☑ 診断

MRI が頸髄から延髄の接合や，合併する Chiari 奇形，延髄空洞症を観察するのに最も良い方法である．

☑ 治療

大後頭孔の外科的減圧術が通常症状を改善する．

2 小脳奇形

(a) 先天性小脳半球低形成

先天性小脳半球低形成は片側性，両側性ともに生じることがある．両側性の場合，半数以上に常染色体劣性遺伝形式を特定することが可能である．最も一般的な組織学的特徴は，プルキンエ細胞層は比較的保たれているが，顆粒層が欠落していることである．片側小脳低形成は遺伝性疾患との関連はない．いくつかの遺伝型では，顆粒層の変性は生後も持続し，幼児期に進行性小脳機能障害を生じる．

☑ 臨床症状

発達遅滞と筋緊張低下が，乳児で小脳の異常を示唆する初発症状である．頭部の動揺は常にみられる特徴で，失調や測定障害，企図振戦も認める．衝動性で粗大な眼振が通常みられる．腱反射は亢進，減弱いずれもある．反射亢進は小脳低形成に加えて，錐体路の先天的な異常も有すると考えられる．けいれんは遺伝性症例でも孤発例でも一部に生じる．他の神経学的徴候や症状も，関連する奇形によっては認めることがある．知的障害はよくみられるが，程度は軽度から重度まで様々である．

られない．腱反射は水頭症がある時は亢進し，腫瘍が主として小脳障害を来した場合は減弱する．

☑ 診断

CT もしくは MRI で容易に診断できる（図 10-3）．腫瘍は血管に富んでいるため造影される．

☑ 治療

外科的切除術と放射線治療，化学療法の併用により，予後は非常に改善する．手術の役割は組織診断，腫瘍の減量と第 4 脳室閉塞を解除することである．脳室-腹腔シャントは減圧術前でも，頭蓋内圧を低下させる．診断時年齢が 3 歳未満の児の治療は，化学療法単独または化学療法と局所照射である．

5 年生存率はおよそ 40％である．部分切除や生検のみ施行された児よりも，全摘出できた児の生存率は良好で，60〜70％である．全脳全脊髄照射は局所照射よりも生存率を改善する．補助化学療法も生存率を著明に改善する．初回再発のほとんどは原発巣に起こる．組織学的亜型である大細胞退形成性髄芽腫の場合は，早期転移と再発の危険性が高く，予後不良である（Eberhart et al, 2002）．播種の存在が予後に相関する最も重要な要素である（Helton et al, 2002）．

☑ 診断

MRIが用いられる（図10-4）．小脳低形成のみならず，随伴する奇形もわかる．小脳の脳溝は目立ち，代償的に第4脳室や大槽，小脳谷が拡大する．

☑ 治療

治療法はない．

(b) 虫部欠損

虫部欠損は比較的よくみられ，他の正中部脳奇形に伴うことが多い．虫部の全てまたは一部が欠損し，部分欠損では尾部が通常欠損する．優性遺伝性の虫部前方欠損はまれな疾患である．

☑ 臨床症状

小脳虫部の部分的な形成不全は無症状のこともある．症状は非進行性で，軽度の歩行失調や上方性眼振から重度の失調まで様々である．

完全欠損は頭部のふらつきと体幹の失調を起こす．虫部の形成不全はしばしば他の脳奇形に付随し，多くの神経症状を呈する．例えば，Dandy-Walker奇形（第18章 p.392）やJoubert症候群（図10-5）である．

Joubert症候群は4つの劣性遺伝疾患からなり，特徴的な顔貌，眼球運動失行，新生児期の過呼吸と中枢性無呼吸を特徴とする（Valente et al, 2005）．表現型の1つに内臓奇形がある．小脳虫部形成不全はJoubert症候群の特徴だが，たいてい他の脳奇形も存在する．全例で認知障害があり，小頭の場合もある．呼吸不全で突然死に至ることがある．

☑ 診断

MRIで大槽拡大を伴う小脳虫部の形成不全を認める．脳梁形成不全など他の脳奇形が関連してみられる．

☑ 治療

治療法はない．

(c) X連鎖性小脳低形成

小脳半球と虫部の低形成を持ついくつかの家系で，X染色体短腕の遺伝子欠損を認める（Bertini, 2000）．

☑ 臨床症状

生下時から低緊張，軽症の嚥下障害，運動発達の遅れを認める．4歳までに，上肢の動作時振戦と緩徐眼球運動が認められる．成人期，神経学的症状としては，中等度の構音障害，体幹と歩行性運動失調による不安定歩行，企図振戦，共同眼球運動の遅さと垂直注視の制限がある．発達の遅れを示す男性患者は，非進行性の失調や構音障害，外眼筋麻痺などを併発する．知能は正常である．

☑ 診断

MRIで小脳虫部および半球の重度で広範な萎縮を認める．

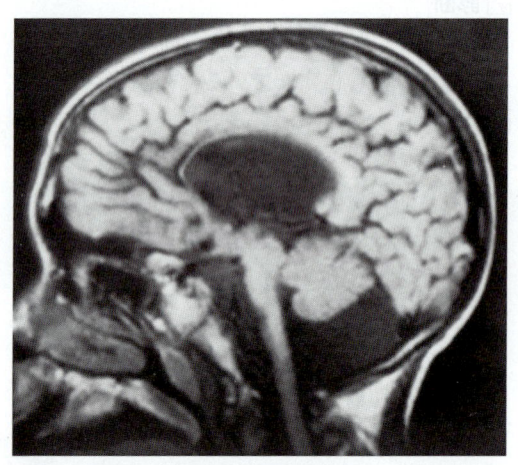

図10-4 菲薄した脳梁を伴う小脳低形成

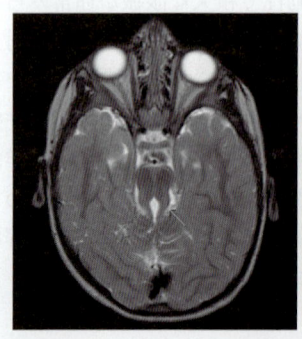

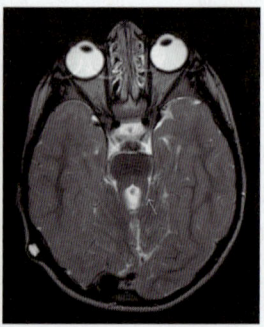

図10-5 Joubert症候群（同胞例）
MRI T₂強調像．大臼歯徴候を認める

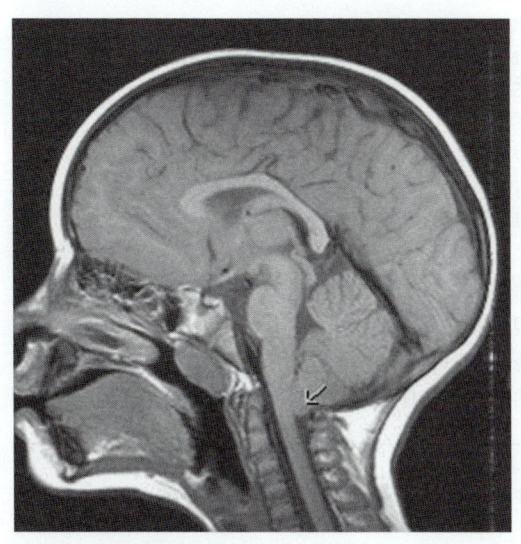

図10-6 Chiari 奇形1型
MRI T₁強調像矢状断で，小脳扁桃の下垂を認める（矢印）

☑ 治療
対症療法である．

3 Chiari 奇形

Chiari 奇形1型は，小脳扁桃と小脳虫部後方が大後頭孔より下垂し，延髄脊髄移行部を圧迫する．Chiari 奇形2型は，さらなる下部延髄の下垂と脊髄髄膜瘤を認める（第12章 p.286）．分子遺伝学的仮説は，菱脳節の体節遺伝子の異所性発現が，小脳と脳幹の異常，後頭骨基底部と上後頭骨の形成異常を起こすと説明している (Sarnat et al, 2002)．

☑ 臨床症状
MRI の普及により，小児のてんかんや片頭痛での画像検査の際に Chiari 奇形1型はしばしば偶発的にみつかる．症状発現は，思春期から成人期に多い．主な症状は，頭痛，斜頸，頸部と肩の痛み，失調，下位脳神経の機能障害である．身体所見は様々で，上肢の筋力低下，下肢の腱反射の亢進，眼振，失調などを呈する場合がある．慢性頭痛を持つ Chiari 奇形1型の患者は，しばしば片頭痛と鎮痛薬誘発性頭痛に苦しむ．頭痛以外に症状がなく，神経学的所見が正常な場合にも，頭痛が偶然の合併であることを考慮すべきである．

☑ 診断
MRI によって，後頭蓋窩の構造は最もよく観察できる．小脳と後脳の変形は正確に同定される（図10-6）．

☑ 治療
大後頭孔から少なくとも C3 椎骨まで外科的に除圧することが推奨される．半数以上の患者が著明な改善を認める．

3 進行性遺伝性失調症

1 常染色体優性遺伝

(a) 脊髄小脳変性症
Marie 失調症，オリーブ橋小脳萎縮症，脊髄小脳変性症（SCA）といった，表現型による分類から，常染色体優性遺伝の遺伝子型による分類に置き換わっている (Bird, 2012)．表10-1に小児期に発症する進行性の常染色体優性失調症をあげた．遺伝子異常は，たいてい3塩基反復の延長である．SCA3はポルトガルのアゾレス諸島の家系において最初に記載されたため，その名をとって Machado-Joseph 病と名づけられた．

☑ 臨床症状
臨床症状は重複しているため，診断に最も重要な検査は遺伝子検査である．表10-1に，いくつか特徴的な臨床症状をあげる．

☑ 診断
SCA 1, 2, 3, 6, 7型と歯状核赤核淡蒼球ルイ体萎縮症（DRPLA）の診断は，DNA 遺伝子検査で可能である．

☑ 治療
治療は症状に合わせて行う．また疾患によっては抗けいれん薬や筋緊張緩和薬，自助具が必要である．

(b) 低βリポ蛋白血症
☑ 臨床症状
低コレステロール血症とアポリポ蛋白Bおよびアポリポ蛋白Aの低下（消失ではない）を伴う，いくつかの異なった疾患がある．神経症状がないことも，乳児期から重度の失調を呈することもある．吸収障害は生じないが，成長障害と進行性の脂肪性肝硬変を呈する．重度の筋緊張低下と腱反射の消失が生後1か月までに生じる．

表10-1　常染色体優性遺伝小脳失調症：臨床的特徴

疾患	平均発症年齢（範囲）	臨床的特徴（失調は全てに含まれる）
SCA1	30代（10歳以下から60歳以上）	錐体路症状，末梢性ニューロパチー
SCA2	20〜30代（10歳以下から60歳以上）	緩徐な衝動性眼球運動，末梢性ニューロパチー，深部腱反射減弱，認知症
SCA3	30代（10〜70）	錐体路と錐体外路症状；眼瞼後退，眼振，衝動性眼球運動速度の低下；筋萎縮症，線維束性収縮，感覚消失
SCA4	30〜40代（19〜59）	感覚性軸索型ニューロパチー
SCA5	20〜30代（10〜68）	早期発症，緩徐進行性
SCA7	20〜30代（1/2〜60）	網膜症による視力障害
SCA12	20代（8〜55）	早期の振戦，後期の認知症
DRPLA	まれ（米国）（8〜20） 20代（日本）（10歳以下から60歳以上）	短期間での早期発症；舞踏様運動，けいれん，認知症，ミオクローヌス

DRPLA：歯状核赤核淡蒼球ルイ体萎縮症，SCA：脊髄小脳変性症
（Bird TD. Ataxia overview. In：GeneClinics：Medical Genetics Knowledge Base. Seattle：University of Washington. Available at http://www.geneclinics.org. PMID 2030317 より引用）

☑ 診断

説明できない進行性の失調を来す児において検討する．血清の総脂質は正常だがトリグリセリドが高値となる．HDLとLDLコレステロール，アポリポ蛋白が低値となるのが特徴である．

☑ 治療

1,000〜10,000 mg/日のDL-α-トコフェロール（ビタミンE製剤）投与で様々な合併症を予防する．ビタミンA，Kの補充も必要である．

❷ 常染色体劣性遺伝

失調は，様々な退行疾患の症状となるが，失調が主要で基本的な症状となる疾患をここでは取り上げる．

(a) 無βリポ蛋白血症

4q22-q24にコードされているミクロソームトリグリセリド輸送蛋白（microsomal triglyceride transfer protein：MTTP）の遺伝子異常で無βリポ蛋白血症となる．常染色体劣性遺伝形式．有棘赤血球増加症やBassen-Kornzweig症候群ともよばれる．MTTPは，トリグリセリド，コレステロールエステル，リン脂質のリン脂質表面からの輸送を触媒する．よって，脂肪の吸収障害となり，進行性のビタミンA，E，Kの欠乏症となる．

☑ 臨床症状

脂肪吸収障害は生下時より生じ，成長障害，嘔吐，大量の下痢で受診する．診断はこの時点で可能である．

精神運動発達遅滞が乳児期より出現する．小脳失調は10歳までに1/3にみられ，10代が終わる頃にはほとんど全ての児にみられる．腱反射は通常5歳までに消失する．四肢の失調を示す歩行障害，測定障害，反復拮抗運動不能症が20代までは進行するが，以後は安定する．手足の固有覚が失われるが，温痛覚はさほど障害されない．感覚障害は脊髄後索と末梢神経の脱髄によって生じる．

色素性網膜炎が通常みられる．出現時期は様々であるが，10歳までのことが多い．初期症状は夜盲である．眼振がよくみられるが，これは小脳症状あるいは中心視野障害のためである．

☑ 診断

ヘモグロビンが8 g/dL（5 mmol/L）以下の重度貧血は，小児期早期では多いが成人ではあまりみられない．栄養障害による貧血に対しては，鉄や葉酸を経静脈的に補充する．血清コレステロールは100 mg/dL（2.5 mmol/L）以下となり，トリグリセリドは30 mg/dL（0.3 mmol/L）以下となる．アポリポ蛋白Bの欠損が確定診断となる．患児とその両親のアポリポ蛋白B濃度を測定する．この疾患であればヘテロ接合は異常を示さない．もし両親のアポリポ蛋白Bが低値であれば家族性低βリポ蛋白血症がより疑わしい．

☑治療

慢性的なビタミンE欠乏が神経合併症の原因である．脂肪の制限とビタミンEの経口大量投与（100 mg/kg/日）で，症状の発現を予防または進行を食い止める．

(b) 毛細血管拡張性運動失調症

毛細血管拡張性運動失調症（ataxia-telangiectasia：AT）は神経と免疫系を侵す疾患である（Gatti, 2010）．関連遺伝子は，11q22-23に位置する大きな遺伝子で，100以上の変異がみつかっている．遺伝子産物は，細胞周期の進行やDNA損傷の修復に対するチェック機構にかかわっている．常染色体劣性遺伝形式である．

☑臨床症状

初期症状は進行性の体幹失調で1歳までに出現する．乳児期に，舞踏アテトーゼが失調の代わりに，または失調とともに出現する．失調は，ぎこちなさとして始まり，ゆっくり進行するのでしばしば脳性麻痺と誤診される．眼球運動失行が90％にみられるが，初期は軽度で見過ごされる（第15章 p.343）．多くの患児は鈍くて無表情な顔つきである．知的な発達は，始め正常であるが，経過とともに遅れることが多い．1/3の患児が最終的に軽度の遅れの範囲となる．

毛細血管の拡張は2歳以降に出現する．10歳頃と遅いこともある．眼球結膜から出現し，充血様にみえる．同様の毛細血管の拡張が耳の上半分，四肢の屈曲面に出現し，顔面に蝶形の分布を示す．日光曝露や刺激で毛細血管拡張は増悪する．

繰り返す副鼻腔肺感染症はこの疾患の重大な症状の1つで，免疫異常を反映している．B細胞とヘルパーT細胞機能の障害があり，抗体および，ある特定の免疫グロブリンサブクラスの合成が障害される．70～80％の患児で血清および唾液のIgAが欠損している．80～90％の患児でIgEが欠損もしくは低下している．IgMはIgAを補うために増加していることもある．胸腺は胎児様で多くの患児でαフェトプロテインの増加がみられる．

この疾患でみられる多くの症状は，組織の分化と細胞の修復の異常を来す全身性の疾患であることを示している．そのために悪性疾患のリスクは38％である．悪性疾患の多くは，リンパ腫とリンパ球性の白血病である．2/3の患児は20歳までに亡くなる．死因としては感染症が最も多く，次が悪性新生物である．

☑診断

乳児で失調，慢性の副鼻腔肺感染症，眼球運動失行といった組合せがあれば疑う．大きくなって，毛細血管拡張が出現すれば診断は確実となる．免疫能全般の検査が必要である．90％でαフェトプロテインが上昇し，80％でIgA，IgEまたはIgGの低下がある．IgG_2サブクラスの選択的欠損は特徴的である．臨床的には矛盾せず，αフェトプロテインや免疫グロブリンが正常であった場合に，分子遺伝学的検査も可能である．

有棘赤血球は赤血球形態の異常で，表面から棘が突出して，赤血球の通常の連銭形成を阻害するため赤沈が非常に低下する．末梢血の50～70％が有棘赤血球となる．有棘赤血球はその他のリポ蛋白が正常な神経疾患でもみられる（第14章 p.313）．

☑治療

全ての感染症を積極的に治療する．通常の小児であれば些細な副鼻腔炎といえども経静脈的抗生剤投与が必要となることもある．ATの児は放射線に対して非常に感受性が高く，細胞と染色体障害を引き起こす．放射線照射により悪性新生物が発生するかもしれない．副鼻腔肺感染症を繰り返してもX線検査は最小限に止める．

(c) 眼球運動失行を伴う失調症1型

この疾患はATと間違われていたが，異なる遺伝疾患である（Coutinho et al, 2010）．

☑臨床症状

1歳までは発達正常である．その後小児期にゆっくり失調が進行する．進行性の失調歩行の発症は，通常7歳だが，2～16歳と幅広い．構音障害，測定障害，軽度の企図振戦が続く．眼球運動失行は後になって出現し，進行し外眼筋麻痺を呈する．重度で進行性の末梢神経障害のため腱反射は全般的に消失し，四肢麻痺となり，手足は萎縮する．舞踏様運動と上肢のジストニアがよくみられる．知能正常の患者もいれ

ば，知的障害を呈する患者もいる．
☑ **診断**
分子遺伝学的検査が臨床的に可能である．
☑ **治療**
対症療法である．

(d) 眼球運動失行を伴う失調症 2 型
この疾患も AT とされてきたが異なる遺伝疾患である（Moreira & Koenig, 2011）．
☑ **臨床症状**
発症は 3～30 歳である．症状は，小脳萎縮による失調，軸索性の運動感覚ニューロパチー，眼球運動失行である．
☑ **診断**
血清 α フェトプロテイン高値を認める．分子遺伝学的検査が臨床的に可能である．
☑ **治療**
対症療法である．

(e) Friedreich 失調症
Friedreich 失調症は劣性遺伝の遺伝性失調症の中では最も頻度が高い．9q13 にあるフラタキシン遺伝子のトリプレットリピートの不安定さが原因である（Bidichandani et al, 2012）．どれだけ伸長したら発症するかは不明である．
☑ **臨床症状**
2～16 歳で発症することが多いが，もっと後から症状が始まることもある．初期症状は，失調または歩行のぎこちなさが 95%，側彎が 5%．失調はゆっくり進行し，構音障害，腱反射の減弱，伸展足底反射，足の短縮のために高いアーチとなる，位置覚と振動覚の障害を伴う．2/3 の患者で肥大性心筋症を生じ，10% に糖尿病を生じる．非典型例が 25% あり，次のような症状を認める．(1) 25 歳以降の発症，(2) 腱反射あり，(3) 失調のない痙性両麻痺．
☑ **診断**
臨床症状から示唆され，分子遺伝学的検査で確定する．上下肢の運動神経伝導速度は軽度遅れる．対照的に，感覚神経の活動電位は，消失か著明に低下する．脊髄の体性感覚誘発電位は通常認めない．心電図においてよくある変化は，T 波の電位低下や，左室あるいは右室肥大の所見であり，不整脈や伝導障害はまれである．

☑ **治療**
根本的な障害は治せないが，対症療法が可能である．手術で重症の側彎を予防する．一般心電図と胸部 X 線で心臓の大きさをみて，心筋症を発症しないかモニターする．労作時の胸痛にはプロプラノロール，うっ血性心不全にはジギタリスが有効である．糖尿病の児はインスリン治療が必要である．

(f) 若年性 GM_2 ガングリオシドーシス
若年型の α- および β-ヘキソサミニダーゼ A 欠損は全て常染色体劣性遺伝である．Tay-Sachs 病のようにアシュケナージ系のユダヤ人に限られる場合もあるが，その他の人種にもみられる場合もある（第 5 章 p. 144）．これら全てにおいて，GM_2 ガングリオシドが中枢神経系に蓄積される．
☑ **臨床症状**
遅発性ヘキソサミニダーゼ A 欠損症の児では進行性の失調症状が生じる．通常 15 歳以下で発症する．家族は神経学的退行が明らかになるまで，ぎこちなさがあると思うだけである．企図振戦，構音障害，手足や歩行の失調は顕著である．
☑ **診断**
脊髄小脳変性症を呈する全ての児は GM_2 ガングリオシドーシスの可能性を考える．診断は，線維芽細胞の α-，β-ヘキソサミニダーゼ活性の測定である．分子遺伝学的検査は遺伝カウンセリングのために施行する．
☑ **治療**
特異的な治療はない．

(g) 若年性スルファチドリピドーシス
スルファチドリピドーシス（異染性脳白質ジストロフィー）は，中枢および末梢のミエリンの代謝異常を来す疾患で，通常アリルスルファターゼ A の活性の低下による．22q 上に責任遺伝子がある．乳児期後期から発症するものは第 5 章（p. 156）と第 7 章（p. 205）に記載している．通常若年型の原因はアリルスルファターゼ欠損だが，次に多いのはサポシン B 欠損である．
☑ **臨床症状**
乳児期後期発症型に比べて発症が遅く，進行も緩やかである．通常 4～12 歳で発症する．初

表 10-2　進行性失調症の代謝スクリーニング

	疾　患	異　常
血　液	無βリポ蛋白血症	リポ蛋白，コレステロール
	副腎白質ジストロフィー	極長鎖脂肪酸
	毛細血管拡張性運動失調症	IgA，IgE，αフェトプロテイン
	低βリポ蛋白血症	リポ蛋白，コレステロール
	ミトコンドリア病	乳酸，糖-乳酸負荷試験
	スルファチドリピドーシス	アリルスルファターゼA
尿	Hartnup 病	アミノ酸
	メープルシロップ尿症*	アミノ酸
線維芽細胞	カルニチンアセチルトランスフェラーゼ欠損症*	カルニチンアセチルトランスフェラーゼ
	GM₂ガングリオシドーシス	ヘキソサミニダーゼ
	Refsum 病	フィタン酸
骨　髄	神経内臓蓄積症	青色に染まる組織球

*頻度が高く，病態修飾療法があるものを示す

発症状は，学業不振，行動の変化，歩行障害であり，痙性，進行性の歩行および四肢の失調，けいれん，精神的退行が引き続きみられる．末梢神経症状は目立たないが，進行すると通常運動神経伝導速度の遅延がみられる．髄液蛋白は正常か，軽度の上昇程度である．

進行は比較的早い．10年以内に植物状態となり亡くなる．発症から死亡まで3〜17年で，発症時の年齢から経過を予測することはできない．

☑診断

MRIで大脳半球の広範な脱髄所見がみられる．後期発症型は多発性硬化症にも似ている．末梢血白血球のアリルスルファターゼAの欠損または低下を示す必要がある．低下の程度によってはサポシンB欠損も調べる必要がある．分子遺伝学的検査も可能である．

☑治療

初期であれば，同種骨髄移植で進行を遅らせることができる．

(h) Marinesco-Sjögren 症候群

小脳失調，先天性白内障，知的障害が特徴的な症状である．これらの症状には多くの原因がある．ミトコンドリア異常の家系もあり，先天性白内障，運動発達の遅れ，失調，脱髄性末梢神経障害，顔貌異常を呈する家系もある (Merlini et al, 2002)．

☑臨床症状

常に認められるのは白内障で，先天性あるいは乳児期に出現する．白内障の型は様々で特異的なものはない．構音障害，眼振，体幹と四肢の失調が乳児期の小脳症状の特徴である．斜視と低緊張は小児期にしばしばみられる．発達の遅れも常にみられるが，軽度から重度まである．その他，低身長，思春期の遅れ，外反足，側彎がある．

症状の出現は乳児期であるが，進行は緩徐であったり，固定していたりする．失調のため20〜30代で車椅子生活となる．寿命の短さも特徴的である．

☑診断

臨床症状と神経画像で診断する．*SIL1* 遺伝子が関連遺伝子として唯一みつかっている．分子遺伝学的検査は研究的に可能である．

☑治療

対症療法である．

(i) その他の代謝疾患

Hartnup 病やメープルシロップ尿症は「急性・反復性の失調」の項（p.244）で述べている．急性期を過ぎて元に戻らず，慢性進行性の失調症となるこれらの患者では，代謝疾患のスクリーニングが必要である（**表 10-2**）．Refsum 病はフィタン酸代謝の先天異常で常染色体劣性遺伝形式をとる．主要症状は色素性網膜炎，慢

性あるいは繰り返す多発ニューロパチー，小脳失調である．通常，夜盲かニューロパチーがみられる（第7章）．

ピルビン酸代謝の異常と呼吸鎖の異常で，広範な神経系の異常を来す（第5, 7, 8章）．ミトコンドリア代謝異常でよくみられる症状は，乳酸アシドーシス，失調，低緊張，眼筋麻痺，知的障害，末梢神経障害である．ブドウ糖負荷試験で血中乳酸値の上昇や乳酸アシドーシスがあればミトコンドリア異常が示唆される．ピルビン酸デヒドロゲナーゼ欠損では急性，反復性，または慢性の失調を来す（p. 241「急性・反復性の失調」）．呼吸鎖異常では失調，認知症，ミオクローヌス，けいれんを呈する．

❸ X連鎖遺伝

乳児期発症の副腎白質ジストロフィーの初期症状として失調もみられる（第5章p. 162）．臨床症状は脊髄小脳変性症に似ている．男児のみ罹患している家系では検討する．X連鎖性の失調で，筋緊張低下，難聴，視力障害が小児期早期にみられる家系もある．失調と難聴だけの家系もある．遺伝子座と遺伝子産物はみつかっておらず，これらの疾患がアレル異質性（同じ遺伝子座で別の変異）なのか，異なる疾患なのか不明である．

📕 References

- Banwell B, Ghezzi A, Bar-Or A, et al. Multiple sclerosis in children: clinical diagnosis, therapeutic strategies, and future directions. Lancet Neurology 2007; 6: 887-902.
- Bertini E, des Portes V, Zanni G, et al. X-linked congenital ataxia: a clinical and genetic study. American Journal of Medical Genetics 2000; 92: 53-6.
- Bidichandani SI, Delatycki MB, Ashizawa A. Freidreich ataxia. In: GeneClinics: Medical Genetics Knowledge Base [database online]. Seattle: University of Washington. Available at http://www.geneclinics.org. PMID: 20301458. Last updated February 2, 2012.
- Bird TD. Ataxia overview. In: GeneClinics: Medical Genetics Knowledge Base [database online]. Seattle: University of Washington. Available at http://www.geneclinics.org. PMID: 20301317. Last updated April 26, 2012.
- Blaes F, Fühlhuber V, Korfei M, et al. Surface-binding autoantibodies to cerebellar neurons in opsoclonus syndrome. Annals of Neurology 2005; 58: 313-7.
- Coutinho P, Barbot C, Céu Moreira M, et al. Ataxia with oculomotor apraxia type 1 [AOA1]. GeneClinics: Medical Genetics Knowledge Base [database online]. Seattle: University of Washington. Available at http://www.geneclinics.org. PMID: 20301629. Last updated June 22, 2010.
- De Vries B, Mamsa H, Stam AH, et al. Episodic ataxia associated with EAAT1 mutation C186S affecting glutamate reuptake. Archives of Neurology 2009; 66: 97-101.
- Eberhart CG, Kepner JL, Goldthwaite PT, et al. Histopathologic grading of medulloblastomas: A Pediatric Oncology Group study. Cancer 2002; 94: 552-60.
- Fitzpatrick AS, Gray OM, McConville J, et al. Opsoclonus-myoclonus syndrome associated with benign ovarian teratoma. Neurology 2008; 70: 1292-3.
- Frohman EM, Goodin DS, Calabresi PA, et al. The utility of MRI in suspected MS. Report of the Therapeutics and Technology Assessment Subcommittee of the American Academy of Neurology. Neurology 2003; 61: 602-11.
- Gatti RA. Ataxia-telangiectasia. In: GeneClinics: Medical Genetics Knowledge Base [database online]. Seattle: University of Washington. Available at http://www.geneclinics.org. PMID: 20301790. Last updated March 11, 2010.
- Hayward K, Jeremy RJ, Jenkins S, et al. Long-term neurobehavioral outcomes in children with neuroblastoma and opsoclonus-myoclonus-ataxia syndrome: relationship to MRI findings and anti-neuronal antibodies. Journal of Pediatrics 2001; 139: 552-9.
- Head RA, Brown RM, Zolkipli Z, et al. Clinical and genetic spectrum of pyruvate dehydrogenase deficiency: Dihydrolipoamide acetyltransferase (E2) deficiency. Annals of Neurology 2005; 58: 234-41.
- Helton KJ, Gajjar A, Hill DA, et al. Medulloblastoma metastatic to the suprasellar region at diagnosis: a report of six cases with clinicopathologic correlation. Pediatric Neurosurgery 2002; 37: 111-7.
- Jacobs BC, Endtz H, van der Meché FG, et al. Serum anti-GQ1b IgG antibodies recognize surface epitopes on Campylobacter jejuni from patients with Miller Fisher syndrome. Annals of Neurology 1995; 37: 260-4.
- Kirchmann M, Thomsen LL, Oleson J. Basilar-type migraine: Clinical, epidemiologic, and genetic features. Neurology 2006; 66: 880-6.
- Klepper J, Leiendecker B, Bredahl R, et al. Introduction of a ketogenic diet in young infants. Journal of Inherited Metabolic Diseases 2002; 25: 449-60.
- Kriss A, Francis DA, Cuendet F, et al. Recovery after optic neuritis in childhood. Journal of Neurology, Neurosurgery and Psychiatry 1988; 51: 1253-8.
- Lindskog U, Ödkvist L, Noaksson L, et al. Benign paroxysmal vertigo in childhood: A long-term follow-up. Headache 1999; 39: 33-7.
- McNeil DE, Coté TR, Clegg L, et al. Incidence and trends in pediatric malignancies medulloblastoma/primitive neuroectodermal tumor: a SEER update. Surveillance Epidemiology and End Results Medical Pediatric Oncology 2003; 39: 190-4.
- Merlini L, Gooding R, Lochmüller H, et al. Genetic identity of Marinesco-Sjögren/myoglobinuria and CCFDN syndromes. Neurology 2002; 58: 231-6.
- Mesaros S, Rocca MA, Absinta A, et al. Evidence of thalamic grey matter loss in pediatric multiple sclerosis. Neurology 2008; 70: 1107-13.
- Mikaeloff Y, Suissa S, Vallée L, et al. First episode of acute CNS inflammatory demyelination in childhood: prognostic factors for multiple sclerosis and disability. Journal of Pediatrics 2004; 144: 246-52.
- Moreira MC, Koenig M. Ataxia with oculomotor apraxia type 2 (AOA2). In: GeneClinics: Medical Genetics Knowledge Base [database online]. Seattle: University of Wash-

ington. Available at http://www.geneclinics.org. PMID: 20301333. Last updated December 8, 2011.
- Naidu S, Bibat G, Lin D, et al. Progressive cavitating leukoencephalopathy: A novel childhood disease. Annals of Neurology 2005; 58: 929-38.
- Nozaki J, Dakeishi M, Ohura T, et al. Homozygosity mapping to chromosome 5p15 of a gene responsible for Hartnup disorder. Biochemical and Biophysical Research Communications 2001; 284: 255-60.
- Paulino AC, Wen BC, Buatti JM, et al. Intracranial ependymomas: an analysis of prognostic factors and patterns of failure. American Journal of Clinical Oncology 2002; 25: 117-22.
- Perilongo G, Massimino M, Sotti G, et al. Analyses of prognostic factors in a retrospective review of 92 children with ependymoma: Italian Pediatric Neuro-Oncology Group. Medical Pediatric Oncology 1997; 29: 79-85.
- Ruggieri M, Polizzi A, Pavone L, et al. Multiple sclerosis in children under 6 years of age. Neurology 1999; 53: 478-84.
- Russo C, Cohn SL, Petruzzi MJ, et al. Long-term neurological outcome in children with opsoclonus-myoclonus associated with neuroblastoma: A report of the Pediatric Oncology Group. Medical Pediatric Oncology 1997; 29: 284-8.
- Sarnat HB, Benjamin DR, Siebert JR, et al. Agenesis of the mesencephalon and metencephalon with cerebellar hypoplasia: Putative mutation in the EN2 gene. Report of 2 cases in early infancy. Pediatric and Developmental Pathology 2002; 5: 54-68.
- Sawaishi Y, Takahashi I, Hirayama Y, et al. Acute cerebellitis caused by Coxiella burnetti. Annals of Neurology 1999; 45: 124-7.
- Schimke RN, Collins DL, Stolle CA. Von Hippel-Lindau syndrome. In: GeneClinics: Medical Genetics Knowledge Base [database online]. Seattle: University of Washington. Available at http://www.geneclinics.org. PMID: 20301636. Last updated December 22, 2009.
- Spacey S. Episodic ataxia type 2. In: GeneClinics: Medical Genetics Knowledge Base [database online]. Seattle: University of Washington. Available at http://www.geneclinics.org. PMID 20301674. Last updated December 8, 2011.
- Subramony SH, Schott K, Raike RS, et al. Novel CACNA1A mutation causes febrile episodic ataxia with interictal cerebellar deficits. Annals of Neurology 2003; 54: 725-31.
- Tenembaum S, Chitnis T, Ness J, et al. Acute disseminated encephalomyelitis. Neurology 2007; 68(16 Suppl 2): S23-36.
- Valente EM, Marsh SE, Castori M, et al. Distinguishing the four genetic causes of Joberts syndrome-related disorders. Annals of Neurology 2005; 57: 513-9.
- van der Knaap MS, Pronk JC, Scheper GC. Vanishing white matter disease. Lancet Neurology 2006; 5: 413-23.
- Visudhiphan P, Chiemchanya S, Santadusit S. Optic neuritis in children: recurrence and subsequent development of multiple sclerosis. Pediatric Neurology 1995; 13: 293-5.
- Wilejto M, Shroff M, Buncic JR, et al. The clinical features, MRI findings, and outcome of optic neuritis in children. Neurology 2006; 67: 258-62.
- Wingerchuk DM, Lennon VA, Pittock SJ, et al. Revised diagnostic criteria for neuromyelitis optica. Neurology 2006; 66: 1485-9.

第11章

片麻痺

　小児の片麻痺へのアプローチでは，数時間のうちに脱力が進行する急性片麻痺と，日，週，月にわたって進行する慢性進行性片麻痺を区別しなければならない．急性発症と潜伏性発症の区別は容易なはずだが，問題が起こりうる．緩徐進行性片麻痺の児では，機能障害が明らかな程度になるまで早期の筋力低下が見逃される可能性があり，それゆえ片麻痺が急に生じたと思われる．

　発達遅滞のために受診する片麻痺の乳児は，運動発達の遅れに加えて，早くに利き手が確立されている．本来なら利き手は2歳まで確立されるべきでない．そのような児では出生時から固定された構造異常（片麻痺型脳性麻痺）がありうるが，臨床症状は患肢を使用する年齢に達するまで明らかにならない．

　MRIはあらゆる種類の片麻痺の検査で選択される診断的撮像方法である．てんかんに片麻痺型脳性麻痺が合併している場合，遊走障害を検索するのに特に有用である．MRAは血管構造の視覚化において十分な情報があり，ほとんどの患児で動脈造影は不要である．

A 片麻痺型脳性麻痺

　片麻痺型脳性麻痺という言葉は，身体の一側の肢の脱力を来す疾患を含んでいる．早産の乳児で一番多い原因は脳室周囲出血性梗塞である（第4章 p.115）．満期産の乳児では，脳奇形，脳梗塞，脳内出血がよく原因となる．脳の画像検査は家族に確定診断を示す際に有用である．

　出生時からの片麻痺はハイハイまたは歩行の遅れで気がつく．下肢の異常が目につくことが多い．片側の顔面の脱力は伴わない．顔面下部の皮質延髄路の両側性神経支配は出生まで続くためである．片麻痺型脳性麻痺患児の半数でてんかんを発症する．

　優位半球が障害された乳児では，劣位半球によって正常な言語発達をするが，その代償として視知覚や空間能力が障害される．片麻痺と早期発症のてんかんを有する乳児は例外で，言語性および非言語性の認知障害を呈する．

1 先天奇形

　遊走障害は乳児の片麻痺の原因となる先天奇形の大部分を占める（図11-1）．患側半球はしばしば小さく，シルビウス裂が拡大して片側シルビウス裂周囲症候群を呈しうる（Sébire et al, 1996）．第17章（p.367）では言語障害のある両側性シルビウス裂周囲症候群について述べる．けいれんや知的障害をしばしば伴う．原則として，乳児の片麻痺の原因が梗塞よりも先天奇形である場合のほうがてんかんを合併することが多い．

2 新生児脳梗塞

　動脈閉塞が原因の脳梗塞は早産児よりも満期産児でより多く生じる．MRIでは以下の3つの梗塞のパターンがある．(1) 動脈境界域の梗塞は蘇生に関連し，低血圧によって引き起こされる，(2) 多動脈性梗塞は周産期仮死に伴うことは少なく，先天性心疾患，播種性血管内凝固症候群，多血症により引き起こされうる，(3) 単動脈性梗塞は，分娩が困難な際に，産科鉗子の誤用または，上部頸椎側部の動脈の伸展を伴う頸部過伸展や回旋のために，頸動脈頸部が損傷する結果として起こりうる．しかしながら，外傷が関連することはまれで，*単動脈性梗塞，特に前頭葉または後頭葉の大きな梗塞の原因のほ*

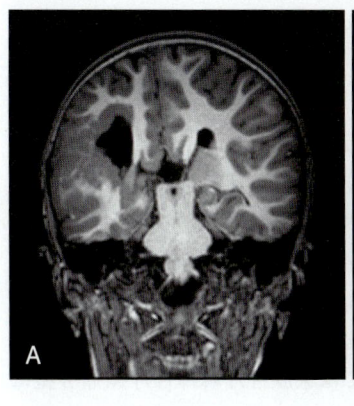

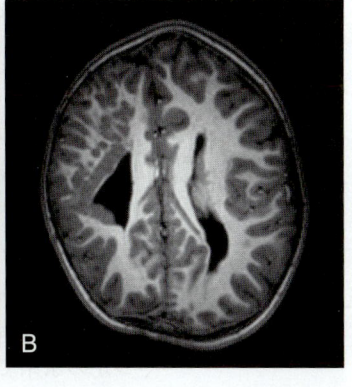

図11-1 脳室周囲異所性灰白質を伴う閉鎖型裂脳症
MRI T₁ 強調像冠状断（A）と軸位断（B）

とんどは原因不明である．

☑ 臨床症状

大きな単動脈性梗塞のある新生児は出生時には正常にみえるが，分娩後4日以内に部分発作が繰り返し起こる．新生児けいれんの10%は脳梗塞によるものである．これらの多くは後に顔面を除いた片麻痺を生じる．新生児けいれんが生じない時は乳児期に早期に利き手が確立するなどの片麻痺症状により受診する（Lee et al, 2005；Roach et al, 2008）．そのような児の多くは小児期にてんかんを発症し，知的障害を持つ者もある．

☑ 診断

診断にはMRIのほか，MRAやMRV（磁気共鳴静脈造影）が選択されることがある．拡散強調像は虚血領域の描出に最も良い撮像方法である．中大脳動脈領域全体にわたる大きな梗塞は超音波検査で十分に確認できる．MRIでの欠損の大きさは後に生じる片麻痺の可能性と直接関連する（Mercuri et al, 1999）．画像検査の経過では片麻痺と対側の片側側脳室の拡大または中大脳動脈領域の孔脳症を認めうる．異常半球と対側の橋の片側萎縮も伴う．

妊娠中の母体のコカイン使用は胎児の脳梗塞や出血の原因となりうる．コカインは分娩から1週間の間，新生児の尿から検出される．

☑ 治療

全ての脳梗塞において対症療法を行う．脱水や貧血がある時には補正する．血栓性の状態や心原性塞栓の傾向にある新生児では未分画ヘパリン（unfractionated heparin：UFH）や低分子ヘパリン（low-molecular-weight heparin：LMWH）が有効である．メチレンテトラヒドロ葉酸還元酵素（methylenetetrahydrofolate reductase：MTHFR）変異を持つ新生児にビタミンBと葉酸を投与することで，ホモシステイン濃度を正常化できる．LMWHは大脳静脈洞血栓症で血栓が広がったり，多発性に静脈洞血栓ができたりした時に有用である．血栓溶解薬は，新生児での安全性と有用性は不明なため，推奨できない（Roach et al, 2008）．けいれんのコントロールのために抗けいれん薬が必要なことが多い（第1章 p.17）．リハビリテーションは後遺症が残った時，機能レベルを改善するのに有用である．

3 新生児出血

頭蓋内出血は満期産児の1%に生じる（Gradnitzer et al, 2002）．片側の頭頂葉または側頭葉の小さな出血はほとんど満期産児のみに生じ，外傷や仮死とは関係しない．側頭葉の大きな出血は，ときに産科鉗子で側頭骨に過度の力が加わった結果として生じるが，多くは特発性である．脳室内出血を合併することもある．

☑ 臨床症状

小さな脳出血のある新生児では出生時は正常で，けいれんを生じるまで，最初の1週間は元気にみえる．大きな脳出血の症状は，無呼吸発作やけいれんまたはその両方である．けいれんは部分発作で診察上片麻痺または低緊張を認める．完全に回復する乳児もいるが，後遺症として片麻痺や認知障害を呈する者もある．

| Box11-1 | 急性片麻痺の鑑別疾患 |

小児交互性片麻痺
喘息性筋萎縮症（第13章）
脳血管障害*
糖尿病
低血糖*（第2章）
川崎病*（第10章）
片頭痛
外傷
腫瘍*

＊頻度が高く，病態修飾療法があるものを示す

☑ 診断

けいれんや無呼吸発作では，普通，敗血症の可能性を除外するために腰椎穿刺を施行する．髄液は非常に血性である．CTでは出血を認め，画像経過では部分的な脳軟化症を認める．

☑ 治療

血球減少が著明な時は補正を，適応がある時は凝固因子の補正を行い，全ての新生児でビタミンKを投与し，明らかな欠乏要因（母体のワーファリン，フェノバルビタール，フェニトインの使用）のある新生児は高用量を投与する．水頭症を伴う脳室内出血では脳室ドレーンに続いて脳室-腹腔（V-P）シャントが必要である．貧血や脱水がある場合は補正し，けいれんを伴う場合はその治療を行う（Roach et al, 2008）．

B 急性片麻痺

急性発症で局在性の神経学的異常は，血管性かてんかん性か片頭痛の機序を示唆する（**Box 11-1**）．脳卒中は数秒以内に脱力，2分以内にけいれんで急に発症する．片頭痛は数分かけて症状が出現する傾向がある．急性片麻痺の児では，片麻痺の前に持続性部分てんかんがあったかどうかでほぼ半分に2つのグループに分けられる．両方のグループで片麻痺が完成した後に麻痺側のけいれんを起こしうる．脳梗塞（ほとんどは中大脳動脈領域の脳梗塞だが）では，症例の1/4でけいれんが片麻痺に先行し，1/2以上で片麻痺が初発症状である．原因が何であれ，初発症状が持続性部分てんかんである場合，ほぼ100%の確率で運動障害が永久的に継続し，そうでない場合は約50%である．

1 小児交互性片麻痺

小児交互性片麻痺は，まれでほとんど解明されていない臨床症候群であり，主要な特徴として片麻痺を有する（Swoboda et al, 2004）．疾病分類学では片頭痛，てんかん，家族性発作性舞踏アテトーゼを含む．ほとんどは孤発性だが，いくつかの家系では家族性片麻痺性片頭痛2型にも関連するNa-K ATPase遺伝子（*ATP1A2*）変異を有するものがあり，両疾患の臨床スペクトルは変異分析によって広がり，現在では重複している（*ATP1A3*遺伝子変異がほとんどの症例で同定されてきた）．

☑ 臨床症状

発症は出生時から18か月（平均8か月）である．初発症状は軽度の発達の遅れと異常眼球運動である．運動発作は片麻痺やジストニアまたはその両方がありうる．原則として年少児ではジストニア性片麻痺を多く持ち，年長児では弛緩性片麻痺を持つ傾向がある．単眼性または両眼性眼振の短いエピソード（持続時間1～3分）は，しばしばジストニア発作と片麻痺発作の両方に関連する．発作の発症は突然なのでジストニアは梗塞によるけいれんや片麻痺と間違われることがある．この症候群の乳児でのてんかん発作の報告のほとんどはおそらくジストニア発作である．

片麻痺の持続は数分から数日までいろいろで，1回のエピソードの間に強度は強くなったり弱くなったりする．長時間の発作では片麻痺は一方から一方へ移動し，両側に症状が出現することもある．普通下肢より上肢の麻痺が強く，歩行の障害は目立たないこともある．片麻痺は睡眠中には消失し覚醒すると再び出現するが，すぐにではない．

ジストニアのエピソードは，初めに一側の肢に起こり片側ジストニアを引き起こすか，または体幹に起こり後弓反張の姿勢を引き起こす．痛みがあるかのように発作中叫ぶ児もある．発作の始まりの時に頭痛を生じうるが，発作後にはない．舞踏アテトーゼを示唆する身をよじるような動きを合併することがある．経過の早期

| Box11-2 | 脳卒中の原因 |

脳血管奇形
    動静脈奇形
    線維筋性異形成
    遺伝性出血性血管拡張症
    Sturge-Weber症候群

凝固異常症/ヘモグロビン異常症
    抗リン脂質抗体/ループスアンチコアグラント
    先天性凝固因子欠損症*
    播種性血管内凝固
    薬物誘発性血栓症
    悪性腫瘍
    鎌状赤血球貧血/病*
    血小板減少性紫斑病

心疾患
    不整脈
    心房粘液腫
    細菌性心内膜炎
    心臓カテーテル
    心筋症
    チアノーゼ性先天性心疾患*
    僧帽弁逸脱症*
    人工心臓弁
    横紋筋腫
    リウマチ性心疾患

外傷
    動脈解離*
    頸部の鈍的外傷
    口腔内外傷
    椎体処置

血管炎
    頸動脈感染症
    薬物乱用（アンフェタミンとコカイン）
    出血性尿毒症症候群（第2章）
    過敏性血管炎
    特発性血管炎
    川崎病（第10章）
    髄膜炎*（第4章）
    混合型結合組織病
    全身性エリテマトーデス
    高安動脈炎
    水痘感染症

血管症
    Fabry病
    ホモシスチン尿症*（第5章）
    mitochondrial encephalopathy, lactic acidosis and stroke（MELAS）
    もやもや病

＊頻度が高く，病態修飾療法があるものを示す

から知的な遅れがみられ，後に知的退行を来す．個々の発作からの回復が不完全であるかのように，階段状の神経学的機能障害も生じる．

☑ 診断

脳波，血管造影，MRIは正常である．診断はもっぱら臨床症状による（上記，*ATP1A3*遺伝子診断も可能である）．

☑ 治療

抗けいれん薬，抗片頭痛薬は発作や進行を防ぐことはできない．しかしながらトピラマートの予防投与が発作再発を防いだという1例報告がある（Di Rosa et al, 2006）．カルシウム拮抗薬であるフルナリジンは発作の頻度を減らすが有効性は確立されていない．他のカルシウム拮抗薬や抗けいれん薬は無効である．

小児交互性片麻痺とドーパ反応性ジストニア（瀬川病）（第14章p.317）は，日ごとに変化する一過性ジストニアの特徴をともに持ち，ジストニア発作のある乳児ではレボドパ・カルビドパを試みるべきである．

② 脳血管障害

新生児期以降の小児では脳卒中の年間発生率は約10万人あたり2.3人である（Fullerton et al, 2003）．これは過去20年間にわたって著明に減少している（Fullerton et al, 2002）．半分は虚血性で半分は非外傷性の脳内またはくも膜下出血である（Lanthier et al, 2000）．この発生率は白人より黒人でわずかに高く，ヒスパニックが最も低い．男児より女児のほうが低いが，性別や人種による違いは頭部外傷や鎌状赤血球症のためではない．小児の虚血性脳卒中の約25％では既知の危険因子が関連している（**Box 11-2**）．危険因子を複数持つ場合は予後不良と予測される．

脳卒中は，元来健康な児が突然片麻痺を生じるか，部分的な神経学的障害を来した時にいつも考慮される．診断にはMRI（拡散強調像）の他，MRA，MRVが用いられる．臨床的な特徴は児の年齢と脳卒中の部位によって異なる．発症直後に，または後遺症として片麻痺はよくみられる特徴の1つである．

CTでは低吸収領域として認められ，脳溝は

Box11-3	脳梗塞を惹起する遺伝的要因

活性化プロテインC抵抗性
　第V因子 Leiden 変異
欠損症
　アンチトロンビンⅢ
　プロテインC
　プロテインS
その他の遺伝的因子
　抗リン脂質抗体とループスアンチコアグラント上昇
　第Ⅷ因子濃度の上昇とプラスミノーゲン低下またはフィブリノーゲン高値
　αリポ蛋白の上昇
　プラスミノーゲン活性因子抑制プロモーター多型（PAI 1）
　プロトロンビン遺伝子 G20210A 変異
　MTHFR 遺伝子欠損

表 11-1	脳梗塞の評価

血 液	活性化プロテインC抵抗性, 抗リン脂質抗体, アポリポ蛋白, コレステロール（HDL, LDL）, 全ての血球数, 培養, 赤沈, 第V因子, プロテインS, 乳酸, Leiden 変異, ループスアンチコアグラント, プラスミノーゲン, プロテインC, 血清ホモシステイン, 中性脂肪	● 細菌性心内膜炎 ● ホモシスチン尿症 ● 過凝固状態 ● 高脂血症 ● 白血病 ● 全身性エリテマトーデス ● MELAS ● 多血症 ● Sickle 細胞貧血 ● 血管炎
尿	コカイン, 尿検査	● コカイン乱用 ● ホモシスチン尿症 ● 腎炎 ● ネフローゼ
心 臓	心臓超音波検査, 心電図	● 細菌性心内膜炎 ● 先天性心疾患 ● 僧帽弁逸脱症 ● リウマチ性心疾患
脳	動脈造影, MRI	● 動脈解離 ● 動脈塞栓症 ● 動静脈奇形 ● 線維筋性異形成 ● もやもや病 ● 血管炎

消失し，灰白質と白質の境界が消失し，造影増強効果があることもある．これらの変化は脳卒中後最初の24時間以内はわずかかあるいは認めない．脳梗塞は表在性で灰白質と白質両方が侵され，1つの血管の領域であることが多い．多発性梗塞は塞栓性または血管炎を示唆する．内包の小梗塞はまれであるが，乳児では起こりうる．

Box 11-3 に脳梗塞を悪化させる遺伝性要因を，表11-1には小児脳梗塞の評価項目をまとめた．ルーチンの検査項目は，凝固障害，血管炎，血管障害の検査，塞栓症の原因となる心疾患，大脳の血管造影を含む．プロトロンビン障害の基本的な評価は，PTやAPTT，血小板を含む血算，プロテインC，プロテインS，ATⅢ，活性化プロテインC抵抗性，プラスミノーゲン，フィブリノーゲン，ホモシステイン，抗リン脂質抗体，αリポ蛋白，コレステロール分画である．遺伝学的検査としては，第V因子 Leiden 変異，プロトロンビン G20210A 遺伝子，MTHFR 変異のスクリーニングがある．

脳内出血は造影していないCTでの高吸収域として確認される．高吸収域の周囲には高頻度に浮腫を伴い，正中構造の偏位を伴う圧迫所見を起こしうる．

① 動静脈奇形

テント上奇形は急性または慢性進行性の片麻痺を来しうる．実質内出血は急性の片麻痺を起こす．半球内出血の主要な症状は，意識障害，けいれん，片麻痺である．巨大な血腫は正中構造の偏位の原因となり，頭蓋内圧が亢進する．第4章 p.117 に動静脈奇形についての詳細を述べる．MRA，CT血管造影または直接的血管造影は奇形を描出するのに最良の方法である．

② 脳腫瘍

脳腫瘍による急性片麻痺は通常，腫瘍内または腫瘍周囲の出血で起こる．CTでは出血により元の腫瘍が隠れてしまうため，MRIのほうが有用である（第4章 p.109）．腫瘍は緩徐進行性片麻痺の原因となるが，頭蓋内圧亢進や乳頭浮腫，けいれんは必ずしも合併しないこともある．

③ 頸動脈および椎骨動脈疾患

(a) 頸部感染

内頸動脈頸部の両側性または片側性の閉塞は，慢性扁桃炎やリンパ節腫脹の既往がある児に起こる．しかし，これが原因なのか偶然の合併なのかは不明である．扁桃炎は頸動脈炎を起こすことがある．

ネコひっかき病（第2章 p.61）やマイコプラズマ肺炎では片側性脳梗塞が起こることがある．ともに顎下リンパ節への炎症波及と隣接する頸動脈の動脈炎の関連が指摘されている．壊死性筋膜炎では重篤な動脈炎を引き起こし，片側または両側の頸動脈の閉塞を起こす．咽頭周囲間隙の感染の原因は通常，慢性的な歯性感染であり，培養からは好気性菌，嫌気性菌がともに分離される．

☑ **臨床症状**

通常の頸動脈炎の経過は，発熱，頸部痛に引き続いて起こる急な片麻痺である．両側性片麻痺は，両側に感染すれば起こりうる．

☑ **診断**

感染病原体の特定のため，咽頭培養またはリンパ節生検が必要である．動脈造影，CT血管造影，MRAにて頸動脈の閉塞の部位および広がりを確認する．

☑ **治療**

積極的な抗生剤投与（特に壊死性筋膜炎の場合は）が必要である．予後は様々であり，完全に回復することあれば，後遺症を残すこともある．

(b) 線維筋性異形成

線維筋性異形成は特発性で分節性の非アテローム性の疾患であり，腎動脈，頭蓋外の内頸動脈分枝の4 cm以内にみられる．患者の7％に脳内動脈瘤を認める．

☑ **臨床症状**

一過性脳虚血発作や梗塞が線維筋性異形成の症状である．通常50代以上の女性に多いが，小児にも起こりうる．

☑ **診断**

動脈造影にて内頸動脈の壁が不整となり，数珠状変形が認められる．高血圧が認められた場合，腎動脈の線維筋性異形成の合併も疑う必要がある．

☑ **治療**

狭窄の治療として，カテーテルによるバルーン血管拡張術もしくは血管内膜切除術が検討される．小児の長期予後は不明である．

(c) 頸動脈への外傷

小児でははっきりした原因がなく，特に原疾患がない場合でも，運動中にみかけ上，軽微な外傷で頸動脈の血栓症や解離を引き起こすことがある（Rafay et al, 2006）．つかんだり首を振ったりする虐待や，口に鉛筆や棒つきキャンディーなどのとがったものをくわえているときの転倒による頸動脈の外傷によっても起こる．内頸動脈剥離のその他の原因は，線維筋性異形成，Ehlas-Danlos症候群Ⅳ型，Marfan症候群，大動脈縮窄症，嚢胞性中膜壊死，常染色体優性多嚢胞性腎症，骨形成不全症，アテローム性動脈硬化，極端な動脈の蛇行，もやもや病，咽頭感染症である（Roach et al, 2008）．

☑ **臨床症状**

通常，症状が出現するのは受傷してから数時間もしくは数日以降である．その遅れはおそらく血管内で血栓を形成する時間と考えられている．臨床症状は，片麻痺，片側感覚障害，片側視野欠損，優位半球が障害された場合は失語である．症状は一時的なものも永続的なものもあるが，ある程度の回復は認められる．けいれんはまれである．

☑ **診断**

MRAにて頸動脈の解離もしくは閉塞が認められる．

☑ **治療**

頭頸部の動脈解離（cervicocephalic arterial dissection：CCAD）の小児では，未分画ヘパリン（UFH）または低分子ヘパリン（LMWH）のいずれも使用し，ワーファリンを用いた経口抗凝固療法へ移行する．CCADの小児に対して，3～6か月間，LMWHまたはワーファリンの皮下投与を行うことは一般的であり，理に適っている．代わりに抗血小板薬が投与されることもある．症状再発あるいは，画像的に動脈解離部分の異常が残存している場合には6か月以上治

療を継続する．バイパス術や頭蓋外と頭蓋内のシャントといった手術は，内科的治療中にもかかわらず CCAD の症状が持続している患者で考慮する．頭蓋内の動脈解離あるいは CCAD によるくも膜下出血の児に抗凝固療法を行ってはならない (Roach et al, 2008)．

(d) 椎骨動脈への外傷

椎骨動脈の血栓症や解離は，急な首の回旋などによる軽微な外傷によって起きる．閉塞は通常 C1-C2 レベルで起こる．女児に比べ男児で頻度が高い (Ganesan et al, 2002)．

☑ **臨床症状**

椎骨動脈外傷は頭痛と脳幹機能障害を引き起こす．繰り返す片麻痺と両側頭部の拍動性頭痛，嘔吐で脳底動脈型片頭痛と誤診される場合がある．予後は良好で，生存可能で神経学的後遺症はまれである (重篤な後遺症を残すこともまれではない)．

☑ **診断**

CT または MRI での 1 か所以上の梗塞で診断できる．梗塞の可能性があれば血管撮影を行い，脳底動脈の閉塞を証明する．

☑ **治療**

長期アスピリン予防投与が一般的に推奨されているが，有効性は確立していない．

④ コカイン中毒

コカインは強力な血管収縮作用を持ち，いくつかの臓器に梗塞をもたらす．梗塞は主に若年成人に多く，どんな摂取方法でも起きる可能性がある．摂取と梗塞の間隔は不明であるが，数分から数時間のうちに起きる．脳梗塞よりも脳出血やくも膜下出血のほうがより頻度が高く，動脈瘤や動静脈奇形のある患者では起きやすい．血管攣縮や血管炎が梗塞の原因と考えられる．

③ 糖尿病

インスリン依存性糖尿病の児で急性で一時的な片麻痺を来すことがある．機序としては複雑型片頭痛の合併が指摘されているが，病態生理は不明である．

☑ **臨床症状**

呼吸器疾患に罹患している児で，睡眠中に発作が起こることが多い．覚醒後に片麻痺に気づかれ，部位としては下肢に比べると上肢と顔面に多い．感覚障害は認めないが，優位半球が障害された場合，失語が認められる．腱反射は患側では低下または亢進し，通常，伸展足底反射を認める．頭痛は必発であり，片側または両側性である．患児によっては悪心も認める．片頭痛の家族歴はない．麻痺症状は 3～24 時間続いた後に完全に消失するが，再発が多い．

☑ **診断**

梗塞は，ケトアシドーシス時を除けば若年性インスリン依存性糖尿病の合併症ではない（第 2 章 p.71）．一過性麻痺の場合，頭部 CT では梗塞像を呈さない．

☑ **治療**

発作を繰り返す児がいるが，再発を防ぐ治療は確立されていない．

④ てんかん

① 片麻痺性発作

Todd 麻痺は部分もしくは全般発作後に起きる数分あるいは数時間の片麻痺のことである．長いけいれん後によく起こり，特に構造異常がある場合にも起きやすい．

けいれん発作後の症状としてだけではなく，片麻痺が発作そのものであることもある．そのような発作は片麻痺性または局所抑制性の発作である．けいれんが発作性の片麻痺に先行したか，また片麻痺が発作中なのか発作後なのか，必ずしもはっきりしないため，Todd 麻痺は片麻痺性発作と区別するのが難しい．

☑ **臨床症状**

初期症状は，弛緩性片麻痺を伴う短時間の部分発作もしくは急な単麻痺，片麻痺である．意識減損は認めず，児は一見元気である．筋力低下の分布と程度は一定せず，一肢のみでなく顔面にも認めることがある．腱反射は麻痺側では正常であるが，伸展足底反射は陽性となることもある．

◻ 診断

脳波検査では，筋力低下と反対の半球に広がる反復性棘波，棘徐波を認める．ラジオアイソトープスキャンでは発作中は患側半球に部分的な取り込みの上昇を認め，発作間欠期に取り込みの低下を認める．MRI，CT，大脳動脈造影では正常である．

◻ 治療

レベチラセタム，オキシカルバゼピン，ラモトリギンといった部分発作の治療薬が用いられる（第1章p.44）．

5 心疾患

① 先天性心疾患

先天性心疾患で脳血管合併症を引き起こすのは，チアノーゼ性心疾患に多い．合併症は一般的に，乳児では静脈洞血栓症，乳児期以降では塞栓による動脈閉塞である．塞栓は弁の疣贅や細菌性心内膜炎の合併により起きる．どちらも脳膿瘍の発生が最も懸念される．2歳以下の先天性心疾患の児では塞栓が原因となる脳膿瘍は非常にまれであり，髄膜炎や手術の合併症にのみ認められる．

複雑心奇形を持つ児では塞栓性梗塞，血栓性梗塞，灌流圧の低下による分水嶺梗塞などの危険性がある．複雑心奇形を持つ児の梗塞の割合は様々である．(1) 奇形の重症度，(2) 必要な修復術の回数，(3) 手術中の麻酔技術，(4) 患者の選択，(5) 観察期間の長さ，が関係する．心疾患の児で梗塞の危険性が最も高くなるのは，手術時および心臓カテーテル時である (Roach, 2000)．先天性心疾患のある児では大脳の形成不全にも考慮する必要がある．剖検では10～29％に脳奇形の合併が認められている．特に左心低形成症候群では脳形成異常合併の危険性がある．

◻ 臨床症状

静脈血栓症が脱水状態や多血症のチアノーゼ性心疾患の児に最もよく起きる．複数の静脈洞が閉塞することもある．静脈のうっ滞により頭蓋内圧が上昇する．片麻痺は主要な臨床症状であり，当初は片側性でも矢状洞の閉塞により反対側の麻痺も起きる可能性がある．けいれんや意識レベルの低下も合併する．主要な静脈洞の閉塞では致死率は高く，生存してもほとんどに神経学的後遺症が残る．

チアノーゼ性心疾患の児で，心臓内に疣贅がある場合や，右左シャントがあり末梢性血栓が肺を介さずそのまま脳へ運ばれる場合，動脈性梗塞リスクがある．動脈血酸素飽和度が低下すれば，脳の感染への抵抗力が低下するため，右左シャントの場合は潜在的な脳膿瘍形成の危険性が上昇する．

初期症状は頭痛，けいれん，意識障害とともに起こる急な片麻痺である．けいれんは，初期は部分発作を反復するが，後に全般化してくる．

◻ 診断

MRIは静脈塞栓や血栓の検索に用いられる．静脈性塞栓に隣接する部位の出血性梗塞が認められることがある．多発梗塞の場合は血栓の可能性がある．

CTでは塞栓形成から12～24時間は正常である．翌日までに低吸収域を認める．画像上非感染性の塞栓にみえても，後に脳膿瘍を形成する可能性を考慮する必要がある．膿瘍形成していれば，1週間以内に造影CTやMRIでリング状造影効果が認められる．

◻ 治療

うっ血性心不全の治療は，心原性塞栓と梗塞の可能性を減らす．うっ血性心不全が軽快すると，二次的な梗塞（卵円孔開存の患者では不明）の危険性が減る．卵円孔開存とは無関係で，反復性塞栓の危険性が高いと判断された児では，UFHまたはLMWHが投与され，ワーファリンに移行していく．あるいは，このような状況で初期にLMWHを投与し，ワーファリンの代わりに継続することは妥当である．心原性塞栓の危険性がある児では，LMWHやワーファリンを最低1年間または危険性の責任部位が修繕されるまで内服する．反復性塞栓の危険性が高いと判断された場合，抗凝固療法を忍容できる限りずっと継続してもよい．卵円孔開存とは無関係で，梗塞の危険性が低いあるいは不明である心原性塞栓を持つ児では，アスピリンを開始し

て最低1年間継続してもよい．大きな心房中隔欠損症（卵円孔開存ではない）の児で，梗塞の危険性を減少させることや長期的に心臓合併症を予防することを目的に，外科的修復術や経カテーテル的閉鎖術を行う．自然弁心内膜炎の患者では抗凝固療法は行わない（Roach et al, 2008）．心内膜炎の症例で膿瘍形成の可能性を減少させるために抗生剤投与はとても重要である．

　静脈塞栓症の治療は基本的に対症療法であり，脱水の補正と頭蓋内圧亢進の治療である．デキサメタゾンは脳浮腫の改善に有効であるが，浸透圧利尿薬により血栓傾向となる．梗塞は通常出血性であり，抗凝固薬は禁忌である（少なくとも成人では静脈（洞）血栓症に抗凝固療法は推奨されており，出血性梗塞でも拡大傾向がなければ考慮してよい（日本脳卒中学会ガイドライン））．血栓が細菌性か非細菌性かを見分けるのは困難であり，全ての乳児に抗生剤治療がなされる．

❷ 僧帽弁逸脱症候群

　僧帽弁逸脱症候群は5％の児に家族性に認められる．通常無症候性であるが，毎年6,000例に1例程度脳虚血を起こしているとされる．心房の弁尖や心房壁の接合部などで形成された無菌性血栓の塞栓にて，繰り返し虚血が起こる．

☑ 臨床症状

　通常は頸動脈の血流障害により一過性虚血発作が起き，部分的または完全な片麻痺を引き起こす．麻痺は通常24時間以内に軽快するが，同一の動脈支配領域に限らず，反復して出現することが多い．脳底動脈の閉塞は少なく，視野欠損が多い．再発の間隔は数週から数年であり，神経学的後遺症が起きるのは20％以下である．

☑ 診断

　25％の患者に収縮後期雑音や収縮中期のクリックが認められるが，残りは聴診上正常である．診断には2次元の心エコーが必要である．

☑ 治療

　聴診や心電図で異常のある無症候性の児に対しては特に治療を必要とせず，一過性虚血発作に対しても特異的な治療はない．しかし，児が一度でも一過性虚血発作を起こした場合は心房内血栓形成予防のためアスピリンが処方される．

❸ リウマチ性心疾患

　北米ではリウマチ熱およびリウマチ性心疾患の頻度や重症度はこの数十年で減少している．不幸なことに米国では5～10年ごとにリウマチ熱が流行する．リウマチ性心疾患では，85％の患者に僧帽弁障害，54％に大動脈弁障害，三尖弁障害と肺動脈弁障害は5％以下で認められる．脳塞栓の原因は弁の疣贅または感染症性心内膜炎の感染性塞栓などである．

☑ 臨床症状

　僧帽弁疾患の主要症状は心不全または不整脈である．大動脈弁疾患はしばしば無症候性である．手術直後以外で塞栓が疑われる時は，神経学的合併症の原因は感染性心内膜炎である．症候は先天性心疾患の場合とほぼ同じであるが，脳膿瘍の頻度はより低い．

☑ 診断

　リウマチ性心疾患は初回梗塞のずっと前に診断されている．複数部位からの血液培養で起因菌をはっきりさせ，経静脈的に適切な抗生剤投与が必要である．

☑ 治療

　細菌性心内膜炎では十分な抗生剤投与が必要である．

❻ 凝固能亢進状態

　動脈性の脳卒中を来した児の20～50％，もしくは静脈洞血栓症を来した児の33～99％は前血栓状態がある（Barnes & deVeber, 2006；Bonduel et al, 1999；deVeber et al, 1998）．

　赤血球もしくは赤血球濃度の異常は，脳出血もしくは虚血性脳卒中（虚血性脳梗塞）のリスクとなる．自己免疫学的機序，もしくは骨髄抑制に伴う血小板減少は出血の原因となる．鎌状赤血球症や赤血球増多症，慢性低酸素状態などの血液の粘稠度を増加させる疾患は何であれ，動脈性もしくは静脈性の梗塞を生じやすくさせる．脱水は血液の粘稠度を増加させるため，動脈性の脳卒中や脳静脈血栓症（cerebrovascular thrombosis：CVT）を来しうる．貧血も血行動態に変化や凝固系の不安定さをもたらし，動脈

性の虚血性の梗塞や CVT の危険因子となる.

若年での繰り返される深部静脈血栓症や肺梗塞,梗塞性疾患の家族歴は血栓形成の危険因子である.血栓形成傾向の危険因子が複数重なると脳卒中のリスクが増加するため,脳卒中の原因が判明していても,一般的な前血栓状態の検査を行うことは必要である.過凝固状態には,アンチトロンビンⅢ,プロテインCおよびプロテインS欠損症,活性化プロテインC抵抗性,第V因子 Leiden 変異,プロトロンビン遺伝子（G20210A）変異,抗リン脂質抗体症候群,αリポ蛋白およびホモシステイン高値が含まれる.プロテインC欠損症,遺伝的多型（第V因子 Leiden 変異,プロトロンビン遺伝子変異,MTHFR 遺伝子異常）はそれぞれ単独で反復性の動脈性脳卒中の危険因子となりうる.発作性ヘモグロビン尿症は静脈性脳塞栓,またときに動脈性の脳塞栓の原因ともなる.真性赤血球増加症,本態性血小板血症,播種性血管内凝固症候群は脳梗塞や脳出血の誘因となりうる（Roach et al, 2008）.血栓症は何らかの基礎疾患により一過性に引き起こされる血液学的異常を誘因として二次性に発症することがある.たとえば,特発性ネフローゼ症候群ではアンチトロンビンの減少と CVT を引き起こす（Fluss et al, 2006）.

☑ 臨床症状

静脈血栓症の典型的な症状として,頭蓋内圧亢進による頭痛や意識障害,けいれんやその後の片麻痺などがみられる.小児での繰り返される静脈血栓症,静脈血栓症の家族歴,非典型的な部位での静脈血栓症（表 11-1 参照）では,遺伝性の凝固能亢進状態を疑うべきである.動脈性の血栓症は通常単一の脳動脈の支配領域に,虚血性の脳卒中を引き起こす.

☑ 診断

急性の片麻痺や急激な頭蓋内圧亢進では静脈血栓症を疑わなければならない.矢状静脈洞の血栓症では,傍矢状静脈洞出血または梗塞と,MRI で矢状静脈洞の flow void 消失を認める（矢状静脈洞血栓症では静脈洞内の flow void が消失し,血栓の信号に置換される.急性期：0～5日；T_1 iso,不明瞭 T_2 low（著明な T_2 low の場合は flow void に類似））.脳動脈血管造影でより明確な診断が行える.検査所見は 表 11-1 参照.

☑ 治療

どのようなタイプの脳卒中でも全身管理が必要である.脱水や貧血の改善を図る.血栓準備状態であれば UFH や LMWH を使用する.MTHFR 遺伝子異常の患児にはビタミン B_6,ビタミン B_{12},葉酸を投与し,血中ホモシステイン値を正常値に近づける.

脳室内出血後の水頭症では脳室ドレナージや脳室-腹腔シャント（V-P シャント）が必要となることがある.

貧血や脱水があれば,補正する.喫煙や経口避妊薬などのリスク因子は可能な限り排除する.けいれん発作があれば治療を行う（Roach et al, 2008）.対症療法として頭蓋内圧降下療法,抗けいれん治療,脳浮腫がなければ補液を行う.

☑ 訳者補定

活性化プロテインCは血小板や血管内皮細胞膜に結合し,プロテインSおよび第V因子の存在下に活性型凝固補酵素蛋白質の第Ⅷa 因子および第Ⅴa 因子を分解・失活化する.その結果,第Ⅸa 因子による第Ⅹ因子の活性化反応および第Ⅹa 因子によるプロトロンビンの活性化が著しく阻害され,凝固反応の推進に重要なトロンビンの生成が低下する.これらの反応のうち,活性化第V因子の 506Arg→Gln 変異により活性化プロテインCで切断されなくなる結果,活性型として長くとどまるため過凝固となり,血栓を形成する.プロトロンビン G20210A 変異 MTHFR 遺伝子欠損により,αリポ蛋白の増加を引き起こす.プロトロンビン遺伝子の変異は血中プロトロンビン濃度の上昇を招き,静脈血栓塞栓のリスクを高める.

7 凝固能低下状態

先天性凝固因子欠損症の中で多いのは,第Ⅷ凝固因子欠損症（血友病 A 型）,第Ⅸ凝固因子欠損症（血友病 B 型），von Willebrand 因子欠損症である.いかなる凝固因子の欠損症も小児における出血のリスクとなりうる.

☑ 治療

著明な血小板減少症があれば補充し,適応であれば凝固因子を補充する.全ての新生児にビ

タミンKの補充を行い，欠乏要因がある場合（母体がワーファリンやフェノバルビタール，フェニトインを使用している場合）に高用量の補充をする．脳出血後の水頭症では脳室ドレナージの後に，脳室-腹腔シャントが必要となることがある．貧血や脱水があれば補正し，けいれんがあれば抗けいれん治療を行う（Roach et al, 2008）．

8 虚血性動脈性梗塞

1 内包梗塞

内包における微小梗塞は高血圧性血管障害を持つ成人に起こる．これらは小児でもみられることがあるがまれである．急性発症であり，睡眠中にも覚醒時にも起こりうる．

☑ 臨床症状

顔面や四肢に症状が及び，典型的な片麻痺姿勢，片麻痺歩行がみられる．痛覚や位置覚の低下は幼児では所見として分かりにくいが，年長児では確認できる．優位半球の線条体と内包にまたがる大きな梗塞巣は，言語障害を引き起こす．片麻痺症状出現時には発語がなくなり，嗜眠傾向となる．話す能力が回復しても，構音障害や失語がみられるが，最終的には正常に回復することもある．片麻痺症状は完全回復がみられることもあるが，筋力低下が残存する例もある．

☑ 診断

頭部MRI（拡散強調画像）にて内包梗塞を同定する．

☑ 治療

発症早期では抗凝固療法や血栓溶解療法が適応となることがある．児の症状が安定したら，早期のリハビリテーションを開始する．

2 動脈性脳梗塞

中大脳動脈もしくはその分枝か，後大脳動脈，前大脳動脈の分布領域における梗塞により，小児の急性片麻痺が発症する．

☑ 臨床症状

急性発症の片麻痺が特徴的な初期症状である．片側感覚消失，半盲，失語（優位半球における梗塞において）も同様に出現する．症状の発生時に昏睡状態になる児もあるが，完全な意識障害になることはまれである．

1/3の症例では持続する部分発作が片麻痺症状に先行してみられる．このような症例では永続的な片麻痺やその後のてんかんが一般的である．けいれん発作を伴わない片麻痺患者の半数は症状の完全回復がみられ，残りの半数では部分的な麻痺が残存する．

☑ 診断

中大脳動脈の完全梗塞ではCTにて皮質，白質，基底核，内包を含む広範な低吸収域を示す．中大脳動脈の大脳表面に近い分枝の梗塞では，楔状に皮質から白質に低吸収域を認める．表11-1では過凝固状態を来す疾患を示す．

☑ 治療

小児例で虚血性脳梗塞に対して，組織プラスミノーゲン活性化因子を動脈内もしくは静脈内投与を行った報告はほとんどみられない（Carlson et al, 2001）．脳梗塞発症後，規定の3時間以内に診断・治療に至る小児例はほとんどないため，小児における経静脈的もしくは動脈内血栓溶解療法のガイドラインは作られていない．

3 リポ蛋白血症

家族性の脂質代謝異常もしくはリポ蛋白異常症は，幼児期や小児期における早期脳血管障害の原因となる．それらの疾患の変異遺伝子は常染色体優性遺伝形式をとる．

☑ 臨床症状

一過性もしくは永続的な片麻痺，半盲，片側感覚消失，失語症などの症状がみられる．異常のみられる家系では若年での脳血管障害や冠動脈障害を認める．

☑ 診断

ほとんどの児では血中のHDL-コレステロール低値あるいはトリグリセリド高値，または両方であったりする．動脈硬化は高脂血症による血管内皮の障害であり二次性に血栓形成を伴う．

☑ 治療

食事療法，高脂血症改善薬，アスピリン内服などを行う．

④ MELAS（mitochondrial encephalopathy, lactic acidosis and stroke）

MELASは，tRNA（ロイシン-UUR）をコードするミトコンドリア遺伝子の異常で起こる（DiMauro & Hirano, 2010）．

☑ 臨床症状

MELASは2～10歳頃に発症する多臓器疾患である．早期の精神運動発達は正常であるが低身長であることが多い．初発症状として全身性の強直間代けいれん，繰り返す頭痛，食欲不振，周期性嘔吐症などがある．運動不耐症もしくは近位四肢の脱力などが初発症状となることもある．けいれんは一過性の片麻痺や皮質盲などの脳卒中様症状とともに出現する．これらの脳卒中様のエピソードは意識状態の変容を伴い，繰り返し出現することもある．脳卒中のエピソードが繰り返されることにより，運動能力や視覚，知的活動が思春期もしくは若年成人に至るまでに障害されていく．感音性難聴がよくみられる．

患児は出生時には大きな異常はみられない．体重増加不良，発育遅延，進行性難聴は乳児期発症の特徴である．遅発型では，主要な症状として持続する片頭痛様の頭痛や嘔吐，けいれん（ミオクロニー発作，焦点性発作，全般性発作），けいれん重積，突然出現する局所の神経脱落症状（片麻痺，半盲，失語）と脳症が特徴である．知的退行は小児期のどの時期にも起こりうる．神経症状は，初期には間欠的であるが，その後進行し，昏睡そして死に至る．

☑ 診断

頭部MRIでは血管支配に一致しない多発性の梗塞様病変がみられる．初発の病変はしばしば後頭葉にみられる．病変は進行性で大脳や小脳皮質，基底核，視床などに及ぶ．血中，MRSおよび髄液中の乳酸は上昇する．筋病理標本では赤色ぼろ線維がみられる（第8章 p.226）．遺伝学的検査が商業的に可能である．末梢血白血球DNAのA3243G変異がMELAS患者の80％で認められる（Roach et al, 2008）．

☑ 治療

特異的な治療法はなく，ビタミンカクテル療法がしばしば用いられる．コエンザイムQ10（50～100 mgを1日3回），L-カルニチン（1,000 mgを1日3回）の投与が有効な患者もいる．イデベノン（ミトコンドリア内の電子伝達系のバランスを改善し，Friedreich失調症患者の神経・筋肉細胞内のエネルギー産生を促進することで，細胞保護効果を示し，細胞死を防ぐと考えられている）はコエンザイムQ10の亜型だが，血液脳関門をより効率的に通過し，有効と考えられる．ピルビン酸脱水素酵素複合体を活性化して血中の乳酸を減少させるジクロロ酢酸が有用であると事例報告がある．しかし，後のコントロール研究で末梢神経へ毒性があることが分かった．

L-アルギニン経口投与は急性期に投与すると脳卒中の重症度を改善する（Koga et al, 2005）．発作間欠期に投与すると脳卒中の頻度が減少する．二重盲検による確証が求められる．

⑤ もやもや病

もやもや病は疾患というよりもむしろ，いくつかの疾患により二次的に生じる慢性，進行性，非炎症性の血管障害である．頸動脈サイフォンの部位を起始とする両側内頸動脈の閉塞に至る．脳底動脈の閉塞もみられる．鎌状赤血球症，Down症候群，神経線維腫症1型，心室中隔欠損症，僧帽弁狭窄症，Fallot四徴症を合併することもある．閉塞は緩徐進行性のため，内頸動脈と外頸動脈の吻合が多数みられる．前・後脈絡叢動脈，脳底動脈，硬膜動脈などから脳底部に側副血行路が形成される．血管造影では，側副血行路が煙を吹きつけたようなぼやけた像を示し，日本語の「もやもや」という名前が病名にあてられた（図11-2）．本疾患は世界中にみられ，男女比は2：3である．

☑ 臨床症状

初期症状は繰り返す頭痛や突然の片麻痺症状である．幼児，年少児では急速発症の顔面，四肢の片麻痺症状で発症する傾向にあり，傾眠傾向があり昏睡に至ることもある．発症時，意識状態が保たれていれば，半盲，半側感覚喪失，失語などが確認できることもある．顔面，四肢の半側優位に舞踏病様の症状がみられることもある．症状から完全に回復する前に，同側もしくは反対側に新たな巣症状が出現する．これらの症状は片麻痺，半側感覚喪失，失語などの単

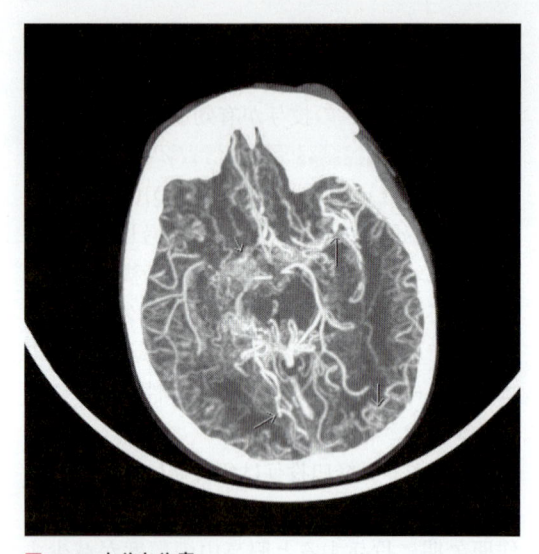

図 11-2　もやもや病
CT 血管造影で，血管の狭小化と脳底動脈系からの側副血行路，蛇行血管（矢印）を認める

一あるいは混合した症状である．予後は全体として不良である．患児のほとんどは片側あるいは両側の慢性的な筋力低下，てんかん，知的障害を有する．死亡例もある．

　一過性の虚血症状を繰り返す病型もある．意識消失を伴わない，数分間から数時間持続する発作性の片麻痺と感覚異常が発作の特徴である．過呼吸や興奮が，発作症状の誘因となり，毎日発作が起こる場合もある．4～5年経過すると発作は起こらなくなるが，後遺症が残存する．

　繰り返される単麻痺，くも膜下出血なども本疾患でみられる症状の1つである．単麻痺は幼児期以降でみられ，くも膜下出血は16歳以降でみられる．

☑ 診断

　典型的な"煙を吹きつけたような"画像はMRA，CT血管造影，カテーテル血管造影検査にてみられる．頭部CTやMRIで内頸動脈の閉塞による大きな梗塞巣を認めることがある．確定診断は血管造影上の内頸動脈遠位側の閉塞と，基底核および硬膜周囲への側副血行路の発達である．その他の血管障害と凝固異常も鑑別に含めなくてはならない．

☑ 治療

　治療は原疾患や重症度により選択される．脳虚血に伴う症状の進行，血流低下の所見，外科手術の禁忌がないことなどが血行再建術の適応となる．入院中不安や痛みを最小限にすることで，過呼吸による血管収縮により誘発される脳卒中のリスクを減らすことが可能となる．術中および周術期の低血圧，脱水，高体温，低炭酸ガス血症を避けることで周術期の脳卒中リスクを減らすことができる．アスピリンは無症候性患者，血行再建術後の患者に有用である（Roach et al, 2008）．

❻ 鎌状赤血球症

　鎌状赤血球症（sickle cell disease：SCD）はアフリカ系米国人の小児にみられ，常染色体劣性遺伝形式をとる疾患である．脳血管障害を来す疾患の中では最も頻度の高い血液疾患である．この疾患名は *HBB* 遺伝子の変異と関連し，ヘモグロビン S(Hb S)を認める疾患群を指す．米国では，鎌状赤血球性貧血（Hb SS）は SCD の 60～70％ を占める．その他の SCD では Hb S とその他の異型グロビン β 鎖を伴う（Bender & Hobbs, 2012）．

　小血管に無症候性の微小脳梗塞を来す．中大脳動脈，前大脳動脈の近位側の狭窄や閉塞が多い．鎌状赤血球は血管内皮を慢性的に障害し，内腔を狭小化させる．くも膜下出血や実質内出血を起こしうる．

　近代の治療が確立される前にはホモ接合体患者の25％に，神経学的合併症が出現していた．ヘテロ接合体患者にも手術などのストレス下では神経学的合併症を起こした．異常赤血球は全脳，半球，区域性に大小の血管の血流を障害する．脳梗塞は動脈の境界領域にみられる．

☑ 臨床症状

　主要症状は慢性の溶血性貧血から来る黄疸，顔色不良，筋力低下，易疲労感などである．ホモ接合体患者は1歳までに症状が出現し，それ以外では5歳までに何らかの症状が出現する．脳梗塞を発症する率は報告により異なるが，46％程度ともいう（Steen et al, 2003）．脳卒中は血栓，血管の閉塞により起こる．脱水や低酸素は脳梗塞発症の起因となりうる．発熱と胸腹部の痛みが特徴的である．患者の70％で部分発作，もしくは全般発作が初発の神経症状として出現

する．血管障害や低灌流がSCD患児にてんかんを引き起こす（Prengler et al, 2005）．発作後の片麻痺や巣症状もみられる．ある程度は回復するが，繰り返す脳梗塞，てんかん，知的障害などがみられる．両半球に脳梗塞が分布すると仮性球麻痺の症状をとりうる．

最も重篤な症例では髄膜症と昏睡状態に陥る．くも膜下出血や脳内出血に関連した広範囲の脳血流の低下が主な原因である．致死率は高い．

☑ 診断

一定量のHb Sの存在が診断に必要である．高精度液体クロマトグラフィー，等電点電気泳動，Hb 電気泳動がHb Sの定量に使用される．遺伝子解析が可能である．多くの患児で，診断確定後かなり時間が経過して最初の梗塞を起こすことが多い．頭部CTやMRIでは脳梗塞や脳出血の所見を認め，これらのエピソードを繰り返した症例では皮質の萎縮も認める．脳血管造影では得られる情報は少なく，虚血を増悪させる危険もある．

☑ 治療

SCDによる急性期の虚血性脳卒中に対する治療として，適切な補液，低酸素と低血圧の改善を行う．

経頭蓋ドップラー（transcranial doppler：TCD）にて血流異常のみられる2〜16歳の児では定期的な輸血を行い，鎌状赤血球の割合を減らすことで脳卒中を予防する．この治療法は他の病因から発症する脳梗塞の予防治療と比較しても最も有効である．SCD患者で脳卒中のある患者は鉄過剰にならないよう注意しながら，定期的な赤血球交換輸血を行うべきである．脳梗塞の急性期には全赤血球中の鎌状赤血球の割合を30％以下に調整する．SCDの児では，TCDで異常のない児には1年ごと，異常のある児では1か月ごとに評価を行うことが適切である．TCDで境界域もしくは軽度異常の患児では3〜6か月ごとに評価する．ヒドロキシウレアは長期の交換輸血の困難なSCDで，脳卒中の既往のある小児および若年成人で使用される．外科的血管再建術はもやもや病を合併するSCDの患児で考慮されることがある（Roach et al, 2008）．

ヒドロキシウレアはHb Fの合成を誘導するため，SCDの治療によく用いられる．Hb Fの合成が活発化すると赤血球の鎌状化が軽減し，赤血球寿命が延びる．また白血球数も減少し，血管拡張作用もある．ヒドロキシウレア療法は急性の疼痛のエピソード，急性胸部症候群を改善し，輸血を行う頻度を少なくするが，生命予後には影響しない（Steinberg et al, 2003）．

正常の同胞からの幹細胞移植が根本治療である（Walters et al, 2000）．

❼ 血管障害

(a) 過敏性血管炎

過敏性血管炎という言葉は薬剤や感染によって引き起こされ，下肢の紫斑を特徴とし細静脈炎を呈するいくつかの疾患を指す．神経学的合併症はおそらく先行感染が原因と思われるHenoch-Schönlein紫斑病に起きる．

☑ 臨床症状

Henoch-Schönlein紫斑病の全身的な特徴は発熱，四肢の伸側表面に生じる紫斑と悪心・嘔吐を伴う腹痛である．関節や腎臓の障害を引き起こすことがある．患児の約半数が頭痛，脳波異常を伴う．局所的な神経学的異常が1/3にみられ，これらの症例の半数が片麻痺である．けいれんは片麻痺に先行することがある．片麻痺に合併して片側感覚消失，半盲，失語症がみられる．これらの症状は永続的に認める可能性がある．

☑ 診断

CTもしくはMRIで梗塞と出血の両方，またはどちらかを確認する．

☑ 治療

基礎疾患に対して副腎皮質ステロイドを投与する．

(b) 中枢神経限局性血管炎

中枢神経限局性血管炎は大脳小血管の炎症である．小児ではまれである．臨床症状は片頭痛様のこともある繰り返す頭痛，脳症，脳卒中である．動脈造影は脳血管の不規則な狭窄が多発していることを示す．副腎皮質ステロイド療法は有用であるが，シクロホスファミドのパルス療法の追加がしばしば必要となる．

(c) 全身性エリテマトーデス

いくつかの膠原病による血管障害が成人の神経学的障害の原因となりうるが，全身性エリテマトーデス（SLE）は小児の膠原病による神経学的障害の主な原因である．SLE は突発性で，多臓器性で，抗核抗体（ANA），特に抗 dsDNA 抗体陽性が特徴の自己免疫疾患である．SLE は小児リウマチ性疾患の 4.5% にのぼる．SLE 発症時期は思春期前では少ない．小児期では男女比は 1：4.5 と女児に多い．混合性結合組織病は，まれにフィブリノイド壊死に二次的に起きる大血管閉塞や出血の原因となることもある．

☑ 臨床症状

ほとんどの患児が診断時に発熱，関節痛，皮疹を認める．小児の全身性エリテマトーデスの臨床症状は肝脾腫，舞踏病，腎炎，大腿骨頭壊死を高率に起こすことを除いては一般的には成人とほとんど同様である．

神経学症状は診断時の 1/4 の患児，経過中の 30〜60% の患児に存在する．中枢神経症状の合併は重篤な経過を示唆することが多い．神経精神的異常はしばしばみられる特徴である．繰り返す頭痛の有病率は 71%，片頭痛は 36%，認知障害は 55%，単発性のけいれんは 47%，てんかんは 15%，急性錯乱状態は 35%，感覚異常（本項の訳者補足参照）は 14%，一過性脳虚血発作は 12%，脳血管障害（cerebrovascular accident：CVA）は 8% である．舞踏病と筋炎はまれな合併症である．全身性の症候と違い，神経学的障害は初期治療後であっても進行したり新たに出現する傾向にある．

SLE の血管炎はまれで，細動脈や細静脈を侵す．血管周囲炎はよくみられる．CVA は主に高血圧または重症の腎障害や心障害の患者に生じる．そのような患者では，梅毒の血清学的検査やループスアンチコアグラントが陽性である．

片麻痺はけいれんに引き続いてみられることが多く，原因は脳梗塞もしくは脳出血のどちらかである．治療中の神経学的エピソードは基礎疾患の一次的な合併症よりは，真菌性髄膜炎のような免疫抑制による合併症を考える．

☑ 診断

SLE の診断は臨床症候と ANA の異常高値の両方が必要である．ANA はほぼ全ての患者で存在する．抗 dsDNA 抗体は SLE にとって特徴的であり，疾患活動性のあるほぼ全ての患者に存在する．抽出可能な核抗原に対する抗体（Sm，Ro/SS-A，La/SS-B，RNP）と抗ヒスチン抗体は SLE と強い関連がある．抗 Sm 抗体は SLE に対する特異性が高い．リウマチ因子は 10〜30% に存在する．抗カルジオリピン抗体は溶血性貧血と塞栓に関連する．頭部の CT や MRI は出血や梗塞の存在を確認することに有用である．脳動脈造影の結果はたいてい正常である．

☑ 治療

SLE の中枢神経症状に対する一般的な治療は感染症を否定した後に高用量の経口もしくは経静脈的副腎皮質ステロイド投与することである．多くの研究は中枢神経性ループスの治療に副腎皮質ステロイドとシクロホスファミドの併用を支持している．抗リン脂質抗体を持つ患者と 70,000/mm^3 以上の血小板を持つ患者では低用量アスピリン療法が推奨される．脳卒中と抗リン脂質抗体陽性の児にはヘパリン，次いでワーファリンによる抗凝固療法が必要である．

☑ 訳者補足

dysesthesia と paresthesia について，小児神経学用語集では "=" としている（paresthesia は錯覚感という訳もある）．両者の使い分けは，医学辞書によると，触るなどの刺激によって生じる異常感覚が paresthesia であり，刺激がなく自覚的に生じる異常感覚を dysesthesia と使い分けている．本来，錯覚感や錯知覚と訳されているのは paresthesia であるが，刺激がなく自覚的に生じる dysesthesia が錯覚感であると主張する臨床家もあり，paresthesia と dysesthesia は論文上の使用にかなり混乱がある．日本内科学会ではあえて両者とも「感覚異常（症）」と定義し，日本神経学会では日本語に訳すのをあえて避け，意味合いに応じて使い分けることを推奨している．

(d) 高安動脈炎

高安動脈炎は "脈なし病" という名前でも知られているが，大動脈やその主要な枝を侵す慢性炎症性大血管炎である．原因は不明である．

☑ 臨床症状

　発症はたいてい15～20歳であるが，乳児期にも起こりうる．患者の90％は女性でありほとんどが日本人である．最もよくみられる症状は，発熱，体重減少，筋肉痛，関節痛，高血圧，脈なし，血管雑音である．神経学的徴候の原因は，頸動脈と椎骨動脈の狭窄による二次的な脳血流低下と高血圧の合併である．脳卒中は患者の5～10％にすぎない．脳卒中は部分発作と急激な片麻痺が特徴である．診察では橈骨動脈を触知できず，頸動脈の雑音を聴取することがある．

☑ 診断

　頭部CTでは梗塞を示唆する局所的な低吸収域を認める．動脈造影では上行大動脈とその主要な枝が侵されている所見がある．心臓カテーテル検査は動脈炎の広がりを診断するために必要である．数珠状影を示す血管もあれば，突然の途絶や狭窄部前の拡張を認める血管もある．

☑ 治療

　治療は副腎皮質ステロイドとメトトレキサートのような免疫抑制薬で構成される．小規模研究で抗腫瘍壊死因子薬の有用性が示された．高血圧の管理は必須で，血栓症予防のために抗血小板薬は有用である．血管形成のような外科治療やステント留置は時々必要となる．

　早期に診断と治療を行えば完治できるようになった．

9 感染症

　片麻痺は細菌性髄膜炎の経過中に血管炎または静脈血栓症の結果として，あるいはウイルス性，特に単純ヘルペスによる脳炎の経過中に脳実質の壊死の結果として起こる．細菌性とウイルス性感染のどちらの場合も，遷延性または反復性の部分発作が片麻痺に先行する．脳膿瘍は片麻痺を引き起こす可能性があるが，急性というよりも緩徐進行性である．

❶ 水　痘

　動脈虚血による脳卒中は水痘感染の経過中や水痘ワクチン接種後に起きることがあり，発疹が出現してから1週間から数か月のうちにおきる（Sébire et al, 1999）．梗塞は小さく，基底核や内包に局所的に起きる．

10 片頭痛

　片頭痛は脳血流の発作的な変化を伴う（原因ではない）遺伝的疾患である．一時的な神経学的異常が発作に伴う．その原因は脳の虚血というよりはむしろ一次的なニューロンの異常である．しかし，古典的な片頭痛の遷延性発作中に思春期では脳梗塞が起きることもある．そのような症例では通常の片頭痛ではないことを表している可能性があり，ミトコンドリア病やチャネロパチーによる片頭痛が考えうる．片頭痛発作中の片麻痺か眼筋麻痺といった局所的な運動障害の出現（第15章p.339）は複雑型片頭痛とよばれる．片麻痺性片頭痛が家族性にみられる家系もある．

❶ 複雑型片頭痛

☑ 臨床症状

　片頭痛の家族歴があるが，家族は発作時に片麻痺の症状はみられない．症状の進行は様々だが，閃輝暗点，片側性の手と口の感覚異常，片側性の腕や顔の筋力の低下を含み，下肢に症状はみられないことが多い．片側不全麻痺と同時に出現した片頭痛は，麻痺とは反対側の前側頭部に拍動性の頭痛を生じる．悪心や嘔吐が続いてみられる．患者は眠りに落ち，覚醒後はたいてい改善している．片側不全麻痺は24時間以内におさまる．

☑ 診断

　片頭痛はこの疾患の家族歴に基づく臨床診断である．片麻痺性片頭痛の発作時脳波では多形性デルタ波を認め，その焦点は筋力低下と反対側にみられる．神経画像検査は必要ない．

☑ 治療

　片頭痛の治療（第3章p.91）参照．

❷ 家族性片麻痺性片頭痛

　他の片頭痛のある家族に，少なくとも1回は片麻痺発作があるという点で，家族性片麻痺性片頭痛（familial hemiplegic migraine：FHM）

は複雑型片頭痛と異なる．遺伝形式は常染色体優性遺伝である．3つの遺伝子座が存在する（Jen, 2009）．19p 上の *FHM1* は遺伝性発作性小脳失調の原因遺伝子の対立遺伝子であり，カルシウムチャネルをコードしている（*CACNA1A*）．*FHM2* は小児交互性片麻痺の原因遺伝子の対立遺伝子であり Na-K ATPase ポンプをコードしている（FHM2はATP1A2，小児交互性片麻痺はほとんどがATP1A3，まれにATP1A2の変異例がある）．ナトリウムチャネルをコードする遺伝子（*SCN1A*）の変異は FHM3 を引き起こす．

☑ 臨床症状

片麻痺は基本的な症状である．視覚障害，顔面や四肢の痺れや感覚異常のような感覚低下，発語障害を合併する．発作は画一的で，最初は小児期や思春期に出現し，些細な頭部外傷で誘発され，まれに年に1回以上出現する．片麻痺は下肢よりも顔面や上肢にひどく，頭痛よりも長引くことが多い．片麻痺側の片側感覚消失は特徴的である．失語症は優位半球が障害された時に生じる．混乱，昏睡，または精神異常が発作中に生じることがある．精神異常は幻聴，幻視，妄想である．発熱と項部硬直を伴うこともある．

症状は2〜3日続く．発作後，神経学的症状は通常完全に寛解するが，しかし永続的な後遺症の可能性もある．注視眼振が発作間欠期に持続することがある．繰り返す片麻痺発作は同側，片側どちらでもみられる．1番染色体に遺伝的関連のある家系（FHM2を指すと思われるが，他の2つの遺伝子でも起こりうる）は重度の発作中にけいれんを起こすことがある．

☑ 診断

診断の基本は臨床症状と家族歴である．診断基準は，(1) 前兆を伴う片頭痛の診断基準を満たす，(2) 前兆に様々な程度の片麻痺が含まれ，片麻痺は遷延することがある，(3) 少なくとも1人の第一親等に同様の症状を認める，である．*CACNA1A* の変異は分子遺伝学的検査を臨床レベルで行える（日本では行えない）．*ATP1A2* の変異は FHM2 を引き起こし，*SCN1A* の変異は FHM3 を引き起こす．*ATP1A2* と *SCN1A* の分子遺伝学的検査は研究レベルのみで行える．

☑ 治療

アセタゾラミドは多くのチャネロパチーで予防薬として有用であり，FHM1 の児にも有用な場合がある．全てのタイプの FHM に対して一般的な片頭痛予防薬（三環系抗うつ薬，β拮抗薬，カルシウムチャネル拮抗薬）を試してみてもよい．一般的には，脳卒中の危険性を下げるために血管収縮薬を避ける．脳血管造影は，重篤な発作を引き起こす可能性があり，危険である．

11 外 傷

外傷は小児の死亡原因の半数に上る．小児の外傷の約10%は事故ではない．頭部外傷は虐待の死因で最も多く，生存者の半数が永続的な神経学的後遺症を持つ．硬膜外出血，硬膜下出血，脳挫傷，脳出血は片麻痺のような局所的な症状を引き起こす可能性がある．意識減損とけいれんが典型的な特徴だが，小児ではたとえ軽微な頭部外傷であっても脳浮腫が起こる可能性がある（第2章 p.83）．

12 腫 瘍

原発性片側性脳腫瘍の初期の臨床症状は，急性片麻痺より慢性進行性片麻痺である．しかし，出血やけいれんに伴い片麻痺を来すこともあり，脳腫瘍も考慮して，急性片麻痺の鑑別を行う必要がある．

C 慢性進行性片麻痺

慢性進行性片麻痺の重大な原因は脳腫瘍，脳膿瘍，動静脈奇形である．脳圧亢進はこれら3疾患の初期の特徴であり，第4章で述べた．進行性片麻痺（**Box 11-4**）はときに脱髄疾患の初期の特徴であることがある（第10章 p.248）．

1 Sturge-Weber 症候群

Sturge-Weber 症候群（SWS）は顔面のポートワイン母斑を伴う脳軟膜の静脈血管腫を特徴とする孤発性の神経皮膚症である．他の症状は

Box11-4	進行性片麻痺
副腎白質ジストロフィー（第5章）	
動静脈奇形（第4章）	
脳膿瘍（第4章）	
大脳半球腫瘍（第4章）	
脱髄性疾患	
遅発型グロボイド細胞性白質ジストロフィー（第5章）	
多発性硬化症（第10章）	
Sturge-Weber症候群	

認知障害，反対側の片麻痺と萎縮，同名半盲である．SWSは孤発性で全ての人種に起こりうる（*GNAQ*遺伝子の体細胞変異が一部の症例で認められて いる（Shirley MD, et al. N Engl J Med 2013; 368: 1971-9））．

✓ 臨床症状

臨床症状は多様で，皮膚病変やけいれんを持つが，知的に正常で局所的な神経学的異常を持たない場合が多い．皮膚血管腫はたいてい出生時から存在する．平坦で大きさは様々だが，上眼瞼を含むことが多い．皮膚血管腫の大きさからは頭蓋内血管腫の大きさを推定できない．患児の70％が片側性で，軟膜血管腫と同側性である．顔面血管腫が両側性の時でも，軟膜血管腫はたいてい片側性である．SWSの特異的な神経学的，画像的特徴は皮膚血管腫がなくても存在することがある．額のポートワイン母斑を持つ児の10～20％だけが軟膜血管腫を持つ．両側性脳病変は少なくとも患児の15％にみられる．

けいれんはSWSの児の80％に起こる．発症時期は一般的に1年以内で，発作型は多くは部分発作で，ときに部分もしくは全身のてんかん重積を引き起こす（第1章 p.22）．1歳までにけいれんを発症したSWSの児の80％は発達障害や認知障害がみられる．

顔面血管腫の対側の片麻痺はSWSの児の50％にも及ぶ．片麻痺は部分発作の後にみられ，その後のけいれん発作の後にさらに重症化する．一過性の片麻痺のエピソードは臨床症状や脳波のけいれん性活動と関連せず，出現することもある．片頭痛様の頭痛に伴うこともあれば，他の症状を伴わないこともあり，脳虚血が原因かもしれない．緑内障は小児SWSの71％にあり，10歳までに発症することが多い．

✓ 診断

神経学的異常と顔面のポートワイン母斑はSWSを考慮すべきである．軟膜血管腫は造影MRIが最もよくわかり，血管造影でわかることはまれである．

✓ 治療

けいれんコントロールは抗けいれん薬では難治であることが多い．大脳半球切除により，けいれんコントロールが改善し，正常な知能発達を促す場合がある．大脳半球切除は内服治療に対して難治なてんかんと進行性の半身機能障害の症例に対する選択肢の1つである．部分切除で十分な症例もある．一般的にSWSの児の外科治療は，他のてんかん患者の外科治療と同様である．乳児期発症の部分発作には早期の半球切除が推奨される．

🔖 References

- Barnes C, deVeber G. Prothrombotic abnormalities in childhood ischaemic stroke. Thrombosis Research 2006; 118: 67-74.
- Bender MA, Hobbs W. Sickle cell disease. In: Pagon RA, Bird TD, Dolan CR, et al., eds. GeneReviews™ [Internet]. Seattle: University of Washington. Available at http://www.geneclinics.org. PMID: 20301551. Last updated May 17, 2012.
- Bonduel M, Sciuccati G, Hepner M, et al. Prethrombotic disorders in children with arterial ischemic stroke and sinovenous thrombosis. Archives of Neurology 1999; 56: 967-71.
- Carlson MD, Leber S, Deveikis J, et al. Successful use of rt-PA in pediatric stroke. Neurology 2001; 57: 157-8.
- deVeber G, Monagle P, Chan A, et al. Prothrombotic disorders in infants and children with cerebral thromboembolism. Archives of Neurology 1998; 55: 1539-43.
- DiMauro S, Hirano M. MELAS. In: Pagon RA, Bird TD, Dolan CR, et al., eds. GeneReviews™ [Internet]. Seattle: University of Washington. Available at http://www.geneclinics.org. PMID: 20301411. Last updated October 14, 2010.
- Di Rosa G, Spanò M, Pustorino G, et al. Alternating hemiplegia of childhood successfully treated with topiramate: 18 months of follow-up. Neurology 2006; 66: 146.
- Fluss J, Geary DG, deVeber G. Cerebral sinovenous thrombosis and idiopathic nephrotic syndrome in childhood: Report of four new cases and review of the literature. European Journal of Pediatrics 2006; 165: 709-16.
- Fullerton HJ, Chetkovitch DM, Wu YW, et al. Deaths from stroke in US children, 1979 to 1998. Neurology 2002; 59: 34-9.
- Fullerton HJ, Wu YW, Zhao S, et al. Risk of stroke in children. Ethnic and gender disparities. Neurology 2003; 61: 189-94.
- Ganesan V, Chong WK, Cox TC, et al. Posterior circulation stroke in childhood. Risk factors and recurrence. Neurology 2002; 59: 1552-6.
- Gradnitzer E, Urlesberger B, Maurer U, et al. Cerebral hemorrhage in term newborn infants: An analysis of 10

- years (1989-1999). Wiener Klinische Wochenschrift 2002; 152: 9-13.
- Jen JC. Familial Hemiplegic Migraine. In: Pagon RA, Bird TD, Dolan CR, et al., eds. GeneReviews™ [Internet]. Seattle: University of Washington. Available at http://www.geneclinics.org. PMID: 20301562. Last updated September 8, 2009.
- Koga Y, Akita Y, Nishioka J, et al. L-Arginine improves the symptoms of strokelike episodes in MELAS. Neurology 2005; 64: 710-2.
- Lanthier S, Carmant L, David M, et al. Stroke in children. The coexistence of multiple risk factors predicts poor outcome. Neurology 2000; 54: 371-8.
- Lee J, Croen LA, Lindan C, et al. Predictors of outcome in perinatal arterial stroke: A population-based study. Annals of Neurology 2005; 58: 303-8.
- Mercuri E, Rutherford M, Cowan F, et al. Early prognostic indicators of outcome in infants with neonatal cerebral infarction: A clinical, electroencephalogram, and magnetic resonance imaging study. Pediatrics 1999; 103: 39-46.
- Prengler M, Pavlakis SG, Boyd S, et al. Sickle cell disease: Ischemia and seizures. Annals of Neurology 2005; 58: 290-302.
- Rafay MF, Armstrong D, Deveber G, et al. Craniocervical arterial dissection in children: Clinical and radiographic presentation and outcome. Journal of Child Neurology 2006; 21: 8-16.
- Roach ES. Etiology of stroke in children. Seminars in Pediatric Neurology 2000; 7: 244-60.
- Roach ES, Golomb MR, Adams R, et al. Management of stroke in infants and children: A scientific statement from a special writing group of the American Heart Association Stroke Council and the Council on Cardiovascular Disease in the Young. Stroke 2008; 39: 2644-91.
- Sébire G, Husson B, Dusser A, et al. Congenital unilateral perisylvian syndrome: Radiological basis and clinical correlations. Journal of Neurology, Neurosurgery and Psychiatry 1996; 61: 52-6.
- Sébire G, Meyer L, Chabrier S. Varicella as a risk factor for cerebral infarction in childhood: A case-control study. Annals of Neurology 1999; 45: 679-80.
- Steen RG, Xiong X, Langston JW, et al. Brain injury in children with sickle cell disease: Prevalence and etiology. Annals of Neurology 2003; 54: 564-72.
- Steinberg MH, Barton F, Castro O, et al. Effect of hydroxyurea on mortality and morbidity in adult sickle cell anemia: risks and benefits up to 9 years of treatment. Journal of the American Medical Association 2003; 289: 1645-51.
- Swoboda KJ, Kanavakis E, Xaidara A, et al. Alternating hemiplegia of childhood or familial hemiplegic migraine? A novel ATP1A2 mutation. Annals of Neurology 2004; 55: 884-7.
- Walters MC, Storb R, Patience M, et al. Impact of bone marrow transplantation for symptomatic sickle cell disease: An interim report. Multicenter investigation of bone marrow transplantation for sickle cell disease. Blood 2000; 95: 1918-24.

第12章

対麻痺と四肢麻痺

本書では「対麻痺」という言葉を不完全または完全な両下肢の筋力低下と定義し，「四肢麻痺」という言葉を不完全または完全な両上下肢の筋力低下と定義する．そのため「不全対麻痺」や「不全四肢麻痺」という言葉は使用しない．この章で記載している多くの状態は，脊髄の異常である．障害の局在によって同じ脊髄の異常で対麻痺，四肢麻痺を来しうる．よって，この章では両方記載する．

A 対麻痺へのアプローチ

上肢の異常を伴わない両下肢の筋力低下は，脊髄または末梢神経いずれかの異常を示唆する．通常，遠位筋力低下と感覚消失，筋萎縮，腱反射消失は末梢神経障害の症状である（第7章 p.190，第9章 p.232）．これに対して，脊髄性四肢麻痺は痙性，腱反射亢進，デルマトームに沿った感覚障害を認める．脊髄円錐，馬尾の障害，特に先天奇形では脊髄と末梢神経の症状を認め，局在診断は困難である．実際に両者に病変がある．脊髄性対麻痺は，初期は非対称で，初期症状は単麻痺のことがある（第13章 p.301）．脊髄と末梢神経の局在診断が困難な時は，筋電図や神経伝導検査が鑑別に有用である．

大脳の異常もときに対麻痺を来す．このような症例は，小児の上肢，下肢とも筋力低下がある．しかし，下肢の筋力低下は上肢よりも目立つため，対麻痺が主訴になる．脳と脊髄に異常がある時，その異常は連続性がある場合（脊髄空洞症）と離れている場合（Chiari奇形と脊髄髄膜瘤）があると覚えておくことは重要である．

B 脊髄性対麻痺と四肢麻痺

Box 12-1 は急性，慢性または進行性の脊髄性対麻痺を起こす病態をまとめたものである．外傷でない場合，脊髄圧迫，脊髄炎が急性発症で急速に進行する対麻痺の主な原因である．どんな原因であれ，脊髄圧迫は迅速な診断と，永続的な対麻痺を避けるための治療が必要となる，医療的な緊急状態である．糖質コルチコイドは脳の場合と同様に脊髄の抗浮腫作用を持ち，外科処置の前に一時的に圧迫解除することができる．

脊髄を観察するいくつかの有用な技術がある．それぞれに長所があり，それらを併用することで病態を理解できる場合もある．とくにMRIは脊髄の観察に適しており最初に用いられる．CTや放射性同位元素を用いた骨スキャン（骨シンチ）は脊柱を観察，特に骨髄炎を考えた時に有用である．しかし，同位体骨スキャン（骨シンチ）は経過を知ることはできても，原因はめったにわからない．

1 症状と所見

歩きにくさや，立ったり歩いたりしたがらない，膀胱直腸障害が脊髄性対麻痺の一般的な症状である．歩きにくさは緩徐進行性疾患の特徴である．機能退行が潜在性である時，障害に気づかずに数年に渡ることもある．立位や歩行を嫌がることは，急性の経過を来す場合の症状である．児が体重支持を嫌がる時，筋力低下や痛み，あるいは両方が背景にあることがある．

側彎は多くの脊髄疾患の特徴である．神経管欠損，脊髄腫瘍そしていくつかの変性疾患で起こる．傍脊柱筋が脊椎の片側より弱い場合も側

Box 12-1　脊髄性対麻痺

先天奇形
　くも膜嚢胞
　動静脈奇形
　環軸椎脱臼
　尾部退行症候群
　閉鎖不全状態
　Chiari 奇形
　脊髄髄膜瘤
　係留脊髄
　脊髄空洞症（第 9 章）
家族性痙性対麻痺
　常染色体優性遺伝
　常染色体劣性遺伝
　X 連鎖劣性遺伝
感染症
　喘息性筋萎縮症（第 13 章）
　椎間板炎
　硬膜外膿瘍
　帯状疱疹脊髄炎
　多発神経根ニューロパチー（第 7 章）
　結核性骨髄炎

ループス脊髄症
代謝性疾患
　副腎脊髄ニューロパチー（副腎白質ジストロフィー）
　アルギニン血症
　Krabbe 病
新生児脊髄梗塞
横断性脊髄炎
　Devic 病
　脳脊髄炎
　特発性
　外傷
震盪
　硬膜外血腫
　脱臼骨折
新生児脊髄外傷（第 6 章）
腫瘍
　星細胞腫
　上衣腫
　Ewing 肉腫
　神経芽細胞腫

彎は起こりうる．思春期前の女児と全年齢の男児で側彎を認めた場合，脊髄疾患あるいは神経筋疾患を強く疑うべきである（第 6，7 章）．

脊椎を覆う皮膚の異常，例えば毛髪の束，色素沈着，開放性の洞，腫瘤は神経管閉鎖不全を示唆する．二分脊椎を多くの場合に合併する．

足の変形や特に発育阻止された下肢は，下部脊髄障害の悪い症状である．よくみられる変形は足部の短縮，いわゆる凹足である．そのような症例では膀胱障害が合併することが多い．

脊髄性ミオクローヌスは，睡眠時に持続する短くて不規則な小さな筋の収縮である．ミオクローヌスの筋収縮はけいれん発作や線維束性収縮と間違われる．ミオクローヌスの原因は，髄内腫瘍や空洞症による運動ニューロンプールや介在ニューロンの過敏である．ミオクローヌスのデルマトーム分布から，脊髄の興奮部位が同定できる．あるいは，脊髄性ミオクローヌスは重度外傷あるいは低酸素性脳障害の後遺症としても認める．脊髄前角細胞の脱抑制または，多焦点性の皮質易興奮性によるものである（Werhahn et al, 1997）．

2 先天奇形

尾部退行症候群，脊髄髄膜瘤のような，いくつかの先天奇形は，生直後に明らかとなる．その他多くは思春期あるいはそれ以降にまで無症状である．小児期に進行性の対麻痺を認めた場合，先天奇形をいつも考慮する．

1 くも膜嚢胞

脳にみられるような脊髄のくも膜嚢胞（第 4 章 p.114）は，無症状のことが多く，画像検査で偶然発見される．家族性の場合は，神経線維腫症 2 型を考えるべきである（第 5 章 p.149，第 17 章 p.381）．

☑ 臨床症状

くも膜嚢胞は単発あるいは多発し，多くは胸椎レベルである．症候性のくも膜嚢胞は，小児期ではまれであり，思春期や青年期により多く遭遇する．背部痛あるいは神経根痛，対麻痺が特徴である．立位で症状増悪し，体位変換で症状が改善したり，増悪したりする．時間とともに重症化することが多い．

☑ 診断

MRI が選択されるべき診断方法である．嚢胞は髄液と同じ所見（等信号）である．

☑ 治療

症候性の囊胞に対してシャントを行う．しかし，他の原因による症状がくも膜囊胞により生じていると間違われることも多い．

② 動静脈奇形

脊髄の動静脈奇形は小児では珍しく，乳児ではさらにまれである．しかし，症例報告はある (Barrow et al, 1994).

☑ 臨床症状

症状の進行は潜在的であることが多く，発症から診断までの時間は数年かかることもある．亜急性あるいは慢性の疼痛が 1/3 の患者で初発症状としてみられ，1/4 の患者でくも膜下出血が初発症状としてみられる．わずか 1/3 の患者で対麻痺が早期症状としてみられるが，単麻痺あるいは対麻痺が診断時にほとんどの患児で認められる．多くの患児は緩徐進行性の痙性対麻痺と膀胱障害を認める．

くも膜下出血が初期症状の場合，奇形は頸髄レベルに多い．脊髄の鈍的外傷が誘発因子となることがある．対麻痺あるいは四肢麻痺の発症は急であり，背部痛を伴う．背部痛と，完全にあるいは部分的に改善する間欠的な筋力低下が初期症状となることもあるが，障害は進行性である．このタイプは誤診され，診断がたびたび遅れる．

☑ 診断

まず MRI である．MRI にて，奇形が硬膜あるいは髄外ではなく，髄内に存在することを明らかにし，血栓形成についても認識できる．血管造影は奇形の髄内での広がりと全ての栄養血管を知るために必要である．

☑ 治療

脊髄内と頭蓋内の奇形に対する基本的治療は同様である（第 4 章 p.117）.

③ 環軸椎脱臼

歯突起形成は C1 と C2 の脱臼を予防するのに重要な因子である．歯突起の無形成はまれであるが，重度の不安定さを引き起こす．歯突起の低形成は，それ単独あるいは Morquio 病，他のムコ多糖症，Klippel-Feil 症候群（第 18 章 p. 393），遺伝性軟骨異形成症のいくつかのタイプ，また染色体異常の一部で起こりうる (Crockard & Stevens, 1995). 無症候性の環軸椎亜脱臼は Down 症候群の児の 20％でみられ，先天的な C1 と C2 の関節の低形成が原因である．症候性の脱臼はごくまれである．

☑ 臨床症状

先天的な環軸椎脱臼は，新生児期から成人期のどの時期でも起こりうる．急性あるいは緩徐進行性の四肢麻痺で発症する．新生児期発症の場合は，臨床症状が急性小児脊髄性筋萎縮症に似ている（第 6 章 p. 176). 乳児は全身の筋緊張低下を認めるが，表情や眼球運動は保たれる．腱反射は初期には消失するが，その後亢進する．

小児期の脱臼は転落や頭部外傷に引き続いて起こる．このような症例は急激に発症し，脊髄症だけでなく椎骨動脈閉塞も合併している．

Morquio 病は脊髄の二次的な異常を伴う骨系統疾患である．1 歳以降に患児は特徴的な症状を呈する．すなわち，突出した肋骨・胸骨，外反膝，進行性の頸部短縮，小人症である．歯突起は無形成または低形成である．しばしば転落が契機となって，急性，亜急性あるいは慢性の頸髄症が起こる．持久力のなさ，失神，"ピンや針"のような異常感覚潜行性の初期症状に特徴的である．

Klippel-Feil 症候群の主要徴候は頸椎の数が少ないことと，頸椎異常癒合である．Morquio 病のように，頭部が直接肩に乗っているようにみえ，後頭部の毛髪線が低く，全方向で可動域が制限される．肩甲骨挙上と肋骨変形 (Sprengel 変形) がよくみられる．筋力低下，上肢の筋萎縮と手の鏡像運動は，対麻痺が進行するとみられる．尿生殖器，心臓，筋骨格系に合併症を認めることがある．

Down 症候群の児でみられる症候性環軸椎脱臼は，乳児期から 20 代まで幅広い年齢層で起こりうる．男児より女児のほうが罹患しやすい．頸部痛，斜頸，異常歩行が症状である．脊髄圧迫は進行し，四肢麻痺と尿失禁を引き起こす．

☑ 診断

C1 は C2 より前方に移動することが多い．屈曲位で撮影した X 線写真で歯突起と C1 前方弓

の間の乖離を評価する．MRIでは脊髄と亜脱臼した骨との関係が最もよくわかる．屈曲位と伸展位での頸髄の側面像は診断によく用いられるが，CTあるいはMRIのほうが評価にはより有用である．環軸椎の位置異常を起こし脊髄圧迫の原因となるため，Down症候群の児では，髄液検査のために頸部を屈曲するべきではない．

☑ 治療

脊髄の圧迫所見があれば，どの患児でも外科的に環軸椎関節を安定させる処置を考慮すべきである．術式の選択は圧迫の機序による．

④ 尾部退行症候群

尾部退行症候群は，仙骨無形成から人魚体奇形まで含む尾部脊髄の奇形症候群である．人魚体奇形では下肢の癒合を認め，マーメイド症候群として知られている．尾部退行の機序は完全にはわかっていないが，いくつかの例は明らかに遺伝的な原因を有する．一方，尾部退行の児の母親の約20％がインスリン依存性糖尿病である（Lynch et al, 2000）．退行という名前が正常に形成された脊髄を連想させるが，神経管の閉鎖不全や前脳形成不全がしばしばみられる．臨床的範囲は広く，腰仙部脊髄欠損により小さく麻痺した下肢から，直腸・尿生殖器系の奇形を伴う結合肢までみられる．

⑤ Chiari奇形

Chiari奇形1型は，大後頭孔から小脳扁桃が下垂し，ときに脊髄空洞症を伴う．Chiari奇形2型は，小脳のヘルニアと，延髄の変形や異形成を認め，腰部脊髄髄膜瘤の50％以上に伴う．ヘルニア部分は虚血と壊死を起こし，脳幹と上位頸髄を圧迫する場合がある．

菱脳節の体節遺伝子の異所性発現により，Chiari奇形と脳幹の異常，脊髄異形成と，後頭蓋窩の狭小化の原因となる骨形成不全が説明できる（Sarnat, 2004）．

☑ 臨床症状

Chiari奇形1型の多くは，頭痛の検査のためのMRIで偶然みつかる．Chiari奇形1型はまれに頭痛の原因となる．症候性のChiari奇形の初期症状はしばしば潜行性である．口腔咽頭機能障害が，6歳未満の35％にみられ，次いで，側彎（23％），頭痛と頸部痛（23％）である（Greenlee et al, 2002）．より年長児では，38％で頭痛と頸部痛，56％で筋力低下が，初期症状である．80％に運動機能障害を示し，多くは上肢の萎縮と反射低下，下肢の痙性と反射亢進である．感覚障害と側彎はそれぞれ，半数の患者にみられる．

Chiari奇形2型は，脊髄髄膜瘤の全例で考慮すべきである．水頭症は二次的に生じる．中脳水道の狭窄や，ヘルニアのため第4脳室から脳脊髄液の流出障害による．呼吸障害がChiari奇形2型で最も重要な症状である．多呼吸や無呼吸，Cheyne-Stokes呼吸が起こる．脳幹圧迫症状として，食欲低下，嘔吐，嚥下障害，舌麻痺などがある．突然の心肺機能不全は死に至る．

☑ 診断

MRIが後頭蓋窩と脊髄の評価に最適である．CTは，骨異常の評価に有用である．

☑ 治療

Chiari奇形による脊髄髄膜瘤と呼吸障害のある新生児には，後頭蓋窩の除圧を行う．残念なことに，結果は思わしくない．後頭蓋窩の除圧は脊髄髄膜瘤のない年長児の脊髄圧迫症状の除去に有用である．脳室-腹腔シャントも必要になる．

⑥ 脊髄髄膜瘤

癒合不全は，神経管とその被膜の閉鎖不全からなる．閉鎖は妊娠3～4週に起こる．中胚葉は神経管を覆い，硬膜，頭蓋骨，椎骨を生じさせるが，皮膚は生じない．それゆえ，神経管とそれを覆う中胚葉の最終閉鎖の異常があっても，皮膚に覆われていてもよい．

大規模な疫学調査にもかかわらず，脊髄髄膜瘤の原因は不明のままであるが，遺伝因子と環境因子の両方を含む多因子の可能性が高い．すでに癒合不全の児を持つ女性は，約2％再発のリスクがあるので，出生前診断で再発の防止が可能である．

胎児の主要血漿蛋白であるαフェトプロテインは，羊水中に存在する．血漿蛋白は，皮膚欠損部より漏出し，羊水中のαフェトプロテイン

濃度は上昇する．出生前診断は，妊婦の血清αフェトプロテイン濃度測定と胎児の超音波検査を組み合わせることで可能である．

米英では癒合不全の発生率は減少傾向にある．出生前スクリーニングのみではこの減少は説明できない．重要な環境因子の変化が考えられる．妊娠初期に葉酸を補助的に摂取すると，神経管閉鎖不全の発生率を低下させるので，毎日0.4 mgの葉酸を摂取することが，妊娠可能年齢の女性に勧められる．神経管閉鎖不全の児の出産歴のある場合は，少なくとも妊娠する4週前から妊娠3か月まで，1日4 mgの葉酸を摂取すべきである．

☑ 臨床症状

欠損部から腫瘤が突出する囊胞性二分脊椎は，新生児にみられる脊椎奇形である．90％以上が胸腰部である．囊胞性二分脊椎のうち，腫瘤に神経成分を含まない髄膜瘤が10〜20％で，残りは脊髄髄膜瘤である．髄膜瘤は部分的に皮膚に覆われており，しばしば有茎性で，狭い茎部で脊髄と囊胞は繋がっている．脊髄髄膜瘤は，基部が広く，上皮で覆われておらず，脳脊髄液と血清の混合液が滲み出ている．腫瘤の一部は脊髄成分が露出している．

新生児の囊胞性二分脊椎の場合，脊髄症による神経機能障害の範囲，水頭症の進行の可能性，他の神経系や他の臓器の奇形の存在を見極めることが重要である．脊髄髄膜瘤だけの場合，意識清明で反応が良く，哺乳に問題がない．意識や反応の低下，哺乳困難がある場合，周産期仮死または，水頭症などの脳奇形を考えるべきである．チアノーゼや蒼白，呼吸困難は心血管系の奇形の可能性がある．約30％に複数の合併奇形が存在する．

巻き込まれた髄節は，脊髄髄膜瘤の位置によって決まり，肋骨と腸骨稜を目印とする．いくつかの運動機能障害のパターンが囊胞の位置により観察できる．運動機能障害は，皮質脊髄路の障害と，分節性神経支配の発育不全によって起こる．生下時，下肢は弛緩し，股関節脱臼と下肢の関節拘縮を認める．胸髄病変の場合，乳児期に痙性対麻痺，痙性膀胱，感覚消失を来す．病変部以下の，分節性逃避反射は，囊胞下位の分離された脊髄分節が，損傷を免れたことを示し，半数の患者で認める．脊髄円錐の奇形を伴う場合，弛緩性対麻痺と腰仙部の感覚消失，下肢の逃避反射の消失，溢流性失禁を伴う拡張性膀胱を認める．

生下時に水頭症の臨床的証拠を持つ脊髄髄膜瘤の新生児は，15％のみである．しかし，罹患新生児の60％が超音波検査で水頭症がみつかる．水頭症は最終的には80％に出現する．水頭症の最初の症状は，しばしば脊髄髄膜瘤の修復閉鎖術後に生じるが，両者は関連しない．脊髄髄膜瘤の児の多くで，中脳水道狭窄症やChiari奇形が水頭症の原因である．

☑ 診断

診察のみで囊胞性二分脊椎の診断は確定する．筋電図は，髄節性機能障害の分布を明らかにするために有用である．水頭症をみるための頭部超音波検査は，全患児に必要である．MRIは脳奇形，特にChiari奇形の発見に有用である（p.257, **図10-6**参照）．治療選択にはこれらの情報が必要である．生下時に水頭症がなくても，2〜4週で繰り返し超音波検査をすることが，脳室の大きさを評価するために必要である．

☑ 治療

分娩直後の閉鎖術なしに1年生存する可能性は低い．しかし閉鎖術は緊急手術ではない．1週間やそれ以上の待機手術でも生存率に影響しない．死亡率増加をもたらす要因は，高位脊椎欠損と生下時の臨床的水頭症である．長期的な予後は，脊椎欠損による神経障害の程度と合併した脳の異常による．

❼ 係留脊髄

終糸の肥厚，脂肪腫，皮膚洞，脊髄正中離開（割髄症）は，脊髄円錐を椎骨基部に固定することがある．潜在性二分脊椎を伴うことが多い．成長するにつれ，係留は脊髄を引き伸ばし，腰仙髄節を虚血にする．神経のミトコンドリア酸化代謝は障害され，神経系機能障害が起こる．

皮膚洞は，皮膚の正中離開で，その部位に多毛やポートワイン母斑がみられることが多い．神経管の後方閉鎖部に外胚葉が異常陥入することが原因である．皮膚洞の多くは，皮下に盲嚢

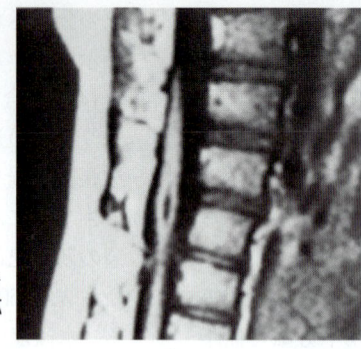

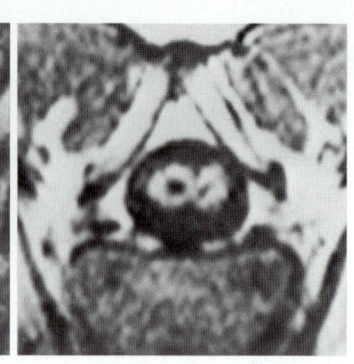

図 12-1　二重脊髄
MRIで，2つの中心管を伴った2つの脊髄を認める．長軸断面では中心に囊胞を有する拡大部分を認める

や皮様囊腫を形成する．なかには，脊椎披裂を越えて中枢神経軸に達し，硬膜や脊髄に付着し，線維帯や皮様囊腫を形成する場合もある．このような場合，脊髄を係留し，皮膚からくも膜下腔への細菌の通路となり，髄膜炎の原因となる．

脊髄正中離開（割髄症）は，二分脊髄からなり，二重脊髄ともよばれる（以下のように，硬膜囊が2つの脊髄を別々に覆うものを diastematomyelia，1つの硬膜囊に2つの脊髄が包まれるものを diplomyelia と呼び分けることもある）．頸髄および上位胸髄は正常であるが，その後側方に2つに分かれる（図 12-1）．脊髄正中離開は2つのタイプが同じ頻度で生じる．1つのタイプは，硬膜がそれぞれの二分した脊髄を包み，線維性または骨性の隔壁が2つを分けている．一度脊髄が分かれると再び結合することはない．もう一方のタイプは，1つの硬膜が2つの脊髄を包み，隔壁は存在しない．二分した脊髄は1〜2髄節後に再び結合する．それゆえ，脊髄の分裂は隔壁によるのではなく，むしろ神経管閉鎖不全による管腔の構造の一次的な異常による．それは，潜在性または囊胞性二分脊椎などの癒合不全の合併が多い．

☑ 臨床症状

係留脊髄の初期症状は，乳児から若年層のどの年代でも起こる．症状は年齢によって異なる．脊柱管癒合不全の外部兆候（多毛，皮下脂肪腫，皮膚洞）は，半数以上にみられ，約90％に潜在性二分脊椎や仙骨奇形が存在する．

乳幼児では，不器用な歩行，発育不良，一側の足または下肢の変形，膀胱直腸障害を示す傾向がある．これらは，単独で生じたり，合併したりするため，患者は，整形外科，泌尿器科，神経科，または神経外科を最初に受診することになる．症状の進行は緩徐で，診断時には非進行性の病態とされることが多い．不器用な歩行や排尿障害のみの場合，腱反射は正常か亢進し，足底反射は伸展する（Babinski 陽性）．一部の児では，アキレス腱反射の低下や消失が片側または両側でみられる．足の変形のある場合，多くは凹足があり，下肢の発育不全を認める．もう一方の下肢は，正常か軽度の変形で成長障害を伴わない．変形足の腱反射は亢進することより低下することが多い．

年長児，思春期の係留脊髄の初期症状は，不器用な歩行か側彎である．両側だが軽度の足の変形がときにみられ，尿失禁や便秘の報告がある．膝蓋腱反射とアキレス腱反射は亢進し，足底反射は伸展することが多い．

☑ 診断

筋電図はスクリーニングとして有用でない．結果はたいてい異常である．脊椎のX線写真は，二分脊椎を示すかもしれないが，MRIが適切な診断可能な検査であり，特に，腰仙部の脂肪腫の診断に有用である．係留脊髄の重要な特徴は，脊髄円錐の低位である．妊娠28週で，脊髄円錐の先端はL3椎体レベルである．一般的に妊娠40週までに1椎体上昇する．5歳以上で，脊髄円錐がL2からL3椎間以下の場合は異常である．

☑ 治療

外科的に係留を解除することで，さらなる神経機能の悪化を防ぎ，50％以上で現在ある症状を改善する（Cornette et al, 1998）．

❸ 遺伝性痙性対麻痺

遺伝性痙性対麻痺（hereditary spastic paraplegia：HSP）は，進行性の痙性対麻痺を主症状とする遺伝性疾患が複数集まった雑多な疾患群である．神経学的異常が進行性痙性対麻痺と過緊張膀胱，振動覚と位置覚の軽度低下に限られる純粋型（非複雑型）HSPの家系がある．一方，複合型（複雑型）HSPは，痙性対麻痺にけいれんや認知障害，筋萎縮，錐体外路障害，末梢神経障害を合併する（Fink, 2009）．遺伝形式は70％が常染色体優性遺伝で25％が常染色体劣性である．優性型でも劣性型も遺伝的異質性が存在する．X連鎖型はまれで，通常先天性で合併症を伴う．

❶ 常染色体優性遺伝

常染色体優性痙性対麻痺の児は，純粋型あるいは複雑型の痙性対麻痺である．

☑ 臨床症状

発症は乳児期から壮年期である（平均29歳）．同家系内でも早期発症と遅発型が存在する．つま先歩きであることを除いて運動発達は正常である．本症に罹患している両親に症状がないか，やや硬い歩き程度の場合，児はしばしば脳性麻痺と診断される．筋力低下より筋緊張亢進が目立つ．数年のうちに筋緊張が緩徐に増強し，その後安定する．この時点で児は軽度の痙性歩行のことも，立ったり歩いたりができなくなっていることもある．

通常，足と手の深部腱反射は亢進しており，足間代を認める．ときにアキレス腱反射が減弱しているが，これは軸索性のニューロパチーの合併による．上肢は腱反射亢進のみである．振動および位置覚も半分の患者で減弱している．頻回で切迫する尿意，凹足変形もそれぞれ1/3の児にみられる．

☑ 診断

家族歴がない場合，診断は難しく除外診断となる．特に小児で優性遺伝の場合，診断が難しい．脳と脊髄のMRIは通常正常である．多発性硬化症，脊髄の構造異常，ビタミンB_{12}欠乏症，副腎脊髄神経障害，その他の白質ジストロフィー，ドーパ反応性ジストニアが鑑別にあがる．HSPはゆっくり進行する対麻痺の児の全てに疑われる．検体検査で参考となるものはないが，脊髄圧迫，副腎白質ジストロフィー，アルギニン血症といった，他の疾患を除外する．DNAに基づく診断がほとんどのタイプで可能である．

☑ 治療

多くの施設で痙性を緩和するためにボトックス注射が施行されている．歩行を改善させるためには多くの場合，短下肢装具を必要とする．状態によっては治療できない．

❷ 常染色体劣性遺伝

常染色体劣性遺伝形式のHSPは純粋型あるいは複雑型である．両者とも遺伝的異質性がある．遺伝性痙性対麻痺全体の15〜20％が常染色体劣性遺伝である（Hedera & Bandmann, 2008）．

☑ 臨床症状

痙性の対麻痺が乳児期か遅くても思春期には発症する．その他の神経学的症状も引き続いて生じる．小脳症状，仮性球麻痺，感覚性ニューロパチー，凹足が単独で，あるいは複数合併する．

感覚ニューロパチーを合併する患児は，初期に亢進していた下肢の深部腱反射が消失する．発達の遅れや，排尿コントロールを獲得しない患児もいる．感覚消失が進行性の場合，第9章（p.235）で述べた家族性の感覚性ニューロパチーに症状は類似する．予後は軽度の障害から車椅子まで様々である．

☑ 診断

家族歴がなく，進行性の痙性に気づかなければ，この疾患の経過は脳性麻痺を思わせる．指の切断を伴うような感覚性ニューロパチーから脊髄空洞症と間違った診断をしてしまう．他の疾患を除外するのに血液検査は有用である．アルギニン血症は治療可能な常染色体劣性痙性対麻痺なので，鑑別にあがる（Cederbaum & Crombez, 2012）．

☑ 治療

治療法はないが，感覚障害に対しては対症療法を行う（第9章 p.235）．

4 感染症

後天性免疫不全症候群による原発性脊髄炎は小児ではまれであり，この章では扱わない．

1 椎間板炎

小児にとっては比較的まれな疾患である．近接する椎体の亜急性骨髄炎が波及して椎間腔の1つが感染する．原因は細菌感染症である．針生検で椎間板組織を採取し，培養するとブドウ球菌が最もよく検出され，主な起因菌と思われる．感染は亜急性のため血液培養で検出されることはまれである．

☑ 臨床症状

初期症状は歩行困難か背部痛である．歩行困難は3歳以下にのみ生じる．典型例は微熱あるいは無熱で，足を引きずって歩くか，立ったり歩いたりを拒む．これらの症状は24～48時間かけて進展する．仰臥位よりも横向きで休むことを好む．診察上は腰部の前彎消失と脊椎屈曲に抵抗することである．ときに臀部や背中に痛みがある．

3歳以上では痛みが初期症状であることが多い．痛みは脊椎部，まれに腹部である．腹部の場合，痛みは徐々に増強し，範囲も胃周囲から臍部あるいは骨盤にかけて広がっていく．微熱と腹痛があって，末梢血の白血球が増加している場合，必ず虫垂炎かその他の腹腔内疾患を疑われる．幸いにも腹痛は最も少ない症状である．

背部痛は最も多い症状である．年長児はどこが痛いか指し示すことができるが，幼児は痛みを分散させようと異常姿勢をとるだけである．背部痛は，すぐに脊椎に注目が行くので早く診断できる．診察では腰椎の前彎の消失と脊椎の動き，特に屈曲の減少がみられる．

☑ 診断

椎間腔の感染は，小児が突然の背部痛または歩きたがらないといった症状を呈し，神経学的所見に異常がない場合に疑う．下肢の筋力，筋緊張，深部腱反射は全て正常である．脊椎X線写真では罹患した椎体間の距離が狭小化してみえる．多くは腰部だが，ときにC5-C6のこともある．MRIは椎間板の評価に最も適している．

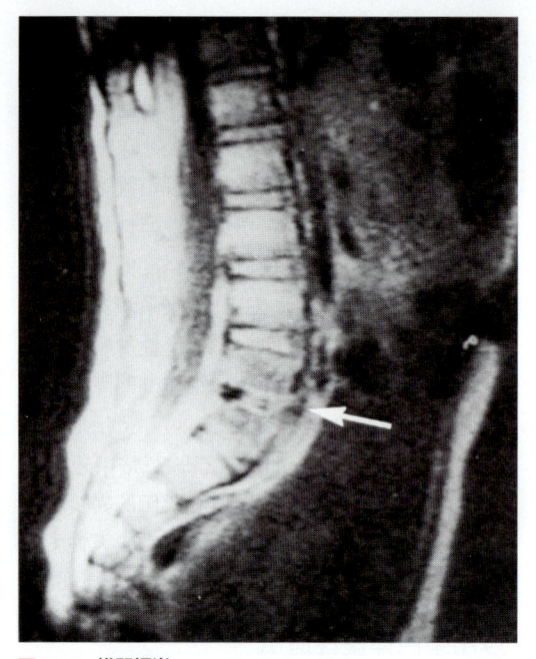

図12-2　椎間板炎
MRIでは，椎間腔の崩壊（矢印）と隣接している椎体の脱ミネラル化を認める

周囲の椎体の骨髄炎もわかる（図12-2）．

☑ 治療

感染症に対して抗生剤投与を行う．診断がつき次第，経静脈的に適切な抗生剤に変更する．退院する頃には通常ほぼ無症状であるので，安静は不要である．

2 帯状疱疹脊髄炎

免疫抑制状態の患者は，水痘罹患後に感覚神経節に潜伏していた水痘帯状疱疹ウイルスの再活性化を経験することがある．

☑ 臨床症状

脊髄病変は体幹の皮疹が出現した後3週間以内に生じる．脊髄症は3週間ほどかけて進行するが，免疫抑制状態の場合6か月くらいまで進行が続く．80％の症例で病変は両側性である．

☑ 診断

炎症のある脊髄レベルに一致したデルマトームに，特徴的な皮疹があれば本症と診断される．残念ながら，ときに脊髄炎が皮疹より先行する場合もある．脊椎の画像検査は他の疾患の鑑別のために必要である．髄液検査では，神経症状に合わせて細胞数増多と蛋白の増加がみら

れる.

☑治療
通常，ステロイドとアシクロビルを投与するが，効果は不確かである．

③ 結核性骨髄炎
結核は脊椎に血行性に感染する．どのレベルも起こりうる．感染は通常1つの椎体から始まり，隣接する椎体と周囲の軟部組織に広がる．結核性脊椎炎の20%以下の患者で脊髄症状が生じる．病態生理学的機序には硬膜外膿瘍，動脈炎，椎体の圧迫骨折も含まれる．また，椎体病変がなくても棘突起の結核性肉芽腫が生じることがある．

☑臨床症状
Pott病や結核性脊椎炎といった結核による椎体および棘突起の疾患は，結核の感染率が高い国では，そもそも小児と若年成人の疾患である．しかし，米国では免疫不全の成人で最もよくみられる．椎体の骨髄炎の幼児は，脊髄に波及していなくても，痛みのために歩きたがらず，症状は対麻痺に似る．目立つ症状は発熱，食欲不振と背部痛である．10歳以下の小児の場合，感染は広範囲で，数椎体と周囲の組織に広がっている．年長児では炎症が限局する傾向にあるが，脊髄圧迫の頻度が高い．結核による脊髄圧迫症状は硬膜外膿瘍と同じであるが，進行は緩徐である．

☑診断
髄液圧は高く，早期は多核球優位，晩期はリンパ球優位の細胞数増多を呈している．500/mm^{3}を超えることはまれである．蛋白は増加，髄液糖は低下する．塗抹検査で抗酸性の微生物が認められ，培養で菌が同定される．

椎体骨髄炎の初期には骨シンチや単純X線でわかる．隣接する膿瘍を検出するためにMRIが必要である．進行するとX線では隣接する椎体の破壊と突背形成（構造的後彎）がみられる．

☑治療
結核性骨髄炎と結核性髄膜炎の治療は同じであるが，治療期間が異なる．小児の結核性骨髄炎に対して，米国CDCはイソニアジド，リファンピシンそしてピラジナミドの8週間投与，その後イソニアジドとリファンピシンを4〜7か月投与することを推奨している．イソニアジド耐性が疑われる場合，エタンブトール追加投与を検討するが，小児ではあまり使用されない．結核性髄膜炎，播種性結核の症例では，9〜12か月の継続的治療が必要である．全ての結核罹患児で，監視下で内服させるべきである（DOT：直接監視下療法）．

⑤ ループス脊髄炎
横断性の脊髄障害が，全身性エリテマトーデスのまれな合併症として認められる．背部痛がみられ，急速に進行して対麻痺と直腸膀胱傷害が生じる．感覚障害はいつもみられるわけではない．髄液蛋白の増加がある．回復乏しく死亡率が高い．

⑥ 代謝障害

① 副腎脊髄ニューロパチー
副腎脊髄ニューロパチー（adrenomyeloneuropathy：AMN）は副腎白質ジストロフィーの最も頻度の高い表現型で，40〜50%を占める（Moser et al, 2012）．原因は極長鎖脂肪酸の酸化障害である（第5章 p.162）．遺伝様式はX連鎖性である．

☑臨床症状
対麻痺は20歳以降に認め，緩徐進行性である．ほとんどの症例で知的障害を認め，長期生存例が多い（van Geel et al, 1997）．多くの患者は，Addison病を対麻痺より先に発症する．感覚性ニューロパチーも合併する．ヘテロ接合体の女性の20%は発症する．

☑診断
ヘテロ接合体の女性は多発性硬化症と誤診されることが多い．血漿中極長鎖脂肪酸の増加は診断に必須である．

☑治療
症状のある男性では，定期的な副腎機能の評価と副腎不全に対する副腎皮質ホルモン補充療法を行う必要がある．残念なことに副腎皮質ホ

ルモン補充療法は神経系病変には全く効果がない．MRIで初期段階の脳病変が認められる小児，青年で骨髄移植が治療の選択肢となる．骨髄移植は合併症と死亡の危険性を伴うため，MRIで脳病変を認めない患者には推奨されない (Shapiro et al, 2000)．食事療法や他の薬物療法の効果は認められていない．

❷ アルギナーゼ欠損症（アルギニン血症）

アルギナーゼは尿素サイクルにおいてアルギニンからオルニチン，尿素を生成する．アルギナーゼ欠損症は尿素サイクル異常症の最も頻度の少ない疾患である．遺伝形式は常染色体劣性である (Cederbaum & Crombez, 2012)．

☑ 臨床症状
運動，認知機能の発達は，幼児期にゆっくりになり，その後退行する．多くの患児は進行性の対麻痺か四肢麻痺となる．他の特徴は反復性の嘔吐やけいれんである．

☑ 診断
血漿中アルギニン濃度の増加，90％の患児でアンモニアの上昇を認める．典型的には，赤血球のアルギナーゼ活性が消失している．米国では拡大新生児スクリーニングに基づいて，ほとんどの乳児が診断されている．分子遺伝学的検査が有用である．

☑ 治療
蛋白制限は疾患の進行を緩徐にし，ときに症状を改善する．

❸ Krabbe病

Krabbe病（グロボイド細胞性白質ジストロフィー）の早期乳児型は，精神運動発達遅滞（第5章 p.142）と末梢神経障害（第7章 p.206）を来す．原因は染色体14q31に位置するグリコシルセラミダーゼ（glycosylceramidase : *GALC*）をコードする遺伝子の変異である (Wenger, 2011)．

遅発型は小児期から思春期にかけて発症し，純粋な痙性麻痺のみか，多くは痙性麻痺と視覚障害を認める．遅発型のほとんどの患者は複合ヘテロ接合体であり，酵素欠損に関連した2つの異なる遺伝子変異を持つ．発症前の乳児と症状が軽い年長児に対する造血幹細胞移植は，認知機能を改善し保持するが，末梢神経機能は低下していく．同種抗原造血幹細胞移植は遅発型の進行を遅らせる．

❼ 新生児脊髄梗塞

臍帯動脈カテーテルを留置された新生児は，脊髄梗塞の危険性が高い．Adamkiewicz動脈は大動脈の第10〜12胸椎レベルで分岐し，胸腰部脊髄を栄養する主要な動脈である．第10胸髄と第11胸髄レベルの間にカテーテル先端が留置されると動脈塞栓を引き起こし，急性でときに不可逆性の対麻痺を来す．カテーテル留置されていない場合でも，未熟児やSFD児では同様の症状を認める．このような症例の機序はわかっていないが，低血圧が原因かもしれない．

❽ 横断性脊髄炎

横断性脊髄炎は脊髄の急性脱髄性疾患で数時間から数日で病状が進行する．発症率は年間100万人対1〜4人である (Transverse Myelitis Consortium Working Group, 2002)．年齢分布は10代と30代にピークを認める．脱髄病変は1か所のこともあれば，神経系の数か所に起こることもある．横断性脊髄炎と視神経炎を合併する場合は，Devic病である．この疾患は視神経脊髄炎としても知られている．神経系の至る所にみられる急性脱髄は急性散在性脳脊髄炎である．

成人で横断性脊髄炎を認めた場合，一般的に多発性硬化症を疑うが，最終的に脱髄病変を複数認める例は20％程度である．小児期の多発性硬化症の症状は成人期と同様に多様である（第10章 p.248）．

横断性脊髄炎の正確な原因は不明であるが，感染や自己免疫的機序が考えられる．A型肝炎ウイルス，ムンプス，水痘ウイルス，単純ヘルペスウイルス，サイトメガロウイルス，Epstein-Barrウイルス，エコーウイルスなど，いくつかのウイルスは横断性脊髄炎を起こすといわれている．しかし，学童期では年間平均4〜6回のウイルス感染のエピソードを認めるため，原因確定は困難である．そのため，およ

そ半分の患児で発症前30日以内に先行感染の既往を認める．同様に，いくつかの症例報告はあるが，市販ワクチンと中枢神経系脱髄の間にはいかなる因果関係も立証されていない．

☑ 臨床症状

平均発症年齢は9歳である．症状は急速に進行し，2日以内に症状はピークに達する．脊髄炎のレベルは，胸椎レベルが多く，感覚消失の部位で病変がわかる．非対称性の下肢の脱力が多い．膀胱は充満しており，自発的な排尿ができない．腱反射は亢進していることもあれば低下していることもある．6日後から回復し始めるが，回復は不十分なこともある．Devic病を除外するために，視力を注意して確認する．視力検査ができない，あるいは不安定な小児では，正式な眼科的検査が必要である．横断性脊髄炎の重症度は幅がある．発症3年後で，10メートルを歩くことができない症例もごく少数であるが認める．幼児期は中枢神経の可塑性があるため，より良い予後が期待できると以前は考えられていたが，3歳以下の発症は予後不良である．まれであるが致死的な場合もある．おおよそ75%の患者は永続的な感覚障害を残す．膀胱機能障害は患児の80%に起こり，最も多い後遺症である(Pidcock et al, 2007)．

数か月から数年後に急性脊髄炎として，脊髄炎が再発する児もいる．このような児の一部は，結果的に多発性硬化症や視神経脊髄炎へ進展するため，脱髄性疾患に精通している神経科医による細かなフォローが必要である．

☑ 診断

脊髄MRIで急性脊髄圧迫を除外でき，脊髄炎の腫脹部位のレベルがわかる場合もある．頭部MRIは広範に分布する病変を除外できる．髄液検査では白血球と蛋白の増加を認めるが，オリゴクローナルバンド陽性やIgG indexの上昇はめったにみられない．

☑ 治療

推奨される治療プロトコールは，高用量のメチルプレドニゾロン（20 mg/kg/日，最大1 g/日）を3～5日間経静脈的に投与し，その後4～6週間以上かけて経口プレドニゾンを減量することである．経静脈的免疫グロブリンや血漿交換は第二選択の治療である．理学療法，作業療法が必要である．

❶ Devic病

Devic病（視神経脊髄炎neuromyelitis optica：NMO）は独立した疾患であり，多発性硬化症の亜型ではない．アストロサイトの細胞膜に存在するアクアポリン4を標的とした免疫学的機序が原因である．

☑ 臨床症状

神経症状出現の数日から1週間程度前に，食欲不振や風邪症状を認めることが多い．食欲不振や発熱はウイルス感染よりも急性脱髄疾患の症状の一部と考えられている．13%の患者で，視神経炎より脊髄炎が先行して起こり，76%の患者で視神経炎の後に脊髄炎を発症する．脊髄炎と神経炎は10%で同時に起こる．小児は神経症状が進展すると，易刺激性を認める．

両側性視神経炎は患者の80%で起こる（第16章p.355）．両側の視力低下が発症時に同時に起こる場合と，一方の視力低下が先行する場合がある．視力の喪失は急激に起こり，痛みを伴う．初期の検眼鏡検査の結果が正常のこともあるが，しばしば視神経乳頭浮腫を認める．瞳孔散大し，対光反射は緩徐となる．

背部痛と足の不快感は脊髄炎の前兆である．脚力は弱くなり，患者は立ったり歩いたりするのが難しくなる．対麻痺が出現し，初期は弛緩性麻痺だが次第に痙性麻痺となる．腱反射は，初期は減弱するが，次第に亢進し，伸展性足底反射（Babinski反射）も認める．痙性膀胱となり溢流性尿失禁となる．感覚障害のレベルが診察でわかる場合もあるが，斑状の感覚脱失を認めることが多く，易刺激性のある小児では詳細な評価が困難である．臨床経過は様々である．患者の中は脳脊髄炎になる人もいる（次項「散在性脳脊髄炎」参照）．永続的な麻痺や脊髄炎を反復する臨床経過をとる患者もいる(Wingerchuk & Weinshenker, 2003)．多くの患児は回復するが，必ずしも完治するわけではない．

☑ 診断

脊髄の圧迫性疾患を除外するため脊髄MRIを，他の脱髄病変の除外のために頭部MRIを撮

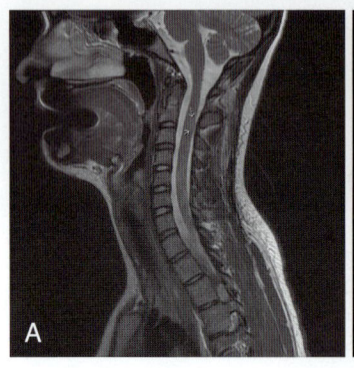

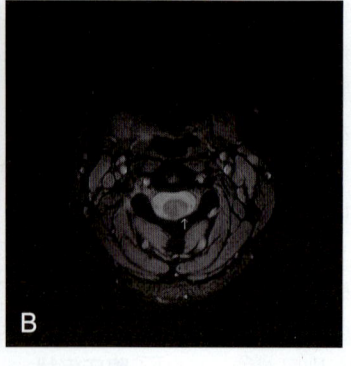

図 12-3　多発性硬化症
MRI T_2 強調像矢状断（A）と横断面（B）で C2 と C3 部分の脱髄病変を認める

影する（図 12-3）．Devic 病の児の髄液検査は異常を呈することが多い．蛋白は軽度から中等度増加し，好中球と単核球の混合性の細胞数増多を認める．抗 NMO 抗体陽性により診断確定となる．

☑ 治療

副腎皮質ステロイド療法は小児の Devic 病で一般的な治療である．投与方法は散在性脳脊髄炎と同様である．褥瘡や感染を予防するために，間欠的導尿による膀胱ケアは必須である．理学療法，作業療法が必要である．

② 散在性脳脊髄炎

散在性脳脊髄炎については，Devic 病の項（前項）と第 2 章（p.69）に記載した．Devic 病との臨床的な大きな違いは大脳半球と脊髄の両方が障害される点である．大脳の脱髄が脊髄炎に先行し，引き続き，または同時に起こる．

☑ 臨床症状

脊髄炎に加え，意識減損や易刺激性，痙性四肢麻痺を特徴とする脳炎が起こる．脳幹が障害された場合，嚥下障害や発熱，脳神経麻痺，不規則呼吸を認める．

☑ 診断

脱髄病変の広がりを評価するために MRI が必須である．大脳半球には密集する多発性白質病変（p.69，図 2-2 参照）を認め，小脳，脳幹にも白質病変を認める．副腎白質ジストロフィーの除外のために極長鎖脂肪酸を測定する．

☑ 治療

専門家の多くは副腎皮質ステロイド療法を行うことを推奨する．メチルプレドニゾロン 20 mg/kg/日（1 日 1 g まで）を 3〜5 日間投与するのが典型的な初期治療で，その後反応をみながら 4 週以上かけて減量する．このような治療の有益性は確立していないが，ステロイド依存性となったり，ステロイドを中止すると再発したりする患者もいる．そのような患児は長期間隔日療法を継続しなければならない．多発性硬化症のような他の脱髄疾患と重複していることもあり，長期の免疫抑制療法が必要な場合もある．

9　外　傷

脊髄損傷は，特に思春期以前は比較的まれである．主な原因は自動車事故で，続いてスポーツ関連外傷である．15 歳以下の症例の 65％，9 歳以下の症例の 71％に頸髄損傷を認める．15％の患者で多発性の脊髄損傷を認める．受傷後すぐに神経機能が正常であれば，その後も正常である．不完全な場合も，その後改善する傾向はある．初診時検査で脊髄が完全に離断されていれば，永続性に麻痺を認める．

① 脊椎圧迫骨折

☑ 臨床症状

胸腰椎圧迫骨折は，ジャンプや 3 メートル以上の高所から転落して，立位や座位で着地した時に起こる．脊髄離断が起きたことはないが，脊髄圧迫により対麻痺を来しうる．骨折による背部痛は急激に起きて痛みも強い．神経根が圧迫されると鼠径部から下肢に広がる痛みを認める．

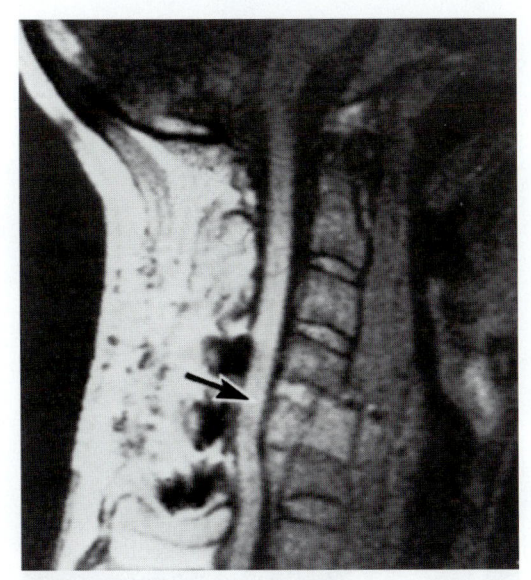

図12-4　骨折性脱臼
C4とC5が脱臼し，脊髄を圧迫している（矢印）

✓ 診断
　胸腰椎のX線で骨折を認めるが，脊髄MRIは正常である．

✓ 治療
　安静にしていれば背部痛は和らぎ，骨折の治癒を早める．

❷ 脱臼骨折と脊髄離断
　自動車事故が脊柱の脱臼骨折による脊髄離断の主な原因である．強制的に脊椎が屈曲されると，関節面が壊れ，椎体は前方や側方に動くようになり，結果として脊髄の損傷，離断が起こる．離断の起こりやすい部位は，C1-C2，C5-C7，Th12-L2である．

✓ 臨床症状
　脊髄挫傷あるいは離断したレベル以下の神経障害は，即時かつ重度である．脊椎の脱臼骨折を起こした小児の多くは，外傷時，頭部の外傷も伴っており意識も消失している．
　外傷直後より，損傷レベル以下の弛緩性麻痺と，腱・表在反射の消失を認める（脊髄ショック）．高位頸椎の損傷では，脊髄ショックの初期にも膝蓋腱・アキレス腱反射，肛門反射，足底反応の誘発は可能かもしれない．脊髄ショックは乳幼児であれば約1週間，思春期であれば6週間続く．

まず表在反射が戻り，伸展性足底反応がみられ，最後にmassive withdrawal reflex（mass reflex関連反射：膀胱，直腸壁の刺激により筋のけいれん，頭痛，発汗，立毛等の変化がみられるような反射）がみられる．Mass reflexは下肢への簡単な刺激で誘発される．誘発部位は患者により異なる．最初の反応は，足の背屈，膝の屈曲，大腿の屈曲内転である．次に腹部の収縮が起こり，発汗，立毛，膀胱や腸を空にするような反応が生じる．それら過反応がみられる時期に，腱反射が再び出現し，次第に亢進してくる．
　損傷以下のレベルでは，様々な程度の感覚障害を認めるが，それは離断の程度による．損傷が不完全であれば，感覚は数週のうちに戻り始め，2年かけて徐々に改善する．部分または完全離断の患者では，損傷以下の部位の疼痛や刺痛（ピリピリ感）を訴えることがある．
　小さな痙性膀胱が出現するに加えて，便秘，発汗欠如，起立性低血圧，体温調整異常などの自律神経障害もみられる．

✓ 診断
　椎骨のX線を撮れば容易に同定できる．脊髄MRIで圧迫性の血腫や，脊髄の整合性を確認できる（図12-4）．脊髄造影で造影剤の完全途絶がみられれば，機能的予後が悪いことが示唆される．

✓ 治療
　脱臼骨折に対して直ちに必要な治療は，脱臼の程度を軽くし，ステロイド治療や外科的治療，固定を行い，さらなるダメージを防ぐことである．受傷後8時間以内にメチルプレドニゾロン30 mg/kgを投与し，以後23時間まで4 mg/kg/時で持続投与することで，有意に神経学的後遺症を減らすことができる．脊髄損傷の長期間の管理についての議論は，本書の範囲を超えている．専門機関が提供する情報を参照されたい．

❸ 脊髄振盪
　背部への直接打撃により，一過性に脊髄機能の障害が起こることがある．機能障害の原因は浮腫である（脊髄ショック）．脊髄は無傷であ

☑ **臨床症状**

最も起こりやすいのは，頸髄レベルか胸腰椎移行部である．主な臨床症状は，弛緩性対麻痺または四肢麻痺，損傷部位の感覚レベル，腱反射の消失，尿閉である．数時間で回復傾向がみられ，1週間以内に完全回復する．

☑ **診断**

脱力がみられた時は，硬膜外血腫のような脊髄圧迫症候群が鑑別にあがり，脊髄MRIは必須である．

☑ **治療**

メチルプレドニゾロンによる治療の適応は前項に記載した．

④ 脊髄硬膜外血腫

脊髄硬膜外血腫は通常椎骨の直接外傷の結果起こり，特に出血傾向が背景にある児に起こりやすい．血腫による症状は，脊髄の圧迫の進行により起こり，臨床症状は他の硬膜外病変のものと似ている．MRIが通常診断の根拠となる．治療は外科的な血腫除去である．

⑩ 脊髄腫瘍

Ewing肉腫は5歳以上の児の脊髄圧迫症例の20％近くを占める．一方，5歳以下では神経芽細胞腫が最も多い原因である．星細胞腫や上衣腫が主な原発性腫瘍である．運動障害（主に対麻痺）は脊髄腫瘍の86％でみられる初期症状で，背部痛は63％にみられる．

① 星細胞腫

第9章で脊髄の囊胞性星細胞腫と脊髄空洞症の鑑別点について記載した（p.239「脊髄空洞症」）．

☑ **臨床症状**

星細胞腫は通常長く，下部脳幹から脊髄円錐に進展することがある．多分節にまたがる脊髄星細胞腫の初期症状は上下肢に出現することがある．片腕の脱力は特徴的な1病型である．頸部の痛みを伴うことがあるが，膀胱直腸機能は正常である．診察では下肢の軽度の痙直性の脱

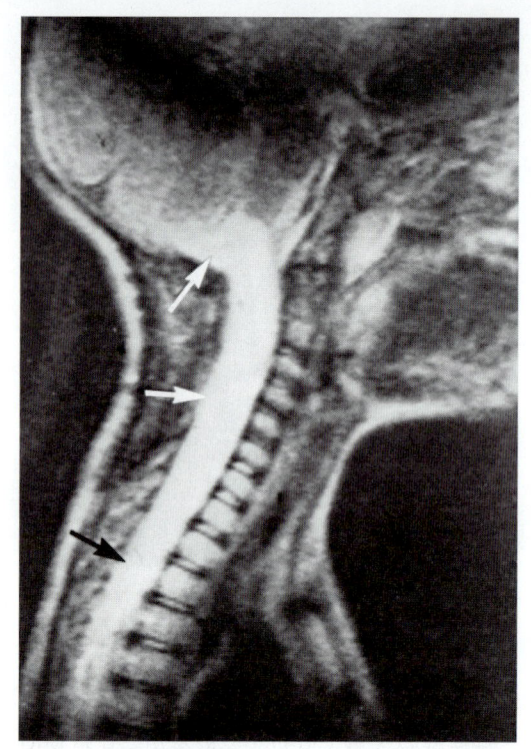

図 12-5　頸髄の星細胞腫
腫瘍はT_2強調像で高信号を呈している（矢印）

力を認める．腫瘍の固形部分は頸部にあり，尾側への進展は囊胞性である．

ときに胸痛を伴って，痙直性対麻痺が進行する場合があるが，これは，もう1つの病型の特徴である．脊椎側彎が合併することがある．これらの患者では，腫瘍の固形部分を胸部，腰部に認める．固形腫瘍が脊髄円錐に進展した場合，下肢の腱反射は減弱または消失し，腸管機能，膀胱機能は障害される．

延髄頸髄移行部の髄内腫瘍は，低悪性度で緩徐進行性のことが多い．脳神経障害や脊髄圧迫を認める．嚥下障害や開鼻声は脳神経障害の特徴である（第17章 p.365）．

☑ **診断**

MRIにより確定診断を行う．腫瘍の固形成分と囊胞成分の両方を認める（図 12-5）．

☑ **治療**

自然経過が緩徐進行性であるため，治療法の評価が難しい．低悪性度星細胞腫の5年生存率は90％以上である．完全切除するには顕微鏡下手術を試みるべきである．固形成分を切除し，

嚢胞成分を吸引する．MRIを術後1か月，6か月，12か月で繰り返し撮影する．放射線治療と化学療法の有用性はいまだ不明である．

❷ 上衣腫

　上衣腫は主に上衣細胞から構成されており，脳室や中心管の壁から発生する．小児では脊髄内よりも頭蓋内に多い．脊髄内の場合，腰髄や馬尾に認める傾向があるが，脊髄に沿ってどのレベルにも発生しうる．

☑ 臨床症状

　臨床症状は腫瘍の位置により様々である．初期症状は側彎，下肢や背部の痛み，知覚異常，片側あるいは両側の下肢筋力低下である．症状が側彎のみの場合，診断が遅れることが多い．実際，全ての患児は歩きにくさを感じており，この特徴により適切な診断的検査を行うことができる．

　夜に悪化する項部硬直や頸部痛は頸部上衣腫の初期症状である．馬尾腫瘍は破裂することがあり，髄膜症となり，細菌性髄膜炎に似た細胞数増加を認める．診察上，痙性対麻痺を認めることが多い．頸髄腫瘍では片側上肢の筋力低下の原因にもなる．馬尾腫瘍は下肢の弛緩性筋力低下と筋萎縮，腱反射消失を認める．

☑ 診断

　脊髄腫瘍を診断するにはまずMRIを行う．腰椎穿刺を実施した場合，髄液で蛋白濃度の上昇を認める．

☑ 治療

　顕微鏡下手術で髄内上衣腫の完全切除が可能である．良性腫瘍における術後の局所放射線療法の役割は不明である．脊髄の悪性上衣腫は小児では珍しいが，認めた場合は全脳全脊髄照射が必要である．

❸ 神経芽細胞腫

　神経芽細胞腫は乳児期，小児期における頭蓋外固形腫瘍で最も多い．直接浸潤，転移そして"液性"作用（第10章p.249）により神経症状が起こる．半数が2歳前に発症し，60%が1歳までに発症する（半数が1歳前に，60%が2歳までに発症する，の誤りと思われる）．神経芽細胞腫は交感神経幹や頭蓋内神経節から発生する．傍脊髄に認める腫瘍は神経孔を通って広がり，脊髄を圧迫する．

☑ 臨床症状

　対麻痺が傍脊椎の起源部位から硬膜外に広がった神経芽細胞腫の初期症状である．患児の多くが乳児であるため，初期症状として立ったり歩いたりすることを嫌がる．軽度の筋力低下が，数時間あるいは数日以内に完全麻痺に進行することもある．一般的には，診察で弛緩性対麻痺，弛緩性膀胱，下肢腱反射亢進を認める．感覚は診察が難しい．

☑ 診断

　胸部X線写真で腫瘍の脊椎外成分を認めることが多い．MRIでは脊髄圧迫の範囲がわかる．

☑ 治療

　急性の脊髄圧迫症状を認める児では，外科的摘出術や放射線治療の前に高用量の副腎皮質ステロイドを投与して，症状を軽快させる．単一臓器に限局した神経芽細胞腫の乳児における生存率は60%以上である．

11 脳性対麻痺・四肢麻痺

　四肢麻痺を来す脳の進行性疾患のほとんど全てで，認知障害を初期あるいは顕著な症状として認める（第5章）．脳起源の純粋な対麻痺は珍しい．ごくまれに，指の微細運動障害と上肢の腱反射亢進を認める患者がいる．純粋な対麻痺をみた場合，通常は脊髄に注意を払うべきである．

❶ 脳性麻痺

　脳性麻痺（cerebral palsy：CP）は発達期の脳の病変が原因の，非進行性の姿勢・運動の障害である（Ashwal et al, 2004）．かつて，中等度，重度の症例は1,000出生に対しておよそ2であった．極小未熟児が生存可能となるに従って，CPの発生率も増加している．動けない，重度認知障害を持つ，特別な栄養を必要とするCP児で平均余命の低下は通常である（Strauss et al, 1998）．これらの問題がなければCP児は成人期まで生存する．いくつかの緩徐進行性の疾患がCPと誤診されることがある（**表12-1**）．周

産期の低酸素がCPの原因として知られているが，症例の中では少数である．出生前の要因がより重要な原因であるが，個々の患者で正確に同定することは難しい．

一般的に，頭部MRIは，脳の異常を同定するために，どのCP児に対しても行うのが適切である．対して，代謝疾患や遺伝性疾患の評価は限られた患者で必要である．

CPは必ずしも永続的な状態ではない．ごく軽い運動障害のある乳児の多くは改善し，小児期には正常の運動機能を獲得する．不幸なことに，このような児の25%に認知障害や行動異常を認める．伝統的に，CPの分類は運動障害のパターンによってなされてきた．痙直型は対麻痺か両麻痺，四肢麻痺，片麻痺である（第11章）．低緊張型は失調型（第10章）やアテトーゼ型（第14章）である．

(a) 痙性両麻痺（対麻痺）

両麻痺とは四肢全ての筋力低下を意味するが，下肢は上肢より筋力が弱い．上肢の運動機能障害は腱反射亢進に限られる場合もある．そのような児は対麻痺に分類される．脳室周囲白質軟化症は未熟児出生の児によくみられる痙性両麻痺の原因である．新生児，特に未熟児で，脳室周囲白質は分水嶺にあたり，低酸素に対して脆弱である．片側性あるいは少なくとも非対称性の白質の嚢胞性病変は，痙性両麻痺に重なる片麻痺の原因となる．

☑ 臨床症状

痙性両麻痺の児の多くは，発症4か月間の筋緊張は正常ないし低下している．下肢の痙性は最初の1年で潜行性に緩徐に進行する．また下肢の伸展のため四つ這いは不可能である．床や地面で寝返りしたり，ずり這いしたりすることはできるようになる．独座は遅れるか，未獲得である．仰臥位からの引き起こしに対しては座位よりもむしろ立位になってしまう．その後は膝や股関節の屈曲が困難なため腰を折って体幹を前に傾け，手を前について座位を保とうとする．痙性両麻痺の児のほとんどは膝を屈曲し，腰椎を大きく前彎させ，つま先立ちをする．歩行は下肢の痙性のため困難だが，体重を前に移動したり左右に移動したりすることで獲得される．

表12-1　ときに脳性麻痺と誤診される緩徐進行性疾患

状　態	章
多発ニューロパチー	
GM_2ガングリオシドーシス2型	5
遺伝性運動感覚ニューロパチー	7
乳児型神経軸索ニューロパチー	5
異染性白質ジストロフィー	5
失　調	
無βリポ蛋白血症	10
毛細血管拡張性運動失調症	10
Friedreich失調症	10
痙性-舞踏病	
家族性痙性対麻痺	12
グルタル酸尿症1型	14
Lesch-Nyhan症候群	5
Niemann-Pick病C型	5
Pelizaeus-Merzbacher病	5
Rett症候群	5

診察では下肢の痙性とそれより弱い上肢の痙性を認める．四肢の全てで腱反射は亢進する．反射の感受性や反応性は増加し，膝の打診では膝の交差内転反応が認められる．足間代と伸展性足底反射もしばしば存在する．患者を垂直に牽引し，立位の状態にすると，強い内転筋の収縮のため大腿部分で交差する（はさみ足）．

股関節の亜脱臼あるいは脱臼は，重度痙縮児で比較的多い．持続的な内転筋の収縮に加え，立位が遅れたり未獲得だったりするために股関節の発達が不十分であることが原因である．

☑ 診断

痙性両麻痺は臨床診断である．脳室周囲白質軟化症となる深部白質の病変はMRIで容易に同定できるが，早産による出生直後（周産期）のジストレスとわかっている児は経過観察目的のMRIを必ずしも必要としない．重要なことはCPを脳・頸椎部の進行性疾患と間違わないことである．進行性の疾患を示唆する特徴としては，CPの家族歴や，精神機能の悪化，運動退行，筋萎縮や感覚消失などである．

☑ 治療

CP児数と同じくらい，両麻痺，四肢麻痺児の治療方法がある．一般的に，乳児に刺激を加える，理学療法，作業療法といった集学的なアプローチにより，適切な運動機能の獲得を手助

けする．比較臨床試験は滅多に行われないが，理学療法は短期的な利点はないという報告がある．理学療法の主な利点は長期にわたって関節可動域を維持することかもしれない．抗痙縮薬のほとんどは効果は部分的で，過鎮静の原因となることがある．レボドパは鎮静することなく運動機能を改善させるとの報告がある（Brunstrom et al, 2000）．

ボツリヌス毒素の注射やバクロフェンポンプの埋め込みは痙性の治療に有効である．ポンプは腰付近の皮下に留置する．ポンプ自体の直径は7.5センチメートル，厚さは2.5センチメートルほどであり，バクロフェン投与のための細いカテーテルを接続する．体外からプログラマによって調整し，規定量の薬剤をポンプから持続投与する．ポンプのリフィルは2～3か月ごとに行われ，その都度病院へ行く必要がある．ポンプへのリフィルは皮膚に針を刺し，シリンジから注入する．5～7年でバッテリーの寿命がくるため，外科的処置でバッテリー交換を行う．術後，期待した可動域を維持するためは理学的療法の介入が必要である．

(b) 痙性四肢麻痺

全ての四肢に障害を認める．下肢はしばしば上肢より重症である．両側片麻痺という言葉は，上肢が下肢よりも痙性が強い場合に用いられる．子宮内疾患，多くは奇形であるが，痙性四肢麻痺の原因となっていることが多い．満期産での低酸素性虚血性脳症は痙性四肢麻痺の少数例の原因となる．

☑ 臨床症状

重篤な発達遅滞が認められ，乳児期の神経学的異常が早期に認められる．運動発達は獲得できず，頭や下肢の異常姿位やけいれんなどが神経学的評価の根拠となることが多い．重症児は，頸部と頭部後屈，手をしっかり握った状態で肘が屈曲，下肢の伸展する特徴的な仰臥位の姿勢を認める．乳児期の反射（Moro，緊張性頸反射）はそれ以降も誘発すると必ず出現し，常に単一パターンをとり，6か月過ぎても持続する．小頭症もときに関連していることがある．

両側大脳半球障害のため，核上性球麻痺（嚥下障害，構音障害）が多くみられる．視覚障害，眼球運動障害もよくみられる随伴症状であり，けいれん発作は50％の患者に認められる．

☑ 診断

臨床所見が診断の基礎となる．血液検査は基礎疾患が不明である場合や，遺伝的疾患の可能性がある場合などに役立つ．脳の奇形をみつけるためには頭部MRIが特に有効である．

☑ 治療

痙性両麻痺（対麻痺）に記載した内容と同じである．

📚 References

- Ashwal S, Russman BS, Blasco PA, et al. Practice parameter: Diagnostic assessment of the child with cerebral palsy. Report of the Quality Standards Subcommittee of the American Academy of Neurology and the Practice Subcommittee of the Child Neurology Society. Neurology 2004; 62: 851-63.
- Barrow DL, Colohan AR, Dawson R. Intradural premedullary arteriovenous fistulas (type IV spinal cord arteriovenous malformations). Journal of Neurosurgery 1994; 81: 221-9.
- Brunstrom JE, Bastian AJ, Wong M, et al. Motor benefit from levodopa in spastic quadriplegic cerebral palsy. Annals of Neurology 2000; 47: 662-5.
- Cederbaum S, Crombez EA. Arginase deficiency. In: GeneClinics: Medical Genetics Knowledge Base [database online]. Seattle: University of Washington. Available at http://www.geneclinics.org. PMID: 20301338. Last updated February 9, 2012.
- Cornette L, Verpoorten C, Lagae L, et al. Tethered cord syndrome in occult spinal dysraphism. Timing and outcome of surgical release. Neurology 1998; 50: 1761-5.
- Crockard HA, Stevens JM. Craniovertebral junction anomalies in inherited disorders: Part of the syndrome or caused by the disorder? European Journal of Pediatrics 1995; 154: 504-12.
- Fink JK. Hereditary spastic paraplegia overview. In: GeneClinics: Medical Genetics Knowledge Base [database online]. Seattle: University of Washington. Available at http://www.geneclinics.org. PMID: 20301682. Last updated February 3, 2009.
- Greenlee JD, Donovan KA, Hasan DM, et al. Chiari I malformation in the very young child: The spectrum of presentations and experience in 31 children under age 6 years. Pediatrics 2002; 110: 1212-9.
- Hedera P, Bandmann O. Complicated autosomal recessive spastic paraplegia. A complex picture is emerging. Neurology 2008; 70: 1375-6.
- Lynch SA, Wang Y, Strachan T, et al. Autosomal dominant sacral agenesis: Currarino syndrome. Journal of Medical Genetics 2000; 37: 561-6.
- Moser HW, Moser AB, Steinberg SJ, et al. X-Linked adrenoleukodystrophy. In: GeneClinics: Medical Genetics Knowledge Base [database online]. Seattle: University of Washington. Available at http://www.geneclinics.org. PMID: 20301491. Last updated April 19, 2012.
- Pidcock FS, Krishnan C, Crawford TO, et al. Acute trans-

- verse myelitis in childhood. Center-based analysis of 47 cases. Neurology 2007; 68: 1474-80.
- Sarnat HB. Regional ependymal upregulation of vimentin in Chiari II malformation, aqueductal stenosis, and hydromyelia. Pediatric Developmental Pathology 2004; 7: 48-60.
- Shapiro E, Krivit W, Lockman L, et al. Long-term effect of bone-marrow transplantation for childhood-onset cerebral X-linked adrenoleukodystrophy. Lancet 2000; 356: 713-8.
- Strauss DJ, Shavelle RM, Anderson TW. Life expectancy of children with cerebral palsy. Pediatric Neurology 1998; 18: 143-9.
- Transverse Myelitis Consortium Working Group. Proposed diagnostic criteria and nosology of acute transverse myelitis. Neurology 2002; 59: 499-505.
- van Geel BM, Assies J, Wanders RJ, et al. X linked adrenoleukodystrophy: Clinical presentation, diagnosis, and therapy. Journal of Neurology, Neurosurgery and Psychiatry 1997; 63: 4-14.
- Wenger DA. Krabbe disease. In: GeneClinics: Medical Genetics Knowledge Base [database online]. Seattle: University of Washington. Available at http://www.geneclinics.org. PMID: 20301416. Last updated March 31, 2011.
- Werhahn KJ, Brown P, Thompson PD, et al. The clinical features and prognosis of chronic posthypoxic myoclonus. Movement Disorders 1997; 12: 216-20.
- Wingerchuk DM, Weinshenker BG. Neuromyelitis optica. Clinical predictors of a relapsing course and survival. Neurology 2003; 60: 848-53.

第13章

単麻痺

1肢に筋力低下あるいは麻痺を認める場合，その病変部位は一般的に脊髄あるいは神経の近位部である．単麻痺が片麻痺，対麻痺，四肢麻痺の初期症状のこともある．したがって，単麻痺をみた場合，脊髄性対麻痺の鑑別疾患としてBox 12-1（p. 284）にあるようなものを考えておくべきである．さらに大脳障害による半身麻痺を来すような疾患も単麻痺から始まる可能性があり，第11章の表やBoxにあげたような疾患も考慮すべきである．

A 単麻痺へのアプローチ

患児は痛みや脱力を伴うため，四肢を使おうとしなくなる．痛みの原因としては多くの場合が整形外科的な問題やリウマチ性疾患（関節炎，感染，腫瘍）によるものである．乳児の腕を軽く引いただけでも，橈骨頭が脱臼して単麻痺が出現する．痛みに引き続いて起こる筋力低下は神経叢炎に特徴的である．

Box 13-1にあげた疾患は急性単麻痺の際に鑑別すべき疾患である．神経叢障害や神経障害は純粋な単麻痺を引き起こす主な原因である．脳梗塞では1肢以上に症状を認め，下肢よりも上肢に多い．症状から単麻痺を考えても，注意深く診察することで，しばしば無症候にみえる四肢の腱反射亢進や伸展性足底反射がみられることがある．単麻痺ではなく片麻痺が示唆される．あるいは麻痺肢での腱反射亢進がある場合，脳や脊髄に病変部位がないか注意すべきである．

慢性進行性の腕の単麻痺は一般的ではない．もしそのような状況が認められた場合，脊髄空洞症や脊髄あるいは腕神経叢近傍の腫瘍などを考慮する．慢性進行性の一側下肢の筋力低下がある場合，脊髄腫瘍や腰神経叢の神経線維腫などが考えられる．慢性進行性の筋力低下で感覚消失を伴っていないような場合，一側の上肢あるいは下肢にしか症状が出ない単肢型脊髄性筋萎縮症を考えるべきである．

Box 13-1 急性単麻痺の鑑別疾患

複雑型片頭痛* （第11章）
橈骨頭亜脱臼
片麻痺性けいれん （第11章）
単肢型脊髄性筋萎縮症
神経叢障害とニューロパチー
 急性神経炎
  喘息性筋萎縮症
  特発性神経叢炎*
  骨髄炎・神経叢炎
  灰白髄炎（第7章）
  破傷風毒素神経叢炎
 遺伝性
  遺伝性上腕神経叢炎
  圧迫性麻痺（易発症性）遺伝性ニューロパチー
 外傷
  裂傷
  圧迫外傷
  牽引外傷*
卒中（Box 11-2）

*頻度が高く，病態修飾療法があるものを示す

B 脊髄性筋萎縮症

単肢型脊髄性筋萎縮症の最初の報告はアジアからであったが，おそらくヨーロッパでも同様に存在する．この疾患を記述するために，"良性の限局的な筋萎縮"や，"単肢の筋萎縮"の語が用いられている．筋萎縮発症の数か月前に外傷や四肢の拘束が先行してみられるが，因果関係については証明されてはいない．

家族歴がある場合，遺伝形式は常染色体劣性遺伝である．ある兄弟例ではスーパーオキシド

ジスムターゼ1遺伝子の変異が認められた．また男児の一卵性双生児例では，一側の手から発症し，次いで対側に及んだ．

☑ 臨床症状

発症はたいてい10〜20代になってからであることが多く，男性に多い．初期症状は単肢の筋力低下あるいは萎縮で，上肢が75％，下肢が25％である．患肢の腱反射は減弱あるいは消失している．感覚は正常である．半数の患者では萎縮や筋力低下は単肢のみが罹患するが，残りの患者では対側にも広がる．萎縮に伴い片手あるいは両手の振戦がしばしば出現する．線維束性攣縮の出現は筋力低下や萎縮を予告する症状である．進行は緩徐で5年以内には自然に止まることが多い．しかし別の四肢に15年の後に筋力低下を来すこともある．

☑ 診断

針筋電図を四肢全てにて行い，病変の広がりを確認することが必要である．発症時にはしばしば正常所見だが，3〜4週後に脱神経所見を呈する．運動神経伝導速度は正常である．腫瘍を除外するために脊椎や神経叢のMRIを行う必要がある．

☑ 治療

主な対症療法は理学療法，作業療法，副木，固定装具である．

C 神経叢障害

1 急性特発性神経叢炎

急性神経叢炎は腕神経叢や腰神経叢の脱髄疾患であり，免疫的な機序が関与していると考えられる．腕神経叢炎は腰神経叢炎よりも頻度が高い．

1 腕神経叢炎

腕神経叢炎（腕神経炎，神経痛性筋萎縮症）は乳児から成人まで起こりうる．学童・成人例の10〜20％，乳児例のほぼ全例で破傷風トキソイド接種が先行していた．接種部位と患肢の関連は認めなかった．

☑ 臨床症状

発症は急激に起こる．95％の患者では疼痛が初発症状である．痛みは肩に限局するのが普通だが，前腕まで広がる場合もあれば，前腕に限局する場合もあり，より重篤になる傾向にある．患者は痛みで目が覚めることもあり，この痛みを尖った刺すような痛み・ズキズキする痛み・疼くような痛みなどと表現する．痛みはしばしば一定の強さで続き，数時間から3週間までと幅がある．痛みが治まると，筋力低下が生じる．筋力低下の生じる範囲は上部腕神経叢支配領域である場合が半数で，残りのほとんど全ては全腕神経叢支配領域である．下部腕神経支配領域に限局する症例は一般的ではない．最初の痛みが寛解しても異常感覚は筋力低下に随伴する．2/3の患者は数か月の後に脱力は改善する．上部腕神経叢の麻痺は下部腕神経叢麻痺に比較し早く改善する．1/3の患者は1年以内に回復し，3/4は2年以内に，90％は3年以内に症状の回復をみる．3年以降もさらに改善は認めるが，症状が永続することもありうる．再発はまれであり，初回の症状よりも重篤ではない．

☑ 診断

一側上肢の痛みと筋力は脊髄の圧迫によってもみられる症候であり，脊髄の画像評価の必要性が示唆される．しかし，発症が腕神経叢炎に典型的なものであれば臨床的症状のみで診断は可能である．診断的な検査は必ずしも必要ない．髄液は通常正常である．リンパ球や蛋白の軽度増加が認められることもある．

筋電図や神経伝導検査は神経叢障害の範囲を示すのに有力である．片側の症状しか出ていない患者でも電気生理学的に両側罹患の所見が認められることがある．

☑ 治療

神経性疼痛のコントロールには，ガバペンチン20〜60 mg/kg/日，分3〜4，あるいはより効果的な薬剤としてプレガバリン3〜10 mg/kg/日，分2が有効である．しかし，神経叢障害による異常感覚や筋力低下には無効である．副腎皮質ステロイドは予後に影響しない．筋力が戻るまで可動域訓練を行うこと，障害に対処する作業療法が勧められる．

❷ 腰神経叢炎

腰神経叢炎はどの年代にも起こりうる．上肢の代わりに下肢に症状を認める以外は，腕神経叢炎と同様である．機序は腕神経叢炎とおそらく同様である．

☑ 臨床症状

しばしば発熱が初期症状である．一側下肢あるいは両側の下肢に痛みが認められる．痛みは突然，大腿神経領域，坐骨神経領域に起こる．坐骨神経痛が存在する場合，椎間板疾患が考えられる．低年齢児は立ったり歩いたりすることを嫌がり，年長児の場合は跛行を認める．筋力低下は痛みと同時か，3週間ほど遅れて出現することもある．筋力低下の進行は潜行性であり，発症時期の特定はしばしば困難であるが，一般的には筋力低下は疼痛が始まってから8日後から出現する．脱力は1週間ほどで進行し安定化する．腱反射は患側では消失するが，健側では正常である．

回復はまず痛みの寛解，それについで筋力が回復するという特徴がある．最大の回復までの平均期間は18週である（8週～数年と幅は広い）．機能的改善はほぼ全例でみられるが，軽度の筋力低下が残存する場合がある．

☑ 診断

一側あるいは両側の突然の下肢痛や筋力低下は，脊髄または椎間板疾患を示唆する．MRIで他の疾患を除外する．腰神経叢炎では一定してMRI所見は正常である．髄液所見は蛋白の軽度増加を除いては正常である．発症から3週間後の筋電図では斑状の脱神経所見が示される．

☑ 治療

神経性疼痛のコントロールには，ガバペンチン20～60 mg/kg/日，分3～4，あるいはより効果的な薬剤としてプレガバリン3～10 mg/kg/日，分2が有効である．しかし，神経叢障害による異常感覚や筋力低下には無効である．副腎皮質ステロイドは予後に影響しない．筋力が戻るまで可動域訓練を行うこと，障害に対処する作業療法が勧められる．

❷ 急性症候性神経叢炎

❶ 喘息性筋萎縮症（Hopkins症候群）

灰白髄炎（ポリオ）に似た，1肢またはそれ以上の突然の弛緩性麻痺が，喘息発作の回復期に起こることがある．患児は全員，発症前にポリオワクチンを受けていた．この症候群の病因，病態は不明である．ポリオウイルス以外の神経親和性ウイルスによる感染の可能性がある．アデノウイルス，エコーウイルス，コクサッキーウイルスは，便，咽頭，髄液から分離された例がある．近年の症例報告では，アトピー性脊髄炎の可能性を示唆している（Pavone et al, 2010）．

☑ 臨床症状

発症年齢は1～11歳，男女比は7：4である．喘息発作から麻痺発症までの期間は，1～11日で，平均5日である．単麻痺は90％にみられ，下肢よりも上肢のほうが2倍多い．残りの10％は片麻痺か両麻痺である．髄膜刺激症状はない．感覚は正常であるが，麻痺した四肢は半分以上の例で痛みがある．回復は不完全で，全ての患児はある程度永続的な麻痺を残す．

☑ 診断

喘息性筋萎縮症は主に一連の経過に基づく臨床診断である．その診断には，麻痺性ポリオや特発性腕神経叢炎と区別する必要がある．麻痺性灰白髄炎を除外する根拠は，喘息性筋萎縮症では髄液所見正常ということである．数個の白血球が髄液中に認められるかもしれないが，灰白髄炎ほどの増加はなく，髄液蛋白は正常値である．急性期の筋電図は，麻痺側の進行中脱神経を示すが，脱神経所見は腕神経叢炎で予想されるような，神経根の分布に従わない．

☑ 治療

神経性疼痛をコントロールするのに，ガバペンチンやプレガバリンが有用である．神経叢炎と同様に，理学療法，作業療法が必要である．

❷ 遺伝性腕神経叢障害

"局在性家族性再発性神経症"の2つの主な表現型は，遺伝性腕神経叢障害（遺伝性神経痛性

筋萎縮症ともいわれる）と圧迫性麻痺を来しやすい遺伝性ニューロパチー（p. 307「単神経症」）がある．孤発性神経麻痺が，遺伝性腕神経叢障害に生じたり，腕神経叢障害が圧迫麻痺になりやすい遺伝性神経症に生じたりするため，表現型は見分けにくい．遺伝形式は両方とも常染色体優性遺伝であるが，変異は17番染色体の異なる場所にある．遺伝性腕神経叢障害の責任遺伝子は17q25にある SEPT9 である（Hoque et al, 2008 ; Stögbauer et al, 2000）．

☑ 臨床症状

遺伝性腕神経叢障害は，家族歴や同じようなエピソードの既往がない場合，特発性腕神経叢炎と鑑別することは難しい．遺伝的素因がある場合，感染，情緒的ストレス，罹患肢の酷使，出産が症状を誘発する．ワクチン接種は孤発性の腕神経叢障害を引き起こすことがあるが，遺伝性腕神経叢障害では要因とはならない．

一家系に異なる2つのタイプが存在し，遺伝的異質性を示唆する（van Alfen et al, 2000）．"古典型"の特徴は，比較的症状のない期間をはさんで重症の発作があることである．"慢性型"の患者には発作間欠期に持続的な痛みと筋力低下を認める．最初の発作は普通10～20代に生じるが，生下時に認める場合もある．家族歴がなければ生まれた時の麻痺は外傷が原因とみなされることが多い．筋力低下は完全に回復するが，後に繰り返す．

運動によって増悪するひどい腕の痛みは発作の特徴である．続いて筋力低下が数日から数週間出現し，通常数日から1か月以内に最大となる．全神経叢が罹患しうるが，体幹上部の症状が多い．全神経叢が罹患する場合でも，上部神経叢の筋力低下は他の部位より大きい．診察では腕の近位の筋力低下を認める．遠位の筋力低下もみられうる．罹患筋では腱反射消失する．筋力低下は数週から数か月持続し，萎縮や線維束攣縮を伴う．痛みは唯一の感覚所見であるが，発症1週間で軽快する．

回復は最大の筋力低下から数週間から数か月して始まる．たいてい機能は完全に回復するが，発作を繰り返した後，筋力低下が残存する場合もある．発作の頻度は様々で，1年に数回のこともあるが，通常10年に2～3回程度である．

ときに腰神経叢障害のエピソードを認める児がいる．大腿部痛と近位筋の筋力低下が特徴的である．腕神経叢障害と腰神経叢障害は決して同時には起きないが，両側腕神経叢障害は比較的よくある．単一の脳神経麻痺は遺伝性腕神経叢障害の家族に生じることがある．迷走神経は最もよく障害され，嗄声や嚥下障害の原因となる．他の脳神経障害として，一過性の顔面神経麻痺や片側の聴力障害が生じる．

☑ 診断

家族歴，早期の発症，特異な誘発因子，再発，他の神経障害の合併により，遺伝性腕神経叢障害と特発性腕神経叢炎を鑑別できる．筋電図は罹患肢のびまん性の軸索障害を示し，症状のない上肢の脱神経所見を示すことがある．無症状の下肢は電気的に正常である．

☑ 治療

神経性疼痛のコントロールには，ガバペンチン 20～60 mg/kg/日，分3～4，あるいはより効果的な薬剤としてプレガバリン 3～10 mg/kg/日，分2が有効である．副腎皮質ステロイドは予後に影響しない．筋力が戻るまで可動域訓練を行うこと，障害に対処するための作業療法が勧められる．

❸ 新生児外傷性腕神経叢障害

出生時の外傷による新生児腕神経叢障害の発生率は1,000人に1人と推定されている．産科的腕神経叢麻痺の原因は腕神経叢の過剰な牽引である．上部神経叢障害は頭部と腕を互いに引き離すように引っ張る時に生じる．これは頭位で，肩を引き出すために頭を強く牽引したり，普通の力で頭部と頸部を下に引っ張っても，骨盤で肩が引っかかっている場合に生じる．骨盤位での障害は，腕を下に引っ張り次に頭部を出す時や，肩を固定し，頭部を後頭前頭位に回転させると生じる．全神経叢の障害は頭位分娩で脱出した腕が引っ張られた時，骨盤位では，体幹が下に引っ張られ，腕が残っている時に生じる．

☑ **臨床症状**

新生児の腕神経叢損傷は多くの場合，初産で満期産の大きな新生児に起こり，特に胎児に体位異常があったり，分娩が長く，困難であったりする時に起こる．昔からある腕神経叢障害は，上部神経根障害（いわゆる Erb 麻痺や Duchenne 麻痺），下部神経根障害（いわゆる Klumpke 麻痺）に分類される．しかし，下部神経根単独の障害はめったにない．88％が麻痺は C5〜C7 の頸神経根に由来し，12％は全神経叢麻痺である．8％の例は両側性であるが，必ずしも対称性でない障害である．

上部神経叢（C5〜C7）は常に障害されるため，腕の位置は典型的で近位筋の筋力低下を反映する．腕は肩で内転，内旋し，肘で伸展，回内し，その結果曲がった指は後ろを向く．手首の伸展は失われ，指は握りしめている．二頭筋，三頭筋反射は消失する．障害が C4 より上方に及ぶと，同側の横隔膜麻痺が生じる．

全腕神経叢麻痺の新生児は弛緩し，近位，遠位とも動きのない乾燥した四肢となる．Horner 症候群（眼瞼下垂，縮瞳，無汗症）はときに合併する．針刺激でも反応しないことは，不全，完全麻痺に合併して認めるが，筋力低下の分布に一致しない．

☑ **診断**

腕神経叢麻痺は典型的な腕の肢位や，Moro 反射消失で気づく．損傷は，遷延する難産で生じることが多いため，仮死も併存していることがある．このような症例では，全身の筋緊張低下のため，部分的な上肢の筋力低下がわかりにくい．腕神経叢障害のある約 10％の新生児は顔面神経麻痺や鎖骨や上腕骨の骨折を伴う．

☑ **治療**

自然治癒率は約 70％である．治療の目標の 1 つは，拘縮予防である．関節可動域訓練は拘縮予防となり，一方，副子固定その他の不動化は拘縮の原因となる．有意な回復は最初の 1 年間に起こる．しかし，乳児で 6 か月までに筋力の改善を認めなければ，以後の機能改善は難しい．外科的神経叢の再建（例えば，神経移植，神経接合術，神経腫切除など）は 3〜6 か月で自然治癒しそうにない乳児に考慮する．しかしながら，外科的再建術の有効性は確立されていない．

4 骨髄炎‒神経炎

痛みによって四肢筋力は明らかに低下する．しかし，真の腕神経炎が肩の骨髄炎により反応性に生じることがある．虚血性の神経障害は，血管炎が原因と推定される．

☑ **臨床症状**

骨髄炎‒神経炎は乳児期に好発する．初期症状は痛みや圧痛のない上肢の弛緩性麻痺である．体温は当初平熱であるが，すぐに上昇する．肩の運動で痛みが生じ，次いで圧痛が出現する．腫脹はない．上腕二頭筋，三頭筋反射は減弱するか，消失する．

☑ **診断**

腕神経炎が乳児期に生じた時は，上腕骨近位の骨髄炎を疑う．上腕骨の X 線写真は第 1 週の終わりに異常となり，上腕骨側縁の破壊を認めるが，骨シンチでは症状出現直後に上腕骨近位部，肩甲骨あるいは両方に局所的な取り込みを認める．3 週間後，筋電図では上部神経叢により筋肉の神経支配が行われている筋に，斑状の脱神経所見を認める．これらの結果は真の神経叢炎であり，単なる四肢痛ではないことを示している．

肩関節の吸引物や血液培養から微生物が同定される．乳児期早期では検体から B 群レンサ球菌がよく分離される．年長児は，他の細菌種が分離される．

☑ **治療**

3〜4 週間の経静脈的抗生剤投与が推奨される．腕の筋力の回復は不完全なこともある．

5 出生後の障害

(a) **腕神経叢**

浅い位置にあるため，腕神経叢の牽引や圧迫による損傷は比較的よくある．車やスポーツ事故が重傷の大部分を占める．しかし軽傷は次のような状況でも生じる．(1) 大人が児を守るためまたは動きを促すため突然引っ張った時，(2) アメフトのスクリメージやライフルの反動などの肩への衝撃，(3) 重い荷物を長時間担い

でいる時，(4) 手術の間，腕が過度に伸展されたままの時，(5) 松葉杖の位置が悪く，腋窩に圧がかかる時，である．

☑ 臨床症状

軽度の損傷では，神経叢の全ての部位に等しく影響を及ぼすわけではない．びまん性の筋力低下はあまりない．痛みは重要な初期症状であるが，感覚消失はめったにない．回復は，数日あるいは数週以内に始まり，完全に回復する．萎縮は生じない．

より重症な損傷の多くは鎖骨や肩甲骨の骨折，上腕骨の脱臼に合併する．一般的に上部神経叢は下部神経叢より重症となるが，完全麻痺を発症時に認めることもある．感覚消失は筋力低下よりわかりにくく，分布は一致しない．痛みは多くの例でみられ，神経叢障害からだけでなく，骨や軟部組織障害からも生じる．最も激しい痛みは神経根剥離で起こる．

腱反射は消失し，脱神経所見のある筋肉は萎縮する．回復は近位から遠位に進行し，Tinel徴候（再生神経部位を叩くとそれより遠位にヒリヒリした感覚が生じる）は回復に向かう．完全な神経再支配は，起こる場合，数か月から数年かかる．回復の程度は障害の重症度や性質次第である．解剖学的構造は損なわれない圧や牽引による損傷では，回復は良好である．一方，神経断裂や神経根剥離の場合，回復はみられない．

☑ 診断

筋電図は神経障害のパターンを同定するため，予後を推測するために有用である．軽度の牽引障害でさえ運動・感覚活動電位の振幅は減衰し，運動，感覚伝導速度は遅くなる．

☑ 治療

軽度の障害では関節可動域運動以外，治療は必要ではない．さらに重症の牽引障害には，最初の1か月は安静が必要である．その間，痛みに対し必要に応じ鎮痛薬を出し，緊張を維持するため，電気的刺激を障害部位から離れた筋肉に加える．痛みが治まると，関節可動域訓練を始める．

腕神経叢圧迫の原因となる骨折や脱臼の矯正は迅速に行う必要がある．裂けた神経は外科的修復が必要である．

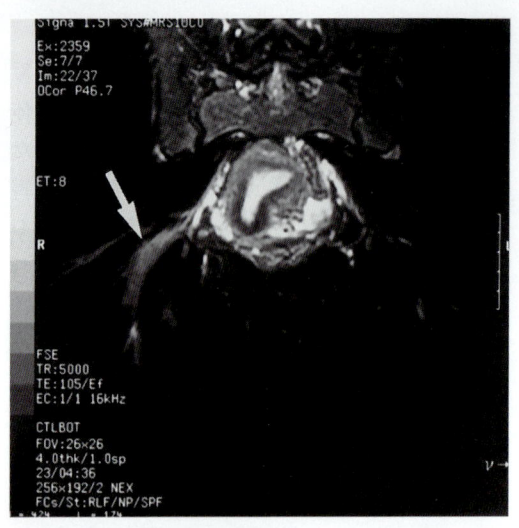

図13-1 腰神経叢の神経線維腫
画像差分法を用いた神経叢のMRIで，坐骨神経の腫大を認める（矢印）

(b) 腰神経叢

腰神経叢の損傷は腕神経叢に比べはるかに少ない．骨盤や臀部の大きな筋肉が，直接的な外傷から防御してくれる．

☑ 臨床症状

腰神経叢の損傷は，通常骨盤の骨折・脱臼に伴う．自動車事故や高所からの転落は，骨盤骨折を起こすだけの力となる．つまり多発外傷を認めるため，腰神経叢障害は最後に気づかれることが多い．腰神経叢障害は斑状の筋力低下を呈するため，多発性単神経炎との鑑別が困難である．

☑ 診断

筋電図は神経叢損傷と神経損傷を鑑別する助けになる．

☑ 治療

骨折，脱臼は神経叢にかかる圧を解除する治療が必要である．腕神経叢障害と同様，回復の程度は，神経の解剖学的統合性による．

3 神経叢腫瘍

神経叢腫瘍は小児ではまれである．最もよくある原発性腫瘍は，叢状神経線維腫（**図13-1**）である．叢状神経線維腫では腕神経叢や腰神経叢のいずれにも起こりうる．腫瘍は数年をかけて非常にゆっくりと成長し，選択的だが進行性

の筋力低下をもたらす．腕神経叢に起こる二次性の腫瘍は，神経芽細胞腫と胸部に原発した神経外胚葉性腫瘍の転移による．

MRI では脂肪抑制法によって，腫瘍が確認できる．

4 単神経症

❶ 橈骨神経症

橈骨神経の損傷は，通常三角筋への運動線維の分岐部直下にある上腕骨の橈骨神経溝に起こる．上腕骨の骨折や外部からの圧力によって損傷される可能性がある．そのような圧力は通常，睡眠中あるいは鎮静下の患者が上腕骨と，例えば手術台や椅子のような硬い表面に橈骨神経が挟まれるような姿勢になった結果として発生する．

単独の橈骨神経損傷は分娩停止の周産期歴のある新生児に生じる可能性がある．遷延する橈骨神経の圧迫の結果である (Hayman et al, 1999)．

☑ 臨床症状

下垂手と下垂指が橈骨神経溝内で生じた橈骨神経損傷の特徴である．腕橈骨筋は筋力が低下して腱反射が消失することがある．感覚障害は手背の母指の根本周辺に限局する．下垂手のために，握り拳を作ることは機械的に困難であるが，手指の伸展は弱くはならない．

☑ 診断

電気生理学検査が損傷部位の同定と，解剖学的統合性と改善予後の評価に有用である．

☑ 治療

圧迫による損傷は6～8週間で完全に回復する．その期間は手首を進展し手指を伸ばせるように副木をあてることが有用である．

❷ 尺骨神経症

最もよくある尺骨神経の障害部位は肘部である．外部圧力，神経溝からの反復する転位，上腕遠位の骨折によって障害が起こる可能性がある．

☑ 臨床症状

手の尺側，すなわち小指と環指の異常知覚を呈する．尺骨神経溝を軽く叩くと不快感がある．手の強さは失われ，固有筋が萎縮する．小指と隣接した側の環指の知覚が減弱または消失する．

☑ 診断

電気生理学的検査により神経に沿った損傷部位を同定する．

☑ 治療

軽微な圧迫性損傷は治療を必要とせず，2～3週間で完全に回復する．骨折や神経転位による肘部の損傷では，外科的修復が必要である．

❸ 正中神経症

非外傷性の正中神経症の原因は手根管内での神経圧迫であり，外傷性のものは肘部で起こる．小児ではムコリピドーシスのような蓄積病で，手根管内での神経圧迫が起こりうるが，特発性も同様に起こる．肘部での骨折は通常，外傷性正中神経症の原因である．

☑ 臨床症状

最も一般的な特徴は，手の知覚鈍麻と痛みである．非外傷性正中神経症ではしばしば両側性である．筋力低下と萎縮は，手根管での絞扼性障害よりも外傷性の時により多く起こる．

☑ 診断

筋電図が病変の部位の同定に，特に外科的除圧が候補としてあがる時に有用である．

☑ 治療

外科的除圧は，非外傷性障害でも外傷性障害のいずれでも有用なことがある．繰り返す外傷のケースでは固定術が有効である．

❹ 腓骨神経症

腓骨神経は腓骨に隣接して表層を走行している．骨方向への外部圧力により神経圧迫を受けやすい．著しい体重減少や神経外傷の既往がある児において，最もよくみられる．出生前の腓骨神経麻痺，おそらく圧迫によると考えられる新生児の筋電図記録が報告されている (Jones et al, 1996)．

☑ 臨床症状

目立つ特徴は急性で無痛性の下垂足である．足の背屈と外反が減弱する．感覚は通常保たれ

るが，ときに下肢の下部側面と足背部の知覚鈍麻を認める．腓骨神経の深部の枝のみが障害された場合，感覚消失は母趾と第2趾の間の小さな三角部位に限られる．相当な外傷を除けば，完全あるいは著しい自然回復が標準的である．

☑ 診断

電気生理学的検査が第5腰椎根障害と腓骨神経損傷の鑑別に有用である．

☑ 治療

下垂足に対する装具が，完全に回復するまでは歩行時に有用である．

⑤ 圧迫性麻痺を来しやすい遺伝性ニューロパチー

圧迫性麻痺を来しやすい遺伝性ニューロパチー（ソーセージ様ニューロパチー）は軽微な外傷に続いて発症する単神経症である．腕神経叢が侵される症例もある．この疾患は常染色体優性遺伝で伝播し，17p11.2にある*PMP-22*をコードしている遺伝子の欠失によって起こる（Bird, 2010；Li et al, 2002）．

☑ 臨床症状

最初のエピソードは通常10代か20代に起こる．典型的な誘発要因は，手足を身体の下にして寝る，スポーツでのボディーコンタクト，衣服による締めつけ，あるいは手術時のポジショニングなどである．患児は症状出現を誘発する活動を避けるようすぐ学習する．表層の神経（橈骨，尺骨，正中，腓骨）は最もよく侵されるものの1つである．結果として生じる単神経症は疼痛は伴わず運動・感覚線維の両方の障害が起こる．深部腱反射は消失する．数日から数週間で完全に回復する．

☑ 診断

外傷が軽微な点からこのニューロパチーが背景にあると気づくべきだが，家族歴がなければ，最初のエピソードでは普通の圧迫性麻痺だと思ってしまうかもしれない．繰り返す神経症や多発性の神経症の児では，家族歴がなかったとしても診断を考慮する．分子遺伝学的検査は診断を確定させる．電気生理学的検査では，障害された肢だけでなく全ての四肢で伝導時間の遅延を認める．発病者以外の家族も麻痺発作の間欠期に全般性の伝導遅延を認める可能性がある．

☑ 治療

潜在している神経症（ニューロパチー）に対する有効な治療はない．圧迫性に起こる麻痺を回避するために，生活スタイルを変える必要があるだろう．手の副木は手根管症候群に，踵-足矯正器具は下垂足に有効である．肘や膝の保護パッドは局所の神経への圧迫や外傷を避けることができるかもしれない．罹患者には，足を組んだ坐位や肘によりかかる姿勢，繰り返しの動きを必要とする活動をしないよう指導する．最大限の努力をしたとしても，最終的に全般性の運動感覚性ニューロパチーに進展する患者もいる．

References

- Bird T. Hereditary neuropathy with liability to pressure palsies In: GeneClinics: Medical Genetics Knowledge Base [database online]. Seattle: University of Washington. Available at http://www.geneclinic.org. PMID: 20301566. Last updated May 11, 2010.
- Hayman M, Roland EH, Hill A. Newborn radial nerve palsy: Report of four cases and review of published reports. Pediatric Neurology 1999; 21: 648-51.
- Hoque R, Schwendimann RN, Kelley RE, et al. Painful brachial plexopathies in SEPT9 mutations: Adverse outcome related to comorbid states. Journal of Clinical Neuromuscular Disease 2008; 9: 379-84.
- Jones HR Jr, Herbison GJ, Jacobs SR, et al. Intrauterine onset of a mononeuropathy: Peroneal neuropathy in a newborn with electromyographic findings at age one day compatible with prenatal onset. Muscle and Nerve 1996; 19: 88-91.
- Li J, Krajewski K, Shy ME, et al. Hereditary neuropathy with liability to pressure palsy. The electrophysiology fits the name. Neurology 2002; 58: 1769-73.
- Pavone P, Longo MR, Scalia F, et al. Recurrent Hopkin's syndrome: A case report and review of the literature. Journal of the Neurological Sciences 2010; 297: 89-91.
- Stögbauer F, Young P, Kuhlenbäumer G, et al. Hereditary recurrent focal neuropathies. Clinical and molecular features. Neurology 2000; 54: 546-51.
- van Alfen N, van Engelen BG, Reinders JW, et al. The natural history of hereditary neuralgic amyotrophy in the Dutch population. Two distinct types? Brain 2000; 123: 718-23.

第14章

不随意運動

不随意運動は通常基底核とその線維結合の異常に伴い，いくつかの異なる神経疾患で認める．異常運動は疾患の主要な，あるいは最初の特徴である可能性があり，遅発する特徴のこともある．前者のタイプをこの章で記載する．後者のものは他の章で扱う．

A 患者へのアプローチ

運動の障害は表現するのが難しく，映像化する必要がある．もし異常運動が診察時にみられなかった場合，両親に自宅でのビデオ撮影を指示する．いくつかの比較的一般的な運動は，記述により見分けが可能であるが，起こりうる異常運動と姿勢は多様性に富んでおり，分類しにくい．ときには，最も経験のある観察者がある運動を他のものと間違えたり，異常運動の性質を概念化することに困難さを感じることもあるだろう．

多くの異常運動は発作的あるいは間欠的である．動き，興奮，驚愕，感情的混乱，あるいは睡眠がいくつかの運動を惹起する．診察者は何が悪化させる要因か，運動誘発性か否かを尋ねるべきである．診察中に患児にその動作をやってもらうように頼む．突発的な動きは，てんかんかもしれないという疑問が起こる．実際に，けいれんと不随意運動が同時に存在することは小児の多くの神経疾患において特徴的なことである．睡眠時発作性ジストニアは，かつて不随意運動だと考えられていたが，実際は前頭葉てんかんである（第1章 p.26）．脊髄性ミオクローヌスとミオクロニー発作の臨床的，概念的鑑別は難しいかもしれない．以下のガイドラインが不随意運動と発作の鑑別に有用である．(1) 不随意運動は，脊髄性ミオクローヌスと睡眠中の周期性運動を除けば，睡眠中は減少するか消失し，発作であれば持続するか悪化する．(2) 不随意運動は，急性薬物反応を除けば，発作と比較して通常はより常同的に出現し，発作よりも持続する．(3) 意識消失は発作の特徴であり不随意運動の特徴ではない．(4) 発作では脳波上てんかん性の活動があるが，不随意運動にはない．

関節が動かない不随意の筋収縮は，攣縮や部分発作やミオクローヌスを，低振幅の関節や筋を動かすピクピクは，部分発作や舞踏運動やミオクローヌスやチックや片側顔面スパズムを，高振幅の肢や四肢の動きは，発作やバリスムやミオクローヌスを示唆する．ゆっくりとしたねじれるような動きと異常姿勢は，アテトーゼやジストニアや持続性運動単位活動（第8章 p.219参照）や発作の可能性が，また，律動的な運動の原因としては，振戦，発作やミオクローヌスの可能性がある．

B 舞踏運動とアテトーゼ

舞踏運動は体のどの部分にも出現しうる素早い動きであり，しばしば患者は舞踏運動を随意運動でごまかそうとする．動きは律動的でも常同的でもなく，無秩序であり，半身から半身へ，または肢から肢へ移動する．不随意運動は随意運動に混入しているので，常におちつきなく動いているようにみえる．アカシジア（静座不能）は内的な要求・不快感により，様々な身体部分を動かす状態（後述）だが，これもまた落ち着きなくみえる原因となる．病態によっては，舞踏運動は片側あるいは両側であったり，四肢と同様に顔面・体幹にも認めることがある．観察者は舞踏運動の様式が一定ではないので，正確

に記述することができない．

　舞踏運動は引き続いて起こる随意運動と重なる形でなく分離してみると容易に観察できる．児に上肢を顔の横で挙上し掌を向かい合わせるように指示する．すると低振幅の動作が出現し，腕が回内する．児が検者の指を軽く握ると，まるで患者が検者の手を"搾っているように"握った手がきつくなったり緩くなったりする．筋緊張低下は舞踏運動の原因となる多くの病態で共通してみられる．腱反射は正常だが，膝蓋腱反射時に舞踏運動を認めることがあり，余分にキックしているようにみえる．挺舌するように指示すると児は舌を常に出し入れしている（動作維持困難）．

　アテトーゼは振幅の低い舞踏運動である．低振幅でもがくような四肢の動きとして認められ単独でも出現するが，度々舞踏運動も伴う（舞踏アテトーゼ）．舞踏運動を伴わないアテトーゼの原因は周産期の脳障害が多い．核黄疸は以前，舞踏アテトーゼの主要な原因だったが，現在ではまれである．周産期の低酸素が現在は最も多い原因である．アテトーゼを認める多くの児が無緊張性の脳性麻痺で，その他は痙性両麻痺である．

　バリスムは高振幅の舞踏運動である．高振幅で四肢を肩や骨盤から乱暴に投げ飛ばすような動きである．成人では，対側の視床下核の血管病変でバリスムが起こることがある．小児では，舞踏運動を伴い，脳性麻痺，核黄疸，Sydenham舞踏病，（全身性）エリテマトーデスでみられる．

　遅発性ジスキネジアは頬，舌，咀嚼筋にみられる動きで，舌打ちをしたり，歪ませたり，咀嚼したりするのが特徴の複雑な症候である．小児ではとても珍しい．ドーパミン拮抗薬（神経遮断薬・制吐薬）は遅発性ジスキネジアの原因となる．おそらく舞踏運動のサブタイプ，もしくは少なくとも関連疾患と思われ，四肢の舞踏様運動を伴うことがある．遅発性ジスキネジアを有すると思われた小児の多くは，運動チックだと判明することが多い．第1世代あるいは第2世代の神経遮断薬で起こる小児の遅発性ジスキネジアの発生率（それぞれ0.3〜0.4％と0.77％）は成人での報告でみられる割合（それぞれ0.6〜0.8％と5％）より優位に少ない（Correll & Kane, 2007）．

　Box 14-1 と **Box 14-2** に舞踏運動と舞踏アテトーゼの鑑別疾患をまとめた．舞踏運動は **Box 14-1** にまとめた病態の主な特徴である．これらの疾患は，他の特徴がより顕著であるため，本書の他の章に記載してある．異常運動が唯一の症候であるが，舞踏運動の原因疾患よりてんかんと混乱しやすいため，家族性発作性の舞踏アテトーゼは第1章（p.27）で述べた．

　Box 14-2 は舞踏運動と舞踏アテトーゼが起こる疾患一覧であるが，晩期に認められるか，早期にはほとんど目立たないものも含まれている．不随意運動はいくつかの大脳変性疾患では比較的共通する特徴である．比較して，細菌性髄膜炎，代謝性疾患，脳炎のような急性疾患で舞踏運動が出現した場合，舞踏運動とけいれんは区別しにくい．ときに不随意運動は脳の基礎疾患により，また，ときには治療で使用している薬剤によることがある．

Box 14-1　初期または顕著な症状としての舞踏運動の鑑別疾患

心肺バイパス術
遺伝性疾患
　無βリポ蛋白血症（第10章）
　毛細血管拡張性運動失調症（第10章）
　良性家族性舞踏病
　Fahr病
　家族性発作性舞踏アテトーゼ（第1章）
　グルタル酸尿症
　肝レンズ核変性症（Wilson病）
　Huntington病（第5章）
　Lesch-Nyhan症候群（第5章）
　Machado-Joseph病（第5章）
　神経有棘赤血球病
薬剤誘発性運動障害
　抗けいれん薬
　制吐薬*
　経口避妊薬
　向精神薬*
　覚醒剤*
　テオフィリン
全身疾患
　甲状腺機能亢進症*
　全身性エリテマトーデス*
　妊娠*（妊娠舞踏病）
　Sydenham*（リウマチ）舞踏病
大脳半球腫瘍（第4章）

*頻度が高く，病態修飾療法があるものを示す

Box 14-2	舞踏運動を認める疾患

交互性片麻痺（第11章）
両側性線条体壊死（ジストニア）
脳性麻痺*
   先天奇形（第15，18章）
   子宮内疾患（第1章）
   周産期仮死（第1章）
   原因不明
遺伝性疾患
   セロイドリポフスチン症（第5章）
   グアニジノ酢酸メチルトランスフェラーゼ欠損症（第1章）
   特発性捻転ジストニア
   色素失調症（第1章）
   パントテン酸キナーゼ関連神経変性症
   Pelizaeus-Merzbacher病（第5章）
   フェニルケトン尿症*（第5章）
   ポルフィリン症（第7章）
感染性疾患
   細菌性髄膜脳炎（第4章）
   ウイルス性脳炎（第2章）
代謝性脳症（第2章）
   Addison病
   熱傷脳症
   高ナトリウム血症*
   低カルシウム血症*
   副甲状腺機能低下症*
   ビタミンB_{12}欠損症
Rett症候群（第5章）
血管性
   もやもや病（第11章）
   脳梗塞後（第11章）

*頻度が高く，病態修飾療法があるものを示す

1 心肺バイパス術

心肺バイパス術を施行された先天性心疾患や高度の低体温療法をされた児の10%以下に重度の舞踏アテトーゼが合併する．深い低体温療法や循環停止や病態の必須因子ではないが，しばしば合併する．基底核障害のメカニズムは不明である．

☑ 臨床症状

多くの患児は1歳以上で，体循環と肺循環にバイパスのあるチアノーゼ性心疾患を持っている．舞踏アテトーゼは術後2週以内に出現し，口部・顔面のジスキネジア，筋緊張低下，情動変化，仮性球麻痺を伴う．一部の患児では2か月以内に自然寛解する軽度の舞踏運動のみである．その他の患児は疲弊するような重度の舞踏運動を認め，治療に無反応で，最終的には死亡するか重度の神経学的後遺症を呈する．生存者の半数に認知障害が予想される（du Plessis et al, 2002）．

☑ 診断

臨床症状が診断の唯一の根拠である．急性期のMRI所見は通常正常である．

☑ 治療

鎮静することで，重症患児の疲弊は防ぐことができる．舞踏アテトーゼは通常内服治療に抵抗性である．クロナゼパム，ガバペンチン，プレガバリンは動きを減少させるかもしれない．

2 薬物誘発性舞踏運動

舞踏運動とアカシジア，またはジストニア姿勢は薬物，特にドーパミン拮抗薬の影響で出現する．舞踏運動はドーパミン拮抗薬の急な中止でより起こりやすい．アカシジアは用量依存性に起こりやすく，一方ジストニアは特異体質反応であることが多い（p.315「ジストニア」）．フェニトイン，エトスクシミドは中毒あるいは体質反応として舞踏運動を誘発することがある．経口避妊薬は舞踏運動を誘発する．機序は不明である．神経遮断薬は特異体質的なジストニア反応と遅発性ジストニアを生じ，中枢性刺激薬（デキストロアンフェタミン，メチルフェニデート）は舞踏運動，アカシジア，チックを伴う（p.325「チックとTourette症候群」）．

1 遅発性ジスキネジア

遅発性ジスキネジアは，薬物治療開始後しばらくして起こる薬物誘発性舞踏運動様の動きを意味する．これらの動きはしばしば舌，顔面，頬の筋肉に限局する．薬物誘発性の頬・舌のジスキネジアは小児ではまれである．

遅発性ジスキネジアはフェノチアジン系，ハロペリドール，リスペリドン，クエチアピン（第2世代統合失調症治療薬），オランザピンといった行動変容のために使用する薬物（神経遮断薬）や，メトクロプラミド，プロクロルペラジンといった制吐薬に関連して起こる．またテオフィリンで治療中の喘息の児にも起こる．神経遮断薬を使用している児において，1年間の遅発性

ジスキネジア発生率は1%以下である（Correll & Kane, 2007）．長期内服している児での発生率は9.8%と高いが，成人で報告されている23.4%よりはまだ少ない（Mejia & Jankovic, 2010）．

☑ 臨床症状

遅発性ジスキネジアは複合的な常同運動である．口，顔面に出現し，噛む動きに似ていたり，舌を突き出したり，舌打ちを認めたりする．体幹を揺するような動きがみられ，指はピアノを引いているように指を曲げたり伸ばしたりする．四肢の舞踏運動，ジストニア，ミオクローヌス，チックや顔面のしかめ面も合わせて認める．ストレスは動きを増悪させ，睡眠は改善させる．

症状は投薬開始から数か月から数年後に出現し，投薬量の変更には関係しない．小児では薬物を中止することで動きは消失するが，成人では薬物を中止しても動きに変化はない．

☑ 診断

薬物誘発性ジスキネジアは，神経遮断薬内服中に顔面・四肢の異常運動を認めた小児で疑う．遅発性ジスキネジアと顔面のチックとの区別はTourette症候群で重要であり，顔面の癖とチックとの区別は統合失調症で重要である．

☑ 治療

ジスキネジアが出現した場合，可能な限り早く全ての神経遮断薬を中止する．精神病のため治療が必要な場合は，実用的ではない．このような状況では，不随意運動はジアゼパムに反応する．

② 急性離脱症候群

舞踏運動やミオクローヌスは神経遮断薬を急に中止したり，量を減らしたりした後に初めて出現する．舌，顔面，頬のジスキネジアを伴うことがある．症候は無治療で改善し，週から月単位で消失する．神経遮断薬をゆっくり減量することで，この症候群が起こる可能性を減らすことができる．ドーパミン拮抗薬の急な中止で誘発された場合には，投与を再開してからゆっくり減量中止するとよいことがある（Mejia & Jankovic, 2010）．

3 遺伝性疾患

小脳失調は無βリポ蛋白血症，毛細血管拡張性運動失調症で初発症状となることが多い．舞踏運動はいずれの病態でも起こりうるが，毛細血管拡張性運動失調症では舞踏運動が失調を伴わずに出現しうる．Huntington病は舞踏運動，ジストニアの重要な原因であるが，小児では学業成績の低下が初期症状である．小児期のHuntington病については第5章（p.160）に記載している．

① 良性家族性（遺伝性）舞踏病

良性家族性舞踏病は常染色優性遺伝のまれな疾患である（Kleiner-Fisman et al, 2003）．遺伝子は14番染色体長腕に位置し，良性家族性舞踏病と家族性発作性舞踏アテトーゼ（第1章 p.27）は遺伝学的に関連した疾患である．

☑ 臨床症状

舞踏運動の発症は通常小児期早期で，歩き始めに多い．運動発達の遅れを伴うこともある．他に出現しうる症状は企図振戦，構音障害，筋緊張低下，アテトーゼである．知的には正常である．多くの小児が舞踏運動のみで，思春期までには強さが減少する．成人は無症状または軽度の筋緊張低下と失調である．

☑ 診断

良性家族性舞踏病は小児期に舞踏運動を呈する他の原因，特に家族性発作性舞踏病と鑑別することは難しい．疾患の家族歴は診断に必須であるが，両親が不完全な表現型の場合は家族歴を聴取することが難しい．舞踏運動は持続的で，間欠的もしくは発作性ではない．神経画像検査と脳波検査は正常である．

☑ 治療

クロルプロマジンあるいはハロペリドールが有用な場合がある．

② Fahr病

Fahr病は脳症と基底核の進行性石灰化を合わせ持つ疾患である．特発性基底核石灰化（idiopathic basal ganglia calcification：IBGC）は同様の病態を表す単語である（Sobrido et al,

2007). 基底核石灰化は感染症，代謝疾患，遺伝性疾患でも起こる．IBGC疾患の遺伝形式は常染色体優性遺伝である（14番染色体長腕）．罹患者の多くは無症状である(Brodaty et al, 2002). 病態は不明である．

☑ 臨床症状

発症はおそらく小児期であるが，通常発見されるのは20～40代である．IBGCの中核症状は神経心理学的異常と運動異常である．IBGCの表現型は家族内でも様々である．

☑ 診断

診断には神経学的退行に合併する両側基底核石灰化と代謝疾患の除外が必要である．石灰化の最も多い場所は淡蒼球である．しかし，被殻，尾状核，歯状核，視床，大脳白質にも認めることがある．基底核石灰化を認める児では副甲状腺機能亢進症あるいは仮性副甲状腺機能低下症の可能性を除外するために副甲状腺機能の評価が必要である．

☑ 治療

特別な治療法はない．症状は薬物療法に反応するかもしれない．

③ 有棘赤血球舞踏病

有棘赤血球舞踏病という用語は，常染色体劣性の有棘赤血球舞踏病およびX連鎖性McLeod症候群 (Walker et al, 2007) も含む．主症状が舞踏運動と有棘赤血球で，リポ蛋白濃度は正常を示す進行性の神経疾患であり，家族性の場合も非家族性の場合もある．有棘赤血球は，細胞膜表面より棘の突出を持つ異常赤血球である．有棘赤血球は，McLeod症候群（第8章 p.228），有棘赤血球舞踏病，無βリポ蛋白血症（第10章 p.258）の少なくとも3つの神経症候群でみられる．McLeod症候群の重症型の臨床症状は，有棘赤血球舞踏病に類似している．

☑ 臨床症状

発症は成人期が多いが，10歳までに発症する場合もある．最もよくみられる神経学的所見は，前頭葉機能不全症状および精神症状である．チックや口腔および顎のジスキネジアやジストニアや口唇の自己咬傷等が随伴する．表現型は，軸索障害や腱反射消失や認知症，けいれんや神経症的症状など様々である．

☑ 診断

有棘赤血球あるいは，棘状赤血球（円形突起を伴う細胞）と，リポ蛋白異常を伴わない神経疾患が診断に必要である．McLeod症候群の除外は，Kell抗原の検査によって行われる．

☑ 治療

対症療法のみである．発症後10～20年で死亡する．

④ 発作性舞踏アテトーゼ

発作性舞踏アテトーゼは，合併疾患のない健常な児にも生じるが，明らかな非進行性の脳症に伴う場合もある．健常な児においては，家族性発作性舞踏アテトーゼ等の家族歴を持ち（第1章 p.27），合併症を有する児では，単一または複数の非遺伝性疾患に罹患している．後天性の発作性舞踏運動は，脳性麻痺児に最も多くみられる．片麻痺または対麻痺があり，不随意運動はその麻痺がある四肢に出現する．急性脳症後10年以上経過した後に異常運動を発症することが多い．

4 全身性疾患

① 甲状腺機能亢進症

振戦が，最もよく合併する運動障害である．舞踏運動はまれであるが，出現する場合には顔面，四肢，体幹に出現する．それらの不随意運動は，甲状腺機能の正常化により消失する．甲状腺中毒症の眼科的症状については第15章 (p. 342) を参照されたい．

② 全身性エリテマトーデス

☑ 臨床症状

全身性エリテマトーデスに関連した舞踏運動はまれではあるが，病気の初発症状になることがある．舞踏運動は，全身症状の出現の7年前から出現後3年までの時期に発症する．外見より，Sydenham舞踏病とは鑑別が可能である．平均的な症状持続期間は，12週間であるが，1/4の患者では再発する．全身性エリテマトーデ

スに合併する神経症状（失調，精神症状，けいれん）は，舞踏運動を呈する児ではよく出現するが，全身性の症状出現後にのみみられる．それゆえ，舞踏運動はこの疾患において，単独で出現しうる．

☑診断

診断は，全身性エリテマトーデス発症後の児では明確である．舞踏運動が初発症状の場合には，診断はより難しい．赤沈は，全身性エリテマトーデスでもSydenham舞踏病でも上昇するため鑑別に有用な特徴ではない．抗核抗体および抗DNA抗体は，診断に重要である．

☑治療

神経学的症状を伴う全身性エリテマトーデスでは，副腎皮質ステロイドは高用量必要である．全般的な予後は不良である．

③ 妊娠（妊娠舞踏病）

妊娠中に出現する舞踏運動は，原因が何であれ妊娠舞踏病とよばれる．リウマチ熱は，かつて最も頻度の高い原因であったが，近年は抗リン脂質抗体症候群が，全身性エリテマトーデスの合併を伴う場合とそうでない場合があるが，頻度は高い．

☑臨床症状

通常は妊娠2～5か月で発症するが分娩後のこともある．舞踏運動に認知変化が随伴する．週～月単位で症状は自然軽快する．

☑診断

妊娠中の舞踏運動出現時には，リウマチ熱，抗リン脂質抗体症候群および全身性エリテマトーデスの精査が必要である．

☑治療

一過性の病態であり，薬剤は胎児に影響を与えないように注意深く使用しなければならない．ピモジド，リスペリドン，ハロペリドールが有用である．

④ Sydenham舞踏病（小舞踏病）

Sydenham舞踏病は，後天性の舞踏病の原因としては，最も頻度が高い．リウマチ熱の特筆すべき特徴であり，特異性が高い．リウマチ熱性舞踏病は，無治療の溶連菌感染症患者で多くみられる．A群β溶連菌感染により影響を受ける遺伝的背景を持った小児で，大脳基底核細胞に対する誤った抗体が産生されるという仮説がある．

☑臨床症状

発症は潜在的であり，たいてい診断には遅れが生じる．舞踏運動，低緊張，構音障害，感情の不安定性が，主要な症状である．学業困難の出現が，医療機関を受診する契機となる．舞踏運動の出現により，患児は落ち着きがなくなり，学校の先生に叱られると感情的なストレスが蓄積する．強迫性障害も出現しうるが，行動異常の存在は，精神疾患の徴候でもある．

診療上，移動する四肢や顔面の舞踏運動を持ち，落ち着かない様子の患児が確認できる．初期は，舞踏運動は片側性であるが，多くの患児で，全身性に移行する．随意運動により舞踏運動を隠そうと努力する行為は，余計に落ち着かなさを目立たせてしまう．症状は数か月かけて徐々に改善し，多くは完治する．リウマチ熱による心臓弁膜疾患への進展は，1/3の患者においてみられる．

☑診断

臨床症状により診断を行う．血液検査は，確定的な手法とはならない．全身性エリテマトーデスに合併する舞踏運動や薬剤誘発性舞踏病等が鑑別にあがる．全身性エリテマトーデスでみられる抗核抗体や甲状腺機能等の血液検査を行う．Sydenham舞踏病の発症は，先行する溶連菌感染症から4か月後であり，抗ストレプトリジンO（ASLO）抗体価は，正常へ戻っているか軽度上昇を示すのみである．発病時のMRI T_2強調像では，被殻および淡蒼球で高信号域がみられ，症状軽快後には改善する．

☑治療

最も重要なことは，心エコーを行い頻度の高い無症状の心臓弁膜疾患の合併を評価することであり，それによりアスピリン療法の追加や綿密なモニターを行う等の治療方針が変更される．ピモジド等のドーパミン拮抗薬で，鎮静をかけずに急性期の神経症状を改善することが多い．もし，ピモジドが無効な場合には，ベンゾジアゼピン系かフェノチアジン系またはハロペ

> **Box 14-3　異常姿勢の鑑別疾患**
> ジストニア*
> ヒステリー
> 筋ジストロフィー
> ミオトニア
> 神経ミオトニア
> 固縮
> 痙性*
> stiff man 症候群

*頻度が高く，病態修飾療法があるものを示す

リドール等が治療の代替手段となる．Sydenham舞踏病の治療そのものは，急性リウマチ熱と同様であり，高用量のペニシリンを10日間使用し，その後21歳までペニシリンの予防内服を行う．

C ジストニア

　反復する筋の収縮が強く持続する結果，ねじれた姿勢をとる症状をジストニアとよぶ．外見上は，不随意運動というよりは，姿勢の異常である．筋の収縮は，四肢，体幹あるいは顔面（しかめ面）を侵す．罹患部位は，体の一部分（局所性ジストニア）の場合や，2か所以上の隣接する身体部位（分節性ジストニア），片側上下肢（片側ジストニア），または片側あるいは両側の足と体幹および他の身体部分を侵すことがある（全身性ジストニア）．

　Box 14-3 に，異常姿勢の鑑別診断をまとめている．筋線維持続性活動症候群（Isaac症候群）（第8章 p.219）は単一あるいは2肢のみに限局している場合，臨床症状のみでジストニアと鑑別することは難しい．筋電図によりその多くは鑑別できる．

　持続性の局所のジストニアは，成人では比較的多いが，小児では薬剤性を除いてはまれである．小児のジストニアは，局在的に始まり全身型に移行することが多い．局所性で常同的な眼瞼，顔面，頸部における動きは，局所性ジストニアというよりチックであることが多い．Box 14-4 に小児期局所性ジストニアの鑑別をあげた．

　全身型のジストニアは，通常1肢から始まることが多い．患者の動きというより意図的な行動がより困難となる．そのため，座ったり，立ったり走ったりする時より，前方に歩き出すような時によりジストニアは生じやすい．顎を触ることにより一過性にジストニアの症状が改善するといった現象（感覚トリック）がみられる．

1 薬剤性ジストニア

1 急性反応

　ドーパミン拮抗薬（制吐薬や抗精神病薬）の初回投与後に，体質によって局所または全身性のジストニアが出現することがある．症状としては，開口障害，後弓反張，斜頸，眼球回転発作である．嚥下困難や発声困難なども生じる．メトクロプラミド（非フェノチアジン系制吐薬）は，シナプス後部のドーパミン受容体をブロックするが，急性あるいは遅発性のジストニアを呈することがある．急性反応は，多くの場合，一過性であり，ベンズトロピン（日本未発売）等の抗コリン薬に反応するが，症状が長引いたり，治療に抵抗を示す場合もある．ジフェンヒドラミンの単回投与が急性症状を改善させることがある．筆者は，ドーパミン拮抗薬を開始する時には，ジフェンヒドラミンを渡しておき，使用できるように指導している．

2 遅発性ジストニア

　遅発性ジストニアは，小児では全身性に生じることが多いが，成人では局所に生じる．テトラベナジンが多くの患者で有効であり，その他に抗コリン薬が有効な患者もいる．

2 局所性ジストニア

1 眼瞼けいれん

　眼瞼けいれんは，不随意でけいれん性に閉眼する．Box 14-5 に小児における鑑別診断をまとめた．本態性眼瞼けいれんは，普段通り生活す

Box 14-4　小児期のジストニアの鑑別疾患

局所性ジストニア
　眼瞼けいれん
　ドーパ反応性ジストニア*
　薬剤誘発性ジストニア
　局所性ジストニアとして始まる全身性ジストニア
　斜頸
　書痙
全身性遺伝性ジストニア
　発作性ジストニアを伴う失調症（第10章）
　セロイドリポフスチン症（第5章）
　ドーパ反応性ジストニア*
　家族性発作性舞踏アテトーゼ（第1章）
　グルタル酸血症1型
　Hallervorden-Spatz症候群
　肝レンズ核変性症（Wilson病）
　Huntington病（第5章）
　特発性捻転ジストニア
　乳児両側線条体壊死

　Leber病（第16章）
　Machado-Joseph病（第10章）
　ミトコンドリア病（第5, 8, 11章）
　乳児一過性発作性ジストニア（第1章）
全身性症候性ジストニア
　周産期脳障害（第1章）
　感染後
　脳梗塞後
　外傷後
　毒素誘発性
　腫瘍誘発性
半身ジストニア
　交互性片麻痺（第11章）
　抗リン脂質抗体症候群（第11章）
　基底核腫瘍
　神経蓄積病

*頻度が高く，病態修飾療法があるものを示す

Box 14-5　小児期の眼瞼けいれんの鑑別疾患

持続性運動単位活動
薬剤誘発性
脳炎
片側顔面スパズム
肝レンズ核変性症（Wilson病）
Huntington病
ヒステリー
ミオキミア
ミオトニア
Schwartz-Jampel症候群
けいれん発作

Box 14-6　斜頸と頭位傾斜の鑑別疾患

良性発作性斜頸*
頸髄空洞症（第12章）
頸髄腫瘍（第12章）
頸髄延髄移行部奇形（第10, 18章）
複視*（第15章）
ジストニア
家族性発作性舞踏アテトーゼ（第1章）
若年性リウマチ性関節炎
後頭蓋窩腫瘍（第10章）
Sandifer症候群
点頭けいれん*（spasmus nutans）（第15章）
胸鎖乳突筋損傷
チックとTourette症候群*

*頻度が高く，病態修飾療法があるものを示す

ることが難しく，中年あるいは壮年期の成人に発症する．小児期には発症しない．小児で不随意に閉眼する症例のほとんどはチックである．欠神発作中に眼瞼がパチパチ動く（第1章）が，ジストニアと間違われることはない．小児で閉眼するような局所性ジストニアをみた場合は薬剤誘発性であることが多い．

バクロフェン，クロナゼパム，トリヘキシフェニジルそしてボツリヌス毒素A注射は，成人の眼瞼けいれんや口腔顔面ジストニアの治療に有用であることが多い．

❷ 斜　頸

Box 14-6に斜頸と頭位傾斜の鑑別診断をあげた．診断の第一歩は固定性かどうか判断する

ことである．固定性の場合，まっすぐに戻らない．この場合，原因は頸椎の構造異常か痛みがあることが考えられる．

顔や四肢のジストニアを伴う場合，ジストニアを起こす原因も評価しなくてはいけない．皮質脊髄路の徴候（腱反射の亢進，足クローヌス，伸展性足底反射）を伴う場合，頸髄の異常を考えてMRIを撮る．頭蓋内圧亢進の徴候がある場合は後頭蓋窩腫瘍によるヘルニアの初期を考える．斜頸のみが症状の場合は，局所性ジストニア，頸部の筋損傷，若年性リウマチ性関節炎を考える．

固定性ではなく発作性に生じる場合は，良性

発作性斜頸，家族性発作性舞踏アテトーゼ，家族性ドーパ反応性ジストニアが考えられる (Schneider et al, 2006)．頭位傾斜と眼振が合わせて乳児に生じる場合，点頭けいれん（spasmus nutans）である（第15章 p.346）．

(a) 良性発作性斜頸

良性発作性斜頸の原因はわかっていない．良性発作性めまい（第10章 p.246）に関連しており，片頭痛の異型であることもあるが，その他は異なる．

☑ 臨床症状

1歳までに発症することが多い．片側に頭位傾斜がみられ（いつも同側とは限らない），少し頭を回転させている．まっすぐにしようとすると抵抗するが，打ち勝つことは可能である．その他の症状がないことも，蒼白，過敏性，倦怠，嘔吐を伴うこともある．1〜3日間持続し，年に3〜6回繰り返すことが多い．歩行可能になってくると，発作時には失調が明らかになる．

時間とともに発作は良性発作性めまいや典型的な片頭痛に進展するか，あるいは症状は消失する．同胞にも生じることがあり，遺伝的素因が考えられるが，家族歴は片頭痛のみであることが多い．

☑ 診断

乳児の発作性の斜頸で自然に回復する場合に本症を疑い，片頭痛の家族歴を尋ねる．家族性発作性舞踏アテトーゼ，家族性発作性ジストニアは乳児期早期には発症しない．胃食道逆流に伴う間欠的な頸部後屈を示すSandifer症候群は鑑別すべきである．

☑ 治療

治療法はなく，発作時にも必要はない．

③ 書 痙

局所的で作業に特異的なジストニアである．書くときのみに生じるか，その他の作業，例えばタイピングやピアノを弾く際に出現する（職業性筋けいれん）．部分的なジストニアであることが多いが，斜頸や全身性のジストニアを伴うこともある．

☑ 臨床症状

通常20歳以上で発症するが10代のこともある．書痙や他の作業に関連したジストニアは書くあるいはその他の作業をした時に生じる．次のような初期症状がある．書くと痛みが出現する．書字が整然としなくなるかスピードが落ちる．ペンを持っていることができなくなる．最終的には全ての症状が生じる．ジストニアは字を書こうとすると生じる．書いている間，手と腕は紙より持ち上がり，指は屈曲または伸展している．罹患手で書くことができなくなり，そのうち反対側で書くことを覚えるようになるが，そちらも症状が出現することがある．

症状は，初めは間欠的で他者がみていると悪化する．後には書こうとするたびに出現する．書字に伴う症状が一生続き，他の仕事でも困難が生じる場合もある．寛解と増悪をくり返すこともある．全身性のジストニアに進展するのはまれである．

☑ 診断

残念なことに，他に精神病理的な症状がないにもかかわらず，しばしば精神的要因に原因を帰することが多い．早期に診断すれば不要な心配や経済的な負担を防ぐことができる．局所性ジストニアや局所から始まる全身性ジストニアが鑑別にあがる．家族歴をしっかりとって繰り返し診察をして他にジストニアがないかみる．

☑ 治療

ボツリヌス毒素Aが用いられる．経口薬はほかの局所性，全身性ジストニアに用いられるものと同等である（p.319「特発性捻転ジストニア」）．

③ 全身性遺伝性ジストニア

常染色体優性ジストニア（DYT）は番号で分類されている．そのうちの3つが小児では大切である．

① ドーパ反応性ジストニア

ジストニア-パーキンソニズム症候群，日内変動性ジストニア，瀬川病ともよばれる．2つの遺伝子異常がある．1つは優性遺伝で，もう1つは劣性遺伝形式である．優性遺伝はチロシン水酸化酵素の補酵素であるGTPシクロオキ

シゲナーゼ1の遺伝子異常(Furukawa, 2012)で，劣性遺伝はチロシン水酸化酵素の異常(Swoboda & Furukawa, 2008)である．"若年性パーキンソン病"と報告されているほとんどの症例は，おそらくドーパ反応性ジストニアの亜型と考えられる．

☑ 臨床症状

GTPシクロオキシゲナーゼ1欠損によるドーパ反応性ジストニアは，6歳前後で発症する．まずは下肢のジストニアで始まり，歩行障害を呈する．パーキンソン様症状が次に生じる．症状に日内変動があるのが通常である．起床時に症状は軽く，一日の終わりに悪化する．ときに手の異常姿勢と姿勢時振戦を伴う上肢のジストニアで発症する．診察上，深部腱反射の亢進と足クローヌスがみられる．次第に全身性ジストニアが出現する．知性，小脳，感覚，自律神経に異常はない．

チロシン水酸化酵素欠損は幅広い症状がある．しばしば乳児期に発症する．軽度のジストニアや，パーキンソン様症状と脳症のこともある．同じ家系内でも症状に違いがあることが特徴である．4～8歳で発症することが多いが，乳児期発症であったり，12歳と遅いこともある．早期に発症するものは診断が難しいことが多く，脳性麻痺としばしば誤診される．初期症状は，ほとんどが下肢のジストニアによる歩行障害である．股関節と膝を屈曲，足を底屈させ，つま先歩きになる．上肢は屈曲と伸展のどちらの姿勢もとり，ついには鉛管様固縮，仮面様顔貌，緩徐な運動といったパーキンソン様症状を呈する．思春期には症状は横ばいになる．姿勢時あるいは企図振戦が約半分にみられるが，通常典型的なパーキンソン病の振戦を呈することはない．

頸部に主にジストニアが出る家系もある．さらに，姿勢時振戦と喉頭ジストニアもみられる．遺伝的にドーパ反応性ジストニアとは異なる(Schneider et al, 2006)．

☑ 診断

カルビドパ-レボドパのサイネメット®のトライアル量で治療を開始する．罹患児であれば劇的に効果がある．他のジェネリックでは効果が少ないので，トライアルはサイネメット®が良い．いずれのドーパ反応性ジストニアも遺伝子検索が可能である．

☑ 治療

たとえ発症から治療開始までの期間が長くても，多くの児は少量のカルビドパ-レボドパで症状は直ちに寛解する．他のジストニアにはあまり効果がない．少量から開始し，効果が出るまで増量していく．長期間効果があり，継続が必要である．症状は治療を止めれば再燃する．特発性捻転ジストニアに投与するよりは少量のトリヘキシフェニジルやブロモクリプチンも部分的に効果がある．

❷ グルタル酸血症1型

グルタル酸血症1型はリジン，ヒドロキシリジン，トリプトファンの異化にかかわる，まれな先天異常である．常染色体劣性遺伝形式である．グルタリルコエンザイムA水酸化酵素の欠損が原因である．

☑ 臨床症状

生下時の大頭があるが，その他の神経学的所見は正常である．罹患児は2つのパターンをとる(Bjugstad et al, 2000)．2/3の児は傾眠，易刺激性，発汗過多といった症状を呈する急性脳症で発症する．けいれんもしばしば起こる．これらのケースの予後は不良である．後に発達の退行と進行性の舞踏アテトーゼとジストニアを呈する．

他のパターンは，より潜行性で予後はより良い．初期は低緊張で，後に軽度の発達遅滞とジスキネジアを呈する．脳性麻痺とよく誤診される(第12章 p.297)．

☑ 診断

代謝性アシドーシスを呈する．尿中のグルタル酸，3-ヒドロキシグルタル酸，3-ヒドロキシ酪酸，アセト酢酸が上昇する．培養皮膚線維芽細胞を用いて酵素欠損を調べる．分子遺伝学的検査，出生前検査も可能である．頭部CTでは白質のびまん性低吸収と特に前頭葉と側頭葉の大脳萎縮を呈する．

☑ 治療

発熱時に経口カルニチンと水分，糖，電解質，

解熱薬を速やかに投与することで，神経症状の軽微な患児では病気の進行を遅らせることができる（Strauss et al, 2007）．

③ 肝レンズ核変性症（Wilson 病）

常染色体劣性遺伝形式である．欠損遺伝子は染色体 13q14-q21 にあり，異常産物は肝細胞から胆管へ銅を移動させるトランスポーターである．ミスセンス変異よりも遺伝子産物の機能を完全に阻害するような変異ではより重症である．肝，脳，角膜に過剰な銅が蓄積することで組織障害が生じる．

☑ 臨床症状

Wilson 病は肝，神経，精神の症状を単独あるいは複数呈する．3～50 歳以上で発症する（Cox & Roberts, 2006）．*10 歳未満の小児では肝不全が主徴となり，神経症状は伴わないことが多い*．肝症状が軽微で神経症状がメインで発症するのは主に 10 歳以上である．しばしば歩行あるいは発語の障害単独で生じ，数年間，症状が変わらないことも多い．最終的に初期症状は悪化して，他の症状が生じる（構音障害，ジストニア，反復拮抗運動障害，固縮，歩行と姿勢の異常，振戦，流涎）．延髄支配の筋のジストニアによって構音障害，痙笑（ひきつり笑い），吸気時に高音で鼻を鳴らすといった 3 つの特徴的な症状を呈する．

精神症状が神経症状に先行する場合が 20％にある．行動障害から妄想精神病までみられる．認知症は初期にはみられない．

Kayser-Fleischer 環は黄茶色の顆粒の沈着が角膜周囲にみられる症状だが，疾患特異性が高い．デスメ膜に銅が沈着している．神経症状を呈する患者のほぼ全てにみられるが，肝症状のみの患児の場合はみられないこともある．

☑ 診断

後天性で進行性の構音障害とジストニアでは本症を疑う．慢性肝疾患と神経症状では疑いは強まる．血清銅とセルロプラスミンの低値，尿中銅排泄の増多や Kayse-Fleischer 環を細隙灯で観察して診断する．96％の患者で血清セルロプラスミンは 20 mg/dL 以下である．これはセルロプラスミン銅が 56 g/dL 以下であることに相当する．*ATP7B* 遺伝子（染色体 13q14.3-q21.2）の分子遺伝学的検査も可能である．

☑ 治療

治療は生涯必要である．キレート剤（ペニシラミンやトリエンチン）により尿中排泄を促すことが第一の治療である．D-ペニシラミンの量は 10 歳以上では 250 mg を 1 日 4 回，より若年ではこの半量を投与する．空腹時に 1 日 25 mg のピリドキシンとともに投与する．24 時間の尿中銅排泄を測定してキレートを確認する．24 時間の尿中銅排泄は正常の 5～10 倍となっているはずである．改善はゆっくりで神経症状は数か月かかる．治療当初の数か月は症状の悪化があるかもしれないが，警戒すべき事態ではない．初期に治療を始めることで満足のいく結果を導き出すことができ，また重症度や死亡率を下げることができる．

経口亜鉛は銅の吸収を阻害するのでキレート剤で十分キレートした後の治療薬として有効である．抗酸化作用のあるビタミン E も組織障害，特に肝障害を予防する．肝移植は治療に反応しないものや治療に耐えられない患者にとって必要である．慎重に疾患の有無について同胞のスクリーニングを行い，早期に治療する．

④ 特発性捻転ジストニア

若年発症の特発性捻転ジストニア（DYT1，変形性筋ジストニア）は浸透率の低い（30～40％）常染色体優性遺伝で，様々な表現型を有する．遺伝子座は染色体 9q34 である（de Leon & Bressman, 2010）．特発性捻転ジストニアの疾患頻度は，アシュケナージ系ユダヤ人が他の民族の 5～10 倍多い．非家族性の症例は浸透率が不完全な常染色体優性遺伝によると思われる．

☑ 臨床症状

発症年齢は二峰性の分布を示し，早期発症型の中央値は 9 歳で，遅発型の中央値は 45 歳である．早期発症の症例の多くは遺伝学的に均質である．

四肢は体幹より早く症状が出現する．初期症状は上下肢や喉頭に認めることがある．一般的に，小児では成人よりも，下肢の症状のほうが早くから現れる．発症時には局所から症状が出

るにもかかわらず，小児のジストニアは全例で全般化し，四肢や体幹に症状が現れる．自然経過で症状は安定するが，通常寛解することはない．完全な機能不全から機能的に自立している症例まで，最終的な予後は幅広い．

他の臨床症状は構音障害，口腔顔面の運動，嚥下障害，姿勢時振戦，眼瞼けいれんである．知的退行は認めないが，家族性の症例では，孤発例よりも IQ が低い．

☑ 診断

ジストニア運動，ジストニア姿勢といった臨床症状，家族歴で診断できる．正常な周産期，妊娠中の薬物使用歴がないこと，知的退行と皮質脊髄路の変性がないこと，他に生物化学的疾患が実証できないことである．分子遺伝学的検査で診断に至る．

☑ 治療

薬物治療効果は不十分である．両側淡蒼球の深部脳刺激は多くの患者で効果がある（Volkmann & Benecke, 2002）．高用量抗コリン薬（トリヘキシフェニジル 30 mg/日）の治療効果は最も良い．小児は成人と比べ高用量に耐えうるが，錯乱や記憶障害が副作用として起きることがある．他に有用な薬剤はバクロフェン，カルバマゼピン，ベンゾジアゼピンである．全ての若年発症のジストニアの患者は，ドーパ反応性ジストニアを除外するために L-ドーパ試験を行う．ボツリヌス毒素は局所症状に効果的である．

⑤ 乳児両側線条体壊死

両側線条体壊死（bilateral striatal necrosis：BSN）はいくつかの遺伝疾患で起こり，両側性，左右対称で多孔性の線条体の変性という病理学的特徴を認める（Straussberg et al, 2002）．家族性乳児線条体変性はまれで，遺伝形式は常染色体劣性遺伝かミトコンドリア遺伝である．家族性の場合は潜行性の発症で，緩徐に進行する臨床経過をとる．一方，孤発例は急性の全身疾患に伴い発症する．BSN の特徴の多くは Leigh 症候群やグルタル酸血症 1 型やメチルマロン酸尿症のような代謝疾患と重複している．発症は乳児期か小児期早期である．

☑ 臨床症状

乳児 BSN には 3 つの臨床症候群があり，第 1 の病型は乳児期か小児期の潜行性の発症で，ジストニアの出現，認知機能低下，けいれん，死亡に至るまで長い臨床経過を有する．多くの症例はミトコンドリア異常症で，ミトコンドリア ATPase 6 遺伝子の点変異を認める症例もある．進行性乳児 BSN，亜急性壊死性脳脊髄症（第 5 章 p.148），Leber 遺伝性視神経ニューロパチー（第 16 章 p.361）は臨床的にも病理学的にも重複する．

第 2 の病型は急性脳症として発症し，悪心・嘔吐を伴う熱性疾患に続発する．主要な特徴はジストニアと振戦である．症状の重症度は併存疾患によって変動する．自然に回復する児もいるが，永久的に退行する児もいる．

第 3 の病型はアラブの家系で記載されているが，おそらく他地域にも分布している．病因は血液脳関門のビオチン輸送の異常が疑われている．遺伝形式は常染色体劣性遺伝で，3〜5 歳で発症する．初期症状は錯乱，構音障害，嚥下障害である．脳神経麻痺，歯車様固縮，ジストニア，そして四肢麻痺が初期症状に続いて起こる．

☑ 診断

経時的な MRI で，不変または進行性の線条体壊死により診断できる．

☑ 治療

ビオチン反応性 BSN は 5〜10 mg/kg/日のビオチンに反応するが，ビオチンを止めて 1 か月以内に症状が再燃する．BSN を疑われる小児全員にビオチンを試すべきある．

⑥ パントテン酸キナーゼ関連神経変性症

パントテン酸キナーゼ関連神経変性症（pantothenate kinase-associated neurodegeneration：PKAN）は，以前は Hallervorden-Spatz 病とよばれた脳の鉄沈着による神経変性症である（Gregory & Hayflick, 2010）．常染色体劣性の遺伝形式の遺伝性疾患である．染色体の 20p13 に位置する *pank2* 遺伝子の異常がある．淡蒼球の鉄沈着を引き起こす 2 つの別の遺伝性疾患が無セルロプラスミン血症と neuroferritinopathy で

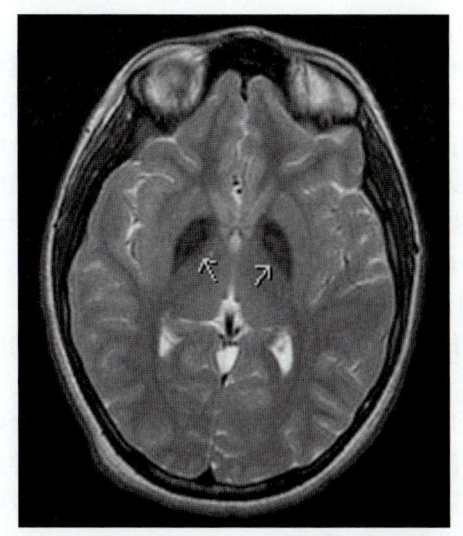

図14-1 パントテン酸キナーゼ関連神経変性症（Hallervorden-Spatz症候群）
MRI T_2強調像では，淡蒼球に特徴的な鉄沈着像（トラの目徴候）を認める（矢印）

ある．両疾患は成人発症であり，本書では取り上げない．

☑ 臨床症状

PKANの特徴は，進行性ジストニアと基底核鉄沈着である．患者の半数以上は2〜10歳頃に発症するが，20代で明らかとなる場合もある．初発症状は進行性の固縮で，初めは足からで，内反尖足を引き起こし，その後，手の症状が出現する．他の特徴は舞踏アテトーゼ，固縮，構音障害である．2/3の患者は色素性網膜症を発症する（Hayflick et al, 2003）．知的退行と痙性を続いて認め，痙性により動けなくなり，5〜10年以内に死亡する．

☑ 診断

MRIの特徴と分子遺伝学的検査は生前診断の材料となる．MRI T_2強調画像で中心領域の信号強度の増加とともに，淡蒼球の低信号を認める（トラの目徴候，図14-1）．剖検で鉄含有物の沈着を伴う淡蒼球と黒質の変性を認める．

☑ 治療

鉄キレート物質は有効でない．ジストニアに対する対症療法はボツリヌス毒素の筋肉内注射やバクロフェンポンプ埋め込み，トリヘキシフェニジル内服，深部脳刺激がある．

7 急性発症ジストニア-パーキンソニズム

急性発症ジストニア-パーキンソニズム（DYT12）は独立した常染色体優性遺伝のジストニアで，通常，症状が急性に進行することが特徴である（Brashear & Ozelius, 2011）．

☑ 臨床症状

本疾患は急性（時間単位）または亜急性（日または週単位）に進行する全身性のジストニアとパーキンソニズムとして特徴づけられ，足よりも顔や上肢に症状が出やすい．症状はレボドパの治療に反応を示しにくい．4〜55歳で発症する．構音障害，流涎，口腔顔面のジストニアのような重篤な脳幹症状を伴う．筋強剛や反射亢進を認める例もある．

☑ 診断

診断は臨床的特徴による．分子遺伝学的診断は研究ベースで利用できる．

☑ 治療

新規発症ジストニアの小児患者全てに対して，たとえ効果がなくてもレボドパを試すことは妥当である．レボドパの効果がなければ，ベンゾジアゼピン大量療法かトリヘキシフェニジルが症状軽減に有用なこともある．用量を少しずつ増やすと小児では高用量に忍容性を示すが，成人ではまれである．

8 症候性全身性ジストニア

脳腫瘍，脳症，脳損傷によってジストニアが引き起こされる．

☑ 臨床症状

ジストニアの発症は，急性脳症と同時期，急性期を過ぎた時期，あるいは数年後の症状が安定化した時期など様々である．虚血や核黄疸などの周産期障害の児の遅発性発症の舞踏病とジストニアは多くの場合，2〜3歳までに出現するが，思春期に始まることもある．不随意運動は出現後に次第に重篤になっていくが，知的退行は伴わない．遅発性ジストニアは全身に起こることがある．

片側性ジストニアは脳梗塞や脳損傷の後に出現することが多いが，脳の代謝疾患や基底核の

腫瘍，小児交互性片麻痺や抗リン脂質抗体症候群の症状のこともある（第11章 p.266）．障害を受けた基底核の対側の肢でジストニア症状が起こる．

☑ 診断

ジストニアや舞踏病の原因が明らかとなっている児ではさらなる原因検索は必要としない．新たな症状が出現すると，固定化した症状に適応していた患者や家族は落胆する．新しい症状は脳の新たな変性の証明ではなく，古い病変から出現した新たな症状にすぎないことを保証する必要がある．この一連の事象は，損傷そのものは周産期のことであるが，その後，脳が成熟したために不随意運動が出現したのである．

片側ジストニアが出現した場合，たとえジストニアの素因となるような状況を有する患者であっても，囊胞の拡大のような治療を要する局所変化をみつけるためにMRIを施行する必要がある．片側ジストニアの出現前に，神経学的に異常所見がなかった児では腫瘍の可能性を考慮すべきである．

☑ 治療

ジストニアの治療のために使用する薬剤は遺伝性ジストニアと同じであるが，治療効果は乏しい．ボツリヌス毒素は特定の筋の収縮が重度に障害されているときは有効である．

4 片側顔面けいれん

一側の顔面神経によって支配される不随意で不規則な筋収縮は，片側顔面けいれんの特徴である．小児では非常にまれである．けいれんは，顔面神経損傷後の異常な神経再生や，後頭蓋窩脳腫瘍に伴い，あるいは明らかな原因がなくても出現する可能性がある．

☑ 臨床症状

けいれんによって当惑したり，不安になったりするが，痛みはない．眼輪筋は初発/好発部位であり，無理やり目を閉じさせられる．顔面筋の片方が罹患するので，口が同じ方向に引っ張られる．けいれんは1分間に数回起こり，特にストレス下で起こりやすい．臨床経過は背景疾患による．

☑ 診断

小児の片側顔面けいれんは部分発作と間違われやすい．症状の常同性や，症状出現時の脳波が正常であることで区別できる．片側顔面けいれんを認める全ての児において後頭蓋窩脳腫瘍が疑われる．脳MRIは顔面神経損傷の既往がなければ，全ての症例に適応される．

☑ 治療

抗けいれん薬と同量でカルバマゼピンを使用して有効な患者がいる（第1章 p.44）．しかし，通常内服治療は効果がない．ボツリヌス毒素の筋注がけいれんの治療に用いられる．顔面神経を隣接血管から除圧するための手術の効果は疑問視されている．

D 鏡像運動

鏡像運動は片側の体，多くは片側の手の不随意運動であり，対側の体の随意性の動きの鏡像反転である．それらは新生児の間は認めるが，10歳頃に脳梁が髄鞘化するまでに消失する．鏡像運動の残存は家族性にみられることもあり，皮質脊髄路の同側と対側の両側支配によって引き起こされる．鏡像運動が必ず誘起される場合は乳児においても異常で，頸髄延髄接合部の先天異常を示唆する．

E ミオクローヌス

ミオクローヌスという言葉は迅速な筋肉収縮によって特徴づけられるいくつかの不随意運動を含む．それらは睡眠時には頻度や重篤度は低いが，なくなることはない．ミオクローヌスは律動的な場合も非律動的な場合もある．また，焦点性，多焦点性，全身性の場合もある．自発的に起こる場合もあれば，動作で誘発される場合（動作性ミオクローヌス）や感覚刺激により誘発される場合（反射性ミオクローヌス）もある．

非てんかん性ミオクローヌスとチックや舞踏運動，振戦，けいれんを区別するのは簡単であ

Box 14-7	ミオクローヌスの原因別分類

生理的
    不安誘発性
    運動誘発性
    睡眠時のびくびくする動き，睡眠時ミオクローヌス

本態性
てんかん性（第1章）
症候性
    中枢神経損傷後
        低酸素（第2章）
        外傷（第2章）
        脳梗塞（第11章）
    基底核変性症
        特発性捻転ジストニア
        Hallervorden-Spatz病
        肝レンズ核変性症（Wilson病）
        Huntington病（第5章）
    薬剤誘発性
        カルバマゼピン
        レボドパ
        三環系抗うつ薬
    ライソゾーム病（第5章）
    代謝性脳症（第2章）
        透析脳症
        浸透圧の異常
        肝不全
        腎不全
    ミオクローヌス脳症（第10章）
        特発性
        神経芽細胞腫
    脊髄腫瘍（第12章）
    脊髄小脳変性症（第10章）
    中毒性脳症（第2章）
    ウイルス性脳炎

る．チックはたいていミオクローヌスより複雑で常同的な動きであり，随意的な努力で簡単に動きを抑制できるが，ミオクローヌスは随意的に動きを抑制できない．舞踏運動はミオクローヌスよりもランダムな動きで，随意運動に組みこまれる．ミオクローヌスは大きな動きの一部ではない．律動的なミオクローヌスと振戦は似ており，臨床的に見分けることが難しい．振戦は絶え間なく往復する動きだが，律動的ミオクローヌスは動きの間で止まる．

Box 14-7にミオクローヌスの原因分類をまとめた．生理的ミオクローヌスは入眠時や睡眠中（夜間ミオクローヌス），起床時，不安を感じる時などに健常人でも認める．夜間ミオクローヌスは律動的に足を投げ出すような動きで，小児にはありふれたものである．常染色体優性遺伝のむずむず足症候群と鑑別を要する（Earley, 2003）．この疾患の特徴は，安静時の足の不快感が動作によって軽快することである．"成長痛"のような症状と誤診されることも多い．周期性の足の動きは主に睡眠時に起こるが，覚醒時にも起こる．

てんかん性ミオクローヌスは，脳波上のてんかん性活動を伴う（第1章 p.33）．症候性ミオクローヌスの原因は薬剤，電解質異常，脳損傷，進行性脳症の一部である．

1 本態性ミオクローヌス

本態性ミオクローヌスは運動やストレスによって増悪する，限局性，分節性，全般性の筋収縮を示す慢性疾患である．発症している人は，症状がある以外は正常である．通常は孤発性だが，家族性の場合は常染色体優性遺伝による．

☑ 臨床症状

発症は10歳以下，または10代である．性差はない．症状は主に顔，体幹，近位筋に認める．全般化する時は半身にとどまることが多い．他の神経症状が出てくることはなく，寿命にも影響しない．本態性振戦が同家系にみられることがある．

☑ 診断

臨床症状と家族歴から診断される．念入りな神経学的診察，脳波と頭部画像により症候性やてんかん性のミオクローヌスを除外する．それでも，一定期間の経過観察や繰り返しの精査が他の原因を除外するのに必要な場合もある．

☑ 治療

軽症の本態性ミオクローヌスは治療を必要としない．ボツリヌス毒素Aの筋注によりしばしば症状が緩和される．レベチラセタムやクロナゼパムが使用されることもある．カルバマゼピン（ミオクローヌスを増悪させる薬剤であり，避けたほうがよいと思われる），テトラベナジン（舞踏運動治療薬），バルプロ酸は症候性ミオクローヌスには有用で，おそらく同様に全身性のミオクローヌスにも有用と考えられる．

❷ 症候性ミオクローヌス

ミオクローヌスはしばしば神経疾患の一症状である．全身性のミオクローヌスは，広汎な進行性脳症（ライソゾーム病など）でみられ，分節性のミオクローヌスは，脳幹や脊髄などに限局した病変の時にみられる．多焦点性のミオクローヌスは，カルバマゼピンの副作用（用量非依存性）で生じることがある．

❶ 脳虚血後のミオクローヌス（Lance-Adams症候群）

脳虚血後のミオクローヌスは，脳に低酸素を受けた患者に，動作時のミオクローヌスとしてみられる．新生児の低酸素性虚血性脳症には生じない．随意的な運動を行おうとする時に，単発または反復性のミオクローヌスが起こる．顔面や咽頭のミオクローヌスは，発語や嚥下の妨げになる．通常，小脳の障害が付随して認められる．

ミオクローヌスは通常，低酸素性脳症の回復期からみられるようになり，一度症状が出現すると二度と消失しない．レベチラセタム，バルプロ酸，5-ヒドロキシトリプトファン，クロナゼパムに反応がみられることがある．

❷ 分節性（局所性）ミオクローヌス

分節性ミオクローヌスは，近接する筋肉の不随意性の収縮で，その支配神経は脳幹か脊髄である．律動的なことも非律動性のこともある．律動的な分節性ミオクローヌスは焦点性発作のようにみえる．小児における原因疾患は，脱髄性疾患と内在性腫瘍がほとんどである．脊髄の囊胞性星細胞腫が脊髄性ミオクローヌスの主な原因で，初発症状のこともある（第12章 p.296）．

軟口蓋ミオクローヌスは，脳幹由来の分節性ミオクローヌスの中で最もよくみられるミオクローヌスである．睡眠中持続する，片側または両側の口蓋の律動的な収縮（80～180回/分）が特徴である．目や喉頭，首，横隔膜，体幹，四肢の律動的な筋収縮も伴うことがある．中心被蓋路か，歯状核オリーブ核の経路の病変が軟口蓋ミオクローヌスの原因となる．軟口蓋ミオクローヌスの，誘因事象から発症までの中央値は10～11か月である．クロナゼパムやテトラベナジンが，分節性ミオクローヌスには最も有用である．

F むずむず足症候群

かつては，もっぱら大人の病気と思われていたが，小児の睡眠障害に関する研究が進むにつれ，割合は少ないが，むずむず足症候群がみつかっている（Kotagal & Silber, 2004）．少なくとも4つの異なる遺伝子異常が関連している．

☑ 臨床症状

必須の症状は，足を動かしたいという衝動で，通常足の不快な感覚を伴っている．これらの症状は，横になったり，座ったりと，安静にしている時に始まり，悪化を認める．動くことで症状が軽減したり消失したりし，夕方や夜に増悪する（Allen et al, 2003）．睡眠障害を伴う．約2/3に家族歴があり，母は父の3倍の罹患率を認める．

☑ 診断

診断は臨床症状から行われる．睡眠関連検査はこの病気および併存する睡眠障害を診断するのに有用である．患者の80％は血清フェリチンが不足している．

☑ 治療

血清フェリチン低値の患者にはまず鉄剤を内服させる．プラミペキソール（ドーパミン作動薬），クロナゼパム，ガバペンチンも使用される．

G 常同症

小児の常同症は一般に，基礎疾患に関連したものではない．これらの症例では，症状は一過性であることが多く，周囲に見ばえがよくないと児がわかると軽快することもある．常同症は反復性の，単純または複雑な，無意味な動きである．単純な常同症は，足や指のタッピングであったり，髪をクルクルさせたりする動きであ

る．複雑な常同症には身震いやに，頭部，腕，手の反復的な動きがある．これらは随意運動にみえる．ときに，家族内に似た症状の既往を持つ者がいる．

主な鑑別診断はてんかん発作と複雑なチックである．発作は常同的にはならない．複雑なチックは区別するのがより難しい．常同症とチックの違いは，常同症は行動を抑制するのに注意の集中を必要とせず，Tourette 症候群のような特徴がないことである．常同症は年齢とともに消失する傾向にある．治療は必要もなく，効果もない．最も有効な管理は常同運動を無視することである．

H チックと Tourette 症候群

チックは突然で，短い，目的のない，常同的な動き（運動性チック）か，発語（言語性チック）である．チックは，観察者が正確に述べたり再現できたりする（"目をつむる"，"咳払いをする"）．チックは自己抑制可能だが，これは努力を必要とし筆者は推奨しない．ストレスはチックを悪化させ，リラックスすることで減少し，睡眠中は止む．

Tourette 症候群は運動性チックと言語性チックが併存している．独立した疾患ではなく，むしろ単純運動性チックや注意欠陥障害，強迫性障害を含む，表現型スペクトラムの一部である（Jankovic, 2001）．この症候群は高率に浸透し，常染色体優性の性質を持ち，男児は一般にチックと注意欠陥障害が発現し，女児は強迫性障害が発現する．両親から遺伝することも多く，病気の重症度と相関するといわれている．2つの異常な遺伝子座が同定されている（13q31 と 11q23）（OMIM, 2010）．

Tourette 症候群が，遺伝子異常に基づく疾患ということの強い根拠に加えて，環境的な要因もかかわっている．素因のある児に対しては，中枢刺激薬はチックを誘発し，溶連菌感染症は重症チックまたは強迫性障害の急性発症を引き起こすことがある．PANDAS（溶連菌感染症に関連した小児自己免疫性精神神経疾患 pediatric autoimmune neuropsychiatric disorders associated with streptococcal infection）は溶連菌感染症と舞踏運動やチックの急な悪化に関連がある疾患として知られている（Dale et al, 2001）．

☑ 臨床症状

ほとんどの患者は正常知能だが，学校生活では，注意障害による不注意や，強迫性障害により1つの考えに固執する，などがみられる．Tourette 症候群では高い確率で行動障害がみられる．運動障害と行動障害は，それぞれが同じ遺伝子異常の表現型と考え，一方が他方の原因となるとは考えない．

発症は2～15歳で，平均6～7歳の間である．最もチック症状が激しいのは8～12歳で，半数の児が18歳以降はチックを認めなくなる．しばしば首のチックが最初に出現し，髪を後ろにはらうようにみえる．新たな運動性チックがそれに代わって，または合併してみられるようになる．通常，頭部，目，顔にみられる．一般的なチック症状は，瞬き，顔をしかめる，口を鳴らす，片方または両方の肩をすくめる，などである．

最初の言語性チックは咳払いをする，鼻を鳴らす（いびき様，フンフンかぐ），咳である．鼻をすすったり，咳をする多くの児は多くのアレルギー検査や，改善のみられない治療を受けている．うなり声や，シュー（シッシッ）などはまた別の言語性チックである．汚言症（コプロラリア）は小児ではまれである．患者は汚言を自分で止めることができ，吠える，咳をするなどの症状に置き換えることができる．

症状は自然に良くなったり悪くなったりし，ストレスや興奮に反応する．通常，学校に通っていない時は，症状は減る傾向にある．成長するにつれてチックが減少する児もいる一方で，一生続く人もいれば，長い寛解期の後に中年以降に再発する人もいる．

チックのある小児の大多数は注意欠陥性障害（attention deficit disorder：ADD）と強迫性障害を持っている．注意欠陥性障害の特徴は多動（attention deficit hyperactivity disorder：ADHD）で，すぐに注意がそれ，落ち着きがなく，集中力もなく，衝動のコントロールができ

ない．ADHD は中枢刺激薬で治療されるが，不幸なことに遺伝的素因のある児は，カフェインを含む全ての刺激薬でチックが悪化する可能性がある．

儀式的な行動と考えを含む強迫性障害の特徴は，繰り返し同じものを触ったり，一定の場所に物を置いたり，手洗いを繰り返したり，性や暴力に対する執拗な思考や，物を数えたりなどである．以下の質問は家族の強迫性症状の既往を引き出すためのものである．「家を出た後に，いったん家に戻ってドアや電気をチェックしますか？」「家の片づけや服のたたみ方に決まったやり方がありますか？」家族歴があればより診断しやすくなる．

☑ 診断

臨床症状により診断される．検査はあまり有用でなく，診断が明らかな症例では不要である．脳波，MRI，心理テストの結果は正常である．Tourette 症候群と PANDAS では，コントロール群と比較して，血清の神経自己抗体の濃度に差はない (Singer et al, 2005)．チックは通常，神経系の退行性疾患や，薬の副作用などとしては認められない．薬物誘発性チックは，遺伝的素因のある児で，Tourette 症候群様となったものである．カルバマゼピンやラモトリギン，アンフェタミン，メチルフェニデートは症状の誘因となることがある．症状を増強する薬剤を中止しても，チックが止まるとは限らない．

☑ 治療

チックや Tourette 症候群の患者のほとんどは，薬物治療を必要としない．薬物治療を行うかどうかは，チックが本人を悩ましているかどうかで決める．家族が悩んでいるだけで，本人が困っていなければ薬物治療の必要はない．親には，チックは進行性神経疾患や精神疾患の徴候ではなく，ストレスで増悪することがあり，無視をしているとしばしば減るものだ，と伝えるとよい．カフェイン摂取はチックを悪化させることがあり，摂取を減らすか中止するほうがよい．薬物治療は，チックが自然に増悪軽減する病気のため，その評価が難しい．チックに有用な薬は，ピモジド，フルフェナジン，ジプラシドン（日本未発売），ハロペリドールである．少量が使われれば，薬の有害作用の出現率は低い．ピモジドの初期量は 1 mg/日で，必要あれば 1 週間ごとに 1 mg 増量する．維持量は 2～4 mg/日で，10 mg/日を超えてはいけない．フルフェナジンの初期量は 1 mg/日で，1 週間ごとに 1 mg 増量する．通常の維持量は 2～6 mg/日で，10 mg/日を超えてはいけない．ハロペリドールは 0.5 mg 就寝前単回投与で開始し，ゆっくり 0.5 mg ずつ 1 週間ごとに，チックが軽減するか，副作用が出現するまで増量する．通常の維持量は 1～3 mg/日，分 2 である．

これらの 3 剤の主な副作用は，鎮静，易刺激性，食欲減退である．ジストニアやアカシジアは薬物特異体質反応である．クロニジン，グアンファシンは，チック抑制効果が少し弱いが，より安全で，副作用も強くない．さらに，ADD 症状にも効果があることがある．クロニジンは 0.05 mg 1 日 1 回で開始し，許容できれば 0.2 mg 1 日 2 回まで増量する．鎮静が主な副作用である．グアンファシンは鎮静作用が少なく，効果も少ない．0.5 mg 1 日 1 回から開始し，必要なら 2 mg 1 日 2 回まで増量する．長時間作用のグアンファシンも 1～4 mg，1 日 1 回の範囲で有用である．

大部分のチックのある児は，不安や強迫症状に苦しんでおり，社会的技能と学習の妨げになる．これらの症状を治療することで，児はよりリラックスでき，チックの頻度も減ってくる．シタロプラムまたはエシタロプラム（いずれも SSRI）は，Tourette 症候群に対する筆者の第一選択である．最初の用量設定は，シタロプラムであれば 2～20 mg，エシタロプラムであれば 1～10 mg，を 4 週間以上続ける．さらに多くの用量が必要になる児もいる．頻度は低いが，SSRI による失感情症の副作用を認めることがある．それらの症例では，セトラリン 25～100 mg，1 日 1 回がより良い選択かもしれない．

チックの長期予後は確認するのが難しい．多くの論文で，チックは改善し，成人期で終わると示しているが，最近の報告では，小児期発症のチックの 90% が成人期でもみられるとしている (Pappert et al, 2003)．

I 振戦

　振戦は一定の周波数で出現する不随意に振動する動きである．振戦頻度と振幅の積は一定である．頻度は年齢を経るにつれて減少し，一方振幅は増大していくからである．身震い，小脳失調あるいは測定障害および羽ばたき振戦は律動的でないため，振戦とは異なる．ミオクローヌスは律動的なこともあるが，振動と振動の間に中断を認める点で振戦とは異なる．

　健常者でも姿勢を維持する時に，低振幅の生理的な振戦を認める．レーザーポインターを持たせて姿勢を維持させると容易に観察することが可能である．生理的振戦は不安・興奮・運動・疲労・ストレスといった条件下で，臨床的にもわかるくらいに増強することがある．またある種の薬物（アドレナリン作動薬，ニコチン，プレドニゾン，甲状腺ホルモン，キサンチン）によっても誘発される．甲状腺機能亢進症では生理的振戦の増強を伴う．

　パーキンソニズムは成人に認められる病的振戦の原因として一般的なものである．しかしパーキンソニズムは薬剤性や遺伝性疾患の症候として以外に小児期で認めることはなく，またそのような状況下であっても典型的なパーキンソン病の振戦を認めることはまれである．小児期の振戦の原因は大部分が生理的（本態性）振戦である．

1 本態性振戦

　本態性（家族性）振戦は常染色体優性遺伝形式の単一症状性の振戦で，生理的振戦が増強したものである．3q13 (Louis et al, 2001)，2p25-p22 (Higgins et al, 2003) の2つの異なる責任遺伝子座が同定されている．

☑ 臨床症状

　小児期，成人期いずれの発症であっても症状は同様である．主に10代に入ってから発症することが多いが，2歳くらいからでも発症しうる．動かしている肢のみに振戦が出現するが，頭，顔，首などにも出現することがある．頭部の振戦は軽微なことが多く，嫌々と頭を振っているようにみえる．四肢にみられる振戦は典型的には4〜8Hzである．振戦は学校での勉強などを妨げるため，患者を苦しめることになる．幼児では，振戦で落ち着きがない，あるいは不器用にみえることがあり，後になって，振戦の動作時振戦としての特徴がはっきりしてくる．

　精密な動作になるほど振戦は強くなる．そのため振戦は最初に手から認められ，また，手に最も強く認められる．また不安や振戦を止めようと集中すること，疲労などにより増悪する．本態性振戦は通常一生続く．

☑ 診断

　小児の本態性振戦は動作時（企図時）に認められるので，しばしば小脳障害と間違えられることがある．本態性振戦は律動的ではあるが測定障害を認めず（終点で悪化しない），その他の小脳症状も伴わないため，両者の鑑別は容易である．

☑ 治療

　本態性振戦の児全てに治療が必要となるわけではない．薬物が必要になるのは振戦による機能障害を認める場合で，プロプラノロールを1〜2mg/kg/日あるいはプリミドン2〜10mg/kg/日が70%の患児に奏効する．その他の薬剤としてはトピラマート内服がある (Ondo et al, 2006)．普通に生活できないような振戦の患者に対して，外科的な方法として視床中間腹側核への深部脳刺激がある (Vaillancourt et al, 2003)．アルコール摂取で振戦を緩和することができるが，この治療法はなされるべきではない．

2 paroxysmal dystonic head tremor

☑ 臨床症状

　Paroxysmal dystonic head tremor は原因不明の，まれな非家族性の疾患である．主な特徴としては，"いいえ"といっているようにみえる水平方向への頭部の振戦である（5〜8Hz）．思春期に発症することが多く，筆者らが経験した3人の成人患者と同様に，文献で報告されている患者は全員男性であった．発作の持続は1〜30分と幅広く，何かの刺激で誘発されたり，抑

制されたりすることはない．振戦に5～10年先行して頭部の傾きが認められる．発作は生涯にわたって続くが，その他の神経症状の出現は認めない．頭部の振戦以外の診察所見は全て正常である．

☑ 診断

頭部画像所見は異常ない．乳児期にうなずきと頭の傾きがあることで，眼振がなくとも点頭スパズム（spasmus nutans）と診断されることがある（第15章 p.346）．おそらく機序は同じものだと考えられる．

☑ 治療

クロナゼパムを毎日内服すれば，振動頻度や発作の重症度を減少させるが，頭部の傾きは持続する．

📕 References

- Allen RP, Picchietti D, Hening WA, et al. Restless legs syndrome: Diagnostic criteria, special considerations, and epidemiology. A report from the restless legs syndrome diagnosis and epidemiology workshop at the National Institutes of Health: International Restless Legs Syndrome Study Group. Sleep Medicine 2003; 4: 101-19.
- Bjugstad KB, Goodman SI, Freed CR. Age at symptom onset predicts severity of motor impairment and clinical outcome of glutaric acidemia type 1. Journal of Pediatrics 2000; 137: 681-6.
- Brodaty H, Mitchell P, Luscombe G, et al. Familial idiopathic basal ganglia calcification (Fahr's disease) without neurological, cognitive and psychiatric symptoms is not linked to the IBGC1 locus on chromosome 14q. Human Genetics 2002; 110: 8-14.
- Brashear A and Ozelius L. Rapid onset dystonia-parkinsonism. In: GeneClinics: Medical Genetics Knowledge Base [database online]. Seattle: University of Washington. Available at http://www.geneclinics.org. PMID: 20301294. Last updated August 25, 2011.
- Correll CU, Kane JM. One-year incidence rates of tardive dyskinesia in children and adolescents treated with second-generation antipsychotics: A systematic review. Journal of Child and Adolescent Psychopharmacology 2007; 17: 647-56.
- Cox DW, Roberts EA. Wilson Disease. In: GeneClinics: Medical Genetics Knowledge Base [database online]. Seattle: University of Washington. Available at http://www.geneclinics.org. Last updated 24 January 2006.
- Dale RC, Church AJ, Cardoso F, et al. Poststreptococcal acute disseminated encephalomyelitis with basal ganglia involvement and auto-reactive antibasal ganglia antibodies. Annals of Neurology 2001; 50: 588-95.
- de Leon D, Bressman SB. Early-onset primary dystonia (DYT1). In: GeneClinics: Medical Genetics Knowledge Base [database online]. Seattle: University of Washington. Available at http://www.geneclinics.org. PMID: 20301665. Last updated November 23, 2010.
- du Plessis AJ, Bellinger DC, Gauvreau K, et al. Neurologic outcome of choreoathetoid encephalopathy after cardiac surgery. Pediatric Neurology 2002; 27: 9-17.
- Earley CJ. Restless legs syndrome. New England Journal of Medicine 2003; 348: 2103-9.
- Furukawa Y. GTP Cyclohydrolase 1-deficient dopa-responsive dystonia In: GeneClinics: Medical Genetics Knowledge Base [database online]. Seattle: University of Washington; Available at http://www.geneclinics.org. PMID: 20301681 Last updated May 3, 2012.
- Gregory A, Hayflick SJ. Pantothenate kinase-associated neurodegeneration. In: GeneClinics: Medical Genetics Knowledge Base [database online]. Seattle: University of Washington. Available at http://www.geneclinics.org. PMID: 20301663. Last updated March 23, 2010.
- Hayflick SJ, Westaway SK, Levinson B, et al. Genetic, clinical, and radiographic delineation of Hallervorden-Spatz syndrome. New England Journal of Medicine 2003; 348: 33-40.
- Higgins JJ, Jankovic J, Lombardi RQ, et al. Haplotype analysis of the ETM2 locus in essential tremor. Neurogenetics 2003; 4: 185-9.
- Jankovic J. Tourette's syndrome. New England Journal of Medicine 2001; 345: 1184-92.
- Kleiner-Fisman G, Rogaeva E, Halliday W, et al. Benign hereditary chorea: Clinical, genetic, and pathological findings. Annals of Neurology 2003; 54: 244-7.
- Kotagal S, Silber MH. Childhood-onset restless leg syndrome. Annals of Neurology 2004; 56: 803-7.
- Louis ED. Essental tremor. New England Journal of Medicine 2001; 345: 887-91.
- Mejia NI, Jankovic J. Tardive dyskinesia and withdrawal emergent syndrome in children. Expert Review of Neurotherapeutics 2010; 10: 893-901.
- Ondo WG, Jankovic J, Connor GS, et al. Topiramate in essential tremor: A double-blind, placebo-controlled trial. Neurology 2006; 66: 672-7.
- Online Mendelian Inheritance in Man, OMIM (TM). Gilles de la Tourette syndrome. Baltimore, MD: Johns Hopkins University. MIM Number: 137580. Available at http://omim.org/entry/137580. Date last edited 6/21/2010.
- Pappert EJ, Goetz CG, Louis ED, et al. Objective assessments of longitudinal outcome in Gilles de la Tourette's syndrome. Neurology 2003; 61: 936-40.
- Schneider SA, Mohire MD, Trender-Gerhard I, et al. Familial dopa-responsive cervical dystonia. Neurology 2006; 66: 599-601.
- Singer HS, Hong JJ, Yoon DY, et al. Serum autoantibodies do not differentiate PANDAS and Tourette syndrome from controls. Neurology 2005; 65: 1701-7.
- Sobrido MJ, Hopfer S, Geschwind DH. Familial idiopathic basal ganglia calcification. In: GeneClinics: Medical Genetics Knowledge Base [database online]. Seattle: University of Washington. Available at http://www.geneclinics.org. Last updated September 20, 2007.
- Strauss KA, Lazovic J, Wintermark M, et al. Multimodal imaging of striatal degeneration in Amish patients with glutaryl-CoA dehydrogenase deficiency. Brain 2007; 130: 1905-20.
- Straussberg R, Shorer Z, Weitz R, et al. Familial infantile bilateral striatal necrosis. Clinical features and response to biotin treatment. Neurology 2002; 59: 983-9.
- Swoboda KJ, Furukawa Y. Tyrosine hydroxylase deficiency. In: GeneClinics: Medical Genetics Knowledge Base

[database online]. Seattle: University of Washington. Available at http://www.geneclinics.org. PMID: 20301610. Last updated February 8, 2008.
・Vaillancourt DE, Sturman MM, Verhagen Metman L, et al. Deep brain stimulation of the VIM thalamic nucleus modifies several features of essential tremor. Neurology 2003; 61: 919-25.
・Volkmann J, Benecke R. Deep brain stimulation for dystonia: Patient selection and evaluation. Movement Disorders 2002; 17 (Suppl 3): S112-5.
・Walker RH, Jung HH, Dobson-Stone C, et al. Neurologic phenotypes associated with acanthocytosis. Neurology 2007; 68: 92-8.

第15章

眼球運動異常

両眼視を維持するには視覚系感覚，注視中枢，眼球運動を司る神経，神経筋接合部，眼筋などの調和が必要になる．この章では非麻痺性の斜視，麻痺性斜視（眼筋麻痺），注視麻痺，眼瞼下垂，眼振について取り扱う．視覚異常，瞳孔異常に関しては第16章で取り扱う．

A 非麻痺性斜視

斜視，あるいは眼球位置異常は就学前の児の3〜4％に認められる．多くの患者ではストレス下や疲労の状況下で顕在化する潜在性斜視を有している．眼球位置異常の間，患児には複視や頭痛が伴うことがある．持続的な眼球位置異常を異方視という．異方視を認める患児では複視を回避するため片側からの視覚情報を抑制する．片側の眼でのみ固視し続けると，対側眼の視力は永遠に失われてしまう（発達性弱視）．

非麻痺性斜視の場合，眼位のズレの程度は異なる方向への偏視でも比較的一定である（共同性斜視）．それぞれの眼球を別々に調べると（duction），眼球の動く範囲はそれぞれ正常であるが，同時に動かした場合（version），共役しない．脳構造異常や，新生児仮死などの慢性の脳へのダメージがある患者の多くは，注視の共役機能の融合やコントロールがうまく働かない．神経学的に正常な児で認められる非麻痺性斜視の最大の原因は，遺伝的な影響あるいは眼球内の問題である．左右の眼位は新生児期には同方向を向きにくく，輻輳位・開散位を変動している．眼位（眼球配列）は生後3〜4週で確立されるが，なかには5か月でも確立されない場合もある．およそ2％の新生児で，覚醒時の下方への眼球偏位を認める．眼位が正しく保たれるようになるのは通常生後3か月以降である．睡眠中の眼球位置は正常か，反射的に上方に動きうる．

1 内斜視

内斜視は一定の内側への眼球偏位（輻輳）である．両眼のどちらにも固視が起こりうる場合，それを交代性内斜視という．固視が常に対側眼でなされる場合，片側性内斜視という．発症は早ければ6か月以前で起こりうる．調節性内斜視は2〜3歳から始まり，思春期までには認められなくなる．

☑ 臨床症状

乳児性の内斜視ではしばしば交代性固視あるいは交叉固視（つまり左は右眼でみて，右は左眼でみる状態）である．この眼球位置異常によって家族は患児に何か問題があるのではと考える．ほとんど片方の眼球固視が持続することで，永続的な視力の消失，すなわち"発達性弱視"を来しうる患児もいる．

"調節性内斜視"は遠視を補っている場合に出現する．調節はぼやけた視野に焦点を合わせる際に認められる．輻輳が調節に伴うため，眼球は内転する．調節性内斜視の児の場合，片方の眼を交代性に用いて交叉固視することもあれば，固視が保たれていることもある．しかしながら，片方の眼の遠視がもう片方の眼の遠視よりも悪い場合，良いほうの眼が固視に使われる．一方，遠視の程度が強いほうの眼は使われなくなり，弱視になる可能性がとても高くなってしまう．

☑ 診断
眼科医が診察し遠視があるか否か判断する．

☑ 治療
眼鏡により遠視による誤差は矯正される．早期発症の内斜視の場合，片方の眼球固視のみの

場合であれば左右交互に眼パッチを使用することで弱視を防ぐことができる．持続性の内斜視が認められる場合，早期の手術が必要となる．6歳以降に発症するような内斜視の場合は，後頭蓋窩に障害があるような病気，たとえばChiari奇形などが考えられる．

表 15-1　外眼筋

眼筋	支配神経	機能
外直筋	外転神経	外転
内直筋	動眼神経	内転
上直筋	動眼神経	上転，内旋，内転
下直筋	動眼神経	下転，外旋，内転
下斜筋	動眼神経	外旋，上転，外転
上斜筋	滑車神経	内旋，下転，外転

② 外斜視

外斜視は外側への眼球開散のことである．間欠的なものは外斜位，持続的なものは外斜視である．

☑ 臨床症状

外斜位は4歳以下に比較的よく認められる．斜位が最も顕著になるのは，疲労した時に遠くの物をみている時，あるいは明るい日光の中にいる時などである．自然経過については不明である．

外斜視はおそらく先天的であるが，外転眼の視力が悪い場合も原因になりうる．

☑ 診断

外斜視は眼内病変を調べる指標となる．

☑ 治療

間欠的外斜視の場合は，その頻度，程度により外科的介入が決定される．持続的外斜視の場合，治療は原疾患によって異なる．

B 眼筋麻痺

麻痺性斜視の原因として，眼球運動に関与する神経，外眼筋，神経筋接合部の異常がある．表15-1に筋，神経，それらの機能に関してまとめた．眼球は一緒に動かないため，複視が出現する．斜視と複視は，児が麻痺筋が作用する方向をみた時に悪化する．

① 先天性眼筋麻痺

新生児の眼球運動の検査は普通行われず，眼筋麻痺は見逃されやすい．斜視が気づかれずに数か月放置されることが通常であり，一過性内斜視として見過ごされる．そのため，生直後からの眼筋麻痺の既往がない場合でも，先天性眼筋麻痺を考える．

① 動眼神経麻痺/第Ⅲ脳神経

☑ 臨床症状

先天性動眼神経麻痺は通常片側性であり，完全麻痺である．対光反射麻痺は様々である．他の脳神経麻痺，特に外転神経麻痺を合併することがある．生直後は麻痺に気づかれない．多くの動眼神経麻痺は特発性であるが，一部では遺伝性または眼窩外傷が原因である．患眼は外斜視，通常弱視となる．内転あるいは下方視時の眼瞼後退は，異所性神経再生の証拠である．

☑ 診断

MRIで神経圧迫を起こす頭蓋内腫瘍の可能性を否定する．眼球突出は眼窩内腫瘍を示唆する．瞳孔拡大し対光反射消失していれば，重症筋無力症は除外できる．瞳孔異常がなければ，筋無力症の検査が必要である．

☑ 治療

外眼筋に対する外科的処置により見た目は改善するが，眼球運動や視機能は改善しない．

② 滑車神経麻痺/第Ⅳ脳神経

☑ 臨床症状

先天性上斜筋麻痺は通常片側性である．出生時の外傷が原因として疑われるが，実際の原因は明らかでないことが多い．先天症例の多くは特発性である．麻痺側と反対へ頭部を傾けることで眼位を保ち，複視を予防する．主な眼症状は上斜位であり，障害された上斜筋の作用方向で最大となり，麻痺した上斜筋が動かず，下斜筋が動くことで起こる．麻痺側に頭部を傾けると上斜位が顕著になる（Bielshowsky試験陽性）．

☑ 診断

頭部の傾き，斜頸（第14章 p.316）は必ずしもみられない．診察で上斜筋麻痺を確定したら，先天性のもの以外に外傷，重症筋無力症，脳幹部神経膠腫など，原因を鑑別することが重要である．

☑ 治療

偏位角度が軽度ならプリズムが有用である．その他の患者では外科的処置が必要である．

③ 外転神経麻痺/第Ⅵ脳神経

☑ 臨床症状

先天性外転神経麻痺は片側あるいは両側性であり，ときに他の脳神経麻痺も合併する．患眼の外側への眼球運動は部分的または完全に制限される．乳児は交互視を使い，両眼の視力は保たれている．病理学的異常のある先天麻痺の数症例では，外転神経は欠損し神経核が低形成である．

Möbius症候群は先天性両側顔面麻痺と両側外転神経麻痺（第17章 p.368）を合併する．Duane症候群は片側あるいは両側の外転神経核の無形成で，動眼神経線維が外直筋へ再支配する (Chung et al, 2000). 10％は遺伝性であり，遺伝子座は8番染色体にある．特徴は外直筋の麻痺，外転制限，外転時に眼球が後退することで眼瞼が狭小化することである．Möbius症候群とDuane症候群は菱脳の発生異常で，舌，口蓋，呼吸，四肢の運動と協調運動の障害を合併する (Verzijl et al, 2003).

☑ 診断

MRIで頭蓋内腫瘤性病変の可能性を除外する．聴覚検査が必要である．

☑ 治療

外科的処置が頭部の位置を正常化し，両眼視を提供するために有用である．しかし眼球運動は回復できない．

④ Brown症候群

Brown症候群は先天性の上斜筋あるいは腱の短縮から生じる．その結果，内転の際の眼球上転が機械的に制限される．普通は片方の眼球のみ罹患する．

☑ 臨床症状

内転の際，挙上は制限されるが，外転の際の挙上は比較的正常である．受動的挙上（ひっぱり試験）（眼球をピンセットで引っ張って動かし，外眼筋の動きを調べる検査）も制限される．他の特徴には，内転，頭部後傾時の眼裂開大がある．

☑ 診断

Brown症候群の診断には，後天性の上斜筋短縮の除外が必要である．後天性の上斜筋短縮の原因には，若年性関節リウマチ，外傷，眼窩上部に影響を及ぼす炎症過程がある（p.339「眼窩の炎症性疾患」）．

☑ 治療

先天性の場合は上斜筋を伸ばす外科的処置が有用である．

⑤ 先天性外眼筋線維症

先天性外眼筋線維症（congenital fibrosis of the extraocular muscles：CFEOM）は常染色体優性遺伝で，異常遺伝子は12番染色体短腕に位置する (OMIM, 2011). 異常な遺伝子を持っている家族の全てが典型的なCFEOMを発症すれば，その表現型分類はCFEOM1である．CFEOM2では，両側眼瞼下垂があり，眼球は外斜視の位置に固定される．遺伝形式は常染色体劣性である．CFEOM3は*TUBB3*遺伝子の262番目のアルギニンがシステイン，あるいは417番目のアスパラギン酸がアスパラギンへの置換が報じられており，外眼筋の神経支配や機能異常を伴う．CFEOM3はくも膜下腔の第Ⅲ脳神経低形成，ときに外転神経の低形成，無症候性の第Ⅱ脳神経の低形成を示し，CFEOM1に似ている．CFEOM3の臨床所見やMRI所見は，CFEOM1より多様性があり，非対称性である．下直筋の運動神経による，外直筋の神経支配は，Duane眼球後退症候群やCFEOM1に重なり合う特徴がある．これらの所見は，CFEOM3が非対称性の，様々な浸透率を持つ，先天性の脳神経支配異常症であり，二次性の外眼筋萎縮を引き起こすことを示唆する (Demer et al, 2010).

☑ 臨床症状

患児は先天性両側眼瞼下垂，限局性眼筋麻痺を認め，眼球は部分的あるいは完全に下方に固

定されている．CFEOM は比較的変化のない疾患で，完全浸透率を示す場合，表現型は均一である．患児の中には，乳児期，発達指標の獲得に軽度の遅れを示す症例もあり，軽度の顔面両麻痺を示すものもいる．みるために頭部を後ろに傾け，複視は両眼球がひどくずれていても現れない．

☑ 診断

臨床症状，家族歴が診断の基礎である．検査は他の可能性を除外する時のみ有用である．

☑ 治療

治療の目標は，眼瞼下垂を治し，視力を改善することである．

⑥ 先天性筋無力症

重症筋無力症の臨床症状が新生児期に起こる（第6章 p.180）．先天性筋無力症（congenital myasthenic syndromes：CMS）は神経筋接合部の遺伝性疾患である．原因別に，シナプス前，シナプス，シナプス後に分類できる．シナプス後膜の障害は，動態的障害として，イオンチャネル開放時間短縮，延長およびアセチルコリン受容体（AChR）欠損に分けられる．CMS の約10％はシナプス前，15％はシナプス，75％はシナプス後に原因がある．

一次性 AChR 欠損（イオンチャネルの障害をわずかに伴うこともある），一次性イオンチャネルの障害（AChR の欠損を伴うこともある），終板の AChR 欠損，ラプシンの欠損，Dok-7 筋無力症，コリンアセチルトランスフェラーゼ（ChAT）欠損，先天性 Lambert-Eaton 症候群や他のシナプス前障害，プレクチン欠乏症，ナトリウムチャネル筋無力症，シナプス小胞の欠乏，量子放出低下などが先天性筋無力症の原因として知られている（Engel et al, 2010）．シナプス後膜に異常がある疾患の原因はほとんどが AChR 欠損である（Engel et al, 2003, 2010）．遺伝形式は常染色体劣性である．その他の原因は，アセチルコリンの再合成や移動の異常，終板のアセチルコリンエステラーゼ欠乏，AChR の機能異常がある．AChR 欠損の患者の25％は，AChR の変異はみつからない．このような症例では，ラプシン（受容体関連シナプス蛋白）欠損が重要な因子である（Burke et al, 2003）．

☑ 臨床症状

これらの疾患の遺伝形式は常染色体劣性であるが，男女比は2：1と偏りがある．対称性の眼瞼下垂，眼筋麻痺は生下時，あるいはそれから間もなく現れる．軽度の顔面の筋力低下はあるかもしれないが，摂食障害を起こすほど重篤ではない．生下時には部分的でも，眼筋麻痺は乳幼児期あるいは小児期に完全麻痺になる．全身の筋力低下がときに起こる．突然の無呼吸を来した患者の電気生理学的研究では，アセチルコリン再合成や，ChAT の欠損が示唆される．抗コリンエステラーゼ薬に対する不応性や終板からのアセチルコリンエステラーゼの部分あるいは完全欠損は COLQ の変異を示唆する（Engle et al, 2010）．

☑ 診断

両側眼瞼下垂，眼球運動の制限を示すどんな新生児に対しても，この疾患を疑わなければならない．塩化エドロホニウムの筋注は眼球運動の一過性の改善をもたらす．四肢の3 Hz の反復神経刺激では5～10分の刺激後，減衰反応を呈し，塩化エドロホニウムで可逆性である．50 Hz の反復刺激では，最初と5番目の複合筋活動電位 CMAP には10％の減少が認められる．このことは，眼にしか症状はないが，この疾患で出生時には全身の筋力低下を認めることを示唆する．米国では，商用検査でラプシン変異を調べることができる．

☑ 治療

免疫異常の根拠はないため免疫抑制療法は勧められない．胸腺切除術，副腎皮質ステロイドは無効である．抗コリンエステラーゼ薬は顔面筋麻痺を改善するが，眼筋麻痺にはほとんど効果がない．筋力低下が3,4-ジアミノピリジン（DAP）に反応する症例がある（Harper & Engel, 2000）．3,4-DAP はアセチルコリン放出を促す薬剤で，抗コリンエステラーゼ薬と併用する．DAP は現在米国では商業的に利用できる．FDA は，Lambert-Eaton 型筋無力症候群の治療として，DAP を稀少薬に指定した．

Box15-1	眼瞼下垂の原因

先天性
- 先天性外眼筋線維症
- Horner症候群*
- 筋無力症*
- 動眼神経麻痺*

後天性
- Horner症候群*
- 眼瞼炎
- ミトコンドリア筋症（第8章）
- 重症筋無力症*
- 動眼神経麻痺*
- 眼咽頭筋ジストロフィー（第17章）
- 眼筋麻痺性片頭痛
- 眼窩蜂窩織炎
- 外傷

*頻度が高く，病態修飾療法があるものを示す

7 先天性眼瞼下垂

先天性の一側あるいは両側の眼瞼下垂は比較的よくみられ，70％は片側性下垂である．原因は知られていないが，家族内で起こることはまれである．遺伝性先天性眼瞼下垂は3型あり，単純型，眼筋麻痺を伴うもの，眼裂縮小を伴うものがある．単純型の遺伝形式は常染色体優性（Pavone et al, 2005）とX連鎖劣性がある．

☑ **臨床症状**

先天性眼瞼下垂は小児期早期まで，あるいは成人になるまで気づかれないことがよくあり，後天性眼瞼下垂と診断される．縮瞳はときに合併する特徴で，瞳孔が薬物に正常に反応しなければ，Horner症候群の可能性を示唆する．患者の中には，動眼神経と三叉神経の共同運動を認めるものもおり，顎の運動で目が開く（Marcus-Gunn現象）．

☑ **診断**

Box 15-1に眼瞼下垂の鑑別診断をあげている．先天性と後天性眼瞼下垂を区別することは重要であるが，わざわざMRI撮影をするよりも乳児期の写真を確認したほうが費用対効率が良い．縮瞳があれば薬物（脱神経を調べるためのパレドリン®，コカインテスト）で眼を調べ，交感神経の過敏性ではなく脱神経なら，Horner症候群を考える．外眼筋麻痺が合併していれば，先天性眼瞼下垂の根拠となる．

☑ **治療**

早期の眼瞼挙上術により外見，視力は改善する．

2 急性片側性眼筋麻痺

Box 15-2に後天性眼筋麻痺の原因をまとめた．これらの多くは他の章で記載している．急性眼筋麻痺の定義は発症1週間以内に最も悪くなることである．部分麻痺も完全麻痺もありうる（**Box 15-3**）．片側性，両側性の外転神経麻痺では頭蓋内圧亢進を考えることが重要である（第4章）．

1 動脈瘤

動脈瘤は第4章（p.116）にすでに記載した（小児における重要な臨床症状は，神経圧迫よりむしろ出血だからである）．ここでは起こりうる眼筋麻痺の特徴を扱う．

☑ **臨床症状**

内頸動脈と後交通動脈の分岐部の動脈瘤は，成人の片側性動眼神経麻痺には重要な原因であるが，小児ではまれである．動脈瘤の拡大による神経圧迫は麻痺の原因となる．眼の奥，周囲の強烈な痛みは，出血の際にしばしば経験する．副交感神経線維は神経の辺縁にあるため，後交通動脈の動脈瘤が原因の眼筋麻痺では散瞳が必発する．しかし，瞳孔症状は，不完全な外眼筋麻痺の発症数日後に認めることもある．正常瞳孔で完全眼筋麻痺を認めた場合，動脈瘤の可能性を除外できる．ときに，動脈瘤は動眼神経の下枝より上枝により早期に重篤な影響を及ぼす．眼瞼下垂は数時間後，数日後に他の症状が出現する前触れの可能性も否定できない．

☑ **診断**

造影MRIやMRA，CT血管造影でほとんどの動脈瘤は確認できる．

☑ **治療**

技術的に可能ならば，外科的クリッピング術が治療の選択肢である．眼球運動機能はその処置後正常化する．

Box15-2	後天性眼筋麻痺の原因

脳幹
- 脳幹脳炎*（第10章）
- 中毒
- 多発性硬化症*（第10章）
- 亜急性壊死性脳症（Leigh脳症）（第10章）
- 腫瘍
  - 脳幹部神経膠腫*
  - 頭蓋咽頭腫（第16章）
  - 白血病
  - リンパ腫
  - 転移性腫瘍
  - 松果体部腫瘍
- 血管性
  - 動静脈奇形
  - 出血
  - 脳梗塞
  - 片頭痛*
  - 血管炎

神経
- 家族性再発性脳神経ニューロパチー（第17章）
- 頭蓋内圧亢進（第4章）
- 感染症
  - ジフテリア
  - Gradenigo症候群
  - 髄膜炎（第4章）
  - 眼窩蜂窩織炎
- 炎症性
  - サルコイド

感染後
- 特発性*（ウイルス感染後）
- Miller-Fisher症候群*（第10章）
- 多発神経根ニューロパチー（第7章）

外傷
- 頭部
- 眼窩

腫瘍
- 海綿静脈洞血管腫
- 眼窩腫瘍
- トルコ鞍，トルコ鞍周囲の腫瘍（第16章）
- 蝶形骨洞腫瘍

血管性
- 動脈瘤
- 頸動脈-海綿静脈洞瘻
- 海綿静脈洞血栓症
- 片頭痛

神経筋接合部
- ボツリヌス症*（第7章）
- 重症筋無力症*
- ダニ麻痺

ミオパチー
- 線維タイプ不均等ミオパチー（第6章）
- Kearns-Sayre症候群
- ミトコンドリア筋症（第8章）
- 眼咽頭筋ジストロフィー（第17章）
- 眼窩内炎症性疾患
- 甲状腺疾患
- ビタミンE欠乏症

*：頻度が高く，病態修飾療法があるものを示す

② 脳幹部神経膠腫

☑ 臨床症状

症状は2〜13歳の間に出現し，最も多いのは5〜8歳の間である．発症から診断までの期間は6か月以内である．脳神経麻痺は，通常外転神経，顔面神経で，ほとんどの場合初期症状である．後に対側の片麻痺，失調，嚥下障害，嗄声が生じる．片麻痺での発症は急速な進行を示唆する．時間とともに脳神経，皮質脊髄路の障害は両側性となる．頭蓋内圧亢進は初期には認めない．頭蓋内圧亢進ではなく，脳幹の嘔吐中枢に対する直接の刺激が嘔吐の原因となる．難治性吃逆，顔面攣縮，性格変化，頭痛を初期症状として認めることがある．

脳幹部神経膠腫は発生部位のため，小児腫瘍の中で予後は最悪である．着実に進行し，平均生存期間は9〜12か月である．

Box15-3	急性片側性眼筋麻痺の原因

- 動脈瘤*†
- 脳腫瘍
  - 脳幹部神経膠腫
  - トルコ鞍周囲の腫瘍（第16章）
  - 松果体部腫瘍（第4章）
- 脳幹部梗塞*
- 海綿静脈洞瘻
- 海綿静脈洞血栓症
- Gradenigo症候群
- 特発性動眼神経麻痺*
- 頭蓋内圧亢進（第4章）
- 多発性硬化症*（第10章）
- 重症筋無力症*
- 眼筋麻痺性片頭痛*†
- 眼窩内炎症性疾患*†
- 眼窩腫瘍†
- 再発性家族性*（第17章）
- 外傷
  - 頭部
  - 眼窩

*：再発する可能性あり
†：痛みを伴うことがある

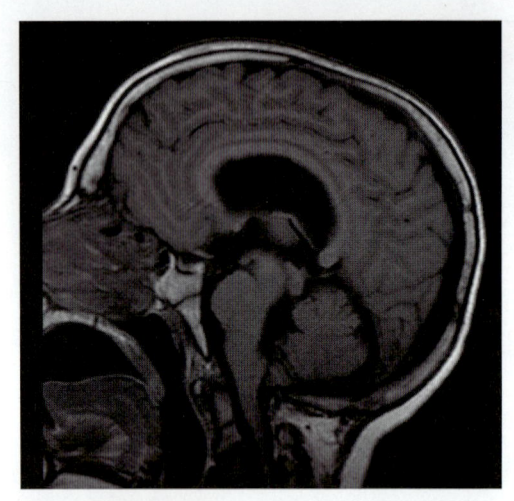

図 15-1 脳幹部神経膠腫
MRI T₁強調像矢状断では，歪んで均一化した橋を認める

✅ 診断
MRIは腫瘍を正確に描出し，腫瘍，炎症性病変，血管性病変の鑑別もできる（図 15-1）．

✅ 治療
放射線治療が選択肢である．いくつかの化学療法の臨床試験が進行中であるが，効果は確立されていない（Temozolomideは1年生存率を上げる）．

③ 脳幹卒中
Box 11-2（第 11 章 p.267）に小児の脳卒中の原因をまとめた．脳幹の小出血は塞栓，白血病，悪液質から生じ，孤発性の眼筋麻痺の原因となりうるが，必発ではない．他の脳神経も障害される．片麻痺，失調，意識障害がよくみられる．

④ 頸動脈-海綿静脈洞瘻

✅ 臨床症状
頸動脈，海綿静脈洞間の動静脈交通は先天性のこともあるが，小児では外傷が一般的な原因である．外傷は非開放性も貫通性もある．頸動脈かその枝が海綿静脈洞へと破裂し，静脈系の圧が上昇する．その結果，拍動性の眼球突出，眼球結膜の発赤，腫脹，眼窩内圧亢進，眼筋麻痺が生じる．眼の上で雑音があれば，同側の頸動脈を圧迫すると眼球突出が軽減する．

✅ 診断
頸動脈血管造影で急速に海綿静脈洞が満たされ，遠位の脳血管が造影されず，静脈排出路の怒張や逆流を認める．

✅ 治療
病変部の海綿静脈洞の頸動脈的バルーン塞栓術かコイル塞栓術が治療の主流である．

⑤ 海綿静脈洞血栓症
海綿静脈洞血栓症は片側あるいは両側性の眼球運動麻痺を来すことがある．通常，口腔内，顔面，鼻，あるいは副鼻腔からの順行性感染が進展した結果起こる．

✅ 臨床症状
歯科的感染に引き続いて起こる発熱，倦怠感，前頭部痛が典型的な病歴である．これらに続いて眼球突出，眼球眼瞼結膜の充血，複視，外眼筋麻痺，瞳孔麻痺，失明が起こることがある．感染は片側の海綿静脈洞に始まり，反対側に進展する．未治療であれば髄膜に到達する．強力な抗生剤治療を行ったとしても，15％の死亡率がある．

✅ 診断
眼の徴候が眼窩蜂窩織炎や眼窩偽腫瘍を示唆することもある．通常，病初期に髄液は正常である．髄膜炎が存在しなくても，混合性の（多核球，単核球のどちらもという意味と思われる）白血球増多がみられ，蛋白濃度は中等度に上昇する．髄膜炎が合併すると，髄液圧は上昇し，白血球数は増加し，糖濃度は低下する．

頭部CTでは感染した副鼻腔が白くみえる可能性がある．MRAでは頸動脈の海綿静脈洞部での血流低下あるいは欠損がみられる．

✅ 治療
髄膜炎治療と同様の経静脈的に抗生剤治療を行う．感染した副鼻腔の外科的ドレナージがときに必要となる．

⑥ Gradenigo 症候群

✅ 臨床症状
外転神経は，海綿静脈洞に入る手前で錐体骨の内側面に接して走行している．中耳での感染はときに錐体骨に波及し，下錐体静脈洞で血栓性静脈炎を引き起こす．感染は外転神経だけでなく，顔面神経と三叉神経節を巻き込む．この結果生じる本症候群は，同側の外転神経，顔面

神経麻痺と顔面痛によって構成される．

☑ 診断

片側の外転神経，顔面神経麻痺は閉鎖性頭部外傷によっても起こる．Gradenigo 症候群の診断には，中耳の感染が立証される必要がある．乳様突起部の CT 検査感染が示される．腰椎穿刺で細胞増多と蛋白の増加が明らかになる．

☑ 治療

適切な抗生剤治療により永続的な神経障害が予防できる．

⑦ 特発性脳神経麻痺

急速に発症する単発で説明のつかない脳神経障害は，通常先行するウイルス感染に対する免疫関連性の反応が原因とされる．しかし，ウイルス感染と眼球運動麻痺の因果関係はまだ確立されていない．外転神経麻痺は，動眼神経や滑車神経麻痺より一般的にみられる．両側性に起こることは通常ない．

☑ 臨床症状

主訴は無痛性の複視である．診察上麻痺性斜視がみられる．男児よりも女児が，そして右眼よりも左眼が障害されやすい．6 か月以内に眼球運動異常は完全に回復するが，より短期間での再発が半数の児でみられる．

☑ 診断

髄液検査，頭部と眼窩の MRI 検査で腫瘍と感染を除外する．眼窩内あるいは眼窩周囲の腫瘍はときに描出されがたく，もし外眼筋麻痺が持続している場合には，MRI 検査を繰り返すことが必要である．重症筋無力症は診断を考慮する．塩化エドロホニウム負荷試験は有用かもしれないが，固定した単神経障害がある場合には，重症筋無力症の可能性は低い．

☑ 治療

単独の脳神経麻痺は副腎皮質ステロイドの適応ではない．9 歳以下の児では，患眼で固視をしない児では，健眼を間欠的にアイパッチで遮蔽することが必要かもしれない．

⑧ 重症筋無力症

重症筋無力症のいくつかの新生児型については第 6 章（p.180）に記載した．先天性筋無力症は本章 p.333 に，肢帯型筋無力症は第 7 章（p.194）にある．ここでは免疫介在性の筋無力症で，発症が後期乳児から成人期までのものを扱う．臨床型は眼筋型，すなわち最初にあるいはもっぱら眼筋が侵されるもの（顔面と四肢筋が軽度に侵されることもある）と，全身型，すなわち眼筋と四肢の筋力低下が中等度から重度起こるものの 2 つである．若年型筋無力症という用語は，免疫介在性の小児重症筋無力症で，特別な意味はない．この疾患は小児と成人で類似している．

☑ 臨床症状

生後 6 か月以前の発症はない．75％の患児では初発の症候は 10 歳を越えてから認められる．思春期前の発症は男児に多く，眼症状のみで，血清のアセチルコリン受容体抗体（AChR）は陰性のことが多い．思春期後の発症は女児に多く全身型をとり，AChR 抗体陽性例が多い．一般に，この疾患は女児よりも男児のほうが重症度は低い．

眼筋型，全身型ともに初発症状は通常，眼瞼下垂や複視，あるいは両方がみられる．筋無力症は後天性の片側あるいは両側性眼瞼下垂の最も多い原因である．瞳孔機能は正常である．眼症状の発症時に，40〜50％の患者で他の眼筋あるいは四肢の筋力低下がみられる．眼球運動の低下は初期には持続せず，診察と診察の間に罹患筋が変わることがある．通常両眼が侵されるが，片側が対側より症状が強い．

眼筋型の児は軽度の顔面筋力低下と，四肢の易疲労性を伴うことがある．しかし，呼吸不全あるいは構語障害，嚥下障害は認めない．眼筋型では完全な外眼筋麻痺に至るか，再発と寛解を繰り返す．再発は様々な重症度で数週間から数年単位で起こる．少なくとも 20％の患者で完全寛解となる．思春期前の発症では，思春期後の発症よりも，自然寛解することが多い．

全身型の児では，初発の眼症状から 1 年以内に全身性の筋力低下を認める．症状は構音障害，嚥下障害，咀嚼障害，四肢筋の易疲労性が含まれる．自然寛解は通常みられない．呼吸不全（筋無力症クリーゼ）は未治療児の 1/3 に起こる．

全身型の児では，眼筋型ではみられないが，他の自己免疫疾患，特に甲状腺炎や膠原病の罹患率が高い．胸腺腫は15％の全身型の成人に認めるが，小児では5％以下である．小児で胸腺腫を認めた場合には，悪性である可能性が高い．

☑ 診断

塩化エドロホニウム試験がしばしば眼筋型と全身型重症筋無力症の両者で，スタンダードな診断法として位置づけられる．しかし，この試験には限界と危険がある．塩化エドロホニウムは短時間作用型の抗コリンエステラーゼ薬で，経静脈的に1回0.15 mg/kgの投与が行われる．この試験を開始する前に，試験のエンドポイントを決めなければならない．最良のエンドポイントは，眼瞼下垂の消失あるいは眼球運動の改善であり，それらの症状がない場合には，試験の結果を評価するのは難しい．眼瞼下垂は一般的に，眼球運動麻痺よりも塩化エドロホニウムに対する反応が良い．

筋無力症患者の中に塩化エドロホニウムに過敏反応を持つものがいる．投与後に線維束攣縮と呼吸停止が起こる可能性がある．このため，最初の投与は最大投与量の1/10の試験投与量で行う．この試験投与量でも呼吸機能障害を起こすことがあり，投薬前には用手換気ができるように準備しておく．アトロピンは塩化エドロホニウムのムスカリン性の副作用に対して解毒作用があるが，運動終板において骨格筋麻痺を来すニコチン作用に対しては中和作用がない．

試験投与後，その残量から1/3（約0.05 mg/kg）ずつを投与する．反応をみるために次の投与まで1分間待つ．試験の解釈は難しいことがある．効果判定は常に主観的で，検査者のバイアスが生じる．電気生理検査を組み合わせるとより客観的となる．内在する危険性があること，臨床症状，血清抗体濃度，電気生理学所見をより信頼しているため，筆者らは塩化エドロホニウム試験を診断に用いない．

現在，その代わりにアイスパック試験を行う医師もいる．しっかり冷えた圧定布を下垂した眼瞼に2分間置く．眼瞼が部分的に開けば，筋無力症を示唆する．アイスパックを用いなくても，5分間閉眼して休息させると同様の結果が得られる．

近位神経を刺激する反復神経刺激検査の結果では66％の患児で異常となるが，遠位神経の刺激では33％しか異常とならない．反復神経刺激試験の異常所見は，眼筋型の児では通常みられないが，全身型の児ではみられることが多い．軽症の筋無力症患者では，低頻度（2〜5回/秒）では減衰がみられるが，高頻度（50回/秒）ではみられない．重症の筋無力症患者では低刺激，高刺激の両方で減衰がみられる．前頭筋あるいは眼輪筋の単線維筋電図は筋無力症の診断に非常に感度が高い．

85％の全身型免疫介在性筋無力症では，AChRに対する血清抗体の上昇がみられる（＞10 nmol/L）．眼筋型の患者ではseronegativeもしくは抗体の濃度が低い．seronegativeの児では，多くはラプシンの変異に二次的に起こる遺伝性疾患を持ち，その他では抗筋特異的チロシンキナーゼ（muscle-specific tyrosine kinase：MuSK）抗体を持つ．早期発症のseronegativeな免疫介在性筋無力症と，遺伝性筋無力症の判別は重要である．一方は免疫療法に反応し，もう一方は反応しない．MuSK抗体濃度は商用検査で可能であるが，ラプシン変異解析はできない（日本ではどちらも商用検査不可）．

☑ 治療

小児非遺伝性筋無力症の治療は，経験や主に成人に行われた後方視的研究に基づいている（Richman & Agius, 2003）．眼筋型の児では，全身型では望めないが，自然寛解が十分期待できる．抗コリンエステラーゼ治療は眼筋型の治療の選択肢となる．ネオスチグミンの初期投与量は0.5 mg/kgを5歳以下の児に4時間おきに投与する．より年長児では0.25 mg/kgとし，15 mgを超えない．ピリドスチグミンでの同等量は4倍量になる．治療開始後は必要性と忍容性に鑑みて緩徐に増量する．下痢と胃腸けいれんが制限の要因となる．より高用量の経口抗コリンエステラーゼ薬が有効かどうかを判断するために，塩化エドロホニウムを投与してはならない．それは正確な判断材料とはならず，全身型筋無力症児のコリン作動性クリーゼの原因となりうる．

成人におけるいくつかの後方視的研究で，早期の免疫療法（Kupersmith, 2003；Mee et al, 2003）と胸腺摘出術により，眼筋型から全身型筋無力症への移行が減少すると示されている．小児でのエビデンスは説得できるほどのものではなく，適用はできない．

眼筋型筋無力症は治療が難しく，また治療効果を評価することは特に難しい．抗コリンエステラーゼ治療に対する反応はしばしば一過性で，副腎皮質ステロイドの追加投与の有益性はないことが多い．眼筋型は臨床経過が変動するため，どの投薬計画も評価が困難である．

筋無力症の治療における胸腺摘出術の位置づけは確立していない．経験では病初期に胸腺摘出術を行った多くの小児は3年以内に寛解するだろうと示唆される．しかしながら，副腎皮質ステロイドでも同様の結果が認められ，先行して胸腺摘出術を行っても長期の副腎皮質ステロイド治療の必要性が減ることはない．

プレドニゾンの開始量は 1.5 mg/kg/日で，100 mg/日を超えない．高用量の副腎皮質ステロイドは初期に筋力低下を起こす可能性がある．5日間連日投与の後，その月の残りは隔日投与に変更する．患者の症状がなくなった状態を維持できる量まで，プレドニゾンを月に10％ずつ減量する．通常の維持量は 10～20 mg/隔日である．筆者らはプレドニゾンを最終的に中止することに成功できていない．副腎皮質ステロイドに抗コリンエステラーゼ薬の併用は不要であるが，患者が副腎皮質ステロイドを内服していない日に筋力低下を認めるようなら，それは有用である．

seronegative な患者は胸腺の異常がなく，胸腺摘出術の有効性がないことを除き，seronegative で非遺伝性の全身型筋無力症の患者は，seropositive の患者と臨床的特徴や治療反応性に違いはない．血漿交換，経静脈的免疫グロブリン，高用量の経静脈的副腎皮質ステロイドは，呼吸不全患者の急性期治療に有効である．

⑨ 眼筋麻痺性片頭痛

片頭痛における眼筋麻痺の機序は確立していない．片頭痛は遺伝性があるが，眼筋麻痺にはその傾向はない．

☑ 臨床症状

一過性の動眼神経麻痺（4週間程度持続）は，小児と成人の片頭痛発作の一症状として起こることがある．83％の患者では麻痺は動眼神経単独に起こり，残りの患者では3つの神経全てに起こる．眼瞼下垂は通常眼筋麻痺に先行する．部分的あるいは完全な瞳孔障害が60％の症例でみられる．発症の平均年齢は15歳であるが，乳児のような早期発症もありうる．乳児では，反復性の無痛性眼筋麻痺あるいは眼瞼下垂が片頭痛発作の唯一の特徴である可能性がある．より年長児では，眼筋麻痺は通常頭痛のある間に起こり，頭痛のある側と同側である．

☑ 診断

以前より片頭痛があるとわかっている児が，典型的な片頭痛発作の間に眼筋麻痺を起こした場合，診断は明白である．診断が不確かになるのは，乳児が一過性の斜視あるいは眼瞼下垂を起こし，それが単独の症状である場合である．それらの症例では，片頭痛の家族歴が診断の要点となる．それでも，眼筋麻痺を初めて発症した多くの乳児に対して，頭部と眼窩のMRIを行うことは適切と考える．

☑ 治療

眼筋麻痺性片頭痛の治療は，他の型の片頭痛と同様である（第3章 p.91）．つけ加えると，短期間のステロイド治療が発作を短縮させる可能性がある．

⑩ 眼窩の炎症性疾患

"眼窩の炎症性疾患"という言葉は，眼窩内の非特異的な炎症を全て含む．炎症は広汎に広がったり，眼窩内の特定の組織に限局したりする．特発性炎症性眼窩疾患，眼窩内筋炎，涙腺炎，サルコイドーシス，Basedow 病，ヒスチオサイトーシス，眼窩内偽腫瘍，リンパ増殖性疾患，Wegener 肉芽腫症，横紋筋肉腫，網膜芽腫そして神経芽細胞腫が鑑別にあがる（Belanger, 2010）．

☑ 臨床症状

20歳以下では珍しい疾患であるが，生後3か月でも起こりうる．男女比は同じである．急性

型，慢性型いずれも存在する．主要徴候は，数日または数週間かけて出現してくる痛み，眼筋麻痺，眼球突出，眼瞼浮腫である．片側または両側とも罹患する可能性がある．眼球運動障害は，眼球突出によることがあるが，ほとんどの場合は筋炎が原因である．筋炎のみの患者もいる一方で，他の眼窩内構造に炎症がある患者もいる．視力は初期には保たれるが，治療しないと視力障害の危険がある．

☑ 診断

小児で片側の痛みや眼球突出は眼窩内腫瘍を示唆する．両側の眼球突出は甲状腺ミオパチーを示唆する．MRIでは副鼻腔以外の軟部組織肥厚や骨融解を認める．リンパ腫は白血病の眼窩内浸潤でも同様の所見を認める．外眼筋の腫大がみられることもある．ステロイド治療に難治，または治療後に再発する症例は生検を考慮すべきである（Belanger et al, 2010）．

☑ 治療

眼窩内の炎症性疾患は自然治癒する経過をとるが，視力障害や永続的な眼筋麻痺を予防するためには治療が必要である．プレドニゾン1 mg/kg/日を少なくとも1か月継続し，その後減量する．減量中に再発した場合は，最高量で再開する．

11 眼窩内腫瘍

☑ 臨床症状

眼窩内腫瘍の初期症状は眼球突出，眼筋麻痺，眼瞼下垂である．眼球が前方へ偏位すると眼瞼裂が広がり，閉眼が不可能になる．眼瞼が閉じなくなると眼球は乾燥，充血し，乾燥性結膜炎になる．眼球が偏位する方向は，腫瘍位置の手がかりとなる．眼筋麻痺は，眼球が前方に偏位し，1つまたはそれ以上の外眼筋を圧迫するために起こる．

☑ 診断

小児の眼球突出をみた場合，感染症，炎症，出血，（出血以外の）血管障害，眼窩内腫瘍，甲状腺機能亢進症，他の代謝性疾患，奇形，Hand-Schüller-Christian病と関連疾患が鑑別にあがる．特発性の眼球突出もある．最も頻度が高い眼窩内腫瘍は類皮嚢腫，血管腫，神経芽細胞腫の転移，視神経膠腫，横紋筋肉腫である．眼窩CT，MRI，生検が診断と治療選択のために必要である．

☑ 治療

腫瘍の種類によって治療が異なる．多くは外科的切除が必要である．

12 外　傷

外傷は小児期に後天性に起こる眼球運動神経単麻痺の原因の40％を占め，複数の神経麻痺の原因の55％を占める．直接眼窩内に外傷がなくても，閉鎖性頭部外傷により神経や筋肉内の出血，浮腫が起こる．眼窩骨折があると，神経や筋肉は断裂したり，骨折片により絞扼されたりする．

☑ 臨床症状

滑車神経損傷による上斜筋の麻痺は，閉鎖性頭部外傷により比較的起こりやすい．通常，意識障害を来すほど外傷は重度であるが，軽度のこともある．麻痺は両側よりも片側が多い．片側の斜上方麻痺の患者は，眼球位置が著明に上斜位であり，複視を代償するために頭部を斜めに傾けている．65％の患者で自然回復する．両側麻痺の場合，上斜位はより軽く，両眼で交互に斜めになる．25％の患者しか自然回復しない．

一過性外直筋麻痺は新生児でまれにみられ，原因は分娩時の外傷によるとされる．麻痺は片側で6週間以内には完全に消失する．

☑ 診断

出血や浮腫を伴う眼窩への直接外傷では診断は問題にならない．骨折の範囲を確認し，外科的介入の必要性を決定するために，眼窩レベルの頭部CTが必要である．CTでは滑車神経麻痺の原因となる中脳外側の出血を認めることがある．

受傷から眼筋麻痺発症までの期間が長いと，より診断が難しい．頭部外傷後の遅発性眼筋麻痺の発症機序は，眼窩内で進行する局在性の浮腫，脳幹浮腫の進行，頭蓋内圧亢進の進行，髄膜炎，乳様突起炎や錐体骨髄炎の発症，静脈洞や頸動脈の血栓，頸動脈-海綿静脈洞瘻が考えられている．

☑ 治療

局所の外傷や，眼窩骨折は外科的修復が必要である．外眼筋の再調整を行う手術は，外傷後の眼球運動神経の永続的な麻痺で起こる視力障害を改善することがある．ボツリヌス毒素は両側第Ⅵ脳神経（外転神経）麻痺の治療オプションである．

3 急性両側性眼筋麻痺

Box 15-4	急性両側性眼筋麻痺の原因
脳底髄膜炎（第 4 章）	
脳幹脳炎*（第 10 章）	
頸動脈-海綿静脈洞瘻	
海綿静脈洞血栓症	
ジフテリア	
中毒	
Miller-Fisher 症候群*（第 10 章）	
重症筋無力症*	
多発神経根ニューロパチー（第 7 章）	
亜急性壊死性脳脊髄症（Leigh 脳症）（第 5 章）	
ダニ麻痺（第 7 章）	

*頻度が高く，病態修飾療法があるものを示す

急性片側性眼筋麻痺を起こす原因（**Box 15-3**）の多くは急性両側性眼筋麻痺を来す．**Box 15-4** に記載した疾患も高率に両側の麻痺を来す．甲状腺性眼窩疾患は 1 週間以上かけて症状を呈するので，慢性眼筋麻痺の項に記載した．

① ボツリヌス症

Clostridium botulinum のうちいくつかの菌株は神経筋接合部を障害する毒素を産生する．眼筋麻痺ではなく，眼瞼下垂の原因となる乳児型ボツリヌス症は第 6 章（p.179）に記載した．この項では幼児期以降に起こるボツリヌス症について記載した．

☑ 臨床症状

ボツリヌス症の原因の多くは，自家製缶詰食品中の毒素による．これは，高地で缶詰を作る際に起こりやすい．高山では沸騰温度が低いため *C. Botulinum* の芽胞を破壊できる温度まで上がらないためである．芽胞は土壌に広く存在するため，火傷，傷，薬物常用者の針の使い回しにより感染が起こる．視野がぼやける，複視，めまい，構音障害，嚥下障害といった症状が毒素を摂取してから，12～36 時間で起こる．対光反射は通常正常である．初期症状に引き続いて，Guillan-Barré 症候群に似た上行性の麻痺が起こり，呼吸筋麻痺により死に至る．患者は意識清明であり，ずっと覚醒している．多くの患者は 2～3 か月で完全回復するが，重症患者は 1 年経っても正常に回復しない．

☑ 診断

眼筋麻痺の所見と筋電図所見により Guillan-Barré 症候群と区別できる．運動神経伝導速度，感覚神経伝導速度は正常だが，誘発筋活動電位の振幅は低下する．反復刺激では，低頻度刺激での減衰は通常みられないが，高頻度刺激での振幅増強がみられることがある．食物，便，傷口の菌あるいは毒素の検出は診断を確定する．

☑ 治療

抗毒素血清を 20,000～40,000 単位，1 日 2～3 回投与する．胃や腸の中を空にする．DAP（3,4-ジアミノピリジン，カリウムチャネルをブロックし，結果としてアセチルコリンの放出を増やす）が有効な患者がおり，呼吸不全を来す可能性がある場合は投与すべきである．本症が疑われる場合，人工呼吸器を使用できるようにしておく．

② 中 毒

☑ 臨床症状

抗けいれん薬，三環系抗うつ薬，その他多くの向精神薬は，血中濃度が中毒域になると，選択的に眼球運動を障害する．過量投与は事故的にも偶発的にも起こりうる．小児は意識障害で発見され，救急外来へ搬送される．意識状態は，ぼーっとしている程度から昏迷まで幅広いが，急速に頭部を傾けても，冷水を耳に注入しても眼球は動かない．脳幹機能が障害された昏睡状態の児で，完全な眼筋麻痺が起こりうる（第 2 章 p.58）が，脳幹機能が正常な昏睡状態ではない児では，眼球運動を選択的に障害する薬剤摂取を疑うべきである．

☑ 診断

家庭にある薬剤について家族に質問し，血中あるいは尿中の毒性物質をスクリーニングする．

☑ 治療

特異的な治療は摂取した薬剤による．大部分

> **Box15-5　慢性両側性眼筋麻痺の原因**
>
> 脳幹部神経膠腫
> 慢性髄膜炎（第4章）
> 慢性眼窩内炎症
> Kearns-Sayre症候群
> 重症筋無力症＊
> 　　甲状腺性眼窩症＊
> 　　　先天性
> 　　　若年性
> ミオパチー
> 　　線維タイプ不均等ミオパチー（第6章）
> 　　ミトコンドリアミオパチー（第8章）
> 　　ミオチュブラーミオパチー（第6章）
> 　　眼咽頭筋ジストロフィー（第17章）
> 亜急性壊死性脳脊髄症（Leigh脳症）（第5章）
> 甲状腺疾患＊
> ビタミンE欠乏症

＊頻度が高く，病態修飾療法があるものを示す

の症例では対症療法で十分である．

4　慢性両側性眼筋麻痺

Box 15-5 に1週間以上持続する両側性眼筋麻痺の原因疾患を記載した．ほとんどの疾患はこの章や別の章で述べている．

❶ 甲状腺性眼筋症

甲状腺機能亢進症が，合併する眼筋症の原因になるわけではなく，両者は併存している自己免疫疾患である．1つの仮説は，甲状腺と眼窩組織で抗原の交差反応が存在することである．重症筋無力症も合併しうる．

☑ **臨床症状**

眼球運動障害は甲状腺機能亢進症の多くの患者で認められ，神経過敏，熱不耐，多汗，体重減少，頻脈，振戦，筋力低下に先行する．眼窩内の主要な病態は，外眼筋のミオパチーである．外眼筋は炎症を起こし，間質性の浮腫により腫れ，最終的に線維化を認める．両眼球が同じように障害された場合，明らかに眼球運動が制限されていても，患者は複視を訴えない．びっくり眼や眼瞼後退（Dalrymple徴候）は50％以上の患者で認め，眼球が下方を向いても上眼瞼がついて行かない状態（von Graefe徴候）は30～50％で認め，眼球突出はおよそ90％で認める．重度の眼球突出は眼窩内構造の浮腫と細胞浸潤によって起こる．

☑ **診断**

甲状腺疾患は眼筋麻痺を呈するどの児においても考慮すべきである．眼窩CTでは外眼筋の肥厚を認める．甲状腺機能は正常のことが多く，甲状腺刺激ホルモン刺激試験や甲状腺刺激免疫グロブリンにより診断できる．

☑ **治療**

甲状腺機能亢進症を注意深くコントロールしても，眼筋症は必ずしも改善しない．甲状腺機能亢進症状を治療する一方で，甲状腺機能低下症を引き起こさないように過剰な治療を避ける．甲状腺機能正常となっても眼球突出が進行した場合，副腎皮質ステロイドは眼球突出が悪化するのを予防するために投与する．持続的に視神経が圧迫されている場合は，外科的な除圧が必要である．

❷ Kearns-Sayre症候群

ほとんど全てのKearns-Sayre症候群（KSS）は孤発性であり，母の卵母細胞または胎児期早期に起こるmtDNAの1か所の大きな欠損あるいは重複である（DiMauro & Hirano, 2011）．

☑ **臨床症状**

KSSの三徴は，進行性外眼筋麻痺，20歳以前の発症と，以下の少なくとも1つを満たすことである．低身長，網膜色素変性症，小脳失調，心伝導障害，髄液蛋白上昇（100 mg/dL以上）．KSSの発症は潜行性なので，患者は複視を訴えない．臨床経過が進行し，多くの患者は知的障害を合併し，20～30代で死亡する．

☑ **診断**

診断は主な診断基準に基づく．不整脈に対しての心電図モニターや髄液検査が必要である．

☑ **治療**

特異的な呼吸鎖複合体欠損に応じて，ビタミン類やコエンザイムQで治療することが通常であるが，効果については証明されていない．ミトコンドリアカクテルとは，リボフラビン100 mg/日，ピリドキシン20 mg/kg/日，コエンザイムQ 10～20 mg/kg/日，ビオチン5～20 mg/日，カルニチン50～100 mg/kg/日である．心臓ペースメーカーで救命できることもある．

| Box15-6 | 注視麻痺 |

水平性注視失行
　　毛細血管拡張性運動失調症（第10章）
　　眼球運動失行を伴う失調症（第10章）
　　脳幹部神経膠腫
　　先天性眼球運動失行症
　　Huntington病（第5章）
核間性眼筋麻痺
　　脳幹梗塞
　　脳幹部腫瘍
　　外斜視〔偽性核間性眼筋麻痺（偽性INO）〕
　　多発性硬化症
　　重症筋無力症（偽性INO）
　　中毒性-代謝性
垂直性注視麻痺
　　中脳水道狭窄（第18章）
　　先天性垂直眼球運動失行
　　Gausher病（第5章）

　　水頭症（第4, 8章）
　　Miller-Fisher症候群（第10章）
　　Niemann-Pick病C型（第5章）
　　腫瘍（第4章）
　　　中脳
　　　松果体部
　　　第3脳室
水平性注視麻痺
　　向反性けいれん発作／向反発作（第1章）
　　脳幹部腫瘍
　　前頭葉の破壊性病変（第11章）
　　家族性水平性注視麻痺
輻輳麻痺
　　頭部外傷
　　特発性
　　多発性硬化症（第10章）
　　松果体部腫瘍（第4章）

5 注視麻痺

　この項では核上性麻痺を扱う．核上性麻痺だと証明するためには，脳幹の注視中枢の反射〔人形の目反射，カロリックテスト，Bell現象（閉眼時に眼球が上転する現象）〕により，眼球が正常に動くか診察しなければならない．**Box 15-6**に注視麻痺の鑑別診断をあげた．

1 水平性注視失行

　眼球運動失行は，追従性眼球運動が保持されているのに，自発的な水平方向の片側，急速眼球運動（衝動性眼球運動）の障害を来す．向きたい方向へ眼球を移動させる時に，頭部を動かす必要がある．視運動性眼振の急速相が欠如する．

2 先天性眼球運動失行

☑ 臨床症状

　眼球運動失行は生後から発症しているが，乳児期後期まで気づかれない．固視できないことで，視力障害を疑われる．固視するために，瞬目を伴ったhead thrust（左右に首を振る動作の意）が必要である．頭部を動かないように固定すると，水平方向に移動するものをみようとしない．

　眼球運動失行を持つ多くの児では，精神運動発達遅滞，学習障害，不器用など，他の大脳異常所見も認める．筋緊張低下がある時には，固視するのに頭部を動かすことが難しい．脳梁欠損，小脳虫部欠損が，併存する場合がある．これらの脳奇形が先天性眼球運動失行の原因になるわけではない．

☑ 診断

　視力障害の評価を行う際には，どの乳児でも眼球運動失行の可能性を考える．眼球運動失行を持つ児には，大脳奇形の鑑別をするために脳MRIを行い，毛細血管拡張性運動失調症（第10章 p.259）やライソゾーム病（第5章 p.142）鑑別のため検査を行う．

☑ 治療

　基礎疾患による．

3 核間性眼筋麻痺

　内側縦束（MLF）は外転神経核から対側の動眼神経核に接続する線維を含み，水平性共同注視を担っている．片側MLF障害では側方をみようとした時に，障害されたMLFと同側の眼の内転はできないが，対側の外転は可能である．通常外転する眼に眼振がみられる（本当はovershoot dysmetria）．この複雑な症状は，両側のことも片側のこともあるが核間性眼球運動麻痺（INO）といわれる．片側のINOの原因は通常血管閉塞病変であり，両側のINOの原因は脱髄か，まれに中毒代謝疾患である．

　重症筋無力症では，ときに眼球運動の異常があり，通常眼振は認めないがINOに似ている．

MLFは障害されていないので，偽性INOという．外斜視も偽性INOの一因である．正常な眼が外転位で固視したときに，麻痺した眼に内転するような視覚刺激が入らない．外転する眼に眼振は認めない．

一側のINOと他方の完全な注視麻痺の合併をone-and-a-half症候群という．病巣は片側の橋背側被蓋部で，橋の水平注視中枢と，近接するMLFの障害によって起こる．多発性硬化症が原因として多い．その他の原因として脳幹部神経膠腫や梗塞，重症筋無力症でも生じる．

④ 中毒代謝疾患

☑ **臨床症状**

いくつかの薬剤で中毒量が投与されるとINOになる．通常患者は昏睡で完全な眼筋麻痺の状態で両側のINOとなる．アミトリプチリン，バルビツレート，カルバマゼピン，ドキセピン（抗うつ薬），フェノチアジン，フェニトインの報告がある．肝性昏睡でも生じる．

☑ **診断**

元気だった児が，意識低下した場合，常に薬物中毒を考える．薬剤内服後のINOの存在では，抗けいれん薬か向精神薬の可能性を考える．

☑ **治療**

血中濃度が下がれば症状は消失する．

⑤ 垂直性注視麻痺

核上性の垂直性注視麻痺では，上または下をしっかりとみることができないが，人形の目現象やBell現象といった反射性の動きは保たれる．上をみることができないのは，中脳背側の障害であることが多く，通常，松果体部の腫瘍が原因となる．Parinaud現象では上方視の麻痺，対光反射消失，散瞳するがものを近づけると縮瞳する（対光近見反応解離またはArgyll Robertson瞳孔），輻輳・眼球後退眼振（上をみようとすると眼球が内転し後退する），眼瞼後退（Collier徴候），第一眼位で下を向きがちになる，といった症状がみられる．上方視麻痺単独の場合，Miller-Fisher症候群の初期症状やビタミンB_1欠損症の可能性がある．

両側の中脳網様体の病変では，下方視の障害が独立して起こる．小児では珍しいが，神経内臓脂質蓄積症（Niemann-Pick病，GM_1ガングリオシドーシスなど）で生じる．

(a) 先天性垂直眼球運動失行

☑ **臨床症状**

注視麻痺の方向以外は先天性水平眼球運動失行に似る，まれな症状である．休止時には眼球は上か下に固定していて動かない．初めは頭を屈曲あるいは伸展して垂直面で視線を合わせようとするが，後には頭を左右に振る方法（head thrust）を身につける．Bell現象は認める．

☑ **診断**

垂直性注視麻痺は頭蓋内腫瘍が疑われるのでMRIが必要である．しかし注視麻痺が先天的にあって，その他の神経症状の進行がない場合は非進行性であることが示唆される．両側の上方視の制限は筋の線維化が考えられる．眼球運動失行では，反射あるいは引っ張り試験によって眼球は上転する．筋の線維化であれば，どのような手段をとっても眼球は上転しない．

☑ **治療**

特異的な治療はない．

⑥ 水平性注視麻痺

一側をみることができない場合，反対側の前頭葉あるいは同側の橋注視中枢の病変による．急速に前頭葉の病変が生じた場合，眼球は強直性に病変側に偏位し反対側の麻痺が出現する．冷水によるカロリックテストでは眼球は水平方向に動く．一方で，前頭葉の刺激性病変がてんかん発作を起こす場合には，通常てんかん焦点と反対側に眼球は偏位する．頭頂葉の場合は同側に向く．発作の時の頭と目の動きを向反発作という（第1章）．眼球偏位の初期の方向は，特に偏位が強く持続する場合に，反対側が病巣であることを示唆する．後の軽度の動きや持続しない眼球運動は参考にならない．

⑥ 輻輳麻痺

輻輳麻痺，つまり内直筋麻痺のない近見における内転障害は，松果体部の腫瘍が考えられるが，通常その他の中脳の圧迫症状がみられる．意図的，やる気がない，注目が足りないといっ

表15-2　異常眼球運動

動き	症状	病因
眼振	律動的な振動	様々
オプソクローヌス	不規則で無秩序な共同運動	神経芽細胞腫
眼球粗動	固視時に間欠的に出現する急速な水平性振動群発	小脳/脳幹異常
眼球運動失調	再固視時に眼球がオーバーシュート，アンダーシュートまたは振動	小脳異常
眼球上下運動	間欠的な急速下方偏位	橋
周期性交代性注視	左右交互に偏位する周期性の眼球偏位	後頭蓋窩

Box15-7　眼振の鑑別診断

生理的
先天性
　白子症
　盲に合併
　家族性
　特発性
点頭けいれん（spasmus nutans）
　特発性
　視神経と視交叉の腫瘍（第16章）
後天性眼振
　解離性
　開散
　律動眼振
　　水平性
　　　薬物誘発性
　　　発作性眼振
　　　前庭性眼振
　　垂直性
　　　下方
　　　上方
　振り子様眼振
　　脳幹梗塞
　　多発性硬化症（第10章）
　　眼口蓋症候群
　　脳幹梗塞
　　脊髄小脳変性症
片眼性眼振
シーソー眼振

たことが原因でできないこともある．縮瞳もみられない場合は意図的に輻輳しようとしていないことが示唆される．

輻輳不全は頭部外傷でみられる．必ずしも大きな外傷ではない．読書や近いものをみる作業において複視や頭痛，眼精疲労を訴える．頭部外傷がなくて訴えることもある．勉強の時間や熱心さが変わったり，光が弱かったり，コンタクトレンズやメガネを新しくした時などに生じる．治療は輻輳の練習である．

C 眼振

眼振は不随意の規則的な眼球の振動で少なくとも一側に緩徐相がある．振り子様眼振では，両方向ともゆっくりである．先天性振り子様眼振では目が垂直方向視の際にも水平面での揺れがみられる．側方視では，律動性眼振に変わる．

異なるスピードで動く眼振を律動性眼振という．一方向のゆっくりとした動きに引き続き，反対向きの衝動性の早い動きとなる．揺れは水平方向あるいは垂直方向である．急速相の方向を眼振の向きとする．水平面では，眼振は急速相のほうに視線を向けた時に強まる．

表15-2に診断に特異的だが，眼振とはいえない眼球運動についてまとめた．オプソクローヌスは共同性の，早く，無秩序なあらゆる方向の動きで"dancing eye"といわれている．神経芽細胞腫の乳児に生じる（第10章 p.249）．眼球粗動は短く急速な水平方向の共同する衝動性の動きの短い群発で，固視を阻害する．これは，オプソクローヌスの回復期や小脳疾患で生じる．眼球運動失調は，再固視する時や，新しい目標物に固視しようとする直前に眼球が振動している間の目のオーバーシュートあるいはアンダーシュートである．眼球上下運動（ocular bobbing）は，下向きの眼振ではなく，突然両目が下向きに動きゆっくり正中に戻る動きで，橋の障害による昏睡状態の児にみられる．先天性と後天性の眼振は鑑別疾患が異なるので別々に述べる（**Box 15-7**）．

1 生理的眼振

高頻度（1〜3Hz）で，振幅が小さな揺れで，疲れるまで側方視を持続させると出現する．律

動性眼振が側方視の終点あたりで出現するのも正常である．通常数回のみであるが，他の神経学的異常がなく，左右差がなければ，眼振が持続しても，最側方視で出現するものは問題ない．

2 先天性眼振

生下時からあっても乳児期あるいは小児期に気づかれ，後天性眼振と誤診されることがある．その原因の1つは，眼振が最小である静止位の角度が広いためであろう．しばしば眼振が正常運動と間違えられる．

先天性眼振の機序は，2歳以前に視力を失った結果として注視保持機能に障害を生じるためとかつては考えられていた．現在では，視力障害は原因ではなく，併存していると考えられている．遺伝性の場合は常染色体劣性，常染色体優性，X連鎖遺伝がある．

☑ 臨床症状

先天性眼振は通常水平性で，振り子様か律動性である．輻輳では通常弱まり，固視することで増強する．眼振が弱まる静止位があり，顔を一方に保ったり，傾けたりして視力が改善する．周期性の頭の回転は，周期性の交互性眼振に随伴する．

先天性眼振には2つの特徴的な頭の振りがみられる．1つは不随意で視力は改善しない．もう1つは点頭けいれん（spasmus nutans）の時にみられるもので，眼振の方向とは逆だが位相の固定はない．視力は改善する．もともと視機能に異常がないのに，眼振によって視力が悪化する．

☑ 診断

生下時からあるかどうかが重要だが，判断は難しい．眼振を誘発するような状態においてしっかり診察をする．他の神経学的所見に異常がなければMRIは必要ない．

☑ 治療

メガネよりもコンタクトレンズによる視力の矯正，またプリズムの使用や外科手術によって，頭位を動かさなくても眼が静止位にあるようにしてやることにより眼振は軽減しうる．二重盲検比較試験，プラセボ対照試験において，先天性眼振患者でメマンチン（日本ではアルツハイマー型認知症における認知症症状の進行抑制のみに適応あり）とガバペンチンで視力改善し，眼振が減り，中心窩での視力を改善すると示されている（McLean et al, 2007）．

D 後天性眼振

1 点頭けいれん（spasmus nutans）

点頭けいれん（spasmus nutans）は乳児期初期に起こる後天性眼振である．眼振，頭部のうなずき動作，異常な頭部姿勢はspasmus nutansの臨床的特徴である．

☑ 臨床症状

典型的には生後6～12か月で発生する．眼振は両眼に起きるのが特徴であるが，片側眼に起こることもあり，早い速度の場合も遅い速度もあり，非共同性で水平性，垂直性，回転性のいずれの場合もある．児の頭部は傾いた位置をとり，うなずくのに似た形で小刻みに揺れている．Spasmus nutansの頭の傾きや動きは眼振よりも目立っており，斜頸がしばしば主訴となる（第14章p.316）．回転性眼振は黒い虹彩を持つ児では気づくのが難しく，眼底検査で血管の回転性の動きで気づかれることがある．1～2年これらの症状が続き，まれに5年続くことがあるが，自然軽快する．

☑ 診断

Spasmus nutansは，原因のよくわからない，通常一時的な良性の疾患である．まれに，前方の視覚伝導路にできた神経膠腫，亜急性壊死性脳症（Leigh脳症）（第10章p.245）で似た症状を示す．眼振が単眼性で，眼底所見で視神経乳頭が蒼白に観察され，1歳以降に発症してきた場合に，腫瘍を考慮すべきである．典型的な例では頭部や眼窩の画像検査を必要としない．

☑ 治療

不要である．

2 振り子様眼振

振り子様眼振は先天性と後天性のどちらもある．成人で振り子様眼振をみた場合，脳幹梗塞か多発性硬化症を考える．小児では，他の神経学的所見を伴わない振り子様眼振は先天性かspasmus nutansの初期症状である．しかし振り子様眼振のある児で視神経萎縮が出現した場合，前方視覚伝導路の神経膠腫を示唆する．

垂直性振り子様眼振はまれであり，口蓋の律動的な垂直性振動（口蓋ミオクローヌスや口蓋振動）に伴うことがある．脊髄小脳変性症や小脳深部核や中心被蓋野の虚血性変化で眼球口蓋振動症状を認める場合がある．

3 律動性眼振

① 薬剤誘発性眼振

☑ 臨床症状

多くの精神安定薬や抗うつ薬や抗けいれん薬，アルコールなど精神に作用する薬の多くは治療量の高用量または中毒量で眼振を引き起こす．側方注視時眼振は水平性または水平回転性である．垂直性眼振は上方視時に多く，下方視時にはめったにない．中毒量の抗けいれん薬とリチウムはたいてい下方性眼振となる．

☑ 診断

眼振と意識レベル低下のある患者では薬剤過量投与が疑われる．薬物スクリーニングを行う．

☑ 治療

眼振は薬物血中濃度が下がれば改善する．

② てんかん性眼振

☑ 臨床症状

てんかん性眼振は両眼性である．眼振単独で起こることもあれば，他のけいれん動作とともに起こることもある．左右の瞳孔が眼振に同期して振動することがある．一般に，発作時のてんかん発作活動は焦点性であり，眼振の急速相とは反対側の前頭部（衝動性眼球運動の中枢）と，眼振の急速相と同側の側頭後頭部（追従眼球運動の中枢）である．しかし，眼振時に3 Hzの全般性棘徐波複合や周期性一側てんかん性放電（PLEDs）を認める場合もある．

☑ 診断

眼振がてんかん性であることを示す他の発作症状がみられることが多い．脳波では眼振時にてんかん発作活動を認めることで診断できる．

☑ 治療

てんかん性眼振は抗けいれん薬治療が奏効する（第1章 p.42）．

③ 前庭性眼振

前庭性眼振は迷路，前庭神経，前庭神経核，前庭小脳の疾患で起こる．

☑ 臨床症状

迷路性疾患（特に内耳炎）は強いめまいや悪心・嘔吐，頻脈や発汗などの自律神経異常を伴う（第17章 p.383）．難聴，耳鳴りあるいは両方を認めることもある．頭部を動かすと眼振が誘発され，頭位よりも頭部の動きが眼振の機序に重要である．眼振はたいてい水平回旋性で緩徐相に急速相が続く．急速相の方向に注視すると，眼振は増悪する．固視によって眼振とめまいは改善する．

めまいと嘔吐は眼振が中枢性起源である時には軽度である．眼振は常に存在し，頭部の位置に影響されない．眼振の方向は垂直性か水平性で固視による改善が得られない．脳幹や小脳に関連する神経学的異常所見を認めることが多い．

☑ 診断

観察すれば前庭性眼振はすぐに同定できる．カロリックテストや頭部回転で誘発される眼振と全く同じである．小児の迷路性疾患は多くが感染症で，ウイルス感染であったり，中耳炎の増悪であったりする．中枢性の前庭性眼振の原因は脊髄小脳変性症や脳幹部神経膠腫，梗塞，亜急性壊死性脳脊髄炎（Leigh脳症），周期性失調症，脱髄疾患である．

☑ 治療

いくつかの異なる種類の薬で迷路性疾患にかかわるめまいや吐き気を軽減することができる．ジアゼパムは効果的である．スコポラミン，抗ヒスタミン薬，精神安定薬も有効である．

4 下方性眼振

☑ 臨床症状

第一眼位で眼球がゆっくり上昇し，それから反応性に下方へ下がる．眼振の強さは，やや下外方に眼を向けると最大になることが多い．下方性眼振は，下方注視時のみ眼振が出現する下方視時眼振とは異なる．下方視時眼振の原因としては，抗けいれん薬や鎮静薬の中毒であるが，下方性眼振の原因は脳幹，特に頸髄との接合部や小脳の構造異常が多い．患者の訴えはめまいや動揺視，視野がかすむ，字の読みづらさである．約1/3の患者は無症候性である．小脳失調は半分の患者で認められ，唯一の神経学的徴候である．

☑ 診断

先天性または後天性小脳変性症が原因で最も多い．Chiari奇形についても考える必要がある．代謝異常にはフェニトイン中毒やチアミン欠乏，摂取不足かリチウム投与を原因とする低マグネシウム血症を含む．

先天性遺伝性下方性眼振の母児例では，息子が生まれた時から眼振を認めた．乳児期に彼は相手をみるために顎を引いた状態を保つ必要があった．他の神経学的異常は全くなかったが，眼振のため読字困難だった．母には潜在性の下方性眼振があり，斜め下方視においてのみ眼振を認めた．

☑ 治療

クロナゼパム，バクロフェン，ガバペンチン，3,4-ジアミノピリジン（DAP）は動揺視や視力を改善することがある．初めに初期量の内服を行い長期投与が効果的かどうかを決める．輻輳を強めるプリズムがまれに役立つ．

5 上方性眼振

☑ 臨床症状

第一眼位で眼球はゆっくり下に下がり，それから自然に上昇する．上方注視は眼振を増強する．大振幅型と小振幅型を認める．大振幅型眼振は上方視で増幅され，小脳虫部前方部，前方視野経路の異常を示唆する．前方視覚経路の異常はLeber先天性黒内障，両側視神経低形成，先天性白内障を含む（第16章 p.350）．小振幅型眼振は上方視で減弱し，病巣は延髄内部にあることを示唆する．

☑ 診断

上方性眼振は脳幹，小脳虫部の血管病変や腫瘍によって引き起こされる後天性の疾患である．そのため前方視覚経路が正常な児では頭部MRIを要する．上方性眼振は優性遺伝性小脳虫部萎縮においては追従性眼球運動の障害とともに出現することがある．

☑ 治療

特別な治療はない．ガバペンチンやDAPが有用なことがある．

6 解離性眼振

1 開散性眼振

開散性眼振はまれな病態で，両眼が同時に外側に動く．機序はよくわかっていないが後頭蓋窩の異常が疑われ，脊髄小脳変性症でみられる．

2 片眼性眼振

片眼性眼振は先天性および後天性に起こる．小児において最も重要な鑑別診断はspasmus nutansと視交叉腫瘍である．これらを見分ける臨床的特徴はないが，腫瘍では視神経異常，特に視神経萎縮がみられることがある．

粗大な振り子様垂直性眼振は，弱視眼で視力喪失の数年後から出現することがある．視力の残っているほうの眼で遠方固視しようとすると視力喪失した眼に出現し，輻輳により抑制される．

3 シーソー眼振

シーソー眼振は2つの異なる振動の結果起こる．1つは振り子様の垂直性眼振である．もう1つは一眼が上転して内旋し，対側眼は下転して外旋する．先天性の場合と後天性の場合がある．先天性の場合は視交叉が欠損している場合があり，水平性振り子様眼振も伴う．後天性の場合，多くはトルコ鞍，トルコ鞍上部の腫瘍が

原因であり，両耳側半盲を認める．

References

- Belanger C, Zhang KS, Reddy AK, et al. Inflammatory disorders of the orbit in childhood: A case series. American Journal of Ophthalmology 2010; 150: 460-3.
- Burke G, Cossins J, Maxwell S, et al. Rapsyn mutations in hereditary myasthenia. Distinct early- and late-onset phenotypes. Neurology 2003; 61: 826-8.
- Chung M, Stout JT, Borchert MS. Clinical diversity of hereditary Duane's retraction syndrome. Ophthalmology 2000; 107: 500-3.
- Demer JL, Clark RA, Tischfield MA, et al. Evidence of an asymmetrical endophenotype in congenital fibrosis of extraocular muscles type 3 resulting from TUBB3 mutations. Investigative Ophthalmology and Visual Science 2010; 51: 4600-11.
- DiMauro S, Hirano H. Mitochondrial deletion syndromes. In: GeneReviews at GeneTests: Medical Genetics Information Resource [database online]. Seattle: University of Washington. Available at http://www.genetests.org. PMID: 20301382. Last updated May 3, 2011.
- Engel AG, Ohno K, Shen XM, et al. Congenital myasthenic syndromes: multiple molecular targets at the neuromuscular junction. Annals of the New York Academy of Sciences 2003; 998: 138-60.
- Engel AG, Shen XM, Selcen D, et al. What have we learned from the congenital myasthenic syndrome. Journal of Molecular Neuroscience 2010; 40: 143-53.
- Harper CM, Engel AG. Treatment of 31 congenital myasthenic syndrome patients with 3,4-diaminopyridine. Neurology 2000; 54 (Suppl 3)：A395.
- Kupersmith MJ. Does early immunotherapy reduce the conversion of ocular myasthenia gravis to generalized myasthenia gravis? Journal of Neuro-Ophthalmology 2003; 23: 249-50.
- McLean R, Proudlock F, Thomas S, et al. Congenital nystagmus: Randomized, controlled, double-masked trial of memantine/gabapentin. Annals of Neurology 2007; 61: 130-8.
- Mee J, Paine M, Byrne E, et al. Immunotherapy of ocular myasthenia gravis reduces conversion to generalized myasthenia gravis. Journal of Neuro-Ophthalmology 2003; 23: 251-5.
- Online Mendelian Inheritance in Man, OMIM. Baltimore, MD: Johns Hopkins University. Available at http://www.ncbi.nlm.nih.gov/omim/. MIM 135700. Last edited 01/04/2011.
- Pavone P, Barbagallo M, Parano E, et al. Clinical heterogeneity in familial congenital ptosis: Analysis of fourteen cases in one family over five generations. Pediatric Neurology 2005; 33: 251-4.
- Richman DP, Agius MA. Treatment of autoimmune myasthenia gravis. Neurology 2003; 61: 1652-61.
- Verzijl HT, van der Zwaag B, Cruysberg JR, et al. Möbius syndrome redefined. A syndrome of rhombencephalic maldevelopment. Neurology 2003; 61: 327-33.

第16章

視覚系の疾患

小児の先天性および後天性の視覚異常は，しばしば神経疾患に伴う．最も頻度の高い視覚障害は屈曲異常，弱視，斜視，白内障，遺伝性疾患である．

A 視機能の評価

言語未獲得の小児の視機能の評価は，乳幼児が環境に慣れて，追固視できるかどうかによる．

1 臨床的評価

瞳孔の対光反射は皮質下の求心性，遠心性経路の機能的整合性を調べる検査であり，31週以降の出生では確実に認められる．同時期から光に対する瞬目反応を認め，光で照らされている間は閉眼し続ける（眩目反射）．脅威に対する瞬目反応は生後5か月まで認められないこともある．このような反応は脳幹で統合され，視覚認知の皮質機能についての情報は得られない．

固視と引き続いて起こる行動を観察することが新生児や乳児の視機能の主な評価法である．30 cm離れた位置からみる人間の顔は，固視するのに最も良い視標となる．90％の乳児は9週までに固視できるようになる．固視できるようになったら，検査者は追視を確認するために少しずつ左右に動く．眼でみた物を持つのは正常な小児では3か月から認められるが，6か月以前には評価が難しい．眼でみた物を持つ能力の欠如は視機能よりも運動障害を示している．

再固視は，周辺視野で興味対象を動かすことにより，乳幼児の視野を評価する．視機能障害に気づく手がかりは構造異常（例えば，小眼球症や角膜混濁），光に対する対光反射の欠如や左右差，非共同固視，眼振，固視・追視の異常

である．強い光刺激および眼へのデジタル刺激に対する凝視は，重篤な視覚障害があることを示している．

2 視覚誘発反応

ストロボライトに対する視覚誘発反応は患者の協力がなくとも，視覚伝導路が解剖学的に完全かどうかを確認することができる．在胎30週でピーク潜時300 msの陽性皮質波が初めに確認できる．妊娠末期の10週間で潜時は直線的に1週間で10 msずつ減っていく．新生児の視覚誘発反応の形態は，覚醒や動睡眠時で変化があり，自然睡眠直後に確認しやすい．3か月までに視覚誘発反応の形態と潜時は成熟する．

B 先天性全盲

皮質盲は小児期に神経科医を受診する先天性視覚障害の原因として最も頻度が高い．眼科医は眼科的異常をみつけやすい．先天性視覚障害の原因は非常に多く，妊娠中および周産期の異常を含む．他の眼科的異常の合併にかかわらず，視神経低形成は最も頻度の高い眼科的異常で，先天性白内障や角膜混濁がこれに次ぐ．角膜異常は混濁が広範でなければ，通常全盲の原因にはならない．広範な角膜混濁はムコ多糖症やFabry病で認める．Box 16-1に小児期に認める角膜混濁の疾患をまとめた．

1 先天性白内障

本項では先天性白内障は，生後3か月までに発見されたものとする．Box 16-2に鑑別疾患を示す．遺伝性，症候性，特発性がほぼ同等の割

Box16-1	小児の角膜混濁

脳-肝-腎症候群（Zellweger 症候群）	若年型異染性ジストロフィー
先天梅毒*	Marinesco-Sjögren 症候群
Fabry 病（セラミドトリヘキソシドーシス）	ムコリピドーシス
家族性高比重リポ蛋白欠損症（Tangier 病）	ムコ多糖症
胎児アルコール症候群	多種スルファターゼ欠損症
緑内障*	Pelizaeus-Merzbacher 病
乳児型 GM$_1$ガングリオシドーシス	外傷（鉗子分娩）

＊頻度が高く，病態修飾療法があるものを示す

Box16-2	白内障の原因

先天性白内障
　染色体異常
　　13 トリソミー
　　18 トリソミー
　　21 トリソミー*
　　Turner 症候群*
　妊娠中の薬物曝露
　　クロルプロマジン
　　副腎皮質ステロイド
　　スルホンアミド
　ガラクトキナーゼ欠損症
　ガラクトース-1-リン酸ウリジルトランスフェラーゼ
　　欠損症
　ガラクトース血症
　遺伝性
　　常染色体優性遺伝
　　　遺伝性球状赤血球症*
　　　色素失調症*
　　　Marshall 症候群*
　　　筋強直性ジストロフィー*
　　　Schäfer 病*
　　　その他の異常がないもの
　　常染色体劣性遺伝
　　　先天性魚鱗癬*
　　　先天性点状骨端（Conradi 病）
　　　Marinesco-Sjögren 症候群*
　　　Siemens 症候群*
　　　Smith-Lemli-Opitz 症候群
　　X 連鎖劣性遺伝（眼-脳-腎症候群）*
　特発性
　　子宮内感染症*
　　ムンプス
　　風疹
　　梅毒
　母体要因
　　糖尿病
　　低栄養
　　放射線
　　未熟性

　原因不明の症候群
　　Hallerman-Streiff 症候群
　　Pseudo-Turner 症候群*
　　搭状頭蓋を伴うもの
　　多指を伴うもの
後天性白内障
　薬物誘発性
　　副腎皮質ステロイド
　　長時間作用型縮瞳薬
　遺伝性
　　常染色体優性遺伝（Alport 症候群）
　　常染色体劣性遺伝
　　　Cockayne 症候群
　　　肝レンズ核変性症（Wilson 病）
　　　Rothmund-Thompson 症候群
　　　Werner 症候群
　　X 連鎖劣性遺伝（偽性偽性副甲状腺低下症）
　　染色体異常（Prader-Willi 症候群）
　代謝性
　　クレチン症
　　低カルシウム血症
　　副甲状腺機能低下症
　　若年型糖尿病
　　偽性副甲状腺機能低下症
　外傷
　水痘（出生後）
水晶体脱臼
　Crouzon 症候群
　Ehlers-Danlos 症候群
　ホモシスチン尿症
　高リジン血症
　Marfan 症候群
　Sturge-Weber 症候群
　亜硫酸酸化酵素欠損症

＊白内障は乳児期あるいは小児期まで認めない

合でみられる.

　これまでの報告で，先天性白内障の1/3は子宮内感染が占めている．この割合は，風疹のワクチン接種による胎芽病の減少により減ってきている．遺伝学的異常，染色体異常によるものが少なくとも1/3を占めているが，半分くらいは原因が特定できない．非症候性，孤発性，先天性の白内障は通常，常染色体優性遺伝で遺伝する．症候性の先天性白内障の伝播様式は様々である．多くの遺伝性疾患で，白内障は先天的にも，乳児期，小児期，または成人期にもみられうる．以下の症候群は皮膚疾患を合併する．色素失調症（不規則な色素沈着），Marshall症候群（無汗性外胚葉形成異常），Schäfer症候群（濾胞性角化症），先天性魚鱗癬，Siemens症候群（皮膚萎縮症）である．

　先天性白内障は13トリソミーや18トリソミーの患者の10%，多くの21トリソミーの患者にみられる．先天性白内障と乳酸アシドーシス，または心筋症の合併はミトコンドリア異常症を疑う．

☑ 臨床症状

　軽微な白内障は視力を損なうこともあり，また直接検眼鏡でみつけることが難しいこともある．大きな白内障は，瞳孔のなかに白い塊としてみえ，そのままにしておくと，早々に遮断弱視の原因となる．初期の白内障の大きさから予後の予測はできず，先天性白内障であればそのままか，濃度が濃くなるが，自然に軽快することはない．無虹彩症，コロボーマ，小眼球症などその他の先天性の眼球異常は，先天性白内障の40～50%に合併する．

☑ 診断

　広範囲な白内障は視診で明らかである．軽微な白内障では，+12～+20のレンズの検眼鏡を眼から腕の長さ分だけ離して使用すれば，赤色反射が屈折するのがわかる．

　白内障が唯一の異常である場合，遺伝病や母体の薬剤曝露を考慮することは重要である．母体の病気や胎生期の感染など子宮内での障害は，通常成長障害やその他の奇形を伴う．外表奇形がある場合は，常に染色体検査の適応である．ガラクトース血症は肝腫大やミルク不耐が

ある患児で疑わしいが（第5章 p.154），白内障は全身性の異常が出現する前にみられていることがある．

☑ 治療

　発達性弱視は3か月までに白内障に気づいて取り除くことができれば予防できる．小児眼科医に緊急紹介する．

2 先天性視神経低形成

　視神経低形成は視神経線維数の発生異常で，網膜神経節細胞軸索の過剰な退縮の結果と考えられている．低形成は，両側または片側にみられ，重症度も様々である．単独の異常のこともあるが，頭蓋内奇形に合併してみられることもある．最も多いのは，透明中隔と視床下部（中隔視神経異形成症）の正中部の異常である．中隔視神経異形成（DeMorsier症候群）は家族性にみられることもあり，常染色体劣性遺伝である．

☑ 臨床症状

　表現型は多彩である．62%の患児は下垂体機能低下症を認め，30%は下垂体低形成，視神経低形成，正中構造物の欠損を認める（Thomas et al. 2001）．視神経低形成55例を対象にした研究（Birkebaek et al. 2003）では，49%の患者にMRIで透明中隔の異常を認め，64%に視床下部-下垂体系の異常を認めた．27例（49%）に内分泌機能障害，そのうち23例に視床下部-下垂体系の異常を認めた．透明中隔に異常を持つ患者（56%）のほうが，異常を持たない患者（39%）よりも内分泌異常の合併頻度が高く，透明中隔の形態で内分泌疾患のおおよそのスペクトラムが予測できた．

　重度の低形成の場合，小児の視力障害も重度で，斜視や眼振もあるため気づかれる．検眼鏡検査をすると，小さく，蒼白な神経乳頭が観察される（図16-1）．黄色がかった斑状のハローに囲まれた色素領域は，ときに視神経乳頭の辺縁にみられ，二重リングのようにみえる．視床下部-下垂体系の合併の程度は様々である．新生児低血糖，発作，小児期の再発性低血糖，発達遅延，尿崩症，性的未熟症などが起こる可能性がある．知的障害，脳性麻痺，てんかんなど

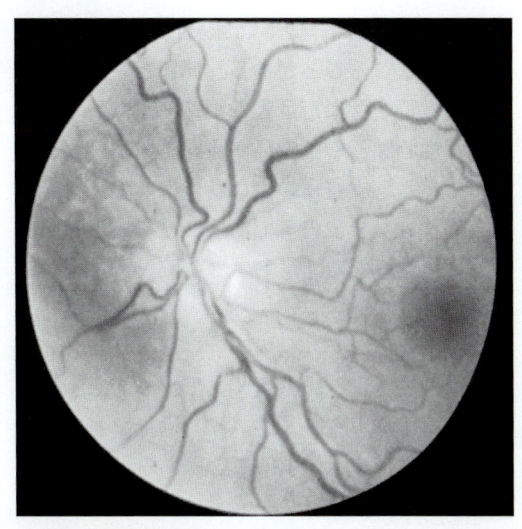

図16-1　視神経低形成
視神経は小さくて蒼白だが，血管の大きさは正常である

の合併が多く，その他の脳の部位の異常を示唆する．

☑ 診断

検眼鏡検査で視神経低形成を認める全ての児に頭部MRIの適応があり，内分泌状態の評価が必要である．MRIでよくみられる異常は，透明中隔嚢胞，小脳低形成，脳梁欠損，脳弓欠損，トルコ鞍空洞症である．後側の下垂体転位を伴う下垂体漏斗部の欠如は，先天性下垂体機能低下症の合併を示唆している．成長ホルモン，抗利尿ホルモンの定量検査や，甲状腺や副腎，性腺などの視床下部-下垂体系の整合性などの内分泌的精査が必要である．低血糖を認める小児は通常成長ホルモン欠乏を認める．

上方分節性視神経低形成は先天性の下方視野欠損を伴い，インスリン依存性糖尿病の母から出生した児に生じる．

☑ 治療

視神経低形成に有効な治療はないが，内分泌異常は補充療法で改善を認める．副腎皮質刺激ホルモン放出ホルモン欠損症の患者は突然死を起こすことがある．視力障害のある患者は視覚教材が有用である．

3 コロボーマ（ぶどう膜欠損）

コロボーマは，乳頭のみ，または網膜，虹彩，毛様体，脈絡膜にも影響を与える胚形成異常である．コロボーマが神経乳頭のみに分布すると，深い陥凹（より下方への深い陥凹）を呈し，両側，または片側にみられる．先天性コロボーマの原因は遺伝性（単独遺伝子または染色体性）および子宮内の病気（中毒性と感染性）である．脈絡網膜性コロボーマは白色または黄色に輝いており，乳頭の下方または鼻側下方の欠失である．辺縁は明瞭で，色素で囲まれている．

ちなみに，朝顔乳頭はコロボーマの1型ではない．それは拡大した形成異常の乳頭で，周囲に環状の色素性変化を有する白い陥凹がみられる．網膜血管は乳頭の辺縁に付着したり離れたりし，その様相はまるで朝顔の花のようである．朝顔症候群は蝶形骨部髄膜瘤に伴ってみられ，患児は顔面正中部の奇形を認める．

C 急性の片眼または両眼盲

急性視力喪失と進行性盲の鑑別診断はかなり重複する．年長児は突然の視力喪失を訴えるが，ゆっくり進行する視力障害は，とくに片側であった場合，無症候性（無自覚性）の視力低下を来して，重度まで気づかれないことがある．最終的に気づいた時，小児の視力喪失は急激な発症と勘違いされる．

教師または両親がしばしば最初に緩徐進行の視力低下に気づく．**Box 16-3**は正常な視力が急に喪失される疾患である．**Box 16-4**は基礎にある病態が進行性の疾患の一覧である．患者本人が最初の変化に気づくため，急性の盲の鑑別診断として両方のリストを参照されたい．一過性の単眼の視力障害がどの程度持続するかで，原因が推定できる．秒単位であればうっ血乳頭やドルーゼ，数分であれば塞栓，数時間であれば片頭痛，数日であれば視神経ニューロパチー，最も多いのは視神経炎である．

1 皮質盲

小児における皮質盲は永続的なこともあれば一時的なこともあり，原因により異なる．小児

の一時的な皮質盲の原因には片頭痛（第3章 p. 89），軽微な頭部外傷，低血糖や低血圧のエピソード，良性後頭葉てんかんも含まれる（第1章 p. 37）．急性で，ときに永続的な盲が低酸素症の後に起こることがある．原因としては，後頭葉視覚野を含んだ巨大な梗塞や出血，多発性の転移性脳腫瘍や脳膿瘍が後頭葉にみられた時などである．皮質盲の主な特徴は，瞳孔対光反射を保持したままの盲であることである．眼底所見は正常である．

1 低血糖症

急性の皮質盲を繰り返すエピソードは，糖原病や，糖尿病患者のインスリン過量などによる軽度の低血糖症状であることがある．

☑ 臨床症状
突然の盲は低血糖の症状を伴う（発汗と錯乱）．眼底検査や神経学的身体所見に異常は認めない．2～3時間で完全に回復する．

☑ 診断
低血糖による皮質盲が起こっている時，脳波では両側後頭部に高振幅徐波を認める．後に脳波は正常化する．頭部MRIは後頭葉にびまん性の浮腫を認める．

☑ 治療
血糖が改善したら症状も改善する．

Box 16-3　急性視力喪失の原因

内頸動脈解離*（第11章）
皮質盲
　無酸素性脳症（第2章）
　良性後頭葉てんかん*（第1章）
　水頭症*
　低血糖*
　高血圧*（悪性または急性進行型）
　過粘稠
　低血圧
　片頭痛*（第3章）
　後頭葉転移性病変
　外傷後一過性皮質盲
　全身性エリテマトーデス
　中毒性*（シクロスポリンなど）
　外傷
心因性盲
視神経ニューロパチー*
　脱髄性
　　特発性視神経炎
　　多発性硬化症（第10章）
　　視神経脊髄炎（第12章）
　虚血性
　中毒性
　外傷性
　下垂体卒中
　偽性脳腫瘍*（第4章）
網膜疾患
　中心網膜動脈閉塞症
　片頭痛*

* 頻度が高く，病態修飾療法があるものを示す

Box 16-4　進行性視力喪失の原因

圧迫性視神経ニューロパチー
　動脈瘤*（第4, 15章）
　静脈奇形*（第4, 10, 11章）
　頭蓋咽頭腫*
　視床下部，視神経腫瘍
　下垂体腺腫*
　偽性脳腫瘍*（第4章）
水晶体疾患（Box16-2）
　白内障
　水晶体脱臼
遺伝性視神経萎縮
　Leber遺伝性視神経ニューロパチー
　Wolfram症候群
眼内腫瘍

色素上皮網膜変性
　糖代謝異常症
　　ムコ多糖症（第5章）
　　高シュウ酸尿症
　脂質代謝異常症
　　無βリポ蛋白血症（第10章）
　　低βリポ蛋白血症（第10章）
　　多種スルファターゼ欠損症（第5章）
　　神経セロイドリポフスチン症（第5章）
　　Niemann-Pick病（第5章）
　　Refsum病（第7章）
　原因不明のその他の症候群
　　Bardet-Biedl症候群
　　Cockayne症候群
　　Laurence-Moon症候群
　　Refsum病（第7章）
　　Usher症候群（第17章）

* 頻度が高く，病態修飾療法があるものを示す

❷ 外傷後の一過性の大脳性の盲

☑ 臨床症状

　外傷後の一過性の大脳性の盲は，片頭痛やてんかんの病歴を持つ児に多く起こる良性の症候群である．視力障害の程度は様々で，若年から思春期のパターンも存在する．8歳以下の児であれば，誘因となる外傷は，短時間の意識消失や，いわゆる気絶を来すことが多い．患児は意識が回復すると直ちに盲を主張して，それは長くても1時間程度続く．エピソード中は傾眠や易刺激性がみられるかもしれないが，通常は意識は保たれている．完全に回復し，その出来事を覚えていないこともある．

　年長児では，軽微な頭部外傷の数分〜数時間の後に盲や錯乱，不穏がみられる．意識は保たれている．数時間後に全ての症状から回復し，イベントに対する完全な健忘を認める．これらのエピソードは急性の錯乱性片頭痛と多くの特徴が合致するため，その亜型と考えられている（第2章 p.79）．

☑ 診断

　頭部CTは，頭部外傷後に神経学的異常所見を認める児に必須であるが，視力が改善していればおそらく不要である．持続的な視力障害を認める場合はMRIで後頭葉の損傷の有無を除外する必要がある．脳波で，後頭部に間欠的なデルタ波をみれば，片頭痛かてんかんが考えられる．本症を認識することで，無用なトラブルや出費を避けることができる．片頭痛やてんかんの家族歴を吟味する．急速かつ完全に全ての症状が回復すれば，診断を確定できる．

☑ 治療

　自然に症状が消えれば治療は必要ない．

❷ 心因性盲

　完全に両目がみえないという偽りの主訴は簡単に見破れる．光に対する瞳孔の反応があれば，前方の経路は正常で，皮質盲の可能性はある．アイコンタクト，待合室で障害物を避ける様子，非言語的指示に従うような児の視覚行動をみるだけで，有効な視覚能力があることがわかる．一方，全視野の視運動性刺激テープを用いたり，患者の目の前で大きな鏡を動かし，合わせようとする眼球運動を誘発したりすることで，視機能を評価できる．心因性の片眼盲の症例では，正常な目をパッチで隠して同じ検査を行う．

　部分的な視覚障害に関する偽りの訴えは，評価がさらに難しい．視覚行動の観察，ランドルト環が大きくなっても直線的に視力がでないこと，平面視野計で小さな目標物を見分ける不適切な能力，診察中に現れてくる視野狭窄（トンネル視野）により，診断できる．

❸ 視神経ニューロパチー

❶ 脱髄性視神経ニューロパチー

　視神経の脱髄（視神経炎）は片眼あるいは両眼だけが侵される場合と，神経系の他の部位の脱髄とともに生じる場合がある．視神経脊髄炎（NMO，Devic症候群）および視神経炎と横断性脊髄炎の合併については第12章（p.293）に，多発性硬化症については第10章（p.248）に記した．MRIは中枢神経の脱髄病変を調べるのに有用である（p.249，図10-1参照）．患児が受診した際，より広範な合併症がなければ，視神経炎を伴う児が多発性硬化症に移行する頻度は15％以下である．広範な合併症があったり，1年以内に視神経炎が再発した場合は，その頻度ははるかに高くなる．片側性の視神経炎，乳頭炎より眼球後方の病変は，両側性の視神経炎よりも後に多発性硬化症に移行する頻度が高い．

☑ 臨床症状

　単眼の障害は成人の視神経炎の特徴であるが，両眼の障害は患児の半数以上に生じる．両眼同時に出現することも片側に続いて出現することもあり，ときに数週間持続する．初期症状が眼痛のこともあるが，ほとんどは霧視で数時間，数日以内に部分的なあるいは完全な盲となる．ほぼ全ての患児は視力が0.1未満に低下する．先行するウイルス感染，予防接種の既往はよくあるが，視神経炎とこれらの因果関係は証明されていない．

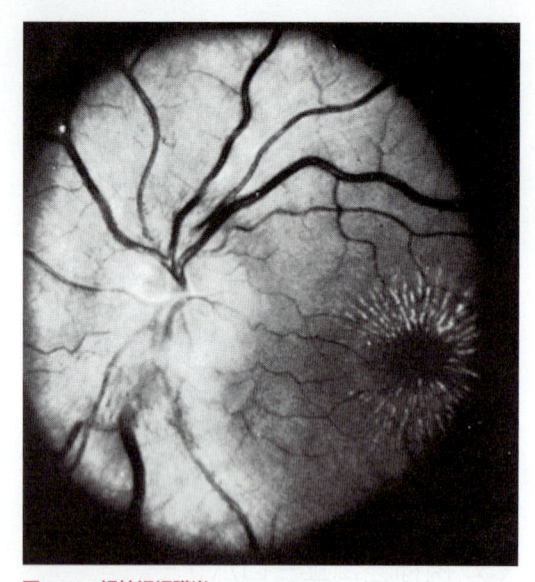

図 16-2　視神経網膜炎
視神経乳頭は腫脹し，乳頭周囲の神経線維層は不透明である．黄斑部周囲の滲出液が星芒状である
(Patrick Lavin 博士のご厚意による)

　神経炎が眼球後方を主座としているなら，発症時検眼鏡検査の結果は正常である．視力低下により，乳頭炎を乳頭浮腫と容易に区別できる．視神経炎では視力低下は早期にみられ，乳頭浮腫では後期の特徴である．
　視神経網膜炎は黄斑部浮腫や星芒状黄斑を伴う視神経乳頭の腫脹である．検眼鏡検査では視神経乳頭腫脹，乳頭周囲の網膜剝離，星芒状黄斑を認める (図 16-2)．視神経網膜炎は特発性視神経炎以外の疾患の可能性を示唆する．脊髄炎がなければ両側性視神経炎の児の予後は良好である．大多数が完全に治癒する．

☑ **診断**
　小児で突然単眼性，両眼性盲が生じた場合は，常に視神経炎を考えなければならない．検眼鏡検査，細隙灯検査で診断が確定する．視覚誘発反応検査は診断をさらに確かなものにする．眼窩 MRI で視神経の腫脹，脱髄がわかる．髄液検査はオリゴクローナルバンド，IgG インデックス，抗 NMO 抗体のような脱髄疾患のマーカーを調べるのに有用である．こうした検査で，白血球数増加，蛋白濃度上昇が判明する時がある．高血圧の増悪は両側性視神経腫脹を引き起こすので，血圧の記録は非常に重要な評価である．

☑ **治療**
　視神経炎治療試験の結果によると，成人で経静脈的にメチルプレドニゾロン 250 mg を 6 時間ごとに 3 日間，さらに経口プレドニゾンを 1 mg/kg/日を 11 日間内服し，4 日間で漸減すれば，視力の回復を早め，最初の 2 年間の視神経炎の再発を減らす．視神経炎の長期予後は治療による大きな違いはない (Balcer, 2006)．小児では経静脈的にメチルプレドニゾロン 3.5 mg/kg/回を 6 時間ごとに 3 日間，さらに経口プレドニゾンを 1 mg/kg/日を 11 日間内服し，4 日間で漸減中止する．

❷ 虚血性視神経ニューロパチー

　視神経前部の梗塞は小児ではまれであり，全身の血管病変や低血圧に起因する．

☑ **臨床症状**
　虚血性視神経ニューロパチーは通常，片眼の突然の部分的な視野欠損として生じるが，数日間に渡り，緩徐に，あるいは段階的に進行することもある．再発は片頭痛や特発性の数例を除けばあまりない．

☑ **診断**
　上半分または下半分の視野欠損が 70～80% の患者に生じる．色覚低下は視力低下の程度とほぼ同等であり，それに対して脱髄性視神経炎では，色覚の障害は視力より大きい．検眼鏡検査で視神経乳頭の広汎なあるいは，部分的な腫脹を認める．腫脹が広汎に及べば，乳頭浮腫や乳頭辺縁に接する火炎状出血を認める．急性の腫脹が治まった後，視神経萎縮が生じる．

☑ **治療**
　治療は虚血の原因による．

❸ 中毒性-栄養性視神経ニューロパチー

　薬物，毒物，栄養欠乏は単独あるいはいくつか合わさり，急性，進行性の視神経ニューロパチーの原因となりうる．これらの因子はミトコンドリア変性を引き起こすことで視神経ニューロパチーの原因となり，ミトコンドリア DNA (mtDNA) 変異保因者が罹患しやすいと思われる．

☑ 臨床症状

関係する薬物は，バルビツレート，抗生剤（クロラムフェニコール，イソニアジド，ストレプトマイシン，サルファ剤），化学療法薬，クロルプロパミド，ジギタリス，エルゴタミン，ハロゲン化ヒドロキシキノリン，ペニシラミン，キニンがある．栄養障害は視神経ニューロパチーの原因となり，葉酸，ビタミン B_1，B_2，B_6，B_{12} がある．

症状は薬剤により様々であるが，中心視力の進行性の低下が典型的である．発症時は非対称性で単眼球の障害のようにみえて，視力低下が急速に進行し，両眼球性の盲となる例がある．多くの薬物が葉酸とビタミン B_{12} の作用を阻害し，栄養障害を引き起こすことにより視神経ニューロパチーを生じる．

☑ 診断

薬物治療中に，中心暗点，傍中心暗点が生じれば常に薬物毒性が疑われる．小さな傍中心の出血を伴う視神経充血は初期の特徴である．その後，視神経乳頭は蒼白となる．

☑ 治療

薬剤性視神経ニューロパチーは用量依存性である．量を減らせば改善することがあり，特に葉酸やビタミン B_{12} を併用すれば改善が見込める．薬剤によっては完全に中止しなければならないものもある．

❹ 外傷性視神経ニューロパチー

頭部外傷は単眼，両眼の間接的な視神経ニューロパチーの原因となりうる．視神経は，頭蓋が急に加速，減速した場合，剪断力の影響を受け，全長に渡り牽引される．それにより，急性の腫脹，出血，裂傷を生じる可能性がある．これは特にヘルメットを着用していない時に自転車事故を起こした小児に多い．

☑ 臨床症状

視力低下は通常，直ちに生じる．遅発性の視力低下は血腫や浮腫により，副腎皮質ステロイドに反応し予後が良い．外傷性視神経ニューロパチーと皮質盲の区別は，外傷性視神経ニューロパチーで瞳孔反応が減弱するので，容易である．受傷から盲の発症までの間に，短くても無症状の時間があれば，回復予後は最も良い．

☑ 診断

頭部外傷直後に視力低下，対光反射消失すれば本症が示唆される．眼科的検査で乳頭周囲の出血がわかる．

☑ 治療

推奨される治療は副腎皮質ステロイド，外科的神経減圧術がある．

❹ 下垂体卒中

小児の下垂体卒中は非常にまれである．下垂体の出血性梗塞では生命の危険がある．

☑ 臨床症状

下垂体梗塞は，ほとんど下垂体腫瘍がある場合に生じるが，腫瘍がなくても起こる可能性はある．臨床症状はいくつかあり，腫脹した下垂体の影響を受けた構造により，単眼あるいは両眼の盲，視野欠損，眼球運動麻痺，化学性髄膜炎，鼻性髄液瘻，下垂体機能低下症によるショックが起こる．血液や壊死物質がくも膜下腔に漏れ，化学性髄膜炎の原因となり，頭痛，髄膜症，意識減損を引き起こす．

☑ 診断

下垂体レベルの頭部MRIで診断が確定する．内分泌試験で下垂体ホルモン全ての欠損が示されることもある．

☑ 治療

直ちに副腎皮質ステロイドを使用しなければ，急速に悪化し，数日以内に死亡する．他のホルモンの補充も必要であるが，救命はできない．悪い状態が持続し，明らかな意識減損，視床下部障害，視力低下があるような患者は，腫脹する下垂体を緊急に減圧する必要がある．急性の二次性副腎不全に陥った患者には，ハイドロコルチゾン 1〜1.5 mg/kg の経静脈投与を行い，その後 1.5〜2.5 mg/kg を 24 時間かけて投与し，死亡数を減らすために，持続的に心血管のモニタリングを行いながら，持続点滴を行う（Arlt & Allolio, 2003）．

5 網膜疾患

1 網膜中心動脈閉塞

網膜中心動脈閉塞の最も一般的な危険因子は先天性心疾患，僧帽弁逸脱，鎌状赤血球症，片頭痛，血管炎，妊娠である．

☑ **臨床症状**

ほとんどの患児は，程度は様々であるが，前兆のない急激な単眼性の視力低下を呈する．なかには，視力低下の前に，点，影あるいはベールが下りてきたと述べる児もいる．両側性網膜動脈閉塞は小児ではとてもまれである．

☑ **診断**

臨床経過，検眼鏡検査は網膜動脈閉塞の診断の基本である．網膜の後極は中心領域を除けば不透明になり，中心領域にはチェリーレッドスポットが出現する．網膜辺縁は正常である．視野検査，蛍光血管造影検査が診断の一助となる場合もある．いったん診断が確定すれば基礎疾患を探さなければならない．評価には，症例を選び，頭部MRI，MRA，CTアンギオ，心臓の聴診，胸部X線，心エコーを行い，赤沈を含む血液一般検査，コレステロールと中性脂肪のスクリーニング，凝固検査，ヘモグロビン電気泳動，ループスアンチコアグラント，抗リン脂質抗体の測定がある．

☑ **治療**

治療はまず緊急に眼科にコンサルトする．網膜動脈の特発性閉塞の治療は，成人では議論の余地があり，副腎皮質ステロイドを勧める医師もいる．小児では血管炎が疑われる場合のみステロイドを考慮すべきである．閉塞が網膜中心動脈ではなく，その分枝に生じた場合のほうが，視力は改善する．

網膜の虚血が240分以上持続すると，不可逆的な視力低下を生じうる．100分以内に血液の流れが回復すれば，視力は保たれうる．そのため，タイミングを逃さない治療がとても重要である．自然回復はまれである．初診時の視力は，最終的な視力の予測因子となる．いくつかの治療法はあるが，どれも限られた，わずかな効果以上は期待できない．治療には，塞栓物を除去する眼マッサージ，前房穿刺による眼球内圧減圧，経静脈的利尿薬使用がある．血管拡張薬の使用，カルボゲン（95％酸素，5％二酸化炭素）吸入もまた試みられてきた．より積極的な治療法として，急性心筋梗塞や虚血性脳梗塞に使用する血栓溶解薬の使用がある．鎌状赤血球症の患者に対し，交換輸血が他の血管閉塞クリーゼ同様に用いられるが，エビデンスはない（Patel, 2010）．

2 網膜性片頭痛

☑ **臨床症状**

前兆を伴う片頭痛発作では，視覚症状が比較的多い（第3章 p.90）．典型的な閃輝暗点は，後頭葉の神経機能変化によって起こる視野欠損であり，通常頭痛とは反対側である．

一過性の単眼盲は片頭痛ではまれな症状である．注意して問診することで，視野欠損と単眼盲を区別することができる．片頭痛は小児の一過性単眼盲の主要原因である．ほとんどの症例で，急に部分的あるいは全体的に視野が欠損し，その後同側の頭痛が出現する．通常は同じ眼で再発し，頭痛を伴わない発作もある．片親，通常は母親に片頭痛の既往がある．

典型的な場合は，前兆を伴う片頭痛の既往があり，視野欠損と単眼盲を別々あるいは同時に認める．モザイク様あるいは複雑な閃輝暗点が数分以内にはっきりと出現する．国際頭痛学会分類では，盲は完全に可逆性で，頭痛に伴ってみられ，発作間欠期の神経眼科的検査は正常であることを規定している（Headache Classification Subcommittee of the International Headache Society, 2004）．永続的な片眼盲を認めた場合，血管障害の危険因子や経口避妊薬の内服があれば，梗塞や血管炎の可能性が高い．

☑ **診断**

前兆のある片頭痛の既往がある児では，この疾患を考える．検眼鏡検査では，初期は正常で，その後，散在性出血を伴う網膜浮腫を認める．蛍光眼底造影では，網膜血管閉塞疾患様のいくつかのパターンを認め，網膜中心動脈と分枝動脈，網膜中心静脈，毛様網膜動脈に病変を認める．

☑ 治療

片頭痛発作中に網膜虚血所見がある小児では，発作の予防薬が必要である．禁忌でなければ，小児用アスピリンの使用を考慮する．

③ 網膜損傷

眼窩への直接的な鈍的外傷により，網膜挫傷，裂傷，剥離を来し，視力障害を来す．これら3つが起こると対光反射が減弱する．網膜挫傷は網膜浮腫を伴う．視力低下を直ちに認めるが，最初の数時間は網膜所見正常で，後に，蒼白となり混濁する．視力低下の重症度は様々であるが，通常完全に回復する．

網膜裂傷は硝子体出血を伴う．視力低下を直ちに認め，検眼鏡検査で容易に診断できる．寒冷療法を必要とするような網膜剥離がなければ，自然回復する．

D 進行性視力低下

① 圧迫性視神経ニューロパチー

片側あるいは両側視神経の圧迫は視交叉で起こりやすい．視力低下を片眼または一視野で認める．間脳の中または周囲の脳腫瘍を持つ小児では，成長障害が特徴的であるが，他の症状が出現するまで気づかれにくい．

① 頭蓋咽頭腫

☑ 臨床症状

頭蓋咽頭腫は小児の非グリア性腫瘍の中では最も頻度が多い．この腫瘍が診断される年齢のピークは6～14歳である．典型的には潜行性に発症し，1～2年で症状が緩徐に進行することが多い．進行性視力低下，性成熟の遅れ，成長障害，体重増加，尿崩症を認める．視野欠損は非対称性あるいは片側であることが多い．両耳側半盲は頭蓋咽頭腫の児の50％に認められ，同名半盲は10～20％に認める．片側あるいは両側の視力低下と視神経萎縮を認めることが多い．

およそ25％の患児で水頭症を認め，頭痛や乳頭浮腫の原因となる．視床下部障害で尿崩症または寡飲症-低ナトリウム血症（口渇機構の障害，浸透圧によるADH放出誘発の変化による低ナトリウム血症）を来し，傾眠，昏睡，低血圧を認める．他の症状は腫瘍の増大方向による．前方への伸展により嗅神経が圧迫され，嗅覚脱失を来す．一方，外側への伸展により第Ⅲ，第Ⅴ脳神経を圧迫する．

☑ 診断

MRIで診断する．鞍上部に造影される多房性で固形性の腫瘍を認めることが重要な所見である．水頭症と視神経，視交叉の伸張を起こす（Brunel et al, 2002）．

☑ 治療

腫瘍を外科的に切除することが最も効果的な治療法である．「完全」切除した症例の30％で再発を認め，不完全切除の症例で57％，ほぼ全摘出した後で放射線療法を行った症例の30％で再発を認める．小児では術後に放射線治療を行った場合の5年生存率，10年生存率はそれぞれ84％と72％である．長期生存例のほとんどで，汎下垂体機能低下症，認知障害，肥満を経験する．

② 視覚路と間脳の神経膠腫

視覚路の神経膠腫の60％が毛様細胞性星細胞腫で，残りの40％が線維性星細胞腫である．視神経膠腫は小児脳腫瘍の3～5％を占める．視神経から視放線に至るまで視覚路のどこでも発生する．また，近接する視床下部や側頭葉に浸潤する．視神経膠腫を持つ児の50％以上が神経線維腫症1型（NF1）である．思春期早発症はNF1の児で多い初期症状である．非NF1児よりもNF1の児では腫瘍の増大がより緩徐である．NF1の患者の中には，大きさが変わらないあるいは，腫瘍が退縮する場合もある．

☑ 臨床症状

初期症状は腫瘍の場所によるが，最終的には視床下部腫瘍は視交叉に及び，視交叉の腫瘍は視床下部に及ぶ．3歳以下の児では視床下部の腫瘍により，著明な皮下脂肪と体重の減少，変化しないあるいは増大する骨長を特徴とする間脳症候群を呈することがある．悪液質を認めるにもかかわらず，乳児は意識清明で一見病的に

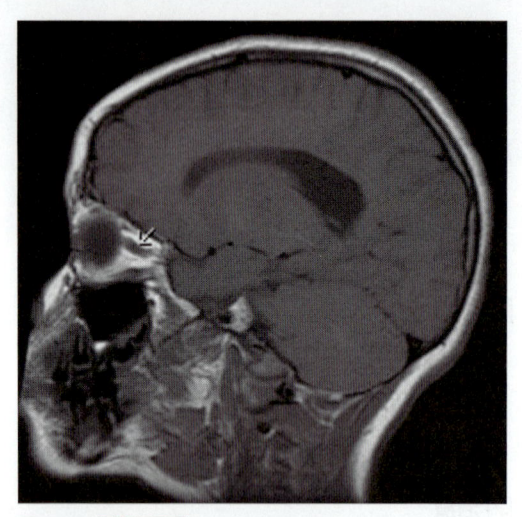

図 16-3　視神経膠腫
MRI T_1強調像矢状断では，神経線維腫症の患者で視神経の腫大を認める

はみえない．振り子様あるいはシーソー眼振を合併することがある．間脳症候群を引き起こす内分泌学的機序は不明である．視床下部を圧迫する灰白隆起の過誤腫，視覚路の神経膠腫，頭蓋咽頭腫でも間脳症候群を認める．間脳症候群よりもむしろ，思春期早発症が乳児，小児の視床下部腫瘍の初期症状である．

視神経膠腫の重要な予後因子は年齢である．5歳以下の児は，より進行性の経過をたどる．片側視神経膠腫の特徴的な症状は，視力低下，眼球突出，視神経萎縮である．乳児の視交叉腫瘍は大きな鞍上部腫瘍を呈し，視床下部や第3脳室に伸展し，水頭症，内分泌異常を来す．両眼の症状は，視交叉や視索が障害されていることを示唆する．視野障害は様々である．頭蓋内圧亢進症状は，腫瘍が視交叉から視床下部まで増大していることを示唆する．

腫瘍は通常良性であるが，場所によっては深刻な状態になる．NF1の児は無増悪生存期間が長いが，1歳以下では腫瘍が進展する危険性が高くなる（Opocher et al, 2006）．

診断

視床下部のMRIにて，神経膠腫はT_2強調像で高信号を呈する．MRIでは，いくつかの方向から視床下部を評価することができ，腫瘍の脳幹への伸展も評価することができる（図 16-3）．

造影MRIでは，視覚路の神経膠腫は視神経や視交叉の腫大として同定できる．多くの腫瘍が視交叉あるいは視交叉より後の視覚路にも存在するため，視神経膠腫を持つ児では全ての視覚路を検査する．無症状のNF1の児で，定期的に視神経膠腫をMRIでスクリーニングしても予後には影響しない（Listernick et al, 1997）．眼科的な定期検査が評価方法として好まれる．

治療

いくつかの因子が治療方針に影響する．早期介入の適応は，若年，進行する症状，広汎な中枢神経障害である．初期治療として化学療法を行うが，腫瘍の大きさは安定または退縮する（Silva et al, 2000）．年長児や化学療法が無効の児には放射線療法を行う．放射線療法の5年生存率は30%以下である．定位脳手術における視床下部腫瘍のガイド下生検は危険であり，画像以上に診断的な情報を提供できない．第4脳室底，外側陥凹，小脳橋角部，頸髄延髄接合部にある腫瘍は外科的に到達可能であり，より良好な経過をたどる．患児がすでに盲である場合や隣接する部位に伸展している場合を除いて，内因性の視神経または視交叉の神経膠腫は，切除すべきでない．

NF1に合併する視覚路の神経膠腫の場合は，診断されてから有意に進行することがまれである．腫瘍が悪性で進行性に増大する，または重度の眼球突出を起こしている時，盲や死亡の原因になりそうな時にのみ，まだ視力のある眼の生検や腫瘍切除を考慮する．

③ 下垂体腺腫

下垂体腺腫は小児の頭蓋内腫瘍の1〜2%のみである．視野障害として，片側耳側半盲，両耳側半盲，ときに同名半盲を呈する．視神経萎縮を症例の10〜20%に認める．

臨床症状

通常，思春期に発症する．特徴的な症状は腫瘍から分泌されるホルモンと関係する．腺腫のおよそ1/3がプロラクチンを分泌し，1/3が非機能性，残りの多くが成長ホルモンと副腎皮質刺激ホルモン（ACTH）を分泌する．プロラクチン分泌性腫瘍を持つ女児では，初期症状が無月経である．乳汁漏出を認めることもある．男

児では，初期症状が発育遅滞，思春期遅発，頭痛である．

骨端線が閉鎖する前に成長ホルモン濃度が増加すると巨人症となる．骨端線閉鎖後は末端肥大症を呈する．ACTH濃度が増加するとCushing症候群となる．

☑ 診断

腫瘍はMRIでよくみえ，トルコ鞍の外への伸展が同定できる．ホルモン測定は腫瘍型の鑑別に有用である．

☑ 治療

視覚路を圧迫する腫瘍に対しては外科的切除が望まれる．小さい腫瘍には，内科的治療で十分である．ホルモン補充が必要な場合もあるので，内分泌学的評価を行う．

② 遺伝性視神経ニューロパチー

遺伝性視神経ニューロパチーでは視覚系のみ，または視覚系と中枢神経や多臓器が障害される．基礎疾患は核またはmtDNAの異常である．急性，亜急性または慢性の視機能低下を来す．

❶ Leber先天盲

Leber先天盲（LCA）は常染色体劣性の網膜ジストロフィーで，先天性視力障害の遺伝的要因として最も多い(Weleber et al, 2010)．1/3の症例で8種類の異なった遺伝子変異がみつかっている．主要徴候は網膜色素上皮の障害である．

☑ 臨床症状

LCAの臨床的特徴は，生下時または生後数か月以内に発症する中等度から重度の視覚障害，眼振，緩慢な対光反射である．付加症状として，眼球陥凹を伴う対称的な顔面正中低形成，遠視性屈折異常を認める．家族間でかなりのバリエーションを認める一方，表現型は家族内で比較的一定している．網膜の検眼鏡所見は，乳児期と小児期早期では異常ないが，その後，網膜の点状変化，視神経蒼白が出現する．知的障害や他の神経症状も合併する．視力が0.05より良いことはまれである．自分の眼をつつく，押す，擦るといったFranceschettiの指眼現象が特徴である．

☑ 診断

乳児では，網膜所見と網膜電図で診断できる．神経画像では，知的障害を認める児で小脳萎縮を認める．LCAと誤診される疾患には，ペルオキシソーム病，数種類の乳児期発症の進行性網膜変性症がある．

☑ 治療

網膜症は不可逆性である．

❷ Wolfram症候群

Wolfram症候群は尿崩症と糖尿病，視神経萎縮，両側感音性難聴を認める疾患である．Wolfram症候群の家系では，4p16に位置する遺伝子の異常により，多発mtDNA欠失が起こる(OMIM, 2012)．他にWolfram症候群2があるが，異なる遺伝子座に関連した珍しい型である．

☑ 臨床症状

10歳以下で糖尿病を発症する．診断後まもなくして，インスリン療法が必要となる．10代で視覚障害が急速に進行するが，完全な盲には至らない．糖尿病は視神経萎縮の原因ではなく，むしろ全ての臨床症状は，進行性神経変性により起こる．感音性難聴は初期，高周波数が障害される．難聴は進行性だが，重度難聴になることはまれである．嗅覚脱失，自律神経障害，眼瞼下垂，外眼筋麻痺，振戦，失調，眼振，けいれん，中枢性尿崩症，内分泌異常が一部の患者で報告されている．Wolfram症候群のほとんどで，精神疾患を呈し，ヘテロ接合の保因者は精神疾患の素因がある．

☑ 診断

上述の臨床症状の組合せにより診断する．mtDNA解析は臨床的な疑いを確定する．

☑ 治療

それぞれの臨床症状に対して対症療法を行う．

③ 網膜芽細胞腫

一般的に後眼窩の腫瘍は斜視や眼球突出症の原因となるが，眼球内の腫瘍では視力障害が常に生じる．網膜芽細胞腫は小児の眼球内腫瘍で唯一の悪性腫瘍であり，早期発見によって救命

が可能である．

小児早期での網膜芽細胞腫の典型的特徴は，眼の異常な外観，視力低下，斜視である．単眼の盲は両親に気づかれることは通常ない．年長児では物がぶれてみえたり，ふわふわとみえたり，などを訴えることもある．眼痛はめったにみられない．

瞳孔が白く反射してみえる白色瞳孔は，網膜芽細胞腫の児の初期症状として最も多くみられる．明るく日の当たる場所，あるいは写真のフラッシュで瞳孔は収縮せずに白色にみえる．斜視は視力が低下する時期に発症する．どの方向も視力の正常な眼で固視し，患側は外側に離れる．

眼球内腫瘍の児は全て眼科医に紹介する．腫瘍が精神発達遅滞を含む広範な症候群の一症状であった場合，神経科医が最初にコンサルトを受けることもある．それらの症候群には13番染色体長腕の欠損に関連する網膜芽細胞腫，結節性硬化症に合併する網膜星細胞腫，Sturge-Weber病に関連する脈絡膜血管腫，神経線維腫症の児にみられる視神経膠腫などが含まれる．

4 色素上皮網膜変性症

多くの色素上皮網膜変性症は遺伝性で，先天性の脂質あるいは糖質代謝異常による．これらの疾患では認知症，末梢ニューロパチー，失調を初発症状として認め，別章に記載した．この章で扱うものはよりまれな状態のものであるが，他の神経学的特徴は初期症状として目立たない．

1 Bardet-Biedl 症候群

Bardet-Biedl症候群は遺伝的に異質性のある疾患である（Ross & Beales, 2011）．全ての型に共通する特徴は精神発達遅滞，色素性網膜症，多指症，肥満，性腺機能低下症である．

☑ **臨床症状**

錐体杆体ジストロフィーは通常10代になってから明らかになる．特有の特徴はごま塩状眼底と，黄斑色素症あるいは黄斑変性症である．網膜が正常にみえる患者もいるが，網膜電図では必ず異常が認められる．他の特徴として体幹肥満，軸後性多指症，認知障害，男性低ゴナドトロピン性性腺機能低下症，複雑型の女性泌尿生殖器奇形，腎障害などがある．ヘテロ接合体の場合，肥満，高血圧，糖尿病，腎疾患の頻度が高くなる．

☑ **診断**

臨床症状で診断する．

☑ **治療**

対症療法である．

2 Cockayne 症候群

Cockayne症候群（CS）は色素性乾皮症（第5章p.161）と同様，DNA修復の障害である（Nance, 2006）．CS typeⅠ，Ⅱ，Ⅲそして色素性乾皮症-CS症候群（XP-CS）といった，いくつかの型に分けられる．遺伝形式は常染色体劣性である．

☑ **臨床症状**

CS typeⅠでは，出生前の成長は正常である．成長と発達の障害は2歳までに始まる．身長，体重，頭囲が5パーセンタイルを下回る．視力障害，聴力障害，中枢/末梢神経機能障害が進行して重度の障害に至る．典型的には20歳までに死亡する．

CS typeⅡ特有の徴候は出生時の成長不全と，神経発達障害はわずか（あるいはない）というものである．先天性白内障あるいは他の眼の構造的異常が存在することがある．脊椎と関節に拘縮がみられるようになる．典型的には7歳までに死亡する．CS typeⅢはまれで，発症も遅い．XP-CSでは，XPに典型的な顔面の雀卵斑と早期皮膚癌，またCSに典型的特徴的な精神発達遅滞，痙性，低身長，性腺機能低下症などがみられる．患児の約55％が色素性網膜症になり，60％が感音性の聴力障害を来す．

☑ **診断**

診断は臨床症状と分子遺伝学検査による．

☑ **治療**

対症療法である．

3 Laurence-Moon 症候群

Laurence-Moon症候群は精神発達遅滞，色素性網膜症，性器発育不全症，痙性対麻痺を認

め，多指症と肥満のない独立した疾患である．クウェートのアラブ系住民の間で最も高頻度にみられる．

E 瞳孔の疾患

人が覚醒している時，瞳孔サイズは光と自律神経の入力に反応して常に変化している．この瞳孔の動揺性は瞳孔変動（ラテン語でhippusという）である．瞳孔径の異常単独では頭蓋内疾患の証拠とはならない．

1 無虹彩

虹彩の低形成は単独の異常として，あるいは発達遅滞，泌尿生殖器奇形，Wilms腫瘍に伴ってみられることがある．2/3の症例では遺伝性があり，常染色体優性遺伝である．1/3は孤発例でWilms腫瘍に合併する．一部の症例では11番染色体短腕の異常が認められる．

2 良性本態性瞳孔不同症

20〜30%の健康な人では瞳孔径の左右差が観察できる．先天性眼瞼下垂のように，小児期後期あるいは成人になるまで気づかれることはなく，みつかった時には新たな症状だと考えられる．瞳孔径の左右差はどのレベルの調光でも持続して同じようにみられるが，暗闇だと差がより大きくなることがある．他の瞳孔機能異常や眼球運動障害がなければ，本態性瞳孔不同症を示唆するが，古い写真があれば診断を裏づける極めて有用な手がかりとなる．

3 固定瞳孔・散大瞳孔

☑ 臨床症状

固定して散大した瞳孔は意識のない患者では不吉な徴候である．テントヘルニアを示唆するからである（第4章 p.107）．光や遠近の調整でも瞳孔が反応しない散大瞳孔が，健康で眼球運動障害や眼瞼下垂のない児でみられた場合，薬剤塗布もしくは虹彩括約筋の傷害に起因することが多い．薬剤の塗布は，薬剤や化学物質を触った手で不注意に眼を擦ったりして偶然に起こることがある．多くの化粧品，特にヘアースプレーは散瞳を引き起こす可能性のある化学物質を含んでいる．注意深い病歴の確認が診断に重要である．

散瞳薬は自分を魅力的にみせるための手段として，比較的よく意図的に使用される．問題は大人の側にあると，両親に納得させるのは難しい．時として，片親に責任がある場合がある．

☑ 診断

正常な眼はコントロールとして使用し，1%ピロカルピンを両側に点眼する．副交感神経を脱神経化することで瞳孔は速やかに収縮する．緩徐あるいは不完全にしか反応しない場合には，薬剤性の瞳孔散大を示唆する．

☑ 治療

薬剤性の瞳孔散大はしばしば長時間持続するが，最終的には軽快する．

4 Horner 症候群

Horner 症候群は交感神経の脱神経に起因し，先天性あるいは後天性に起こる．後天性の場合，出生時の腕神経叢傷害の一症状として，乳児期には神経芽細胞腫から，小児期には腫瘍や，上頸神経節あるいは頸動脈の損傷により起こることがある．

☑ 臨床症状

片側の Horner 症候群は同側の以下の症状で構成される．(1)軽度から中等度の眼瞼下垂（眼瞼の1/3まで），(2)正常な瞳孔であれば散大するような，薄暗いところでより明確になる縮瞳，(3)顔面の無汗症，虹彩異色症，そしてこれらの症候群が先天性にみられる場合には明らかな眼球陥入，である．

☑ 診断

視床下部から眼までのどこであれ，交感神経系が障害されれば，Horner 症候群が起こる．その原因として，成人では脳梗塞による脳幹障害が主に認められるが，小児では末梢病変のほうが多い．1%ヒドロキシアンフェタミンの局所

的な滴下によって，神経節以下の脱神経が存在すれば，通常30分後に瞳孔の散大が起こる．しかし，傷害より1週間以内では偽陰性の結果が起こりうる（Donahue et al, 1996）．異常の場所にかかわらず，10％コカイン溶液ではほとんどもしくは全く散大しない．

☑ 治療

治療は病因による．

5 緊張性瞳孔症候群（Adie 症候群）

☑ 臨床症状

緊張性瞳孔症候群の原因は眼窩の毛様体神経節欠損による．発症は通常小児期以降であるが，5歳程度の早期にも起こることがある．女性がより罹患しやすい．

欠損は通常単眼に起こり，瞳孔不同や羞明を特徴とする．異常な瞳孔は明るい光のもとで軽度拡大するが，照明を消してもほとんどあるいは全く瞳孔径は変化しない．暗室では正常な瞳孔は散大し，緊張性瞳孔よりも大きくなる．遠近調整を試みると，瞳孔はゆっくりと不完全に収縮した後に，ゆっくりと散大する．両眼の緊張性瞳孔は自律神経障害の児に起こり，深部腱反射減弱を伴う（Holmes-Adie 症候群）．

☑ 診断

緊張性瞳孔は副交感神経作動薬に過敏に反応する．つまり，0.125％ピロカルピンにより収縮する．

☑ 治療

本症候群は良性であり，ほとんど治療を必要としない．

References

- Arlt W, Allolio B. Adrenal insufficiency. Lancet 2003; 361: 1881-93.
- Balcer LJ. Optic neuritis. New England Journal of Medicine 2006; 354: 1273-8.
- Birkebaek NH, Patel L, Wright NB, et al. Endocrine status in patients with optic nerve hypoplasia: relationship to midline central nervous system abnormalities and appearance of the hypothalamic-pituitary axis on magnetic resonance imaging. Journal of Clinical Endocrinology and Metabolism 2003; 88: 5281-6.
- Brunel H, Raybaud C, Peretti-Viton P, et al. Craniopharyngioma in children: MRI study of 43 cases. Neurochirurgie 2002; 48: 309-18.
- Donahue SP, Lavin PJ, Digre K. False-negative hydroxyamphetamine (Paredrine) test in acute Horner's syndrome. American Journal of Ophthalmology 1996; 122: 900-1.
- Headache Classification Subcommittee of the International Headache Society. The International Classification of Headache Disorders, 2nd edition. Cephalalgia 2004; 24 (Suppl 1): 9-160.
- Listernick R, Louis DN, Packer RJ, et al. Optic pathway gliomas in children with neurofibromatosis 1: Consensus statement from the NF1 optic pathway glioma task force. Annals of Neurology 1997; 41: 143-9.
- Nance MA. Cockayne syndrome. In: GeneReviews at GeneTests: Medical Genetics Information Resource [database online]. Seattle: University of Washington. Available at http://www.genetests.org. PMID: 20301516. Last updated March 7, 2006.
- Online Mendelian Inheritance in Man, OMIM. Wolfram syndrome. Available at http://www.ncbi.nlm.nih.gov/omim/. OMIM 222300. Last edited 02/13/2012.
- Opocher E, Kremer LC, Da Dalt L, et al. Prognostic factors for progression of childhood optic pathway glioma: a systematic review. European Journal of Cancer 2006; 42: 1807-16.
- Patel KN. Acute visual loss. Clinical Pediatric Emergency Medicine 2010; 11: 137-42.
- Ross AJ, Beales PI. Bardet-Biedl syndrome. In: GeneReviews at GeneTests: Medical Genetics Information Resource [database online]. Seattle: University of Washington. Available at http://www.genetests.org. PMID: 20301537. Last updated September 29, 2011.
- Silva MM, Goldman S, Keating G, et al. Optic pathway hypothalamic gliomas in children under three years of age: the role of chemotherapy. Pediatric Neurosurgery 2000; 33: 151-8.
- Thomas PQ, Dattani MT, Brickman JM, et al. Heterozygous HESX1 mutations associated with isolated congenital pituitary hypoplasia and septo-optic dysplasia. Human Molecular Genetics 2001; 10: 39-45.
- Weleber RG, Francis PJ, Trzupek KM. Leber congenital amaurosis. In: GeneReviews at GeneTests: Medical Genetics Information Resource [database Online]. Seattle: University of Washington. Available at http://www.genetests.org. PMID: 20301475. Last updated March 30, 2010.

第17章

下部脳幹と脳神経機能障害

この章では第Ⅶから第Ⅻ脳神経までの機能障害を来す疾患について論ずる．疾患の多くは眼球運動障害も来し，それらについては第15章で論じた．各章への割り振りは一般的な最も普通の初期症状に則している．例えば，重症筋無力症についての議論は第15章で行った（複視は嚥下障害よりも頻度が高い症状であるため）．

顔面神経麻痺のような急性で単発の脳神経のニューロパチーは多発性の脳神経のニューロパチーに比べると予後不良な徴候であることは少なく，自然軽快することが多い．しかし，単発の脳神経ニューロパチーは進行性の脳神経障害の最初の徴候であることもある．したがって，発症の時点で分けて考えることができないため，単発と多発の脳神経ニューロパチーを来す状態についても論じる．

A 顔面筋力低下と嚥下障害

1 解剖学的考察

1 顔面の動き

顔面神経運動核は橋の被蓋腹外側にある細胞柱である．神経核から伸びる神経線維は，脳幹内で橋延髄の接合部に近づく手前を遠回りして，聴神経とともに内耳道に入る．随意的および反射的な顔の動きに関する神経線維は橋の下部の頭側で分かれる．内耳の周囲を前下方に彎曲した後，顔面神経は側頭骨の顔面神経管内を横切って茎乳突孔から骨外に出る．頭蓋外では顔面神経は耳下腺の中をいくつかの分枝を出して通り抜ける．この分枝により第Ⅲ脳神経に支配されている上眼瞼挙筋を除く全ての顔面筋の神経支配を担う．

Box 17-1　先天性顔面筋筋力低下の原因

顔面筋無形成
周産期障害
先天性筋強直性ジストロフィー（第6章）
先天性両側性シルビウス裂周囲症候群
線維タイプ不均等ミオパチー（第6章）
筋無力症候群*
　先天性筋無力症（第15章）
　家族性乳児型筋無力症（第6章）
　一過性新生児筋無力症（第6章）

*頻度が高く，病態修飾療法があるものを示す

2 吸啜と嚥下

吸啜反射は三叉神経，顔面神経，舌下神経が一体となって可能となる．口唇への刺激が顔面，顎，舌の協調した動きを引き起こす．反射の自動性は新生児期を過ぎると消失するが，大脳半球が両側性に障害を受けると再び出現する．

孤束核に終わる三叉神経と舌咽神経の神経線維は，嚥下反射の求心路となる．三叉神経の運動線維，疑核から出た舌咽神経と迷走神経の神経線維，舌下神経が遠心路を構成する．反射を協調させている嚥下中枢は，橋下部と延髄上部に位置する．食物塊が咽頭壁あるいは舌後部を刺激すると，舌，口蓋弓，軟口蓋，咽頭が一体となって食道へ食物を送り込む．

2 診断へのアプローチ

核上性麻痺（仮性球麻痺），内因性の脳幹障害あるいは運動単位の疾患，つまり顔面神経，神経筋接合部，顔筋（**Box 17-1** と **Box 17-2**）が，顔筋の筋力低下の原因となることがある．嚥下障害の鑑別診断もよく似ている（**Box 17-3**）が，嚥下を可能にする神経単独の障害は極めてまれである．

Box 17-2　出生後の顔面筋筋力低下の原因

自己免疫と感染後
　Bell 麻痺*
　特発性多発脳神経ニューロパチー
　Miller-Fisher 症候群*（第 10 章）
　重症筋無力症*（第 15 章）

遺伝性
　若年型進行性球麻痺（Fazio-Londe 病）
　筋疾患
　顔面肩甲上腕症候群（第 7 章）
　乳児型顔面肩甲上腕症候群
　線維タイプ不均等ミオパチー（第 6 章）
　Melkersson 症候群
　筋強直性ジストロフィー（第 7 章）
　眼咽頭筋ジストロフィー
　筋無力症候群*
　先天性筋無力症*（第 15 章）
　家族性乳児型筋無力症*（第 6 章）
　大理石骨病（Albers-Schönberg 病）
　再発性顔面神経麻痺

高血圧

感染症
　ジフテリア
　耳性帯状疱疹*
　伝染性単核球症
　ライム病*（第 2 章）
　中耳炎*
　サルコイドーシス*
　結核*

代謝性疾患
　副甲状腺機能亢進症*
　甲状腺機能低下症*

多発性硬化症（第 10 章）

延髄空洞症*

中毒

外傷
　遅発性
　外傷直後

腫瘍
　脳幹部神経膠腫（第 15 章）
　ヒスチオサイトーシス
　髄膜癌腫症
　神経線維腫

*頻度が高く，病態修飾療法があるものを示す

Box 17-3　嚥下障害の神経学的原因

自己免疫と感染後
　皮膚筋炎（第 7 章）
　Guillain-Barré 症候群（第 7 章）
　特発性多発脳神経ニューロパチー
　重症筋無力症*（第 15 章）
　一過性新生児筋無力症*（第 6 章）

先天性または周産期
　脳神経核無形成
　脳性麻痺（第 5 章）
　Chiari 奇形*（第 10 章）
　先天性両側性シルビウス裂周囲症候群
　延髄空洞症*

遺伝性
　変性疾患（第 5 章）
　家族性自律神経失調症（第 6 章）
　家族性乳児型筋無力症（第 6 章）
　線維タイプ不均等ミオパチー（第 6 章）
　筋強直性ジストロフィー（第 6，7 章）
　眼咽頭筋ジストロフィー

脳幹部神経膠腫

感染症
　ボツリヌス*（第 6，7 章）
　ジフテリア
　多発性筋炎（第 7 章）

若年型進行性球麻痺

*頻度が高く，病態修飾療法があるものを示す

① 仮性球麻痺

　皮質延髄の神経支配のほとんどは両側性であるため，仮性球麻痺は大脳半球病変が両側性の時のみに生じる．仮性球麻痺の多くの患児では，灰白質あるいは白質の進行性変性疾患を持っている．認知症が通常初期症状であるため，これらの疾患の多くについては第 5 章で議論されている．同時あるいは連続して起こった両側性脳梗塞によって小児の仮性球麻痺が生じる．凝固異常，白血病，外傷がよくある原因である（第 11 章）．先天性両側性シルビウス裂周囲症候群では仮性球麻痺が主な特徴であり，この章に記載する．発作性の仮性球麻痺（口部失行，構音障害，流涎）は後天的てんかん性弁蓋部症候群の可能性がある（第 1 章 p.36）．

　仮性球麻痺独特の特徴は，脳幹レベルでの反射運動は正常にみられるのにもかかわらず，随意的に筋を動かすことができないことである．外眼筋の動きは障害されない．患児では吸啜，

Box 17-4	再発性脳神経ニューロパチー/麻痺の原因

家族性
  特発性顔面神経麻痺
  Melkersson 症候群
過敏性顔面神経麻痺[*]
重症筋無力症[*]
孤発性多発脳神経ニューロパチー
中毒

[*]頻度が高く，病態修飾療法があるものを示す

咀嚼，嚥下することはできるが，食べるためにそれらを協調することができない．つまり，食物塊を口の前方から後方へ送り込む動きは随意的な要素なのである．感情によって顔の表情は変えることができるが，随意的に顔の表情を作ることはできない．重症の構音障害がしばしば存在する．罹患筋では萎縮や線維束攣縮を認めない．咽頭反射と下顎反射は通常亢進し，情緒不安定がしばしば合併する．

家族性自律神経異常症の新生児では，吸啜と嚥下が正常であっても経口摂取困難が認められる．なぜなら，吸啜反射と嚥下反射を協調させることができないからである（第6章 p.172）．**Box 6-7** に意識清明な新生児の経口摂取困難についての鑑別診断がまとめられている．脳性麻痺の患児ではしばしば咀嚼と嚥下の協調運動が障害されているために，似たような経口摂取不良を認める．

② 運動単位疾患

顔面神経核と顔面神経の疾患は，通常同側の顔面筋力低下と萎縮を来す．しかし，症状は障害部位により様々である．

1. 神経核：聴覚過敏を来す．味覚，流涙，唾液分泌は正常である．
2. 橋から内耳道の間：味覚は保たれる．流涙，唾液分泌は障害され，聴覚過敏を来す．
3. 膝神経節：味覚，流涙，唾液分泌は障害され，聴覚過敏を来す．
4. 膝神経節からアブミ骨神経までの顔面神経：味覚と唾液分泌が障害される．聴覚過敏を認める．流涙は正常．
5. アブミ骨神経から鼓索までの顔面神経：味覚と唾液分泌が障害される．聴覚過敏は認めない．流涙は正常．
6. 鼓索神経以下の顔面神経：顔面の筋力低下のみ．

脳神経核単独の障害はまれであり，他の脳幹機能障害の症状（球麻痺）を合併することが多い．構音障害，嚥下障害，複視のいくつかがみられることが多い．診察所見では，斜視，両側顔面麻痺，咽頭反射消失，球筋の萎縮，舌の線維束攣縮を認める．

重症筋無力症や顔面ミオパチーでみられる顔面麻痺は通常両側である．一方，脳幹疾患では通常片側から障害され，最終的に両側が障害される．顔面神経麻痺は通常片側である．反復する顔面麻痺の鑑別は，顔面神経と神経筋接合部疾患に限られる（**Box 17-4**）．

③ 先天症候群

① 先天性両側性シルビウス裂周囲症候群

この症候群は，シルビウスやローランド領域の厚脳回となる神経細胞移動の障害で起こる．多くは孤発例である．家族例は X 連鎖遺伝であり，このような例では女児より男児のほうが重症である（Villard et al, 2002）．

☑ 臨床症状

全ての患児は仮性球麻痺を呈し，発語障害（失行），嚥下障害を認める．およそ85%の症例で認知障害とけいれんを認める．認知障害は軽度から重度まで幅広く，けいれん発作は4〜12歳で始まり，非定型欠神発作，失立発作，強直発作，部分発作，全身強直間代性けいれんである．

☑ 診断

MRI で厚脳回や多小脳回といった両側シルビウス裂の形成不全を認める（**図17-1**）．剖検は MRI 所見と一致する．

☑ 治療

けいれんは通常難治である．脳梁離断は難治性の失立発作の症例で有用なことがある．言語療法は，言語障害を改善しない．正常に近い知

能を持つ患児では手話が代替手段として有用である．流涎が改善することはない．流涎に対してグリコピロレート（副交感神経遮断薬），顎下腺切除，耳下腺管の結紮，耳下腺へのボツリヌス毒素注射が有用なことがある．

❷ 先天性嚥下障害

先天性嚥下障害は乳児期の筋緊張低下を伴うことが多いため，第6章で記載した．嚥下と呼吸の神経解剖学的基盤は近接しているので，先天性嚥下障害と呼吸障害はしばしば同時に認める．嚥下に関与する脳神経核の単独欠損は証明されていない．

❸ 先天性顔面非対称

生直後の顔面非対称のほとんどの原因は，先天的な筋の無形成であり，顔面神経の外傷ではない．両側顔面筋麻痺は完全であれ，不完全であれ，Möbius症候群あるいは先天性筋無形成を示唆する．完全片側麻痺は外傷が原因であることが多く，一方，部分片側麻痺は外傷でも無形成でもありうる．新生児の部分的/完全な片側の顔面筋力低下は，顔面神経麻痺というより新生児顔面非対称という語がおそらくより正確であり，外傷性顔面神経麻痺と先天性顔面筋無形成を鑑別することは難しい．下部顔面，口の非対称のほとんどの原因は，片側口角下制筋欠損である．

(a) 顔面筋無形成
☑ 臨床症状

Möbius症候群は，先天性顔面神経核と顔面筋無形成として最もよく知られている．顔面神経核と核間連結が病巣である．両側顔面麻痺単独のこともあれば，両側外転神経麻痺あるいはいくつかの脳神経麻痺を伴う場合もある（Verzijl et al, 2003）．身体的な先天奇形（右胸心，内反尖足，胸筋欠損，四肢変形）も時々みられる合併症である．ほとんどは孤発例であるが，家族例もみられる．常染色体優性，常染色体劣性，X連鎖劣性遺伝が提唱されている．原因遺伝子座はそれぞれ第13，3，10番染色体にある．

片側顔面麻痺の他の発生学的な原因には，Goldenhar症候群，Poland奇形，DiGeorge症候

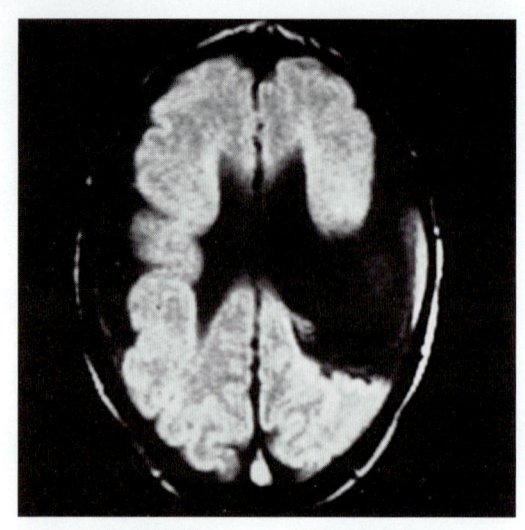

図17-1 先天性両側性シルビウス裂周囲症候群のMRI
この児は滑脳症と裂脳症を有する．両側のシルビウス裂周囲の障害により，仮性球麻痺を来す

群，大理石骨病，13トリソミー，18トリソミーがある．

☑ 診断

先天性両側顔面麻痺は定義上Möbius症候群といえる．このような症例は全例において，その他の大脳奇形を精査するために頭部MRIが必要である．一次的な奇形以外には，子宮内曝露（例えばサリドマイド），血管奇形，あるは梗塞が原因となる．

筋電図は受傷時期を決定するのに役立つ．顔面神経核や顔面神経への受傷が検査より2～6週前に起きていれば，脱神経電位がみられる．Möbius症候群のように顔面筋が無形成の場合や妊娠早期に神経障害が起きていれば，活動性の脱神経電位は認めない．

☑ 治療

外科的治療により部分的に顔面が動くようになることもある．

(b) 口角下制筋欠損
☑ 臨床症状

片側口角下制筋（depressor anguli oris muscle：DAOM）の単独筋力低下は生直後の顔面非対称の原因として最も多い．児が泣いた時に，片側の口角が下がらない．その他の顔面筋は全て対称性に動く．麻痺側の下口唇は生直後でも触ると薄く，分娩前の低形成を示唆している．

✅ 診断

外傷性顔面神経障害では，DAOM への神経線維が選択的に障害されて，他の顔面筋が保たれるということはない．電気診断学的検査は，DAOM 欠損と外傷を鑑別する目的で行う．欠損では，顔面神経の伝導速度や潜時は正常である．DAOM 部位に線維束攣縮は認めない．代わりに運動単位電位の消失あるいは低下を認める．泣いた時に健全な DAOM の方向に口が引っ張られると，診断医はこちらが悪いほうだと信じてしまう．

✅ 治療

治療法はなく，また，治療の必要もない．DAOM は年長児や成人では表情筋としてそれほど重要ではなく，筋の欠損も気づかれにくい．

(c) 出生時の受傷

分娩時の外傷性顔面麻痺は，大きな満期産児で経腟分娩が遷延した後に起こる．鉗子の誤用よりも分娩中の仙骨による神経圧迫が原因として多い．鉗子による障害の場合，滅多にないが，頬に鉗子の跡を認める．

✅ 臨床症状

新生児の完全片側顔面麻痺の臨床症状は，新生児期は軽微であり，生直後は明白ではないこともある．最初に罹患側の閉眼ができないことで，筋力低下に気づかれる．啼泣時のみ，全ての顔面筋の弛緩性麻痺が明らかになる．眼球は開いた眼瞼の中に偏位し，鼻唇溝は平坦化し，啼泣中は口角が下がらない．顔面が引っ張られ歪むため，健側が麻痺しているようにみえ，麻痺側が正常のようにみえる．顔面神経麻痺が部分的である場合，眼輪筋はしばしば保たれる．このような障害では，圧迫部位は通常耳下腺の上であり，茎乳突孔から出た後の上部神経線維は保たれる．

✅ 診断

顔面非対称は，啼泣している新生児の顔面を観察することで診断できる．顔面の皺を注意深く観察する．耳鏡による観察は鼓室内出血の有無を確認するのに有用である．筋電図所見によって治療は変わらない．

✅ 治療

分娩時の顔面神経障害の自然予後に関する前方視的研究はみられない．報告者の多くは楽観的で，高率に自然回復すると示唆している．このような楽観的な考え方は経験に基づくものではあるが，妥当と考える．長期予後に関するデータがないことで，考えられる治療的介入の有効性が評価できない．多くの新生児は，分娩時に神経断裂が起きていなければ，外科的介入の対象にはならない．外科手術として最も良い方法は，可能なら神経再生，あるいは傷のデブリードマンにより，近位断端が適切な経路で再生できるようにすることである．

❹ 免疫介在性疾患・感染性疾患

第Ⅶ脳神経の感染後の脱髄は急性片側顔面神経炎（Bell 麻痺）あるいは両側顔面神経炎の主要原因である．両側 Bell 麻痺と Guillain-Barré 症候群（急性炎症性脱髄性多発根ニューロパチー）の鑑別は，両側 Bell 麻痺では四肢の深部腱反射が保たれていることである．Guillain-Barré 症候群については第7章（p.211）に記載している．

❶ Bell 麻痺

Bell 麻痺は急性，特発性，自然軽快する，典型的には単相性の顔面麻痺で，顔面神経の機能障害が原因である．病因はウイルス（単純ヘルペスウイルスが多い）と考えられているが，ウイルス感染後の，免疫介在性脱髄も考えられている．年間の発生率は，10 歳前でおよそ 10 万人に 3 人，10 代で 10 万人に 10 人，成人で 10 万人に 25 人である．臨床的に両側顔面麻痺を認めるのは 1％ のみであるが，多くは電気診断学的には非罹患側にも異常を認める．

✅ 臨床症状

ウイルス感染，通常は上気道感染の先行が多くの症例で記録されているが，特別な既往がない症例より有意に多いわけではない．神経炎の初期症状は外耳道の痛み，ピリピリ感で，それに引き続き，同側の顔面麻痺を認める．疼痛は顔面神経麻痺の 60％ の患者で認め，60％ の患者で流涙が障害され，30〜50％ で味覚変化を認め，15〜30％ で聴覚過敏を認める．

同側の顔面の感覚症状は通常軽く，顔面神経から大錐体神経を介して三叉神経へ炎症が波及することで起こる (Vanopdenbosch et al, 2005)．麻痺は急性発症し，数時間以内に悪化する．一側顔面全ての筋が麻痺すると，患児か両親が最初に麻痺に気づく．顔の半分がたるみ，眼裂が広がる．眼輪筋筋力低下のため，閉眼できなくなる．表情筋を無理に動かそうとすると，健側に顔が引っ張られる．食べたり，飲んだりすることが難しくなり，弱い口角から液体がこぼれ落ちるため困惑する．

最も一般的に障害される神経部位は側頭骨内である．つまり，味覚，流涙，唾液分泌が障害され，聴覚過敏を認める．しかし，小児で全ての顔面神経機能を検査することは困難であり，局在性を明確にすることは診断，治療において重要ではない．筋力は2～4週間は弱いままであるが，その後自然に強さが回復する．小児のBell麻痺の自然経過は不明であるが，経験的にはほとんど全ての患者が完全に回復する．

☑ 診断

麻痺単独の異常かを判断するために，急性片側顔面筋力低下を呈する全ての患児で完璧な神経学的評価が必要である．もう一方の軽度の顔面筋力低下あるいは四肢の深部腱反射消失はGuillain-Barré症候群を示唆する．このような患児では，四肢筋力低下の進行を観察する必要がある．

Bell麻痺と診断する前に，可能性のある顔面神経麻痺の原因（例えば，高血圧，感染，外傷）を除外する．顔面麻痺と同側の耳で，ヘルペス感染の所見（p.373「耳性帯状疱疹」）の有無を観察する．MRIでは罹患神経の造影効果を認めるが，急性単独顔面神経麻痺は全ての患児がMRIの適応になるわけではない．より合理的なアプローチは患児を観察することであり，他の神経学的異常が出現した場合や1か月以内に麻痺が回復し始めない場合は，画像検査を勧める．

☑ 治療

瞬目反射が消失している場合，特に睡眠中でも眼裂が開いている場合は角膜保護を行う．眼球が空気に曝され，乾燥したままだと角膜潰瘍の原因となる．この合併症を防ぐために眼軟膏が必要である．患児が外出したり，遊んだりする時にはアイパッチをして，角膜を湿らせておくために，1日に数回人工涙液を投与する．副腎皮質ステロイドの使用はいくつかの報告である程度有用とされている．しかし，予後は自然完全回復と良好であるため，小児では評価が困難である．副腎皮質ステロイド治療を選択する医師は，基礎疾患として高血圧や感染症を最初に除外しなければならない．

❷ 特発性多発脳神経ニューロパチー

名前から推測される通り，特発性脳神経のニューロパチーの疾病分類は不確かである．推定されているのは感染後で，Guillain-Barré症候群の不完全型と考えられている．

☑ 臨床症状

通常成人発症で，小児の場合，多くは思春期である．乳児に同じような症状で発症し，次に四肢の筋力低下を呈した場合，乳児ボツリヌス症が考えられる（第6章p.179）．

持続する顔の痛みが，筋力低下の数時間あるいは数日前から出現する．痛みは通常，側頭部あるいは前頭部にみられる．筋力低下は1日～数週間後にみられる．外眼筋の運動も障害されることが多い．顔面神経および三叉神経の障害は1/2でみられるが，さらに下位の脳幹神経の障害は通常みられない．視力障害，眼瞼下垂，瞳孔異常，耳鳴りを一過性に認めることもある．四肢の腱反射は認められ，繰り返す特発性の脳神経ニューロパチーは成人では孤発性に認められ，小児では通常家族歴のある人にみられる．

☑ 診断

Guillain-Barré症候群，ボツリヌス症，脳幹部神経膠腫，若年性進行性球麻痺，難聴を伴う橋-延髄麻痺，Tolosa-Hunt症候群が鑑別にあがる．特発性脳神経ニューロパチーにおいては，腱反射が保たれているというところでGuillain-Barré症候群と鑑別する．顕著な自律神経障害と四肢の筋力低下によってボツリヌス症は診断される（第6章p.179，第7章p.213）．脳幹部神経膠腫や若年性進行性球麻痺，難聴を伴う橋-延髄麻痺ではもっと長期間かけて進行す

る．Tolosa-Hunt症候群による痛みを伴う眼球運動麻痺と特発性の脳神経ニューロパチーは多くの症状が似ていて，同じ疾患のバリエーションをみている可能性がある（第15章p.337）．

血液検査は正常である．MRIは脳幹部神経膠腫の可能性を考えて必要である．髄液検査ではときに蛋白の軽度上昇があり，リンパ球は5〜6/mm^{3}である．

☑治療

自然軽快し，発症から2〜4か月で完治する．治療には通常，副腎皮質ステロイドが用いられ，顔面痛を軽快させ病期を短くすると考えられている．痛みは劇的に軽減するが，病期が短くなるという報告はない．

5 遺伝性疾患

① 顔面肩甲上腕型ジストロフィー

顔面肩甲上腕型ジストロフィー（FSHD）は，乳児期に両側の顔面筋の筋力低下で発症する常染色体優性遺伝疾患である（Lemmers & van der Maarel, 2009）．約70〜90%は親から受け継ぎ，残りが新規変異である．罹患者の児の50%が罹患する．胎児診断が可能である．

☑臨床症状

乳児型のFSHDは通常5歳以前に発症する．顔面の筋力低下が初期症状である．発症が乳児期早期の場合，先天性顔面筋形成不全に間違われる．後に，鼻声になり，ときに眼瞼下垂が出現する．進行性の近位筋の筋力低下が，発症から1〜2年で肩から始まり，後に骨盤帯の筋力低下が生じる．ふくらはぎの仮性肥大が生じることがある．腱反射は減弱し，筋力低下した筋では消失する．筋力低下の進行はしばしば急速で，20歳以前に呼吸不全で死亡する（乳児型FSHDはこのように急速進行性だが，5歳以降に発症するFSHDの生命予後は良好である）．典型的には，罹患筋は非対称性で延髄，外眼筋，呼吸筋は罹患しない．筋力低下は長期間安定する場合や，成人まで重度の障害を来さない場合もある．

網膜の血管拡張と高音域の聴力障害が約半数の家系に生じる（Padberg et al, 1995）．両方とも進行性で，小児期早期には認めない．

☑診断

小児に顔面筋の筋力低下の進行があれば，FSHDの可能性がある．家族歴は必ずしも明らかではない．なぜなら親は罹患していても症状をほとんど呈していないことがあるからである．分子学的検査が診断には重要である．

重症筋無力症と脳幹部神経膠腫が乳児期の進行性の顔面麻痺の鑑別にあがる．血清のCK値を測ると鑑別の助けになる．乳児型FSHDでは上昇し，重症筋無力症や神経膠腫では正常である．筋電図では，低電位で多相性の活動が罹患筋でみられ，反復刺激試験では正常の反応である．

☑治療

対症療法である．

② 若年性進行性球麻痺

若年性進行性球麻痺はFazio-Londe病としても知られている延髄の運動神経麻痺である．多くは孤発性で常染色体劣性遺伝形式が考えられているが，まれに常染色体優性遺伝と考えられる症例もある．

☑臨床症状

発症年齢によって2つのパターンがある．1〜5歳発症の早期型では，喘鳴が初期症状である．球麻痺が進行し，呼吸障害により発症から2年以内に死亡する．6〜20歳で発症する後期発症型では，呼吸の症状は少ない．顔面筋の筋力低下，嚥下障害，あるいは構音障害が初期症状である．最終的には動眼神経核を除き，下位脳神経の運動ニューロン全てが障害される．上肢の線維束攣縮や萎縮を来す児もいるが，重度の球麻痺にもかかわらず通常四肢の筋力や腱反射は正常であることが多い．

☑診断

重症筋無力症と脳幹部神経膠腫が鑑別にあがる．MRIで脳幹部の腫瘍は除外する．筋電図によって顔面筋の脱神経をみる．四肢の筋は問題がなく，反復刺激試験でも異常を示さない．小児で，急速に進行する顔面および四肢の運動神経麻痺の場合は，小児型の筋萎縮性側索硬化症の可能性もある．

難聴を伴う橋-延髄麻痺（Brown-Vialetto-

Van Laere 症候群）は症状が重複するが，上位および下位運動神経の混合性の麻痺による球麻痺症状と難聴を特徴とする（Dipti et al, 2005).

☑ 治療

悲惨な経過をたどる疾患である．かつては正常であった児が，明瞭に話をすることができなくなったり，嚥下できなくなったりする．胃瘻とコミュニケーションツールが必要になる．精神的な支えも必要となるだろう．原疾患に対する治療法はない．

③ 眼咽頭筋ジストロフィー

常染色体優性遺伝形式である．フランス系カナダ人の家系に多いが，どの人種にもみられる．ミトコンドリアミオパチーが同じような症状を呈するが，遺伝形式が常染色体優性遺伝ではない．

☑ 臨床症状

30代で発症することが多いが，思春期で発症することもある．初期症状は，眼瞼下垂と嚥下障害で下肢の近位筋の筋力低下と外眼筋麻痺がみられるようになる．全ての骨格筋で障害されるが，平滑筋や心筋は侵されない．

眼咽頭筋ジストロフィーの患者の多くは筋電図や生検で四肢の脱神経の所見が得られる．神経症状はニューロパチーよりも神経細胞障害が適していて，脊髄（延髄）性筋萎縮症といえる．

☑ 診断

DNA 診断による．筋生検では，筋線維の大小不同，壊死線維，線維化と核の内在化がみられる．自己貪食（縁取り空胞）と線維性の核内封入体も眼咽頭筋ジストロフィー，封入体筋炎，遺伝性遠位性ミオパチー/筋ジストロフィーに共通する．赤色ぼろ線維がみられたら，ミトコンドリア筋炎の可能性が考えられる．

☑ 治療

症状の緩和が目標となる．食事形態の変更で嚥下障害に対応するが，通常胃瘻は必要となる．眼瞼挙筋の短縮術によって眼瞼下垂は良くなる．

④ 大理石骨病（Albers-Schönberg 病）

大理石骨病は骨密度が増加する少なくとも3つの遺伝性骨疾患を含む．最も多い遺伝形式は常染色体劣性遺伝（11q）である．大頭，進行性の難聴と盲，肝脾腫，重度の貧血が胎児期あるいは早期乳児期に始まる．頭蓋骨は肥厚し，脳神経が圧迫され損傷される．静脈灌流も障害されるので，頭蓋内圧が上昇する．

優性遺伝形式（1p）の臨床症状は骨折と主に下顎の骨髄炎である．カルシトロール大量投与によって骨硬化と様々な神経学的合併症を予防する．

⑤ Melkersson 症候群

顔面神経麻痺の7%は再発性である．多様な表現型を呈する，常染色体優性遺伝形式が考えられている．家族内で，繰り返す顔面麻痺のみの場合も，顔面神経および動眼神経ニューロパチーを繰り返す場合もある．Melkersson 症候群は，9p11 の遺伝子異常による顔面神経麻痺を繰り返す疾患とは異なると思われる．

☑ 臨床症状

Melkersson 症候群はまれな疾患で，繰り返す顔面神経麻痺，裂舌，顔面の浮腫を三徴とする．10代で発症することが多いが，深い溝を呈する裂舌は生下時から認められる．

初回の顔面麻痺は片頭痛のような頭痛が先行することを除くと，Bell 麻痺と区別できない．引き続く症状は眼瞼の浮腫で，これは軟らかく痛みはなく紅斑や紫斑も認めない．多くの場合浮腫は非対称性で，麻痺側の上口唇に限局するが，片側あるいは両側の頬部と眼瞼にみられることもある．寒い気候や精神的なストレスが顔面の浮腫の誘因となることもある．裂舌は30〜50%の症例でみられる．舌の背面に深い溝が生下時から終生みられる．常染色体優性遺伝だが，孤発例もみられる．

☑ 診断

三徴のうち2つを認めたら診断する．繰り返す顔面神経麻痺あるいは繰り返す顔面の浮腫が本人あるいは家族にある場合，検討する．親族に裂舌があれば確定診断となる．眼瞼の組織では肉芽腫性のリンパ管炎が特徴的である（Cockerham et al, 2000).

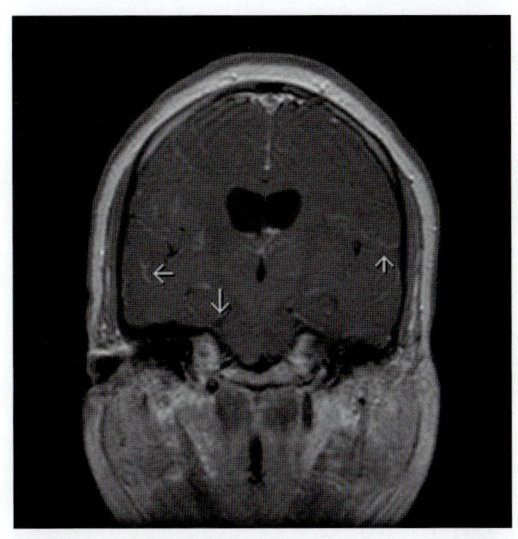

図 17-2　神経サルコイドーシス
造影 MRI T₁強調像冠状断で軟膜の造影効果を認める（矢印）

- ☑ **治療**

確立された治療はない．

6 高血圧

片側の顔面麻痺は小児の悪性高血圧の症状の場合がある．顔面神経管内の浮腫と出血による．

- ☑ **臨床症状**

経過は Bell 麻痺と区別がつかない．神経の圧迫が顔面神経の近位部で生じるので流涙，唾液分泌，味覚に障害が生じる．拡張期の血圧が 120 以上に上昇することよって生じ，血圧が下がったら回復が始まる．麻痺は数日から数週間持続する．高血圧のエピソードが再発すると麻痺が再燃する．

- ☑ **診断**

高血圧の児が顔面麻痺を起こしたら血圧のコントロールができていないことが示唆される．

- ☑ **治療**

血圧管理が唯一の治療である．

7 感染症

中耳炎から乳突蜂巣に細菌感染が広がると，ときに顔面麻痺になる．外耳道炎から鼓膜を通じて鼓索神経に広がって顔面神経麻痺になることもある．

ジフテリアは毒素によって脳神経を単独あるいは複数障害することがある．顔面麻痺，構音障害，嚥下障害が生じうる．結核あるいは他の細菌感染による脳底部髄膜炎では頭蓋骨に入り込み脳神経に炎症を起こす．複数の脳神経が両側性に侵され進行する．

❶ 耳性帯状疱疹（Ramsay Hunt 症候群）

膝神経節の水痘ウイルス感染によって耳性帯状疱疹が生じる．

- ☑ **臨床症状**

初期症状は耳の中と後ろの痛みである．この痛みは Bell 麻痺によるものに比べてしばしば重度で長引く．Bell 麻痺とは見分けがつかない片側の顔面麻痺が引き続いて生じる．しかし，同側の耳の特に耳輪のくぼみや耳たぶの裏に小水疱性の発疹が生じ，特徴的である．25％に聴力障害が生じる．

- ☑ **診断**

病歴で Bell 麻痺と鑑別する点は耳痛の重症度である．診察で耳の小水疱をみるのは大切である．

- ☑ **治療**

通常自然軽快するが痛みが強い．経口アシクロビル 800 mg を 1 日 5 回 7 日間と，プレドニゾン 1 mg/kg/日，5 日間内服後減量が，15 歳以上では顔面神経機能の予後を改善する（Murakami et al, 1997）．完全回復は，7 日以内に治療すると 75％で，7 日以降の場合は 30％である．水痘ワクチンは新規発症を減らす，あるいは重症度を軽減するかもしれない（Hato et al, 2000）．

❷ サルコイドーシス

サルコイドーシスの神経合併症として脳神経障害は最も多く認められる．頭蓋底の肉芽腫性髄膜炎（図 17-2）が原因であることが多いが，耳下腺炎を認める時には顔面神経も障害される．

- ☑ **臨床症状**

発症は通常 20 代であるが，思春期発症のこともある．神経学的合併症はサルコイドーシス患者のわずか 5％であるが，疾患の初期症状のことも多い．片側性または両側性の顔面神経麻痺

は，最も多い症状である．視機能低下や難聴は次に頻度が多い．単一脳神経ニューロパチーは73%で起こり，多発脳神経ニューロパチーは58%で起こる．副神経を除く全ての脳神経に起こりうる．サルコイドーシスの全身症状はほとんど全ての症例でみられる．胸腔内病変は81%で認め，眼窩内病変は51%で認める．ぶどう膜耳下腺炎はサルコイドーシスの症状としてまれである．通常，患者は眼のみえにくさや痛みで病院に行く．口腔内乾燥，唾液腺炎を認める．顔面神経圧迫と麻痺は40%の症例に認める．

☑ 診断

サルコイドーシスは単一および多発脳神経ニューロパチーの患者で考慮する．多臓器に症状を認めると診断につながる．胸部X線を撮ると神経学的合併症のあるほとんど全ての患者の診断がつく．

血清アンギオテンシン変換酵素（ACE）濃度の上昇は活動性肺病変のある患者の75%に認める．そして神経サルコイドーシスの患者では髄液のACEが上昇することがある．リンパ節生検や他の病変組織生検により組織学的に診断できる．

☑ 治療

プレドニゾン治療0.5〜1 mg/kg/日を治療反応がみられるまで続け，再燃しない速度でゆっくり減量していく．サルコイドーシスの神経合併症の予後は治療なしでも良いが，副腎皮質ステロイドで回復を早められる．

8 代謝異常症

① 副甲状腺機能亢進症

原発性副甲状腺機能亢進症の頻度の高い神経学的所見の特徴は頭痛と錯乱である（第2章 p.73）．ときに，副甲状腺機能亢進症は筋萎縮性側索硬化症類似の症候群に伴い，失調や核間眼筋麻痺を認める．構音障害と嚥下障害は顕著な症状である．

② 甲状腺機能低下症

脳神経障害は甲状腺機能低下症ではまれである．難聴は頻度が高い症状であるが，Bell麻痺に似た急性顔面神経麻痺も起こることがある．

9 延髄空洞症

延髄空洞症は頸髄空洞症の延髄への伸展である（第12章 p.283）．しかし，延髄が起源であることもある．空洞症は疑核，三叉神経の脊髄路核と運動核を侵す．症状は頻度の高い順に頭痛，めまい，構音障害，顔面異常知覚，嚥下困難，複視，耳鳴り，そして口蓋麻痺である．

10 中　毒

多くの神経毒は広汎な脳障害と末梢神経障害を起こす．エチレングリコール，トリクロールエチレン，クロロクレゾールのみが選択的に脳神経を傷害する．エチレングリコールは不凍液である．摂取すると，顔面神経両麻痺，難聴，嚥下障害を起こす．トリクロールエチレン中毒は多発脳神経ニューロパチーを起こすが，三叉神経に親和性を持つ．疼痛チックの治療に使われたことがある．クロロクレゾールはヘパリンの工業生産に使われる化合物であり，曝露した労働者の反復性片側顔面神経麻痺を起こしたことがある．化合物の吸入にて片側顔面のうずきを認め，筋力低下を来す．神経学的異常は短時間で，新鮮な空気を吸うことで消失し，実験的に再度引き起こすことができた．

11 外　傷

非開放性頭部損傷による顔面麻痺はたいてい耳出血や錐体骨骨折を伴う．

☑ 臨床症状

麻痺は受傷直後あるいは3週間程度遅れて発症する．多くは受傷からの間隔は2〜7日後である．受傷から症状出現が遅れる理由は不明である．

☑ 診断

電気生理学的検査は予後判定に役立つ．神経損傷がないが，伝導ブロックを認める場合，5日以内に回復し始め完全に治癒する．部分的脱

神経を来した患者は完全に顔面神経麻痺が改善するが，異常な神経再支配が起こる．完全な脱神経を認めた場合，完全回復は望めない．

☑治療

外傷性顔面神経麻痺の治療方法は議論の余地がある．手術による神経除圧，副腎皮質ステロイドを推奨する医師もいるが，どちらの治療についてもエビデンスははっきりとしていない．

12 腫瘍

顔面神経の腫瘍は小児ではまれである．顔面神経麻痺の原因となる主な腫瘍は脳幹部神経膠腫で，白血病や，髄膜癌腫症，ヒスチオサイトーシスなどの髄膜に浸潤する腫瘍が続く．聴神経腫瘍は小児期にはまれで，神経線維腫症2型の児に限られている．この聴神経腫瘍は顔面神経麻痺を来す前に難聴を来しており，次の項で述べる．

B 難聴と聾

1 解剖学的考察

音は外耳道を通して機械的に集められて，鼓膜を震わせる．耳小骨は震えを聴覚の感覚器官である蝸牛の卵形嚢に伝える．鼓膜から蝸牛に広がる空気に満たされた空間で中耳が形成される．骨迷路内の膜迷路は内耳の主要な構造である．蝸牛，半規管，前庭を含む．半規管と前庭は前庭機能の感覚器官である．蝸牛は液体が満たされた3つの管からなり，管はカタツムリ様の構造をしている．

コルチ器は蝸牛内の変換器で機械的エネルギーを電気的エネルギーに変換する．第Ⅷ脳神経の聴覚部分はインパルスを同側の延髄蝸牛核に伝える．それぞれの側の蝸牛核からの情報は両側の上オリーブ核に伝達され，上オリーブ核から聴覚経路の残りの部分全体に聴覚情報が行きわたる．上オリーブ核から外側毛帯によって下丘まで伝達される．さらに下丘のシナプス結合で交叉支配を認める．吻側に下丘からの直接線維が内側膝状体まで上行し，側頭葉の聴覚野に至る．

2 聴覚障害の症状

聴覚経路障害の主要症状は聴力低下，耳鳴り，聴覚過敏である．小児の聴覚障害の特徴は言葉の発達の遅れであり（第5章 p.128），年長児では不注意や学業成績の低下である．50％の小児は12か月で有意語を話し，24か月で2語文を話す．21か月で有意語が出ない場合や3歳で2語文が出ない場合は異常である．25～30 dBの難聴でも正常な言語獲得ができないことがある．

1 聴覚障害

聴覚障害は伝音性，感音性，中枢性に分けられる．伝音難聴の原因は外耳から中耳の障害である．外耳道障害，鼓膜や耳小骨の異常により，内耳への聴力の感覚入力を作り上げる機械的な振動を正確に伝えることができない．主要な伝音難聴の原因は音増幅の異常である．伝音難聴の児は静かな場所での穏やかな音声よりもうるさい場所での大声のほうがより聞き取りやすい．耳鳴りを伴うことがある．

感音難聴は先天性および後天性の蝸牛，聴神経の異常が原因である．音の周波数は不適切に分析され変換される．高い周波数が選択的に障害されることがある．感音難聴の患児はうるさい環境では語弁別困難を認める．中枢性難聴は蝸牛神経核の障害か皮質への投影の障害によって起こる．脳幹病変は両側性難聴を引き起こす．皮質病変は情報処理の困難さを引き起こす．純音聴力は正常だが，騒音環境や複数のメッセージに対応する場合は語弁別が悪くなる．小児期の聾の原因は，遺伝性，後天性，特発性に三分される．多くの特発性の場合も遺伝的なものと思われる．

2 耳鳴り

耳鳴りは耳による幻覚様の騒音である．耳鳴りは通常，高調音で持続音である．たいていの場合は耳鳴りの原因は聴神経の障害である．し

かし，一次聴皮質起源の単純部分発作であることがある．心血管系（心音や血管雑音）が耳鳴りの原因になることがあり，横になった時に多いが，耳鳴りと混同すべきではない．

③ 聴覚過敏

聴覚過敏の原因は，耳小骨へ伝わる音を小さくするというアブミ骨筋の機能が障害されることである．これは，顔面神経の鼓索神経が障害されて起こる（p.369「Bell 麻痺」）．

③ 聴力検査

① 健診で行う検査

健診における聴力評価は重篤な聴力障害の検出は十分行えるが，ある特定の周波数の聴力低下の検出には不十分である．高い周波数の聴力低下による言葉と聴力のハンディキャップを過小評価すべきではない．検査者は小児を検査する時，患者の後ろに立って興味が持てる音をそれぞれの耳に聞かせるのが良い．ベル，チャイム，ガラガラ，音叉はこの方法に役立つ．大きな物体を落とし，児と両親が音に驚くのを観察するのは聴力テストとはいえない．一度児が興味のある音源をみつけ，何度も聞いたら，興味を失ってしまう．それゆえ，異なる高い周波数と低い周波数の音をそれぞれの耳で聞いたほうが良い．正常反応は音に注目し，音源を特定しようと試みるのである．

一方，年長児は異なる強さの話し言葉と，異なる周波数の純音を聞かせる音叉に対する反応を観察することが聴力検査として有用である．Rinne 試験は空気伝導（伝音＋感音）と骨伝導（感音）を比較する試験である．乳様突起に音が消えてしまうまで音叉を当てて，その後耳から1インチのところで音叉を保持する．健常児では，空気伝導による振動音は，骨伝導による振動音より2倍長く聞こえる．骨伝導が正常で空気伝導が損なわれていると，伝音難聴であることを示している．

Weber 試験は両耳の骨伝導を比較する．骨伝導によって伝達されたシグナルは，聴力の高い耳または伝音性障害のある耳に偏って聞こえる．前頭部に当てた音叉で両耳に音が同じ大きさで聞こえるかどうかを調べる．正常な反応は，音が頭の正中で聞こえる．両耳の骨伝導が正常の場合は空気伝導の抑制反応が欠如するため，空気伝導が障害されている耳側で音が聞こえる．感音性難聴が一方の耳に存在するなら骨伝導は健側の耳で聞こえる．耳鏡検査は聴覚障害や耳鳴りがある全ての患児に必要な検査である．聴覚障害の原因となる耳垢や中耳炎，鼓膜損傷，真珠腫などがみつかる可能性がある．

② 医療機関で行う検査

聴力検査バッテリーには，純音の気導と骨導の検査，会話閾値と単語識別の測定がある．

(a) 標準純音聴力検査

選択された周波数でイヤホン（気導）や乳様突起を振動させ（骨導），周波数ごとに聞こえた最少レベルを測定する．国際基準により正常聴力レベルが定義されている．この検査は，協力が得られる年齢の小児にのみ適応される．伝音性聴力障害では，気導（聴力）が異常で，骨導（聴力）が正常，感音性聴力障害では，両方が異常となる．中枢性聴力障害では，両方が正常となる．

(b) 語音検査

語音聴取閾値（speech reception threshold：SRT）検査は，被検者が提示された言葉の50％を反復できる強さを測定している（SRT は以前語音聴取閾値〔検査〕といわれていたが，1996年の ISO〔検査に関する国際基準〕により，語音了解 recognition 閾値に変更された）．語音弁別検査は，通常の会話レベルの語音の理解する能力を測定している．いずれの検査も，聴神経疾患では純音聴力の低下に比して異常であり，蝸牛疾患では純音聴力の低下と同等の異常を呈し，伝音性難聴と中枢性難聴では正常となる．

(c) 特殊な病態

蝸牛病変は，複聴や聴覚補充現象の原因となり，聴神経病変は音の減衰を生じる．複聴とは，純音刺激が混合した周波数の音として聞こえる状態である．聴覚補充現象とは，音を大きくしていくと，異常に高い音で大きく聞こえる現象である．聴力疲労では，時間とともに知覚できる音の閾値が小さくなってくる．

❸ 脳幹聴性誘発反応

脳幹聴性誘発反応（brainstem auditory evoked response：BAER）は，乳幼児の聴力と脳幹聴覚伝導路の統合に有用な検査である．協力はいらず，鎮静は結果の正確性を向上させる．

それぞれの耳をクリック音で反復刺激すると，同側の乳様突起の電極と前頭部の電極の間で5つの波が記録できる．Ⅰ波は聴神経，Ⅱ波は蝸牛神経，Ⅲ波は上オリーブ複合核，Ⅳ波は外側毛帯，Ⅴ波は下丘から発生する．BAERは胎齢26〜27週齢に最初に出現する．Ⅰ波とⅤ波の絶対的潜時とⅠ〜Ⅴ波間潜時は，胎齢が進むにつれて減少していく．Ⅴ波の潜時は，刺激の強さとは逆の相関性があり，聴力の指標にもなる．

最初は70dBの刺激で検査する．Ⅴ波が出現しなければ難聴を示す．さらに大きな刺激で繰り返しテストし，閾値を探す．（70dBの刺激で）Ⅴ波の出現がみられれば，続けて10dBずつ刺激強度を落として，Ⅴ波の出現が得られる最少閾値を確認する．Ⅴ波潜時は刺激強度に反比例するため，潜時強度曲線が引ける．正常新生児では，Ⅴ波の潜時は，70〜110dBの間では10dBごとに0.24〜0.44ms短縮する．

伝音難聴の児では，中耳から蝸牛殻までの伝音にかかる時間が延長する．これにより伝わる音の総量が減少し，Ⅰ波の潜時が延長，Ⅴ波の潜時強度曲線が右にずれる．シフトした程度が難聴の程度に相当し，曲線のカーブの程度は変えない．

感音難聴の児では，Ⅴ波の潜時強度曲線が右にシフトする．さらに，曲線の傾斜は急傾斜になり，0.55ms/dBを超える．

❹ 先天性難聴

新生児の先天性難聴は，変形した外耳の欠損や遺伝性難聴の家族歴がない場合はまれである．先天的な耳の奇形は，先天性難聴の新生児のおよそ2%にみられる．遺伝的要因は，全ての先天性難聴の1/3，重度な難聴の1/2を占める．2,000人に1人（0.05%）から1,000人に1人（0.1%）の小児が重度な難聴で生まれる．言語修得前の難聴の1/2が遺伝性で，たいていが常染色体劣性で非症候性である．Connexin26と30の蛋白をコードする遺伝子の変異が，常染色体劣性非症候性難聴の半分を占める．保因者の割合は約3%である．言語習得前の難聴の中には，ごく少ない割合で症候性や常染色体優性非症候性が存在する（Smith & Van Camp, 2007）．

❶ 内耳形成不全

内耳形成不全は，常に聴神経の異常を伴っている．次のような3つの主要なタイプがある．Michel型欠損（耳嚢と第Ⅷ脳神経の完全欠損），Mondini型欠損（骨迷路と膜迷路の不完全発育とらせん神経節の発生異常），Scheibe型欠損（膜迷路の形成異常と第Ⅷ脳神経の萎縮）である．

❷ 染色体異常症

聴覚障害は染色体異常の患児においては相対的には珍しい．18番染色体の異常は，しばしば重度な感音性難聴と外耳の奇形に関連している．

❸ 遺伝性疾患

何百もの遺伝子異常が遺伝性難聴と聾に関連している．難聴は，伝音性，感音性，混合性などがある．先天性のものや生後小児期に発症するものもある．

(a) 乳児型 Refsum 病

乳児型 Refsum 病は，ペルオキシソーム生合成異常症の Zellweger 症候群スペクトラムの1つである．ペルオキシソーム単独酵素欠損症で遅れて発症する Refsum 病（第6章 p.173）とは異なる．遺伝子座は染色体7q21-q22にあり，常染色体劣性遺伝形式をとる（Steinberg et al, 2012）．

☑ **臨床症状**

早期発症で，認知障害や顔の小奇形，網膜色素変性，感音性難聴，肝腫大，骨粗鬆症，成長障害，低コレステロール血症を認める．

☑ **診断**

髄液の蛋白濃度が上昇し，脳波でてんかん性活動を示すことがある．肝酵素は上昇し，血清

胆汁酸濃度も同様に上昇する．血漿極長鎖脂肪酸の上昇は，診断に不可欠である．

☑ 治療

Zellweger 症候群スペクトラムでは，現在有効な治療法はない．対症療法のために，栄養評価，聴力評価，視覚評価，肝機能評価，神経学的機能評価をする．全罹患児に対して，適切な教育的配慮と補聴器の使用が有効である．

(b) 特発性難聴

新生児，乳児の特発性難聴は，通常遺伝性で，常染色体優性，常染色体劣性，X 連鎖性遺伝形式をとる．多くの孤発例では，常染色体劣性遺伝の形式である．常染色体優性遺伝による疾患では，外耳の奇形を伴う先天性難聴が多いが，染色体異常症や胎児期の薬物，毒物の曝露も考えられる．妊娠中の母体のヘパリン投与により，骨格奇形や鼻の平坦化，脳形成異常，難聴を特徴とする胎芽病が生じる．

外耳の奇形や家族歴がない場合，難聴は幼児期に言葉の発達が遅れるまで気づかれないことが多い．サイトメガロウイルスによる子宮内感染が，先天性難聴の重要な原因になる（第 5 章 p.133）．サイトメガロウイルスに子宮内で感染した新生児のうち 10％が，感音性難聴になる．集団予防接種により，今では先天性風疹症候群は，ほとんど排除されているが，かつては米国での小児難聴の重要な原因であった．

(c) Pendred 症候群

Pendred 症候群は，常染色体劣性の症候性難聴のうち 2 番目に多いタイプであり，サイロキシン合成にかかわる遺伝子の異常である．常染色体劣性遺伝形式を示す．甲状腺腫と感音性聴覚障害が，特徴である．聴覚障害は重度である．甲状腺腫は，出生時はみられないが，思春期初期（40％）もしくは，成人期（60％）に発症する．

☑ 臨床症状

感音性聴覚障害を出生時より認め，50％の例で重度である．軽度の聴覚障害は 2 歳になるまでみつけられないことがある．前庭機能も障害される．びまん性，非結節性甲状腺腫は，最初の 10 年の間，特に幼児期に明らかになる．甲状腺機能低下の臨床症候は認められない．成長や知能は通常正常である．

☑ 診断

過塩素酸（パークロレイト）放出試験によって，甲状腺によるヨウ素の有機化の遅延が確認できる．難聴は，側頭骨の CT 検査により診断される．骨迷路の異常（Mondini 型異形成や前庭水管拡大症）に起因する．患者の大多数で前庭機能の異常がみられる．SLC26A4 遺伝子（7q22-q31）の分子遺伝学的検査が臨床的に有用である．75％の症例で，7q22-q31 の変異が認められる．

高解像度の薄いスライスの単純 MRI の水平断，矢状断にて，大きな前庭水管を伴った内リンパ嚢/内リンパ管の拡大を認める（Phelps et al, 1998）．

☑ 治療

甲状腺腫の治療は，外科的治療よりも内科的治療のほうが良い．外因性のホルモン投与により，甲状腺刺激ホルモンの産生が低下し，結果として甲状腺腫を小さくする．難聴は不可逆的である．

(d) Usher 症候群

Usher 症候群は，常染色体劣性の症候性難聴の中で最も多い型である．患者は生まれつき感音性難聴を有するが，その後，網膜色素変性症を発症する．米国の難聴盲目者の 50％以上が Usher 症候群である．網膜色素変性症による視覚障害は，通常 10 歳までは現れない．10 代では，夜盲症と周辺視の喪失が現れ始め，視覚障害は着実に進行する．

☑ 臨床症状

Usher 症候群は，3 つの型に分類されている．Usher 症候群 1 型は重度から最重度の感音性難聴と前庭機能異常が特徴で，前庭機能障害により，座位や歩行といった運動発達は正常よりも遅れる．Usher 症候群 2 型は軽度から重度の感音性難聴と正常な前庭機能が特徴で，補聴器による増幅が有効であり，話し言葉によるコミュニケーションが可能である．Usher 症候群 3 型は，進行性の難聴と進行性の前庭機能障害が特徴である．

前庭反応としてのカロリックテストは陰性で，軽度の失調が認められる．知的障害は 25％

Box 17-5　聴力障害と難聴

先天性
- 内耳無形成
- Michel 欠損症
- Mondini 欠損症
- Scheibe 欠損症

染色体異常症
- 13 トリソミー
- 18 トリソミー
- 18q 症候群

遺伝性疾患
- 特発性難聴
- Pendred 症候群
- Usher 症候群
- Waardenburg 症候群

子宮内ウイルス感染症（第 5 章）

母体の薬物使用
- 麻薬
- 抗菌薬
- β-アドレナリン受容体阻害薬
- 化学療法

遺伝性神経疾患
- 家族性痙性対麻痺（第 12 章）
- 遺伝性運動感覚性ニューロパチー（第 9 章）
- 遺伝性感覚自律神経性ニューロパチー
- 乳児型 Refsum 病
- 神経線維腫症 2 型（聴神経鞘腫）
- 難聴を伴う橋-延髄麻痺

ミトコンドリア病（第 8 章）
- 脊髄小脳変性症（第 10 章）
- Wolfram 症候群（第 16 章）
- 色素性乾皮症（第 5 章）

感染性疾患
- 細菌性髄膜炎*
- 中耳炎*（めまいの項を参照）
- サルコイドーシス*（顔面筋筋力低下の項を参照）
- ウイルス性脳炎（第 2 章）
- ウイルス性発疹症

代謝性疾患
- 甲状腺機能低下症*
- Ménière 病（めまい）

骨系統疾患
- Apert 症候群
- 鎖骨頭蓋異形成症
- 頭蓋顔面異形成症（Crouzon 病）
- 頭蓋骨幹端異形成症（Pyle 病）
- Klippel-Feil 症候群
- 下顎顔面異形成症（Treacher-Collins 症候群）
- 骨形成不全症
- 大理石骨病（Albers-Schönberg 病）

Susac 症候群（第 2 章）

外傷（めまいの項を参照）

腫瘍
- 聴神経鞘腫*
- 真珠腫*（めまいの項を参照）

*頻度が高く，病態修飾療法があるものを示す

の症例で認められる．

☑ 診断

Usher 症候群 2 型と 3 型は分子遺伝学的検査が可能である．網膜色素変性症と聴力障害の合併は，他の症候群でも認められる．Usher 症候群だけが，唯一，最重度な難聴を生下時より認める．

☑ 治療

1 型の難聴は，補聴器でも補正できない．

(e) Waardenburg 症候群

Waardenburg 症候群（WS）は常染色体優性の症候性難聴で最も多い．感音性難聴と皮膚，髪（前頭部白髪），眼（虹彩異色症）の色素異常が特徴である．様々な臨床型が存在する（Smith & Van Camp, 2007）．遺伝子座は，染色体 2q35 にある．

☑ 臨床症状

Waardenburg 症候群は，前頭部白髪，眼の色の違い（通常はブルーグレー色），両眼隔離，皮膚の斑状の色素脱失といった所見から比較的容易に診断できる．難聴は必発ではない．付属的な特徴として，両側内眼角が外側に変異するため，広い鼻根を認める．

その他の異常の有無に基づき，4 つの亜型に分類される．WS Ⅰ型では，両側内眼角の外側偏位がみられるが，WS Ⅱ型ではみられない．WS Ⅲ型では，上肢に異常がみられる．WS Ⅳ型では，Hirschsprung 病を伴う．

☑ 診断

家族歴と皮膚所見により診断できる．分子遺伝学的検査は WS Ⅰ型と WS Ⅲ型に利用できる．

☑ 治療

対症療法である．

5 遅発型遺伝性疾患

Box 17-5 に記載したいくつかの疾患は，他の章で記載している．感音性難聴は，いくつかの脊髄小脳変性症や遺伝性運動感覚性ニューロパ

チーや遺伝性感覚自律神経性ニューロパチーの一部に起こる．難聴は Refsum 病（遺伝性運動感覚性ニューロパチーⅣ型）の主な特徴である．この疾患は食事療法で血清フィタン酸の濃度が減少する．

① deafness-dystonia-optic neuronopathy 症候群（DDON 症候群）

この疾患の遺伝様式は X 連鎖性である．保因者の女性は発病しない（Blesa et al, 2007）．

☑ 臨床症状
進行性難聴が 2 歳前から始まり，10 歳までに最重度な難聴に進行する．ジストニアや失調が 10 代のうちに進み，20 代で視神経障害による視力低下，40 歳で認知症となる．

☑ 診断
臨床症状により診断される．血清 IgG が 200 mg/dL 未満，血清 IgM と IgA が 20 mg/dL 未満となる．分子遺伝学的検査が可能である．

☑ 治療
対症療法である．

② 難聴を伴う橋-延髄麻痺

難聴を伴う橋-延髄麻痺（Brown-Vialetto-Van Laere 症候群）は，まれな遺伝性運動ニューロン疾患で，常染色体劣性遺伝である（Mégarbané et al, 2000）．

☑ 臨床症状
両側感音性難聴と様々な脳神経麻痺が特徴で，通常運動成分のある第Ⅶと第Ⅸ～Ⅻの脳神経（まれに第Ⅲ，Ⅴ，およびⅥ）障害を認める．脊髄運動神経および，まれに上部運動ニューロンが障害される．発症は通常 10 代である．進行性の感音性難聴を初期に認め，一側の耳から対側へ進む．顔面筋低下と嚥下障害が難聴と同時あるいは続いて起こる．舌萎縮をほとんどの症例で認め，咬筋や眼球運動麻痺は珍しい．

患者の半分近くが，伸展性足底反応のような錐体路徴候や，四肢筋の萎縮，線維束攣縮を認める．腱反射の消失もほとんどの症例で初期症状の 1 つとして認める．呼吸不全が多く，しばしば死亡原因となる．

☑ 診断
難聴の存在と反射消失により若年性進行性球麻痺と鑑別されるが，球麻痺症状の出現が遅れた場合には，遺伝性運動感覚性ニューロパチーも鑑別になる．診断は臨床症状に依存する．脳幹 MRI により腫瘍性の可能性を除外する．

☑ 治療
ほとんどの患者が胃瘻栄養となる．基礎疾患に対する有用な治療法はない．

6 後天性聴力障害

① 薬剤性障害

聴器毒性の可能性がある薬剤の中で，抗菌薬が最もよく小児に投与されている．中毒反応の頻度は，アミカシン，フロセミド，バンコマイシンで最も高く，カナマイシン，ネオマイシンで少し低い．永続的な障害はこれらのどの薬剤でも普通は生じない．特徴的な症候群は耳鳴りと高音性難聴からなる．バンコマイシンは血中濃度が 45 μg/mL 以上の時のみ，聴力低下を引き起こす．対照的に，アミノグリコシドは不可逆性の内耳毒性の原因となり，耳鳴りから始まり，めまい，高音性難聴に進行し，ついには全ての周波数で聴力障害が生じる．特に 15 日間以上アミノグリコシドを投与された早産児に起こりやすい．

β-アドレナリン受容体阻害薬はまれに聴力障害や耳鳴りの原因となる．治療を中止すれば症状は消失する．抗がん薬であるシスプラチンは 30％に聴器毒性を生じる．耳鳴りが主な症状である．聴力障害は会話で用いられる周波数より高い周波数が障害される．

サリチル酸は迷路の外リンパで濃度が上昇しやすく，聴器毒性を生じる．耳鳴りや高音性難聴は，長期間高用量を使用した場合に生じる．

② 感染性疾患

中耳炎は小児の可逆性伝音性難聴の一般的な原因であるが，内耳に影響を及ぼすことはまれである（p.382「めまい」）．聴力障害はウイルス性脳炎で比較的よくある症状で（第 2 章 p.64），

早期の特徴であることもある．突然の聴力低下は小児の発疹性疾患（水痘，流行性耳下腺炎，麻疹）に合併することがあるが，この場合，ウイルスが内耳や聴神経から分離される．

小児の急性細菌性髄膜炎に合併する永続的な片側性，両側性聴力低下の頻度は10％である．デキサメタゾンによる早期治療はその危険性を減らすことができる（第4章 p. 119）．肺炎球菌性髄膜炎も20％の頻度で，永続的めまい，失調性歩行，その他の神経学的障害を合併する．

障害部位は内耳か聴神経と考えられる．微生物はくも膜下腔から内耳に侵入する．中耳炎は多くの小児で髄膜炎の原因となり，一過性の伝音性難聴を引き起こすが，永続的な感音性難聴の原因となることはない．多くの病院で，入院して急性細菌性髄膜炎の治療をした全ての患児に，スクリーニングとして退院前にBAER聴力検査を行っている．

③ 代謝性疾患

Ménière病の特徴はめまい，耳鳴り，聴力障害である．めまいが主症状であることが多い（p. 382「めまい」）．耳鳴り，聴力低下は甲状腺機能低下症でよくみられる症状で，甲状腺ホルモン補充療法で軽快する．

④ 骨疾患

聴力障害と骨奇形の組合せは，ほとんど常に遺伝性疾患を示唆する．骨疾患は顔や指に限局することも，全身性のこともある．**Box 17-5** では，頻度の高い症候群をあげている．遺伝形式はほぼ全疾患で常染色体優性遺伝で，家系内で様々な重症度を示す．例外として大理石骨病は常染色体劣性遺伝を示し，頭蓋骨幹端異形成症は，常染色体優性，劣性ともに示し，Klippel-Feil奇形の遺伝形式は不明である．

⑤ 外傷

急性の聴力，前庭障害は側頭骨錐体の骨折で生じる．前庭機能のほうが聴力機能よりも障害されやすい（p. 382「めまい」）．

⑥ 腫瘍

聴神経腫と真珠腫は小児の聴力障害で多い腫瘍である．他の小脳橋角腫瘍は，20代あるいは30代前にはまれである．真珠腫については「めまい」の項に記す．

(a) 聴神経腫

聴神経腫は第Ⅷ脳神経の神経鞘腫である．聴神経腫の6％が10代で診断され，それ以前の年齢はさらに少ない．聴神経腫の児はほとんどが神経線維腫症2型（NF2）に罹患している．NF2はNF1とは異なる遺伝性疾患である（第5章 p. 149）．NF2の遺伝形式は常染色体優性遺伝で，遺伝子座は22番染色体上にある．聴神経腫は表現型として最もよくみられる特徴である．のちに髄膜腫，神経膠腫，神経鞘腫などの他の脳腫瘍や若年性後囊下レンズ混濁を生じる．カフェオレ斑はあっても5個以下である．

☑ **臨床症状**

難聴，耳鳴りが初期症状として多い．約1/3の患者は顔面の痺れ，顔面の感覚異常，めまい，頭痛，失調などの非聴覚的な症状がある．聴障害はほぼ全ての患者にあり，半数に同側の角膜反射の低下，30〜40％に失調，顔面感覚鈍麻・減弱，眼振がある．巨大な腫瘍は閉塞性水頭症の原因となり，頭蓋内圧亢進，脳幹圧迫の症状を示す．

☑ **診断**

分子生物学的検査が利用できる．NF2の臨床的診断にはいくかの方法がある（Baser et al, 2002）．一般的な診断方法は以下のとおりである．両側の前庭神経鞘腫または1人以上の第一親等のNF2の家族歴に加え，（1）30歳前の片側性の神経鞘腫，または（2）次のいずれか2つ，髄膜腫，神経膠腫，神経鞘腫や若年性後囊下レンズ混濁/若年性皮質性白内障，である．進行性の聴力障害，耳鳴りを認める児では，カフェオレ斑があるか注意深く調べる必要がある．聴神経腫や他の神経学的障害の家族歴の聞き取りもまた必要である．

純音聴力検査，BAERの異常はほとんど全ての患者にみられるが，診断には必須ではない．ガドリニウム造影MRIにより，小脳橋角部の腫

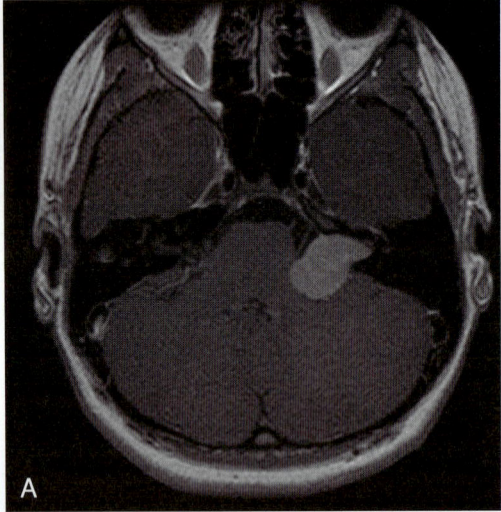

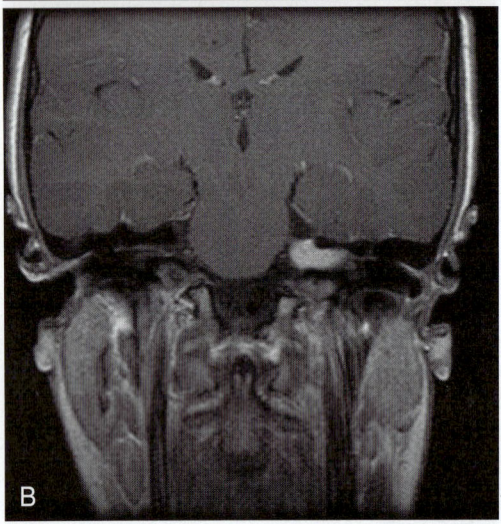

図 17-3　聴神経腫
左聴神経腫の MRI T₁冠状断（A）と軸位断（B）

瘍をみつける（図 17-3）．

☑ 治療

外科手術，ガンマナイフともに腫瘍の切除に有用である．手術はしばしば残存する聴力も犠牲にし，ときに顔面麻痺を生じる．標準的手術に対するガンマナイフの優位性は確立されていない．

C めまい

めまいは，急速あるいは緩徐な回転の知覚である．幼児にとっては恐ろしいものである．バランスを失い，姿勢を保つのが困難で，一見失

Box 17-6　めまいの原因

薬物と毒素
てんかん
　複雑部分発作
　単純部分発作
感染症
　中耳炎
　前庭神経炎
Ménière 病
片頭痛
　脳底型片頭痛（第 10 章）
　良性発作性めまい（第 10 章）
乗り物酔い
多発性硬化症（第 10 章）
心因性
　過換気症候群（第 1 章）
　パニック発作
外傷
　片頭痛
　外傷後神経症
　側頭骨骨折
　前庭震盪
　むち打ち症

調のようにみえる（第 10 章 p.241）．悪心や眼振をしばしば伴う．眼振がある時，急速相は回転を感じるのと同じ方向である．頭を動かすと症状は増悪する．

1 解剖学的考察

迷路内の三半規管や前庭は，前庭系の感覚器官である．三半規管を興奮させる刺激は，頭の回転運動であり，前庭では重力である．第Ⅷ脳神経の前庭部は感覚器からの情報を脳幹の前庭核や小脳に伝える．前庭核は小脳や内側縦束と広く連絡している．皮質への投射路は上側頭回や前頭葉に終わる．

2 めまいへのアプローチ

1 既往歴と身体所見

小児は浮動性めまいと立ちくらみをしばしば訴えるが，回転性のめまいを訴えることはまれである．浮動性めまいや立ちくらみを訴える患児に，回転の感覚について注意深く問診するとよい．本人が回転しているのか，環境が回転し

表 17-1　末梢性と中枢性めまいの鑑別

	臨床症状	検査所見
末梢性めまい	●聴覚消失，耳鳴りと耳痛を合併することがある ●障害側で指標を過ぎたり，倒れたりする ●両側障害の場合，閉眼すると失調が出現する ●前庭眼振，姿勢眼振を認める	●カロリックテストで障害側優位または両側の前庭麻痺を認める ●純音聴力検査で感音性難聴を認める ●感覚器障害で音の漸増を，神経障害で音の減衰を認める
中枢性めまい	●小脳，脳神経障害を合併することが多い ●聴覚は保たれる ●意識障害を伴う場合がある	●純音聴力検査，語音検査は正常 ●複数で話をすると聞き取りにくい ●カロリックテストでは障害側優位の異常を認めるが，前庭麻痺ではない ●脳幹誘発電位，脳波，CT または MRI で異常を認める

ているのかは問題ではない．回転する錯覚は，回転性めまいと，失神寸前の状態，失調といった他の平衡機能障害を鑑別し，前庭系障害の局在を明らかにできる．回転性めまいは迷路，前庭神経（末梢神経）あるいは脳幹，側頭葉（中枢性めまい）の障害を意味する．

重要な既往歴には，めまいの経過（急性，再発性，慢性），誘因（外傷，感染，姿勢変換），聴力障害や耳鳴りの合併，薬物使用，心血管系疾患，片頭痛の家族歴がある．片頭痛やてんかんは急性発作性のめまいの原因として多く，運動で誘発されない．2つの中では片頭痛のほうが多い．特に悪心，嘔吐を合併し単発の遷延するめまいの最も多い原因は，迷路や前庭神経の感染である．慢性めまいは，寛解増悪を繰り返し，慢性というより間欠的なこともある．中枢性，末梢性のめまいの原因（**Box 17-6**）を考えるべきであるが，臨床，検査所見から中枢性と末梢性のめまいは容易に区別できる（**表17-1**）．

2 特殊検査

めまいを訴える全ての児にカロリックテストやオージオメトリーが必要なわけではない（Fife et al, 2000）．カロリックテストは以下に，オージオメトリーは聴力障害と難聴の項（p.376）に記載している．Nylan-Hallpike 検査（頭位変換眼振検査）は姿勢誘発性めまいの診断に有用である．

(a) カロリックテスト

カロリックテストの最も簡単なやり方は，先端がゴムのシリンジで外耳道に少量の冷たい水を注入することである．水を注入する前に，外耳道が鼓膜まで通っているかどうか調べる必要がある．児の体格に合わせ，十分な水を用い鼓膜を20秒間冷たく保つ．正常な反応は，刺激側に眼球がゆっくり偏位し，次に反対側に急速に偏位する．冷水の刺激で反応が生じなければ，氷水で手順を繰り返す．眼振の欠如は末梢性の前庭機能の喪失を意味する．一方の前庭器官の部分的な障害は，非対称性の反応を引き起こす（方向優位性）．

(b) Nylan-Hallpike 検査

Nylan-Hallpike 検査は患者を座位から後ろに倒し仰臥位にし，頭部を検査台より下にする．頭を45°右に傾けた後，次に左に傾け，姿勢誘発性の眼振を観察する．

3 めまいの原因

1 薬　剤

前庭機能を障害する多くの薬剤は，聴覚機能も障害する．この項では，聴覚機能よりも前庭機能に影響を及ぼす薬剤のみ扱う．抗けいれん薬，精神安定剤を中毒量用いると，失調，協調運動障害，前庭機能障害が生じるが，患者は通常めまいを訴えない．

抗菌薬は前庭毒性のある主な薬剤である．ストレプトマイシン，ミノサイクリン，アミノグリコシドによる中毒の頻度が高く，サルファ剤は低頻度である．

ストレプトマイシンは前庭機能を障害するが，聴力にはほとんど影響を及ぼさない．感受性は人それぞれであるので，体重あたりの中毒

量を決めることはできない．しかしストレプトマイシンの前庭毒性は高用量であれば，治療域でも重度のMénière病患者には前庭機能を破壊することが予想される．

ミノサイクリンは標準的な治療量で悪心，嘔吐，めまい，失調を引き起こす．症状が生じるのは，治療開始から2，3日後で，中止後2日で治まる．ゲンタマイシンや他のアミノグリコシドは前庭機能にも聴覚機能にも悪影響を及ぼす．ゲンタマイシンで治療された患者の2％に何らかの障害が生じる．前庭障害は単独または聴覚障害を伴って84％に生じる．聴覚障害のみの例は16％だけである．耳毒性は総投与量が17.5 mg/kgを超えると出現する．

❷ てんかん

めまいは単純部分発作の唯一の症状のことがあり，複雑部分発作の初期症状でもある．複雑部分発作の患者の10～20％でめまいが前兆として出現する．

☑ 臨床症状

複雑部分発作が続けば，めまいを前兆と認識することは簡単である．めまいが単純部分発作の唯一の症状である場合，診断はより難しくなる．児は動きを止め，真っ青になり，怯えるようにみえ，その後元に戻る．不安定さや悪心も認めることがある．

☑ 診断

突発的に短いめまい発作のある児で，特に発作間欠期，前庭，聴覚機能が正常である場合は脳波が必要である．発作間欠期脳波が正常である場合，携帯型脳波計や24時間ビデオモニタリングは発作を捉えるために必要である．

☑ 治療

単純発作と複雑部分発作の治療については第1章に記載している．

❸ 感染症

(a) 細菌感染症

中耳炎や髄膜炎は小児の前庭，聴覚障害の主な原因となっている．化膿性内耳炎は中耳からの細菌感染の波及で生じ，抗菌薬の導入以降は珍しくなった．しかし，直接の細菌の侵入以外でも，細菌毒素により重篤な内耳炎を引き起こすことがある．

慢性の中耳の感染は，真珠腫を生じ，内耳の障害の原因となる．真珠腫はケラチンと，銀白色の堆積物を含み，扁平上皮におおわれた嚢である．このような細胞は中耳の正常な成分ではなく，繰り返す感染により鼓膜が穿孔し，外耳道から侵入する．真珠腫は骨を含む周囲の組織を侵食し，外リンパと中耳の間に瘻孔を作る．

☑ 臨床症状

急性化膿性または滲出性内耳炎の特徴は急性発症の重篤なめまい，悪心，嘔吐，片側性聴力障害である．髄膜症も起こりうる．慢性中耳炎は同様の症状を引き起こす．くしゃみ，咳，単なる外耳道での圧力で重篤なめまいが起こる場合は瘻孔形成を示唆する．耳鏡検査で中耳炎，鼓膜穿孔の証拠が得られ，真珠腫もみえる．

☑ 診断

中耳炎の小児に前庭障害があれば，骨のX線かCTをオーダーし，骨のびらんか乳様突起炎の所見を得る．髄膜症や頭蓋内圧亢進症があれば（第4章 p.125），膿瘍の可能性を除外するためにCTを撮り，髄膜炎を除外するために髄液検査を行う．

☑ 治療

どの例でも，積極的な抗菌薬治療と感染領域のドレナージが必要である．鼓膜切開や乳様突起削開術がドレナージとなる．真珠腫は進行性であり，外科的切除が必要である．

(b) ウイルス感染症

ウイルス感染症は内耳や前庭神経を侵すことがある．この2つは臨床症状からだけでは区別しにくく，前庭神経炎という言葉は，急性末梢性前庭症を意味する．前庭神経炎は流行性耳下腺炎，麻疹，伝染性単核球症などの全身性のウイルス感染の一症状でありうる，あるいは，ウイルスが検出できない流行，感染後の多発脳神経ニューロパチーでも起こる．小児での頻度は低く，全症例の7％以下である．

☑ 臨床症状

主症状は急性発症のめまいである．どのように頭を動かしても，めまい，悪心，嘔吐がかなり増悪する．固視時に眼振がみられ，頭を動か

すと増悪する．患者は姿勢を維持することができず，ベッドに横になり動かずにいる．回復は最初の48時間中に始まる．自発性の悪心は軽減し，固視時の眼振は消失する．日ごとにめまいの重症度は減少するが，姿勢眼振は残る．普通は3週間以内に完全に治る．

☑ 診断
臨床症状が診断の根拠となる．急性のめまいで，その他に症状がなく，48時間以内に改善があれば脳の画像検査は必要ない（Hotson & Baloh, 1998）．

☑ 治療
急性期は患児を横にして，前庭を安静にする．ジアゼパムは迷路を鎮静し，症状緩和に有効である．小児では経皮的スコポラミンを使用すべきではない．回復が進むにつれ，徐々に活動度を上げ，安静度を減らす．

④ Ménière 病

Ménière 病は小児ではまれである．疾患の機序は，内リンパ液の過剰貯留の結果，迷路が破裂することによる．

☑ 臨床症状
迷路の破裂により臨床症状が引き起こされ，聴覚障害，耳鳴り，めまいが起こる．聴覚障害は動揺性があり，迷路の破裂が治癒すると一時的に正常に戻ることがある．耳鳴りは無視できる程度のものであるが，めまいについてはそうはいかず，しばしばこのために受診する．典型的な発作は，何もできなくなるほどのめまいと耳鳴りが1～3時間続く．耳鳴り，耳閉感，聴力障害がめまいに先行することもある．発作の間，耳鳴りは増悪傾向がある．顔面蒼白，発汗，悪心，嘔吐がしばしば耳鳴りに伴う．その後，患者は疲弊して入眠する．発作は予測不能な数年の間隔で起こったり消失したりして，永続的な聴力消失を残す．20％は両側とも障害される．発作時には眼振も認められる．初期には急速相は罹患耳の方向であり（刺激性），発作がおさまると逆方向になる（麻痺性）．発作の間欠期には，片側の聴覚障害を除いて検査結果は正常である．

☑ 診断
純音聴力検査では閾値の変動がみられる．語音弁別は保たれ，患側耳では聴覚補充現象が認められる．カロリックテストでは片側の前庭麻痺あるいは方向優位性がみられる．

☑ 治療
原因病態は不可逆的である．急性発作の治療と間欠期の延長が治療の目標となる．安静臥床，鎮静，制吐薬の使用が急性発作に対して行われる．減塩食と利尿薬が維持療法として通常行われるが，十分な効果はない．

⑤ 片頭痛

片頭痛患者の17％は頭痛時にめまいがある．それらの患者ではめまいが片頭痛の症状の1つだとみなすことは難しくない．片頭痛の発作間欠時に10％の患者はめまいを経験し，その場合片頭痛と関連づけて考えることは困難である．乳幼児における，短時間（数分）で繰り返すめまいのエピソードは，通常頭痛を伴っていなくても片頭痛類縁疾患と考えられている．発作は後になって典型的な片頭痛になっていく．患児は失調のようにみえる（第10章 p.246「良性発作性めまい」）．

⑥ 乗り物酔い

慣れない身体の加速，あるいは身体が加速している間の視覚情報と前庭情報のミスマッチが乗り物酔いを引き起こす．視野の動きと実際の身体の動きが逆になっていると乗り物酔いが起こりやすくなる．したがって，車の運転中は子どもに窓から外をみるようにさせると頻度は減少する．後部座席に座っている幼児は，車内の内装しか視覚入力がなく，乗り物酔いの最も大きなリスクである．ミニバンは窓から外をみやすいので，乗り物酔いの頻度を下げることができる．

乗り物酔いの有病率は，乗り物の動きがどれぐらい乱暴であるかによって決まり，最悪の場合100％近くにもなる．船上客員は大西洋横断の2～3日目に25％が，民間航空機客員の0.5％が罹患する．最初の徴候は顔面蒼白で続いて悪心，嘔吐が出現する．悪心は通常嘔吐に先行す

るため，状況によっては嘔吐を回避することができる．乗り物の動きを止めることが発作を止める最も良い方法である．自分の身体の動きと反対方向に動く周りの景色をみることが，発作がすぐに出るのを阻止できることもある．乗り物酔いしやすいとわかっている場合，旅行の前に抗ヒスタミン薬，ジアゼパム，スコポラミンなどを用意するべきである．

⑦ 外 傷

閉鎖性頭部外傷後，3日間のうちに50％の児がめまいと頭痛を訴え，意識障害はある時もない時もある．1/3は聴覚障害を伴わないめまいが持続する．この群は迷路への直接的外傷（前庭振盪）と前庭装置には外傷のないものに分けられる．

(a) 前庭振盪

☑ 臨床症状

前庭振盪は頭蓋骨の頭頂-後頭部あるいは側頭-頭頂部への打撃に続いて起こる．重症のめまいは受傷後直ちに認められる．患児はふらついて罹患側に傾く．症状は数日続いた後に完全に回復するが，特異的な頭の動き（発作性頭位めまい）が，5〜10秒持続するめまいと悪心を反復するエピソードとして誘発する．

☑ 診断

頭部外傷後にめまいを認める全ての児は頭部CTを撮る必要がある．錐体突起に骨折が認められれば特に注意を払う．耳からの出血や顔面神経麻痺はそのような骨折を疑わせる．Nylan-Hallpike手技で罹患耳を下に向けると頭位眼振が起こる．カロリックテストや電気眼振図では障害耳での反応低下がみられる．

☑ 治療

受傷後直ちに，抗ヒスタミン薬，ジアゼパムを急性期が過ぎるまで投与する．発作性頭位めまいの患者では疲労的治療が有効である．患者を症状が出現する頭囲に傾け，めまいが消失するまで最低30秒維持させた後，起こして30秒座位にさせる．この処置を4回繰り返す．患者が頭囲の変化でめまいを感じなくなるまで，毎日この運動を反復する．

(b) むち打ち症

むち打ち症は前庭障害と聴覚障害をしばしば伴う．脳底動脈の攣縮が症状を引き起こすとされる．

☑ 臨床症状

めまいは受傷後すぐ出現する可能性があり，数日のうちに消失する．めまいと耳鳴りの短時間の発作は，頭痛や悪心を伴うことがあり，受傷から完全に回復したようにみえる数か月後の患児にも認めることがある．発作の多くの特徴が脳底型片頭痛（第10章p.246）を示唆し，おそらく外傷後片頭痛に相当する．

☑ 診断

急性期には，Nylan-Hallpike手技によりめまいが惹起され，カロリックテストでは片側の機能障害がみられる．脳底型片頭痛を有する児で，特に頭痛発作時には前庭機能も異常なことがある．脳波ではしばしば後頭部に間欠的律動性デルタ活動が認められる．

☑ 治療

対症療法である．

📖 References

- Baser ME, Friedman JM, Wallace AJ, et al. Evaluation of clinical diagnostic criteria for neurofibromatosis 2. Neurology 2002; 59: 1759-65.
- Blesa JR, Solano A, Briones P, et al. Molecular genetics of a patient with Mohr-Tranebjaer syndrome due to a new mutation in the DDP1 gene. Neuromolecular Medicine 2007; 9: 285-91.
- Cockerham KP, Hidayat AA, Cockerham GC, et al. Melkersson-Rosenthal syndrome: new clinicopathologic findings in 4 cases. Archives of Ophthalmology 2000; 118: 227-32.
- Dipti S, Childs AM, Livingston JH, et al. Brown-Vialetto-Van Laere syndrome: Variability in age at onset and disease progression highlighting the phenotypic overlap with Fazio-Londe disease. Brain and Development 2005; 27: 443-6.
- Fife TD, Tusa RJ, Furman JM, et al. Assessment: Vestibular testing techniques in adults and children. Report of the Therapeutics and Technology Assessment Subcommittee of the American Academy of Neurology. Neurology 2000; 55: 1431-41.
- Hato N, Kisaki H, Honda N, et al. Ramsay-Hunt syndrome in children. Archives of Neurology 2000; 48: 254-6.
- Hotson JR, Baloh RW. Acute vestibular syndrome. New England Journal of Medicine 1998; 339: 680-5.
- Lemmers RJ, van der Maarel SM. Facioscapulohumeral muscular dystrophy. In: GeneClinics: Medical Genetics Knowledge Base [database online]. Seattle: University of Washington. Available at http://www.geneclinic.org. Last

- updated July 9, 2009.
- Mégarbané A, Desguerres I, Rizkallah E, et al. Brown-Vialetto-Van Laere syndrome in a large inbred Lebanese family: confirmation of autosomal recessive inheritance? American Journal of Medical Genetics 2000; 92: 117-21.
- Murakami S, Hato N, Horiuchi J, et al. Treatment of Ramsay Hunt syndrome with acyclovir-prednisone: Significance of early diagnosis and treatment. Annals of Neurology 1997; 41: 353-7.
- Padberg GW, Brouwer OF, de Keizer RJ, et al. On the significance of retinal vascular disease and hearing loss in facioscapulohumeral muscular dystrophy. Muscle and Nerve 1995; 2 (Suppl) : S73-80.
- Phelps PD, Coffey RA, Trembath RC, et al. Radiological malformations of the ear in Pendred syndrome. Clinical Radiology 1998; 53: 268-73.
- Smith RJ, Van Camp G. Deafness and Hereditary Hearing Loss Overview. In: Pagon RA, Bird TD, Dolan CR, et al., eds. GeneReviews™ [Internet]. Seattle: University of Washington. Available at http://www.geneclinics.org. Last updated January 30, 2007.
- Steinberg, SJ, Raymond GV, Braverman, NE. Peroxisome biogenesis disorders, Zellweger syndrome spectrum. In: Pagon RA, Bird TD, Dolan CR, et al., eds. GeneReviews™ [Internet]. Seattle: University of Washington. Available at http://www.geneclinics.org. Last revision May 10, 2012.
- Vanopdenbosch LJ, Verhoeven K, Casselman JW. Bell's palsy with ipsilateral numbness. Journal of Neurology, Neurosurgery and Psychiatry 2005; 76: 1017-8.
- Verzijl HT, van der Zwaag B, Cruysberg JR, et al. Möbius syndrome redefined. A syndrome of rhombencephalic maldevelopment. Neurology 2003; 61: 327-33.
- Villard L, Nguyen K, Cardoso C, et al. A locus for bilateral perisylvian polymicrogyria maps to Xq28. American Journal of Human Genetics 2002; 70: 1003-8.

第18章

頭蓋内容量と形態の異常

脳，脳脊髄液，血液が，乳児期に頭蓋骨の大きさを決定する3つの構成成分である．1つの構成成分が増大すると，他の成分は代償されて容量と圧が調節される（第4章 p.103）．硬膜外，硬膜下，くも膜下のスペースは血液や髄液により拡大し，頭蓋内容量と他の頭蓋内の構成成分に著しい影響を与えることがある．頭蓋骨の厚さや骨癒合の程度によっても，頭囲に影響を与えることがある．

頭蓋内の容量，骨縫合の癒合，骨にかかる外力が頭蓋骨の形を決定する．いつも仰臥位にされていた乳児は後頭が扁平になる．また，いつも片側の頭を下にして寝ていた早産児は後頭前頭径（前後径）が大きくなる（長頭）．

にある液貯留がある．遷延して難航した出産後には，頭皮が浮腫や血液で厚くなり，頭血腫が存在する可能性もある．頭皮血管からの滲出液により，頭囲は著明に拡大することがある．

丸い頭は同じ頭囲の卵形の頭よりも頭蓋内容量は大きい．前後径が比較的大きい頭では，大横径が比較的大きい頭より容量は大きい．

頭囲の計測は経時的にプロットすると最も有用となる（頭部成長）．乳児では男児と女児の頭囲は異なるので，両者の中央値の記載された頭囲成長曲線をみても信頼性は低い．早産児の頭囲成長率は満期産児のそれよりかなり大きい（図 18-1）．この理由により，頭囲曲線への記録は常に実年齢ではなく修正週数で行う．

A 頭囲の計測

頭囲は前後径の最も大きくなるところで計測して決定される．計測の正確性に影響を与えるものとして，頭の形と頭皮内あるいは頭皮直下

B 大頭症

大頭症は正常分布の＋2 SD 以上の頭囲があるものをいう．したがって，2%の「正常」集団は大頭症である．該当者を検索すると，大頭を

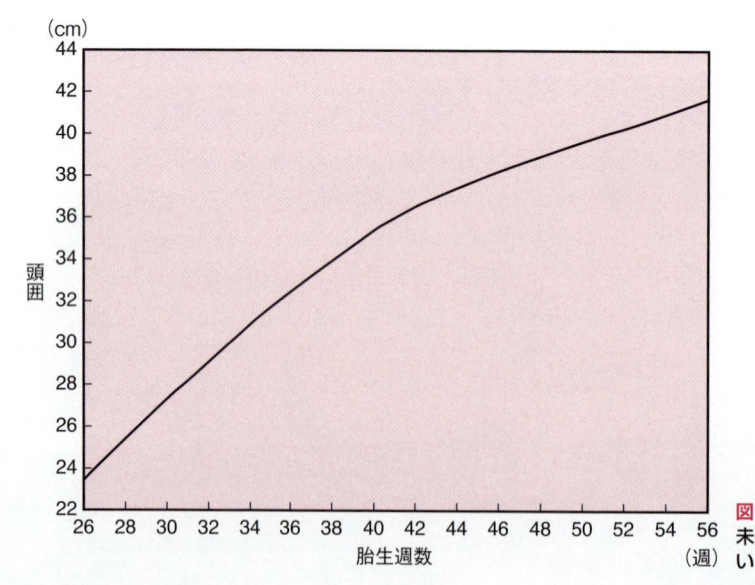

図 18-1　男児の頭囲成長曲線
未熟児の頭囲成長率は満期産児よりも大きい

Box 18-1　水頭症の原因
交通性
軟骨無形成症
頭蓋底陥入症（第10章）
脈絡叢乳頭腫*（第4章）
髄膜悪性腫瘍
髄膜炎*（第4章）
出血後（第4章）
非交通性
膿瘍*（第4章）
中脳水道狭窄*
Chiari 奇形（第10章）
Dandy-Walker 奇形
血腫*（第1，2章）
感染症*
Klippel-Feil 症候群
腫瘤性病変*
腫瘍，神経皮膚疾患
Galen 大静脈奇形*
Walker-Warburg 症候群
X 連鎖性
頭蓋内髄液が増加するその他の原因
良性くも膜下腔拡大
全前脳胞症
水無脳症
孔脳症

*頻度が高く，病態修飾療法があるものを示す

Box 18-3　大頭症の原因となる骨肥厚疾患
貧血*
鎖骨頭蓋異形成症
Pyle の頭蓋骨幹端異形成症
骨端異形成症
高ホスファターゼ血症
骨獅子面症
口指顔骨異形成症
骨形成不全症
大理石骨病
濃化異骨症
くる病*
ラッセル小人症

*頻度が高く，病態修飾療法があるものを示す

来す異常な原因がみつかることもあるが，多くは正常であり，しばしば大頭の家族傾向がみられる．大頭以外には正常な小児の頭囲の評価を求められた場合，まず親の頭囲をプロットする．

　大頭の原因には水頭症（髄液の過容量），巨脳症（脳の増大），頭蓋骨の肥厚，硬膜下あるいは硬膜外腔への出血が含まれる．水頭症は脳室とくも膜下腔に髄液の交通があるか否かで，伝統的に交通性（非閉塞性）か非交通性（閉塞性）

Box 18-2　巨脳症の原因
解剖学的巨脳症
遺伝性巨脳症
軟骨無形成症に伴う巨脳症
巨人症に伴う巨脳症（Sotos 症候群）
神経学的異常を伴う巨脳症
神経皮膚疾患
表皮母斑症候群
伊藤白斑
色素性失調症（第1章）
神経線維腫症（第5章）
結節性硬化症（第5章）
代謝性巨脳症
Alexander 病（第5章）
Canavan 病（第5章）
ガラクトース血症：トランスフェラーゼ欠損症（第5章）
ガングリオシドーシス（第5章）
グロボイド細胞性白質ジストロフィー（第5章）
グルタル酸尿症1型（第14章）
メープルシロップ尿症*（第1章）
皮質下嚢胞を伴う巨脳性白質ジストロフィー
異染性白質ジストロフィー（第5章）
ムコ多糖症（第5章）

*頻度が高く，病態修飾療法があるものを示す

に分けられる（**Box 18-1**）．水頭症は出生時にみられる大頭症の主な原因で，頭蓋内圧が上昇している．

　巨脳症の原因は解剖学的なものと，代謝性のものがある．解剖学的な疾患には原発性巨脳症と神経皮膚疾患がある（**Box 18-2**）．解剖学的巨脳症の児はしばしば出生時に大頭であるが，頭蓋内圧は正常である．代謝性巨脳症の児は通常出生時には正常頭囲であり，新生児期に脳浮腫により巨脳になる．

　頭蓋骨の厚みが増大するものは，出生時や新生児期の大頭症の原因にはならない．乳児期に大頭が出現する．**Box 18-3** に頭蓋骨の肥厚が起こる状況について列記する．本書では各章で重複した記載を避けているため，新生児期の頭蓋内出血については第1章（p.15）に，年長児の頭蓋内出血については第2章（p.84）を参照されたい．

1　交通性水頭症

　交通性水頭症のよくある原因は，髄膜炎やくも膜下出血後の髄液の吸収障害である．白血病

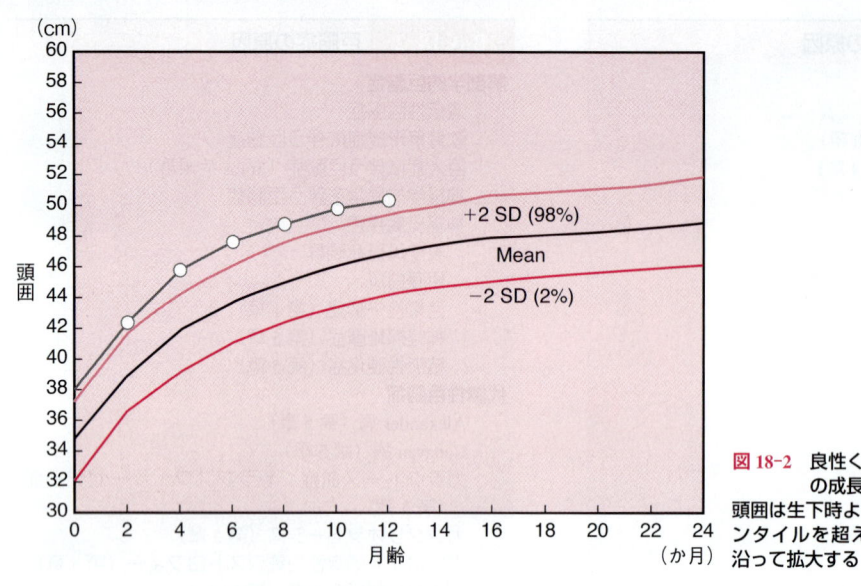

図 18-2 良性くも膜下腔拡大における頭囲の成長曲線
頭囲は生下時よりすでに大きく，98 パーセンタイルを超えて拡大し，次いで曲線に沿って拡大する

や原発性脳腫瘍などの髄膜の悪性疾患によるものもある．これらのどの原因でも，くも膜炎やくも膜への浸潤が起こり，くも膜顆粒でも髄液の再吸収障害が起こる．脈絡叢での髄液の再吸収の能力は，産生能力をはるかにしのいでいるため，脈絡叢乳頭腫での髄液産生過剰はまれに水頭症の原因になることがある（第 4 章 p.110）．この腫瘍は，1 つもしくは複数の脳室を閉塞し，水頭症の原因となることが多い．

1 良性くも膜下腔拡大

良性のくも膜下腔拡大を表す単語として，外水頭症，脳室外水頭症，良性くも膜水腫，良性髄外水腫が含まれる．これらは乳児期の大頭症の比較的よくある原因であるが，大頭症に対して頭部 CT 検査が広く用いられるようになる以前には正確に評価されていなかった．一部では遺伝的要因があると思われており，乳児の父にしばしば大頭がある．

☑ 臨床症状

男児が女児より多い．頭囲拡大のみが徴候である．頭囲測定のたびに頭囲が拡大していくため，他が正常な乳児であっても医療機関に紹介される．頭囲は通常，出生時に 90 パーセンタイルを上回り，98 パーセンタイルを超えるようになって，その後正常の曲線と平行になる（図 18-2）．大泉門は大きいが軟らかい．神経学的所見は正常であるが，運動発達がしばしば遅れる．乳児にとって頭部の制御は，運動発達において獲得する最も早いものの 1 つである．大頭の乳児は頭をコントロールすることにより時間がかかるため，座位や立位などの他の発達指標の遅れを来すが，最終的な発達は正常である．

☑ 診断

頭部 CT では前頭部のくも膜下腔の拡大を認め，シルビウス裂や他の脳溝が開大し，脳室の大きさはわずかに拡大しているか正常である（図 18-3）．脳室の大きさが正常であることで，脳萎縮と区別される．乳児では前頭部のくも膜下腔の正常上限は 5.7 mm であり，シルビウス裂は 7.6 mm である．CT では入れ物である頭蓋に対して脳が小さくみえるため，脳萎縮としばしば読影されるが，頭蓋と脳のいずれもが大きい．

☑ 治療

児のほとんどは正常に発達し，脳室シャントは必要としない．診断後，頭囲測定を 6 か月間毎月行い，正常曲線と平行になっていることを確認する．頭囲の成長曲線が正常と乖離している，神経学的所見に異常がある，言語発達が遅れている場合以外は，CT を反復することは必要ない．

2 髄膜の悪性腫瘍

髄膜とくも膜下腔に浸潤する腫瘍は，髄液の

再吸収を阻害して交通性水頭症の原因となる．髄膜への伝播は通常，腫瘍の原発部位から始まる．初期症状が水頭症のびまん性髄膜神経膠腫症は，例外的である．

☑ 臨床症状

髄膜に浸潤した腫瘍は，一般的に進行性で急速な症状の悪化を来す．頭痛と嘔吐が初期症状であり，不活発と性格変化が続いて起こる．髄膜症と乳頭浮腫はよくみられる所見で，細菌性髄膜炎を思わせる．多巣性の神経障害が生じることもある．

☑ 診断

MRIでは脳室全体の拡大を認めるが，くも膜下腔は拡大せず，造影効果がなければ消失したようにみえる．髄液圧と髄液蛋白は上昇する．髄液糖は低下しているか正常である．髄液で腫瘍細胞が認められることはまれであり，普通は髄膜生検が組織診断に必要となる．

☑ 治療

脳室シャントが頭蓋内圧の上昇による症状を緩和する．放射線治療と化学療法は，症状軽減と延命に寄与することもあるが，一般に予後は不良である．

② 非交通性水頭症

脳室からくも膜下腔への髄液の流れが完全閉塞すると，圧が上昇し，閉塞部から近位の脳室が全て拡大する．先天性水頭症の発生率は1,500出生に1人である．先天性水頭症症例の40％は遺伝子異常が基礎にある．X連鎖性水頭症は全症例の5〜15％を占める．責任遺伝子はXq28に位置し，L1CAMをコードする．先天性水頭症の原因となる他の環境因子は放射線曝露，アルコール，子宮内感染症である（Zhang et al, 2006）．

非交通性水頭症は胎児水頭症の最も多い型である．大脳奇形を合併していない場合，中脳水道狭窄が先天性水頭症の原因として多い．中脳水道狭窄は乳児期には少ないが，小児期に入ると頻度が増加する．小児期の中脳水道閉塞の原因として，腫瘍性病変が多い．けいれんのある先天性水頭症の児は，大脳奇形も合併している．

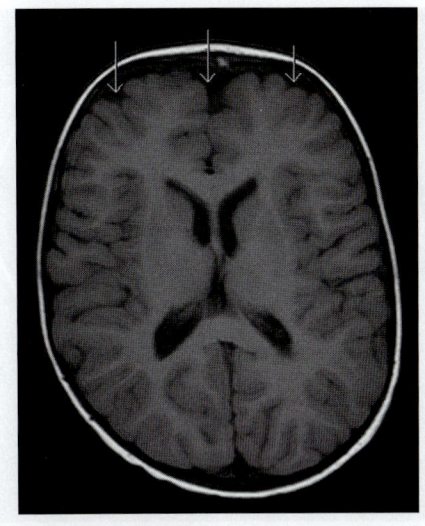

図 18-3　良性くも膜下腔拡大
大頭症で正常発達の児のMRI T₁強調像軸位断で，くも膜下腔の拡大（矢印）を認める

そのような児では，認知障害を認める率が高い．

① 先天性中脳水道狭窄

生下時，中脳水道の平均長は12.8 mmで，最も短い直径は0.5 mmである．中脳水道は細長い腔であり，感染症や出血，外因的な腫瘍圧迫や静脈奇形により閉塞しやすい．中脳水道の閉塞あるいは狭窄は，単独奇形のこともあるし，後述のL1症候群スペクトラムの一部分として生じることもある．

☑ 臨床症状

出生時から水頭症を認める．頭囲は40〜50 cmの範囲で，児頭骨盤不均衡の原因となり，分娩が進行せず，帝王切開の必要がある．前頭部は広く，頭皮静脈は怒張，骨縫合は離解，大泉門は大きく緊満している．児が啼泣している時に増強するが，安静時にもこれらの症状がみられる．眼は下方に偏位し，虹彩の上に強膜を認め（落陽現象），外転障害も認める．

☑ 診断

脳室拡大があれば，在胎20週以降に子宮内超音波で診断できる．それより早期の超音波検査は誤診につながる．胎児に大頭症がある場合，羊水中のαフェトプロテイン測定が，神経管欠損の検出に有用である（第12章 p.287）．染色体分析を行うことで，胎児の神経系についてさ

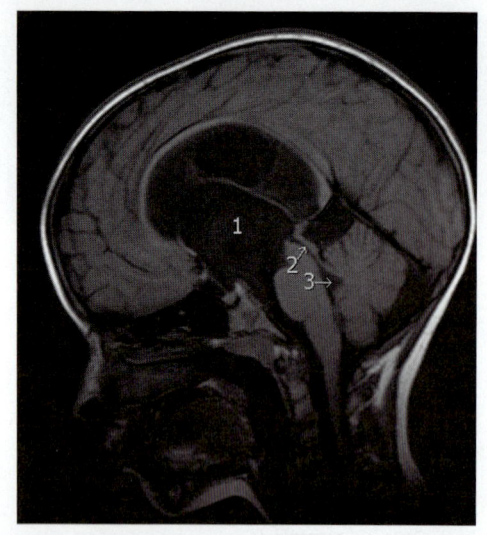

図 18-4 中脳水道狭窄
MRI T₁強調像矢状断では，第 3 脳室の拡大（1），中脳水道狭窄（2）を認めるが，第 4 脳室の大きさは正常（3）である

らに情報を得ることも治療計画に役立つ．

分娩後に中脳水道狭窄を診断するには CT 撮影が適している．側脳室，第 3 脳室，中脳水道の大脳側の著明な拡大がみられるが，中脳水道の尾側と第 4 脳室の拡大はみられない（**図 18-4**）．

☑ 治療

中脳水道狭窄による先天性水頭症は重度であり，髄液の容量を減少させるような内科的治療には反応せず，進行して脳を障害する．脳室系から頭蓋外へ髄液を誘導する治療が唯一効果的である．

胎児水頭症の治療方針は，他の奇形を合併するかで決まる．罹患した胎児の 3/4 に他の奇形を持ち，特に二分脊椎が多い．

脳室-腹腔シャントは，中脳水道狭窄のある新生児や乳児で選択される．入れかえがしやすく，脳室-心房シャントよりも問題となる合併症が少ない．機械的閉塞や感染症が，乳児におけるシャント留置で最も多い合併症である（第 4 章 p.116）．

術前に大脳皮質が非常に薄くても，水頭症を改善すると正常発達の可能性が増加する．しかし，必ずしも正常児になるわけではない．知的発達は不均等なことが多く，非言語性よりも言語性発達のほうが良い．合併奇形によって運動障害やけいれんが起こる．

❷ X 連鎖性水頭症（L1 症候群）

L1 症候群は，HSAS 症候群（X-linked hydrocephalus with stenosis of the aqueduct od Sylvius），MASA 症候群（mental retardation, aphasia, spastic paraplegia, and adducted thumbs），X 連鎖性複合型痙性対麻痺 1 型，X 連鎖性複合型脳梁欠損症を含む（Schrander-Stumpel & Vos, 2010）．

☑ 臨床症状

水頭症，認知障害，下肢の痙性，母指内転が罹患した男児の特徴である．重症度の幅は広く，変異遺伝子の性質による．知的障害は軽度から重度，歩行異常は，いざり移動から痙性対麻痺まである．母指内転はいくつかの表現型で特徴的である．

☑ 診断

分子遺伝学的検査が商業的に可能である（日本では不可である）．

☑ 治療

罹患した乳児の多くは，脳室-腹腔シャントが早期に必要である．

❸ Dandy-Walker 奇形

Dandy-Walker 奇形は，第 4 脳室の後ろ半分の拡大を呈する．Magendie 孔の閉鎖，小脳虫部後部の無形成，異所性下オリーブ核，大脳皮質厚脳回，他の大脳奇形やときに内臓奇形を合併する．水頭症は生下時から認めるわけではなく，小児期あるいはそれ以降に出現する．側脳室の大きさは第 4 脳室の囊胞の大きさとは比例しない．他の奇形を 2/3 の患児に認める．最も多い合併奇形は脳梁欠損である．異所性灰白質，脳回形成異常，神経管閉鎖不全，中脳水道狭窄，先天性腫瘍を合併することもある．

責任遺伝子は 3 番染色体上にあるが，遺伝形式は不明である（Grinberg et al, 2004）．

☑ 臨床症状

出生時に診断されるのは，罹患した新生児のわずか 1/4 で，残りは 1 歳までに診断される．初発症状は大頭が多い．骨の膨隆を認める場合は，前頭部より後頭部に多い．頭囲の発育速度は中脳水道狭窄例よりも緩徐である．後頭蓋窩

構造が圧迫されることで，無呼吸発作，眼振，体幹失調，脳神経麻痺，下肢の腱反射亢進といった神経学的症状が出現する．

☑ 診断

大頭または失調を認めればCT，MRIを撮影する．後頭蓋窩の囊胞様拡張，小脳虫部の部分または完全欠損を認める（図18-5）．MRIは，異所性灰白質などの他の大脳奇形を同定するのに有用である．小脳虫部の部分欠損の場合，大槽の拡大と鑑別することが難しい．Dandy-Walker奇形は9トリソミーやX染色体変異に合併する奇形の一部である場合もある．

☑ 治療

囊胞による圧迫を解除するだけで，神経症状はすぐに改善する．しかし，水頭症は再燃し，患児の2/3で脳室シャントが必要である．側脳室のシャントのみで水頭症は改善するが，脳幹圧迫は解除できない．側脳室と後頭蓋窩囊胞の両方に2つのシャントを置く選択肢もある．

シャント留置が成功しても，多くの患児で，シャント不全を示唆するような傾眠，性格変化，嘔吐のエピソードを呈する児が多い．このようなエピソードは致死的なこともあるが，機序は不明である．

④ Klippel-Feil 症候群

Klippel-Feil症候群は，頭蓋骨と頸椎の奇形で，Chiari奇形と頭蓋底陥入症を伴う．少なくとも2つの先天的な椎体癒合を認める．発生率はおよそ40,000～42,000出生に1人である．第4脳室からくも膜下腔への髄液の流れが遮断されて水頭症が起こる．この症候群には，いくつかの異なる病因がある．常染色体劣性のこともあれば，常染色体優性遺伝もあり，また遺伝的素因がないこともある．Klippel-Feil症候群には3つの型がある．1型は2椎体の癒合を1か所認める．2型は近接しない椎体の癒合を多発的に認める．3型は連続した椎体の多発癒合を認める．症例の約50％に側彎を認める．下部頸椎で多発性に癒合があり，半椎体がある場合，側彎が起こりやすい（Samartzis et al, 2011）．

☑ 臨床症状

Klippel-Feil症候群の主要症状は，毛髪線低

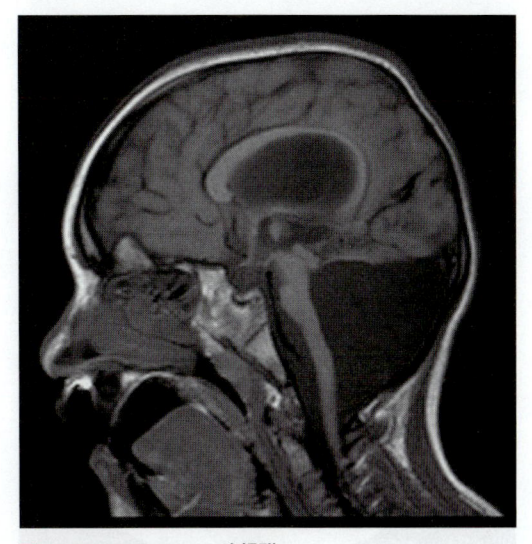

図18-5 Dandy-Walker症候群
MRI T₁強調像矢状断で，後頭蓋窩の巨大囊胞と細く延長した脳幹を認める

位，短頸，頸部の可動域制限である．頭部や顔面の非対称，側彎，手の鏡像運動を認めることが多い．片側または両側の肩甲骨下方偏位不全（Sprengel変形）を25～35％に認める．尿生殖器系の奇形，難聴も合併症状である．難聴は感音性，伝音性あるいは混合型である．初期は第4脳室の拡大だが，その後側脳室も拡大する．最終的な症状は後頭蓋窩の圧迫症状，つまり失調，無呼吸，脳神経障害である．

☑ 診断

脊椎X線写真で，特徴的な椎体の癒合と奇形を認める．MRIではChiari奇形の合併と脳室拡大を認めることがある．

☑ 治療

患児の椎体が不安定な場合，脊髄障害を予防するために椎体固定を行う．閉塞性水頭症の症状があれば，後頭蓋窩の圧を解除するためにシャント術を行う．

⑤ 先天性脳腫瘍

先天性脳腫瘍と先天性脳奇形はいずれも神経細胞の増殖障害である．胎児期早期の有害物質により，いずれかあるいは両方の異常を来す．発癌性や催奇形性は薬物の病原性，曝露時期，曝露期間，遺伝的背景，胎児の健康に依存する．乳児に最も多い腫瘍は，星細胞腫，髄芽腫，奇

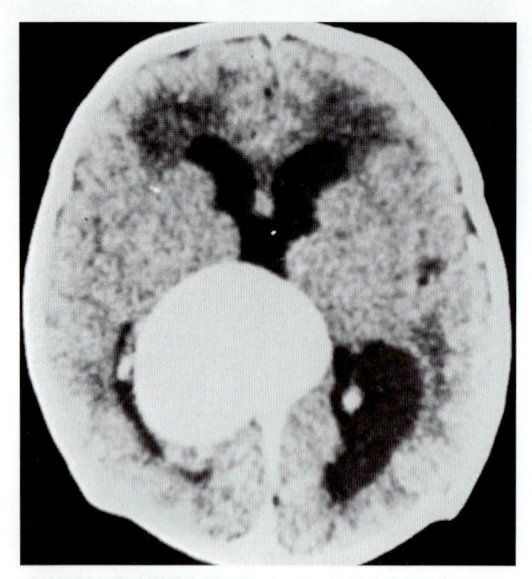

図 18-6 Galen 大静脈奇形
造影 CT で巨大な静脈瘤嚢を認め，中脳を圧迫し，閉塞性水頭症を来している

形腫，脈絡叢乳頭腫である．

☑ **臨床症状**

先天性脳腫瘍はテント下よりもテント上に多く，外側よりも正中線上に多い．半球性神経膠腫や奇形腫を持つ新生児は，胎生期や分娩後1日または数週で水頭症を認める．通常，閉塞部は中脳水道である（第4章 p.109）．脈絡叢乳頭腫は通常，片側の側脳室に認め，周産期よりも乳児期に症状が明らかになる．Monro 孔の閉塞，あるいは髄液産生過剰により水頭症を来す（第4章 p.109）．髄芽腫は後頭蓋窩に発生し，第4脳室と中脳水道を閉塞する（第10章 p.254）．

先天性脳腫瘍の全例にみられる臨床症状は，頭囲拡大，縫合離開，傾眠，易刺激性，哺乳不良，嘔吐といった頭蓋内圧亢進症状である．けいれんはまれである．髄芽腫は後頭蓋窩に発生するため，眼振，眼の下方偏位，後弓反張，無呼吸を認める．

☑ **診断**

水頭症について施行される CT または MRI により，全ての先天性脳腫瘍が描出される．子宮内超音波で判明する腫瘍もある．

☑ **治療**

先天性脳腫瘍の完全切除は，脈絡叢乳頭腫を除いてまれである．個々の腫瘍の治療については第4章，第10章に記載した．

6 Galen 大静脈奇形

動静脈奇形は，乳児期または小児期に症状が出現し（第4章 p.117，第10章 p.251），先天性水頭症を合併する奇形は Galen 大静脈奇形である．Galen 大静脈奇形は動脈瘤ではなく，Galen 大静脈自体でもない．正常の Galen 大静脈が形成されず，前脳正中部の Markowsky 静脈が残存し，拡張しており，上矢状静脈に血流が流れる．多発性動静脈瘻を合併する．

☑ **臨床症状**

Galen 大静脈奇形を持つ新生児の 80% が男児である．通常，初期症状は高拍出性心不全あるいは，頭囲拡大である．経過の初期には出血はほぼ起こらない．頭蓋上で血管雑音が認められる．原因不明の低血糖が続くことがある．

巨大な正中部動静脈奇形は，動脈から静脈への大量な血液シャントが存在するため，新生児の循環動態にストレスを与える．シャントへの血流提供を維持するために心臓は拡大するが，結果として高拍出性心不全を生じる．罹患した新生児は，先天性心疾患を疑われるため，まず初めに小児循環器科医を受診する．そして，心臓カテーテル検査中に頭蓋内奇形と初めて診断される．

循環動態へのストレスが重度でない場合や心臓による代償が可能な場合は，初期症状は乳児または小児期早期に認められる．そのような症例では，被蓋部や中脳水道の圧迫の結果として水頭症を認める．症状は通常5歳前，10歳までに必ず出現する．側脳室は拡大し，頭痛，傾眠，嘔吐の原因となる．乳児では頭囲が拡大し，大泉門の緊満を触れる．

☑ **診断**

造影 CT（図 18-6）または MRI で Galen 大静脈奇形がみつかる．中脳水道が圧迫され側脳室，第3脳室は拡大する．高拍出性心不全を認める新生児では，胸部 X 線写真で形は正常だが拡大した心臓を認める．

☑ **治療**

直接的な外科的アプローチの結果は不良である．致死率は高く，生存者は神経障害を認める．

塞栓術が選択されるようになってきたが，長期的効果は確立されていない．

7　Walker-Warburg 症候群

Walker-Warburg 症候群（WWS）は POMT1（protein O-mannosyltransferase-1）あるいは POMT2 をコードする遺伝子の変異による．さらに，WWS に合致する臨床症状は，福山型先天性筋ジストロフィーの責任遺伝子である fukutin 遺伝子（*FKTN*）変異でも起こる（第6章 p.185）．まれな疾患で頻度は 1：100,000 程度である．

WWS は常染色体劣性遺伝形式でⅡ型滑脳症と眼の異常を合併する．水頭症も認める．HARD±E 症候群ともいわれる（H：水頭症，A：無脳回，RD：網膜形成異常，E：脳瘤は合併がある場合とない場合がある）．多くは生まれて数か月以内に死亡する．

☑ 臨床症状

通常，水頭症を生下時から認める．中脳水道狭窄か Dandy-Walker 奇形のために生じる．Dandy-Walker 奇形と眼の異常がある場合，WWS であることが多い．脳室拡大しているにもかかわらず小頭症であることがある．神経の遊走障害による部分的あるいは全体的な無脳回（滑脳症）のために，重度の神経症状を呈する．脳脊髄幹の構造異常のパターンは，妊娠4か月の脳の成熟異常と考えられる．

いくつかの眼の異常があり，虹彩の低形成と前眼部の異常，小眼球，白内障，一次硝子体遺残，視神経円板コロボーマ，網膜剥離，網膜形成異常，視神経形成不全，緑内障あるいは牛眼といった症状の組合せが生じる．水頭症と盲に加え，筋緊張低下と哺乳障害を呈する．けいれんは通常認めない．多くは新生児期あるいは早期乳児期に死亡する．

☑ 診断

脳と眼の異常の特徴的な症状の組合せによって診断する．先天性感染症でも同様の症状を呈するが，多くの子宮内感染で呈する多臓器合併症（臓器腫大，造血障害）は WWS ではみられない．

中隔視神経異形成症（第16章 p.352）と眼-脳-腎症候群（第6章 p.172）でも先天性の脳と眼の異常がみられるが，いずれにおいても水頭症はみられない．

☑ 治療

水頭症の治療はシャントだが，重度の脳奇形のため予後は不良である．

8　水無脳症

脳が髄液によって広汎に置換されているいくつかの状態が含まれる．原因としては正常の脳の発生異常，あるいは子宮内でなんらかの障害によって脳実質が破壊され生じると考えられる．進行性の閉塞性水頭症で治療されない状態でも非常によく似た状態を呈する．側脳室の圧の上昇によって脳の正中部の構造を破壊し大脳皮質を薄い膜にしてしまう．しかし，純粋な水無脳症では大脳皮質はみられない．

重度の水頭症では頭囲は拡大している．子宮内の病気で水無脳症になっている場合は小頭も伴い，奇形による場合は様々な頭囲になる．

9　孔脳症

各種報告の中で孔脳症という単語はあいまいに使用されている．本来は，くも膜下腔と側脳室を交通する大脳半球の囊胞で，前脳形成の最終段階の障害により生じるものを指していた．現在ではより広く用いられており，あらゆる半球の囊胞を含んでいる．原因は，通常子宮内あるいは周産期の梗塞あるいは外傷である．未熟な脳の障害によって神経細胞，グリア，支持組織は消失する．液体が充満した囊胞が障害された部位に形成され，脳室系あるいはくも膜下腔との交通はないこともある．囊胞内の圧は増大し，周囲の構造を圧迫し頭蓋が拡大する．

(a) 先天性正中部孔脳症

先天性の水頭症，脱毛，頭頂正中部の脳瘤，後頭部大脳正中部欠損を伴う特徴的な奇形である．前脳部が左右に分離しているので全前囊胞とは異なる．脳室から上方へ拡大・突出する囊胞を有する早期の水頭症によって，脳梁や大脳皮質，頭蓋骨や頭皮といった周囲の構造が破壊され生じる．脳梁欠損を伴う大脳半球間裂囊胞と同じ疾患と考えられる（Griebel et al, 1995）．

✓ 臨床症状

胎生期に頭囲は拡大し，児頭骨盤不均衡を来しうる．頭頂葉正中部の欠損は，小さな円形脱毛から脳瘤まで様々である．患児は重度の発達の遅れと盲を呈する．多くは乳児期あるいは早期小児期に死亡する．

✓ 診断

CT あるいは MRI で巨大な背側の嚢胞を認め，透明中隔と脳梁は破壊されている．嚢胞は拡大した側脳室と交通し，骨欠損にまで進展し脳瘤を形成する．

✓ 治療

嚢胞シャントによって頭や脳瘤のサイズを小さくできるが，脳奇形による重度の神経症状を防ぐことはできない．

③ 解剖学的巨脳症

代謝疾患や急性脳症によらず，細胞の大きさや数が増えることによって脳が巨大化する状態を示す．

① 軟骨無形成症

軟骨無形成は常染色体優性遺伝形式（4p16.3）を有する．新規変異が80%以上を占める．四肢短縮小人症の中で最も頻度が高い (Pauli, 2012)．

✓ 臨床症状

主な症状は四肢根部の短縮による低身長（近位部が遠位部に比べて短い）と前頭部が突出した大頭と顔面正中部の低形成，腰部脊柱の前彎，肘の伸展制限である．軟骨性骨の発育不全により典型的な陥凹した顔貌となる．

罹患した新生児は大頭である．S状静脈洞の頸静脈孔レベルでの狭窄によって頭蓋内圧が上昇することがある．頭囲拡大は著明だが，軟骨無形成症では臨床的な頭蓋内圧亢進症状や進行性の認知症は呈さない．頸髄や延髄の圧迫により，呼吸障害が出現することがあるほか，腱反射の亢進や，痙性，感覚障害もみられる．

✓ 診断

臨床症状とX線所見で診断がつく．分子学的検査も可能である．CTでは狭い後頭蓋窩と蝶形骨洞の拡大がみられる．頭蓋底の圧痕もとき

にみられる．脳室の大きさは新生児と早期乳児では正常で，以後の小児期では中等度から重度の拡大を認める．

✓ 治療

初期の脳室拡大は通常進行性ではなく髄液シャント術は必要としない．頸髄延髄の進行性の圧迫がある場合に減圧術が必要となる．

② 良性家族性大頭症

✓ 臨床症状

神経学的に正常で知能も正常だが，98パーセンタイル以上の頭囲を示す家族性の疾患である．常染色体優性が推測されるが，症候性でない大頭の遺伝素因は多様で多因子遺伝と考えられる．頭囲は生下時は大きくないこともあるが，乳児期に拡大する．通常98パーセンタイルより2～4 cm大きい．体格は正常で身体的な奇形は認めない．

✓ 診断

身体所見では良性くも膜下腔拡大と鑑別できないが，CTでは違いがある．良性家族性大頭症ではCTは正常である．

✓ 治療

治療は不要である．

③ 神経症状を伴う大頭症

神経症状を伴う大頭症には，神経皮膚症候群を除いた，全ての大頭と神経学的異常を呈する疾患が含まれる．

✓ 臨床症状

頭囲は生下時より大きい場合と乳児期に大きくなる場合がある．98パーセンタイルより2～4 cm大きい．神経診察では異常ないが，学習障害や知的障害，てんかんを有する．神経症状は非進行性である．

✓ 診断

家族の皮膚と網膜を慎重に診察して神経皮膚症候群を除外する．CTやMRIでは正常か，軽度の脳室拡大を認める．脳梁欠損がみられる大頭と境界域知能を持つ家族例がときにある．

✓ 治療

けいれんは抗けいれん薬でコントロール可能で，特別支援教育が必要となる．疾患に対する

治療はできない．

❹ 巨人症を伴う大頭症

脳性巨人症あるいは Sotos 症候群（Tatton-Brown et al, 2012）は，いくつかの病態が含まれる．多くは特発性だが，遺伝性の場合もあり，この場合，常染色体優性遺伝（5q35）である．染色体検査は通常正常であるが，ときに転座を認める．

☑ 臨床症状

生下時には 75〜90 パーセンタイルだが，身長，体重，頭囲，骨年齢とも 3 歳までに急激に大きくなる．以後は成長率は正常となる．前額部突出，高口蓋，眼間解離がみられるが，別の外表奇形を呈することもある．多くは軽度の学習の問題があるが成人になるにつれて目立たなくなる．患児は成人のように大きいが，巨人とはいえない．実際，成人では正常となる（日本におけるSotos症候群の解析では，FISHで診断可能な欠失型が多く，欧米の報告とは大きく異なる．欠失型は過成長に乏しく，重度知的障害，中枢神経奇形，心奇形，膀胱尿管逆流の頻度が高い）．

☑ 診断

頭部 CT は軽度の脳室拡大を除いて通常正常である．内分泌学的検査では耐糖能異常以外は異常を示さない．血中ソマトメジン値は乳児期に高い例もあるが，小児期早期には正常となる．

☑ 治療

とくに治療法はなく，また治療不要である．

❺ 神経皮膚症候群

神経皮膚症候群はしばしば，けいれん（p. 22, Box 1-8 参照）と認知障害（第 5 章 p. 149）を合併する．皮膚症状は生下時（色素失調症）あるいは乳児期（神経線維腫，結節性硬化症）に認められるようになる．大頭の原因は水頭症のことも，巨脳症のこともある．片側巨脳症，体の片側肥大あるいは 1 肢の肥大では，常に神経皮膚症候群の可能性を検討する．

(a) 伊藤白斑

色素欠乏性色素失調症ともいわれるが，きちんとした診断基準はなく，独立した疾患というよりも様々なモザイク異常症の一症状である．多くは孤発性で，いくつかの異なる染色体異常が関連している．しばしば X 染色体が関与している．

☑ 臨床症状

皮膚症状は，巨大な低色素斑で渦巻き状あるいは線条を呈する．乳児期からみられ，色素失調症の色素増強病変とはポジとネガの関係といえる（第 1 章 p. 17）．その他の皮膚症状としてはカフェオレ斑，血管腫様母斑，虹彩あるいは毛髪の異色症，その他の母斑がある．神経学的異常で多いのはけいれんと認知障害である．半数以上で IQ は 70 以下だが，20％ は 90 以上である．約半数にけいれんがあり，通常 1 歳未満で発症する．部分発作が最も多いが，ときに点頭てんかんや，Lennox-Gastaut 症候群を含めたてんかん性脳症の範疇に入る難治性てんかんのこともある．痙性両麻痺もみられることがある．神経細胞遊走の異常によってこれらの症状が生じる．大頭は約 25％ の症例にみられる．

1/3 の患者で，四肢の肥大や萎縮，顔の片側萎縮，耳介の形成不全，歯牙の形成不全，眼間解離，斜視，角膜混濁などの骨と眼の異常を伴う．

☑ 診断

特徴的な皮膚病変が重要である．患児も含めた全ての家族について注意深く診察をする．児と両親の染色体検査も有用な場合がある．MRI では大脳または小脳の全般性の低形成や皮質形成異常，片側巨脳症，滑脳症を認める．片側巨脳症は皮膚の脱色素斑と同側のことも対側のこともある．

☑ 治療

対症療法である．特別支援教育と抗けいれん薬が通常必要である．

(b) 表皮母斑症候群

線状脂腺母斑症候群ともいわれているが，表皮母斑とけいれん，あるいは片側巨脳症などの神経症状を呈する．

☑ 臨床症状

片側の線状母斑が通常顔面あるいは頭蓋に存在する．生下時はみえないが，乳児期に黒ずんで疣状になる．母斑と同側の顔や頭，四肢の片側肥大が生下時から，あるいは乳児期に出現する．

神経症状には幅がみられる．発達の遅れとけいれんが起こりうる．頭の拡大は全体あるいは

片側のこともある．半身麻痺や半側盲といった，局在性の神経学的異常は母斑とは対側に比較的よくみられる．小眼球やコロボーマなどの眼の異常は1/3にみられる．

☑ 診断

診断は線状母斑に気づくかどうかによる．脳波は母斑と同側の徐波と突発波がみられる．点頭てんかんが初期症状の場合，脳波でhypsarrhythmiaを呈する（第1章 p.22）．片側のhypsarrhythmiaのこともある．

MRIでは表皮母斑と同側の巨脳症が最も多い所見である．表皮母斑と同側に合併する大脳形成異常もある．局在性の厚脳症が最も多い．

☑ 治療

てんかんは通常の抗けいれん薬に反応する（第1章 p.45）が，脳奇形に対する根本治療はない．

4 代謝性巨脳症

いくつかの先天性代謝異常で，異常代謝物の蓄積あるいは脳の浮腫から大頭になる（**Box 18-2**）．初期症状は発達の退行（第5章）やけいれん（第1章）なので，別の章に記載した．例外はグルタル酸血症1型（第14章 p.318）と皮質下に囊胞を呈する代謝性白質脳症である．乳児のグルタル酸血症1型では3歳までは大頭以外は正常で，急に急性脳症を呈する．多くの代謝性の大頭症では生下時は正常の頭囲である．頭囲の拡大は神経学的退行と頭蓋内圧上昇症状に並行する．脳室は通常小さい．

① 皮質下囊胞を伴う巨脳白質脳症

皮質下囊胞を伴う巨脳白質脳症（megalencephalic leukoencephalopathy with subcortical cysts：MLC）の代謝異常はわかっていないが，同胞例や血族婚の事例により常染色体劣性遺伝とされている（Van der Knaap & Scheper, 2011）．

☑ 臨床症状

早期発症の大頭と軽度の発達の遅れとけいれんが特徴である．徐々に失調と痙性が進行する．錐体外路症状も出現し，軽度の知的障害も後に生じる．大頭の程度は様々で平均の+4～6

SDとなることもある．1歳以降頭囲成長速度は正常化し，98パーセンタイルの数cm上を頭囲成長曲線と並行して成長する．精神退行は遅く軽度である．運動障害は，小児期早期までしか歩けない人から，40代まで歩ける人まで幅がある．10代か20代で死亡することもあれば，40代まで生存できる人もいる．

☑ 診断

MRIで髄鞘化障害を示すような重度の白質脳症を呈する．半球は腫大し，前頭頭頂部と前側頭部に囊胞様のスペースがみられるが，後頭葉の白質は比較的保たれる．シーケンス解析が商業的に可能で（日本では行われない），*MLC1*変異が60～70%程度に認められる．

☑ 治療

対症療法である．

C 小頭症

−2SDを超えて頭囲が小さい場合に小頭症という．頭囲は人種によって異なる．頭囲が小さいということは脳が小さいことを意味する．頭囲が−2SD以下だが，神経学的に正常な満期産の新生児は，ほとんどが7歳の時点で知能正常である．ただし，−3SD以下の場合は後に認知障害を呈することが多い．

生下時に頭囲が小さいと胎児期の脳障害を示唆するが，原発性と二次性の小頭症の鑑別はできない（**Box 18-4**）．原発性の小頭は遺伝的な素因のために脳が小さくて，脳が正常に形成されなかったものを指す．二次性の小頭には，脳は正常に形成されたが，疾患のために成長が阻害されたものが含まれる．生下時には正常の頭囲で，その後正常の頭の発育ができなくなった場合は二次性を考える．染色体異常は前脳の形成障害あるいは細胞の遊走障害を生じていなければ，上記の法則からは外れる．

周産期脳障害では，3～6か月にならないと頭囲の小ささに気づかれない．脳の成長の障害によって，頭蓋骨を拡げる力がなくなり，早期に骨が癒合する．頭蓋骨早期癒合症による原発性の骨の問題の場合，脳は成長しようとしている

のに骨が癒合してしまう．この2つの鑑別は単純で，頭蓋骨早期癒合症であれば頭蓋骨の変形があり，縫合線の方向に盛り上がった形となる．脳の成長の問題の場合，形は正常で頭蓋骨が重なりあっていることがある．

頭部MRIは原発性と二次性の小頭の鑑別に役立つ．原発性の小頭症の多くは，MRIは正常か，はっきりとした脳奇形を呈する．二次性の小頭症であれば画像はいつも異常で，脳室拡大，大脳萎縮，孔脳症といった特徴を1つあるいは複数有する．

1 原発性小頭症

多くの脳奇形は原因が明らかではなく，一次性，二次性の分類も可能ではない．組織損傷の痕跡がなくても，形態学的異常は妊娠初期に胎児が有害物質に曝露した結果起こる．この初期段階で脳が細胞応答できなければ，神経細胞発生の過程を壊してしまうことになる．

① 真性小頭症（遺伝性）

真性小頭症は脳の容積拡大を妨げる遺伝子欠失によって起こる．遺伝形式は常染色体劣性遺伝である．原発性小頭症を引き起こす遺伝子座が，それぞれ異なる家系で8，15，19番染色体に特定されている．

☑ 臨床症状

真性小頭症の児は，短頭で顔面と頭蓋の大きさの特徴的不均衡がある．額は後方へ傾き，頭蓋骨の大きさが小さいために，後頭部の頭皮が余って皺ができる．顎が小さく，眼と鼻が目立つ．認知障害は中程度から重度であり，他の神経学的異常，例えば痙性両麻痺やけいれんを認めることがある．

☑ 診断

脳の画像結果では，大きさ以外は正常である．

☑ 治療

対症療法である．

② 染色体異常症

染色体異常症は通常，全前脳胞症のような脳形成不全がなければ，生下時の小頭症の原因で

Box 18-4　小頭症の原因疾患

原発性小頭症
　染色体異常症
　神経管閉鎖不全
　　無脳症
　　髄膜瘤
　前脳形成不全
　　脳梁欠損
　　全前脳胞症（無嗅脳症）
　神経細胞遊走障害
　真性小頭症（遺伝性）
二次性小頭症
　子宮内疾患
　　感染症
　　中毒
　　血管性
　周産期脳障害
　　低酸素性虚血性脳症*
　　頭蓋内出血
　　髄膜炎と脳炎*
　　脳梗塞
　出生後の全身疾患
　　慢性心肺疾患
　　慢性腎疾患
　　低栄養

*頻度が高く，病態修飾療法があるものを示す

はない．筋緊張低下と外表奇形は新生児の染色体異常症の顕著な特徴（第5章p.132）であり，小頭症は幼児期に出現する．

③ 神経胚形成の異常

妊娠第1週の終わり頃に，頭尾軸が胚の背側より発生する．この軸は神経原器である神経板を誘発する．妊娠3〜4週ごろ，神経板は神経管になる．神経管閉鎖不全は癒合不全の状態である．神経管の最も頭側部分，前方神経孔は24日頃に閉じる．

2 無脳症

無脳症は前方神経孔の閉鎖不全の結果で，脊髄髄膜瘤は後方神経孔の閉鎖不全の結果である（第12章p.286）．いずれもその発症は減少傾向にある．葉酸0.4〜4 mg程度を補充すると脊髄癒合不全を減らすことができる．

☑ 臨床症状

無脳症の患児の半分以下が生きて生まれてくるが，1か月生存することはまれである．頭皮

はなく，頭蓋は頂点から大後頭孔まで開放されている．むき出しになった脳は出血し線維化している．前脳は完全に欠損し，主に菱脳と間脳の一部からなる．眼窩は浅く，眼は突出している．頸は後屈し上肢近位部は下肢と比較し過成長している．無脳症の新生児の全貌はグロテスクである．

☑ 診断

神経管欠損を認める児が誕生すると，次子が無脳症や脊髄髄膜瘤である危険性は2〜5倍増える．2人の病気の児が生まれるともう1人病気の児が生まれる危険性はさらに2倍になる．脊髄髄膜瘤の項（第12章 p.286）では，癒合不全状態の出生前診断について記載している．

☑ 治療

家族を支援する．延命治療はすべきではない．

3 脳　瘤

脳瘤は頭蓋骨の欠損部からの脳と髄膜の脱出で，皮膚には覆われている．脳瘤はどんな場所でも起こるが，正中後頭部に多く，アジア人には後頭正中部に多い．

☑ 臨床症状

脳瘤の大きさは，小さな突出から頭蓋ほどの大きさまである．突出が大きいと頭蓋は小頭となる．病変の大きさから病変の内容物の予測はできない．しかしながら，有茎性のものよりも無茎性のもののほうが脳組織を含んでいることが多い．脳瘤は孤発性の脳奇形として発症することはほとんどなく，大脳半球，小脳，中脳の異常を合併することが多い．

☑ 診断

頭部MRIで脳瘤の内容物を正確に描出できる．正中位にもかかわらず，大きいほうの大脳半球を押しやられる形で，脱出物が小さいほうの片側大脳半球から出ている．

☑ 治療

脊髄髄膜瘤の手術は髄膜や髄液のみの脱出の場合は予後が良い．切除術の予後は大きさと脱出した脳の部位による．併存する奇形の程度によっても，脳瘤を外科的に除去すべきかどうか決定する．脳組織の脱出と奇形が合併する児は幼児期に死亡することが多い．

4 前脳胞形成不全

前脳は妊娠25〜30日に，閉鎖した前方神経孔から発生した正中小胞からできる．妊娠30〜40日に正中小胞が割れて両側に突出することで，両側脳小胞が形成される．正中小胞は第3脳室の原基であり，両側脳小胞は側脳室の原基である．

1 全前脳胞症

前脳胚分裂の欠損による脳奇形スペクトラムである．全てのスペクトラムに言及するために無嗅脳症という言葉を使用することはよくあるが，全前脳胞症（holoprosencephaly：HPE）のほうがより正確な言葉である．

完全な分裂異常からは馬蹄形の辺縁皮質に囲まれた正中小胞を持つ小さな脳が形成される．より軽度の異常では第3脳室と間脳が分化し，大脳半球後部の部分的な分裂を認めている．脳梁体部は低形成か欠損している．最も軽症の形成不全（無嗅脳症）は片側または両側の嗅球/嗅索欠損であり，鼻皮質形成不全を伴う．半球の分裂は完全で，脳室は正常，脳梁は部分的および全体に存在する．

全前脳胞症の半数の患者は染色体の数的異常または構造的異常を認める．単一遺伝子異常による全前脳胞症の1/4以下は確定診断でき，残りは非症候群の全前脳胞症である（Solomon et al, 2011）．常染色体優性遺伝型のHPEが染色体7p36.2に位置し，同じ部位の欠損は仙骨形成不全にもかかわっていた．13番染色体の異常は全前脳胞症を引き起こす最も頻度の多い染色体異常である．

☑ 臨床症状

通常，頭蓋顔面形成異常を合併し，他の臓器の形成異常も認めることが多い．顔面奇形は正中に起こり（単眼症，眼間距離の短縮，低い鼻，口唇裂，口蓋裂），重篤度から脳形成不全の重症度が予測できる．合併奇形は先天性心疾患，手足のばち状指（趾），多指，合指，泌尿生殖器低形成，副脾，肝臓，腸回転異常である．

前脳分裂の重篤な異常を持つ児の多くは死産か，新生児期に死亡する．小頭症，低緊張，無呼吸，けいれんが目立つ．染色体異常に伴う場合には低緊張は特に重篤である．生存した児は重篤な精神運動発達遅滞を合併する．無嗅脳症のみの児は身体的には正常だが，学習障害やてんかんのような軽度の神経機能異常を持つことがある．

☑ 診断
正中の顔面奇形を持ち，特に他の臓器にも奇形がある全ての児に対して，全前脳胞症を疑う．MRIは脳奇形の診断に優れている．多くの型で分子遺伝学的検査が可能である．

☑ 治療
治療は対症療法である．脳室を認めると水頭症と混同しやすいが，病理は異なっており，シャント手術は本質的ではない．重症度が高いほど，対症療法が重要になる．多くの症例で緩和ケアが家族のためにも必要となる．

❷ 脳梁欠損

3つの終脳交連（脳梁と前交連と海馬交連）の形成異常は，前脳胞形成障害に共通する特徴である．脳梁の異常（完全または不完全な脳梁欠損や脳梁形成不全）は全てのMRIの0.25%程度にみつかる（Hetts et al, 2006）．しかし，ハンガリーの研究では，新生児で脳梁欠損を単独の所見として認める場合の発症率が0.018%であった（Szabó et al, 2011）．脳梁欠損は，他の前脳胞形成不全や何らかの代謝異常に関連しても起こる（第1章 p.7「グリシン脳症」）．脳梁欠損のみ認める時，前交連と海馬交連は正常か拡大している．脳梁欠損はAicardi症候群（第1章 p.22），Andermann症候群（常染色体劣性脳梁欠損，知的障害，末梢性ニューロパチー），8，11，13トリソミーの部分症状でもある．

☑ 臨床症状
特別な検査でしかわからないような軽微な大脳半球間の情報伝達障害を除いて，孤発脳梁欠損は，臨床的には無症状である．認知機能障害や学習障害は多くの症例で認められ，てんかんは同時に脳の形成異常も合わせ持つことを示している（巣状異所性灰白質，皮質形成異常）．

☑ 診断
画像検査では側脳室の側方偏位と第3脳室の上方偏位を認める．脳室内圧は正常である．

☑ 治療
治療は対症療法である．

❸ 細胞遊走異常

滑脳症は神経芽細胞の遊走異常による大脳皮質形成異常である（Hehr et al, 2011）．脳皮質の表層を作る神経細胞はすでに形成された脳深部の神経細胞層を通り抜けることができず，皮質の脳回の数は少なくなり（無脳回），神経細胞は白質にとどまる（異所性灰白質）．脳回の完全欠損により滑らかな脳回となる（滑脳症1型）．一方で不完全な脳回形成は脳回の数が減ったり，大きさが大きくなったりする（厚脳回）．皮質付近まで移動してきた神経細胞が皮質下に帯状異所性灰白質を形成することもある．

小脳や脳幹の細胞移動も障害されることが多いが，胚性神経節視床束体経路は障害されないので，視床と基底核は正常に形成される．胎児上衣の構造異常と代謝異常は放射状グリア細胞の正常発達を妨げる重要因子である．脳の大きさが小さいと小頭症になり，水頭症の圧というよりも胎児期にできあがった広い脳室と，弁蓋部に覆われない，シルビウス裂の開大を認める．

滑脳症における皮質構造異常の2つ目は，層構造や特定のパターンのない，無秩序な方向をとった神経細胞の集簇からなる（滑脳症2型）．滑脳症2型は，遺伝症候群のいくつかに伴うことが多い．Walker-Warburg症候群，福山型筋ジストロフィー，Santavuoriの筋眼脳病，Meckel-Gruber症候群である．小頭症と小顎症，突出した前頭部，薄い上口唇，鞍鼻，耳介低位などの特異顔貌はMiller-Dieker症候群に特徴的である．17p13.3の微細欠失は大抵のMiller-Dieker症候群患者にみられ，17番染色体の欠失は多くの他の多くの滑脳症症候群にみられる．

滑脳症はX連鎖優性遺伝様式をとることもあり，2つの異なる表現型がある．男性は古典的な脳回欠損を，女性は両側側脳室の結節性異所性灰白質（bilateral periventricular nodular

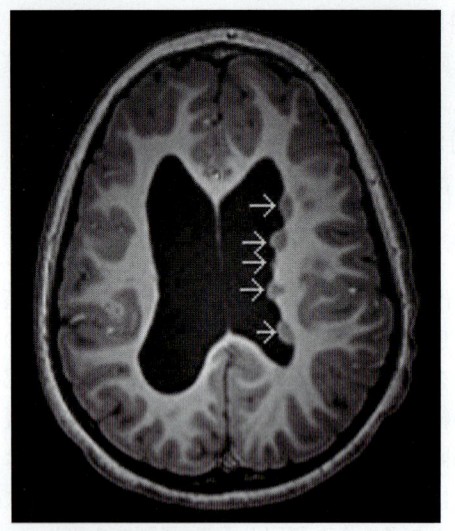

図18-7　結節性異所性灰白質
MRI T₁軸位断像で，拡大した脳室に突出する多発性の結節性異所性灰白質を認める（矢印）

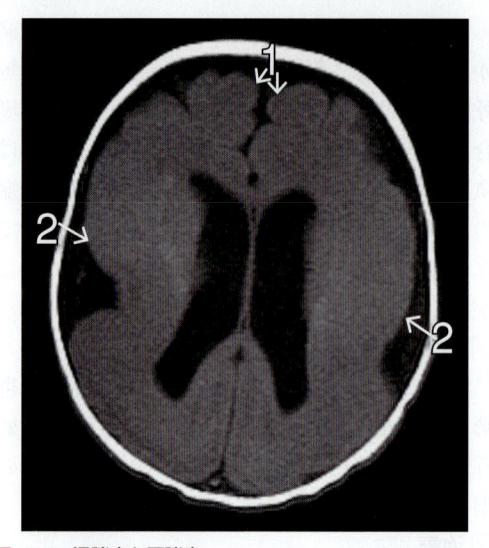

図18-8　滑脳症と厚脳症
MRI T₁軸位断像で，前頭葉の厚脳症（1）と後頭葉の滑脳症（2）を認める

heterotopia：BPNH）を呈する（図18-7）．

☑ 臨床症状

　滑脳症の患児は発達遅滞や難治性ミオクロニーてんかんの評価のため専門医へ紹介される．多くは初期症状として筋緊張低下を認め，後に痙性や後弓反張を来すようになる．小頭はいつでもみられるとは限らないが，全ての患児で重度認知障害，てんかん，脳性麻痺を認める．BPNHは通常，孤発性または家族性てんかんとして発症し，知能は正常である．孤発性の小さな異所性皮質結節は，他には症状のない児での難治性てんかんの原因として重要である（第1章）．

☑ 診断

　MRI所見で診断する．脳回が痕跡的にのみ存在する脳表（無脳回）は，頭頂と前頭の領域に限られるか，または脳全体に認められる（図18-8）．シルビウス裂は広く，三角形で，大脳半球間裂は広く，巣状の灰白質が白質内に存在する．脳室は広く，脳梁は欠損していることもある．分子遺伝学的検査はいくつかの特異的な症候群の診断に利用できる．

☑ 治療

　けいれんは通常難治であるが，点頭てんかんやミオクロニーてんかんは，標準的薬剤により部分的に改善する（第1章）．乳児期の死亡が多いが，長期生存も可能である．

5　二次性小頭症

① 子宮内疾患

　子宮内感染は小頭症の原因になる．サイトメガロウイルス感染症（第5章 p.133）は全身疾患の症状を伴わず，小頭症として発症しうる．母が感染しても無症候性であれば，サイトメガロウイルス感染症が原因であることを確認するのは難しい．しかし，サイトメガロウイルス抗体は正常頭囲の小児に比べ小頭症の小児で高い割合で陽性となる．このことから，母が不顕性感染の例も存在することがわかる．

　脳奇形の原因となる環境毒を同定する試みは，成功しているとはいえない．薬物乱用といくつかの薬剤が疑われている．しかしながら確実な証拠はほとんどない．多数の研究による確実な結論は，アルコール多飲，薬物多量使用，低栄養，不十分な健康管理の女性から生まれる児には悪影響があるということである．悪影響の表現型は子宮内発育遅滞，奇形，小頭症である．

　脳の大血管の形成不全はまれな奇形で，原因は不明である．不全血管が血液を供給する脳組

織は，形成されないか梗塞を起こすかのどちらかで，石灰化した囊胞腔に置き換えられる．囊胞腔は生下時に存在し，血管分布に一致する囊胞以外は子宮内感染を思わせるCT所見を呈する．

❷ 周産期脳損傷

出生時頭囲が正常である時，周産期脳損傷は乳児期の脳の成長障害の重要な原因となる．このグループの疾患の初期症状は新生児脳症とけいれんである(第1章)．周産期脳損傷による小頭症と認知障害の児の多くは，脳性麻痺を呈し，てんかんをしばしば合併する．小頭症と認知機能障害を持つ児で，運動機能障害のない場合，原因は出生前にある．

❸ 出生後の全身疾患

慢性疾患と低栄養の小児は体重増加不良となる．発達は全般的に遅れるが，通常頭囲の発育は身長や体重より良い．もし，体の大きさが3パーセンタイル未満であれば頭囲は5～10パーセンタイルである．全身疾患が治癒しなければ，脳の発達は緩徐で，頭囲も小頭症の範囲となってしまう．

D 頭部の形態異常

ほとんどの場合，頭蓋骨の容積が頭蓋骨の大きさを決定するが，頭蓋骨の形は内外の力や頭蓋縫合の閉鎖時期で決まる．

❶ 頭蓋内の力

脳の形は頭蓋骨の形を決めるが，それは頭蓋縫合の閉鎖時期に影響を及ぼすからである．側頭葉の無形成だと頭蓋冠は狭小化し，小脳が無形成だと後頭蓋窩が小さくなる．水頭症は頭蓋骨の形に特徴的な変化をもたらす．側脳室の拡大は前額部突出の原因となり，Dandy-Walker奇形は後頭部突出の原因となる．乳児硬膜下血腫は矢状縫合が離開し，両側頭部の拡大の原因となる．

表 18-1　頭部の形態を表す言葉

形　態	意　味
尖頭	垂直の前額部を伴った，高いタワー様の頭
短頭	陥凹した低い前額部を伴った，幅広い頭
鋭頭	尖った頭
斜頭	頭部の片側が平坦
舟状頭（長頭）	異常なほどに長く狭い頭
三角頭蓋	前額部真ん中の縦隆線が目立つ三角形の頭

❷ 頭蓋外の力

双角子宮や多胎のように，子宮内で圧縮する力が加わると，頭蓋の形に影響を及ぼすことがある．子宮内で頭蓋骨が物理的に締めつけられると，頭蓋縫合早期癒合の原因となることもあるが，周産期や出生後はそうではない．長時間の経腟分娩で頭蓋骨が変形するのはよくあることだが，頭蓋縫合の閉鎖には影響しない．その変形も最終的な頭の形には影響を及ぼさない．

早産児では，頭蓋骨の一方が平坦化し，児が反対側を向くとそちらも平坦化するため，舟状頭症（**表 18-1**）がよくみられる．頭蓋骨の形は成長とともに正常化する．

斜頭や平坦な後頭部はいつも仰臥位で眠っている乳児に多く，特にいつも同じ姿勢で横になっている筋緊張低下した乳児に多い．頭蓋骨の平坦な部分の髪はベッドで擦れるため疎となる．乳児の姿勢を変えることで正常な頭の形に回復できる．

❸ 狭頭症

狭頭症や頭蓋骨早期癒合症は1つ以上の頭蓋縫合の早期癒合に対する言葉で，必ず異常な頭蓋骨の形を伴う．これらの言葉は，縫合は癒合しているが，脳は発達している乳児にのみ使用することができる．小頭症の乳児の頭蓋縫合が癒合するのは早期癒合症ではなく，通常なら縫合を開いたままにする頭蓋内圧が欠如しているためである．

狭頭症のほとんどが孤発性であり，病因は不明である．単一縫合癒合には常染色体優性，劣

表 18-2　FGFR 関連頭蓋骨早期癒合症候群の臨床症状による鑑別

疾患	母指	手	母趾	足
Muenke 症候群	正常	±手根骨癒合	±幅広い	±足根骨癒合
Crouzon 症候群	正常	正常	正常	正常
黒色表皮腫を伴う Crouzon 症候群	正常	正常	正常	正常
Jackson-Weiss 症候群	正常	様々	広く，内側偏位	足根骨異常
Apert 症候群	時々指の癒合	骨合指症	時々指の癒合	骨合指症
Pfeiffer 症候群	広く，内側偏位	様々な短指症	広く，内側偏位	様々な短指症
Beare-Stevenson 症候群	正常	正常	正常	正常
FGFR2 関連孤発性冠状縫合早期癒合症	正常	正常	正常	正常

(Robin NH, Falk MJ, Haldeman-Englert CR. FGFR-related craniosynostosis syndromes. In：GeneClinics：Medical Genetic Knowledge Base. Seattle：University of Washington. http://www.geneclinics.org. PMID：20301628 をもとに作成)

性の遺伝形式がある．常染色体優性遺伝のほうが劣性遺伝よりもよくみられるが，遺伝性を同定しやすいためだろう．

狭頭症はより幅広い，既知の染色体，遺伝子異常の症候群の一症状である．遺伝子疾患の多くは，線維成長因子受容体（FGFR）の変異に引き続き生じる．**表18-2** にこれらの疾患をまとめた (Robin et al, 2011)．FGFR 異常症は，しばしば合指症や多指症を合併する．一方，染色体異常症は他の四肢奇形や，発達遅滞が特徴である．狭頭症は他の障害も合併する．偶然の合併もあるが，骨の代謝性疾患と因果関係も存在すると考えられる．

☑ 臨床症状

症候群ではない狭頭症では，唯一の臨床症状は異常な頭の形である．正常な骨の成長は癒合した縫合に対して垂直な方向で障害されるが，平行な方向でも起こりうる．舟状頭蓋は矢状縫合の早期癒合，短頭は冠状縫合の早期癒合，斜頭は一方の冠状または人字縫合の早期癒合，三角頭蓋癒合症は前額縫合の早期癒合であり，尖頭は全ての縫合の早期癒合である．いくつかの縫合が早期に癒合すると，脳の発達が制限され，頭蓋内圧亢進症状を認める．交通性，非交通性水頭症は，正常な小児より狭頭症の児に多い．一方が他方の原因となっているというよりむしろ，共通する基礎疾患が両方の原因となっているようである．二縫合の狭頭症が一般的である．矢状縫合が前頭縫合，冠状縫合との組合せで早期癒合することが多い．

☑ 診断

頭蓋骨の見た目，縫合の触診でたいてい 1 つか 2 つの縫合による狭頭症は診断できる．頭蓋骨の X 線では，早期に閉鎖した縫合部が，濃度を増した帯状にみえる．多縫合による狭頭症や水頭症が疑われる単一縫合の狭頭症は頭の画像検査が必要である．

☑ 治療

狭頭症矯正の外科手術には 2 つの適応がある．頭の見た目をよくすることと，頭蓋内圧を軽減することである．美容的適応は慎重であるべきで，重篤な変形を目立たなくするだけである．早期のヘルメット使用は，一部の狭頭症の早期では頭の形を矯正することに有用である．

① 尖頭合指症

狭頭と手指，足趾の癒合は尖頭合指症の特徴である．ある程度の認知障害もしばしば認める．

Apert 症候群は合指症と冠状縫合早期癒合を認め，結果として短頭症になる．遺伝子異常は優性遺伝で，遺伝子変異は線維芽細胞成長因子受容体 2（FGFR2）をコードし，10q26 に位置する．前額部は高く突出し，顔面は Crouzon 症候群に似ているが変形はより軽度である．脳梁や辺縁系構造の無形成を合併することがある．1 歳前に頭蓋内減圧術を受けた患児の 50% は IQ70 以上である，それに対し手術を受けなかったものは，7% のみが IQ70 以上であった (Renier et al, 1996)．

Carpenter 症候群は Apert 症候群と異なり，

常染色体劣性遺伝で合指症だけでなく，多指症や全縫合の早期癒合，肥満，性腺機能低下を伴う．約75%の患者はMRIで脳奇形を認め，発達遅滞を合併する．

② Crouzon症候群（頭蓋顔面骨形成不全症）

Crouzon症候群は縫合のいずれかまたは全ての早期癒合と顔面骨の奇形を合併している．遺伝形式は常染色体優性である．

☑ 臨床症状

顔面変形は出生時からあり，乳児期に増悪する．頭蓋骨は冠状縫合の早期癒合のため，普通は前に広がっている．眼は広く開大し突出している．しかし上顎の低形成や突出のため，顔面下部は陥凹している．奇形に加え，鼻は嘴様で舌は突出している．いくつかの頭蓋縫合が関係するため，頭蓋内圧は亢進することが多い．

☑ 診断

特徴的顔貌や遺伝形式から診断できる．頭部CT，MRIは脳の圧迫の進行度をみるのに有用である．

☑ 治療

脳神経外科手術，形成外科手術を順に行い，縫合を開き，頭蓋内圧を減圧，顔面骨を前に出し，美容的外見を改善する．

References

- Griebel ML, Williams JP, Russell SS, et al. Clinical and developmental findings in children with giant interhemispheric cysts and dysgenesis of the corpus callosum. Pediatric Neurology 1995; 13: 119-24.
- Grinberg I, Northrup H, Ardinger H, et al. Heterozygous deletion of the linked genes ZIC1 and ZIC4 is involved in Dandy-Walker malformation. Nature Genetics 2004; 36: 1053-5.
- Hehr U, Uyanik G, Aigner L, et al. DCX-related disorders (includes: DCX-related lissencephaly, DCX-related subcortical band heterotopia). In: GeneClinics: Medical Genetic Knowledge Base [database online]. Seattle: University of Washington. Available at http://www.geneclinics.org. PMID: 20301364. Last updated March 24, 2011.
- Hetts SW, Sherr EH, Chao S, et al. Anomalies of the corpus callosum: An MR analysis of the phenotypic spectrum of associated malformations. American Journal of Roentgenology 2006; 187: 1343-8.
- Pauli RM. Achondroplasia. In: GeneClinics: Medical Genetic Knowledge Base [database online]. Seattle: University of Washington. Available at http://www.geneclinics.org. PMID: 20301331. Last updated February 16, 2012.
- Renier D, Arnaud E, Cinalli G, et al. Prognosis for mental function in Apert's syndrome. Journal of Neurosurgery 1996; 85: 66-72.
- Robin NH, Falk MJ, Haldeman-Englert CR. FGFR-related craniosynostosis syndromes. In: GeneClinics: Medical Genetic Knowledge Base [database online]. Seattle: University of Washington. Available at http://www.geneclinics.org. PMID: 20301628. Last updated June 7, 2011.
- Samartzis D, Kalluri P, Herman J, et al. Cervical scoliosis in the Klippel-Feil patient. Spine 2011; 36: E1501-8.
- Schrander-Stumpel C, Vos, YJ. L1 syndrome. In: GeneClinics: Medical Genetic Knowledge Base [database online]. Seattle: University of Washington. Available at http://www.geneclinics.org. PMID: 20301657. Last updated December 23, 2010.
- Solomon BD, Gropman A, Muenke M. Holoprosencephaly overview. In: GeneClinics: Medical Genetic Knowledge Base [database online]. Seattle: University of Washington. Available at http://www.geneclinics.org. PMID: 20301702. Last updated November 3, 2011.
- Szabó N, Gergev G, Kóbor J, et al. Corpus callosum anomalies: Birth prevalence and clinical spectrum in Hungary. Pediatric Neurology 2011; 44: 420-6.
- Tatton-Brown K, Cole TRP, Rahman N. Sotos syndrome. In: GeneClinics: Medical Genetic Knowledge Base [database online]. Seattle: University of Washington. Available at http://www.geneclinics.org. PMID: 20301652. Last updated March 8, 2012.
- Van der Knaap MS, Scheper GC. Megancephalic leukoencephalopathy with subcortical cysts. In: GeneClinics: Medical Genetic Knowledge Base [database online]. Seattle: University of Washington. Available at http://www.geneclinics.org. PMID: 20301707. Last updated November 3, 2011.
- Zhang J, Williams MA, Rigamonti D. Genetics of human hydrocephalus. Journal of Neurology 2006; 253: 1255-66.

INDEX

記号索引

22q11.2 欠失症候群　　10
3 Hz 棘徐波複合　　31
α フェトプロテイン　　287

欧文索引

A

ACTH　　23
acute disseminated encephalomyelitis　　69
acute inflammatory demyelinating polyradiculoneuropathy　　211
acute motor axonal neuropathy　　211
Adamkiewicz 動脈　　292
Addison 病　　221
ADEM　　69
Adie 症候群　　364
adrenomyeloneuropathy　　291
AIDP　　211
AIDS　　137
　，脳症　　137
Albers-Schönberg 病　　372
Alexander 病　　147
Alpers-Huttenlocher 症候群　　148
AMAN　　211
AMN　　291
Andermann 症候群　　401
Andersen-Tawil 症候群　　216
Apert 症候群　　404
Argyll Robertson 瞳孔　　344

B

BAER　　377
Bardet-Biedl 症候群　　362
Bartonella henselae　　61
Basedow 病　　339
Batten 病　　160
Becker 病　　220
BECTS　　38

Bell 現象（麻痺）　　343, 369
benign childhood epilepsy with centrotemporal spikes　　38
Bethlem ミオパチー　　195
BH4　　141
Bielshowsky 試験　　331
bilateral periventricular nodular heterotopia　　401
Bloch-Sulzberger 症候群　　17
BMD　　196
Borrelia burgdorferi　　63
BPNH　　402
brainstem auditory evoked response　　377
Brody ミオパチー　　227
Brown-Vialetto-Van Laere 症候群　　371, 380
Brown 症候群　　332
Brudzinski 徴候　　120

C

Campylobacter jejuni　　247
Canavan 病　　154
Candida　　123
carbohydrate-deficient glycoprotein　　146
carnitine palmitoyl transferase　　224
caveolin　　230
caveolinopathies　　230
CDG　　146
CFEOM　　332
Charcot-Marie-Tooth 病　　203, 204
Cheyne-Stokes 呼吸　　58
Chiari 奇形　　257, 286, 393
　，1 型　　257, 286

　，2 型　　257, 286
chronic inflammatory demyelinating polyradiculoneuropathy　　212
Chvostek 徴候　　222
CIDP　　212
Clostridium botulinum　　179, 213, 341
CMS　　333
Coates 病　　198
Cockayne 症候群　　362
Collier 徴候　　344
congenital fibrosis of the extraocular muscles　　332
congenital myasthenic syndromes　　333
CPT　　224
Crouzon 症候群　　405

D

Dalrymple 徴候　　342
Dandy-Walker 奇形　　256, 392
DDON 症候群　　380
deafness-dystonia-optic-neuronopathy 症候群　　380
Devic 病（症候群）　　292, 293, 355
DMD　　196
Dravet 症候群　　24
Duane 症候群　　332
Duchenne 麻痺　　305
dysesthesia　　278
DYT　　317, 321

E

electrical status epilepticus during slow wave sleep　　38
epilepsia partialis continua　　39

Erb 麻痺　305
ESES　38
Ewing 肉腫　296

F

Fahr 病　312
Fazio-Londe 病　371
FKTN　395
Franceschetti の指眼現象　361
Friedreich 失調症　260
FSHD　197
fukutin 遺伝子　395

G

Galen 大静脈奇形　117, 394
GAMT 欠損症　138
Gaucher 病 2 型　142
Gaucher 病 3 型　156
Glasgow Coma Scale　84
GM_1 ガングリオシドーシス　143
GM_2 ガングリオシドーシス　144, 155, 194
Gowers 徴候　191
Gradenigo 症候群　336
GTP シクロオキシゲナーゼ 1 欠損　318
Guillain-Barré 症候群　180, 211, 341

H

Hartnup 病　244
hemorrhagic shock and encephalopathy syndrome　62
Henoch-Schönlein 紫斑病　277
hereditary sensory and autonomic neuropathy　235
hereditary spastic paraplegia　289
HIV　137
Holmes-Adie 症候群　364
holoprosencephaly　400
Hopkins 症候群　303
Horner 症候群　93, 363
HPE　400
HSAN　235
HSES　62
HSP　289
HSV　14, 67
Hunter 症候群　157
Huntington 病　160
Hurler 症候群　145
hypsarrhythmia　7, 16, 22

I

IBGC　312
I-cell 病　144
idiopathic basal ganglia calcification　312
IgG インデックス　356
Isaac 症候群　219, 315

J

Jansky-Bielschowsky 病　160
Jeavons 症候群　33
jitteriness　5, 11, 12
JME　33
Joubert 症候群　256
juvenile myoclonic epilepsy　33

K

Kearns-Sayre 症候群　342
Kernig 徴候　120
Klippel-Feil 症候群　285, 393
Klumpke 麻痺　305
Krabbe 病　142, 292
 ，遅発型　156

L

L1 症候群　392
Lafora 病　34
Lance-Adams 症候群　324
Landau-Kleffner 症候群　35
Laurence-Moon 症候群　362
Leber 先天盲　361
Leigh 脳症（症候群）　148, 245
Lennox-Gastaut 症候群　25
Lesch-Nyhan 病　152
Lowe 症候群　172

M

Machado-Joseph 病　257
Marcus-Gunn 現象　334
Marfan 症候群　139
Marinesco-Sjögren 症候群　261
MCAD　75
McArdle 病　223
Meckel-Gruber 症候群　401
MECP2 重複症候群　170
medium-chain acyl-coenzyme A dehydrogenase　75
megalencephalic leukoencephalopathy with subcortical cysts　398
MELAS　275

Melkersson 症候群　372
Ménière 病　385
Menkes 病　153
metachromatic leukodystrophy　156, 205
Michel 型欠損　377
Miller-Dieker 症候群　401
Miller-Fisher 症候群　247
mitochondrial encephalopathy, lactic acidosis and stroke　275
MLC　398
MLD　156, 205
Möbius 症候群　332, 368
Mondini 型欠損　377
Morquio 病　285
MSLT　28
MTHFR 遺伝子　273
multiple sleep latency test　28
muscle-eye-brain disease　185
muscle-specific tyrosine kinase　338
MuSK 抗体　338

N

NARP　148
NCL　151
neurofibromatosis　149
neuromyelitis optica　293
neuronal ceroid lipofuscinoses　151
NF（neurofibromatosis）　149
 ，1　359
 ，2　381
Niemann-Pick 病
 ，A 型　146
 ，C 型　158
NMO　293
Nylan-Hallpike 検査　383

O

Occipital Horn 症候群　153
ocular bobbing　345
OKT3 髄膜脳炎　81
one-and-a-half 症候群　344

P

Panayiotopoulos 症候群　37
PANDAS　325
pantothenate kinase-associated neurodegeneration　320
paresthesia　278
Parinaud 症候群（現象）　113, 344

paroxysmal dystonic head tremor 327
partial, prolonged asphyxia 11
PDH 245
pediatric autoimmune neuropsychiatric disorders associated with streptococcal infection 325
Pelizaeus-Merzbacher 病 155
Pendred 症候群 378
periodic lateralized epileptiform discharges 58
periodic limb movements in sleep 29
PEX 遺伝子 172
PIVHs 115
PKAN 320
PLEDs 58
PLMS 29
PNET 112, 254
Pompe 病 187, 200
POMT 395
posterior reversible encephalopathy syndrome 78, 81
Prader-Willi 症候群 170
PRES 77, 81
primitive neuroectodermal tumor 254
protein *O*-mannosyltransferase-1 395
PVL 115
pyruvate dehydrogenase 245

R

Ramsay Hunt 症候群 373
Rasmussen 症候群 39
Refsum 病 261
 , 乳児型 377
Rett 症候群 153
Reye 症候群 62, 70, 109
Rickettsia rickettsii 64
Riley-Day 症候群 172, 236

Rinne 試験 376
Rochalimaea henselae 61
Romberg 徴候 241

S

Sandhoff 病 144
Sanfilippo 病 145
Santavuori-Haltia 病 151
Santavuori の筋眼脳病 401
SCARMD 198
Scheibe 型欠損 377
Schwartz-Jampel 症候群 220
 , 1 型 220
 , 2 型 220
Seitelberger 病 152
SIADH 72, 120
SLE 78
Sly 病 158
SMA 176
SMARD1 178
SNE 148
Sotos 症候群 397
spasmus nutans 317, 346
Spielmeyer-Vogt 病 160
spinal muscular atrophy 176
Sprengel 変形 285, 393
SSRI 80
stiff man 症候群 29, 315
Sturge-Weber 症候群 280
Stuve-Wiedemann 症候群 220
subacute necrotizing encephalomyelopathy 148
Sydenham 舞踏病 314
syndrome of inappropriate antidiuretic hormone 72
systemic lupus erythematosus 78

T

Tay-Sachs 病 144, 260
 , 若年型 155
Thomsen 病 220

Todd 麻痺 270
Tolosa-Hunt 症候群 371
total asphyxia 11
Tourette 症候群 325
toxic shock syndrome 64
TSC 150
TSS 64
tuberous sclerosis complex 150

U

Unverricht-Lundborg 病 35
Usher 症候群 378

V

vanishing white matter 病 250
very-long-chain acyl-CoA dehydrogenase 225
VLCAD 225
VLCFA 173
von Graefe 徴候 342
von Hippel-Lindau 病 253
von Recklinghausen 病 149
von Willebrand 因子欠損症 273

W

Waardenburg 症候群 379
Walker-Warburg 症候群 185, 395, 401
Weber 試験 376
West 症候群 23
Wilson 病 319
Wolfram 症候群 361

X

X 連鎖性小脳低形成 256
X 連鎖性水頭症 392

Z

Zellweger 症候群 173

和文索引

あ

アイスピック頭痛 90
亜急性壊死性脳脊髄症 148, 245
亜急性硬化性全脳炎 159
悪性高熱 229
アシクロビル 15, 68
アスパルトアシラーゼ欠損症 154
アセタゾラミド 94, 280
 , 反応性失調症 243
アセチルコリン受容体 194, 337
アセトアミノフェン 92
圧迫性視神経ニューロパチー 359
圧迫性麻痺を来しやすい遺伝性ニューロパチー 304, 308
アテトーゼ 9
アトピー性脊髄炎 303
アミトリプチリン 92
アミノ酸代謝異常症 137
アミノレブリン酸 238
アムホテリシン B 81
アルギナーゼ欠損症 292

アルギニノコハク酸血症　7
アルギニン　275
　，血症　7, 289
アルグルコシダーゼ　187
アルボウイルス　65
アルミニウム　77
アンフェタミン　83, 98

い

息止め発作　19
意識障害　55
異所性灰白質　401
　，結節性，両側側脳室の　401
異染性［脳］白質ジストロフィー
　156, 205, 260
イソ吉草酸血症　13
イソニアジド　206
一過性新生児型筋無力症　181
一過性全健忘　80
遺伝性感覚性自律神経性ニューロ
　パチー　235
　，Ⅰ型　235
　，Ⅱ型　236
　，Ⅲ型　236
　，Ⅳ型　236
　，Ⅴ型　237
遺伝性痙性対麻痺　289
遺伝性チロシン血症　238
遺伝性ニューロパチー，圧迫性麻
　痺を来しやすい　304, 308
遺伝性腕神経叢障害　303
伊藤白斑　397
イブプロフェン　92
インドメタシン　94
　，反応性頭痛　94

う

ウエストナイルウイルス　213
　，脳炎　67
運動不耐　218

え

エトスクシミド　32, 33, 45
塩化エドロホニウム　176, 180,
　333, 338
炎症性ミオパチー　198
延髄空洞症　374
エンテロウイルス　212

お

横断性脊髄炎　292
　，急性　69
大田原症候群　24

オプソクローヌス・ミオクローヌ
　ス症候群　249
オリゴクローナルバンド　356
オルニチントランスカルバミラー
　ゼ欠損症　7, 70
オンディーヌの呪い　58

か

外眼筋線維症，先天性　332
開散性眼振　348
外斜視　331
外傷後てんかん　86
外傷性視神経ニューロパチー
　357
外水頭症　390
外転神経麻痺　332
海綿静脈洞血栓症　336
カウザルギー　233
過換気
　，中枢神経原性　58
　，症候群　27
可逆性後頭葉白質脳症　78, 81
核黄疸　9
核間性眼筋麻痺　343
顎関節症　100
覚醒時に全般強直間代発作を起こ
　すてんかん　41
角膜混濁　350
下垂体梗塞　357
下垂体腺腫　360
下垂体卒中　357
仮性球麻痺　366
家族性アミロイドポリニューロパ
　チー　235
家族性自律神経異常症　172, 236,
　367
家族性発作性舞踏アテトーゼ　27
カタプレキシー　28
滑車神経麻痺　331
滑脳症　401
ガバペンチン　46
過敏性血管炎　98, 277
カフェイン頭痛　95
カフェオレ斑　149
下方性眼振　348
鎌状赤血球症　276
ガラクトース血症　154
カリフォルニア-ラクロス脳炎　66
カルニチンパルミトイルトランス
　フェラーゼ２欠損症　224
カルバマゼピン　27, 44
カルバミルリン酸合成酵素欠損症
　7

カロリックテスト　383
川崎病　251
眼咽頭筋ジストロフィー　372
感音難聴　375
眼窩内腫瘍　340
眼球運動失行
　，先天性　343
　，先天性垂直　344
　，を伴う失調症１型　259
　，を伴う失調症２型　260
眼球運動失調　345
眼球粗動　345
眼筋症，甲状腺性　342
眼筋麻痺，核間性　343
眼筋麻痺性片頭痛　339
ガングリオシドーシス，若年性
　GM$_2$　260
眼瞼下垂，先天性　334
眼瞼けいれん　315
眼瞼ミオクローヌス，欠神を伴う
　（伴わない）　33
環軸椎脱臼　285
カンジダ　123
管状集合体　228
眼振　345
　，開散性　348
　，下方性　348
　，シーソー　348
　，上方性　348
　，生理的　345
　，前庭性　347
　，先天性　346
　，てんかん性　347
　，振り子様　347
　，片眼性　348
　，薬剤誘発性　347
　，律動性　347
肝性脳症　74
眼精疲労　99
間代発作　3
桿体ミオパチー　184
眼-脳-腎症候群　172
顔面肩甲上腕型ジストロフィー
　197, 371
肝レンズ核変性症　319

き

奇異呼吸　177
奇形腫　113
偽性運動失調　250
偽発作　41
急性運動軸索型ニューロパチー
　211

急性炎症性脱髄性多発根ニューロパチー　211
急性横断性脊髄炎　69
急性錯乱性片頭痛　79
急性散在性脳脊髄炎　69
急性小脳失調症　247
急性尿毒症性脳症　76
急性発症ジストニア–パーキンソニズム　321
吸啜反射　365
橋–延髄麻痺　371
　，難聴を伴う　380
驚愕病　29
強直性脊椎症候群　229
強直発作　4
狭頭症　403
局在性家族性再発性神経症　303
虚血運動試験　223
虚血性視神経ニューロパチー　356
巨細胞封入体症　133
巨人症，脳性　397
巨大軸索ニューロパチー　205
巨脳症　396
巨大白質脳症，皮質下嚢胞を伴う　398
近位筋強直性ジストロフィー　198
筋–眼–脳病　185
筋強直性ジストロフィー　209
　，先天性　186
筋けいれん　218, 220
筋硬直　218, 220
筋ジストロフィー　184, 195
　，Becker 型　196
　，Duchenne 型　196
　，Emery-Dreifuss　210
　，一次性メロシン欠損型先天性　185
　，重症小児期発症常染色体劣性　198
　，先天性　184
　，福山型　185, 401
　，メロシン陽性非症候群性先天性　185
筋ジストロフィノパチー，先天性　184
筋生検　175
緊張　165
緊張型頭痛　96
　，反復性　99
緊張性頸反射　169

緊張性瞳孔症候群　364
筋痛症，家族性 X 連鎖性の　228
筋電図　175
筋ホスホリラーゼ欠損症　223
筋無力症
　，肢帯型　194
　，先天性　333
　，クリーゼ　337
筋攣縮　218

く

グアニジノ酢酸メチルトランスフェラーゼ欠損症　138
くも膜下出血　15, 85, 116, 276
くも膜嚢胞　114, 284
グリシン脳症　7
クリプトコッカス　124
グルコシルセラミドリピドーシス　142, 156
グルタル酸血症，1 型　318
クロナゼパム　23, 26, 45
クロバザム　26, 45
グロボイド細胞性白質ジストロフィー　142, 156
群発頭痛　93

け

痙性両麻痺　298
頸動脈–海綿静脈洞瘻　336
係留脊髄　287
けいれん重積状態　49
結核　121
結核性骨髄炎　291
結核性髄膜炎　121
血管炎　277
血漿極長鎖脂肪酸　173
欠神てんかん　30
結節性硬化症　150
　，複合　150
血友病　273
ケトアシドーシス，糖尿病性　71
ケトン食療法　50
幻覚　55
肩甲（上腕）腓骨症候群　209
原始［神経］外胚葉性腫瘍　112, 254
原発性カルニチン欠乏症　75
原発性小頭症　399

こ

抗 NMDA 受容体抗体脳症　79
抗 NMO 抗体　356

抗 N-メチル-D-アスパラギン酸受容体抗脳症　79
口角下制筋欠損　368
高カルシウム血症　73
後弓反張　59
抗筋特異的チロシンキナーゼ抗体　338
高血圧　98, 373
　，性脳症　77
甲状腺機能亢進症　73, 313, 342
甲状腺機能低下症　146, 222, 374
甲状腺性眼筋症　342
甲状腺中毒症　222
向精神薬悪性症候群　229
交通性水頭症　389
後天性てんかん性失語　35
後天性てんかん性弁蓋部症候群　36
後天性免疫不全症候群　137
　，脳症　137
後頭葉に突発波を持つ小児てんかん　37
高ナトリウム血症　72
厚脳回　401
孔脳症　395
広汎性発達障害　129
硬膜外出血　84
硬膜下血腫　16, 84
硬膜下膿瘍　122
抗利尿ホルモン分泌不適合症候群　72, 73
語音検査　376
語音聴取閾値検査　376
コカイン　82, 97, 265, 270
コクシジオイデス症　124
極長鎖アシル CoA 脱水素酵素欠損症　225
骨髄炎　305
骨盤位分娩　174
固定瞳孔　363
古典的メープルシロップ尿症　11
こむら返り　218
コロボーマ　353
混合性結合組織病　98

さ

細菌性髄膜炎　118
サイトメガロウイルス　133
サルコイドーシス　339, 373
三環系抗うつ薬　82
散在性脳脊髄炎　294
三叉神経　87

酸性マルターゼ欠損症　187, 200
三相波　58, 74
散大瞳孔　363

し

ジアゼパム　50
シーソー眼振　348
視覚誘発反応　350
色素失調症　17
色素上皮網膜変性症　362
色素性乾皮症　161
子宮内感染症　132
四肢痛症候群　232
四肢麻痺　283
視床下部過誤腫　21
視床梗塞　240
視床痛　240
視神経炎　355
視神経膠腫　359
視神経脊髄炎　293, 355
視神経低形成　352
視神経ニューロパチー　355
　　，圧迫性　359
　　，外傷性　357
　　，虚血性　356
　　，脱髄性　355
　　，中毒性-栄養性　356
視神経網膜炎　356
ジスキネジア
　　，遅発性　310, 311
　　，発作性　26
ジストニア　27, 220, 266
　　，常染色体優性　317
　　，ドーパ反応性　267
　　，特発性捻転　319
　　，変形性筋　319
ジストロフィノパチー　196
耳性帯状疱疹　373
持続性吸気　58
持続性植物状態　60
持続性片側頭痛　94
肢端紅痛症　234
失神　29
失調　241
　　，性呼吸　58
失調症，眼球運動失行を伴う　259
自動症　32
シトクロムcオキシダーゼ欠損症　178
シトルリン血症　7
ジフテリア　373
自閉症スペクトラム　129

弱視，発達性　330
若年性GM$_2$ガングリオシドーシス　260
若年性進行性球麻痺　371
若年性スルファチドリピドーシス　260
若年ミオクロニーてんかん　33
斜頸　26, 316
周期性呼吸　4
周期性四肢麻痺　221
周期性失調症　243
周期性片側性てんかん様放電　58, 68
周期性麻痺　214
　　，家族性高カリウム性　215
　　，家族性正カリウム性　216
　　，家族性低カリウム性　214
周産期障害　135
重症筋無力症　180, 337
出血性ショック脳症症候群　62
上衣腫　112, 254, 297
松果体嚢胞　113
松果体部腫瘍　113
常染色体優性夜間前頭葉てんかん　36
焦点性間代発作　3
小頭　398
小頭症　399
常同症　324
小児期失調症，中枢神経系の髄鞘低形成を伴う　250
小児交互性片麻痺　266
小児てんかん
　　，後頭葉に突発波を持つ　37
　　，良性，中心側頭部に棘波を持つ　38
小脳奇形　255
小脳血管芽腫　253
小脳出血　251
小脳星細胞腫　252
小脳ヘルニア　107
上方性眼振　348
静脈洞血栓症　271, 272
植物状態　60
書痙　317
除脳硬直　59
徐波睡眠時のてんかん放電重積状態　38
自律神経異常症　367
心因性盲　355
神経炎　305
神経芽細胞腫　297, 339
神経管閉鎖不全　287

神経原性関節拘縮　178
神経膠芽腫　110
神経膠腫，脳幹部　335
神経遮断薬　312
神経生検　176
神経性ミオトニア　219
神経セロイドリポフスチン症　151
　　，早期乳児型　151
　　，早発若年型　160
　　，遅発若年型　160
　　，遅発乳児型　160
神経線維腫，叢状　306
神経線維腫症　234
　　，1型　149, 359
　　，2型　381
神経痛性筋萎縮症　302, 303
神経変性症，パントテン酸キナーゼ関連　320
神経ボレリア症　63
進行性空洞化白質脳炎　155
進行性乳児灰白質変性症　148
進行性ミオクローヌスてんかん　34
真珠腫　384
新生児けいれん，良性家族性　8
新生児髄膜炎　119
新生児脳梗塞　264
新生児副腎白質ジストロフィー　173
新生児腕神経叢障害　304
真性小頭症　399
振戦　327
心肺バイパス術　311

す

髄芽腫　112, 254
水晶体偏位　138
垂直支持　167
垂直性眼球運動障害　9
垂直性注視麻痺　344
水痘　290
水頭症　109, 155, 389
　　，X連鎖性　392
　　，交通性　389
　　，非交通性　391
水平支持　167
水平性注視失行　343
水平性注視麻痺　344
髄膜刺激徴候　120
睡眠時遊行症　29
睡眠潜時反復検査　28

水無脳症　395
頭痛　87
　，アイスピック　90
　，カフェイン　95
　，緊張型　96
　，鎮痛薬リバウンド　95
　，てんかん性　100
　，反復性緊張型　99
ステロイド精神病　81
スパズム　22
スフィンゴミエリンリピドーシス　146
スマトリプタン　92, 93
スルファチドリピドーシス　205
　，若年性　260
スローチャネル症候群　194

せ

星細胞腫　110, 296
　，小脳　252
　，退形成　110
　，肥胖細胞性　112
脆弱X症候群　131
生理的眼振　345
瀬川病　317
赤色ぼろ線維　275
　，を伴うミオクローヌスてんかん　161
脊髄空洞症　239
脊髄梗塞　292
脊髄小脳変性症　257
脊髄髄膜瘤　286
脊髄性筋萎縮症　176, 192, 203
　，呼吸窮迫を伴う乳児型，1型　178
　，単肢型　301
　，乳児期発症型　176
脊髄性ミオクローヌス　324
脊髄損傷　174, 294
セロイドリポフスチン症　159
線維筋異形成　269
線維束性収縮　220
線維束攣縮　177
線状脂腺母斑症候群　397
全身性エリテマトーデス　78, 98, 278, 313
全前脳胞症　400
喘息性筋萎縮症　303
選択的セロトニン再取り込み阻害薬　80
前兆を伴う片頭痛　90
前兆を伴わない片頭痛　91
前庭振盪　386

前庭性眼振　347
先天性外眼筋線維症　332
先天性眼瞼下垂　334
先天性眼振　346
先天性筋無力症　180, 333
先天性頸髄性筋萎縮症　178
先天性視神経低形成　352
先天性小脳半球低形成　255
先天性心疾患　271
先天性髄鞘形成不全ニューロパチー　179
先天性垂直眼球運動失行　344
先天性正中部孔脳症　395
先天性線維タイプ不均等ミオパチー　182
先天性中脳水道狭窄　391
先天性難聴　377
先天性脳腫瘍　393
先天性白内障　350
先天性ミオパチー　181
先天性無痛症　234
先天性無痛無汗症　236
先天性両側性シルビウス裂周囲症候群　367
先天性リンパ球性脈絡髄膜炎　134
先天梅毒　132
尖頭合指症　404
セントラルコア病　182
セントルイス脳炎　66
全般強直間代発作　41
全般発作　40
せん妄　55

そ

早期ミオクロニー脳症　24
叢状神経線維腫　306
僧帽弁逸脱症候群　272
側索硬化症，若年性筋萎縮性　203
側頭葉てんかん　40
ゾニサミド　23, 25, 49

た

第Ⅷ凝固因子欠損症　273
第Ⅸ凝固因子欠損症　273
体位性緊張　165
退形成星細胞腫　110
大後頭孔腫瘍　234
帯状疱疹，耳性　373
大頭　103, 388
大頭症，良性家族性　396
大動脈縮窄　116

大脳鎌ヘルニア　107
大脳血栓塞栓症　138
大脳静脈血栓症　15
大脳半球切除術　51
大理石骨病　372
高安動脈炎　278
多形神経膠芽腫　110
多焦点性間代発作　3
脱髄性視神経ニューロパチー　355
多嚢胞腎　116
多発性筋炎　200
多発性硬化症　69, 248, 289, 292, 355
単シナプス反射　165
単純ヘルペスウイルス　14
単純ヘルペス脳炎　14, 67
単神経症　307
断綴性言語　241
単麻痺　301

ち

チアミン　78
チェリーレッドスポット　146
遅棘徐波複合　26
チック　325
遅発性ジスキネジア　310, 311
遅発性マルチカルボキシラーゼ欠損症　25
中鎖アシルCoA脱水素酵素　75
　，欠損症　75
注視麻痺　343
　，垂直性　344
　，水平性　344
中心核ミオパチー　183
中心側頭部に棘波を持つ良性小児てんかん　38
中枢神経限局性血管炎　277
中枢性筋緊張低下症　168
中枢性神経原性過換気　58
中毒性-栄養性視神経ニューロパチー　356
中毒性ショック症候群　62, 64
中脳水道狭窄，先天性　391
虫部欠損　256
聴覚過敏　376
聴覚［聴力］障害　130, 375
調節性内斜視　330
チロシン水酸化酵素欠損　318
鎮痛薬リバウンド頭痛　95

つ

椎間板炎　290

椎間板ヘルニア　238
椎骨脳底動脈閉塞　252
椎体癒合　393
対麻痺　283

て

低βリポ蛋白血症　257
低カルシウム血症　10, 221
低血糖　11, 72
低血糖症　75, 354
低酸素性虚血性脊髄症　174
低酸素性虚血性脳症　5, 11, 60
低ナトリウム血症　72
低ナトリウム性脳症　73
低マグネシウム血症　78, 221, 348
テタニー　221
テトラヒドロビオプテリン　141
伝音難聴　375
てんかん重積状態　49
てんかん性眼振　347
てんかん性失調　250
てんかん性頭痛　100
てんかん性脳症　24
てんかん性無呼吸　19
てんかん放電重積状態, 徐波睡眠時の　38
転換反応　242
テンシロンテスト　176
点頭てんかん　22

と

頭位分娩　174
頭蓋咽頭腫　359
頭蓋顔面骨形成不全症　405
頭蓋骨早期癒合症　403
頭蓋底陥入症　255
頭蓋内圧　104
　, 亢進（症）　108, 125
動眼神経麻痺　331
糖原病, 5型　223
統合失調症　80
瞳孔不同症, 良性本態性　363
動静脈奇形　117, 268, 285
透析認知症症候群　77
透析脳症　77
糖蛋白代謝異常症　143
糖蛋白糖鎖不全症候群　146
糖尿病　270
　, 性ケトアシドーシス　71
東部ウマ脳炎　66
動脈解離　269
動脈性脳梗塞　274
動脈閉塞　271

動脈瘤　116
同名半盲　107
トキソプラズマ症　134
読書てんかん　39
特発性基底核石灰化　312
特発性多発脳神経ニューロパチー　370
特発性頭蓋内圧亢進症　125
特発性難聴　378
特発性捻転ジストニア　319
トピラマート　23, 25, 26, 48, 93, 94
ドルーゼン　106

な

内耳形成不全　377
内斜視　330
　, 調節性　330
内側縦束　343
内包梗塞　274
泣き入りひきつけ　19
波打つ筋病　230
ナルコレプシー　28
軟口蓋ミオクローヌス　324
軟骨異形成症　285
軟骨無形成症　396
難聴　375, 377
　, を伴う橋-延髄麻痺　380
軟膜血管腫　281

に

ニトロフラントイン　207
二分脊髄　288
二分脊椎　287
日本脳炎, B型　66
乳児型 Refsum 病　173, 377
乳児期早期てんかん性脳症　24
乳児けいれん, 良性家族性　22
乳児重症ミオクロニーてんかん　24
乳児神経軸索ジストロフィー　152
乳頭腫大　105
乳頭浮腫　105
乳幼児突然死症候群　75
ニューロパチー
　, 特発性多発脳神経　370
　, 副腎脊髄　291
尿毒症　207, 222
妊娠舞踏病　314

ね

ネオスチグミン　181, 338

ネコひっかき病　61, 269
ネズミ尿臭　140
熱性けいれん　20
ネマリンミオパチー　184

の

脳-肝-腎症候群　173
脳幹卒中　336
脳幹聴性誘発反応　377
脳幹脳炎　244
脳幹部神経膠腫　335
脳奇形　132
脳腱黄色腫症　162
脳梗塞, 動脈性　274
脳死　61
脳室周囲-脳室内出血　115
脳室周囲白質軟化症　115
脳室内出血　4, 5, 114, 115, 116, 265
脳腫瘍　268
　, 先天性　393
脳震盪　83
　, 症候群　251
脳性巨人症　397
脳性麻痺　297
　, 片麻痺型　264
脳脊髄炎, 急性散在性　69
脳卒中　267, 272
脳膿瘍　122
脳浮腫　104
脳ヘルニア　107
　, 症候群　107
囊胞　111
脳瘤　400
脳梁欠損　401
乗り物酔い　385

は

バースト・サプレッションパターン　7, 12
バースト・サプレッションを伴う早期乳児てんかん性脳症　24
肺炎球菌　120
敗血症　62
胚細胞腫瘍　113
白内障　350
白髪ジストロフィー　153
バクロフェンポンプ　299
橋本脳症　74
発達性弱視　330
パニック障害　80
羽ばたき振戦　74, 76
パラミオトニア, 先天性　221

バリスム　27, 310
バルプロ酸　23, 26, 32, 33, 48, 93
半球間交連離断術　51
反射性交感神経性ジストロフィー　233
パントテン酸キナーゼ関連神経変性症　320
反復神経刺激検査　338
反復性緊張型頭痛　99

ひ

ビオチニダーゼ欠損症　25
ビオチン　25
ビガバトリン　23, 49
引き起こし反応　165
非ケトーシス型高グリシン血症　7
非交通性水頭症　391
皮質下嚢胞を伴う巨脳白質脳症　398
皮質盲　353
ヒステリー　242
ビタミン B_{12} 欠乏症　289
ビタミン B_6 依存症　16
ビタミン K　266, 274
肥胖細胞性星細胞腫　112
皮膚筋炎　199
尾部退行症候群　286
皮膚洞　287
標準純音聴力検査　376
表皮母斑症候群　397
ピリドキシン依存症　16
ピリドスチグミン　181
ビリルビン脳症　9
ピルビン酸カルボキシラーゼ欠損症　173
ピルビン酸脱水素酵素欠損症　245
ビンクリスチン　207

ふ

風疹ウイルス　134
風疹胎芽病　134
フェニトイン　18, 27, 47
フェニルケトン尿症　140
フェニル乳酸　140
フェノバルビタール　18, 47
副甲状腺機能亢進症　73, 374
副甲状腺機能低下症　73
複合性局所疼痛症候群　233
複雑部分発作　32
　, 重積　32
副腎機能低下症　221
副腎機能不全　73
副腎脊髄ニューロパチー　291
副腎白質ジストロフィー　162, 262, 289
副腎皮質刺激ホルモン　23
輻輳麻痺　344
副鼻腔炎　99
福山型筋ジストロフィー　401
不随意運動　309
舞踏アテトーゼ　27
舞踏運動　310
ぶどう膜欠損　353
部分発作　35
振り子様眼振　347
プリミドン　47
プレガバリン　47, 234
プロピオン酸血症　14
プロプラノロール　93, 94

へ

ヘモグロビン S　276
ベラパミル　94
ペルオキシソーム病　172
片眼性眼振　348
変形性筋ジストニア　319
片頭痛　26, 79, 89, 246, 279, 385
　, 家族性片麻痺性　279
　, 眼筋麻痺性　339
　, 急性錯乱性　79
　, 前兆を伴う　90
　, 前兆を伴わない　91
　, 脳底型　246
　, 複雑型　279
　, 網膜性　358
　, 性昏睡　79
片側顔面けいれん　322
片側頭痛　94
片側性（鉤）テント切痕ヘルニア　107
ペントバルビタール　50
片麻痺　264
　, 性発作　270

ほ

ポートワイン母斑　280
ホスフェニトイン　18, 50
補体欠乏　121
発作性ジスキネジア　26
発作性失調症, ミオキミアを伴う　243
ボツリヌス　213
　, 毒素　299
ボツリヌス症　341
　, 乳児［型］　179, 341
ボトックス　289
ホモシスチン尿症　138
ポルフィリン症, 急性間欠性　237
ポルフォビリノーゲン　237
本態性振戦　327
本態性ミオクローヌス　323

ま

マイコプラズマ肺炎　269
麻疹脳炎　68
マリファナ　82, 98
マルチミニコア病（ミオパチー）　183, 229
慢性炎症性脱髄性多発根ニューロパチー　212
慢性軽度非進行性頭痛　95
慢性尿毒症性脳症　76
慢性発作性片側頭痛　94

み

ミオアデニル酸デアミナーゼ欠損症　226
ミオキミア　220
ミオクローヌス　10
　, 脊髄性　324
　, 軟口蓋　324
　, 本態性　323
　, 脳症/神経細胞腫症候群　249
ミオクロニー発作　4, 7, 33
ミオグロビン尿　223
ミオチュブラーミオパチー　183
ミオトニア　220
　, 先天性　220
　, 変動型　221
ミオパチー　208
　, Bethlem　195
　, ジスフェルリン　208
　, 常染色体優性小児期発症遠位型　208
　, 常染色体劣性遺伝遠位型　208
　, 封入体　208
ミトコンドリア脳筋症　161
ミトコンドリア病　147
ミトコンドリアミオパチー　225, 245
耳鳴り　375
脈絡叢癌　110
脈絡叢腫瘍　110

む

無βリポ蛋白血症　258
無嗅脳症　400
無菌性髄膜炎　65
無虹彩　363
無呼吸　4, 19
　，発作　4, 19
ムコ多糖症　145, 157, 285
　，Ⅰ型　145
　，Ⅱ型　145
無酸素後動作性ミオクローヌス　60
むずむず足症候群　324
むち打ち［症］　100, 386
無脳回　401
無脳症　399
無脾　121

め

迷走神経刺激療法　51
迷走神経反射　20
メープルシロップ尿症　6
　，間欠型　245
　，古典的　11
　，中間型　139
メチルマロン酸血症　13
メチレンテトラヒドロ葉酸還元酵素　265
めまい　382
　，良性発作性　246
　，発作　26

も

毛細血管拡張性運動失調症　259, 312
妄想　55
網膜芽細胞腫　361
網膜芽腫　339
網膜出血　84
網膜性片頭痛　358
網膜損傷　359
網膜中心動脈閉塞　358
モダフィニル　28
もやもや病　275

や

夜驚症　29
薬剤誘発性眼振　347

ゆ

有棘赤血球舞踏病　313
ゆさぶられっ子症候群　84

よ

溶血性尿毒症症候群　76
葉酸　287
　，依存性けいれん　16
腰椎穿刺　120
予防接種後脳症　71

ら

ライソゾーム酵素異常症　155
ライソゾーム病　142
ライム病　63
落陽現象　391
ラモトリギン　26, 32, 33, 46

り

リウマチ性心疾患　272
リケッチア感染症　63
リチウム　94
律動性眼振　347
リポ蛋白血症　274
良性家族性新生児けいれん　8
良性家族性大頭症　396
良性家族性乳児けいれん　22
良性家族性舞踏病　312
良性くも膜下腔拡大　390
良性小児後頭葉てんかん　37
良性乳児筋緊張低下症　169
良性乳児ミオクローヌス　24
良性入眠時ミオクローヌス　5
良性発作性斜頸　317
良性発作性めまい　246
良性本態性瞳孔不同症　363
良性ミオクロニーてんかん　24
良性労作性頭痛　94
両側海馬硬化　130
両側性（中央）テント切痕ヘルニア　107
両側線条体壊死　320
　，ビオチン反応性　320
両側側脳室の結節性異所性灰白質　401
リンパ球性脈絡髄膜炎ウイルス　134

る

ループス脊髄炎　291
ルフィナミド　25, 26, 48

れ

レベチラセタム　17, 23, 25, 33, 46

ろ

労作性頭痛，良性　94
ロッキー山紅斑熱　64

わ

腕神経叢炎　302

フェニチェル臨床小児神経学　原著第 7 版　日本語版
徴候と症状からのアプローチ

2015 年 3 月 30 日　初版第 1 刷発行

原　著　者	J. Eric Piña-Garza
監　　　訳	鳥取大学医学部脳神経小児科 （前垣義弘，斎藤義朗，玉崎章子）
発　行　人	布川　治 藤実彰一
発　行　所	エルゼビア・ジャパン 株式会社
発　売　元	株式会社 診断と治療社 〒 100-0014　東京都千代田区永田町 2-14-2　山王グランドビル 4 階 TEL：03-3580-2750（編集），03-3580-2770（営業） FAX：03-3580-2776 URL　http://www.shindan.co.jp/
表紙デザイン	株式会社 ジェイアイ
印刷・製本	大日本印刷 株式会社

©2015 Elsevier Japan KK
本書の複製権・翻訳権・上映権・譲渡権・公衆送信権（送信可能化権を含む）はエルゼビア・ジャパン株式会社が保有します．

〈JCOPY〉〈（社）出版者著作権管理機構　委託出版物〉
本書の無断複写は著作権法上での例外を除き禁じられています．複写される場合は，そのつど事前に，（社）出版者著作権管理機構（電話 03-3513-6969，FAX 03-3513-6979，e-mail：info@jcopy.or.jp）の許諾を得てください．

乱丁・落丁の場合はお取り替えいたします．　　　　　　　　　　　　　　　ISBN978-4-7878-2175-1